U0349567

代谢综合征中医诊断与治疗

——从基础到临床

倪 青 钱秋海 钱卫斌 主编

科学技术文献出版社
SCIENTIFIC AND TECHNICAL DOCUMENTATION PRESS

·北京·

图书在版编目（CIP）数据

代谢综合征中医诊断与治疗：从基础到临床 / 倪青，钱秋海，钱卫斌主编. —北京：科学技术文献出版社，2019. 5
ISBN 978-7-5189-5448-3

Ⅰ.①代… Ⅱ.①倪… ②钱… ③钱… Ⅲ.①代谢病—综合征—中医诊断学 ②代谢病—综合征—中医治疗学 Ⅳ.① R259.89

中国版本图书馆 CIP 数据核字（2019）第 071345 号

代谢综合征中医诊断与治疗——从基础到临床

策划编辑：付秋玲　　　责任编辑：付秋玲　王丽霜　　　责任校对：文　浩　　　责任出版：张志平

出　版　者	科学技术文献出版社
地　　　址	北京市复兴路15号　　邮编 100038
编　务　部	(010) 58882938，58882087（传真）
发　行　部	(010) 58882868，58882870（传真）
邮　购　部	(010) 58882873
官 方 网 址	www.stdp.com.cn
发　行　者	科学技术文献出版社发行　全国各地新华书店经销
印　刷　者	北京虎彩文化传播有限公司
版　　　次	2019 年 5 月第 1 版　2019 年 5 月第 1 次印刷
开　　　本	787×1092　1/16
字　　　数	854千
印　　　张	40　彩插4面
书　　　号	ISBN 978-7-5189-5448-3
定　　　价	188.00元

版权所有　违法必究

购买本社图书，凡字迹不清、缺页、倒页、脱页者，本社发行部负责调换

编委会名单

主　　编： 倪　青　钱秋海　钱卫斌

副主编： 陈世波　杜立娟　蔡欣蕊　王东隶　王思明

编　　委：（按姓氏笔画排序）

马　彦　　王东隶　　王思明　　王营营　　史丽伟

朱万玲　　朱保霖　　刘显涛　　闫秀峰　　杜立娟

李云楚　　杨亚男　　肖月星　　张玉好　　张传科

张美珍　　张新颖　　陈世波　　季秀娟　　房国伟

姜群群　　祝然然　　袁晶晶　　钱卫斌　　钱秋海

倪　青　　郭　赫　　蔡欣蕊

主编简介

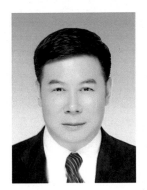

倪 青

男，江苏泗阳人。中共党员。

医学博士、博士后、主任医师、教授、博士生导师。国家具有突出贡献的中青年专家、获国务院政府特殊津贴专家。中国中医科学院广安门医院内分泌科主任、中国中医科学院中医内分泌学学科带头人。国家中医内分泌区域诊疗中心主任、国家重点临床专科中医内分泌科主任。主要兼职有中国医师协会中西医结合分会内分泌专家委员会主任委员、中国中医药信息学会内分泌分会主任委员等。

从医30余年，擅长采用中医为主的方法和手段治疗糖尿病、糖尿病心脏病、糖尿病肾病、代谢综合征、糖尿病周围神经病变、甲状腺功能亢进症、甲状腺功能减退症、高尿酸血症与痛风、多囊卵巢综合征、更年期综合征等。

主持和参加国家科技攻关、国家自然科学基金、"863"、"973"等各类科研课题50余项，已发表学术论文460余篇，其中SCI文章23篇。主编学术著作34部。培养研究生59人。获得国家奖2项，省级和学会奖18项。

其他主要荣誉有中国中医科学院"唐氏中医药发展奖"获得者；全国优秀规培医生带教老师；全国首届"郭春园式好医生"；中华中医药学会"科技之星"。北京市"十佳优秀规培医生带教老师"；首都优秀中青年中医师；北京市科技新星；北京市学习之星；中国中医科学院"中青年名中医"等。

主编简介

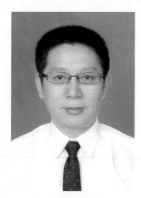

钱秋海

医学博士、二级教授、博士研究生导师。山东中医药大学附属医院内分泌科主任。享受国务院政府特殊津贴专家、山东省有突出贡献的中青年专家、山东省名中医药专家、首届齐鲁名医、中国百名杰出青年中医、全国第六批名老中医药专家师承工作指导老师。兼任山东省中西医结合学会糖尿病专业委员会主任委员、中华中医药学会糖尿病专业委员会副主任委员等职。

主编学术专著31部，发表学术论文200余篇，其中SCI收录12篇。主持国家级、省部级课题28项。获奖17项，国家专利2项。其中，山东省科技进步奖8项，中华中医药学会科学技术奖2项，中国中西医结合学会科技进步奖1项，山东中医药科学技术奖5项，山东省教育厅科技进步奖1项。

主编简介

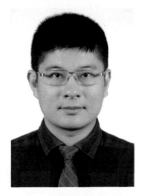

钱卫斌

日本国立鸟取大学医学博士、博士后。山东中医药大学附属医院主治医师。受山东省"泰山学者"岗位青年专家及中华中医药学会青年人才托举工程项目资助。兼任中华中医药学会糖尿病分会委员、中国中西医结合学会内分泌专业委员会青年委员、中国老年医学会呼吸病学分会委员等职。

发表学术论文 81 篇。其中，SCI 收录 14 篇（总影响因子 35.898，最高影响因子 5.959），日文论文 5 篇。出版个人专著 1 部，参编并任副主编著作 3 部。共主持国家及省部级课题 5 项，以主要人员承担课题 20 项。获山东省科技进步二等奖 2 项，山东中医药科学技术奖一等奖 1 项，中国中西医结合学会优秀论文奖二等奖 1 项，中国中西医结合学会科学技术三等奖 1 项，日本临床药理学会学术总会优秀成果奖 1 项。获国家专利 1 项。

内容提要

　　本书紧贴临床实际、根据最新医学前沿信息，主要论述代谢综合征的中医治疗与研究。全书共分为三篇：基础篇、临床篇和展望篇。基础篇权威解读代谢综合征的发病机制，包括胰岛素抵抗、肥胖症、炎症反应和内质网应激、糖代谢紊乱、高血压、血脂代谢紊乱、高尿酸血症及其他因素等。临床篇主要讲解代谢综合征流行病学、诊断标准，以及代谢综合征与相关疾病的关系；着重解读代谢综合征的中医治疗最新实践指南，包括疾病源流、病因病机、辨证论治、单验方、中成药、单味药、中医外治法等；还拓展了代谢综合征的营养治疗与生活调摄；汇总介绍了多位名医的诊疗经验。展望篇主要展示 2 型糖尿病合并代谢综合征的中医最新诊疗成果。

　　全书结构新颖、内容翔实、资料前沿。可供广大学者研究代谢综合征时参考、借鉴。

前　言

代谢综合征（metabolic syndrome，MS）是由于存在肥胖（尤其是腹型）、糖调节受损或 2 型糖尿病、高血压和血脂紊乱、胰岛素抵抗、微量白蛋白尿及高尿酸血症等，以引起多种物质（糖、脂肪、蛋白质）代谢异常为基础的病理生理改变，促发动脉粥样硬化等多种危险因素的聚集，最终导致各种心脑血管疾病发生和发展的临床综合征，亦称为 X 综合征或胰岛素抵抗综合征。

目前，代谢综合征的流行状况不容乐观。世界各国因人种、地域、饮食习惯和疾病状态及诊断标准的不同，代谢综合征患病率各有不同。FORD 等曾报道在 1988 年至 1994 年间，美国年龄在 20 岁及以上的群体中，代谢综合征患病率达 24%，在 1999 年至 2000 年间，这一患病率上升到 27%，尤其是女性增加了 23.5%。美国成人中有 25% 即 4700 万人存在代谢综合征的危险因子，中国则有 7700 万代谢综合征患者。代谢综合征中的主要临床表现，如肥胖、2 型糖尿病、高血压、高甘油三酯血症、低高密度脂蛋白和心血管动脉硬化性疾病，严重影响了人们的生活质量。

笔者均是来自临床一线，长期从事代谢综合征研究的临床专家，书中对代谢综合征的发病机制、诊断标准、流行病学、中医治疗和生活方式等都进行了详细解读，尤其对代谢综合征的发病机制、中医治疗、名家经验做了详细介绍。本书共有三个特色，一是"全面系统，实事求是"，力求全面反映代谢综合征的中医诊疗特色；二是强调方法科学实用，注重博采中西医之长；三是系统地介绍了代谢综合征的饮食、中医药物及非药物疗法、生活方式调摄等，以及代谢综合征的防治。

书中不足之处，敬请广大同仁提出宝贵意见。

倪　青　钱秋海　钱卫斌

目　　录

第一篇　基础篇

第二篇　临床篇

第三篇　展望篇

第一篇

基础篇

第一章　代谢综合征的发病机制

　　20 世纪 60 年代 Mchnert 将糖耐量异常和高血压称为"富裕综合征"。1988 年 Reaven 将胰岛素抵抗（IR）、高胰岛素血症、糖耐量异常（IGT）、高甘油三酯血症和高血压统称为"X 综合征"，亦有人称之为"Reaven 综合征"。1989 年 Kaplan 将以高胰岛素血症为基础的内脏性肥胖、糖耐量异常、高甘油三酯血症、高血压作为冠心病的危险因素，概括为"死亡四重奏"。1991 年 DeFronzo 将这组代谢性心血管疾病症候群命名为"胰岛素抵抗综合征"。澳大利亚的糖尿病专家用以下有关疾病病名的首字母缩写词 CHAOS 来命名该综合征，即冠心病（coronary heart disease，CHD）、高血压（hypertension）、高脂血症（hyperlipidemia）、成年发病型糖尿病（adult onset diabetes）、肥胖（obesity）和卒中（stroke）。另外，也有人称这种现象为"四高一低"［即高血压、高血糖或糖耐量异常、高胰岛素血症、高甘油三酯血症、高密度脂蛋白（HDL）降低］等。1998 年，世界卫生组织（WHO）的一个专家委员会专门对该综合征进行了研讨，推荐使用"代谢综合征"（metabolic syndrome）来命名。

　　代谢综合征具有多种成分，即多个变量，并且还在不断地增加。具有多少个成分，或怎样的组合才算代谢综合征？这一点尚无一致意见，应检测每一成分胰岛素敏感性及其对心血管相对危险度的大小，然后按危险度大小依次进行排序，建立特定数学模型，近年国外已在致力于此项研究。

　　代谢综合征的发生以多基因为基础，即易感基因的突变，首先表现为神经激素调节受损或脂代谢异常和（或）胰岛素抵抗。近年来，科学家研究并发现了许多易感基因，各自与环境因素发生作用，最终出现不同的主要临床表现：糖尿病、血脂代谢紊乱、腹型肥胖、高血压或冠心病等。在很早以前，人们便注意到肥胖、痛风、卒中与多食、多饮之间的关系。直到 1973 年，Johnke 等在流行病学和病理生理学基础上，在描述男性肥胖者激素和代谢方面文章的摘要中，从自己的观点出发，对代谢综合征这一术语进行了解释。Hanefeld 和 Lwonhardt 在 1981 年对代谢综合征这一概念进行了综合描述。1979 年，DeFronzo 等建立了正常血糖高胰岛素钳夹技术，从此，在人体内进行胰岛素抵抗测定有可能成为现实。应用此项技术的众多研究结果表明：代谢综合征中的主要临床表现，如肥胖、2 型糖尿病、高血压、高甘油三酯血症、低高密度脂蛋白和心血管动脉硬化性疾病与胰岛素抵抗和高胰岛素血症密切相关。依据以往的研究结果，在 1988 年 Reaven 提出了正在研究的假设：胰岛素抵抗为组成代谢综合征之疾病的、关键的病变启动因子。

在众多科学家的努力之下，近年来有关代谢综合征的研究取得长足的进展，明确了四个关键问题：①在凝集和纤溶系统中，经典的代谢性疾病与动脉粥样硬化以及血栓形成的关系。②代谢综合征与内皮细胞功能异常、血管张力和血压调节异常的关系。由此，代谢综合征病程可靠的预测因素还包括：反映内皮细胞功能的 vonWillebrand 因子、左心室肥大的评估、颈动脉内中膜厚度和 24 小时血压监测。③神经激素失去平衡（即在应激状态下常体激素调节受损），这对局部肥胖的表现和随之而来的脂肪分解和胰岛素抵抗，以及能量代谢的调节均起着决定性的作用。④建立了易感基因这一概念，其依据的假设为许多因素导致了代谢综合征及其基因表现型，现已发现多个基因的突变。代谢综合征可能出现的临床表现：腹型肥胖、糖耐量异常（IGT）/2 型糖尿病、脂代谢异常、高血压、高尿酸血症和痛风、过早出现的动脉粥样硬化/冠心病、骨质疏松、高凝状态、纤溶活性降低，如纤溶酶原激活物抑制因子-1（PAI-1）增高、细胞内 Ca^{2+} 增高、血镁降低、睡眠呼吸暂停综合征、脂肪肝、慢性酒精中毒、生长激素缺乏、多囊卵巢综合征及女性雄激素水平增高等。新近尚有提出肥胖基因编码的蛋白质，即脂肪抑素（adipostatin）或瘦素（leptin）增多也可能与此综合征有关。

由于对代谢综合征的认识和研究仅限于近十几年，所以很长一段时间内对代谢综合征都没有统一的定义和诊断标准，很难确定到底世界上有多少人患病。各国研究者根据自己对代谢综合征的理解，对有关人群进行了患病调查。对这些人群的研究在一定程度上反映了代谢综合征（至少是其中的多种代谢性异常）的普遍性。下面我们将对主要的几项研究结果进行介绍。

意大利东北部的一个小镇，Bruneck 曾经进行过一项人群调查，结果显示：代谢综合征［具有糖耐量异常或 2 型糖尿病 + 高胆固醇血症和（或）高甘油三酯血症和（或）低高密度脂蛋白胆固醇）+ 高尿酸血症 + 高血压］的患病率为 2.4%，约为随机期望值（根据"这些代谢性疾病知识因为机会的作用而聚集在一起"的假定而得到的值）的 1000 倍。芬兰的一项人群研究以脂质异常血症［高甘油三酯血症和（或）低高密度脂蛋白胆固醇］和胰岛素抵抗［糖耐量异常和（或）高胰岛素血症］的聚集来定义代谢综合征，结果男性患病率为 17%，女性中为 8%。有调查显示，在美国中年白种人群中，有 25% ~ 50% 的人有 1 个或更多的代谢综合征的特征表现。

近些年来建立起来的欧洲胰岛素抵抗研究组（European Group for the Study of Insulin Resistance，EGIR）的数据库中收集了全欧洲 21 个临床中心在正常白种人群中进行的 1500 个高胰岛素血症正常血糖糖钳夹研究的资料。入选数据库的研究对象标准是：空腹血糖水平低于 7.8mmol/L；经口服葡萄糖耐量试验检查为糖耐量正常，血压低于 160/95mmHg，且没有进行药物治疗。数据库中个体的平均年龄为 42 ± 16（18 ~ 85）岁。根据新近 WHO 给出的代谢综合征暂行定义，研究者们发现，在这个健康的白种人群中，代谢综合征的患病率为 15.6%，人群中不到 1% 的个体表现有综合征中的所有临床特征。

意大利的 Bruneck 研究显示，在有多个代谢性疾病聚集的个体中，胰岛素抵抗非常常见；相反，在那些只有单独一个疾病的个体中，表现为胰岛素抵抗的频率非常小，甚至小于随机期望值。最近的一项权威性流行病学调查表明，下列疾病中伴有胰岛素抵抗的比例分别为：2 型糖尿病 62.9%，糖耐量异常 41.2%，高甘油三酯血症 53.9%，高密度脂蛋白胆固醇降低 57.1%，高血压 29.3%，高尿酸血症 37.2%。如将集中异常结合起来（糖耐量异常＋血脂异常＋高尿酸血症＋高血压），则伴有胰岛素抵抗的比例高达 81%。另外，胰岛素抵抗状态在一般人群中的比例也较高。Bruneck 研究发现，在年龄为 40～79 岁的一般人群中，胰岛素抵抗的患病率达 9.6%，即使不存在任何主要的代谢性疾病，而其他调查显示，西方国家成年人群中胰岛素抵抗的发病率高达 25%。

目前认为，胰岛素抵抗在代谢综合征中处于中心地位，所以也是诊断代谢综合征的关键要素。高胰岛素血症是机体为了克服胰岛素抵抗，增加胰岛素分泌而表现出来的一种代偿性反应，人们常常会用高胰岛素血症作为判断胰岛素抵抗的指标。但实际上，高胰岛素血症和胰岛素抵抗的含义并非完全一致。因为机体血浆胰岛素水平的高低会受到多种因素的影响，除了组织对胰岛素的敏感性以外，还受到胰腺 β 细胞的分泌功能、胰岛素的代谢清除率等因素的影响。如果其他因素正常，则血浆胰岛素水平可以反映机体胰岛素抵抗的程度。但若其他因素出现异常，则胰岛素水平与胰岛素抵抗程度间就不一定平行了。如一些糖尿病患者的胰岛 β 细胞功能衰竭，他们的血浆胰岛素水平不高甚至降低，此时胰岛素抵抗的程度可能相当严重。

以往对疾病的研究，受到传染性疾病的影响，人们形成了比较固定的思维模式，即病因和疾病一一对应的思维定势，一种疾病总要有一种致病因素。随着对胰岛素抵抗综合征的认识加深，人们认识到，糖尿病、肥胖、血脂代谢紊乱、动脉粥样硬化以及心脑血管疾病等并不是各自独立的疾病，它们是具有共同核心的一组疾病，它们之间的联系纽带就是胰岛素抵抗和高胰岛素血症。可以推测，许多目前人类尚无法解决的疾病的病因可能并非是单一的。一方面某种疾病可能具有多种致病因素；另一方面许多以往认为互不相干的疾病可能同时表现出相同的发病危险因素和相同的病理生理过程。人本身是一个整体，各组织器官分工协作，生命得以存在；同时人生存于环境之中，与其他所有的动植物构成了生物圈，也是一个整体，中国古代就有天人合一之说。在这个大整体中，任何一个环节出现问题，可能造成其他多个部分出现异常，其表现也可以是多种多样。通过各种纷杂的表象，归纳统一，抓住共同点，不断加深对疾病的认识，提高人类认识、驾驭自身和自然界的能力。

胰岛素抵抗综合征包括胰岛素抵抗、糖耐量异常、糖尿病、脂质代谢异常、向心性肥胖、动脉粥样硬化、冠心病、脑卒中、微量蛋白尿和高尿酸血症等，它们的发生具有共同的"土壤"，即胰岛素抵抗。在上述疾病的治疗中，仅仅像以往那样单一防治是不够的，应该摒弃头痛医头、脚痛医脚的医学模式，从多方面入手，如减肥、控制饮食、降低血糖、纠正脂质代谢紊乱和高胰岛素血症等，抓住其共同的危险因素，改善胰岛素敏感性，一病多防，这样才能达到事半功倍的效果，降低疾病的发生率和死亡率。

第一节 胰岛素抵抗

一、胰岛素抵抗的基本含义

1. 胰岛素抵抗的概念

胰岛素抵抗是机体对一定量的胰岛素产生的生物学效应低于实际应有水平，即组织的胰岛素敏感性减低。虽然胰岛素对机体的作用是多方面的，但这种不敏感性主要表现在调节糖代谢方面。因此，典型的胰岛素抵抗是指机体对胰岛素调节糖代谢作用的下降，而不是对脂肪、蛋白质、水、电解质平衡及交感神经等所有生物效应的抵抗。随着胰岛素敏感性的降低，正常功能的胰岛素 β 细胞会代偿性地增加胰岛素的分泌以克服组织的胰岛素抵抗，因此，胰岛素抵抗状态时尽管胰岛素作用严重受损，但在一段时间内糖耐量仍可维持正常，结果是发生高胰岛素血症而血糖水平正常或仅轻度升高。然而，随着时间的推延，胰岛不能长期维持胰岛素高分泌率。在严重抵抗的情况下，胰岛素分泌的稍许减少就会造成明显的血糖升高，尽管如此，空腹及餐后胰岛素水平仍可为年龄匹配的对照者的 1.5 倍，仅在 2 型糖尿病自然病程的晚期，才会出现胰岛素分泌明显减少。因此，我们完全有理由推测，胰岛素抵抗伴随的代偿性高胰岛素血症是连接胰岛素抵抗与其他代谢紊乱的中间环节。

由于胰岛素抵抗是选择性的，胰岛素的某些作用是减弱的，而在另一方面可因存在继发性高胰岛素血症而使胰岛素作用反而增强，对机体产生不良影响。胰岛素抵抗在不同疾病其抵抗特点各有不同，Clause 实验发现，在肥胖者胰岛素抵抗仅影响糖代谢而不影响支链氨基酸的代谢，Ferrannini 研究表明，高血压病患者其胰岛素抵抗仅影响糖代谢中的无氧代谢，且发生在周围组织。高血压病、肥胖、2 型糖尿病三者虽然均存在胰岛素抵抗，但它们仅在影响无氧糖代谢方面是有共同性的，而在影响其他代谢方面则各有差异（肥胖能影响脂肪氧化、糖有氧代谢、糖的输出、钾的摄取，2 型糖尿病能影响糖的有氧代谢和脂肪分解）。所以，高血压病、肥胖、2 型糖尿病三者虽然密切相关，但三者并不始终并存。

2. 胰岛素抵抗的发病机制

胰岛素抵抗的发病机制从胰岛素作用的靶器官可分为肝脏和外周组织（主要为肌肉和脂肪组织）两个部位。

肝脏的胰岛素抵抗使肝脏不能有效地抑制葡萄糖的产生，肝脏葡萄糖合成、输出过多，形成高血糖。现已明确，肝脏对胰岛素的抵抗牵涉胰岛素受体后的几个步骤，至少有些可能和内脏脂肪合成游离脂肪酸（FFA）增多有关。还未发现和肝脏代谢有关的基因能作为胰岛素抵抗遗传易感性的候选基因。同时，在 2 型糖尿病，肝脏对胰岛素也有抵抗，2 型糖尿病患者的空腹血糖完全是因为肝糖产生过多所致。

骨骼肌是产生胰岛素抵抗的主要部位，胰岛素抵抗使胰岛素刺激的葡萄糖摄取降低。胰岛素抵抗的产生主要是因为存在胰岛素受体后缺陷，依赖与胰岛素作用的糖原合成、葡萄糖的氧化利用的许多步骤都受损。虽然已有报道糖原合成酶基因，蛋白磷酸酶-1基因多态性与胰岛素抵抗有关，但目前还未发现某个基因缺陷肯定与胰岛素抵抗的发生有关。

脂肪组织也存在胰岛素抵抗，使胰岛素不能抑制脂解，因而使 FFA 水平升高，而 FFA 的升高可刺激肝脏的糖异生、甘油三酯的合成和葡萄糖的产生，抑制骨骼肌葡萄糖的摄取和利用，减少肝脏胰岛素的降解，所有以上这些都可以加重胰岛素抵抗和高血糖。慢性 FFA 升高像甘油三酯一样可进一步损害 β 细胞功能、抑制胰岛素分泌，这种现象被称为 "脂毒性"，类似于长期高血糖的恶性作用 "糖毒性"，由胰岛素轻微分泌下降、受脂肪胰岛素抵抗的影响所引起的 FFA 少量升高，可进一步减少骨骼肌的葡萄糖摄取，这就又刺激 FFA 的氧化，因而肝脏糖异生增多，从而使血糖进一步升高；高血糖加上高 FFA 水平进一步损害胰岛素分泌，因而形成高糖血症快速恶化的恶性循环。

从胰岛素作用的环节上则可分为受体前、受体和受体后水平。受体前胰岛素抵抗包括异常胰岛素（包括高胰岛素原水平，这些患者有免疫活性高胰岛素血症，但胰岛素生物学活性降低，对外源性胰岛素反应正常，体内无胰岛素或胰岛素受体自身抗体）。胰岛素受体水平的抵抗：胰岛素受体基因突变可通过多种机制影响受体功能的发挥：①受体的生物合成率下降致其数目减少；②受体向细胞膜插入过程异常；③胰岛素与受体亲和力下降；④酪氨酸激酶活性低下；⑤受体的降解加速；⑥受体再利用障碍。受体后水平胰岛素抵抗：胰岛素对葡萄糖的生理作用是胰岛素依赖葡萄糖运载体 4（CLUT4）及许多关键酶如葡萄糖激酶、糖原合成酶、磷酸果糖激酶、丙酮酸激酶及丙酮酸脱氢酶等活化的结果。其实，胰岛素受体后任何一环节的缺陷均可引起胰岛素抵抗，如胰岛素受体底物-1、2（IRS-1、2）等，有学者认为，IRS-1 基因突变在 2 型糖尿病发病机制中起着不可忽视的作用，尤其是对迟发性 2 型糖尿病亚群。

胰岛素抵抗从性质上还可分为遗传性和获得性。目前一些研究证实，胰岛素抵抗在一些家系和人群的传递家族特性，不少证据清楚地说明遗传是胰岛素敏感性的重要决定因素，如胰岛素抵抗的 2 型糖尿病发病率在不同种族和少数民族人群中差异极大，在年龄、体力活动匹配的健康非肥胖个体之间胰岛素敏感性的程度差异很大，胰岛素抵抗似乎是 2 型糖尿病临床过程中的很早期缺陷，而且 2 型糖尿病本身有一种很强的遗传基础，胰岛素抵抗是预测 2 型糖尿病发生的一种独立的遗传特征，几种少见的极度胰岛素抵抗综合征是显性或隐性单基因遗传病。胰岛素作用是一个复杂的过程，涉及很多分子，包括那些介导胰岛素作用的细胞内信使和催化葡萄糖摄入和代谢的蛋白质。除潜在的靶细胞缺陷外，其他很多基因产物是影响胰岛素敏感性的次要因素，因此致胰岛素敏感性受损的基因突变可能包含在一种宽的基因排列中。可能有：①胰岛素受体突变，但代谢综合征患者很少有胰岛素受体突变。②体内靶细胞的其他缺陷，胰岛素作用的最新进展是参与外周葡萄糖代谢的潜在胰岛素信使中间产物和酶的数种基因已被克隆，可能在葡萄糖转运和（或）磷酸化作用、葡萄糖非氧化作用的贮存存在缺陷。③靶细胞外的其他因素，对调节体内胰岛素敏感性的继发生理参数的认识，已经使我们能够设想特定基因产物的病理作用如源于脂肪细胞的肿瘤坏死因子-α（TNF-α）或游离脂肪酸，遗传缺陷可能致血循环中 TNF-α 和游离脂肪酸原发增加致胰岛素抵抗。合理的候选基因还应包括介导脂肪细胞分化的因素和调节脂肪肝或分解的酶。

虽然胰岛素抵抗和遗传有关，但环境因素如宫内营养不良、肥胖尤其是躯干肥胖、体力活动减少、老化及妊娠等都是胰岛素抵抗的重要原因。最近有学者提出了"节俭基因学说"，50 年前瑙鲁岛上的居民胰岛素抵抗和 2 型糖尿病的发病率非常低，然而，时至今日几乎半数居民患上了 2 型糖尿病。在这 50 年间，岛上居民的富裕程度与日俱增，食品供应日渐丰富，生活方式发生了很大变化，结果使 2 型糖尿病的发病率显著上升。有假说认为，这些人携带有"节俭基因"，使其能够有效地将多余能量以腹部脂肪的形式储存起来。这种遗传特征被认为是一种进化优势，最有利于在食品供应不稳定的环境中生存。然而，在富裕的环境中，这些节俭基因非但对生存无益，反而表现出有害的特性，使健康受损。节俭基因可能影响 2 型糖尿病患者胰岛素抵抗的发生。宫内及婴儿早期营养不良在中年以后易发生 2 型糖尿病，这种生活早期的营养不良不但损害 β 细胞功能，也可产生组织胰岛素抵抗。大量的流行病学调查表明，肥胖者存在着明显的胰岛素抵抗，而体重减轻后，胰岛素在糖负荷后的浓度减低，组织对胰岛素的敏感性提高。但是，仅以体重指数作为参考指征是不够的，因为脂肪组织的分布对其代谢起着决定性的作用。腹型肥胖者内脏的脂肪堆积，而内脏的脂肪堆积最常与胰岛素抵抗相伴。某些生理状态如老化、妊娠、空腹状态及应激也可出现胰岛素抵抗，胰岛素敏感性随年龄增长而降低可能是由于肌肉量减少、内脏脂肪增加和体力活动减少，而应激状态下，多种胰岛素拮抗激素的大量分泌也会导致胰岛素抵抗。

上海贾伟平等运用稳态模式评估法（homeostasis model assessment，HOMA），测定胰岛素抵抗指数（HOMA-IR），对上海地区 1873 例患者进行分析，年龄 40~94 岁，其中男性 736 例，女性 1137 例调查后发现，本研究人群中，仅有一种代谢紊乱者为 734 例（占研究人群的 39.1%），有 18.12% 伴胰岛素抵抗，其中 DM 28 例、糖耐量减退（IGT）/空腹血糖异常（IFG）30 例、高 TG/低 HDL 血症 504 例及高血压 172 例，伴发胰岛素抵抗分别为 46.43%、20.00%、18.65% 及 11.63%。有 2 种代谢紊乱者共 564 例（占 30%），有 27.66% 伴胰岛素抵抗，其中高血糖合并高血压 62 例，高血糖合并高 TG/低 HDL 血症 118 例，高血压合并高 TG/低 HDL 血症 384 例，伴发胰岛素抵抗分别为 33.87%、47.46% 及 20.57%。代谢综合征共 249 例（占 13.3%），其中 63.05% 伴胰岛素抵抗。按代谢异常组成成分数目、BMI、年龄及性别分层后发现，随代谢异常成分增加，伴发胰岛素抵抗的现象更为严重（趋势分析 $P < 0.001$）。无论是否伴发代谢紊乱，随 BMI 增加，胰岛素抵抗伴发的频率显著升高（趋势分析 $P < 0.001$），即使 BMI 为 23~25kg/m² 人群中，其发生胰岛素抵抗的频率为：无代谢紊乱组 8.47%、一种代谢紊乱组 21.47%、两种代谢紊乱组 24.49%、代谢综合征组 61.11%，分别较之 BMI < 23kg/m² 人群的 4.29%、11.66%、17.65%、37.84% 显著升高。而性别间，以及年龄

60 岁以下及 60 岁以上组比较，胰岛素抵抗伴发频率的差异无显著性。

胰岛素抵抗在常见的代谢紊乱中普遍存在，并具有下列特点：首先，糖尿病伴发胰岛素抵抗的现象最为多见，无论是以孤立还是以合并其他代谢紊乱形式出现。孤立的高血压（不伴有高血糖及高 TG/低 HDL 血症）及高 TG/低 HDL 血症（不伴有高血糖及高血压）人群有 1/10 及 1/5 者患胰岛素抵抗。胰岛素抵抗的发生频率随代谢紊乱组合成分的增加而显著升高。在代谢综合征人群中，2/3 都伴有胰岛素抵抗。其次，尚见到 BMI 与胰岛素抵抗关系密切，无论是单组分还是多组分代谢紊乱，胰岛素抵抗发生频率均随 BMI 增加而显著升高。即使在 BMI $23 \sim 25 kg/m^2$ 无代谢紊乱人群中，高 HOMA-IR 者已是 BMI $< 23 kg/m^2$ 人群的 2 倍。此外，对影响代谢紊乱成分的 Logistic 回归分析中，不同代谢紊乱组分中，胰岛素抵抗参与的程度并不完全一致。胰岛素抵抗对高血糖的影响最大，其次为高 TG/低 HDL 血症，而对单纯性高血压的影响较小。

（1）游离脂肪酸（FFA）与胰岛素抵抗

血中的 FFA 主要由皮下和内脏脂肪的脂解产生，其水平主要受两个重要酶调节：①脂肪组织中的激素敏感性脂肪酶（HSL）是脂肪组织脂解的限速酶，胰岛素抑制其活性从而抑制脂解，而儿茶酚胺、肾上腺皮质激素、生长激素和胰高血糖素则刺激其活性而增加脂解。②脂肪组织中的脂蛋白脂酶（LPL），是使脂肪组织甘油三酯贮存的酶，胰岛素可刺激该酶合成增加。胰岛素抵抗综合征者其体内 LPL 活性降低 43%，LPL 基因突变可能导致腹型肥胖、高胰岛素血症、高甘油三酯血症。在肥胖者尤其内脏肥胖者体内 FFA 水平升高，内脏脂肪组织比周围脂肪组织更具代谢活性，具有高甘油三酯转换率和 FFA 释放率，这可能是因为内脏脂肪具丰富的血液供应、更多的交感神经支配以及介导脂解的 β_3 肾上腺素受体高度表达所致。

在内脏脂肪增多的情况下，脂解增加可引起血浆 FFA 水平明显升高。现已发现，FFA 水平增高既可引起胰岛素抵抗，又可引起高胰岛素血症，FFA 在具有胰岛素抵抗和高胰岛素血症的疾病发病过程中起非常重要的作用。贮存的甘油三酯分解释放的 FFA 可致胰岛素抵抗，其机制如下。

①FFA 使胰岛素介导的葡萄糖摄取和利用降低：20 世纪 80 年代的研究发现，长期过量的高脂肪摄入，可导致体内主要的糖代谢器官——肝脏和肌肉组织甘油三酯水平增加及胰岛素抵抗，肌肉组织脂质负荷过重可通过经典的葡萄糖脂肪酸循环机制减少葡萄糖的利用。进一步研究发现，FFA 升高可抑制肌肉组织和肝脏对胰岛素介导的葡萄糖摄取。在肥胖症和 2 型糖尿病患者由于 FFA 的升高可通过抑制丙酮酸脱氢酶活性而减少葡萄糖的氧化，以及抑制磷酸果糖激酶活性而降低葡萄糖的酵解，糖酵解的降低使 6-磷酸葡萄糖水平升高，抑制己糖激酶活性，从而降低细胞对葡萄糖的摄取。除葡萄糖-脂肪酸循环外，FFA 还可引起细胞对葡萄糖的摄取、转运/磷酸化、糖原合成、氧化等方面的缺陷，抑制胰岛素介导的糖原合成，减少胰岛素介导的葡萄糖摄取。

② FFA 使肝脏葡萄糖输出增加：早在 20 世纪 60 年代就有学者发现 FFA 氧化增加可刺激糖异生和肝脏葡萄糖输出增加，从而引起血糖升高。FFA 在肝脏被氧化为乙酰辅

酶 A，后者可使丙酮酸羧化酶活性增高，使以丙酮酸为底物的糖异生增多，FFA 还使三磷酸腺苷（ATP）和烟酰胺腺嘌呤二核苷酸还原酶（NADH）的产生增加，因而使肝脏葡萄糖增加。

（2）胰岛素受体与胰岛素抵抗

胰岛素受体是细胞表面的一种糖蛋白，由两个 α 亚单位和两个 β 亚单位所构成的异四聚体 α2β2。α 和 β 亚单位都源于一个共同的单链前体，在成熟过程中由蛋白水解酶剪接而形成分离的 α、β 亚单位。胰岛素与位于膜外 α 亚单位结合后的信息，通过跨膜的 β 亚单位传到膜内，引起受体及其底物发生一系列的磷酸化反应而介导了胰岛素生物反应的发挥。人类编码胰岛素受体的基因位于 19 号染色体 p1 3.2-3.3，全长超过 150kb，由 22 个外显子，21 个内含子组成。第 1～11 外显子编码胰岛素受体的 α 亚单位，第 12～22 外显子编码 β 亚单位。胰岛素与受体结合后可自动磷酸化，胰岛素受体的自动磷酸化发生在几个酪氨酸部位，其中酪氨酸 1146、1150、1151 是重要的自动磷酸化位点，而且当酪氨酸 1150 残基被苯丙氨酸代替时，受体的自动磷酸化即停止。并且酪氨酸 1158、1162、1163 磷酸化以后胰岛素受体才具有激酶活性。胰岛素受体的激酶活性作用是以底物磷酸化来表示的，底物磷酸化迟于自动控制磷酸化。胰岛素受体的激酶活性是由 β 亚基自动磷酸化调节的，加入 ATP 可使胰岛素受体自动磷酸化，导致激酶活性加强，而一旦受体自动磷酸化，则无需胰岛素的存在便可继续使活性增高。另一方面，胰岛素受体由于去磷酸化而失活。胰岛素受体基因突变可以通过减少细胞表面胰岛素受体数目或者削弱胰岛素受体的正常功能而导致胰岛素抵抗。

（3）胰岛素受体底物-1（IRS-1）与胰岛素抵抗

IRS-1 是一种信号传导蛋白，位于胰岛素受体后，广泛分布于胰岛素敏感组织内，为细胞内糖蛋白，不含跨膜结构，故细胞膜上无 IRS-1。实验中可能发现有极少量 IRS-1 接连在细胞膜上，可能是胰岛素刺激后 IRS-1 与胰岛素受体相互结合所造成的。IRS-1 是胰岛素信号胞内传导的重要分子，是胰岛素多种生物调节作用的中间体，是胰岛素样生长因子-1（IGF-1）等受体酪氨酸蛋白激酶（RTK）的专一性内源底物，对发挥胰岛素生物活性具有重要意义。胰岛素与其受体 α 亚单位结合，迅速诱发 β 亚单位的酪氨酸残基自身磷酸化，并激活胰岛素受体的酪氨酸激酶。此时 IRS-1 与胰岛素受体的 β 亚单位结合，已激活的胰岛素受体酪氨酸激酶使 IRS-1 的多个酪氨酸残基磷酸化。磷酸化的 IRS-1 再与含有 SH2 结构区域（Src homology2 domain，SH2）的多种蛋白质结合，因此，IRS-1 又被称作 SH2 船坞蛋白质（docking protein）。目前已知能够与 IRS-1 结合的分子有 PI3K，SHPTP2 和 GRB-2/sem-5 等。这些蛋白质对细胞代谢及生长起着不同的作用。这似乎是 IRS-1 在胰岛素信号传导中占据了中心位置，信号从 IRS-1 里放射状传向不同方向，但也有实验证实，IRS-1 虽为胰岛素信号传导的主要分子，但不是胰岛素信号传导的唯一途径，可能还有其他分子作为第二信号参与信号传导。

IRS-1 氨基酸顺序具有高度的种属和组织保守性。人骨骼肌和大鼠肝脏组织的 IRS-1 有 88% 的相同顺序，人类 IRS-1 有 50 多个 Ser/Thr 磷酸化位点。IRS-1 有一个 ATP 结合位点，位于多甘氨酸基元（Gly137-Val-Gly-Clu-Ala-Cly）和基本赖氨酸残基（essential lysine residue，Ala-X-Lys156-X-Ile）之间。但 IRS-1 缺乏蛋白激酶必需的 Asp-Phe-Gly 和 Ala-ProGlu 基元。而且，在免疫复合中 IRS-1 无自身磷酸化，表明 IRS-1 不具有蛋白激酶活性。人 IRS-1 基因为单拷贝基因，位于染色体 2ql36-37，包括完整的 5′端非翻译区、编码区和 24bp 的 3′端非翻译区。大鼠基因位于 1 号染色体中心区，mRNA 为 9.5kb，而其 cDNA 的表达片段为 3.6kb，说明 9.5kb 的 mRNA 中含有一个大的非翻译区。人和大鼠的 IRS-1 cDNA 有很高的同源性。人 IRS-1 cDNA 的 5′非翻译区较大鼠的长 432bp，含有一个 TC 重复序列和 4 个 Spl 转录子结合位点。其中一个 Spl 结合位点在人和大鼠 IRS-1 cDNA 中的位置相同，都位于 442～447。人类 INSR 基因的启动子区域也有一个 TC 重复序列，7 个 Spl 结合位点，其中 4 个被证明对 INSR 表达具有重要作用。提示 IRS-1 和胰岛素受体的表达调节在某种程度上是相似的。

胰岛素刺激肌肉和脂肪细胞葡萄糖跨膜转运的信号也是通过 IRS-1 信号系统的偶联来实现的，通过活化 IRS-1 的生理性下游元件赦免脂酰肌醇-3 激酶（PI-3K）直接促进细胞内 GLUT4 由细胞内向细胞膜转移、推动 GLUT4 的重新分布和维持跨膜转运活性。可见，IRS-1 信号系统在胰岛素受体信息传递中起重要作用，因而 IRS-1 的变化和胰岛素抵抗存在密切关系。国内丁国宪等研究发现，IRS-1 基因密码子 972 位点突变（甘氨酸被精氨酸取代）。

（4）TNF-α 与胰岛素抵抗

TNF-α 是主要由激活的巨噬细胞产生的一种细胞因子，相对分子质量 17 000，对肿瘤细胞有直接的细胞毒/细胞致变作用，并具有多种免疫调节效应，与炎症、休克、发热、多器官功能衰竭及恶病质关系密切。在病理状态下如感染、肿瘤、烧伤时，体内 TNF-α 水平大都升高，此时胰岛素抵抗状态也常相应加重。近年发现，在胰岛素抵抗患者的脂肪组织中存在着 TNF-α 的过度表达。小鼠经静脉注入 TNF-α 后，脂肪组织对胰岛素刺激的葡萄糖摄取减少，胰岛素对肝糖原抑制减弱，提示胰岛素抵抗与循环 TNF-α 升高有关。

TNF-α 受体为跨膜受体，是一大的受体超家族成员，该家族至少有 12 个成员。已发现两类 TNF 受体，相对分子质量分别为 55 000 的 TNFR1 及 75 000 的 TNFR2。它们几乎同时存在于所有细胞中，均可与 TNF-α 和 TNF-β 结合，其细胞外配基结合部分有部分同源性，细胞内部分则完全不同，可能具有不同的生物功能。虽有学者认为两种受体无明确分工，但大多认为其主要生物学作用是通过 TNFR1 实现的。两类受体与 TNF-α 的亲和力也不相同，TNFR2 的亲和力较高，低浓度时 TNF-α 主要通过 TNFR2 发挥生物学效应。TNFR 除存在于细胞膜上外，在血循环中以可溶形式的 sTNFR 存在。sTNFR 是跨膜 TNFR 通过蛋白水解而来的，缺乏 TNFR 的胞内部分。sTNFR 水平稳定且易于测定。Hotamisligil 报道肥胖的胰岛素抵抗者的 sTNFR2 水平为正常对照者的 6.3 倍，可作为肥胖者 TNF-α 相关的胰岛素抵抗的诊断指标。TNF-α 选择性地上调了 TNFR2，TNF-α 及 TNFR2 mRNA 水平与胰岛素抵抗呈正相关。

（5）瘦素与胰岛素抵抗

1994 年瘦素（leptin）发现之后，由于瘦素与肥胖的直接关系，促使人们开始探索瘦素与胰岛素抵抗之间的相互关系。瘦素是 *ob* 基因产物，是一种脂肪组织源激素，具有降低脂肪沉积的作用。

目前认为瘦素可通过三种途径调节机体脂肪的沉积：①抑制食欲，减少能量摄取；②增加能量消耗；③抑制脂肪合成。

（6）胰岛素抵抗的动物模型

胰岛素抵抗的研究目前仍以实验动物为主要对象，其中又以鼠类模型使用最为广泛，因为它们不仅具有价格便宜、饲养方便、容易复制等多种优点，而且稳定、可靠。按复制方法一般将胰岛素抵抗鼠模型分为：通传型模型、喂养型模型和药物型模型 3 类，其中前两型较为常用。

此外，胰岛素还与遗传因素、肥胖、糖耐量异常、体力活动、饮食、吸烟等有关。

二、胰岛素抵抗与代谢综合征的关系

胰岛素抵抗是指胰岛素介导的机体对葡萄糖的摄取及利用率降低，机体为了保持机体内环境的稳定和血糖正常，代偿性地增加胰岛素的分泌而致的高胰岛素血症状态。Pietil Ainen 等研究发现，除了遗传因素外，中心性肥胖、腹部内脏脂肪含量、肝脏脂肪含量和胰岛素抵抗呈正相关。Lee 等的研究表明，在胰岛素抵抗组人群中，中心性肥胖、高甘油三酯血症、低高密度脂蛋白血症、高血压及 2 型糖尿病的发生率显著升高。机体出现胰岛素耐受时，外周血游离脂肪酸水平明显升高。降低血液游离脂肪酸水平能有效改善机体对胰岛素的敏感性。Boden 等认为游离脂肪酸是连接肥胖、胰岛素耐受、2 型糖尿病等关键事件的连接点，该事件在代谢综合征的发生发展过程中起到了关键的作用。一方面升高的游离脂肪酸水平能够干扰葡萄糖代谢的多个环节，导致肌细胞对葡萄糖的摄取能力降低，另一方面游离脂肪酸的增加对胰腺的 β 细胞具有一定的脂毒性，能够在一定程度上影响胰腺 β 细胞对胰岛素的分泌，随着时间的推移，胰腺 β 细胞无法产生足够的胰岛素来纠正组织对胰岛素的抵抗，最终导致机体高血糖水平和 2 型糖尿病的出现。另外，游离脂肪酸水平的升高也是引起机体氧化应激、血管内皮功能障碍的重要因素。机体胰岛素抵抗存在多种调节机制，主要包括遗传性的和非遗传性的，任何一个环节的异常都能引起机体胰岛素抵抗。其中胰岛素受体底物（IRS-1）蛋白的磷酸化是调节胰岛素发挥作用过程中的关键事件之一。生理状态下，胰岛素结合到胰岛素的 α 亚单位，引起 β 亚单位酪氨酸残基自身磷酸化，这种自身磷酸化促使胰岛素受体底物 IRS-1、IRS-2 与之结合，介导下游反应，行使胰岛素的生物学功能。值得注意的是，TNF-α 可通过内分泌和旁分泌途径抑制肌肉组织胰岛素受体的酪氨酸激酶活性，抑制 IRS-1 的磷酸化和抑制葡萄糖转运体 4（GLUT-4）的表达，使胰岛素信号传导过程受阻。实验表明，IRS-1 在丝氨酸残基处能够被多种激酶磷酸化，从而调节 IRS-1 蛋白参与的胰岛素受体信号传导途径，最终调节胰岛素的作用能力。放射免疫分析显示，丝氨酸 307 位点是 IRS-1 发生磷酸化的主要位点，该位点的突变能够导致 TNF-α 对胰岛素引起的 IRS-1 酪氨酸磷酸化的抑制作用消失。另一种在胰岛素抵抗和代谢性疾病的发展中起关键作用的激酶是人核因子 kB 抑制物激酶 β（IKK-β），实验表明，在肝脏中特异性调节 IKK-β 的活性能够产生胰岛素抵抗。

1. 代谢综合征的流行病学

关于代谢综合征的流行病学的研究日益增多。代谢综合征在人群中的总流行率很高，据最新估计，约为人群的 1/4。关于代谢综合征各成分发生率的研究报告也与日俱增。一项 40~70 岁 888 例多国群体研究表明，胰岛素抵抗单一成分的流行率分别为 IGT 41.2%，2 型糖尿病 62.9%，高甘油三酯血症 53.9%，低 HDL-C 血症 57.1%，高胆固醇血症 24.6%，高尿酸血症 37.2% 以及高血压 29.3%。若以 IGT + 血脂异常 + 高尿酸血症 + 高血压的联合流行率而论，则可高达 81%。在本研究中胰岛素抵抗是以 HOMA-IR 进行评价的。另外，在美国印第安人部落间心脏计划（The Inter-Tribal Heart Project），Greenlund 等报道了 1310 例威斯康星及明尼苏达州两印第安社区人群的代谢综合征的流行情况。本流行病学研究中所指的代谢综合征的成分包括高血压、糖尿病、甘油三酯增高，及低 HLD-C 以及肥胖和空腹胰岛素水平等成分。结果在美国土著中，具有前 4 项中的一、二或三项及以上者分别为男性 32.6%、17.4% 及 9.6%；女性 25.6%、15.3% 及 6.0%。具有多个胰岛素抵抗综合征特征者与高 BMI、高腰围、腰臀比及腰股比显著相关。血糖正常者，多个综合征特征与空腹胰岛素水平显著相关。关于 2 型糖尿病中的两性流行情况，Aravind 等报道了印度 13 672 例的研究结果。在 2 型糖尿病患者中代谢综合征诸成分的男女患病率分别为肥胖 14% vs. 44%，高血压 24% vs. 32%；缺血性心脏病 12% vs. 13% 高胆固醇血症（TC 200mg/dl）12% vs. 14%；高甘油三酯血症 7% vs 12%。可见 2 型糖尿病女性代谢综合征较男性更为常见。对首尔西南部 1737 名 60 岁以上老年人（男 348 人，女 1389 人）行标准 75g 葡萄糖耐量试验，并进行代谢综合征特点的横断调查。结果：糖尿病、高血压及血脂异常（血清总胆固醇 ≥6.2mmol/L，或 TG≥2.8mmol/L，或 HDL-C<0.9mmol/L）具备 1 项、2 项及 3 项者男女分别为 48.6% vs. 47%，15.8% vs. 16.4% 及 2% vs. 3%。无上述胰岛素抵抗综合征特征者男女均为 33.6%。这一研究结果显示在该地区老年人群 2/3 有胰岛素抵抗，与其他研究大致符合。

本症在更大规模的人群中的流行率的资料十分有限，仅见 Bloomgarden 估计在美国人中 7000 万~8000 万人有代谢综合征。这个数字占美国人口的 1/3 左右！它对人群中健康影响的严重性以及在保健计划上的重要地位也就显而易见了。在中国，贾伟平等报道了上海 40~49 岁人群随机抽样的 771 例男性和 1189 例女性代谢综合征的流行情况。若以高血糖、高血压及血脂异常兼具者为全代谢综合征，以体重分层，正常（BMI 18.5~25）、超重（BMI 25~30）、及肥胖（BMI>30）三组的全代谢综合征的患病率分别为 8.0%，21.6% 及 29.6%。

胰岛素抵抗及代谢综合征危险因素的流行病学研究：由于胰岛素抵抗是许多内分泌

代谢失调相关疾病的共同病理生理基础，即共同的危险因素，特别是粥样硬化和心血管病的危险因素，因而近年来，这一领域的研究十分活跃。因为胰岛素抵抗与许多临床病症均有直接或间接联系，涉及范围很广，本节仅就主要方面加以讨论。

2. 胰岛素抵抗是 2 型糖尿病独立的因素

胰岛素抵抗为 2 型糖尿病发病的重要因素，已为大量的研究，特别是近年一些长期纵向队列流行病学研究所证明。然而胰岛素抵抗在 2 型糖尿病的发生发展中如何起作用则尚不清楚。过去的许多横断面研究的结果难以阐明此机制。要解决这一问题，必须采用流行病学或遗传流行病学方法对人群中的正常耐糖者（NGT）、IGT 或胰岛素抵抗者和 2 型糖尿病亲属中的 NGT 或 IGT 进行长期纵向的前瞻性追踪；观察胰岛素抵抗的遗传因素及环境因素如何影响 NGT 转化为 IGT 以及 IGT 是如何转化为糖尿病的，这就是研究糖尿病的自然史。同时在这些研究中还需采用一些改变生活方式，如饮食控制、运动疗法乃至药物等干预方法，改善胰岛素抵抗状况，视其能否阻止或延缓这种向糖尿病的转化进程。这些研究对阐明胰岛素抵抗致糖尿病的规律，及建立新的防治对策均具有十分重要的理论价值和实际意义。

亚利集纳 Pirna 印第安人中 2 型糖尿病的患病率为 50% 左右，居世界第一。这一群体是研究 2 型糖尿病自然史的极好对象，最近 Weyer 等报道了菲尼克斯吉纳河（Gila River）流域的印第安社区 404 例 NGT 向 IGT 及糖尿病转化过程中胰岛素敏感性及 β 细胞功能变化的情况。本研究果用 OGTT、IGTT 及两步法高胰岛素、正常血糖钳夹试验评价胰岛素敏感性及 β 细胞功能，特别是胰岛素对静脉葡萄糖刺激的快速分泌反应（acute insulin setretory response，AIR）。每年观察 1 次，观察时间（5.1 ± 1.4）年。结果 17 例转化者自 NGT 转化为 IGT 时患者体重增加较未转化的观察期间一直维持 NGT 的 31 例对照组高 2 倍（ + 14% *vs.* + 7% ）；胰岛素刺激的最大葡萄糖无氧氧化处置率（M 高值）较对照组降低 31% ，由 IGT 转化为糖尿病时下降比例与 NGT 转化为 IGT 者相似，而对照组 NGT 无明显变化。同时，由 NGT 转化为 IGT 时，AIR 降低 27% ，由 IGT 转向糖尿病时，再降低 51% ，而对照组却增加 30% 。17 例转化组在 NGT 转化为 IGT 时基础肝糖产生无变化，但自 IGT 转化为糖尿病时增加 15% 。以上结果表明，在糖尿病早期的疾病演化过程中胰岛素抵抗及 β 细胞功能障碍同时存在，但基础肝糖产生增加发生较晚些。

用了改变生活方式或药物进行干预，以确定干预是否能阻止或延缓 IGT 向糖尿病转化。其中，DPP 即糖尿病预防计划（Diabetes Prerention Program）是由美国国家卫生研究院糖尿病、消化及肾病部（NIDDK），美国糖尿病学会（ADA）等单位领导和资助的为时 6 年的大规模随机对照临床试验。试验对象为 IGT，分为 3 组，每组各 1000 例，分别采用改变生活方式，二甲双胍及安慰剂对照。试验终点观测两项结果：①按 ADA 新诊断标准，有多少 IGT 转化为糖尿病，②干预对心血管病的发生及危险因素的影响。本试验自 1996 年开始募集对象，至 1999 年春止，已筛查近 80 万人，从中选出了 3048 例 IGT。然后再延伸追踪 3 年，至 2002 年终止，平均追踪时间 4.5 年。空腹高血糖症研究（Fasting Hyperglycemia Study，FHS）为英国与法国共同组织的前瞻性随机安慰剂对照临床试验，目的在于确定磺脲类（达美康）治疗早期糖代谢异常（空腹血糖 5.5 ~ 7.7mmol/L）者，能否防止其转变为 2 型糖尿病。样本量 227 例，观察时间亦为 6 年。

阻止 NIDDM 试验为加拿大、德国、北欧、南欧的一些国家参加的一项多国大型试验。旨在确定采用阿卡波糖（拜唐苹）干预能否防止 IGT 向 2 型糖尿病转化。本试验为随机双盲安慰剂对照试验。试验对象 1418 例，观察期限 3.9 年，至 2001 年结束。

李光伟等报道空腹血糖 <5.8mmol/L，餐后 2 小时血糖 <6.7mmol/L 的 125 例大庆 NGT6 年随访结果，20 例转变为 IGT，3 例转变为糖尿病。发现胰岛素抵抗是这组 NGT 糖耐量恶化最重要的危险因素。

这些前瞻性长时间的临床试验除了观察 NGT→IGT→糖尿病的转化规律外，尚观察糖尿病心血管危险因素的变化，对揭示 2 型糖尿病的自然史及胰岛素抵抗对糖尿病及其血管并发症发病的作用有重要意义。

3. 代谢综合征与心血管病危险性

业已公认的经典心血管危险因素为高血压、高胆固醇血症，特别是 LDL 胆固醇增高以及吸烟。这些危险因素亦为代谢结合征的主要成员。流行病学研究显示，代谢综合征的诸成分均强度不等地直接或间接与心血管事件的危险性相关。现就其中一些主要问题从流行病学角度略加讨论。

代谢综合征增加心血管病危险性已为众多学者所共识。最近 Dekker 等报道了 1364 例欧洲人代谢综合征与心血管病危险性 10 年随访研究（the Hoorn Study）的结果。代谢综合征的诊断采用 WHO，ATP Ⅲ，EGIR 及 AACE 4 种定义，并进行比较，结果发现，不论来用何种定义诊断代谢综合征，其发生心血管病及其死亡的风险均增加 2 倍左右。

代谢综合征之所以为心血管事件的危险因素，其中心环节为胰岛素抵抗，或在无高血糖症的场合下作为胰岛素抵抗的替代指标的高胰岛素血症。Stern 提出胰岛素抵抗及其继发的代谢紊乱是产生冠心病、糖尿病及高血压的共同土壤，即所谓的"共同土壤"学说（Common soil hypothesis）。近年共同土壤又增加了肥胖氧化应激及炎症因子等，而此共同土壤的产生可能与胎儿期（宫内）及婴儿期的遗传、环境因素的影响有关。英国学者通过回顾性分析出生时体重与成年后疾病发生的关系时，发现低体重儿（出生时体重 <2.5kg）成年后糖耐量减退，糖尿病、肥胖、高血压及冠心病，即代谢综合征表型的发生率较体重正常者明显增高。这一结果也在美国人群中证实。圣安东尼奥研究（San Antonio Study）在代谢综合征的几个主要成分中，高血压、糖尿病、血脂异常和肥胖与心血管的危险性已充分确定，无论是收缩压、舒张压、平均压的增高，或单纯的收缩压增高均为卒中、冠心病、肾病变的危险预测因素。在老年心肌梗死患者中高血压占 27%。

糖尿病是心血管病的主要危险因素已为众多大型的流行病学研究所证实。与非糖尿病人群相比较，2 型糖尿病心血管疾病危险性男性高 2 倍，而女性高 2 ~ 4 倍。2 型糖尿病心血管病危险性在糖尿病前期已经存在。Haffner 最近报道圣安东尼奥心脏研究（San

Antonio Heart Study）中 195 例由糖尿病前期转化为 2 型糖尿病，其中只有胰岛素抵抗者，其心血管危险性才增高，进一步表明胰岛素抵抗在糖尿病前期致粥样硬化的重要性。

血脂异常亦为心血管病的重要危险因素。在著名的 4S 试验中，血清总胆固醇（TC）为冠心病的危险因素，用辛伐他汀 20～40mg/d 治疗使冠状动脉疾病死亡危险性降低 42%。TC 对冠心病的危险性主要在于其致粥样硬化作用。TC 致粥样硬化的作用不仅影响冠状动脉，同时也影响外周动脉。因此 4S 试验还显示降低胆固醇的治疗不仅对冠心病有益，而且对外周动脉粥样硬化疾病亦有益（使新发的或恶化的间歇性跛行减少 38%，新发心绞痛或心绞痛恶化减少 26%）。随后的研究发现，脂蛋白中胆固醇含量的变化，例如 LDL-C 增高及 HDL-C 降低较血清总胆固醇增高更为重要，是心血管事件更强的危险因素。新近的研究又进一步证明，各种脂蛋白都有若干亚类。不同亚类的致粥样硬化作用强度不同，而且并非所有亚类均为心血管危险因素。脂蛋白的心血管危险性与其颗粒大小、密度以及颗粒中的成分有关。例如 HDL-C 亚类并非皆有心血管保护作用，仅其中 H3、H4、H5 等大颗粒亚类有保护作用，而小颗粒的 H1 及 H2 为心血管的危险因子。LDL-C 中小而致密颗粒（L1）致粥样硬化作用最强，这已为人类所熟知，但其颗粒最大的中间密度亚类（IDL）与小而密 LDIL-C 一样亦为强危险因素。L2 及 L3 亚类的危险性介于其间。VLDL-C 过去认为它的危险性不如 LDL-C 确定，现在认为危险性随颗粒增大而增加，其中以 V6、V5 危险性最大。关于 TG 升高与心血管病危险性的问题以往一直持有争议，但日前认为高甘油三酯血症仍为心血管病危险因子。这是由于：①高甘油三酯血症使 LDL 颗粒变小，密度增大，而小而致密的 LDL 颗粒更易于受氧化，具有更强的致粥样硬化作用。②血 TG 异常增高常伴有血浆纤溶酶原活化抑制剂-1（PAI-1）浓度增高，致纤溶活性降低，有利于粥样血栓过程（atherothrombotic process）的发生发展。

血糖与微血管病的关系已经流行病学研究及 DCCT 和 UKPDS 临床试验确定。以 ADA 糖尿病新诊断标准的血糖值为分割点，可见血糖值超过分割点后，随着血糖升高视网膜病变危险性呈直线上升。血糖与大血管病危险性的关系则颇富争议。但从最近 Coutinho 等所进行的一项包括 95 783 例，随访 12.4 年的大型荟萃分析结果看来，血糖仍为心血管病的危险因素。但血糖值与心血管危险性呈连续性，并向下延伸，至糖尿病诊断值以下，且无确切阈值，空腹及餐后 2 小时血糖值皆然。此特点有别于血糖与糖尿病眼病及糖尿病肾病。这表明，如欲人为界定大血管病危险性的血糖值，则此值应较微血管病变者更低。同时也提示 UKPDS 强化降糖（HbA1c7%）大血管终点减低未达显著性是否与血糖降低幅度不足有关或受其他多种混杂因素干扰所致，尚不清楚。UKPDS 正在进行的强化降糖对大血管病危险性影响的 5 年试验或许能回答此问题。

业已确认胰岛素抵抗时纤溶活性降低，PAI-1 增高为心血管事件重要危险因素。此外，纤溶系统中的 Von Willebrand 因子（vWF）及纤维蛋白原的增高也与冠心病相关，但强度不如 PAI-1。Yudkin 提出在胰岛素抵抗、凝血因子异常与心血管危险性的关系中可能有脂肪组织的前炎症细胞因子（IL-6、TNF-α 等）产生过多及毛细血管内皮功能障碍的参与。

微量白蛋白尿作为胰岛素抵抗的度量指标和代谢综合征的重要一员（WHO 标准），其预示心血管病危险性的重要作用已十分肯定。微量白蛋白尿的流行率高。根据心脏后果预防评估（Heart Outcomes Prevention Evaiuation，HOPE）研究中的微量白蛋白尿亚组研究（MICRO-HOPE），糖尿病人群微量白蛋白的检出率为 32.2%（1151/3574）；非糖尿病人群也高达 14.7%（837/5708）。无论糖尿病或非糖尿病者微量白蛋白尿均为心血管疾病独立的高危因素。

吸烟曾多年来被认为是经典的心血管病独立的危险因素。近年来发现它与胰岛素抵抗亦显著相关，又通过胰岛素抵抗及代谢综合征与心血管危险性相联系。重度吸烟者，其心血管疾病的发生率和病死率为非吸烟者的 2 倍。不仅如此，吸烟还可能促进糖尿病的发生发展，同时也促进糖尿病微血管及大血管并发症的发生发展，为糖尿病早亡的主要原因。故通过心理治疗或药物治疗使患者停止吸烟或防止未吸烟的糖尿病者吸烟已被美国糖尿病学会正式作为糖尿病防治的重要措施而列入 2000 年糖尿病临床治疗建议之中。

4. 胰岛素抵抗与代谢综合征的相关性研究

（1）中心性肥胖

肥胖是代谢综合征的主要始发因素，近年研究表明，肥胖尤其是中心性肥胖能够诱导机体产生慢性炎症，继而诱导机体产生胰岛素抵抗、糖脂代谢异常等多重代谢异常聚集的现象。肥胖状态下脂肪组织呈现出脂肪细胞数量增多、体积肥大的特点，随着肥胖和进行性脂肪细胞的不断增大，脂肪细胞发生凋亡的数量增多，出现巨噬细胞浸润增加以及出现多核体（MGC）。一直以来，脂肪组织仅被认为是存储能量的器官，但随着研究的不断深入，发现脂肪组织还可以通过自分泌和旁分泌途径产生许多诸如 TNF-α、IL-6、瘦素、脂联素等脂肪细胞因子，而这些细胞因子在 2 型糖尿病、高血压、心血管疾病等多种代谢型疾病的发病机制中发挥重要的作用。1993 年，Hosta Misligil 等和 Spie Gelmna 等发现 TNF-α 在肥胖小鼠脂肪组织中过表达，缺乏 TNF-α 能够改善小鼠对胰岛素的敏感性及葡萄糖水平的稳定。这项研究表明，肥胖诱导的炎症能够直接调节机体对胰岛素的抵抗。大量研究结果表明，在肥胖人群机体脂肪细胞出现增生、肥大、凋亡的过程中，脂肪组织的内分泌功能出现异常，由脂肪组织分泌的脂肪因子谱发生了明显的改变，如具有抗炎作用的脂联素水平下降，具有促炎作用的因子如：TNF-α、IL-6、瘦素等均表达增高，这些脂肪因子能够激活多个炎症信号通路，进而诱导机体产生大量炎症介质，促使机体长期处于慢性炎症状态，从而诱导胰岛素耐受和代谢综合征的发生。从某种意义上来说，低度的系统性慢性炎症可能是代谢综合征各组分之间彼此连接的枢纽。尽管肥胖个体的肝脏、骨骼肌、脂肪组织等均可见代谢性炎性反应，但一般认为这种代谢性炎症始于脂肪组织。

（2）致动脉粥样硬化血脂异常

血脂水平能够在一定程度上反映血浆脂蛋白在结构、代谢及生物学活性等方面的异常，血脂异常是引起动脉粥样硬化的重要因素。致动脉粥样硬化性血脂异常主要包括：①高密度脂蛋白胆固醇（HDL-C）水平降低；②低密度脂蛋白胆固醇（LDL-C）、极低密度脂蛋白（VLDL）、甘油三酯、小而密低密度脂蛋白（sd-LDL）水平升高。机体胰岛素耐受诱导的机体游离脂肪酸水平升高也是引起致动脉粥样硬化性血脂异常的主要原因。普遍认为，脂质代谢异常能够引起血管内皮产生大量的泡沫细胞，随后吞噬过量氧化脂质的巨噬细胞发生凋亡，释放游离的氧化脂质形成脂质核心，平滑肌细胞的迁移增殖在脂质核心处形成纤维帽结构，形成类似坏死的脂质核心产生斑块，导致动脉粥样硬化的形成。

（3）肾素-血管紧张素系统（RAS）激活

RAS 的激活也是促进代谢综合征发展的重要途径。研究表明，高血糖和高胰岛素血症都能够通过增加血管紧张素原、血管紧张素Ⅱ和 AT1 受体的表达来激活肾素血管紧张素系统，有助于胰岛素耐受患者高血压的形成。还有证据表明，胰岛素抵抗和高胰岛素血症能够导致交感神经系统（SNS）的活化，引起肾脏对钠的重吸收，增加心脏输出量，动脉响应血管收缩导致高血压。另外，血管紧张素Ⅱ能够通过 1 型受体激活 烟酰胺腺嘌呤二核苷酸磷酸氧化酶导致活性氧（ROS）的产生，诱导低密度脂蛋白氧化和内皮损伤。

（4）血管内皮功能障碍

血管内皮细胞是处于血液和血管壁之间的一道天然屏障，既能隔离血液与血管壁组织，又能释放一氧化氮（NO）、前列环素（PGI2）、内皮素（ETI）等小分子物质，具有调节血管紧张度、维持血管张力及调节免疫等功能。内皮功能障碍的特征在于内皮依赖性血管舒张功能受损，动脉顺应性降低，不能发挥正常的生理和保护机制。引起血管内皮功能障碍的因素有多种，诸如机体高血糖、高血压、高胰岛素血症、脂质代谢异常、炎症等。此外，血管内皮细胞 NO 的减少、活性氧的增加也是导致内皮功能障碍和致动脉粥样硬化的重要因素。

（5）肠道菌群失调

目前的临床及实验证据表明，肠道菌群也是代谢综合征的潜在致病因素，与机体肥胖、炎症等存在密切的关系。2004 年，科学家 Backhed 等首次发现肠道菌群能够作为一个环境因素调节机体的能量储存，实验显示普通小鼠相比无菌小鼠全身脂肪含量高 40%，与移植鼠肠道菌群的无菌小鼠相比，移植肥胖小鼠肠道菌群后的无菌小鼠体质量明显增加、血糖升高并产生胰岛素抵抗。Tomas 等研究表明，高脂饮食能够引起小鼠肠道厚壁菌门、变形菌门、疣微菌门的比例显著增加，拟杆菌门显著减少，同时增加肥胖和 2 型糖尿病的发病风险。Neal 等研究发现，肠道菌群中革兰阴性杆菌产生的脂多糖是高脂饮食诱发机体出现肥胖、糖尿病和炎症的前提条件，革兰阴性杆菌产生的脂多糖（LPS）能够通过依赖脂蛋白的机制从肠道转运到目标组织，并与免疫细胞表面的复合受体 CD4/TLR4 结合，触发促炎因子的释放。另外与健康人群相比，动脉粥样硬化患者的肠道微生物组成和比例发生了显著的变化，患者体内科林斯菌属比例增加，罗氏菌素和真菌含量下降。通过检测主动脉粥样硬化病变、组织氧化和炎症状态发现，嗜酸乳杆菌 ATCC4356 能够通过减少机体氧化应激和炎性反应的方式减缓小鼠的动脉粥样硬化进程。

三、胰岛素抵抗的临床评价方法

胰岛素抵抗（Insulin Resistance，IR）和胰岛素敏感度（Insulin Sensitivity，IS）减低是同一含意，即胰岛素对组织（或称外周组织，主要是肝、肌肉和脂肪）的作用减弱，除上述三种组织外，其他组织利用葡萄糖并不像肝、肌肉和脂肪那样依赖胰岛素。故这三种组织被称为胰岛素的靶组织（target tissues）。已知胰岛素（以下以 I 表示）对靶组织的作用与细胞外 I 浓度呈正相关，所谓 IR 是指单位浓度的 I 的细胞效应减弱。加大 I 浓度可提高总的效应，故 IR 与 I 缺乏是性质不同的，但有时在临床上难以鉴别。

组织对葡萄糖（以下以 G 表示）的摄取和利用可分为依赖 I 和不依赖 I 的两部分。依赖 I 的这部分 G 的利用率反映组织对 I 作用的反应，即 I 的敏感度（IS）。不依赖 I 的那部分 G 的利用速率虽有个体差异，但与细胞外 G 的浓度呈正相关，称为 G 的自身效应（glucose effectiveness，SG）。IS 和 SG 均可测定。

细胞 IR 是一种 I 的作用（insulin action）异常，即 I 的作用减低。此可能由以下原因引起：①I 在靶组织的浓度不足；②组织对 I 作用的反应减低，包括受体水平及受体后水平的效应减低；③以上两种情况并存。

在靶组织的浓度决定于 I 的血浓度，后者主要决定于胰岛 β 细胞的分泌功能，但也受 I 在身体各体液的分布和 I 的不可逆清除率的影响。I 发挥作用必须首先经血循环到达靶细胞，结合其受体而启动一系列的细胞内反应，最终发生有关的生物学效应。此过程除 I 外，不同的激素、神经递质和作用底物也起作用，故是一个复杂的生理调节过程。I 的 IS 受不同生理和病理因素的影响。

一定量的靶组织对一定量 I 的反应决定于 I 的 IS，虽然 I 的 IS 减低能引起 I 各种生理作用的紊乱，但一般认为 IR 都与 G 的代谢紊乱相关联：比如 IS 下降将引起一系列生理反应。首先血糖水平轻微增高→刺激 β 细胞代偿性分泌增加→血 I 增高（增高程度与 IR 程度相当）→防止血糖进一步增高并使其恢复正常和稳态。如果 β 细胞的分泌不能克服 IR 所致的血糖增高，则高血糖将持续发展，最终出现 IGT→糖尿病。因此，测定和评价 IR 和 I 的分泌功能均有重要意义。

胰岛素敏感性的测定方法，IS、血 I 水平（主要反映 β 细胞的分泌功能）和血糖浓度时互相依赖和相互关联的。IR 或及 I 分泌不足都可引起血糖升高，后者反过来又刺激 I 分泌。反之，I 分泌增加或（及）IR 降低都可引起血糖下降。

此反应很灵敏，即使某一因素发生微小的变化，都会立即引起另一因素的反应。无论在正常人或耐糖不良的患者均如此。只不过基础血糖水平不一样及变化的幅度不同而已。因此，在测定 IR 或 IS 时，一般均需要同时测定血糖和血 I（或 C-成）水平。各种方法之间的差别是：①采血时间不同。如在空腹、餐后或刺激前后定时的多次采血等。②设计不同。如仅在早晨空腹采血一次，或用不同的试餐前后采血，或在试验中经静脉给 I、C-或其他促泌素（如胰生糖素），应连续多次采血。③计算方法及得到的指标不同等。比如，将测定血糖和血 I 浓度用不同公式来计算胰岛素敏感指数（Insulin Sensitivity Index，ISI）或/及 I 分泌功能的方法已不下 10 余种。

从 20 世纪 30 年代开始用动物 I 制剂来治疗糖尿病患者不久，就已发现有些患者对 I 敏感而另一些患者较不敏感（Himsworth，1932）。后来 Himsworth（1936）在同一受试者用注射和不注射 I 的情况下，分别做两次口服葡萄糖耐量试验（Oraf Glucose Tolerance Test，OGTT）。两次试验的血糖曲线下面积之差，在不同患者存在较大差异，从而证实 IR 的存在，并得到了 I 敏感度的一个粗略的比较参数。IR 或 IS 必须加以量化才有说服力。这在 20 世纪 50 年代末 Yalow 和 Berson 创造了测定胰岛素的放射免疫分析法之后才有了突破性的进展。

关于 IS 的测定可分为试管内（in vitro）和活体试验（in vivo）两类。前者大多以研究 IR 的机制为目的，非本章讨论范围。后者近 30 多年来已报道近 10 种方法，以活体动物或人为试验对象。这些方法均需要同时测定血糖（血浆葡萄糖）及血浆或血清 I（放免法）的浓度。有一些方法较简便易行，但特异性、准确性及精确性较差。另一些方法比较复杂耗时，需要一定的设备（包括电脑），虽较准确但又难以广泛应用于临床。本章限于篇幅，只能介绍其中有代表性的几种方法。须指出，由于对 IR 的机制及影响因素的了解不断深入，有的尚不完全明了，故本章所介绍的方法并非完美无缺，至今仍在不断改进之中。

1. 胰岛素抵抗临床测定的简便方法

（1）血胰岛素法测定

1）原理　当组织存在 IR 时，组织利用血糖的效率减低致高血糖倾向，高血糖刺激胰岛 β 细胞分泌更多的 I 以使血糖恢复正常（高 I 血症伴正常血糖者，如肥胖者常见）或不能使血糖恢复正常（高 I 血症伴高血糖，常见于糖耐量减低者及肥胖的 2 型糖尿病早期患者）。故以上两种情况推测都存在 IR。

2）方法　可做空腹采血或常规 OGTT，同时查血糖和 I。当空腹或餐后 I 峰值大于正常人均值 ±2SD（一般为空腹胰岛素 >15mU/L 及餐后 >80mU/L）时，可诊断为高胰岛素血症。

3）讨论　①由于个体间基础及进餐后 I 分泌存在较大差异，故各实验室应做自己的正常值，应选择中年、非肥胖的正常人，也可做不同年龄组的正常值。例数应至少在 30～50 例以上。②各厂家生产的胰岛素放免试剂盒测定值有一定误差。③已发现用目前市售放免试剂盒所测得的"胰岛素"包括生物活性很低的"胰岛素原"（proirsulin），在 2 型糖尿病（DM2）患者血中前胰岛素有时增多，占总"胰岛素"（又称免疫活性胰岛素）的比例可达 40%～50%。故使用特异性的"净胰岛素"测定试剂盒已势在必行。④在低胰岛素血症情况下，不能否定同时存在 IR（如在 DMI 或中重度 DM2）。⑤单独高 I 血症不是 IR 的一个定量指标。只可作为一个定性指标。

（2）胰岛素作用指数（IAI）

1）原理和方法 由于血糖和 I 是相互作用的，故有学者设想以空腹血浆葡萄糖（FPG）与空腹胰岛素（FINS）之间的关系作为判断 IR 的量化参数。MBanya（1988）以 FPG/FINS 作为 IS 的指数，测定了正常人（$n=8$）、NIDDM 患者（$n=9$）及 NIDDM 伴高血压患者（$n=12$）的 FPG/FINS，结果分别为（1.09±0.03）mmol/mU、（0.85±0.06）mmol/mU 及（0.52±0.09）mmol/mU（x±SE）。三组间均有显著性差异。而单纯高血压患者（$n=7$）为（1.00±0.08）mmol/mU，与正常组相似，但此法的缺点为，当空腹 I（FINS）降低时可使 FPG/FINS 升高，并不能排除 IR 的存在。国内姜慧卿等（1992）有相似报道。

1993 年李光伟等提出，以 1/（FPG×FINS）的自然对数作为 IS 的指标，称为胰岛素作用指数（insulin action index，IAI）。取自然对数（In）是因为在人群普查时发现，用 1/（FPG×FINS）作指标结果为非正态分布，故用 In 转换后，能接近正态分布以便进行组间比较。

2）结果和讨论 李光伟等测定正常人（$n=201$）、IGT 者（$n=307$）及 DM2 患者（$n=366$）的 IA 分别为 -4.25、-4.75 及 -4.80。若以正常人的 IA 为 1，IGT 组和 DM2 组为 0.61 和 0.57，与正常人组有显著性差异。作者将同样的数据试采用 1/FINS 或 FPG/FINS 处理，结果发现 IGT 组 IS 下降，但得出 DM2 组 IS 与正常人相同或反而升高的错误结论。该文结果与作者在美国用 G 钳夹试验（GCT）的一批美国白人及另一批黑人的结果（M 值）相比较，发现与本文上述 IA 结果十分相似，即以正常人 M 为100% 时，IGT 组和 DM2 组分别为 71%~78% 和 53%~66%。因此，凭实践经验，IA 可能比 1/FINS 及 FPG/FINS 优越，是一种简便且值得一试的方法。

2. 定量胰岛素灵敏度检查指数（QUICKI）

本法于 2000 年由 Kat 等首先报道。其计算公式如下：QUICKI = 1/（log FPI + log FPG）。QUCKI 是 Quantitative Insulin Sensitivity Check Index 的缩写。式中 FPI 为空腹血浆 I（单位 μU/mL）；FPG 为空腹血浆 G（单位 mmol/L）。此指数的单位为（log μU/mL/ + log mmol/mL）的倒数。作者比较了同一批对象的 FPI 和 FPG 测定值，用 QUICKI 和 HOMA（计算方法见下 HOMA 段）两种方法所得指数的相关性。结果显示，两者高度相关（$r=0.98$，$P<0.0001$）。该批对象同时做了正常血糖高血 I 钳夹试验测定 IS（即 M 值），其结果与 QUICKI 测值也呈良好的相关性，并且一次采血和两次采血（相间 10 分钟）测定 QUICKI 的结果无明显差别。改变治疗对 QUICKI 的影响与对钳夹试验的影响相似。因此认为，QUICKI 的重现性、健全性与"金标准"（即钳夹试验的 M 值）的线性关系均较好，值得推广。

3. 稳态模型评价（Homeostasis Model Assessment，HOMA）

本法于 1985 年由 Matthews 等提出，用于评估 IR（HOMA-IR）及 β 细胞功能（HOMA-β 细胞功能）。此法只需空腹采血样 1 次（或连续采血 2 次，相隔 10 分钟，测值取均值），测定血糖及血浆 I 水平，用下述公式计算 IR 及 β 细胞功能。

$$HOMA-IR = FPI \times FPG/22.5 \qquad HOMA\text{-}\beta-function = 20 \times FPI/(G-3.5)$$

式中 FPI 为空腹血浆 I 浓度（单位 μU/mL），G 为空腹血糖（单位 mmol/L）。两个参数均需经过对数转换，效果更好。

最近 Haffner 等在墨西哥城的大样本人群（1449 例）中应用 HOMA 进行了为期 3.5 年的前瞻性研究，验证其对 DM2 发生的预测作用，结果 1449 例中 97 例发生糖尿病。单变量分析只有 IR 具有预测作用，而 β 细胞功能则无。如两变量同时应用，则预测性更佳。HOMA-IR 的最大优点是方法简单可靠，临床及流行病调查研究均可应用。

国内最近也开始应用 HOMA 公式来计算 IR 及 β 细胞功能。张梅等（1998）用进口的"真"胰岛素放射免疫试剂盒，测定了正常人（$n=49$），IGT 者（$n=33$）及新诊断的 DM2 患者（$n=81$）的空腹血糖（FPG）和"真"胰岛素（FPI）。并按上述公式计算了 IR 和 β 细胞功能。经多元 Logistic 回归分析发现，调整年龄、性别、BMI、腰围比等因素后：①正常人群发生 IGT 和 DM2 的相对危险度（OR）的相关因素，HOMA-IR 为 $OR1.8910$（$P<0.001$），HOMA-β 细胞功能为 $OR0.967$；②IGT 人群发生 DM2 的相关因素为：HOMA-IR 为 $OR1.4289$（$P<0.01$）及 HOMA-β 细胞功能为 $OR0.9674$。以上结果提示，IR 增加和 β 细胞分泌功能降低是 IGT 者和 DM2 患者的特征。IR 可能是肥胖者的早期表现，β 细胞功能逐渐下降可能是发生 DM2 的预测因素。

4. 各种 ISI 简单计算方法的比较

Fukushima 等（2000）以 71 例日本人（NGT46 人和 DM2 25 例）为对象，比较了 7 种 IS 的简单计算方法与最小模型法测定的 IS 之间的相关性。

结果发现，HOMA-IR、ln HOMA-IR 及 1/HOMA-IR 与 MMM-IS 均有较好的相关性。对 NGT 人群，ln HOMA-IR 的相关性最佳，对 DM2 则以 HOMA-IR 较好。

Del Prato 等（1996）提出的"好"IR 抵抗指数（Fair Insutin Resistance Index，FIRI）公式如下：

$$FIRI = FPG \times FPI/25$$

Cleland 等（1996）对 31 例 NGT 者比较了 FIRI 与正常血糖高 I 钳夹试验测定的 ISI 之间的相关性。结果为高度相关（$r = -0.32$，$P<0.001$），此公式与 HOMA-IR 公式很相似。

5. 用毛细血管法测血糖计算 IS

此法系张家庆等 1997 年在国内发表。

1）方法：静脉注射胰岛素 0.05U/kg。注射前及注射后每隔 3 分钟，用 One Touch 指尖血糖测定仪测血糖共 6 次（加注射前测 1 次，共 7 次）。以时间为横坐标，以血糖的自然对数为纵坐标，直线回归所得回归系数（r）代表直线斜率，r 乘以 100 即静脉胰岛素耐量试验的 K 值（KITT 值）。K 值愈小说明受试者对胰岛素愈不敏感（即存在胰岛素抵抗）。

2）讨论：本法为静脉胰岛素耐量试验（ITT，Gelding 等，1994）的改进。有以下优点：①简便，快，安全；②结果可比性强，能说明问题；③无须采静脉血，也无须静脉血（加热法）动脉化。故适合于临床应用，优于 FINS，FBG/FINS 或 1/（FBG × FINS）法；④无须调定血中胰岛素浓度。

注意事项：对胰岛素敏感者，要注意低血糖的发生。

四、胰岛素的生成和作用方式

1. 胰岛素调节胰腺外分泌功能

胰岛素是具有多种生理功能的一种蛋白质激素，在体内物质代谢、细胞有丝分裂，甚至胰腺外分泌中发挥重要的作用。胰岛素在体内发挥生理作用是通过与其特异性受体结合后引起一系列的信号传导与放大而实现的。体内体外实验已经证实胰岛素可以显著增加胆囊收缩素等促胰酶分泌因子的作用。

胰岛素的生理作用是通过多个信号传递通路实现的。其中葡萄糖的转运过程与途径密切相关，其中任何一个途径受阻都会出现葡萄糖转运障碍。途径与激活含葡萄糖转运子的囊泡有关，而且途径与囊泡的定向运动有关。胰岛素不但增加能源的转运，而且能促进胰酶等蛋白质的合成和转运。在胰腺腺泡内，胰酶的分泌主要受胆囊收缩素及乙酰胆碱调节，而二者共同之处在于激活蛋白，从而促进含胰酶的囊泡分泌到细胞外。为一种小结合蛋白，具有调节细胞骨架的作用，为乙酰胆碱信号传导系统的关键分子。乙酰胆碱作用于胰腺腺泡细胞后而表达出现高峰，在胰岛素信号传导系统中也是家族蛋白一员，是否与之有交叉作用，或者引起的细胞骨架改变能够加强外分泌囊泡的移动及释放，还需要进一步研究。

胰腺外分泌部是由分泌胰液的腺泡和运输胰液到十二指肠的胰腺管组成。胰液是无色、无臭、澄清的碱性液体，渗透压与血浆相近，pH 7.8 ~ 8.4，主要含水、无机物和有机物。无机物中主要是碳酸氢盐，用于中和进入十二指肠的胃酸，使肠黏膜免受强酸的侵蚀，也为小肠内各种酶类提供最适的 pH 环境（pH 7.0 ~ 8.0）；有机物主要由多种消化酶组成，包括胰淀粉酶、胰脂肪酶、羟基脂酶 A 和 B、胰蛋白酶、胰凝乳蛋白酶、肠激酶、弹性蛋白酶、核糖核酸酶、脱氧核糖核酸酶等。食物中蛋白质、脂肪等都需要这些胰酶的加工处理后才能被机体吸收，可见胰液是非常重要的消化液。胰液分泌受到多种因素的调节和影响，现综述如下。

（1）神经调节

① 迷走神经：胰腺的生理性外分泌包括基础分泌，进食引起的头期、胃期和肠期分泌。实验显示，切断迷走神经可使犬的基础胰酶分泌降低 75%，提示迷走神经紧张是造成基础胰酶分泌的主要原因。进食引起的胰腺外分泌是食物刺激口腔黏膜感受器，冲动由传入神经传到延髓的胰液分泌中枢，中枢兴奋经迷走神经传出，其末梢释放乙酰胆碱，直接或间接引起胰腺分泌。用阿托品或切断迷走神经均可降低小肠刺激引起的胰腺分泌反应，特别是胰酶分泌的抑制。如果直接刺激迷走神经，也能引起含酶丰富的胰

液少量分泌。迷走神经还可通过增强体液调节中促胰液素的作用而影响胰腺分泌，注射促胰液素后可使迷走神经效果明显加强，尤其是胰酶的分泌明显增加。

② 胆碱能神经和肾上腺素能神经：胆碱能神经的刺激可以增加胰腺外分泌，且具有增加内源性胰泌素及胆囊收缩素的作用。肾上腺素能神经能使胰腺血管收缩，明显抑制由迷走神经兴奋引起的胰酶和 HCO_3^- 分泌。

③ 局部神经食物对口腔黏膜或胃壁的感受器刺激能反射性地引起胰液分泌，这种作用受大脑皮质影响。

（2）体液调节

一些胃肠道激素对胰腺外分泌起重要的调节作用

1）促进胰腺分泌的激素

① 促胰液素

促胰液素（secretin）由 17 个氨基酸组成，是小肠黏膜 S 细胞释放的一种多肽激素，主要作用于胰腺小导管的上皮细胞，使其分泌大量水、碳酸氢盐和少量酶。促胰液素可兴奋大鼠离体胰腺的外分泌，增加胰液分泌量，尤其是 HCO_3^- 和蛋白的排出量。Ulrich 等研究了 G 蛋白耦联受体（Gprotein-coupled receptor，GPCRs）促胰液素受体家族：应用放射标记配体^{125}I-鼠促胰液素和自体放射显影激素，显示促胰液素结合部位位于胰腺腺泡和导管细胞；应用 RNA 酶保护法发现其与促胰液素受体结合，证明促胰液素可直接作用于胰腺腺泡和导管细胞并促进其分泌。

② 胆囊收缩素

胆囊收缩素（cholecystokinin，CCK）又称促胰酶素，由 33 个氨基酸组成，是小肠黏膜 I 细胞释放的一种脑肠肽。CCK 可促进胰淀粉酶、胰蛋白酶及胰蛋白酶原的合成，并能增强其活性。研究表明，CCK 与胰腺上的靶细胞 GPCRs 结合后，在 Ca^{2+} 介导下激活磷脂肌醇系统，并作用于胰腺腺泡细胞或直接作用于迷走传入纤维，通过迷走-迷走反射途径刺激胰酶的分泌。利用胆汁、胰液回输刺激 CCK 分泌增加，观察到其胰蛋白量也相应增加。邓志波研究证明，CCK 能刺激小鼠胰腺腺泡分泌淀粉酶，且分泌量是正常分泌量的 1 倍。

③ 胰岛素

胰岛素（insulin）是胰岛 β 细胞分泌，由 A、B 两条肽链联结而成的酸性蛋白。胰岛素能增加胰淀粉酶的释放，并通过和胰腺腺泡细胞上的特异性受体结合，促进腺泡细胞蛋白质的合成、葡萄糖的摄取与利用、调节胰腺腺泡的功能。其调节作用有短效和长效之分，前者主要是加强腺泡对胃肠激素和神经递质的反应，后者则偏重于调节胰消化酶的生物合成。Lee 等给大鼠静脉注射抗胰岛素血清，抑制由进食所引起的胰液分泌，证明内源性胰岛素对餐后胰腺外分泌起重要作用。Espamer 等通过外源性胰岛素对离体胰腺外分泌的直接作用试验，观察到胰岛素可能部分通过升高 Na^+-K^+-ATP 酶活性，介导升高大鼠离体胰腺外分泌的胰液量、HCO_3^- 和蛋白排出量，进一步证明了胰岛素在胰腺外分泌中的重要作用。

④ 雨蛙素

雨蛙素（cerulein）是 Erspamer 1966 年从澳大利亚蛙（Hyla caerulea）的皮肤中分离出来的一种纯十肽。雨蛙素主要作用于胰腺腺泡细胞，引起胰酶分泌，并使胰岛素和胰高血糖素分泌增加。给麻醉犬灌注雨蛙素，其胰液分泌量迅速增加，在每千克体重剂量相当的情况下，雨蛙素对胰液分泌的作用比 CCK 强 3.1 倍，而对胰酶分泌的效应则较 CCK 强 2.8 倍。李全生等利用雨蛙素能刺激胰液大量分泌和胰酶大量释放导致"自家消化"的特点，给鼠大剂量腹腔注射雨蛙素制造了急性坏死性胰腺炎模型。

⑤ 蛙皮素

蛙皮素（bombesin）由 14 个氨基酸组成，是从欧洲铃蟾的皮肤中分离提取的一种脑肠肽。给麻醉的犬静脉注射蛙皮素，可刺激胆囊收缩和胰腺分泌。分泌的胰液含碳酸氢盐少，蛋白量高（空腹犬同样有此作用）。其中蛋白分泌随剂量加大而增高，碳酸氢盐分泌量只为促胰液素刺激分泌所达到数值的 10%。

⑥ 其他

神经紧张素（neurotensin）、舒血管肠肽、脑垂体腺苷酸环化酶激活肽、胃泌素释放肽（gastrin-releasing peptide，GRP）等也都能从不同途径刺激胰腺外分泌。

2）抑制胰腺分泌的激素类物质

① 胰高血糖素

胰高血糖素（glucagon）由 29 个氨基酸组成，是胰岛 A 细胞分泌的一种多肽类激素。可抑制胰泌素对胰液分泌的刺激作用。给鼠注射 0.9 mg 胰高血糖素 18 小时后，即可见到胰腺酶原颗粒丧失达 90%。胰高血糖素既抑制胰酶合成，又抑制其释放，空腹状态下这种抑制作用尤为明显；给犬空腹注射胰高血糖素后，可使胰液碳酸氢盐及蛋白质含量下降。

② 胰高血糖样肽-1

胰高血糖样肽-1（GLP-1）是肠内分泌细胞和脑神经细胞中产生的一种激素。Wettergren 等研究证明，猪 GLP-1 可通过中枢神经系统抑制副交感神经的刺激来抑制胰腺分泌，此抑制可能是通过中枢 GLP-1 受体或脑干的传入神经相关受体而起作用。

③ 生长抑素

生长抑素（somatostatin，SS）由 14 个氨基酸组成，是存在于脑和胃肠道的一种直链肽。SS 几乎抑制所有胃肠激素（血管活性肠肽、促胰液素、胃泌素、胆囊收缩素等）的释放，从而间接影响胰腺外分泌系统的功能。同时，SS 也能直接抑制胰液碳酸氢盐、胰蛋白酶、淀粉酶等的分泌，抑制具有一过性负调节作用。

④ 胰多肽

胰多肽（pancreatic polypeptide，PP）由 36 个氨基酸残基组成，是进食或营养物刺激时胰岛 PP 细胞分泌的直链多肽。近年来研究表明，PP 由 CCK 介导释放，通过与胆碱能受体竞争性结合后，对胆碱能介质起作用而抑制胰酶的分泌。试验显示，PP 能明显地抑制胰腺的外分泌系统（包括基础水平与兴奋后水平），尤其是碳酸氢盐和蛋白酶的分泌，使胰液量减少。

⑤ 抑胰肽

抑胰肽（pancreastatin，PST）由49个氨基酸残基组成，是胰岛B细胞和D细胞产生的一种多肽激素。抑胰肽对胰腺内外分泌都有较强的抑制作用，能抑制葡萄糖刺激引起的胰岛素释放及CCK刺激所致的胰酶分泌，对胰腺内外分泌有负反馈作用。

⑥ 其他

神经降压肽可抑制胃酸和胰液分泌；脑啡肽和酪酪肽可抑制促胰液素及餐后刺激的胰液分泌；降钙素、肾上腺素、去甲肾上腺素和前列腺素等也能通过不同的途径抑制胰腺外分泌。

2. 胰岛素的合成储存及作用方式

胰岛素是由胰岛β细胞所分泌的，具有重要代谢调节作用的肽类激素。早在19世纪末期，von Mering 和 Minkowski 即指出，胰腺在抗糖尿病的作用中起重要作用。1909年和1917年，de Mayer 和 Sir Edward Sharpey-Schaffer 分别命名这种胰岛内调节血糖水平的激素为"胰岛素"。直到20世纪20年代初期，加拿大人 Banting、Best 和 Collip 才真正分离出牛胰岛素，并稍后作为特效药应用于糖尿病患者。随后，结晶胰岛素的获得，氨基酸顺序的阐明，具生物活性的胰岛素的合成，胰岛素检测方法的建立，对胰岛素生物合成途径及分泌机制的认识，胰岛素受体的发现，均成为人类对胰岛素本身及相关疾病认识的里程碑。随着医学及相关科学的发展，特别是近年来分子生物学方法的广泛应用，人们对这个领域的认识突飞猛进，也推动了糖尿病学的迅速发展。

（1）胰岛素的提取、纯化及结构特征

① 胰岛素的提取、纯化和检测

早期，胰岛素是以乙醇或酸性乙醇溶液来抽提的，以这种方法抽提可使胰岛素从组织中溶解出来，并灭活蛋白酶。这种方法仍为现代提取方法的基础。在有机溶剂提取脂肪后，含胰岛素的酸性乙醇的抽提物可经盐析及等电点沉淀等分离，进一步做凝胶过滤，离子交换，高效液相色谱等纯化。以前曾一度认为以锌结晶方法可有助于胰岛素的纯化，现认为反复结晶仍不能去除胰岛中的其他成分，如胰升糖素、胰岛素原、胰岛素样类似物及部分降解的胰岛素片段，而且部分动物的胰岛素不能与锌结合或产生结晶。

基因重组胰岛素的生物合成技术可得到不含其他激素的较纯净的胰岛素，但仍常含有其他来自宿主细菌或真菌的蛋白质污染，经凝胶过滤和离子亲和层析后，可得到纯度高于99%的胰岛素。这种胰岛素对人的抗原性远小于来自动物的结晶胰岛素，不易产生抗体，更有利于糖尿病病情的控制。

血清胰岛素测定可用放射免疫法等，但在精确度和敏感性方面仍有一定的局限性。用聚丙烯酰胺凝胶电泳和高效液相色谱可鉴定胰岛素的量及纯度，并区分胰岛素和胰岛素原。各种免疫或生化的方法只能测定出样品的胰岛素免疫纯度及含量，即使较纯的胰岛素仍需进行生物活性的评价，可在体外用培养的脂肪细胞、肝细胞来测定其在葡萄糖氧化，脂肪合成，葡萄糖转运及蛋白质合成等作用，亦可以用某些细胞膜抽提液来测定其与受体的结合及生物效应。另一些实验室用体内降血糖试验来评估胰岛素的效价。

② 胰岛素结构

自 1955 年 Sanger 等首先阐明了完整的牛胰岛素一级结构以来，已经鉴定了 70 余种脊椎类动物的胰岛素结构。它们与一些非脊椎类动物的胰岛素相关肽，如蜗牛的生长刺激素，蚕的胰岛素样脑肽等有着一定的同源性，均为胰岛素基因超家族的成员。

脊椎类动物的胰岛素有着共同的结构特征：包括链内和链间二硫键的位置，A 链的 C 端和 N 端氨基酸残基，以及 B 链 C 端的亲水基团。这些结构对保持胰岛素的二级结构和三级结构，维持其与受体结合必需的空间构像非常重要。去除或替换这些保守区域的氨基酸残基将严重影响胰岛素的生物学活性，如去除 A 链 21 位羧基端的门冬酰胺，可使其生物活性几乎全部丧失；若以精氨酸替代可使活性丧失近一半。

非保守区域的氨基酸残基对生物活性的影响并无重要作用，因此一种动物的胰岛素，可在另一种动物体内引起生物效应，如猪胰岛素被利用来作糖尿病患者的治疗。但这些位置的氨基酸往往可对其免疫原性产生影响。

脊椎动物胰岛素的一级结构均由 A、B 两条链构成，两链间由 2 个二硫键（-s-s-）相连，A 链还有 1 个链内二硫键。人胰岛素的 A 链由 21 个氨基酸残基构成，B 链由 30 个氨基酸残基构成。

尽管一些非保守区域的氨基酸残基，在不同的种属相差较大，如人和八目鳗的胰岛素的氨基酸残基有 40% 不同，但 X 线晶体衍射和磁共振研究均提示脊椎动物的胰岛素晶体的立体构型非常相似，提示胰岛素分子内的保守区域，在维持其结构特征方面起着重要的作用。锌结晶胰岛素的立体结构是由 3 个胰岛素二聚体围绕 2 个锌原子构成的轴聚合而成，位于 B 链第 10 位的组氨酸残基的咪唑环与锌原子方向一致，依靠 B 链 C 端的第 24 位和 26 位的氨基酸残基之间的氢链，形成六聚体，最终形成反向平行的片状结构。

早期的研究认为：B 链 C 端的刚性结构与胰岛素和受体的结合有重要作用。但将胰岛素 B 链 29 位赖氨酸与 A 链位的甘氨酸连接起来，其结晶的空间构像与正常胰岛素相仿，但无生物学活性。两者的区别在于 B 链的 C 端构像不易改变。最近磁共振的研究也提示 B 链 C 端的构像改变对胰岛素与受体的结合有重要影响。

（2）胰岛素的生物合成与分泌

① 前胰岛素原、胰岛素原及 C 肽

前已述胰岛素是由两条以二硫键相连的 A、B 肽链所构成人的胰岛素分子，由 51 个氨基酸残基构成，其前体为 86 个氨基酸构成的单条肽链，其中，除含 A、B 链外还含有两者之间的连接肽，称为 C 肽（connecting peptide，C-peptide），这条包含 A、B 链及 C 肽的肽链即为胰岛素原。

胰岛素原在许多方面与胰岛素有着共同的特征，包括溶解度、等电点，内部二硫键的形成及位置，以及与抗胰岛素抗体反应的能力等，提示胰岛素原与胰岛素的空间构像非常相似，并可形成锌结晶的六聚体。体外研究表明：胰岛素原仅具 3%～5% 的胰岛素生物活性，说明 C 肽的存在并不完全掩盖胰岛素原中的与胰岛素受体结合的区域，对胰岛素原之间相互形成二聚体和六聚体也不起阻碍作用。

目前认为：C 肽不具有激素样的功能，在不同的脊椎动物种属间差异也较大。但也有报道认为 C 肽在肌肉的微循环中起一定的作用，目前尚未成定论。C 肽在胰岛素的生物合成中，也起一定作用，它可增大合成肽链的长度而有助于在粗面内质网的转位，同时在胰岛素空间构型的形成，增强疏基的氧化，形成二硫键以及抵抗蛋白酶的酶解作用方面有作用。针对 C 肽区域所形成的抗原决定簇的单抗在胰岛素原、胰岛素、C 肽等方面的研究提供了实用的工具。

前胰岛素原为胰岛素原的前体分子。在其一级结构的 N 端有一条 24 个氨基酸残基的多肽，称信号肽。信号肽并非前胰岛素原所特有，在动物、植物、细菌等，几乎所有的分泌性蛋白的 N 端或接近 N 端，均有这种肽链结构。其作用是通过复杂的分子间作用，使新合成的肽链穿过粗面内质网的质膜，转运到细胞内的内质网膜池。人血浆中并无完整的前胰岛素原分子，因在转运的过程中，信号肽即由相应的信号肽酶切除而形成胰岛素原。

② 胰岛素的生物合成和分泌

胰岛素基因位于 11P15.5，含 3 个外显子和 2 个内含子。生物合成先转录成 446 bp 的 mRNA，编码前胰岛素原的肽链。然后按此 mRNA 为模板，翻译合成整个肽链。

首先合成含疏水氨基酸残基的信号肽。新合成的信号肽及 mRNA 核糖体复合物与内质网内游离的信号肽识别颗粒（signal recognition particle）相结合，再被位于粗面内质网膜上的信号肽识别蛋白的受体，也称锚泊蛋白（docking protein）所识别，使核糖体附着于膜上，并使信号肽与膜上的信号顺序受体（sign sequence receptor）相互作用，并引导信号肽穿过粗面内质网膜。信号肽识别蛋白具有 GTP 水解酶活性，使信号肽与质网膜上的信号顺序受体结合后即水解而与核糖体复合物分离。信号肽在引导肽链穿过粗面内质网时或其后数秒内即被信号肽酶切除，肽链继续延伸直至终止信号出现，完成胰岛素原的合成。

胰岛素原肽链合成完毕后，分子折叠，形成特定构型，由蛋白疏基还原酶催化形成二硫键，并被转移至高尔基器进一步加工。早期，曾认为将胰岛素原酶切转变为胰岛素和 C 肽的酶是具有胰蛋白水解酶样活性和羧基肽酶 B 样活性的酶系来完成的，现已弄清是枯草杆菌蛋白酶相关的蛋白原转换酶（subtilisin-related proprotein convertase）PC2 和 PC3 参与肽链的断裂，而羧基肽酶 H 参与胰岛素成熟的进一步加工过程。PC2 的编码基因位于染色体 20p11.23，其作用在 A 链的 N 端起始部位，使肽链断裂。PC 的编码基因位于染色体的 5q15～214，其作用在 C 肽 N 端起始部位。羧基肽酶 H 则水解 B 链 C 端的两个精氯酸残基，以及 C 肽 C 端赖氨酸-精氨酸残基。

在某些生理信号如葡萄糖浓度增加，精氨酸刺激等作用于胰岛 B 细胞时，成熟的分泌颗粒通过胞吐（exocytosis）而释放。同时释放的还有等分子数的 C 肽和少量的胰岛素原，未完全裂解形式的胰岛素中间产物，以及更少量细胞的其他分泌产物。

胰岛素由 B 细胞分泌后，直接进入门静脉，对碳水化合物、蛋白质、脂类及核酸的代谢起调节作用。

胰岛素对碳水化合物代谢的影响，是其最显著的生物学作用。胰岛素通过增加肝脏、肌肉和脂肪摄取葡萄糖，从而增加葡萄糖的利用，该作用主要是通过在葡萄糖转运过程中，增强磷酸化而达到的，并增加葡萄糖摄取后的糖原合成和氧化。另一个作用是抑制葡萄糖的产生，是通过抑制糖原分解和降低糖异生而达到的。其共同后果是使血糖的浓度降低。

胰岛素对脂类代谢也有重要的影响。它可抑制脂肪组织的分解，刺激脂肪细胞内游离脂肪酸的重新酯化，从而抑制脂肪酸向脂肪组织以外转移；抑制血浆游离脂肪酸摄取和氧化；激活脂蛋白脂肪酶，增加外周组织对脂蛋白中甘油三酯的清除；还可抑制肝内酮体合成，增加外周酮体的清除和代谢而降低血循环中酮体的浓度。

胰岛素对蛋白质的代谢也有重要影响，它可抑制蛋白质的分解，减少氨基酸氧化，促进氨基酸的转运，增加蛋白质的合成，起正氮平衡作用。

胰岛素的另一个生理作用是对生长的影响。胰岛素为促合成代谢的激素，其对合成代谢的促进作用为生命存在和生长所必须。胰岛素本身也是一个生长促进因子，可与生长介素（somatomedin），又称胰岛素样生长因子-1（insulin like growth factor-1，IGF-1）的受体相互作用，促进生长相关基因表达而引起细胞增生，并刺激生长介素的产生。

胰岛素的上述生理作用中，对糖代谢的调节作用是最快发生的。胰岛素可在数秒至数分钟内抑制肝糖原输出，促进肌肉及脂肪组织摄取和储存葡萄糖，从而使血糖降至正常。胰岛素的中、长期作用，包括调节氨基酸及离子的摄取，蛋白质的合成和降解，基因的转录，细胞的生长和分化。

胰岛素的作用，依顺序可分为三个步骤。第一步为胰岛素在细胞表面的作用，包括胰岛素与其受体结合，激活受体酪氨酸激酶，并引起胰岛素受体底物的磷酸化。第二步为通过一系列蛋白质磷酸化-去磷酸化的过程，引起细胞内与代谢及生长有关的关键酶的激活，涉及的酶包括 Raf-1 激酶，激活有丝分裂的蛋白激酶（mitogen-activated protein ki-nase，MAPK）、MAPK 激酶（MAPK kinase，MAPKK）及分子量为 70 000 和 90 000 的核糖体 S6 激酶。第三步为产生信号传导的最终生物学效应，包括葡萄糖转运，糖原、脂质及蛋白质合成酶的激活，DNA 合成及一些基因的转录。

胰岛素以高亲和力与其受体结合，结合后引起受体的聚集及内化。通过内化，可使细胞膜表面的受体数目下降，避免过多刺激引起的反应。经内化进入细胞内的受体与溶酶体或高尔基体融合后，激素-受体复合物被酶解。部分未被酶解的受体可通过微管系统重返细胞表面。

胰岛素受体属于酶偶联膜受体，本身具有蛋白酪氨酸激酶的活性。胰岛素与受体结合后，激活 PTK，先使受体自身磷酸化，后引起细胞内下游物质的酪氨酸磷酸化，或引起其他信号分子与酪氨酸磷酸化的受体非共价结合，再导致进一步的生物学效应。蛋白质-蛋白质相互作用为信息传递的模式，这种作用主要通过 SH2（Src-homology 2）g-段与自身磷酸化受体或分子中含磷酸酪氨酸片段的结合而发生。

胰岛素受体底物-1（insulin receptor substrate-1，IRS-1）为胰岛素信号传导的主要下游物质，其基因位于染色体 2q36-37，成熟的蛋白质分子量约为 160 000，磷酸化后分子量为 180 000。在基础状态时，部分丝氨酸及少量苏氨酸残基磷酸化，胰岛素刺激后，酪氨酸及丝氨酸残基的磷酸化明显增加。其分子内部 6 个含 YMXM 或 YVXM（X 为任意氨基酸，Y 为酪氨酸，V 为缬氨酸，M 为蛋氨酸）的特殊磷酸化肽段，可与含 SH2 片段的肽链结合，这些肽包括磷酯酰肌醇-3-激酶（phosphatidyl-inositol-3-kinase，PI-3-kinase）、Grb2、SH-PTP2、nck、fyn 等，对 PI-3 激酶和 SH-PTP：起激活作用。

PI-3 激酶可催化 PI、PI-4-P、PI-4，5-P2 的 3 位上磷酸化，产生 PI-3-P、PI-3，4-P2 PI-3，4，5-P3。这些磷脂在糖代谢中的确切功能目前尚不清楚，但胰岛素刺激的葡萄糖转运及核糖体 S 激酶的活化需 PI-3 激酶的活化。PI-3 激酶还可通过胰岛素蛋白质 P60/55 磷酸化而激活。

SH-PTP：为磷酸酪氨酸磷酸酶，分子量 70 000。可激活 MAPK 而促进糖原合成及有关基因表达，并通过使 IRS-1 去磷酸化而调节胰岛素的信号传导。

胰岛素受体可通过 IRS-1 或其他途径如 Shc 使 Grb 磷酸化，使之再通过鸟苷转换因子（guanine nucleotide exchange factor）mSOS 及 GTP 酶激活蛋白（GTPase-activating protein，GAP）P21 ras 的活性。P21 ras 为分子量 21 000 的小 GTP 结合蛋白超家族的成员。在多种生长因子的信号细胞生长和分化的作用、P21 ras 被激活后与 Raf-1 激酶形成复合物，并使后者激活，通过 Raf 使 MAPKK 激活，使之通过 MAPK 途径影响代谢。

目前胰岛素作用的确切机制尚有许多具体细节有待弄清。除这几个主要途径外，在一些细胞系还发现了多种与胰岛素信号传递相关的蛋白，有待进一步研究。

胰岛素通过增加糖的去路与减少糖的来源，使血糖浓度降低。胰岛素能促进全身组织，特别是肝脏、肌肉和脂肪组织摄取和利用葡萄糖，促进肝糖原和肌糖原的合成，抑制糖异生，促进葡萄糖转化为脂肪酸，并储存于脂肪中，降低血糖水平。

胰岛素要对物质代谢进行调节，首先要和各组织上的胰岛素受体结合才能发挥作用。胰岛素受体几乎存在于所有细胞表面，且不同细胞上数目差异很大，肝细胞上数目最多。

3. 胰岛素受体

胰岛素是通过其受体发挥生物学作用的。不同细胞胰岛素受体的数目差异较大，从每个细胞上少于 100 个到多于 200 000 个，而在肝细胞中更多。胰岛素受体与所有的受体一样，具有特异性、敏感性、可饱和性，可迅速与胰岛素结合而发挥生理功能。

胰岛素受体基因位于 19 号染色体短臂上，其长度大于 150 kb，含 22 个外显子。每个外显子又被较长的内含子分隔。其转录产生的 mRNA 长度在 5.7 ~ 9.5 kb。成熟的胰岛素受体分子量为 350 000 ~ 440 000 的跨膜糖蛋白，由 2 个分子量为 135 000 的 α 亚基和两个分子量为 95 000 的 β 亚基所组成，以二硫键相连形成 βααβ 异四聚体。α 亚基完全位于细胞膜外，不含穿膜段和细胞内段，两个亚基以二硫键相连，含胰岛素结合位点。β 亚基含有较小的细胞外段以及跨膜段和细胞内段，细胞外段以二硫键与 α 亚基相连，细胞内段具有酪氨酸蛋白激酶（tyrosine protein kinase，TPK）活性。

α、β 亚基间的共价结合为胰岛素受体功能所必需，若破坏 α、β 亚基间的二硫键，则亚基的 TPK 活性丧失。对亚基跨膜段进行氨基酸残基修饰或诱导突变，受体仍可将信号传导入到细胞内。若以 erb B-2 原癌基因编码的相应长度的蛋白质替换跨膜段，则受体活性丧失，提示跨膜段对信号传导有作用，但少量氨基酸改变对此作用影响不大，推测跨膜段对在胰岛素刺激后受体的"寡聚化（oligomerigisation）"有作用。

现已知，胰岛素受体上 6~7 个酪氨酸残基在酪氨酸激酶的激活下，对逐级放大的磷酸化作用的产生起重要作用。主要集中在 3 个区域，分别为近膜段的 Tyr960（右上编号为相应酪氨酸残基在受体中的位置，下同），其后的 Tyr 146、Tyr 150、Tyr 151 以及更近肽链 C 端的 Tyr 316、Tyr 322。在 Tyr 960 被去除或由苯丙氨酸取代，受体酪氨酸激酶可激活，但不能进一步使内源性底物磷酸化，推测与信号传导损害及受体内化（inter-nailize），即向细胞内转移障碍有关。Tyr 46、Tyr 50 及 Tyr 51 的单个或不同组合的突变均可造成 TPK 活性损害及相应生物作用的丧失。

对 8 亚基 C 端的功能各家报道差异较大。有研究认为，去除 C 端的 43 个氨基酸残基，对酪氨酸激酶的活性无影响，但对抗原合成的激活作用减弱，而刺激 DNA 合成能力增强。也有类似的研究认为，对后两者均无影响。

胰岛素受体一些位点如丝氨酸和苏氨酸残基的磷酸化常可降低 TPK 的活性，引起这些残基磷酸化的因素包括 cAMP、巴豆油酯（phorbol ester）及胰岛素。其机制尚不清楚，可能参与 2 型糖尿病的发病。

（1）胰岛素受体学说

对胰岛素敏感的组织细胞（如脂肪细胞、肌肉细胞、肝细胞），其细胞膜上都有数目众多的胰岛素受体。胰岛素必须与受体结合才能发挥其生理学效应，即结合后使细胞周围的葡萄糖输送进入到细胞中被组织利用。受体的数目和与胰岛素的亲和力同胰岛素的生物学效应有直接关系。在同等血浆胰岛素水平时，胰岛素受体数目越多或亲和力越强，胰岛素作用能力越强。反之，组织对胰岛素不敏感，即组织细胞对胰岛素有抵抗。

2 型糖尿病由于遗传缺陷，使患者细胞膜上胰岛素受体数目减少或数目虽不少，但有缺陷，结合力减弱。表现为受体与胰岛素结合只约为常人的 40%，以致胰岛素不能充分发挥其正常的生理效应。肥胖型糖尿病患者，由于脂肪增多，体内胰岛素受体数目显著减少，产生胰岛素抵抗，影响胰岛素的生物效应。而饮食过多、高胰岛素血症会加重胰岛负担，形成恶性循环，最后导致胰岛素相对不足的糖尿病。

近年来研究表明，2 型糖尿病在发病机制上，不仅存在外周胰岛素受体障碍或缺陷，还存在着受体前缺陷和受体后缺陷。受体前缺陷是指糖尿病患者的胰岛细胞较正常减少 50% 以上，其胰岛 β 细胞储备功能减低，或存在胰岛素结构缺陷，或胰岛素抗体形成。而受体后缺陷则指由于遗传因素使靶细胞内酶系统异常，影响胰岛素对细胞内物质代谢的调节，降低胰岛素的生物效应。以上环节无论是受体本身或受体前、受体后障碍都可影响胰岛素作用的发挥，进而导致糖尿病的发生，其具体机制详述如下。

（2）与胰岛素受体相关的 2 型糖尿病的病因

① 遗传因素

2 型糖尿病遗传因素与 1 型糖尿病不同，不存在 HLA 单性的优势（即与人类白细胞抗原无关），但有明显的家族史，其父母糖尿病患病率达 85%，直系三代连续有糖尿病家史者占 46%，子女中患隐性糖尿病者达 53%。由此可见，有较高的遗传倾向。目前多认为 2 型糖尿病的遗传是常染色体隐性遗传，可能是多基因的，具有不同的外显性。偶尔 2 型糖尿病发生于儿童或青壮年，这类家族的糖尿病遗传基因可能是显性基因遗传。迄今为止人们已发现有不同种族的至少 10 个基因与 NIDDM 关联，即这些基因的改变可致糖尿病。为弄清该病发生的分子病因和发病机制，需要对各个相关遗传因子进行详细的分析和鉴定。a. 胰岛素基因：位于 11 号染色体短臂 1 区 5 带，由 3 个外显子与 2 个内含子组成，外显子 Ⅱ 为编码 A 链、连接肽和 C 肽的结构，外显子 Ⅲ 为编码 C 肽和 B 链的结构基因。全世界已发现了 5 个位点的基因改变，共涉及了 30 个家系。b. 胰岛素受体基因：胰岛素受体的功能缺陷是糖尿病患者产生胰岛素抵抗的主要原因。在胰岛素抵抗综合征的患者中，学者们发现胰岛素受体等位基因有一个或两个基因发生了不同形式的突变，影响了受体的生物合成和生化性质。胰岛素受体基因位于人体第 19 号染色体短臂远端 P13.3-P13.2 区带，长约 120kb，由 22 个外显子和 21 个内含子组成。外显子 1-11 含 90kb，为编码受体 α 亚单位的基因；外显子 12-22 含 30kb，为编码受体 β 亚单位的基因。

② 肥胖因素

a. 随年龄的增加，人体的主要组成部分——肌肉和脂肪的比例也在改变。从 25 ~ 75 岁，筋肉组织逐渐减少，由占人体的 47% 减少到 36%；而脂肪组织则逐渐增多，由 20% 增加到 36%。脂肪增多使靶细胞膜上胰岛素受体减少，加上靶细胞内也有受体的缺陷，导致机体对胰岛素不敏感或胰岛素抵抗的形成，使血糖明显升高。

b. 肥胖时，脂肪细胞膜上的胰岛素受体与胰岛素的亲和力降低，受体对胰岛素的结合减弱，需分泌更多的胰岛素才能满足需要。故肥胖的糖尿病患者胰岛素浓度无论空腹还是进食后或葡萄糖刺激后，均较正常人高，但是糖耐量偏低。

c. 肥胖时，脂肪组织对胰岛素较不敏感，葡萄糖进入脂肪细胞时需更多的胰岛素，于是脂肪越多，对胰岛素的要求越高，胰岛 β 细胞的负担也越重。由于胰岛素靶细胞的胰岛素受体后缺陷，体内糖的利用率降低，更增加了胰岛 β 细胞负担。

以上情况对胰岛 β 细胞产生长期的过强刺激，使有糖尿病易感者的胰岛细胞失去补偿能力，产生糖尿病。

（3）2 型糖尿病患者可以通过以下三个水平表现其胰岛素的抵抗性

1）胰岛素受体前水平——可见于以下情况：

① 前胰岛素基因异常：已发现前胰岛素有 6 处突变，α 和 β 链的 3 处突变造成与

受体结合障碍，其他突变是前胰岛素的加工和处理障碍，其结果是形成高前胰岛素血症，以及一定程度上的葡萄糖内环境的损害，并随年龄和体重的增加出现胰岛素的产生和需要的失衡。

② 胰岛素基因突变产生结构异常的胰岛素，使胰岛素生物活性下降或丧失，成为变异胰岛素。例如 Chicago 胰岛素（Phe→Leu B25），Los Angeles 胰岛素（Phe→SerB24）等。

③ 内源性或外源性胰岛素抗体形成，干扰胰岛素与受体正常结合。后者常见于注射纯度低的动物胰岛素时，抗体形成的高峰时期是注射胰岛素后 3~4 个月。

④ 胰岛素降解加速，生物学效应降低。

⑤ 药物（IFN-γ，TNF-α）及胰岛素拮抗激素过多，后者常见于多种急慢性疾病。

2）胰岛素受体水平

① 胰岛素受体是跨膜的大分子糖蛋白，有两个 α 亚基和 β 亚基组成。胰岛素与细胞 α 亚基特异性结合后受体发生构型改变，导致插于细胞内 β 亚基的酪氨酸激酶活化，这是胰岛素发挥其作用的细胞内修饰的第一步。胰岛素受体基因突变可通过多种方式影响受体的功能：受体生物合成率下降，数量减少；受体向细胞膜插入过程异常；受体与胰岛素亲和性下降；酪氨酸激酶活性降低：这是由于胰岛素受体酪氨酸激酶域的基因 exon17 为酪氨酸激酶 ATP 的结合区，因此影响胰岛素受体与 ATP 结合及下游信号传递，发生胰岛素抵抗，β 细胞分泌能力下降，表现为胰岛素分泌的异常；受体降解加速；受体再利用障碍。最近在胰岛素受体基因敲除鼠中发现，纯合突变鼠（InsR$^{-/-}$）宫内发育正常，但出生后因极度的胰岛素抵抗，多在 1 周内死亡；而杂合突变鼠（InsR$^{+/-}$）表型正常，并无明显的胰岛素信号传导缺陷。肝特异性胰岛素受体敲除鼠可致严重的胰岛素抵抗、高胰岛素血症、糖耐量减退及对外源性胰岛素抵抗。

② 胰岛素受体自身抗体的产生可阻断其与胰岛素结合，而不能产生生物学效应。

③ 肥胖，尤其是内脏肥胖可伴随 insulin 受体的减少，因此在对胰岛素抵抗的饮食治疗中，要点在于控制总热量的摄入，使膳食中的糖、脂肪及蛋白质比例保持平衡，提高可溶性纤维素及维生素的含量，减少单糖及食盐的摄入。

3）胰岛素受体后水平

胰岛素与其受体的 α 亚基结合，β 亚基酪氨酸激酶活化后，进而使胰岛素敏感组织细胞内的胰岛素受体底物（IRS）磷酸化，从而诱发一系列生化改变。胞浆内或细胞内是否发生磷酸化和去磷酸化，取决于靶组织的特性和不同的关键酶。胰岛素促进各组织的葡萄糖转运及交接，肝和肌肉的糖原合成，糖异生和糖原分解的一致。这些过程中胰岛素需依赖葡萄糖转运体（glucose transporter，GLUT）及许多关键酶如葡萄糖激酶、糖原合成酶、磷酸果糖激酶、丙酮酸激酶和丙酮酸脱氢酶等的活性。

近年来，GLUT4 和葡萄糖激酶在胰岛素抵抗中的作用得到深入的研究。GLUT4 转运葡萄糖依赖于胰岛素，后者激活 GLUT4 并促进其由细胞内微粒体向细胞膜转位，从而促进葡萄糖转入胞内。已发现肥胖症和 2 型糖尿病患者的脂肪细胞内 GLUT4 基因表达降低，TNF-α 表达增多，致使脂肪分解增加，FFA 浓度增高，通过脂肪酸-葡萄糖循环，相互影响糖和脂肪的代谢，导致胰岛素作用减弱和胰岛素抵抗。因此，在运动治疗中，适度的体力活动可增加能量消耗，促进 GLUT 的作用和葡萄糖的利用，增强胰岛素的效应。

同时，可应用双胍类药物。该药并不直接刺激胰岛素分泌，而主要通过抑制肝脏的糖异生，降低肝糖输出以及促进骨骼肌、脂肪等外周胰岛素靶组织对葡萄糖的摄取和利用来改善机体的胰岛素敏感性。同时，各种关键酶活化障碍也与此有关，如葡萄糖激酶是葡萄糖代谢过程中的第一个关键酶，催化葡萄糖转变为 6-磷酸葡萄糖，特异地表达在肝脏和 β 细胞中。因此葡萄糖激酶活化障碍可导致肝脏的胰岛素抵抗以及 β 细胞葡萄糖不敏感从而导致胰岛素分泌障碍。

除此之外，胰岛素受体底物（IRS）也与胰岛素受体后水平的调控有关。最近的基因敲除研究显示，IRS1（-/-）和 IRS2（-/-）鼠均出现了胰岛素抵抗，但程度不同，且呈现明显的组织选择性和异质性。一般而言，IRS1 主要作用于骨骼肌，而 IRS2 则广泛作用于肝脏、骨骼肌和脂肪，即 IRS1（-/-）所致的胰岛素抵抗主要为外周抵抗，而 IRS2（-/-）既致外周胰岛素抵抗，又致肝脏抵抗，因而后者所致胰岛素抵抗更为严重。由于 IRS2（-/-）鼠的糖尿病兼有胰岛素的外周抵抗和胰岛素的分泌缺陷两种机制，故有学者认为 IRS2 信号通路是糖尿病时 β 细胞分泌功能缺陷和胰岛素作用缺陷的交汇点。

4）展望

清楚地阐述胰岛素抵抗的机制有助于我们认识与治疗 2 型糖尿病，目前已有针对受体前、受体和受体后水平的药物用来治疗 2 型糖尿病，并且仍有新药处于研发当中，相信在不久的将来将会有更加有效的药物与手段治疗 2 型糖尿病。

4. 胰岛素分泌的调节

胰岛素是糖代谢调控激素，由 51 个氨基酸组成，为双二硫键相连双肽链分子，其受体广泛表达于机体细胞，如肝细胞、肌细胞、腺细胞、脂肪细胞等；可增强合成代谢及生长发育、维持糖代谢稳态与能量平衡。1923 年，加拿大 Banting 等因发现胰岛素，并用其治疗糖尿病而获诺贝尔生理学与医学奖。胰岛素是人类发现的第一个能量调控因子，是最重要的降糖激素。经典理论认为：胰岛素经体液途径发挥作用；然而，胰岛素经中枢神经系统调控代谢的现象也被发现。1973 年，Roth 等揭示脑内有胰岛素受体，侧脑室注射胰岛素可降血糖；首次发现胰岛素对糖代谢的中枢调控。近年来，随着科学发展，胰岛素对代谢的中枢调控机制逐步被揭示；其对代谢的中枢调控异常可引发肥胖、糖尿病等代谢病。由于代谢疾病呈全球高发趋势，因此，将胰岛素调节机制分析如下：

（1）胰岛素分子结构

胰岛素是含有 51 个氨基酸的小分子蛋白质，分子量为 6000，胰岛素分子有靠两个二硫键结合的 A 链（21 个氨基酸）与 B 链（30 个氨基酸），如果二硫键被打开则失去活性。B 细胞先合成一个大分子的前胰岛素原，以后加工成八十六肽的胰岛素原，再经水解成为胰岛素与连接肽（C 肽）。胰岛素与 C 肽共同释入血中，也有少量的胰岛素原进入血液，但其生物活性只有胰岛素的 3% ~ 5%，而 C 肽无胰岛素活性。由于 C 肽是在胰岛素合成过程产生的，其数量与胰岛素的分泌量有平行关系，因此测定血中 C 肽含量可反映 B 细胞的分泌功能。正常人空腹状态下血清胰岛素浓度为 35 ~ 145pmol/L。胰岛素在血中的半衰期只有 5 分钟，主要在肝灭活，肌肉与肾等组织也能使胰岛素失活。1965 年，我国生化学家首先人工合成了具有高度生物活性的胰岛素，成为人类历史上第一次人工合成生命物质（蛋白质）的创举。

（2）生物学作用

胰岛素是促进合成代谢、调节血糖稳定的主要激素。

1）对糖代谢的调节

胰岛素促进组织、细胞对葡萄糖的摄取和利用，加速葡萄糖合成为糖原，贮存于肝和肌肉中，并抑制糖异生，促进葡萄糖转变为脂肪酸，贮存于脂肪组织，导致血糖水平下降。胰岛素缺乏时，血糖浓度升高，如超过肾糖阈，尿中将出现糖，引起糖尿病。

2）对脂肪代谢的调节

胰岛素促进肝合成脂肪酸，然后转运到脂肪细胞贮存。在胰岛素的作用下，脂肪细胞也能合成少量的脂肪酸。胰岛素还促进葡萄糖进入脂肪细胞，除了用于合成脂肪酸外，还可转化为 α-磷酸甘油，脂肪酸与 α-磷酸甘油形成甘油三酯，贮存于脂肪细胞中，同时，胰岛素还抑制脂肪酶的活性，减少脂肪的分解。胰岛素缺乏时，出现脂肪代谢紊乱，脂肪分解增强，血脂升高，加速脂肪酸在肝内氧化，生成大量酮体，由于糖氧化过程发生障碍，不能很好地处理酮体，以致引起酮血症与酸中毒。

3）蛋白质代谢的调节

胰岛素促进蛋白质合成过程，其作用可在蛋白质合成的各个环节上：

① 促进氨基酸通过膜的转运进入细胞。

② 可使细胞核的复制和转录过程加快，增加 DNA 和 RNA 的生成。

③ 作用于核糖体，加速翻译过程，促进蛋白质合成。另外，胰岛素还可抑制蛋白质分解和肝糖异生。由于胰岛素能增强蛋白质的合成过程，所以，它对机体的生长也有促进作用，但胰岛素单独作用时，对生长的促进作用并不很强，只有与生长素共同作用时，才能发挥明显的效应。近年的研究表明，几乎体内所有细胞的膜上都有胰岛素受体。胰岛素受体已纯化成功，并阐明了其化学结构。胰岛素受体是由两个 α 亚单位和两个 β 亚单位构成的四聚体，α 亚单位由 719 个氨基酸组成，完全裸露在细胞膜外，是受体结合胰岛素的主要部位。α 与 α 亚单位、α 与 β 亚单位之间靠二硫键结合。β 亚单位由 620 个氨基酸残基组成，分为三个结构域：N 端 194 个氨基酸残基伸出膜外；中间是含有 23 个氨基酸残基的跨膜结构域；C 端伸向膜内侧为蛋白激酶结构域。胰岛素受体本身具有酪氨酸蛋白激酶活性，胰岛素与受体结合可激活该酶，使受体内的酪氨酸残基发生磷酸化，这对跨膜信息传递、调节细胞的功能起着十分重要的作用。关于胰岛素

与受体结合启动的一系列反应相当复杂，尚不十分清楚。

（3）胰岛素分泌调节

1）血糖的作用

血糖浓度是调节胰岛素分泌的最重要因素，当血糖浓度升高时，胰岛素分泌明显增加，从而促进血糖降低。当血糖浓度下降至正常水平时，胰岛素分泌也迅速恢复到基础水平。在持续高血糖的刺激下，胰岛素的分泌可分为三个阶段：血糖升高 5 分钟内，胰岛素的分泌可增加约 10 倍，主要来源于 B 细胞贮存的激素释放，因此持续时间不长，5～10 分钟后胰岛素的分泌便下降 50%；血糖升高 15 分钟后，出现胰岛素分泌的第二次增多，在 2～3 小时达高峰，并持续较长的时间，分泌速率也远大于第一相，这主要是激活了 B 细胞胰岛素合成酶系，促进了合成与释放；倘若高血糖持续 1 周左右，胰岛素的分泌可进一步增加，这是由于长时间的高血糖刺激 B 细胞增生而引起的。

2）氨基酸和脂肪酸的作用

许多氨基酸都有刺激胰岛素分泌的作用，其中以精氨酸和赖氨酸的作用最强。在血糖浓度正常时，血中氨基酸含量增加，只能对胰岛素的分泌有轻微的刺激作用，但如果在血糖升高的情况下，过量的氨基酸则可使血糖引起的胰岛素分泌加倍增多。脂肪酸和酮体大量增加时，也可促进胰岛素分泌。

3）激素的作用

① 胃肠激素

如胃泌素、促胰液素、胆囊收缩素和抑胃肽都有促胰岛素分泌的作用，但前三者是在药理剂量时才有促胰岛素分泌作用，不像是引起生理刺激物，只有抑胃肽（GIP）或称依赖葡萄糖的促胰岛素多肽（glucose-dependent insulin-stimulating polypeptide，GIP）才可能对胰岛素的分泌起调节作用。GIP 是由十二指肠和空肠黏膜分泌的，由 43 个氨基酸组成的直链多肽。实验证明，GIP 刺激胰岛素分泌的作用具有依赖葡萄糖的特性。口服葡萄糖引起的高血糖和 GIP 的分泌是平行的，这种平行关系会导致胰岛素迅速而明显的分泌，超过了静脉注射葡萄糖所引起的胰岛素分泌反应。有学者给大鼠口服葡萄糖并注射 GIP 抗血清，结果使血中葡萄浓度升高，而胰岛素水平却没有明显升高。因此可以认为，在肠内吸收葡萄糖期间，GIP 是小肠黏膜分泌的一种主要的肠促胰岛素因子。除了葡萄糖外，小肠吸收氨基酸、脂肪酸及盐酸等也能刺激 GIP 的释放。有学者将胃肠激素与胰岛素分泌之间的关系称为"肠-胰岛轴"，这一调节作用具有重要的生理意义，使食物尚在肠道中时，胰岛素的分泌便已增多，为即将从小肠吸收的糖、氨基酸和脂肪酸的利用做好准备。

② 生长素、皮质醇、甲状腺激素以及胰高血糖素

可通过升高血糖浓度而间接刺激胰岛素分泌，因此长期大剂量应用这些激素，有可能使 B 细胞衰竭而导致糖尿病。

③ 胰岛 D 细胞分泌的生长抑素

可通过旁分泌作用，抑制胰岛素和胰高血糖的分泌，而胰高血糖素也可直接刺激 B

细胞分泌胰岛素。胰岛细胞的分布及其分泌激素之间的相互影响→促进→抑制GIH：生长抑素。

④ 神经调节

胰岛受迷走神经与交感神经支配，刺激迷走神经，可通过乙酰胆碱作用于M受体，直接促进胰岛素的分泌；迷走神经还可通过刺激胃肠激素的释放，间接促进胰岛素的分泌。交感神经兴奋时，则通过去甲肾上腺素作用于α2受体，抑制胰岛素的分泌。

4）对蛋白质代谢的调节

近年来，针对胰岛素对肌肉蛋白质代谢作用进行了大量研究。研究表明，胰岛素对骨骼肌蛋白质作用通过刺激氨基酸摄取、促进蛋白质合成、抑制蛋白质分解实现的。胰岛素缺乏的糖尿病患者肌肉消瘦，几个世纪以来人们已经认识到了。关于胰岛素调节人体蛋白新陈代谢，最初研究在1型糖尿病患者中已经被证实。这些研究中，胰岛素失去作用效果后，整个身体蛋白质的合成和分解都被提高了。因为蛋白质的分解超出了蛋白质的合成，所以整个身体蛋白质丢失，表现出患者明显消瘦。后来的研究也没能证实在1型糖尿病患者中，胰岛素对肌蛋白部分合成速度的治疗有任何效果。在1型糖尿病患者中，肌肉蛋白质合成似乎对增加胰岛素和氨基酸浓度相对的都不敏感。有一个报道，注射胰岛素和全身性的大量的氨基酸浓度不能使1型糖尿病患者肌肉蛋白质合成增加。在1型糖尿病患者中，研究骨骼肌收缩蛋白——肌球蛋白（重）链，也没有发现胰岛素作用效果。关于2型糖尿病患者的肌肉蛋白质代谢仅有一篇报道，尽管使用胰岛素进行治疗，也没有发现有骨骼肌蛋白质代谢产物生成。1型糖尿病患者是没有胰岛素分泌的，观察全身蛋白质合成率，发现内脏器官和骨骼肌没有蛋白质合成。然而全身蛋白质分解减少很大程度上是骨骼肌蛋白质分解减少的结果。总之，对成人个体来说，胰岛素好像能减少蛋白质的分解而对蛋白质合成没有影响。蛋白质的合成是与缺乏充足的氨基酸供应有关的。另一个关于这些测量方法的问题就是这些技术都没有利用前体物。胰岛素和其在氨基酸水平的相关变化可能会影响探索物在转运RNA池的浓缩。由于近期在转运RNA提取技术和分光计敏感度的改善，就很有可能测量肌肉样本中转运RNA浓度并能决定胰岛素对蛋白质合成的影响。

胰岛素能促进氨基酸进入细胞，然后直接作用于核糖体，促进蛋白质的合成。它还能抑制蛋白质分解。胰岛素作为蛋白同化激素是通过提高蛋白合成还是抑制分解仍存在诸多争议。由于所采用的实验方法和设计不同，可能导致结果的差异，这种差异可能是由于传统平衡测定方法的局限性所造成的。在这种方法下，肌肉蛋白合成与降解速率的测定结果取决于被测定氨基酸的动静脉浓度差。常用的肢体平衡测定方法通过示踪氨基酸在血浆中清除的速率（Rd）和出现的速率（Ra）。然而，对研究中所得到的结果进行分析时，应当认识到Rd和Ra并不是直接测定蛋白的合成与降解。Rd是由血浆氨基酸清除率间接地反映蛋白质的合成，而Ra是血浆氨基酸的出现率，间接反映肌肉蛋白的分解。总蛋白的合成量Rd与细胞内氨基酸合成蛋白总和，而总蛋白的降解量是Ra、蛋白降解产生的氨基酸及尚未出现在血浆内便直接用于蛋白合成的氨基酸三者的总和，由于重新用于蛋白质合成的氨基酸被错误认为是减少了蛋白质的分解（即 Ra 值变小），因此，对胰岛素治疗增加净蛋白的合成是通过减少蛋白分解的解释可能存在错误。

通过研究我们认识到，正常人体内的激素调节是相互作用的，人体蛋白质代谢的激素调节能够加强单一激素的调节作用。然而，蛋白质代谢的激素调节有可能是次调节，才会有胰岛素诱导的血氨基酸过少和它影响蛋白质合成的速率这样一个经典的例子。胰岛素水平在饭后会增加，但是人类的研究执行的是消化吸收后的状态。由于就餐后几小时之内机体处于非稳定状态，在设计激素调节的研究方案时，应更多地注重生理学方面的影响。然而，对于大多数激素来说，我们的研究仅仅局限于骨骼肌蛋白质的代谢。许多争论在于肌蛋白的激素调节转换，如果我们能够测量出浓缩的氨基酰基-tRNA 和细胞内的池中蛋白质降解出来的氨基酸，这个问题就能很好地解决。我们知道对于动物的研究要比对人的研究多得多，但是从动物那得到的结果不能直接转换到人身上，因为蛋白质代谢的激素调节有种族差异。

5）胰岛素对代谢的中枢调控作用

胰岛素由胰岛素 β 细胞合成分泌。最近发现，脑内神经细胞亦可合成分泌胰岛素。皮层"神经胶质型细胞"（neurogliaform cells）可能是脑内胰岛素来源之一；脑内胰岛素水平远高于血浆胰岛素水平。外周胰岛素亦可经血脑屏障转入脑内。在下丘脑，胰岛素参与调控血糖稳态、葡萄糖中枢转运及营养物质代谢。

① 胰岛素调控代谢的相关神经核团

基底中部下丘脑（mediobasal hypothalamus，MBH）参与介导胰岛素对代谢的中枢调控。弓状核（arcuate nucleus，ARC）位于 MBH，其含两类胰岛素相关神经元："刺鼠相关肽神经元"（agouti-related peptide neuron，AgRP neuron）与"前阿黑皮素原神经元"（proopiomelanocortin，POMC neuron）。胰岛素可抑制 AgRP 神经元活性以降低肝糖生成（Konner 等，2007）；胰岛素可激活 POMC 神经元以抑制食欲，降低摄食量，提高胰岛素敏感性，增强机体葡萄糖摄取和利用，促进糖原合成，提高基础代谢率，降低激素敏感脂肪酶的活性，抑制脂肪水解，促进甘油三酯合成。VMH 紧邻弓状核，含葡萄糖敏感神经元。胰岛素可激活该区"类固醇生长因子"（steroidogenic factor1，SF-1）阳性神经元 PI3K 及"ATP 敏感性钾通道"，下调其放电频率及谷氨酸能突触传递，从而降低其对 POMC 神经元兴奋作用，导致摄食量增加及肥胖；敲除该神经元胰岛素受体，可防止高脂饮食诱导的肥胖。

② 腹侧正中下丘脑背内侧核（dorsomedial hypothalamic nucleus，DMH）

DMH 紧邻 VMH。胰岛素注入 DMH，可提高骨骼肌和肝细胞糖摄取率，降血糖。敲除 DMH 神经元胰岛素受体，可致葡萄糖不耐受。DMH 神经元接收 AgRP 神经元投射，并分泌神经肽 Y（neuropeptide Y，NPY）至迷走神经背运动核神经元，以抑制迷走神经传出信号，可减少肝糖生成，降低血糖（Chao 等，2011）。

③ 下丘脑室旁核（paraventricular nucleus，PVN）

PVN 位于第三脑室顶端，是内分泌与代谢调控关键核团。ARC、VMH 等核团传来的胰岛素信号可激活 PVN 神经元 PI3K/PKC 信号，并由此磷酸化"1 型瞬时电位辣椒素受体"（transient receptor potential vanilloid type 1，TRPV1），并由此活化"肝相关前自主神经 PVN 神经元"（liver-related preautonomic PVN neurons），再经交感神经抑制肝糖产生，维持血糖正常水平。1 型糖尿病小鼠 PVN 神经元 TRPV1 兴奋性减弱，与高血糖有关。下丘脑外侧区（lateral hypothalamus area，LHA）"黑色素浓缩激素神经元"（melanin concentrating hormone neuron，MCH neuron）含"黑色素浓缩激素受体 3/4"（melanin concentrating hormone 3/4 receptor，MC3/4R），是代谢稳态和能量平衡的重要调节神经元。胰岛素可经 PI3K 途径激活 MCH 神经元，促进外周胰岛素敏感性。胰岛素抑制 AgRP 神经元至 LHA 神经投射，效应为摄食减少、胰岛素敏感性升高；胰岛素可激活 POMC 神经元至 LHA 投射，活化 MC4R，以抑制摄食，减轻体重，增强交感神经活性，增加褐色脂肪 GLUT4 表达，促进外周葡萄糖摄取。

④ 腹侧被盖区（ventral tegmental area，VTA）和黑质（substantia nigra，SN）

VTA 和 SN 位于中脑，含胰岛素受体阳性多巴胺能神经元；胰岛素激活其 PI3K 信号，增加多巴胺转运体表达，提高突触间隙多巴胺清除与回摄率，抑制觅食行为与摄食欣快感，降低摄食量，阻断 VTA 与 SN 神经元胰岛素信号传导，可致胰岛素抵抗、体脂蓄积、引发肥胖。胰岛素可促进内源性大麻素释放，并由此抑制 VTA 神经元活性，从而抑制食物渴求，减少摄食；高脂饮食可削弱此作用。

⑤ 纹状体（striatum）

纹状体由尾壳核（caudoputamen，CPu）和苍白球（globus pallidus）组成，为运动调控核团。正常体脂情况下，胰岛素抑制纹状体多巴胺能神经元，由此削弱食物奖赏行为，抑制摄食；而在肥胖个体，胰岛素作用于纹状体胆碱能中间神经元，激活奖赏系统，增加觅食行为与运动量，提高摄食量，导致肥胖。对于肥胖患者，纹状体激活度与饮食渴求及摄食行为呈正相关。

⑥ 大脑皮质（cerebral cortex）

大脑皮质是脑高级功能结构基础。fMRI 研究显示，鼻吸胰岛素可抑制下丘脑、眶额皮质、前额叶皮层和前联合皮质，抑制食物寻求，前额叶皮质对食物线索反应性降低、岛叶激活，与胰岛素敏感性增强、摄食量降低相关（Guthoff 等，2010）。胰岛素抑制脑前额叶皮质，减少摄食行为；在肥胖患者，此效应减弱（Kullmann 等，2013）。皮质边缘-纹状体通路对胰岛素反应性降低，与摄食增加、脂肪蓄积及肥胖呈正相关。

⑦ 迷走神经背侧复合体（dorsal vagal complex，DVC）

神经元可感受胰岛素信号。胰岛素激活 DVC 神经元"丝裂原激活蛋白激酶"（mitogen-activated protein kinase kinase，MEK1/2）及其下游"细胞外信号激酶 1/2"（extracellular signal-related kinase 1/2，ERK1/2），引发 ATP 敏感性钾通道（KATP）开放，兴奋迷走神经，下调肝糖生成，增加胰岛素敏感性。

⑧ 迷走神经背运动核（dorsal motor nucleus of the vagus，DMV）

DMV 亦称迷走神经背核，是 DVC 组成部分，其神经元可感受体内胰岛素水平，并

反馈调节胰腺 β 细胞合成分泌胰岛素；1 型糖尿病胰岛素分泌不足，该反馈亦减弱。脑内给予胰岛素，可诱导 DMV 神经元 1 型辣椒素瞬时电位受体（TRPV1）顺轴浆运输到神经元末梢，上调突触前膜谷氨酸释放量，激活副交感神经，由此促进 β 细胞合成分泌胰岛素，缓解 1 型糖尿病发病症状。

胰岛素对代谢调控的相关神经通路：

如上文所述，神经核团间存在神经通路，参与介导胰岛素中枢代谢调控作用。现将这些核团、通路与功能总结如下。a. 弓状核/下丘脑腹内侧核-室旁核通路（ARC/VMH→PVN）；b. 弓状核-外侧下丘脑通路（ARC→LHA）；c. 弓状核-终纹床核通路（ARC→BNST）；d. 下丘脑外侧区-中脑腹侧被盖区通路（LHA→VTA）；e. 皮质边缘区-纹状体通路（corticolimbic→striatum）；f. 视交叉上核-室旁核通路（SCN→PVN）。

胰岛素对代谢中枢调控的相关细胞信号传导机制：

胰岛素受体（insulin receptor，IR）属受体酪氨酸激酶家族，为双 α 双 β 亚基异四聚跨膜糖蛋白复合体，亚基间由二硫键相连；IRα 亚基结合胰岛素后激活 β 亚基；而 β 亚基的胞浆区具有配体依赖的酪氨酸激酶活性，能结合并磷酸化"胰岛素受体底物复合物"（insulin receptor substrates，IRS）；继而激活磷脂酰肌醇 3-激酶（phosphatidyli-nositol-3 kinase，PI3K），并可活化蛋白激酶 B（protein kinase B，PKB/AKT）和非典型蛋白激酶 C（atypical protein kinase C，PKC），激活转录因子 STAT3 等，以调控代谢相关基因表达；PKC 下游信号亦可促使相关离子通道转移至神经元胞膜。

现将胰岛素脑内细胞信号传导通路总结如下：

经典中枢胰岛素信号传导通路：a. 下丘脑 IR/IRS/PI3K/AKT/STAT3 通路：下丘脑神经元胰岛素经 PI3K 途径激活 AKT，进而磷酸化激活"转录信号传导子与激活子 3"（signal transducer and activator of transcription 3，STAT3），促进其转位入核，结合于 POMC 启动子，上调 POMC 表达，并下调 AgRP 和 NPY 表达，降低摄食量。AKT 亦可抑制转录因子 FoxO1（forkhead box protein O1），该分子下调 POMC 表达、上调 AgRP 和 NPY 表达，降低能量消耗，提高摄食量。下丘脑 POMC 神经元胰岛素信号，可经迷走神经介导，抑制肝糖生成（Konner 等，2007）、降低肝细胞脂解，刺激肝细胞分泌极低密度脂蛋白，降低肝细胞脂肪沉积；或经对交感神经的抑制作用，下调 HSL-ATGL 轴活性，以降低脂肪细胞脂解，促进外周白色脂肪细胞合成甘油三酯。b. 下丘脑 IR/IRS/PI3K/KATP 通路：下丘脑胰岛素受体阳性神经元几乎均含 ATP 敏感性钾通道，参与调节外周糖脂代谢。胰岛素经 PI3K 途径，活化下丘脑 AgRP 神经元 ATP 敏感性钾通道，降低 AgRP 神经元放电频率，经自主神经介导，下调肝糖生成。

新近发现的中枢胰岛素信号传导通路：a. 下丘脑 IR/IRS/PI3K/TRPC5 通路："瞬时受体电位通道 5"（transient receptor potential channels，TRPC5）是瘦素信号下游靶点；2014 年 Qiu 等发现，在 POMC 神经元，胰岛素可通过 IR/IRS/PI3K 通路激活 TRPC5，活化 POMC 神经元，以抑制摄食。b. 室旁核和背侧正中下丘脑 IR/IRS/PI3K/PKC/TRPV1 通路：TRPV1 是钙离子通透性配体门控阳离子通道。在 PVN 神经元，胰岛素可通过 IR/IRS/PI3K/PKC/TRPV1 信号，激活 TRPV1，使其顺轴浆运输至突触前膜，进而增加神经元释放谷氨酸，再经自主神经介导，下调肝糖生成；亦可经迷走神经背运动核，激活副交感神经至胰腺的神经投射，促胰岛素分泌。胰岛素分泌不足，则导致 TRPV1 受体过度磷酸化而失活或内化，破坏其下调肝糖生成的作用，引发 1 型糖尿病类似症状。c. 迷走神经背侧复合体 IR/IRS/MEK/ERK/KATP 通路：迷走神经背侧复合体神经元表达 ATP 敏感性钾通道（KATP）。胰岛素活化其 MEK1/2 信号通路，激活 ERK1/2，最终引发 KATP 通道开放，继而经迷走神经下调肝糖生成，并增加胰岛素敏感性。

胰岛素对糖脂代谢的中枢调控：胰岛素在糖代谢稳态、脂代谢稳态和能量平衡方面发挥重要调控作用。胰岛素对糖代谢的中枢调控作用归纳如下：胰岛素激活 AgRP 神经元 ATP 敏感性钾通道，兴奋"肝相关前自主神经 PVN 神经元"，再经自主神经，促进肝细胞 STAT3 磷酸化，由此抑制糖异生关键酶"磷酸烯醇式丙酮酸羧激酶"（phosphoenolpyruvate carboxykinase，PEPCK）和"葡萄糖-6 磷酸酶"（glucose 6-phosphatase，G6Pase）活性，降低肝糖原分解（Kimura 等，2016）；或经抑制交感神经，提高组织葡萄糖摄取量，促糖氧化分解；或促进肝和骨骼肌细胞摄取葡萄糖，激活"糖原合酶"或"糖原合酶激酶"（glycogen synthase kinase 3β，GSK3β），加速糖原合成。胰岛素激活 POMC 神经元，经副交感神经，促进肝细胞和脂肪细胞合成；或经交感神经，激活脂肪细胞激素敏感脂肪酶（HSL）和脂肪甘油三酯脂肪酶（ATGL），促进脂肪水解，促肝细胞极低密度脂蛋白合成与分泌，减轻脂肪肝。在高脂饮食情况下，胰岛素激活 VMH 的 SF-1 神经元，激活中脑奖赏系统，增加摄食，导致肥胖。

胰岛素促进 POMC 神经元"α-黑素细胞刺激素"（alpha-melanocyte-stimulating hormone，α-MSH）表达与分泌；α-MSH 可激活室旁核神经元"黑色素浓缩激素受体 3/4"（melanin concentrating hormone 3/4 receptor，MC3/4R），以下调摄食量，提升基础代谢率。

胰岛素抵抗相关中枢新分子与新机制

近年来，胰岛素中枢代谢调控相关因子陆续被揭示，现将这些因子总结如下：

Ⅰ. 胰岛素中枢代谢调控正向调节因子：

a. 肌醇酶 1α（inositol-requiring enzyme 1α，IRE1α）。POMC 神经元 IRE1α 发挥核糖核酸内切酶活性，切割 XBP1s mRNA，以促 XBP1s 蛋白合成；IRE1α 亦可激活"内质网应激相关蛋白降解"（endoplasmic-reticulum-associated protein degradation，ERAD）通路，改善下丘脑神经元内质网应激，提高外周胰岛素敏感性和葡萄糖耐量，减少摄食，增加基础代谢率，预防肥胖。

b. 剪切型 X-盒结合蛋白 1（XBP1s）。POMC 神经元 XBP1s 可下调 PTP1B 和 SOCS3，从而增强外周胰岛素敏感性，并促进饱感，抑制肝糖生成，提高代谢率。

c. 胰高血糖素样肽 2 受体（glucagon like peptide 2 receptor，GLP-2R）。侧脑室注入 GLP-2，能激活 POMC 神经元 GLP-2R；GLP-2R 激活 PI3K，开放 TRPC 通道，兴奋

POMC 神经元；GLP-2R 亦可激活 AKT，抑制 FoxO1 转位入核；从而下调肝糖生成，增强肝细胞胰岛素敏感性，改善糖耐量。

d. 热休克蛋白 60（heat shock protein 60，HSP60）为线粒体分子伴侣蛋白，参与维持线粒体结构与功能。在下丘脑神经元，HSP60 可抑制 ROS 生成，以保护神经元线粒体；如 HSP60 低表达，则导致神经元氧化应激与线粒体损伤，引发 2 型糖尿病症状。

e. GABA 受体。在 AgRP 神经元，激活 GABAB 受体可开放兴奋性钙通道；激活 GABAA 受体，则开放抑制性氯通道。营养均衡时，GABAB 与 GABAA 受体活化处于平衡状态；高脂饮食，可使 POMC 神经元 GABAB 受体功能低下、GABAA 受体功能亢进，导致胰岛素敏感性和糖耐量下降，引起肥胖和 2 型糖尿病。

f. 催乳素受体（prolactin receptors，PRLRs）。激活下丘脑 POMC 神经元 PRLRs，可活化 STAT5，并经交感神经，上调肝细胞 IRS/AKT 信号，从而增强肝细胞胰岛素敏感性，改善糖尿病症状。

II. 胰岛素中枢代谢调控负向调节因子：

a. 转录激活因子 4（activating transcription factor 4，ATF4）也称 "cAMP 反应元件 2"（cAMP-responsive element，CREBP2）。下丘脑 AgRP 神经元内质网应激可活化 ATF4-mTORC-S6K1-FoxO1 轴，效应为摄食增加、肝脂蓄积、胰岛素抵抗；而抑制 ATF4，则可活化交感神经，以促进脂解，提高肝胰岛素敏感性，增加褐色脂肪产热，降低肥胖。

b. 转化生长因子-β（transforming growth factor-β，TGF-β）。肥胖与衰老可使脑内星形胶质细胞 TGF-β 表达激增，并过度激活下丘脑 POMC 神经元 TGF-β 受体-2（TGF-β receptor-2，TGFβR2），诱发该神经元产生应激颗粒（stress granules，SG）与未成熟 RNA，由此促发 NFκB 抑制分子 α（inhibitor of NF-κBα，IκBα）mRNA 降解，激活 NF-κB，引发炎症反应，导致糖代谢紊乱。

c. 乙醇摄入，可导致下丘脑 AgRP/POMC 神经元蛋白酪氨酸磷酸酶 1B（PTP1B）表达激增，引起该神经元胰岛素受体及下游 AKT 磷酸化减弱，致使交感神经活性增加，使肝糖生成增多，白色脂肪细胞脂解增加及多器官胰岛素抵抗。长期摄入乙醇，亦可导致下丘脑 IL-6、TNF-α 含量激增，促发下丘脑神经炎症反应，导致胰岛素抵抗。抑制下丘脑 PTP1B，可减轻乙醇长期摄入引发的高血糖。敲除 POMC 神经元 PTP1B，则可促进白色脂肪褐变，减轻 2 型糖尿病症状。

d. IκB 激酶 ε（IκB kinase ε，IKKε）为丝氨酸激酶，可磷酸化 IκB，并诱导其降解，解除其对 NF-κB 的抑制；其在肥胖个体下丘脑表达激增，并引发神经炎症。IKKε 亦可磷酸化 IRS-1（Ser307），并上调 NPY 表达，下调 POMC 表达，效应为摄食增加，基础代谢率降低，胰岛素抵抗。抑制 IKKε 活性，则可增加脂肪水解，降低摄食量，恢复血糖水平，增加基础代谢率。

e. 蛋白偶联受体 17（G protein-coupled receptor 17，GPR17）。激活下丘脑 AgRP 神经元 GPR17，可降低胰岛素敏感性。该神经元 FoxO1 信号亦可上调 GPR17 表达，增加食欲与摄食量；相反，FoxO1 信号下调，则增强胰岛素信号分子 STAT3 磷酸化，可降低食欲和摄食量，并改善肝细胞胰岛素敏感性。

f. 抵抗素（resistin）是一种脂肪因子，其可活化下丘脑 POMC 神经元 TLR4-NF-κB 通路，上调 IL-6、SOCS3 和 PTP1B 表达，以抑制该神经元胰岛素受体、AKT 与 ERK1/2 活化；并活化 JNK 与 p38-MAPK，从而抑制 IRS-1（Ser307）磷酸化；最终诱发 2 型糖尿病症状（Cheng 等，2009）。抵抗素亦可激活 TLR4，并由此抑制下丘脑脂联素（adiponectin）信号，削减脂联素对 AKT 和 ERK 的激活作用，从而降低脂联素对胰岛素信号的协同放大效应，导致骨骼肌、肝、脂肪组织脂联素受体表达水平下降，引起胰岛素敏感性下降，诱发 2 型糖尿病发生。

另外，胰岛素降低血糖的生理机制

① 胰岛素与组织细胞膜上的胰岛素受体结合

在人体内许多组织的细胞膜上都存在着胰岛素受体。胰岛素在细胞水平发挥生理作用，首先必须与靶细胞膜上的胰岛素受体结合后，才能开始发挥其生物效应，这是胰岛素发挥正常生理作用的先决条件。不同种类的细胞，其膜上胰岛素受体的数量亦不相同，每个脂肪细胞和肝细胞膜上大约有 300 000 个受体，而每个红细胞膜上大约有 40 个受体。胰岛素受体具有高度的特异性。胰岛素作用的靶细胞主要有肝细胞、脂肪细胞、肌肉细胞、血细胞、肺脏和肾脏的细胞、睾丸细胞等。

② 安排糖分的贮藏和使用

当血糖浓度升高时，胰岛素分泌增加，和靶细胞的胰岛素受体结合后，可以"命令"从食物中吸收进血液的糖分加速进入肝脏、肌肉等组织，并以糖原的形式贮藏起来备用；同时又约束贮存在这些组织里的糖原不能轻易溜回血液里，免得引起血糖过高。

③ 帮助脂肪的合成和贮存

胰岛素可以促进肝脏合成脂肪酸，使甘油三酯合成增多，极低密度脂蛋白合成增快。它还可以抑制脂解酶的活性，从而抑制脂肪的分解。在这一作用下，胰岛素可以把体内一部分多余的糖分赶入到脂肪组织里，并将这些糖分转化成脂肪贮藏起来。同时，胰岛素也不让脂肪组织随便分解成葡萄糖。

可见，胰岛素的主要功能是通过调节外周组织对葡萄糖的摄取和代谢，促进组织细胞吸收葡萄糖的能力，尤其能加速肝细胞和肌细胞对葡萄糖的摄取，以维持体内葡萄糖的平衡。此外，胰岛素对脂肪、蛋白质的代谢、核酸的合成和某些基因的表达也具有调节作用。

5. 胰岛素与靶器官

胰岛素的生物效应包括许多方面，它是体内唯一能降低血糖的激素。也是唯一同时促进糖原、脂肪、蛋白质合成的激素。胰岛素的主要靶器官为肝脏、肌肉及脂肪组织，它控制着三大营养物质血糖、蛋白质、脂肪的代谢和贮存。最明显的作用是影响糖的代谢，降低血糖，即促进肝脏及肌肉组织中葡萄糖的利用，激活糖原合成酶和丙酮酸脱氢酶等的活性，促进糖原的合成并抑制糖原的分解。此外，对肝脏来说还有抑制蛋白质分解的作用；在肌肉组织中促进 K^+ 从细胞外向细胞内的转运；在脂肪组织中促进氨基酸由细胞外向细胞内转运，促进脂肪的合成，抑制脂肪的分解等作用。这些在细胞水平上对代谢系统的作用是基于胰岛素与其受体的结合得以实现的。总之，胰岛素之所以能降低血糖，是因为它促进了靶细胞对葡萄糖的摄取（增加膜对葡萄糖的通透性）、贮存（合成肝糖原和肌糖原）和利用（用于合成脂肪和蛋白等）。当胰岛受到破坏、胰岛素分泌减少或机体组织对胰岛素的敏感性降低（胰岛素的受体失效）时，则血糖升高，尿中出现葡萄糖，发生糖尿病（diabetes mellitus）。糖尿病是一种慢性代谢性疾病。也是一个影响着数亿人健康的复杂疾病。由于体内胰岛素相对或绝对不足，形成持续性高血糖，导致许多组织器官代谢异常，继而产生功能障碍及形态学异常。它是一种终生疾病。如果胰岛功能亢进，则出现血糖过低，能量供给不足，甚至影响大脑功能。胰岛细胞分泌的另一种多肽激素叫胰高血糖素（glucagon），是由 29 个氨基酸残基组成的单链多肽，其生物活性与胰岛素相反，通过刺激糖原分解提高血糖水平。所以它是升高血糖的激素。胰高血糖素主要作用于肝脏，刺激糖原分解，使血糖水平提高。这对大脑的功能特别重要，因为神经元绝对依赖葡萄糖作为能源。当血糖浓度降到正常值以下时，肌体迫切需要注入葡萄糖到血液。这时胰高血糖素作用于肝细胞，促进糖原分解和异生，以提高血糖的浓度。有机体是一个精密调控的复杂体系，由不同生物活性的激素和其他活性物质的作用和相互制约，才能维持肌体的正常运转。胰岛素依赖型糖尿病称 1 型糖尿病，胰岛素绝对不足占主导地位，所以在治疗中必须补充胰岛素。非胰岛素依赖型糖尿病称 2 型糖尿病，多数因胰岛素相对不足，治疗中是否补充胰岛素可根据病情而定，约 4% 的孕妇患有妊娠期糖尿病。

（1）胰岛素抵抗与心脑血管疾病

胰岛素抵抗和高胰岛素血症作为动脉粥样硬化性心血管疾病的病因假设，在过去 20 多年中一直进行着广泛的研究。这两者与动脉粥样硬化疾病病因的相关代谢危险因素确实存在着关系，但尚难证实胰岛素起了关键作用，而且研究的结果也存在着差异。

1）流行病学研究

直接测定胰岛素抵抗耗费很大又很麻烦，因而评价胰岛素抵抗增加动脉粥样硬化性心血管疾病发生危险这一假说是较为困难的。进行大规模的临床流行病学研究也是不切实际的。由于胰岛素抵抗可导致高胰岛素血症，故大多数研究所用的方法是测定胰岛素浓度，即测定餐后的，或口服葡萄糖负荷后 1 小时或 2 小时的胰岛素浓度。胰岛素水平和胰岛素抵抗呈中度相关。Laakso 等（1993）报道，葡萄糖耐量正常的人群中空腹、1 小时和 2 小时胰岛素浓度与胰岛素介导的葡萄糖分布之关系分别为 −0.66、−0.58 和 −0.68。这种关系在葡萄糖耐量受损的人群中为 −0.47 ~ −0.39，而在 1 型糖尿病人群中则为 −0.48 ~ 0.15。空腹胰岛素浓度和胰岛素抵抗的真正关系在正常人群中其比值必定高于 0.6，因为空腹胰岛素本身对于重复测定有一个可靠的相关系数，约为 0.8。

大多数流行病学研究免疫反应胰岛素浓度，采用的方法是测定前胰岛素（proinsulin）及 des-31,32 前胰岛素的交叉反应。在过去的 10 年间胰岛素的特异测定法（几乎无交叉反应性）也已问世。但只有最近很少数的流行病学研究已采用较为特异的胰岛素分子浓度。不过，在非糖尿病人群中前胰岛素分子浓度是较低的，且免疫反应胰岛素和特异胰岛素的相关性是较高的。

2）胰岛素抵抗和动脉粥样硬化性心血管疾病

早在 30 多年以前，交叉性临床研究就首次提供了关于血胰岛素浓度和冠脉疾病相关的证据，Stour 等（1990）全面地复习这方面的证据。大多数临床研究报道了冠脉疾病发病率和胰岛素对口服葡萄糖反应之间存在阳性关系，但冠脉疾病和空腹血糖及胰岛素对静脉注射葡萄糖、甲苯磺丁脲、精氨酸的反应的相关性则很不一致。自 1990 年以来公布了许多其他的临床研究，其中大多数报道了某些胰岛素测定和冠脉疾病有阳性关系，只有几项样本量较少的研究直接测定胰岛素抵抗及与冠脉疾病的关系。应该指出的是，临床研究的结果可能存在偏差，这些偏差的产生与研究对象的代表性有关，还有来自药物治疗和并发症的干扰与影响，以及无法鉴别究竟是高胰岛素血症抑或胰岛素抵抗先于冠脉疾病而发生。以人群为基础的前瞻性研究应可给予更可靠的证据。

自 20 世纪 80 年代以来，已有的 20 项前瞻性流行病学研究评估了在非糖尿病患者中胰岛素浓度是否与冠脉疾病的发生率或死亡相关。这些研究中 4 项冠脉胰岛素事件均少于 50 例次，1 项仅为了定义冠脉疾病而采用了心电图检查观察。上述 4 项研究均证实胰岛素和冠脉疾病存在独立的伴随关系，只有一项表明有单因素的阳性关系。

从这些流行病学研究中评估和解释多因素的相对危险应十分慎重。单因素模型提供了胰岛素浓度和疾病的总的相关关系，但可能受其他危险因素影响和干扰。在胰岛素和冠脉疾病的因果关系上有的危险因素（如年龄、吸烟和总胆固醇水平）似并未起作用，将这些危险因素矫正后的模型是最为常用的。另一些危险因素如 HDL 胆固醇、高血压和肥胖可能在胰岛素和冠脉疾病的因果关系上发挥了作用，这些危险因素的模型有助于进一步明确可能起作用的途径，但可能对相对危险提供过度矫正的估计。现有的研究往往并不采用最佳的研究或分析模型。

起初的 3 项前瞻性研究均在 20 世纪 70 年代末期完成，且均报道至少一种胰岛素浓度测定和冠心病发生之间存在中度大小的、有显著统计意义的事件关系。Welbom 等的研究对象为 ≥21 岁的 1634 例男性和 1697 例女性，均测定了葡萄糖后 1h 的胰岛素浓度，根据胰岛素浓度水平可分成 4 部分人群，即最高、最低及其之间的 2 个部分。冠心病发生率的相对危险性胰岛素浓度水平最高部分人群较之最低部分人群呈非显著性增高：男性矫正了收缩压和相对体重后的相对危险为 1.50，女性（未矫正）为 1.28（两者 $P > 0.05$）。12 年的冠心病病死率相应的关系为：男性矫正了收缩压和血清胆固醇后相对危险为 1.67（$P < 0.05$），女性（未矫正）为 0.94（$P > 0.05$）。至 13 年时，在年龄 45 ~ 59 岁的亚组中胰岛素和冠心病病死率之间无关联。23 年后随访发现，女性中 1 小时胰岛素浓度和冠心病死亡未见关联；而在男性中则统计学上呈有意义的 U 形关系：在矫正了年龄、血压、总胆固醇水平和吸烟之后，对于胰岛素水平从高到低的 4 部分人群相对危险分别为 2.11、1.48、1.00 和 1.81。因此，这一研究（通常称为 Brusseltom 研究，由研究对象所在地而命名）虽常被引用来支持胰岛素和冠心病相关的假说，但实际上证据并不充分。

Pyorala（1979）测定了芬兰赫尔辛基地区 1042 名中年警察的空腹血糖和葡萄糖后 1 小时的胰岛素浓度。5 年后随访发现，空腹胰岛素和冠心病间无关，而葡萄糖后 1 小时和 2 小时的胰岛素浓度却与冠心病有关联。矫正了年龄、总胆固醇、2 小时葡萄糖、甘油三酯、舒张压、吸烟及体重指数后，2 小时胰岛素每增加一个标准差，相对危险为 1.52（95% 可信限为 1.18～1.97）。这一阳性关系持续至随访的 9.5 年。在最近所做的 22 年随访（1996）研究中发现，胰岛素浓度水平最高人群和最低人群多因素矫正后的相对危险减少了，从随访 5 年时相对危险 2.43，10 年时的 2.29，15 年时的 1.71，降至 22 年时的 1.3,0。年龄矫正后的相对危险在 22 年时为 1.57（$P < 0.05$）。

Ducimetiere 等为 7246 名年龄 43～54 岁的巴黎警察测定了空腹和葡萄糖 2 小时后的胰岛素，5 年后随访矫正了总胆固醇、收缩压、吸烟和葡萄糖之后，空腹胰岛素水平每增加一个标准差，冠心病发生率的相对危险为 1.46（$P < 0,05$），葡萄糖后 2 小时胰岛素则为 1.20（$P < 0.05$）。11.2 年后随访可见，冠心病病死率仍与空腹胰岛素显著且独立相关，但与 2 小时胰岛素则不相关。在所有的随访时间点上，2 小时胰岛素和空腹胰岛素两者均为有显著关联的单一危险因素。

20 世纪 90 年代早期颁布的 3 项临床研究提出的证据，否认空腹胰岛素和冠心病存在联系。Orcbd 等（1994）发现，在 MRFIT（Mutiple Risk Factor Intervention Trial，多因素干预试验）试验中空腹胰岛素和冠心病发病总体上并无联系，但与 ApoE 表型有显著的相互作用。WelLn 等（1992）报道，空腹和 1 小时胰岛素与冠心病并无联系。Yarmell 等（1994）观察到，每个标准差的胰岛素对于年龄矫正冠心病相对危险为 1.2，有显著的统计学差异，但矫正了甘油三酯、冠心病流行状况或体重指数后，相对危险降至接近 1.0。另一项研究报道，在 25～74 岁的人群中空腹或 OGTT 后胰岛素浓度和 MI 发生率之同并无联系。

20 世纪 90 年代后期的 5 项研究，证实了胰岛素和冠心病发生率之间有联系。每一项研究均表明，两者间存在单因素的或某些微矫正的阳性伴发关系，且此种关系一般会因其他因素的矫正而减弱。Kausisto 等（1995）研究证实，在 65～76 岁人群中经 3 年随访空腹胰岛素浓度在 4 个水平较高段人群与较低段人群相比，伴发冠心病死亡的危险性高 2.57 倍（$P < 0.05$）。这一数值是在矫正了性别、吸烟、腰/臀比、收缩压、总胆固醇和 HDL 之后得出的。Moler 等（1995）报道，在哥本哈根的一个研究中空腹胰岛素和冠心病发生率之间有微弱但统计学上具有意义的伴发关系（$RR = 1.16/SD$，$P = 0.002$，已做多因素矫正），但并不清楚研究中是否已除外糖尿病。

Peery 等（1996）采用一种特殊的胰岛素测定和非空腹血清，研究 40～59 岁的一组英国人。在矫正了不同采样时间的胰岛素浓度之后，观察到 11.5 年中冠心病事件危险增加了（$RR = 1.6$，95% $CI = 1.1～2.3$，并做了多因素矫正），在随访的 5 年中相对危险增强（$RR = 2.1$）。

Despre 等（1996）所做的一项病例对照研究，对象为 45～76 岁男性，采用特殊方法测定空腹胰岛素水平，结果证实每一标准差（SD）空腹胰岛素的相对危险为 1.6（$95\% CI = 1.1～2.3$）。此种伴发关系与高血压、冠心病家族史、血浆甘油三酯水平、ApoB、LDL-C 及 HDL-C 等无关。

荷兰的一项研究（Lakka，1996）以 42～60 岁男性为对象，结果表明，空腹胰岛素作为一个单因素与冠心病发生率及病死率均有关联，但此种关系在矫正了其他危险因素之后即消失了。

在一项"社区粥样硬化危险研究"（Atherosclerosis Risk inmmunities Study）中发现，中年女性中可观察到空腹胰岛素和冠心病间有阳性伴发关系，但在男性中未见此种关系。

Folsom 等在原来研究基础上，再次计算空腹胰岛素增加 65pmol/L（相当于胰岛素浓度测定 4 段的中间段）的相对危险，结果发现，在矫正了年龄、种族、吸烟、饮酒以及体力活动之后，相对危险为 1.30（女性，$95\% CI = 1.17～1.53$）和 1.13（男性，$95\% CI = 0.98～1.31$）。在进一步矫正体重指数、总胆固醇、HDL-C、甘油三酯、腰/臀比、纤维蛋白原以及高血压之后，相对危险女性和男性分别为 1.28（$95\% CI = 1.03～1.59$）和 1.05（$95\% CI = 0.87～1.26$）。

Wingard 等（1995）曾指出，在非胰岛素依赖性糖尿病中内源性胰岛素浓度并非与冠心病发生率相伴随，但预期在糖尿病发生的过程中胰岛素浓度起初升高，尔后下降；非胰岛素依赖型糖尿病通常是胰岛素抵抗的，且有冠心病发生的高度危险，但迄今尚无关于胰岛素抵抗程度和冠心病发生率关系的研究。此外，外源性胰岛素用于糖尿病是否会影响冠心病的发生，研究结果并不一致，有报道冠心病发生率增加、减少，也有报道不变的。

3）外周动脉疾病

几项以人群为基础的横断研究（cross-sectional study）评估了如下的假说：胰岛素浓度和外周动脉疾病存在阳性伴发关系。此处外周动脉疾病判断为踝部或肱动脉收缩压指数降低。研究的结果部分地支持上述假说。例如，在一项名为心血管健康研究（Cardiovascular Health Study）中入选的 3372 例均无临床心血管疾病，结果发现，踝/肱指数 <0.8 者较之该指数 ≥1.0 者，经年龄和性别矫正后的平均空腹胰岛素增高 47%（$P < 0.0001$）。在计算和考虑到其他危险因素之后，显然两者并不存在伴发关系。

夏威夷心脏研究（Honolulu Heart Study）表明，对于踝/肱指数 <0.9 的患者，空腹胰岛素浓度 4 段的最高段与最低段相比，多因素矫正后的比数比（odds ratio）为 1.13（$95\% CI = 1.06～1.21$），但与葡萄糖后 2 小时胰岛素浓度无关联。

爱丁堡动脉研究（Edinburgh Artery Study）证实，葡萄糖后 1 小时胰岛素浓度和外周动脉疾病存在阳性伴发关系。此处的外周动脉疾病定义为有间歇性跛行症状和（或）踝/肱比降低。矫正年龄、性别、血压和脂质等因素后，比数比为 1.86（$95\% CI = 0.83～$

3.23）；矫正吸烟因素后，比数比降为 1.64（95% CI = 0.83 ~ 3.23）。

来用前瞻性方法评估外周动脉疾病发生率和胰岛素浓度的临床研究仅有一项。Unstupa 等（1990）报道，在新诊断的糖尿病患者和对照组相比较，空腹胰岛素和间歇性跛行的 5 年发生率之间有独立的阳性关联。

B 型超声技术发展后，得以用来评估胰岛素浓度、胰岛素抵抗与浅表动脉粥样硬化的关系。Niskanen 等所做的横断研究表明，糖尿病患者的空腹胰岛素浓度与颈动脉内膜-中层厚度呈中度相关，且统计上有显著意义。一般认为，动脉内膜-中层厚度是临床性粥样硬化的标志。虽然有一项研究提示存在一种 U 型关系，但在非糖尿病患者中情况亦相类似。Saloma 等（1995）也证实，胰岛素和超声测量的颈动脉僵硬呈阳性关联。

在采用直接方法测定胰岛素抵抗或胰岛素敏感的人群中，也已用超声法评估粥样硬化。Laasko 等应用正常葡萄糖水平的高胰岛素钳夹技术表明，30 例股动脉或颈动脉无症状性粥样硬化症的患者和 13 例对照者相比，整体（whole-body）葡萄糖摄取降低 20%。

Agewed 等研究证实，由正常血葡萄糖水平的高胰岛素钳夹测定的胰岛素敏感性，在 25 例高敏感和 23 例低敏感者中显示与颈动脉最大内膜-中层厚度间呈强有力和恒定的关联。Suguki 等应用稳定血浆葡萄糖方法（steady-state plasma gluoose method）在 72 例原发性高血压患者中证实，胰岛素敏感性与颈总动脉内膜-中层厚度相关。

胰岛素抵抗粥样硬化研究（Insulin Resistance Attherosclerosis Study，IRAS 研究）入选 1399 例，采用多次采样测试静脉葡萄糖耐受性评估胰岛素敏感性方法，并以 Bergman 最小模型作分析，结果表明，胰岛素敏感性与颈动脉内膜-中层厚度相关。此种关系在西班牙裔白种人中明显，而在非西班牙裔白种人中则为轻度相关，且此种关系与大多数其他危险因素无关。Kekalainen 等（1996）报道的结果与上述不同。该研究包括 85 例确诊的股动脉中层斑块和 33 例无斑块者，经大约 9 年随访发现，股动脉斑块与胰岛素敏感性并无伴发关系，亦与空腹胰岛素或 2 小时胰岛素无关联。此处的胰岛素敏感性由静脉葡萄糖耐受试验来评估。

4）脑卒中

几项临床研究表明，缺血性脑卒中可伴发胰岛素抵抗或高胰岛素血症。评估高胰岛素血症和脑卒中关系的前瞻性流行病学研究仅有 2 项。Kuusisto 等（1994）的研究包括 1069 例 65 ~ 74 岁的非糖尿病患者，随访 3.5 年，结果证实空腹胰岛素和脑卒中发生在统计学上具有显著意义的阳性关系，不过，2 小时胰岛素和脑卒中之间并不存在此种关联。在排除了那些既往有过脑卒中的患者之后，空腹胰岛素和脑卒中的伴发关系变为非显著性。该研究中发生脑卒中的数量（仅 36 例）很少，这就限制和影响了统计学的力度，且相对危险的评估值亦未提供。赫尔辛基警察研究（Helsinlki Policemen Study）证实，高胰岛素血症和脑卒中发生率之间有中等强度的伴发关系，且主要由于肥胖对脑卒中危险的影响。

（2）胰岛素抵抗对心血管疾病影响的解释

1）研究证据的质量

现有的资料支持胰岛素抵抗是动脉粥样硬化性心血管疾病危险因素的假说。不过，要设计一些研究能理想地评估和验证这一假说，几乎是不可能的。测定胰岛素敏感性主要限于横断性研究，因为在大样本的前瞻性研究中要测定胰岛素敏感性，一般而言是不切实际的。测定胰岛素浓度作为一种替代性方法并不理想，现有的证据表明，高胰岛素血症仅仅是动脉粥样硬化疾病危险的一种较弱的预测因素。

Reaven 等（1994）提出不同意见，认为胰岛素抵抗和代偿性高胰岛素血症而不是所有的高胰岛素血症才增加心血管疾病的危险。尽管伴高胰岛素血症的胰岛素抵抗亚组可能是具有最高危险的，但胰岛素浓度和胰岛素抵抗之间的中度相关性又不支持该组的影响。关于胰岛素抵抗和血管疾病的最直接证据是采用超声图像技术横断地研究周围动脉疾病。显然，还需要更多的评估直接测量胰岛素抵抗和心血管疾病关系的前瞻性研究，才能更为准确地评价两者的关系。

有的研究者提出，胰岛素抵抗和高胰岛素血症对动脉粥样硬化性血管疾病的影响，在某些人群如冠心病最高危人群（例如欧洲的芬兰人）、男性或较年轻的人群中，其危险性高于其他人群。最近的资料并不支持胰岛素影响的相互作用，除了在老年人中可能有较弱的伴发关系之外。实际上，在老年人中许多心血管危险因素均与心血管疾病存在伴发关系。在流行病学研究中的一个可能的偏差来源在于合并存在的疾病、吸烟以及营养不良等，均会降低胰岛素浓度。

2）因果关系的标准

应考虑临床研究的证据和流行病研究结果等的因果关系标准和相互关联问题。

① 一致性

现有的前瞻性研究，胰岛素和动脉粥样硬化血管疾病的结果很不一致。研究的证据极其分散混乱，而真正的因果关系应该是可重复的。如果放弃那些小样本的研究，则在1995 年前报道的前瞻性研究就只剩下一半。这些研究表明，胰岛素和冠心病有阳性伴发关系，不过，对于男女两种性别，尽管采用多种胰岛素测定方法，并未证实与冠心病的伴发关系，只是存在阳性的趋势。研究还表明，胰岛素和冠心病的阳性关系随时间而减弱。这些研究还证实，胰岛素抵抗的主要决定因素（肥胖）亦与冠心病呈非一致性伴发关系，如此种关系存在，则在长期随访中不会减弱而会加强。反之，1995 年以后报道的大多数研究表明，高胰岛素血症和冠心病有单因素伴发关系，且在做多因素矫正后，此种关系有所减弱，但仍维持，并在统计学上有显著意义。

② 伴发关系的强度

相对危险范围从 1.0（不存在）至 2.5（中等强度）。中位数相对危险为 1.25，是轻度的。最近的荟萃分析总结出来的相对危险为 1.18（$95\% CI = 1.08 \sim 1.29$），差异相当于普通人群百分位数中的第 75 位和第 25 位（Ruige 等，1998）。

③ 剂量关系

如存在伴发关系，大多数研究显示胰岛素和动脉粥样硬化疾病有阳性的剂量-反应关系。亦即，胰岛素浓度或胰岛素抵抗水平愈高，则疾病的危险愈大。但也有报道，胰岛素和动脉粥样硬化终点呈 U 型相伴关系。

④ 暂时性

前瞻性研究表明，高胰岛素血症先于冠心病之前而存在，不过，在基线评估时要发现疾病的亚临床状态是较少可能的。目前尚无直接测定胰岛素抵抗和冠心病发生率的前瞻性研究资料，也没有高胰岛素血症与周围动脉疾病以及缺血性脑卒中的前瞻性研究资料。

⑤ 特异性

动脉粥样硬化性心血管疾病有其他更为重要的危险因素，故高胰岛素血症并非血管疾病的高度特异性危险因素。对于与糖尿病的关系而言，和冠心病相比，高胰岛素血症显然是更为特异的危险因素。其他常见疾病和胰岛素的关系研究较少。在老年患者的队列研究中，胰岛素与总病死率呈现负向关系。子宫内膜癌患者和对照组相比，胰岛素浓度而不是 C 肽是增加的。增高的胰岛素浓度已发现伴发胃肠癌，而增高的 C 肽可预测有发生乳腺癌（而不是黑色素瘤、淋巴癌和颈部癌肿）的危险性。

⑥ 生物学合理性

胰岛素抵抗和动脉粥样硬化性疾病之间可能存在许多直接和间接的生物学联系。高胰岛素血症和胰岛素抵抗的确与较大的动脉粥样硬化病变有联系，这在许多研究中已得到证实。还有许多其他的可能机制已在本书的其他章节中进行了讨论和阐述。高胰岛素血症和胰岛素抵抗与代谢性危险因子（即所谓胰岛素抵抗综合征）之间强烈的伴发关系是最为令人信服的生物学基础。

胰岛素抵抗和高胰岛素血症与血脂异常和 PAI-1 之间有着如此强烈的联系，但令人感到不解的是，一些研究并未发现胰岛素和冠心病存在单因素伴发关系。不过，晚近发表了一些新的研究结果，如 Kunsisto 等（1995）和 Folsom 等（1997）发现 HDL-C、甘油三酯和肥胖之后，上述的伴发关系会减弱，提示这些因素介导了胰岛素的作用。

胰岛素和血管疾病之间的伴发关系可能并非因果关系。肥胖和胰岛素抵抗是紧密相关联的，但肥胖，尤其腹部肥胖可导致代谢性异常，此种代谢性异常与胰岛素抵抗无关。或者，心血管疾病本身亦可导致胰岛素抵抗。Yudnin（1996）提出，内皮功能障碍可导致胰岛素作用受损和胰岛素综合征伴发的代谢紊乱。

高胰岛素血症或胰岛素抵抗与动脉粥样硬化性血管疾病相伴发的最为强有力的证据可能会来自逆转胰岛素抵抗的临床试验。但此种试验难于实施，尽管采用较新的药物如 thiazolidinediones，进行这种临床试验至少在理论上是可能的。要证明在相关的心血管危险因素改善状况下，胰岛素抵抗的降低可以减少血管事件，却是极其困难的。

总而言之，胰岛素抵抗虽然显著伴随多种代谢异常，但其在引起动脉粥样硬化疾病中的作用仍未明确。一些涉及其他血管疾病（如脑卒中）的研究值得提倡和鼓励，但这些前瞻性研究胰岛素浓度和冠心病的试验，不可能搞清这一理论。较为有用的方法是采用直接测定胰岛素抵抗方法的大型前瞻性试验。IRRAS 试验（1996）有可能完成这一任务。进一步的工作如动物模型的研究和应用降低人体胰岛素抵抗的新药临床试验均极有价值。根据临床回顾分析，测定胰岛素浓度以确定那些心血管疾病的高危患者，显然是徒劳无益的，不宜采用。

6. 胰岛素的作用途径

（1）胰岛素在细胞水平的作用

循环中的胰岛素迅速达到靶器官，与特异性的胰岛素受体结合。胰岛素受体广泛存在于体内，是一种跨膜的酪氨酸激酶，是 2 个 α 亚单位和 2 个 β 亚单位组成的四聚体。胰岛素与 α 亚单位的特殊区域结合后，受体构型发生迅速改变，β 亚单位位于膜内的酪氨酸残基自体磷酸化，激活了受体的酪氨酸激酶活性。在失活状态，受体的接触反应位点不能与 ATP 或其他底物结合；磷酸化后，由于空间构型改变，ATP 及其他底物就能够与受体的接触反应位点相结合。

激活的胰岛素受体可以使底物蛋白酪氨酸残基磷酸化，磷酸化的酪氨酸残基可以看作是与下游效应物的对接点。一些分子，如 Shc、胰岛素作用底物（IRS）和生长因子受体结合蛋白-1（Grb-1）等可以与胰岛素受体直接结合，为下游的底物提供连接界面。IRS 蛋白的氨基末端含有一个保守的板影蛋白同源区（pleckstrin homologydomain；PH），可以使其与胰岛素受体紧密结合。IRS 蛋白的羧基端含有一个磷酸化的酪氨酸结合区域（PTB）。许多信号分子均存在 PTB 区域，IRS-1 和 IRS-2 的 PTB 具有 75% 的相同序列，其作用是促进 IR/IRS 的相互作用。IRS 的羧基末端有多个酪氨酸磷酸化位点，可以与一些含有 Src 同源区 2（Sh2）的蛋白质（Shc）如磷脂酰肌醇 3-激酶（PI-3K）的 p85α 调节亚单位、生长因子受体结合蛋白-2（Grb-2）、Nck、Crk、Fyn、SHP-2 以及其他所有介导胰岛素的代谢和促进生长功能的因子。

胰岛素受体的信号传导主要是通过两个途径，即有丝分裂原激活的蛋白激酶（MAPK）和 PI-3K。两条途径虽然各自独立，但是在一定的条件下，也能相互激活，即 Akt 可以激活 Raf 激酶，Ras 也可以激活 PI-3K。Grb2 与酪氨酸磷酸化的 Shc 结合或通过 Sh2 与胰岛素受体结合后，MAPK 途径被激活。Grb2 预先与哺乳动物鸟嘌呤核苷酸交换因子（mam-maliansonofsenvenless，mSoS）连接，后者是一个核苷交换蛋白，可以促进 Ras 上的 GDP 转换为 GTP，激活 Ras。双苯丙胺形式的 Ras 位于浆膜内侧，它与 Raf 的氨基末端区域连接，使 Raf 募集到浆膜，Ras-Raf 相互作用，使得与 Raf 结合的 14-3-3 蛋白位置改变，Raf 得以磷酸化，磷酸化的 Raf 激酶处于激活状态。Raf-1 激活一种双重专一性激酶 MEK1，接下来，MEK1 通过酪氨酸和苏氨酸磷酸化激活了细胞外信号调节激酶（extracellular signal-regulated kinase，ERKs），包括 ERK-1 和 ERK-2。被激活的 ERKs 通过转录调节因子如 Elk-1 等的磷酸化，诱导基因生成，介导胰岛素的促进生长作用。

胰岛素对代谢的调节主要是通过 PI-3K 途径介导。PI-3K 的 p85/p110 复合体与胰岛素受体底物分子连接后，PI-3K 激活，生成 3 磷酸磷脂酰肌醇（PIP3）。PIP3 与 PI-3K、依赖性激酶-1（PDK-1）和丝氨酸/苏氨酸蛋白激酶 B（Akt）的 PH 区域结合，激活了 PDK-1，使 Akt 磷酸化并被激活。Akt 调节肌肉和脂肪细胞内的胰岛素敏感性葡萄糖转运体（Glut4）的转位，除此之外，蛋白激酶 C 的 α 和 β 亚型也可以激活 Pl-3K 和 PDK-1 来调节 Glut4 的转位。野生型 PKC 过度表达可以提高肌细胞和脂肪细胞的葡萄糖转运。

胰岛素刺激糖原合成的作用是由糖原合成酶激酶（GSK）介导的，主要是 GSK-3。胰岛素激活 Akt，后者使 GSK-3 磷酸化而失活，从而不能抑制糖原合成酶的活性。GSK-3 还可以使有关蛋白合成的真核启动因子 2B（eIF-2B）（一种鸟苷酸交换因子）失活，胰岛素激活 Akt 使上述过程向相反的方向进行，从而促进蛋白质的合成。有报道，PI-3K 和蛋白激酶 B 的激活可以抑制 GSK-3 的活性，在肝癌细胞，选择性地抑制 GSK-3 可以强烈降低 6-磷酸果糖激酶基因的表达，这一过程是发生在转录水平的，从而减少肝糖输出，提高糖原合成。

胰岛素还可以通过 mTOR 激酶使 p70S6 激酶和 4E-BP1 磷酸化，从而在翻译水平促进蛋白质的合成。事实上，4E-BP1 磷酸化的水平提高是由 p70S6 上游的两个平行的信号系统控制的，它们具有共同的雷帕霉素敏感性激活因子。4E-BP1 磷酸化后便与 eIF-4E 解离，使之启动蛋白合成的活性提高。

按照与酪氨酸激酶受体的接近程度，信号底物分子可以分为三个水平，第 I 级为近端底物，可以与受体直接作用，如 IRS 蛋白和 Shc 和其他一些蛋白质；第 II 级为下游介质，包括 MAPK、Akt 和相关的底物；第 III 级为一些产生生物学效应的分子。第 I、II 级分子主要在细胞膜和胞浆发挥作用，第 III 级分子主要被上游的激酶磷酸化后转运到细胞核，调节基因转录而发挥作用。最近发现，胰岛素和胰岛素样生长因子（IGF-1）可以通过 Akt 来抑制转录因子向核内转运。Akt 使一个叫作 Forkhead（FH）的转录因子家族（包括 FKHR、FKHRL1、AFX 和 DAF16）磷酸化，抑制一些蛋白质编码基因的表达，如 IGF-1 结合蛋白-1 和磷脂酰丙酮酸羧激酶（PEPCK）。Akt 的丝氨酸残基将 FH 家族蛋白在同一位点（RXRXXS/T）磷酸化，这一磷酸化的序列能够与 14-3-3 蛋白质家族结合，而被滞留在细胞浆使之无法进入细胞核，导致相关基因的表达被抑制。

（2）胰岛素后体底物的作用

INSR 与胰岛素结合后，首先使受体自身的酪氨酸被磷酸化，INSR 的 PTK（INSR-TK）进而被激活。之后其底物蛋白，如 IRS-1 等借其 SH-2 区与 INSR 分子中含磷酸化 Tyr 的序列结合，在受体 PTK 的作用下被磷酸化，由此启动磷酸化的级联反应并导致信号的进一步传导。IRS-1 是广泛分布于胰岛素敏感组织中的接头蛋白（adaptor），其分子量为 185 000kd。人 IRS-1 分子中具有 PH 区和 20～22 个可能的 Tyr，其中有 6 个 YMXM 和 3 个 YXXM（X 为任意的氨基酸）基序。此外，还有 50 多个 Ser/Thr 磷酸化位点，部分与含 Tyr 的基序重叠，这可能有利于磷酸化的相互调节。当胰岛素与其受体结合后，受体 β 亚基近膜区 Tyr960 自身磷酸化，该部位能与 IRS-1 的第 45~516 位氨基酸之间的结构域结合。其后受体的 PTK 催化 IRS-1 上多个 Tyr 磷酸化，含磷酸化 Tyr 的 YMXM 基序又为含有 SH-2 区的胞内信号蛋白提供了结合部位。已证明能与 IRS-1 结合的蛋白质有：

1）作为接头蛋白的生长因子受体结合蛋白 2（Grb2）和 Shc，它们通过 Sos 激活 Ras-MARK-RSK 信号传导通路，该通路能磷酸化并激活转录因子，导致基因表达，磷酸化翻译因子促进蛋白质合成，从而导致细胞的繁殖。

2）磷脂酰肌醇-3 激酶（PI-3K），该酶活化后可促进葡萄糖转运蛋白 4（GLUT4）转位到膜上，从而增加外周组织摄取葡萄糖的能力。

3）含有区的酪氨酸蛋白磷酸酶 1 和 2（SHPTP1 和 SHPTP2）能与 Ras-MAPK 途径相连，它们有可能通过脱酸作用终止胰岛素的信号传导。

对 IRS-1 缺损小鼠（纯合子）的研究发现，尽管小鼠体内检测不到 IRS-1 的 mRNA 及蛋白质，小鼠照样能存活，没有大的畸形，并有生殖能力。但这种小鼠出生后发育迟缓，体重约减低 30%~50%，糖复合式血胰岛素水平增高，外源性胰岛素的血糖下降，脂肪细胞及骨骼肌细胞的糖运输和糖原合成酶活性降低，呈现一定的胰岛素抵抗症状。还发现 2 型糖尿病患者的脂肪细胞 INSR 和 IRS-1 的结合是正常的，但 IRS-1 的磷酸化低于非 2 型糖尿病肥胖者和正常人，表明 IRS-1 的表达量和其酪氨酸化水平的降低，参与了胰岛素抵抗和 NIDDM 的病理过程。上述结果还提示，胰岛素的信号传导途径除了 IRS-1 介导途经外，可能还有其他途径。近来已发现分子量为 190 000kd 的胰岛素的新的底物蛋白，该蛋白可能接到胰岛素 IRS-1 非依赖性信号途径。

体内一些分子，如 TNF-α、PC-1 以及与糖尿病相关的 Ras 基因 Rad 等能在不同水平抑制胰岛素的信号传导。如 TNF-α 与其受体结合能使 IRS-1 中的 Ser 磷酸化，磷酸化的 IRS-1 反过来能负调节 INSR-TK 的活性。已证实 IR 患者的脂肪组织表达和分泌 TNF-α 增多。PC-1 是一种 Ⅱ 型膜糖蛋白，在许多组织中，包括骨骼肌和脂肪组织中表达。它的膜外区有几种酶的活性，能水解焦磷酸和磷酸二酯键。在 IR 患者的靶细胞中，已发现其表达增加，这种增加与 INSR-TK 的活性降低有关，但机制不清。

（3）胰岛素的信号终止

一个有效的信号传递系统既要有快速而通畅的传递通路，同时在引起相应的细胞反应后亦能及时地终止信号的进一步传递。在 INSR 介导的信号传递中，酪氨酸蛋白磷酸酶（protein tyrosine phosphatase，PTPase）起着尤其重要的作用。PTPase 是 INSR 的靶酶，但活化的 PTPase 却催化了 INSR 的脱磷酸化，从而使 INSR 转变为原本的失活状态，与此同时，IRS-1、IRS-2、Shc 等停泊蛋白的脱磷酸化，使 SH-2 序列蛋白无法被 INSR 激活，亦达到了抑制信号传递的作用。有研究报道，跨膜 PTPase LAR（Leukocyte antigen related）的大量表达可以有效地阻止 CHO 细胞中胰岛素刺激的受体酪氨酸激酶活性以及 DNA 的合成，INSR 及 IRS-1 的 Tyr 磷酸化程度在 10 分钟内可以分别降低 42% 及 56%。有时，Ser 磷酸化能够降低 INSR 的酪氨酸激酶活性，但是具体的位点尚不清楚，因此，PKc 所引起的 IN-SR 磷酸化可能在信号传递的过程中起到反馈抑制的作用。另外，长时间的胰岛素刺激会导致 INSR 本身降解，从而弱化了胰岛素刺激信号。虽然对于胰岛素信号的终止了解得还不全面，但可以肯定的是 INSR 介导的信号传递途径具有一套复杂而精致的调节机制，保证了整个通路的正常启闭。

体内代谢相对平衡是维持正常生理状态、保持身体健康的基本保证。体内代谢过程不仅仅是维持体内基本生命活动所需要的物质合成及分解反应，而是存在于机体内的细胞感受、调整、适应外界生存环境变化的途径。机体通过细胞代谢微环境的改变对外界环境变化做出反应，调整自身适应这些变化以求达到新的平衡。机体代谢内环境与机体生存外环境之间平衡的维护与再建立是动态的，不断动用器官储备功能的，体现在整个生命过程中的，而这一动态过程由于个体遗传背景、器官储备功能不同在每个人身上的表现又是不一致的，表现了极大的个体化倾向。疾病的发生与发展，特别是复杂性疾病的发生与发展和这两个环境的失衡密切相关。胰岛素抵抗现象的研究展示了机体在不同外界因素作用下代谢失衡所产生的后果。胰岛素抵抗不仅因代谢异常而导致糖尿病，还因代谢异常而导致心脑血管疾病。相信随着对胰岛素生理作用与作用部位的认识，胰岛素敏感性的个体差异和组织特异性的认识，以及机体代谢的个体化及其在维持健康中的作用等问题研究的深入，不仅会使对胰岛素抵抗的认识有新的内容，还可能提高与加强我们防病的意识与措施。

五、胰岛素信号传导通路

从目前研究现状看，胰岛素抵抗的发病机制大致可以归纳为多种基因发生细微变异形成-复杂的遗传背景，这些变异可发生于胰岛素信号传导级联反应中涉及的蛋白质以及调控此信号途径的有关因素，尤其是酶及转录因子，继而，环境因素，主要是高热量、高脂饮食、运动过少所致中心型肥胖，腹腔脂肪组织增加产生的细胞因子及释放的过多加重胰岛素信号传导的缺陷不良的代谢后果，高血糖进一步使胰岛素抵抗恶化，造成恶性循环。胰岛素抵抗恶化一方面加重细胞的负担，使其代偿性分泌过量的胰岛素致功能衰退，同时细胞本身的胰岛素抵抗日久将导致细胞功能下降，抗细胞凋亡能力减弱，细胞数量减退，终于发展为糖耐量减退、2 型糖尿病。通常，在生理状态下，胰岛素与受体的亚基结合，诱发亚基的酪氨酸残基自身磷酸化，并激活酪氨酸激酶和胰岛素受体底物的多个酪氨酸残基磷酸化，后者再与含有结构域的多种蛋白结合，调节细胞的生长、分化和代谢。因此，上述任何环节受到干扰，均会影响胰岛素的信号传导。所以，从这个角度上可以将定义为胰岛素信号传导的缺陷。从受体水平来讲，可以界定在受体后范围。受体学说是近几十年的研究热点，而受体后障碍是胰岛素抵抗发生的主要环节。胰岛素与其受体结合后可发生一系列生化变化，最终实现胰岛素的生物效应。激素与其受体结合后，形成复合物，于数分钟内在局部聚集而内化。内化后产生胰岛素效应的确切机制尚不十分详尽，目前有两大学说：磷酸化联锁说和第二信使说。我们主要探讨的是第一种学说。胰岛素与其受体结合后通过某些机制激活亚单位上的酪氨酸，使其磷酸化，此种磷酸化可经加入核而得到加强。亚单位插入膜内的区域中存在酪氨酸残基，胰岛素受体底物的酪氨酸磷酸化，在特定氨基酸序列与-磷酸化酪氨酸相结合，磷脂酰肌醇激酶被激活，促使葡萄糖转运子向细胞膜转位及葡萄糖被摄取。酪氨酸磷酸化后继之引起乙酰羟化酶、核糖体和卫激酶上的丝氨酸和苏氨酸的磷酸化联锁磷酸化，最终出现胰岛素效应。

目前，胰岛素抵抗的发生机制有受体前、受体后及受体缺陷三方面的原因，而受体后缺陷可能是胰岛素抵抗产生的主要原因。胰岛素受体前水平的作用，主要是由于胰岛的细胞分泌功能异常或者是胰岛细胞受损，或是由于血液循环中存在着胰岛素拮抗物质。其药物作用主要通过增加胰岛细胞分泌功能，提高机体胰岛素水平保护、修复胰岛细胞而增加血液胰岛素水平拮抗升糖激素等环节实现胰岛素受体水平的作用，主要是由于胰岛素受体的缺陷引起的，包括胰岛素受体数目减少和亲和力改变。而胰岛素受体后水平的作用在胰岛素与胰岛素受体结合到发挥生物效应的过程中，任何的不正常都可引起胰岛素抵抗。目前研究认为，胰岛素受体后缺陷是胰岛素抵抗的主要机制之一。包括糖代谢通路上各种酶结构功能缺陷等环节以及糖转运系统的不正常等因素。主要包括胰岛素信号传导中胰岛素受体功能障碍、受体底物酪氨酸磷酸化水平增强、磷脂酰肌醇激酶和蛋白激酶活性下降，葡萄糖转运子表达和传导受阻、途径异常等。目前治疗胰岛素抵抗药物的作用机制可能包括以下方面：①抑制葡萄糖苷酶活性；②抑制醛糖还原酶；③调节葡萄糖激酶活性和葡萄糖磷酸酶活性；④抑制糖异生，促进外周组织对糖的利用。

1. 胰岛素信号通路

（1）胰岛素受体（InsR）

胰岛素发挥作用的第一步是与靶器官上受体结合。胰岛素受体是一种跨膜糖蛋白复合体，其分子量约为400kd，由两个 α 亚基和两个 β 亚基组成。这些亚基均来源于同一单链的前受体，此前受体由第 19 号染色体短臂上的单个基因编码。α 和 β 亚基之间由二硫键相连，形成异源性的四聚体。β 亚基由 719 个氨基酸残基组成，为一个完全的细胞外成份，而 β 亚基分为三个区域：细胞外区域由 N 端 194 个氨基酸残基组成，暴露在细胞表面，通过二硫键与 α 亚基相连；跨膜区域由 23 ~ 26 个疏水性很强的氨基酸残基组成；细胞内区域由 C 端 403 个氨基酸残基组成。从功能上讲，InsR 是一种与细胞膜相接的变构酶，它的两个亚基为了满足将胰岛素信号传导到细胞内的需要，执行着完全不同的功能：受体的 α 亚基与胰岛素的结合呈高亲和性及特异性，α 亚基的第二个功能是抑制 β 亚基所固有的酪氨酸激酶活性。胰岛素与位于细胞外的 α 亚基结合，引起受体构象的改变，失活的 β 亚基酪氨酸激酶被激活，一旦被激活，β 亚基特定部位酪氨酸残基发生自动磷酸化。对于正常的胰岛素信号传导，InsR 氨酸激酶的活性是最基本的。

（2）传导胰岛素受体底物-1（Insulinreceptorsubstrate-1，IRS-1）/磷脂酰肌醇 3 激酶（PI3K）/蛋白激酶 B（PKB）通路

外源性胰岛素和（或）葡萄糖刺激下胰岛 β 细胞分泌的胰岛素经血液循环到达其

相应的靶组织，与靶组织细胞表面的胰岛素受体 α 亚基相结合后，解除对胰岛素受体 β 亚基的抑制作用，其 β 亚基酪氨酸激酶被激活，使特定部位酪氨酸残基磷酸化并促使 InsR 构象发生改变，从而激活胰岛素受体底物蛋白。目前已发现至少 4 种 InsR 底物（InsRS1/2/3/4）。其共同的结构特征是含有一段同源 Src2（SH2）序列，底物分子通过 SH2 序列与 InsR 的自身磷酸化位点结合，促进 InsRS 发生酪氨酸磷酸化而激活 InsRS 蛋白，活化的 InsRS 蛋白在细胞内起着接头（adaptor）蛋白的作用，与细胞内多种下游信号蛋白发生作用，引发细胞内级联反应，介导胰岛素各种生理调节作用。其中磷脂酰肌醇-3 激酶（PI3-K）与蛋白激酶 B（苏氨酸/丝氨酸磷酸化酶，Akt 或 PKB）的活化对胰岛素刺激的葡萄糖转运有重要作用：PI3-K 首先与 InsRS 结合，从而接近 InsR，并被锚定在细胞膜上，PI3-K 被 InsR 磷酸化活化后，催化 PI4-或 PI4，5 磷酸化为 PI3，4 和 PI3，4，5 磷酸盐（PIP3），PIP3 与 PKB 和磷脂酰肌醇 3，4，5 磷酸盐依赖性激酶 1（PDK-1）结合，浆膜上 PKB 和 PDK-1 的同域化，使得 PDK-1 可以促进 PKB 苏氨酸 308 发生磷酸化，后者对细胞内葡萄糖运载体囊泡（主要是 GLUT4）的易位有重要作用。GLUT4 是葡萄糖转运蛋白家族的一种，主要在肌肉与脂肪组织中表达，基础状态下，GLUT4 持续循环于细胞表面膜与细胞内池中，在胰岛素刺激下，GLUT4 囊泡从细胞内池移动到细胞膜，然后与膜融合，将 GLUT4 分子固定在细胞膜上，从而发挥转运葡萄糖的作用。

（3）促分裂原活化蛋白激酶（Ras/Raf/MAPK）通路

胰岛素通过上述途径将其受体激活后，磷酸化的胰岛素受体将胰岛素受体底物蛋白-2（Insulin receptorsubstrate-2，IRS-2）激活，活化的 IRS-2 酪氨酸位点可与适配蛋白生长因子受体结合蛋白 2（Growth factor receptor bound protein2，Grb2）的 SH2 区段结合，继而作用于信号蛋白二磷酸腺苷（GDP）/三磷酸鸟苷（GTP）交换因子，使处于失活状态的 Ras-GDP 转变成具有活性的 Ras-GTP，Ras 被活化。Ras 是 GTP 结合蛋白，在信号传导通路中起到关键性的作用。另外，活化的胰岛素受体还可通过另一途径激活 Ras，即胰岛素受体作用于信号蛋白 Shc，使其酪氨酸磷酸化而激活，活化的信号蛋白 Shc 再将胰岛素信号传递至 Grb2，从而激活信号蛋白 GDP/GTP 交换因子，使 Ras 激活。活化的 Ras 招募并激活 Raf 丝氨酸激酶，后者使促分裂原活化蛋白激酶（MAPkinase，MAPK）的激酶（MAPKK）丝氨酸磷酸化，激活 MAPK。MAPK 被激活后可诱导许多靶蛋白磷酸化，从而参与细胞内的某些转录因子的磷酸化过程，调控基因的转录及细胞的凋亡。

（4）Akt/PKB 与胰岛素信号通路

Akt 信号通路在肌细胞和脂肪组织中对胰岛素介导的葡萄糖摄取起到非常重要的作用，并且抑制葡萄糖从肝细胞中释放。胰岛素在外周组织通过 Akt/PKB 对葡萄糖摄取的作用认为是先将 GLUTS 转位到细胞膜，然后促进葡萄糖摄取。胰岛素结合到细胞表面的胰岛素受体后引起酪氨酸磷酸化导致胰岛素受体底物在特异性残基的磷酸化，并激活和募集 PI3K 及其下游的靶分子 Akt/PKB。160kd 的 Akt 底物（AS160），也叫作

TBC1D4，是骨骼肌中 Akt/PKB 诱导的 GLUT-4 转位的候选基因。通过加载 GDP，AS160 是 Rab-GTPase 保持在失活状态，并使 GLUT-4 保持在 GLUT 储存泡中，一旦 Akt/PKB 被激活，即 Akt/PKB 磷酸化 AS160，导致 Rab-GAP 活性降低，促进 GLUT-4 转位，促进葡萄糖摄取。因此，PI3K/Akt/AS160 信号传导通路受损将最终导致骨骼肌的葡萄糖摄取降低。类似的，在肝细胞中敲除 Akt1 和 Akt2 也会引起葡萄糖耐受，胰岛素抵抗和肝细胞的胰岛素转录反应缺失。

2. 胰岛素抵抗与信号传导通路

（1）*PTEN* 与胰岛素抵抗

PTEN 是 1997 年克隆获得的一种抑癌基因。近来有研究表明，*PTEN* 具有生理性负调节胰岛素信号传导的作用。其表达上调和（或）活性增强可能参与了胰岛素抵抗的发生。

PTEN 基因定位于 10q23.3，全长 200kb，有 9 个外显子和 8 个内含子。其 mRNA 在人体组织中广泛表达，在脑、心、肺、肾、胎盘、肌肉、肝等组织中表达水平较高。*PTEN* 蛋白是定位于胞浆的一种磷酸酯酶，在生物进化过程中具有高度保守性。*PTEN* 有 3 个结构域，分别是磷酸酶结构域、C_2 和 PDZ（PsD95/Dig/ZOIhomology）结构域。磷酸酶结构域位于 *PTEN* 蛋白的 N 端，与其他磷酸酶相比，*PTEN* 的酶活性中心有 3 个碱性氨基酸，从而扩大了 *PTEN* 结合底物所需的口袋结构的空间，为特异催化酸性底物奠定了结构基础。如果此处 3 个碱性氨基酸发生突变，虽不影响蛋白磷酸酶活性，但 *PTEN* 会失去脂质磷酸酶活性，也丧失了绝大部分肿瘤抑制功能。C_2 结构域是 *PTEN* 结合到细胞膜启动脂质磷酸酶活性所必需的。C_2 结构域中的 CBR3 环具有协助 *PTEN* 定位于细胞膜的作用，CBR3 突变的 *PTEN* 抑制胰岛素刺激的葡萄糖转运蛋白 4（GLuT4）的转位能力部分受损，提示 *PTEN* 定位于细胞膜是其发挥抑制 GLuT-4 转位作用的前提。PDZ 结构域介导 *PTEN* 与其他蛋白之间的相互作用。

PTEN 不但有蛋白磷酸酶作用，还表现出脂质磷酸酶活性，在酪氨酸磷酸酶和丝氨酸/苏氨酸磷酸酶介导的信号传导过程中具有重要的作用。*PTEN* 可分别移除 4，5-二磷酸磷脂酰肌醇（PIP_2）和 3，4，5-三磷酸磷脂酰肌醇（PIP_3）环 3′位置上的磷酸基，生成磷酸磷脂酰肌醇（PIP）与 PIP_2。在胰岛素作用的磷脂酰肌醇 3 激酶/蛋白激酶 B（PI3K/PKB，Akt）信号通路中，PI3K 的激活可使第二信使 PIR3 生成增加，从而进一步激活胰岛素信号通路的下游效应分子 Akt 等。*PTEN* 可通过增加 PIP_3 去磷酸化，从而负性调节胰岛素信号通路。

1）*PTEN* 与肝脏胰岛素抵抗

PTEN 参与介导亚油酸导致的小鼠肝细胞胰岛素抵抗。亚油酸通过 p38 丝裂原活化蛋白激酶（MAPK）依赖途径使 *PTEN* 蛋白含量增加、降低胰岛素刺激的 Akt 磷酸化，从而可解除胰岛素对糖异生的抑制作用。通过 RNA 干扰使 *PTEN* 基因沉默后，可消除亚油酸的这种作用。另外，胰岛素可抑制糖异生相关基因包括葡萄糖-6-磷酸酶和丙酮酸激酶的转录。亚油酸可解除胰岛素对上述基因的转录抑制，*PTEN* 基因沉默后，亚油

酸则无此作用。说明 *PTEN* 通过影响 Akt 的活性，在亚油酸导致的肝脏胰岛素抵抗中发挥重要作用。

特异性敲除小鼠肝 *PTEN* 基因可提高胰岛素敏感性，并改善机体的糖耐量。研究显示，肝脏组织特异性 *PTEN* 基因敲除小鼠，空腹及葡萄糖负荷后血糖水平均较野生型低；腹腔注射同等剂量胰岛素，血糖下降的幅度也大于野生型小鼠，提示胰岛素敏感性增加。*PTEN* 基因特异性敲除后，肝细胞胰岛素信号通路中 PI3K 的下游信号分子 Akt 及 FoxO1 磷酸化水平均增加，提示 *PTEN* 参与对胰岛素信号通路的调节。但肝脏特异性 *PTEN* 基因敲除后，小鼠肝脏肿大、脂肪变性及肿瘤的发生率明显增加；*PTEN* 表达下调可能通过影响一系列与游离脂肪酸摄取及酯化过程相关的基因，包括脂肪酸转运体（FAT/cD36）、磷酸烯醇式丙酮酸羧激酶（PEPCK）等的表达而导致脂肪肝。因此临床上可能无法通过此方法来治疗胰岛素抵抗。

2）*PTEN* 与脂肪组织胰岛素抵抗

利用 RNA 干扰技术使 *PTEN* 蛋白表达降低，可显著增加 3T3-L1 脂肪细胞胰岛素信号通路中第二信使 PIP3 的水平，增加胰岛素刺激的 Akt473 位丝氨酸与 308 位苏氨酸磷酸化水平，促进糖原合酶激酶-3α（GSK-3α）磷酸化，同时胰岛素刺激的葡萄糖摄取也明显增加；而对胰岛素受体及胰岛素受体底物（IRs）的酪氨酸磷酸化并无影响。由此推测，*PTEN* 通过 P13K/Akt 途径调节胰岛素的促脂肪细胞葡萄糖转运作用。研究显示，原代培养脂肪组织（小鼠附睾脂肪、肩胛间棕色脂肪及人内脏脂肪组织、皮下脂肪组织）中 α 基因敲除可使组织中 Akt 活性增强。原代培养组织特异性基因敲除方法的建立，有助于进一步深入研究 *PTEN* 在更接近生理的状态下对胰岛素信号通路中 Akt 下游信号包括 GLuT-4 转位及葡萄糖摄取等的影响。

脂肪组织特异性 *PTEN* 基因敲除的小鼠胰岛素敏感性及葡萄糖耐量明显改善，机体胰岛素水平明显降低，脂肪细胞表面 GLuT-4 转位增加，胰岛素信号通路中 Akt 磷酸化水平升高了 1.8 倍，Akt 下游底物 GSK-3B、Fox01 及 Fox03 磷酸化水平均有不同程度的升高；而胰岛素通路上游信号如胰岛素受体-β 的磷酸化并未受影响，说明 *PTEN* 是通过调节 P13K/Akt 通路而抑制胰岛素作用的。

上述研究提示，*PTEN* 是脂肪组织胰岛素信号通路及胰岛素敏感性的负性调节因子。抑制脂肪组织中 *PTEN* 的表达可能有助于改善 2 型糖尿病的胰岛素抵抗状态。

3）*PTEN* 与骨骼肌胰岛素抵抗

骨骼肌是胰岛素作用的靶器官之一，在 2 型糖尿病早期即可出现骨骼肌胰岛素抵抗。肥胖 Zueker 大鼠及果糖饲养导致胰岛素抵抗的 Zucker 大鼠骨骼肌中 *PTEN*mRNA 及蛋白表达均增加。*PTEN*mRNA 及蛋白表达在胰岛素抵抗的 db/db 小鼠及链脲佐菌素（STZ）致糖尿病小鼠骨骼肌中也明显增加。*PTEN* 参与介导了肿瘤坏死因子-α（TNF-α）导致的肌细胞胰岛素抵抗。TNF-α 可导致小鼠 C2C12 肌细胞发生胰岛素抵抗，同时其 *PTEN*mRNA 及蛋白水平较未处理组升高约 3 倍。TNF-α 仅可抑制胰岛素刺激的 C2C12 肌细胞 P13K/Akt 磷酸化、GLuT-4 表达、葡萄糖摄取，用反义寡核苷酸使 *PTEN*

表达降低，则 TNF-α 的上述抑制作用减弱。

肌肉组织特异性 *PTEN* 基因敲除（mckPten$^{-/-}$）可抑制高脂饮食导致的肥胖和胰岛素抵抗。长期高脂饮食后的 mckPten$^{-/-}$ 小鼠，其骨骼肌中胰岛素敏感性不会因年龄或高脂而减退，血糖水平较低，胰岛素刺激的 Akt 磷酸化增加，葡萄糖的摄取及糖原合成增加；且此种基因敲除对高脂饮食导致的肥胖具有防御作用。

研究发现，Pten$^{+/-}$ 小鼠胰岛素耐受试验中血糖水平较 Pten$^{+/-}$ 小鼠明显偏低。腹腔糖耐量试验中，Pten$^{+/-}$ 小鼠血浆胰岛素与葡萄糖水平均较低；同样的血糖负荷下，Pten$^{+/-}$ 小鼠胰岛素曲线下面积（Auc）下降程度较葡萄糖 Auc 下降得更明显，提示 Pten$^{+/-}$ 小鼠处理葡萄糖的能力增强。同时还发现，Pten$^{+/-}$ 小鼠肌肉组织中葡萄糖摄取及胰岛素敏感性增加。提示肌肉组织中 *PTEN* 表达的调节可能是治疗胰岛素抵抗与 2 型糖尿病的一个新靶点。

4）*PTEN* 与血管内皮细胞胰岛素抵抗

胰岛素通过 PI3K/Akt 信号通路作用于血管内皮细胞，激活内皮型一氧化氮合酶（eNOS），使一氧化氮（NO）生成增加。而 NO 是由内皮细胞分泌的作用最强的血管保护因子之一，可促进血管舒张，使血流增加；抑制血小板黏附、聚集；抗氧化等而最终产生一系列抗动脉粥样硬化作用。研究发现，STZ 致糖尿病小鼠主动脉组织中 *PTEN* 含量较非糖尿病小鼠明显升高。已知多种因素可导致内皮细胞胰岛素信号传导通路受损，其中包括游离脂肪酸（FFA）、TNF-α、抵抗素等。Shen 等研究报道，*PTEN* 可能介导了抵抗素及 FFA 对内皮细胞胰岛素信号通路的抑制作用。抵抗素可使胰岛素刺激的人动脉内皮细胞 eNOs、Akt 活性降低、*PTEN* mRNA 及蛋白含量升高。利用 RNA 干扰技术使 *PTEN* 表达降低后，抵抗素诱导的 *PTEN* 表达减低，同时抵抗素对 Akt 和 eNOs 磷酸化的抑制作用降低。提示 *PTEN* 激活直接介导了抵抗素对内皮细胞 Akt 通路和 eNos 激活的抑制作用。其机制为：抵抗素可激活应激信号通路中关键酶 p38MAPK 及 c-Jun 氨基末端激酶（JNK），其中 p38MAPK 可激活转录因子 ATF-2，后者与 *PTEN* 启动子区结合，促进 *PTEN* 基因的转录、表达，从而降低胰岛素通路中的 PIP3 水平，抑制 Akt 和 eNos 磷酸化。对 FFA 的研究发现，FFA 也通过上调 *PTEN* 表达而导致内皮细胞胰岛素信号传导通路障碍。

PTEN 还可能介导了过氧化亚硝酸盐（ONOO-）及高浓度葡萄糖对胰岛素信号通路的影响。ONOO-及高浓度葡萄糖均抑制胰岛素刺激的人脐静脉内皮细胞 Akt 磷酸化，抑制 Akt 活性，诱导内皮细胞凋亡，同时 *PTEN* 磷酸化和活性增加。RNA 干扰使 *PTEN* 表达降低，可改善 ONOO-及高糖对 Akt 活性的抑制。该作用在糖尿病小鼠体内也得到了证实。

（2）AMPK 与胰岛素抵抗

AMPK 是一个关键的调节蛋白，它在人体内所有的细胞内都表达。在哺乳动物组织，AMPK 是一个 H 聚异构体，由催化亚基 A 和两个调节亚基 P 和 Y 组成。每个亚基都有一到两个异构体。Y 亚基是 ATP 或 AMP 结合所必须的结构域。两个 AMP 结合到 Y

亚基上导致复合体的构象改变从而导致 AMPK 通过暴露催化亚基 A 的 THR172 结合位点，并将其磷酸化而激活。然而，将 ATP 结合到 Y 亚基上却起到相反的作用，降低 AMPK 的活性，但是将 ADP 结合到 Y 亚基上又可以防止 AMPK 的去磷酸化。

研究发现，AMPK 磷酸化 AS160 后导致 Rab-GTPase 活性降低，从而增加 GTP 在 GLUT-4 储存位点的装载，并促进 GLUT-4 的转位和细胞膜的融合，刺激脂肪细胞和骨骼肌的葡萄糖摄取。通过体内的电穿孔基因传递技术阻止 AS160 上的四个调节性 PAKT 底物位点的磷酸化，Kramer 等发现骨骼肌的胰岛素刺激和收缩性刺激的葡萄糖转运都受到了损害；研究还发现，过表法销除 Rab-GTPase 活性的突变体 AS160 可增加收缩性刺激的葡萄糖摄取。另外，敲除肌肉中 AMPKA2 活性的转基因小鼠中发现，可完全抑制 AS160 的磷酸化和葡萄糖转运，即使在 AMPK 激活子的刺激下。可见，AMPK 和 AS160 在葡萄糖转运摄取和利用方面发挥了极其重要的作用。

为了了解糖尿病的进展，首先需要认识两个关键点：第一，外周葡萄糖摄取至骨骼肌主要通过两条途径，胰岛素依赖的机制即募集并激活 AKT/PKB，或者是收缩缺氧介导的 AMPK 刺激。研究证明 PI3K 是胰岛素刺激信号所必需的，但不是收缩刺激的葡萄糖吸收所必需的，因为 AKT2 敲除的小鼠表现出正常的血糖基础值和正常的收缩刺激葡萄糖吸收。实际上缺氧或者收缩活性是葡萄糖转运相叠加的，但是缺氧和收缩刺激的葡萄糖转运却不能叠加。

这样，胰岛素介导的葡萄糖转运被认为是不依赖于 AMPK 活性的，而且当 AKT/PKB 信号通路缺失时，则会导致胰岛素抵抗。另外，值得注意的是糖尿病中 AKT/PKB 及其上游或下游信号蛋白失活，而 AMPK 活性仍然是完整的。而且外周胰岛素抵抗可增加肝脏葡萄糖生成而促进糖尿病进展，所以许多改善外周胰岛素抵抗的干预能够有效地逆转 β 细胞的功能并降低肝脏葡萄糖生成。

缺氧和收缩是 AMPK 的刺激因子，一旦 AMPK 被激活，AMPK 就会通过非胰岛素依赖的途径增加葡萄糖转运活性和 GLUT 的转位。AzeveDo 等发现，在族岛素抵抗的组织中胰岛素刺激的葡萄糖转运是受损的，并且，在消瘦和肥胖两种糖尿病大鼠间其缺氧介导的葡萄糖转运并没有明显的差别，提示在胰岛素抵抗的肌肉组织中非胰岛素依赖的（或 AMPK 依赖的）信号通路仍然是完整的。

（3）AKT/PKB 与胰岛素抵抗

人与动物实验都表明，胰岛素抵抗与 AKT/PKB 上游和下游的信号分子缺失都有联系。另外，降低或完全抑制 AKT2/PKBp 可导致小鼠胰岛素抵抗及出现类似糖尿病的症状，并且也出现肝细胞胰岛素抵抗。这一现象扩展到人身上，研究发现编码 *AKT2/PK-bP* 的基因突变导致严重的胰岛素抵抗，并且 AKT2/PKBp 的缺失导致 AS160 介导的 GLUT 转位降低，表明 AKT2/PKBp 在维持正常血糖中具有重要作用。Chen 等将 AS160-THR649 磷酸化结合残基替换为不可磷酸化的丙氨酸后发现，胰岛素刺激的 AS160 磷酸化被完全消除，他们还发现胰岛素刺激的葡萄糖摄取和细胞表面 GLUT-4 含量及其下游分子在胰岛素敏感性和正常的葡萄糖耐受中的重要作用，AKT/PKB 是否可作为治疗胰岛素抵抗的一个起点呢？

焦磷酸肌醇与 AKT/PKB 信号通路：靶向外周胰岛素抵抗研究表明，在 2 型糖尿病中，AKT/PKB 是胰岛素刺激的葡萄糖转运的重要信号介导因子。通过激活 MTOR 复合体 1，AKT/PKB 可上调 S6K1，导致胰岛素受体底物 1 的丝氨酸残基磷酸化，导致 AKT/PKB 抑制和胰岛素刺激的葡萄糖摄取降低。PDKL 介导的 AKTTHR 磷酸化在 PIP3 结合到 AKT 同源结构域后大大增加。Chakraborty 等研究提示，一个独立的新的调节胰岛素信号的反馈机制，即焦磷酸肌醇与 PIP3 竞争性结合起到抑制 AKT 的胰岛素刺激作用。

焦磷酸肌醇是一类水溶性肌醇，其中最为人们熟知的是肌醇 7 磷酸（IP7），与胰岛素分泌和外周胰岛素信号通路有关。焦磷酸肌醇由于具有高能焦磷酸键而获得极大的关注。IP6K1 异构体在 IP6 上产生一个焦磷酸从而形成 IP7。IP7 产生后结合到 AKT 同源结构域，从而阻止 IP7 转位到细胞膜，降低被 PDK1 的磷酸化。在缺少同源结构域的情况下，IP7 不能够阻止 PDK1 使 AKTTHR308 磷酸化及胰岛素/AKT 刺激的葡萄糖摄取降低和肝脏脂肪代谢增加。另外，IP6K1 还与葡萄糖耐受患者骨骼肌的胰岛素敏感性有关。

六、胰岛素抵抗的原因和发病机制

胰岛素抵抗和胰岛素抵抗综合征的发病原因非常复杂，并非单一因素致病，遗传因素、环境或行为因素均起重要作用。一项对双卵双生和单卵双生的孪生个体的研究报告，胰岛素抵抗的遗传可能性为 0.53，其余为环境或行为因素。Belloc 和 Breslow 在 20 世纪 70 年代提出了对健康有益的生活方式，包括每天 7~8 小时的睡眠、坚持吃早餐、两餐之间避免进食、保持与身高相称的体重、参加体育活动、限制饮酒和戒烟 7 项。对上述习惯与肥胖和胰岛素抵抗的相关性进行了研究，结果发现一天中不规则进食可导致胰岛素抵抗和肥胖的发生率增加，不吃早餐增加肥胖的发生率；晚睡（零点以后）和睡眠不足 6 小时明显增加肥胖发生率；睡眠不足使胰岛素抵抗的危险性明显增高。

1. 胰岛素抵抗与信号传导通路

胰岛素信号传导单位点异常分为胰岛素受体前、受体及受体后异常，其中以受体后信号传导障碍最为重要。因 IRS-1/PI3K/PKB 通路在胰岛素作用途径中占有极其重要的地位，以下内容主要分析该通路异常所导致的胰岛素抵抗。

（1）胰岛素受体前及受体异常

胰岛素受体前异常即为胰岛素的异常，最常见的原因是胰岛素抗体形成。胰岛素抗体与胰岛素结合，使胰岛素不能与其受体正常结合，从而使信号无法向下传递，导致胰岛素抵抗。其次，各种原因使胰岛素的拮抗激素增多也会导致胰岛素抵抗，胰岛素拮抗激素包括生长激素、甲状腺激素、胰高血糖素、糖皮质激素等。再次，可因胰岛素的基因突变，胰岛素的结构发生变化而不能与其受体相结合，同样不能向下传递信号。此外，过快的胰岛素降解致使胰岛素相对不足，胰岛素的生理效应减弱。如胰岛素降解酶（Insulin-degradingenzyme，IDE）基因表达增加，加速胰岛素降解，可减少胰岛素在通路中产生的效应，而胰岛素降解酶抑制剂可抑制胰岛素的过快降解。

胰岛素受体的异常也可导致胰岛素信号传导受损，蛋白酪氨酸磷酸酶（Protein Tyrosine Phosphatase，PTPs）可使胰岛素受体发生酪氨酸去磷酸化而致通路异常，在此过程中起主要作用的是 PTPs 家族中的蛋白酪氨酸磷酸酶 1B（Protein Tyrosine Phospha-tase-1B，PTP-1B），PTP-1B 已成为治疗糖尿病潜在的药物靶点。许多 PTPs 抑制剂（如钒酸盐类小分子无机化合物）可有效抑制 PTPs 活性，增加胰岛素的敏感性。但是，PTPs 抑制剂的专一性差，对人体不良反应明显。近几年，许多科研工作者正在对 PTP-1B 专一性抑制剂进行研究，得到了很多新型化合物，从而更好地改善胰岛素抵抗。

（2）胰岛素受体后异常

胰岛素受体后水平的异常在胰岛素信号传导异常中最为常见，是引起胰岛素抵抗最重要原因，受体后水平主要包括 IRS-1、PI3K、PKB/Akt、GSK-3 及 GLUT4，其中任一环节出现异常均会导致胰岛素抵抗。

1）IRS 异常

IRS 是胰岛素受体的底物蛋白，是胰岛素信号传导过程中的重要适配蛋白，可被活化的胰岛素受体酪氨酸磷酸化，继而向下传递信号。IRS 家族包括 IRS-1 到 IRS-6 六种异构蛋白，IRS-1、2 广泛分布于人体的多种组织，与 IR 密切相关，IRS-3 主要分布于脂肪组织中，IRS-4、5、6 则表达量较低。IRS 水平的异常主要表现在以下几个方面。

① IRS 的磷酸化异常

IRS 上有酪氨酸位点和丝氨酸/苏氨酸位点，正常情况下只有酪氨酸位点发生磷酸化才会使 IRS 激活，发挥正常效应。在 IR 状态下，IRS 的丝氨酸/苏氨酸位点磷酸化水平升高，并抑制酪氨酸磷酸化水平，从而降低 IRS 的活性，加速 IRS 的降解，继而影响胰岛素信号的传递。国内外大量研究表明，某些脂肪因子、炎性因子、氧化应激、内质网应激均会导致 IRS 的丝氨酸/苏氨酸位点磷酸化水平升高，诱发 IR，这些在下文中具体阐述。另有研究表明，褪黑素和胰岛素之间的信号通路存在交叉感知，可增加胰岛素受体磷酸激酶的活性，从而增强 IRS-1 的酪氨酸磷酸化，改善 IR。褪黑素非选择性受体激动剂 Neu-p11 可增加 IRS-1 的表达，改善胰岛素的敏感性；褪黑素非选择性受体拮抗剂 Luzindole 则降低 IRS-1 的表达，并阻断褪黑素及其激动剂的作用，加重胰岛素抵抗。

② IRS 的降解异常

IRS 在体内保持正常的数量和活性是胰岛素信号传导的一个先决条件，当 IRS 发生不正常的降解而导致其水平下降时，会影响信号的传递，引发 IR。这与蛋白酶体对 IRS 的不正常降解有关。Rui 等研究表明，胰岛素促进 3T3-L1 脂肪细胞及 MEF 细胞的 IRS-2 泛素化，26S 蛋白酶体可使泛素化的 IRS-2 明显减少，当应用 26S 蛋白酶体特异性抑制剂后会使 IRS-2 水平恢复正常。

③ IRS 的分布异常

IRS 在细胞内的正确定位对信号传导也很重要。只有 IRS 正确定位于靶组织的细胞骨架上才有利于与活化的胰岛素受体相结合，使胰岛素信号顺利向下传导。在体外用胰岛素慢性刺激脂肪细胞后，细胞骨架上的 IRS 会被大量释放到胞质中，胰岛素信号传导过程中发挥效应的 IRS 数量明显减少，虽然细胞内 IRS 总量并未发生变化，但 IRS 磷酸化水平却明显降低，细胞骨架上募集来的 PI3K、PKB 数量减少，最终导致 IR。

2）PI3K 异常

PI3K 是调节胰岛素信号传导的关键蛋白。曾有研究报道：应用 PI3K 抑制剂 LY294002、Wortmannin 可以将其通路下游的信号传导完全抑制，导致葡萄糖代谢障碍，从而证明了 PI3K 在胰岛素信号传导过程中的重要地位。当 PI3K 的表达减少或其活性降低时均会使胰岛素信号传导的效应下降，致葡萄糖摄取和糖原合成障碍，最终导致 IR。IRS 的基因异常不仅导致 IRS 蛋白结构和功能的异常，还会使 PI3K 的表达明显下降，产生 PI3K 通路胰岛素信号传导障碍。Anai 等发现 2 型糖尿病 ob/ob 小鼠肝脏细胞 PI3K 上的 P85 亚基数量较对照组减少约 50%，而在骨骼肌细胞中却未见 P85 亚基减少，说明 PI3K 的表达下降不是产生 IR 的主要原因，而 PI3K 活性的降低可能是导致 IR 的关键因素。在高脂饲养糖尿病大鼠的肝细胞、骨骼肌细胞及脂肪细胞中发现，PI3K 活性明显低于正常对照组。近年来有研究发现，第 10 号染色体缺失的磷酸酶张力蛋白同源物（PTEN）可作用于 PIP3，催化其去磷酸化为 PIP2，从而反向抑制 PI3K 活性，抑制 PI3K-PKB 通路的传导。硫化氢可抑制 PTEN 的表达，增加 PIP3 水平，提高 PI3K 活性，从而改善 IR。

3）PKB/Akt 异常

PKB 又名 Akt，是 PI3K 直接的靶蛋白，也是 PI3K 通路中的关键分子。在胰岛素抵抗的大鼠骨骼肌中，PKB 的表达和活性均下降，对 GSK-3 活性抑制作用降低，导致糖原合成减少，糖异生增多。PKB 活性的下降还会降低 GLUT4 转运至细胞膜上的数量，从而降低对葡萄糖摄取能力。一项实验研究发现，生长激素的刺激可抑制 PKB 的磷酸化水平，从而抑制 PI3K/PKB 传导通路，但不影响 PKB 的表达，可见同 PI3K 一样，PKB 活性的降低可能也是导致 IR 的关键因素。扩增抑癌基因 wtPTEN 使 PTEN 的表达增加，可增强生长激素对 PKB 磷酸化的抑制作用。衔接蛋白 APPL1 是一个新发现的调节胰岛素信号传导的信号分子，过表达的 APPL1 可增强 PKB 的磷酸化水平，改善 IR；相反，APPL1 表达降低则减弱 PKB 的活性，加重 IR。Tribbles 同源蛋白 3（TRB3）是内源性 PKB 抑制剂，可抑制 PKB 的磷酸化，干扰其转膜过程，从而阻断 PI3K/PKB 通路，参与 IR 的发生。

4）GLUT4 异常

胰岛素的靶组织细胞主要通过 GLUT4 来摄取葡萄糖，GLUT4 表达减少、内在活性降低及转运障碍均可降低靶细胞对葡萄糖摄取能力，产生 IR。

① GLUT4 表达异常

研究发现，2 型糖尿病个体脂肪细胞中的 GLUT4 表达明显降低，此时参与信号传导的 GLUT4 数量减少，胰岛素信号传导减弱，导致 IR。另一研究发现，胰岛素联合硒可明显增加糖尿病大鼠骨骼肌细胞中 GLUT4 的表达。

② GLUT4 转位异常

GLUT4 是重要的葡萄糖转运子，只有其从贮存囊泡内转运至细胞膜上才能参与胰岛素的信号传导，若 GLUT4 转位异常，直接影响靶组织对葡萄糖的摄取。Patki 等研究表明，微管和微丝在 GLUT4 转位时发挥轨道作用，若同时破坏微管和微丝，几乎完全抑制了葡萄糖的转运，若破坏二者之一，可分别抑制 70% 及 50% 的葡萄糖转运。Liu 等研究发现，饱和脂肪酸可通过抑制骨骼肌细胞 GLUT4 的转位引起 IR。Ueda 等研究发现，表儿茶素可促进 GLUT4 转位到细胞膜上，改善 IR，当加入 PI3K 抑制剂后，表儿茶素的促进作用将被抑制。

（3）胰岛素信号传导多位点异常与胰岛素抵抗

脂肪细胞因子、氧化应激、内质网应激、糖皮质激素及单链小分子 RNA 等因素均可导致胰岛素信号传导多位点异常，进而发生胰岛素抵抗。

1）脂肪细胞因子

TNF、抵抗素（Resistin，RSTN）、FFA 等脂肪细胞因子，可诱发靶组织细胞慢性非特异性炎症并干扰胰岛素信号传导通路，导致 IR。另有些脂肪因子如脂联素（Adiponectin，ADPN）、内脂素（Visfatin，VF）可通过上调胰岛素信号传导通路中相关蛋白活性改善 IR 炎症反应状态。

2）TNF-α

TNF-α 是一种重要的脂肪源性细胞因子，由单核/巨噬细胞分泌，是胰岛素抵抗的一个独立危险因素。目前研究表明，TNF-α 诱发胰岛素抵抗主要涉及两个方面：一方面，TNF-α 可激活 C-Jun 氨基末端激酶（C-Jun N-terminal kinase，JNK）通路，该通路是 MAPK 信号传导通路下游的一个重要途径，JNK 可使 IRS 上的丝/苏氨酸磷酸化，抑制 IRS 正常的酪氨酸磷酸化，从而抑制下游的 PI3K 磷酸化过程，干扰 IRS/PI3K/PKB 信号传导途径，导致胰岛素抵抗；另一方面，TNF-α 可激活 IKK 激酶（IKK）/核转录因子 kB（NF-kB）炎症信号通路，IKK 是一种丝氨酸激酶，可使 IRS 上的丝氨酸磷酸化，同样也抑制了 IRS/PI3K/PKB 途径，导致 IR，当 IKK 激活 NF-kB 后，后者又可促进 TNF-α 的转录与合成，形成炎症信号的正反馈恶性循环，加重胰岛素抵抗。大剂量的阿司匹林/水杨酸盐等抗炎药物可抑制 IKK/NF-kB 信号通路，起到改善胰岛素抵抗的作用。

3）IL-6

IL-6 是常见炎症因子，由脂肪细胞和胰岛 β 细胞分泌，与 IR 联系紧密。血糖升高可诱导胰岛 β 细胞分泌 IL-6。IL-6 在炎症反应早期可促进胰岛素的产生，导致高胰岛素血症的发生，晚期则抑制其分泌。IL-6 导致 IR 的机制总结如下：IL-6 使 IRS-1 丝氨酸磷酸化，从而使其酪氨酸磷酸化受到抑制，胰岛素信号传导因而受阻，导致 IR；抑制脂联素的表达，从而降低胰岛素敏感性。此外，IL-6 可以通过抑制 PI3K 和 GLUT-4 的活性，进而抑制胰岛素信号传导，导致 IR。

4）单核细胞趋化蛋白-1

单核细胞趋化蛋白-1（Monocyte chemotactic protein-1，MCP-1）属于趋化因子家族，

由巨噬细胞所激活和趋化的小分子蛋白物质。MCP-1 主要通过对单核细胞和 T 淋巴细胞产生作用，促进黏附分子的大量分泌，使包括单核细胞在内的多种炎症细胞聚集于病变组织，并对 IL-6 和 TNF-α 等多种炎症因子产生应答反应，激活 JNK 通路及 IKK/NF-κB 信号通路，抑制胰岛素信号传导，导致 IR。MCP 还可直接参与 IR 的发生，有效抑制机体摄取葡萄糖和胰岛素受体的酪氨酸磷酸化，对 IR 的发生具有重要促进作用。

5）抵抗素

抵抗素是近年来新发现的一种脂肪细胞因子，因其与胰岛素抵抗有关，所以命名为抵抗素。Steppan 等研究抵抗素诱发 IR 机制时发现，抵抗素可使胰岛素受体及 IRS-1 酪氨酸磷酸化水平明显降低，其下游的 PI3K 及 PKB 活化也被抑制，说明抵抗素引起 IR 主要与 IRS/PI3K/PKB 信号传导途径有关。该研究还发现，细胞因子信号传导抑制因子 3（Suppressorof Cytokine Signaling-3，SOCS-3）在其中发挥重要作用。SOCS-3 可竞争性地与胰岛素受体及活化的 IRS 相结合，阻碍正常的 IRS/PI3K/PKB 信号传导途径，而抵抗素可上调 SOCS-3 的表达，诱导胰岛素抵抗的发生。同样，Liu 等应用抵抗素刺激大鼠肝癌细胞系 H4IIE 时也发现，SOCS-3 表达水平显著升高，而胰岛素受体、IRS-1、IRS-2、PKB 及 GSK3 的磷酸化明显被抑制。

正常情况下，机体通过胰高血糖素和胰岛素对血糖进行调节，当血糖水平高时，胰岛素发挥主要作用使血糖以糖原的形式存储起来。抵抗素介导的胰岛素抵抗发生时，一方面糖代谢过程中的一些关键酶活性降低，促进糖异生过程，另一方面胰岛素信号通路传导受阻，胰岛素对葡萄糖的利用及储存功能下降，血糖升高。因此，机体不得不分泌更多的胰岛素降低血糖，表现为高糖血症和高胰岛素血症。

Steppan 等在研究抵抗素引起胰岛素抵抗的机制时发现，抵抗素对于细胞没有影响，也不影响胰岛素受体（insulin receptor，IR）的绝对水平，但是 IR 的酪氨酸残基的磷酸化水平降低了 40%，相应地，IRS-1 磷酸化水平也降低了 40%，而下游的重要分子 PI3K 和 Akt 的活化也被抑制。这一研究表明，抵抗素不能直接减少 IRS-1 的丝氨酸残基的磷酸化，而是通过减少 IR 的酪氨酸残基的磷酸化间接发挥作用。Satoh 等给雄性 Wistar 大鼠静脉注射腺病毒携带的小鼠抵抗素基因，发现高浓度抵抗素使大鼠糖耐量出现异常并伴有高胰岛素血症，同时 IRS-1、-2 及 Akt 的蛋白表达水平和磷酸化水平都明显降低。Liu 等用抵抗素刺激大鼠肝癌细胞株（H4IIE），结果显示胰岛素受体底物 IRS-1、-2，Akt 及 GSK3 的蛋白表达和磷酸化明显受到抑制。以上这些研究表明，抵抗素通过 IRS、PI3K、Akt 和 GSK3 这一信号级联传导系统发挥胰岛素抵抗作用，影响胰岛素调节糖原合成的过程，使血糖升高。

GLUT4 存在于骨骼肌、脂肪组织以及心肌中，其在胰岛素刺激下，将葡萄糖转运至细胞内，维持血糖平衡。然而在抵抗素介导的胰岛素抵抗发生时，GLUT4 蛋白的活性可能受到抑制而使胰岛素的作用减弱。Moon 等通过直接向大鼠骨骼肌细胞（L6）培养液中添加重组抵抗素和转染抵抗素基因构建抵抗素高表达的细胞模型，发现重组抵抗素抑制由胰岛素刺激引起的葡萄糖吸收过程，并且这种抑制作用呈剂量依赖性，但这种作用并不是通过抑制 IR、IRS-1 及 Akt 残基的磷酸化实现的，即抵抗素对 L6 细胞摄取葡萄糖的抑制作用不是通过损害胰岛素刺激下 GLUT4 从细胞内池迁移到细胞外膜的过程实现的。同样，有研究证明高浓度抵抗素并没有降低 GLUT4 基因的表达。由此可以推测，抵抗素可能通过抑制细胞外膜上 GLUT4 蛋白的活性抑制细胞摄取葡萄糖从而实现间接减弱胰岛素信号传导，形成胰岛素抵抗。

AMPK 是生物能量代谢的关键分子，表达于各种与代谢相关的器官中。研究表明 AMPK 是葡萄糖平衡所必需的。AMPK 的活性主要受以下两条途径调节：①通过感受胞内 AMP/ATP 比例变化，进行变构调节，当细胞能量水平较高时，AMPK 进行合成代谢，将多余能量作为糖原或者脂肪储存下来，而当 ATP 水平较低时，AMPK 将关闭合成代谢，启动分解代谢，使糖原或脂肪分解为能量供机体利用；②在信号传导级联反应中，AMPK 的 α 亚单位的第 172 位丝氨酸残基被磷酸化，对其进行共价修饰。Luo 等用重组抵抗素和 AMPK 的小干扰 RNA（siRNA）孵育 HepG2 细胞来研究抵抗素对胰岛素信号传导和葡萄糖代谢的影响，结果显示糖异生过程中的关键酶葡萄糖-6-磷酸酶（glucose-6-phosphatase，G6Pase）和磷酸烯醇丙酮酸羧激酶（phosphoenolpyruvate carboxykinase，PEPCK）的基因表达增加，同时 IRS-2、AMPK 和 Akt 磷酸化水平均降低。在体研究中，将载有抵抗素基因的重组腺病毒经尾静脉注射构建高抵抗素血症小鼠模型，结果显示 G6Pase、PEPCK 基因表达水平上调，表明糖异生增强，同时 AMPK 磷酸化水平降低。作为反证，Banerjee 等通过基因敲除的方法得到抵抗素基因敲除小鼠，该小鼠空腹血糖含量降低，G6Pase 和 PEPCK 基因表达下调，AMPK 活性增加。以上研究表明，抵抗素一方面通过减弱胰岛素信号传导的作用而使 cAMP 的浓度增加，促使 AMPK 启动分解代谢，并通过促进糖异生途径增加血糖含量；另一方面抵抗素可以降低 AMPK 的磷酸化水平，从而使 Akt 磷酸化水平降低促发胰岛素抵抗。不过，抵抗素通过 AMPK 引起肝脏胰岛素抵抗的研究结果尚存在争议，例如 Qi 等发现，与对照组相比，RKO-ob/ob 小鼠（敲除抵抗素基因的具有瘦素基因缺陷的小鼠）葡萄糖异生水平降低，而葡萄糖摄取能力增强，AMPK 和 Akt 磷酸化水平升高，抵抗素处理以后，RKO-ob/ob 小鼠 AMPK 和 Akt 磷酸化水平却没有变化。这种结果的差异除了与研究动物模型、研究手段的不同有关，也许还与瘦素等基因缺失而使细胞因子之间存在的协同作用丧失有关。

细胞信号传导抑制因子（suppressor of cytokine signaling，SOCS）已经被证实是胰岛素受体信号通路的抑制剂。SOCS 家族具有 8 个成员，每个成员都含有 1 个中央 SH 结构域。SOCS 的表达受到多种细胞因子的调控，其中 SOCS-3 被认为参与抵抗素促成胰岛素抵抗的过程。研究表明，抵抗素能显著诱导脂肪细胞 SOCS-3 基因的表达，其作用呈时间和剂量依赖性，且 SOCS-3 可通过 SH 结构域与 IR 的酪氨酸残基结合抑制 IR 的磷酸化。这些结果表明抵抗素可显著增加 SOCS-3 的表达，使其与 IR 竞争性结合从而引起胰岛素抵抗。

6）游离脂肪酸

大量研究表明，FFA 可降低靶组织细胞对胰岛素的敏感性，并减少其对葡萄糖的利用，引起胰岛素抵抗。对不同类型的肌细胞给予 FFA，胰岛素受体的表达减少且活性减弱，IRS-1、IRS-2、PKB 及 GSK3 的磷酸化受抑制，阻碍了 PI3K/PKB 通路的胰岛素信号传导。FFA 还可激活 IKK/NF-κB 炎症信号通路及 JNK 通路，致使 IRS 上的丝/苏氨酸磷酸化水平增加，酪氨酸磷酸化减弱，IRS 活性减弱，促使胰岛素抵抗的发生。Tremblay 等还发现，FFA 可使 CLUT4 含量降低，并且可抑制 CLUT4 由贮存囊泡向细胞膜的转位，减少葡萄糖转运，导致胰岛素抵抗。早在 1985 年 DeFrpnzo 等就已运用扩展的高胰岛素正葡萄糖钳夹技术观察到，与正常人相比肥胖个体的血清 FFA 水平显著升高，而葡萄糖利用率显著降低，表明机体对脂肪氧化及产生的抑制作用在高浓度胰岛素刺激下明显减弱，且同时对于葡萄糖的摄取氧化也明显减少。证实 FFA 水平升高与肥胖、胰岛素抵抗以及糖耐量异常之间存在密切的关联。该课题组比较正常对照组、糖耐量正常的单纯性肥胖组、新诊糖耐量异常组及 2 型糖尿病组的各相关指标，发现血清 FFA 水平与 ISI、HDL-C 负相关，与 BMI、WHR、TG、LDL-C 值正相关，但与 TC 值无相关性。由多元逐步回归结果进一步证实，在上述影响 FFA 水平的六大因素中，ISI、BMI、TG 和 LDL-C 是影响血清 FFA 水平最重要的因素，这一点充分说明了血清游离脂肪酸水平的高低与胰岛素抵抗引起的代谢综合征的发生密切相关。大量研究亦证实高 FFA 水平在肥胖致胰岛素抵抗的发生中起重要作用。血清 FFA 水平升高可增加肝糖异生，促进基础状态胰岛素分泌并使肝脏清除胰岛素能力下降，最终造成高胰岛素血症及胰岛素抵抗。

7）脂联素和内脂素

脂联素、内脂素是重要的脂肪细胞因子，通过上调胰岛素的信号传导来改善胰岛素抵抗。Yamauchi 等研究表明，脂联素可增加 PI3K/PKB 途径中胰岛素受体、IRS-1、IRS-2 及 PKB 的酪氨酸磷酸化水平，并增加 IRS-2 的蛋白表达水平，但不增加 IRS-1 的表达，促进胰岛素的信号传导。脂联素还可通过降低 TNF-α 及非酯化的 FFA 水平，改善 IR。许多研究显示，内脂素也可明显增加 IRS-1、IRS-2 及 PKB 酪氨酸磷酸化水平，上调 PI3K 及 GLUT4 的表达，增加葡萄糖的摄取，并能激活 MAPK 活性，通过改善胰岛素信号传导的两条重要途径，改善胰岛素抵抗。

脂联素是由 *apM*1 基因编码的脂肪组织特异性的血浆蛋白。该基因位于 3Q27，包含 3 个外显子和 2 个内含子，全基因组扫描已提示该区域存在 2 型糖尿病的易感位点。该基因特异且高丰度表达于脂肪组织，其启动子区含有过氧化物酶体增生激活受体 α（PPARα）和糖皮质激素受体结合基因序列。有研究表明，中国上海地区汉族人群中脂联素基因 +45 和 +276 位点有 T/G 单核苷多态性（SNP）现象存在。其中 SNP45 位为 T/G 杂合者发生胰岛素抵抗、低胰岛 β 细胞急性反应能力、高血糖水平的危险最低。SNP45 位为 T/T 者的 BMI 较高、胰岛素水平较高、胰岛素抵抗程度较重；SNP276 位随着 G 等位基因含量的增加脂联素和 HDL 水平升高。在动物模型及患者中均已证实低脂联素血症与胰岛素抵抗存在相关性。在脂肪萎缩的胰岛素抵抗模型鼠中，联合应用生理浓度的脂联素和瘦素可完全逆转胰岛素抵抗，而单用脂联素或瘦素都仅能部分改善胰岛素抵抗。这表明,在肥胖和脂肪萎缩鼠模型中,脂联素降低均参与了胰岛素抵抗的发生发展。这也提示补充脂联素可能为胰岛素抵抗和 2 型糖尿病治疗全新的手段。

8)氧化应激

氧化应激是指机体产生过多的活性氧(Reactive oxygen species,ROS)及活性氮(Reactive nitrogen species,RNS),超过了机体的抗氧化能力,导致组织细胞、蛋白等大分子物质的损伤,进而影响胰岛素信号传导通路,其中的 ROS 尤为关键,是发生胰岛素抵抗的重要因素。Evans 等研究表明,过多的 ROS 可激活 IKK/NF-kB 通路及 MAPK 下游的 JNK 通路,使胰岛素受体及 IRS 的丝/苏氨酸磷酸化,抑制其酪氨酸磷酸化水平,阻碍胰岛素受体与 IRS 相结合,导致胰岛素信号传导障碍。另有研究发现,用高糖诱导 3T3-L1 脂肪细胞发生氧化应激,可抑制脂肪细胞中 PI3K 上 p110 亚基的活性,从而阻碍 PI3K 与下游的 PKB 相结合,促进 IR 的发生。Henriksen 等研究表明,将 3T3-L1 脂肪细胞用 H2O2 处理后,GLUT4 的表达明显降低,影响了胰岛素的信号传递。Kawahito 等发现,氧化应激还可通过抑制 GLUT4 向细胞膜的转位,诱导胰岛素抵抗的发生。

9)内质网应激

内质网是细胞中一个重要的膜性细胞器,它的一项重要功能是保证蛋白质可以加工折叠成正确的有功能的空间结构。当其周围环境发生变化时,如发生高血糖、脂毒性等,致使胰岛素靶细胞内质网中大量未折叠或错误折叠的蛋白质聚集,并超过内质网降解这些无正常空间结构的蛋白质时,会导致内质网功能紊乱、稳态被破坏,继而诱发内质网应激。当发生内质网应激时,内质网通过产生未折叠蛋白反应(Unfolded protein response,UPR)来进行稳态调节。UPR 主要包括:加强对蛋白质折叠能力,停止对一些蛋白质的翻译及加速未折叠或错误折叠的蛋白质降解。UPR 主要涉及三种蛋白质的介导:山梨醇要求激酶 1(Inositol-requiring enzyme1,IRE1)、RNA 依赖蛋白激酶样内质网激酶(Protein kinase R-like ER kinase,PERK)、活化转录因子 6(Activating transcription factor6,ATF6),正常情况下三者处于未激活状态。发生内质网应激时,通过激活 IRE1α、PERK 及 ATF6,均可使 IKK、JNK 活性明显增强,从而增加 IRS-1 丝/苏氨酸磷酸化水平,减弱胰岛素信号传导,促进胰岛素抵抗的发生。Hayashi 等研究发现,内源性 PKB 抑制剂 TRB3 是一种内质网应激诱导蛋白,TRB3 通过 UPR 中的 PERK-ATF4 通路抑制胰岛素的信号传导,诱发胰岛素抵抗。

10)糖皮质激素

长期应用糖皮质激素导致体内外源性糖皮质激素增多或慢性应激反应、库欣综合征等引起内源性糖皮质激素分泌增加均可引起胰岛素抵抗。Merlijin Bazuine 等研究发现,用糖皮质激素诱导 3T3-L1 脂肪细胞发生胰岛素抵抗时,MAPK 磷酸酶-1,4 被激活,抑制 p38MAPK 的活性,进而抑制细胞膜上 GLUT4 的活性,降低胰岛素靶细胞对葡萄糖的摄取。另有研究发现,糖皮质激素是通过加速 IRS-1 的降解,抑制 PI3K、PKB 磷酸化来诱发胰岛素抵抗。二者结果的不同可能是由于应用糖皮质激素对细胞进行处理的时间长短不同,前一个实验中糖皮质激素作用时间仅 2 小时,后者则为 24 小时,可认为后者更能反映体内糖皮质激素长时间增高对胰岛素信号传导的影响。体内长期糖皮质激素水平的增高还可诱发炎症反应，使 TNF-α 等炎症介质增多，导致脂肪分解产生大量 FFA，也可诱发内质网应激，这些影响因素均加重了胰岛素抵抗。

11）雄激素

既往研究表明，雄激素类似物薯蓣皂素能有效降低空腹血糖，显著增加 GLUT-4 的水平，提高 PKB 及 PKC 的磷酸化水平。5α 还原酶抑制剂则可抑制薯蓣皂素的这种作用，说明雄激素可上调胰岛素信号传导通路中 CLUT-4 的表达，促进靶细胞对葡萄糖的摄取，改善胰岛素抵抗。雄激素还可降低 TNF-α、IL-6 等炎症因子水平，抑制炎症反应，从而改善胰岛素抵抗。

12）运动

大量研究证实，运动可以明显改善胰岛素信号传导过程。牛燕媚等研究发现，有氧运动可有效提高胰岛素与肝细胞膜和骨骼肌细胞膜上的胰岛素受体的结合能力，提高外周组织对胰岛素的敏感性，从而改善 IR。杜晓平等研究认为，运动可以有效改善高脂饮食导致的胰岛素抵抗，提高 PKB 的磷酸化水平，提高机体对胰岛素的敏感性。肖方喜等研究发现，有氧运动能够显著减低血清 TNF-1α 水平，改善细胞炎症状态，从而改善 IR。

13）microRNA

microRNA 是一条由 20 多个核苷酸组成的单链小分子 RNA，参与 IR 的发生、发展。窦琳等研究发现，锌指蛋白 2（Zinc finger protein，ZFPM2）和 PTEN 为 miR-200 家族下游的靶基因，抑制 miR-200 家族的表达可明显增加 FOG2 和 PTEN 的水平，FOG2 可与 PI3Kp85α 亚基相结合，抑制其与 p110 亚基的结合，使 PI3K 活性降低，抑制 PKB、GSK 磷酸化，阻碍胰岛素信号传导；PTEN 则可催化 PI3K 下游的 PIP3 生成 PIP2，阻断 PI3K 下游信号通路，使 PKB 活性降低，产生 IR。而过表达的 miR-200 家族则通过抑制 FOG2 和 PTEN，增加 PKB、GSK 磷酸化水平，改善 IR。在这项研究中还发现，miR-152 通过调节 DNMT-1 蛋白水平来调节 DNA 的甲基化水平，抑制 miR-152 表达可提高 DN-MT-1 蛋白水平，进而提高 miR-200 家族启动子区甲基化水平，使 miR-200 家族表达增加，改善 IR。这说明 miR-152 可调节 miR-200 家族的表达。降低 miR-143 的表达能够增加 ORP8 的水平，ORP8 可通过加速 PKB 的降解，抑制 PI3K/PKB 通路。Ueki 等研究发现，诱导胰岛素靶细胞中 miR-29 过表达，可负调控 PI3K 上 p85α 亚基水平，从而抑制 PI3K、PKB 活性，阻碍胰岛素信号传导。

14）色素上皮衍生因子

色素上皮衍生因子（Pigment epithelium derived factor，PEDF）是由人视网膜色素上皮细胞提纯的一种糖蛋白，与胰岛素抵抗关系紧密，但尚存争议。Yoshida 等研究显示，PEDF 通过抑制 Ras-1 活性，进而抑制干细胞 IRS-1 酪氨酸磷酸化，还可抑制 JNK 活性，抑制 ROS 的产生，起到抗炎和减少氧化应激的作用，从而改善 IR。Crowe 等研究显示，PEDF 会增加 JNK 的磷酸化，减少信号通路中 IRS1、PKB 活性位点的磷酸化，从而导致胰岛素抵抗。

15）浆细胞膜糖蛋白1（PC-1）过度表达

PC-1与IRα亚基的特异性区域结合而抑制受体活性。胰岛素抵抗患者成纤维细胞、骨骼肌和脂肪组织PC-1表达均见增高。过度表达PC-1的细胞，其IR酪氨酸磷酸化活性受抑制。PC-1单克隆抗体可阻断这一作用，血中脂联素水平降低。许多研究提示，血浆脂联素水平与胰岛素敏感性和骨骼肌组织IR酪氨酸磷酸化作用呈正相关，与体脂含量呈负相关。人类和动物在糖尿病状态下，血浆脂联素浓度常明显下降。骨骼肌IR改变的结果将可能导致胰岛素信号传导在受体水平上受阻。解偶联蛋白是目前研究新兴热点，也将成为防治胰岛素抵抗的新靶点。目前已克隆出5种UCP亚型。骨骼肌中同时表达UCP2，3两种亚型，但以UCP3占优势，后者是骨骼肌组织中行使UCP功能的主要代表。从现有资料看，调节能量消耗并不是UCP3的主要功能。它可能参与调节活性氧簇的产生、线粒体转运脂肪酸并协同硫酸酶-1对脂肪酸的利用和葡萄糖在骨骼肌中的代谢。研究显示，骨骼肌过度表达的转基因小鼠胰岛素敏感性增高、糖耐量改善、体脂减少、血脂降低，能抵抗高脂诱导的肥胖，葡萄糖转运活性增强，参与脂肪酸 β—氧化硫酯酶-1mRNA表达也增加。所有这些均与UCP3表达呈正相关。而UCP3-/-小鼠体内ATP合成增加，脂肪酸氧化受损。在糖尿病状态下，常观察到骨骼肌UCP3表达降低。因此，UCP3对骨骼肌的糖、脂动态平衡均有重要影响。

16）瘦素

瘦素是脂肪细胞分泌的一种蛋白质。最初发现时，瘦素不仅与调节能量平衡有关，同时还参与体内多种重要生理及病理活动的调控，尤其在胰岛素抵抗的发生中起重要作用，已成为联系脂肪细胞和代谢综合征的重要桥梁。

17）白介素-18（IL-18）

IL-18又称干扰素-γ（IFN-γ）诱生因子（IGIF），该基因在多种器官、组织和细胞，如胸腺、脾脏、肾脏、胰腺枯否细胞和活化的巨噬细胞中均有表达。IL-18受体（IL-18R）复合体包括一条结合链IL-18α和一条信号链IL-18β。该课题组以cDNA微阵列技术和RT-PCR测序方法分析首次发现（IL-18）及其受体在脂肪组织表达。并且运用酶联免疫吸附分析方法在3T3-L1脂肪细胞的培液中检测出IL-18。这表明脂肪细胞能分泌IL-8，在脂肪组织局部存在IL-18/IL-18R的自分泌、旁分泌系统。Espositto等发现2型糖尿病患者血浆IL-18水平显著高于对照组，且血浆IL-18水平与高敏CRP水平存在正相关。肥胖妇女血浆IL-18水平显著高于对照组，而减重后，血浆IL-18水平显著降低。另一项研究表明，在单纯肥胖和2型糖尿病患者中，校正年龄、性别和后，血清IL-18水平均与甘油三酯和空腹血糖呈显著正相关。而在多囊卵巢综合征患者的血清IL-18显著高于对照组，且与BMI、腰臀比存在正相关，而与胰岛素敏感指数呈显著负相关。上述研究表明，IL-18可能与胰岛素抵抗存在相关性，是一种新的致胰岛素抵抗的炎症因子。

（4）受体后水平

胰岛素信号传导的第二个步骤是胰岛素受体的催化位点与胰岛素受体底物（IRS）相结合，使 IRS 酪氨酸残基磷酸化而使其得以激活，这种磷酸化的 IRS 可供一些含 SH2 结构域的信号蛋白插入，从而激活它们，启动其下游信号的传导。IRS 在胰岛素信号传导通路中起到分支点的作用，胰岛素信号传导并不是简单的直线途径，其中涉及的许多环节存在有分支并相互交叉构成复杂的网络，互相之间存在非常精细的调节，IRS 是胰岛素介导的信号通路的一个关键点，2 型糖尿病患者体内众多危险因素如 FFA、脂联素、TNF-α、IL-6 等对胰岛素敏感性的干预作用最后多归结于传导异常，进而干预胰岛素信号通路，最后导致胰岛素抵抗这一个环节上。同时，IRS 可激活众多不同的信号通路，不同组织的特异性信号通路被激活，引起不同的生物效应。因此，胰岛素信号通路导致胰岛素抵抗发病机制中，受体后水平这一层次既关键又多变，因此引起了广大研究者的极大关注。

（5）胰岛素受体底物

胰岛素受体底物（IRS）家族主要有 4 种异构体蛋白，包括 IRS1-4，它们各自分布于不同的靶组织，介导不同的生物效应，其中 IRS-1 和 IRS-2 在胰岛素信号通路中的作用最重要。蛋白酶体对 IRS 的不正常降解导致参与胰岛素信号通路的 IRS 蛋白含量下降；IRS 丝氨酸苏氨酸磷酸化水平增加，导致酪氨酸磷酸化水平降低，以上两个方面从量和质两个方面解释了 IRS 水平干预胰岛素信号传导通路的主要原因。

据报道，IRS1 主要作用于骨骼肌，主要介导下游的途径，诱发胰岛素介导葡萄糖在骨骼肌组织的转运过程；广泛作用于肝脏、骨骼肌、脂肪组织，主要介导的信号通路诱发外周组织中细胞对葡萄糖的转运过程以及葡萄糖在肝脏的糖异生及肝糖原分解过程，同时还可以将脂联素、瘦素等细胞因子的受体和信号通路连接起来，在胰岛素信号通路导致胰岛素抵抗机制中起到横向连接众多诱发因素，纵向衔接细胞内外信号的传导的作用。敲除基因的小鼠，其表现为外周抵抗，而敲除基因的小鼠出现的既表现为外周抵抗又使胰岛素丧失对肝糖产生的抑制，因而更为严重。只分布于脂肪组织，而主要分布于垂体、脑组织中。不同的是，此两个受体底物与胰岛素受体结合后，对 IRS1 和 IRS2 起负调节的作用。

（6）受体（IR）改变引起胰岛素抵抗

1）IR 基因表达异常

IR 由 a、B 亚基组成。a 亚基具有胰岛素结合活性，通常以两种形式表达于细胞表面，即伴有羧基端 12 个氨基酸的 A 型（IR-A）和羧基端 12 个氨基酸缺失的 B 型（IR-B）。前者胰岛素亲和力远低于后者。这两种受体形式在各种组织中的比例有所不同，对骨骼肌而言，IR-B 表达占绝对优势。有研究显示，糖尿病状态下，骨骼肌 IR-A 表达增加，IR-B 表达下降，同时 IRmRNA 水平也明显下降。

2）IR 活性下降

IRB 亚基具有酪氨酸激酶活性，胰岛素与受体结合后，B 亚基多个位点的酪氨酸发生自身磷酸化而被激活。研究显示肥胖伴胰岛素抵抗的动物骨骼肌 IR 酪氨酸激酶活性明显下降。高脂诱导的高血糖和高胰岛素血症，可致动物骨骼肌中 IR 数量下降 50%，受体自身磷酸化活性受损，骨骼肌葡萄糖转运明显减弱。IR 酪氨酸激酶活性下降可能与下列因素有关：①浆细胞膜糖蛋白 1（PC-1）过度表达。PC-1 与 IRα 亚基的特异性区域结合而抑制受体活性。胰岛素抵抗患者成纤维细胞、骨骼肌和脂肪组织 PC-1 表达均见增高。过度表达 PC-1 的细胞，其 IR 酪氨酸磷酸化活性受抑制。PC-1 单克隆抗体可阻断这一作用。②血中脂联蛋白（adiponectin）水平降低。许多研究提示，血浆脂联蛋白水平与胰岛素敏感性和骨骼肌组织 IR 酪氨酸磷酸化作用呈正相关，与体脂含量呈负相关。人类和动物在糖尿病状态下，血浆脂联蛋白浓度常明显下降。骨骼肌 IR 改变的结果将可能导致胰岛素信号传导在受体水平上受阻。

3）IR 底物（IRSs）的改变

IRSs 蛋白被胰岛素激活后与磷脂酰肌醇 3 激酶（PI3K）的调节亚基 p85 结合，从而激活 PI3K 的催化亚基 p110，此即胰岛素信号传导的 PI3K 途径。现在认为，PI3K 的激活是胰岛素介导葡萄糖代谢所必需的。在已鉴定出的 4 种不同的 IRSs 蛋白中，参与介导葡萄糖代谢的主要是 IRS-1、2 两种亚型。骨骼肌组织主要表达 IRS-1 亚型。目前已发现几种与胰岛素抵抗有关的 IRS-1 基因突变体，如 *Gly972Arg*、*Gly971Arg*、*Pml70Arg* 和 *Met209Thr* 等。近年来注意到，*Arg972-IRS-1* 突变体与胰岛素抵抗的关系较为密切。过度表达 972ArgIRS-1 突变体的 L6 骨骼肌细胞其 IRS-1 下游胰岛素信号分子的活化均受影响，胰岛素刺激的葡萄糖转运、葡萄糖转运子的转位、糖原合成均受损害。另有一些研究显示，2 型糖尿病患者的亲属不管其是否伴有糖耐量损害，均存在骨骼肌胰岛素抵抗，胰岛素刺激后 IRS-1 磷酸化作用和 PI3K 活性增高的反应均明显受损；肥胖伴胰岛素抵抗大鼠骨骼肌组织 IRS-1 蛋白水平降低，IR 和 IRS-1 磷酸化作用明显受损。

（7）信号传导途径障碍引起 IR

1）PDE3B（Phosphodiesterase3B）

胰岛素受体底物（IRS）-磷脂酰肌醇激酶（PI-3K）途径的研究是研究 Ins 传导的一大热点。PI-3K 活化后可使细胞脂质磷酸化而激活 PKB，从而促进葡萄糖转运、脂肪及糖原合成，其功能缺陷可以导致 IR。PDE3 是磷酸二酯酶（PDE）家族中的一个亚型，而 PDE3B 是位于脂肪细胞中可被胰岛素激活的主要亚型，也是 PKB 的生理底物之一。近年来的研究发现，Ins 正是通过 PI-3K 和 PKB 依赖的信号途径诱导 PDE3B 的磷酸化和激活来发挥抗脂解作用。临床研究发现，2 型糖尿病患者脂肪细胞中 PDE 3BmRNA 的表达下降，HSL（激素敏感性脂酶）活性增高，脂解增加，游离脂肪酸（FFA）释放增多，血清 FFA 的升高可引起骨骼肌、肝脏的 IR 及 PI-3K 活性降低，阻碍细胞内胰岛素信号传导，进一步加重耐 IR。但目前 PDE3B 基因在上述条件下如何被调节及其改变是否是 2 型糖尿病 IR 发生原因中的首发因素还不清楚。

2）脂联素（adiponectin）

脂联素亦称 28KD 凝胶结合蛋白（GBP28），是由脂肪组织分泌的一种蛋白，全基因组扫描显示该区域存在 IR 和 2 型糖尿病的易感位点。在不同种族中，低脂联素血症的程度与 mIR 及高胰岛素血症具有显著相关性。有研究发现，在 2 型糖尿病发病过程中，血浆脂联素浓度的降低与胰岛素敏感性下降相平行。在各种动物模型中，脂联素的表达和分泌的增加不仅能抑制炎症发生的路径，而且能增强胰岛素敏感性和改善葡萄糖耐量异常。这种胰岛素增敏作用的出现归因于抑制葡萄糖生成，增强肌肉对葡萄糖摄取。此外，IR 能够通过灌注脂联素被逆转。在人类，脂联素与全身的胰岛素敏感性呈正相关。而脂联素基因自身和（或）编码脂联素调节蛋白的基因的突变（如 PPAR-7）与低脂联素血症、IR 和 2 型糖尿病均有关。因此，逆转或减轻低脂联素血症将成为研发和改善胰岛素敏感性和葡萄糖耐量药物所针对的靶向。

（8）氧化应激通路的激活

氧化应激通路的激活可以产生以下结果：①阻断胰岛素作用通路，导致胰岛素抵抗；②降低胰岛素基因表达水平；③抑制胰岛素分泌；④促进 B 细胞凋亡等。

氧化应激是指活性氧簇（ROS）产生过多或发生代谢障碍并超过内源性抗氧化防御系统对其的消除能力时，ROS 参与氧化生物大分子的过程，其最终产生细胞脂质过氧化并致使溶酶体、线粒体损伤，除了对细胞内大分子产生损害外，ROS 还能激活应激敏感性信号通路，从而调节基因表达，损伤细胞。氧化应激包括外源性和内源性，是细胞损伤的主要原因。ROS 包括活性氧自由基及在细胞内、外环境中能产生自由基的各种物质，如超氧阴离子自由基（O2-）和羟自由基（OH）、过氧化脂质、次氯酸以及过氧化氢等。

胰岛素作用的细胞信号传导通路与胰岛素抵抗生理状态下，胰岛素结合到胰岛素受体的亚单位，引起 B 亚单位酪氨酸残基自身磷酸化，这种自身磷酸化促使胰岛素受体底物蛋白家族成员，包括胰岛素受体底物-1（IRS-1）和胰岛素受体底物-2（IRS-2）与之结合。IRSC-末端酪氨酸残基自身磷酸化被激活后，导致多种包含 SH-2 结构域的信号分子的高特异性结合位点产生。这些信号分子包括磷脂酰肌醇-3 激酶（PI3K）、Nek 和 Orb2。PDK 是一种介导胰岛素效应的重要信号分子。PI3K 包括一个催化结构域 PRO 和一个调节结构域 P85，P85 与激活的 IRS 的 PH 结构域结合，导致 P110 催化活性增强。PDK 可以激活广泛的下游靶分子，主要是丝/苏氨酸激酶，如磷酸肌醇依赖的蛋白激酶（PDKl）、蛋白激酶 B（PKB）、蛋白激酶 C（PKC）γ 和 ζ、p70S6 激酶和糖原合成酶 3（GSK3），产生胞内糖利用、蛋白合成和糖原合成等生物学效应。如激活的 PKB、PKCγ 或 ζ 促使下游葡萄糖转运体-4（Glut4）囊泡从胞浆转运到胞膜，促进葡萄糖的利用，激活的 p70S6 激酶促进蛋白质和糖原合成，激活的 GSK3 促进胞内糖原合成，IRSl/2 通过与 Grb2 结合激活了 Ras/Raf/MEK/ERK 通路，促进胞内蛋白质合成。胰岛素信号传导的任一环节异常均会干扰胰岛素的生理功能，从而导致胰岛素抵抗。

氧化应激激活的信号传导通路与胰岛素抵抗氧化应激产生活性氧和活性氮，通过活化核因子 κB（NF-κB）、c-Jun 氨基末端激酶应激活化蛋白激酶（JNK/SAPK），蛋白激酶 C（PKC）以及 p38 丝裂原活化蛋白激酶（p38MAPK）等，干扰细胞胰岛素信号传导，导致胰岛素抵抗。

2. 胰岛素抵抗的遗传和环境因素

（1）遗传因素

胰岛素抵抗是一种复杂的表现型，具有较强的遗传倾向。临床对糖尿病患者子代发生胰岛素抵抗倾向的研究，对家族以及同卵双生患者的研究提示，基因在很大限度上参与了胰岛素抵抗的发生及发展。即使在非糖尿病及非肥胖患者中，对胰岛素抵抗与高血压及脂质代谢异常关系的研究表明，胰岛素抵抗至少部分与遗传有关。

流行病学研究，胰岛素抵抗存在种族和地区差异，如墨西哥裔美国人、非希伯来裔白人、白种人、美国黑人、美国印第安人、亚洲印第安人及南亚人群有较高的胰岛素抵抗及胰岛素抵抗综合征发生率。胰岛素抵抗按显性基因方式遗传，Haffner 发现从双亲中无一人患糖尿病到全患糖尿病，其血胰岛素水平依次递增，进一步研究发现，与以下因素有关。

1）基因突变

① 胰岛素基因突变

胰岛素基因定位于 11 号染色体，其基因突变可引起胰岛素一级结构改变和胰岛素生物活性降低。目前已经发现有：芝加哥胰岛素（Phe→Leu B_{25}）、洛杉矶胰岛素（His→Asp，Phe→Ser B_{25}）、哥山胰岛素（Val→leu A_3）、普罗维登斯胰岛素原（His→Asp B_{10}）、东京胰岛素原（Arg→His$_{65}$）等。

② 胰岛素受体基因突变

胰岛素受体由定位于 19 号染色体短臂上的单拷贝基因所编码，目前已发现近 40 种胰岛素受体基因点突变或片段缺失与严重的胰岛素抵抗相关，其中包括无义突变、错义突变、拼接错误及大段缺失和移码突变。这些突变一方面通过使胰岛素受体 mRNA 水平降低，减少胰岛素受体的生物合成；同时使胰岛素受体向细胞表面转运出现障碍及加速其降解，导致细胞表面的胰岛素受体数目减少。另一方面，可导致胰岛素受体与胰岛素结合的亲和性降低及胰岛素受体酪氨酸激酶的活性降低等功能障碍，从而产生胰岛素抵抗。

③ PI-3K 基因突变

PI-3K 属蛋白激酶，可特异性地磷酸化肌醇磷脂 3 位羟基，由含 SH-2 区的 p85 亚基与具有酶活性的 p110 亚基组成。IRS-1 上特异的酪氨酸残基可与 p85 亚基结合，进而激活 p110 亚基，后者经磷酸化激活 PKB，活化的 PKB 经过不依赖 Ras/MAPK 的途径使糖摄取、糖原和蛋白质合成增加。Hansen 等发现高加索人群 PI-3K 的 p85 亚基基因上存在错义突变即 Met326lle。静脉葡萄糖耐量试验表明，其纯合子携带者有明显的糖耐量降低和糖利用障碍。

④ 糖原合成酶（GS）基因突变

GS 是糖原合成中的限速酶，研究表明，IR 主要是由于葡萄糖进入非有氧氧化途径受阻，特别是肌糖原合成受阻，故肌糖原合成酶（GYS-1）基因被认为与肌肉组织 IR

密切相关。研究发现，GYS-1 基因中有 4 种错义突变，$Gln^{71} \rightarrow His$、$Met^{416} \rightarrow Va1$、$Pro^{442} \rightarrow$ Ala 和 $Gly^{464} \rightarrow Ser$。用转染试验分别表达了 4 种突变基因并检测其合成酶的活性，仅发现 $Pro^{442} \rightarrow Ala$ 突变体所合成的 GS 活性明显下降，可能与 IR 有关，其余 3 种突变体所产生的酶活性均与野生型基因合成的酶活性无明显差异。

⑤ β_3 肾上腺能受体（β_3-AR）基因突变

β_3-AR 首先于 1989 年被发现，其特性与 β_1 和 β_2 受体完全不同，属 G 蛋白偶联的膜表面受体家族，主要分布于脂肪组织，尤其是棕色脂肪组织，介导脂肪分解及热量生成。去甲肾上腺素与 β_3-AR 结合后，通过刺激型 G 蛋白，激活腺苷酸环化酶，使细胞内 cAMP 增多，继而通过 cAMP 依赖性蛋白激酶使某些酶类及其他功能蛋白磷酸化，产生相应的生理作用。β_3-AR 激动剂 BRL26830A 刺激脂肪组织的脂解，长期使用 BRL26830A 可以在不减少进食的条件下减低体重，其原因主要是加强脂肪分解和能量消耗。β_3-AR 的促进生热作用与激活和提高脂肪组织中解偶联蛋白-1（UCP-1）有关。除了 UCP-1 以外，还存在 UCP-2 和 UCP-3，均与能量消耗有关，激动剂 CL316243 也可以提高 UCP-2 和 UCP-3 在脂肪和骨骼肌中的表达。有人认为 β_3-AR 与胰岛素信号传递系统间存在相互作用，用 β_3-AR 激动剂 CL316243 预刺激 β_3-AR，可增强 INSR、IRS-1、IRS-2 的酪氨酸磷酸化及与 IRS-1 相关的 PI-3K 的活性。研究发现，β_3-AR 激动剂 AJ-9677 可以明显降低血胰岛素、甘油三酯和游离脂肪酸水平，AJ-9677 同样可以使各种脂肪组织和骨骼肌解偶联蛋白表达增加数倍到数十倍不等。另外，AJ-9677 还可以减小脂肪细胞的体积，使大脂肪细胞转化为小脂肪细胞，这一作用是由 UCP-1 介导，是产热增加的结果。小脂肪细胞比例增多导致 TNF-α 的 mRNA 表达和 FFA 水平下降，从而提高胰岛素敏感性，减轻胰岛素抵抗。Walston 等发现 β_3-AR 基因上的一个错义突变（$Trp64\ Arg$）可使该受体第一细胞内环近跨膜区结构改变，引发信号传导障碍，导致脂肪组织分解和热生成作用减弱，成为肥胖、IR 和 2 型糖尿病的原因之一。

⑥ 特异性蛋白磷酸酶 1 调节亚单位 3（PPP-1R3）基因突变

PPP-1R3 属蛋白磷酸酶，编码肌肉特异性蛋白磷酸酶 1 糖原靶向性调节亚单位，调节肌糖原的合成与分解。PPP-1R3 通过使糖原合成酶脱磷酸化激活而刺激糖原合成。故 PPP-1R3 基因被认为是遗传性 IR 的候选基因。研究发现，PPP-1R3 基因第 905 密码子突变（Asp→Tyr）可使糖原合成受阻而致 IR。Xia 又发现 PPP-1R3 基因 3′ 末端非翻译区富含 AT 元件（AREs）中 5 个碱基对（ATTTA）的多态性变异（ARE2），可导致 PPP-1R3 的 mRNA 的降解加速，PPP-1R3 生成减少，肌肉中糖原合成受阻，导致 IR。

⑦ 小肠脂肪酸结合蛋白 2（FABP-2）基因突变

FABP-2 属转运蛋白，位于小肠黏膜，该蛋白特定位点氨基酸的改变可增强 FABP-2 的亲和力，导致小肠游离脂肪酸吸收及氧化的增加，血浆高游离脂肪酸及高脂质氧化率均可导致葡萄糖氧化、利用及糖原合成的抑制，因此，FABP-2 基因的变异可引起 IR 和肥胖。Baier 等在 Pima 印第安人中发现，FABP-2 第 54 位编码氨基酸为丙氨酸者占 71%，而苏氨酸者占 29%，前者编码的产物对长链脂肪酸的亲和力为后者编码产物的两倍，导致脂肪吸收和氧化增加，有明显的致 IR 作用。Chiu 等将非高血压的正常血糖个体按照 *FABP-2* 密码子多态性分为 A/A、A/T 和 T/T 三组，分别测定胰岛素敏感性和 β 细胞分泌功能，结果后两组胰岛素敏感性明显低于 A/A 组（$P = 0.0118$ 和 $P = 0.0170$），而 β 细胞分泌功能则无明显差异，多元回归分析表明 *FABP-2* 第 54 密码子多态性是胰岛素敏感性的独立决定因素，是胰岛素抵抗的独立危险因素。一项对韩国人的研究报道，具有 Ala^{54}Thr 变异的个体，血浆空腹胰岛素水平明显增高，但是小肠对油酸甘油酯的吸收并无明显增多，从而认为 *FABP-2* 的第 54 位密码子多态性与脂肪酸氧化增多有关，而并非脂肪酸吸收增多所致。在日本的研究显示，*FABP-2* 基因多态性不仅与空腹胰岛素水平和胰岛素敏感性相关，而且具有 Ala^{54}Thr 变异的个体腹部脂肪厚度明显高于无变异个体，而皮下脂肪厚度则无相关关系，因此推测该变异导致腹部脂肪过度沉积可能是胰岛素敏感性下降的一个原因。到目前为止，虽然多数研究中 *FABP-2* 基因多态性均与胰岛素抵抗相关，但是其具体机制以及明确的意义上有待进一步研究。

⑧ 浆细胞膜分化抗原 1（*PC*1）基因突变

*PC*1 属 Ⅱ 类膜糖蛋白，是从 2 型糖尿病患者成纤维细胞中分离出的一种具有抑制 INSR 酪氨酸激酶活性的糖蛋白。在伴有 IR 的患者的骨骼肌细胞、脂肪细胞、成纤维细胞中均发现 *PC*1 过度表达；cDNA 转染试验也表明，*PC*1 过度表达可抑制胰岛素信号的传递，而致 IR。*PC*1 是具有磷酸二酯酶 1 核苷酸焦磷酸酶活性的胞外酶，并有自身苏氨酸残基磷酸化作用。故推测其致 IR 机制可能为：a. 影响 INSR 的自身磷酸化和（或）影响其酪氨酸激酶活性。b. 水解 ATP，从而抑制蛋白激酶的活性。但 Grupe 等研究发现，即使在阻断 *PC*1 磷酸二酯酶 1 核苷酸焦磷酸酶活性后，*PC*1 仍能抑制胰岛素信号的传递，故认为 *PC*1 并非直接抑制 INSR，而是通过影响受体后信号分子而抑制胰岛素信号的传递。Pizzuti 用 PCR-SSCP 技术筛查了 PC1 基因 cDNA，发现外显子 4 有一突变位点 $Glu^{121} \rightarrow Lys$，经口服葡萄糖耐量试验（OGTT）证明，该基因携带者具有明显 IR。突变后的基因即使在表达量正常时亦能明显抑制 INSR 酪氨酸激酶活性，因此推测，在不同的个体中 *PC*1 可能通过两种不同的机制来影响 INSR 功能，即 *PC*1 基因正常而表达过度或 *PC*1 表达量正常而基因变异。

人类 *PC*1 基因的 3′末端非翻译区的序列可以提高 *PC*1 的稳定性，与 *PC*1 的过度表达和胰岛素抵抗有关。通过单股 DNA 构型多态性分析发现，存在 3 个位点的核苷酸多态性，包括 G2897A（频率：G = 92.5%，A = 7.5%），G2906C（AF：G = 93.2%，C = 6.8%），C2948T（AF：C = 92.5%，T = 7.5%），这样共有 3 个基因多态性组合，A 型（2897*G*，2906*G* 和 2948*C*），P 型（2897*A*，2906*C* 和 2948*T*），和 N 型（2897*A*，2906*G* 和 2948*T*），等位基因频率分别为 92.5%、6.8% 和 0.7%。其中 P 型个体存在 *PC*1 基因过度表达，*PC*1 蛋白含量增加，血糖水平、胰岛素水平、胰岛素抵抗的发生均明显增高，2 型糖尿病的患病率也增高。CHO 细胞转染发现，P 型的 *PC*1 基因更具稳定性，与对照相比，P 型 mRNA 半衰期增加 [$t_{1/2}$ = (3.73 ± 1.0) 小时和 (1.57 ± 0.2) 小时，$P < 0.01$]，可以更长时间地抑制胰岛素受体的酪氨酸激酶的活性。

⑨ 过氧化物酶增殖物激活受体（PPARs）基因变异

PPARs 属 2 型核受体超家族成员，是一类由配体激活的核转录因子，可分为 3 种亚型，即 PPARα、PPARβ、PPARγ。其中，PPARγ 与脂肪细胞分化、肥胖及 IR 关系密切，已成为近来研究的热点。PPARγ 脂肪形成转录调节因子的激活有助于脂肪细胞的分化。PPARγ 的激活还抑制瘦素和 TNF-α 基因的表达，PPARγ 基因突变可引起体重及胰岛素敏感性的改变。Barroso 报道，在 PPARγ 突变的两个家系引起严重的胰岛素抵抗和糖尿病。Deeb 等发现 PPARγ 基因中的一个错义突变 $Pro^{12} \rightarrow Ala$，正常血糖钳夹试验表明，此突变可改善 IR，降低糖尿病的发生率，但其机制尚不清楚。Hiroyuki 在日本对 2201 例 2 型糖尿病患者和 1212 例正常对照研究后发现，前者 Ala^{12} 变异的发生率较后者低（分别为 2.39% 和 4.13%，$P = 0.000054$），但是在 2 型糖尿病患者中，具有该变异的个体与无 Ala^{12} 变异的个体比较，血胆固醇浓度和 HbA1c 较高，胰岛素分泌能力较低。说明这一变异可以降低人群中糖尿病的发生率，但是对于 2 型糖尿病患者，则提示胰岛分泌功能低下，病情更为严重。TZD 可以直接与 PPARγ 结合并将其激活而发挥效应。PPARγ 在脂肪组织中的表达高于在肌肉组织和肝脏中的表达，但是可以改善肌肉和肝脏的胰岛素抵抗。据推测这可能并不是 PPARγ 的直接效应，而是通过 TNF-α、瘦素或 FFAs 水平的改变而发挥作用的。例如，TZD 激活 PPARγ 诱导脂蛋白脂肪酶表达增加，提高脂肪组织对甘油三酯的摄取，循环中 FFA 水平降低，从而改善肌肉和肝脏的胰岛素抵抗。

除了 PPARγ 外，PPARα 也有很重要的作用，Ji Ming 等将高饮食饲养的雄性 Wistar 大鼠分为 4 组，分别给予特异性 PPARα 激动剂 WY1463 和 PPARγ 激动剂匹格罗酮，其余为对照组，两周后，WY1463 和匹格罗酮都可以降低血糖和肌肉甘油三酯约 16%，WY1463 尤其可以明显降低肝脏的甘油三酯含量，而匹格罗酮无效；此外，瘦素水平降低 52%，肌肉甘油三酯和长链脂酰辅酶 A 减少 32% 和 41%，二者可以分别使胰岛素敏感性提高 35% 和 37%，葡萄糖利用率提高 22% 和 15%，这说明 PPARs 对于胰岛素抵抗和糖、脂肪代谢具有重要意义。

⑩ 脱碘酶-2 基因变异

脱碘酶-2（DIO-2）对于维持循环和组织内甲状腺激素水平起着关键的作用，它使 T4 在外周脱碘转化为活性形式 T3 或无活性的反 T3，在其 3′ 非翻译区根部的环状结构的接触反应区域存在一个硒半胱氨酸插入序列（SECIS），硒半胱氨酸由 UGA 编码。DIO-2 调节细胞内 T3 的浓度具有组织特异性，主要存在于棕色脂肪、脑组织和垂体，在人类，DIO-2 也存在于骨骼肌。DIO-2 基因位于染色体 14q24.3，有三个外显子编码，实验证明代谢和应激的变化可以调节 DIO-2 的活性，冷刺激和肾上腺素能神经活动通过细胞内 cAMP 含量提高影响 DIO-2 活性。Daniela 报道，DIO-2 基因存在 Thr92Ala 错义突变，其在人群中的频率约为 0.35%，在 Pima 印第安人中则高达 0.75%。尽管该区域并非高度保守性，但是这一变异有可能潜在影响 DIO-2 的活性。人群研究显示，具有该突变的个体骨骼肌葡萄糖利用率明显降低，空腹胰岛素水平明显增高，固认为 DIO-2 基因

*Thr*92→*Ala* 错义突变与胰岛素抵抗有关。可能的机制为 *DIO-2* 活性降低时细胞内 T3 水平下降，导致 Glut4 转位减少，产生胰岛素抵抗。另外，*DIO-2* 基因存在一个 cAMP 反应区，当个体同时存在 *DIO-2* 基因 *Thr*92*Ala* 错义突变和 β₃ 肾上腺受体基因 *Trp*64→*Arg* 错义突变时，BMI 明显较无或仅有一个突变的个体为高，这可能是 β₃ 肾上腺受体基因 *Trp*64→*Arg* 错义突变影响 *DIO-2* 活性使 T₃ 在脂肪组织的脂解作用减弱所致。

⑪ *resistin* 基因

resistin 为脂肪细胞分泌的一种激素，动物模型显示 *resistin* 基因过度表达与胰岛素抵抗、肥胖、糖耐量异常密切相关，噻唑烷二酮类药物可以中和 *resistin*，使 *resistin* 基因表达下降，改善胰岛素敏感性和葡萄糖摄取。*resistin* 可能影响胰岛素的信号传递，但是有报道，人类胰岛素抵抗和肥胖个体并无 *resistin* 基因表达；*resistin* 基因的 3′ 非翻译区序列与该基因表达的调节有关，该区域第 3 个外显子存在单一核苷酸变异（*G1326C*），但是在人类的研究并非发现该变异与胰岛素抵抗和肥胖有关，所以该基因与胰岛素抵抗的关系（尤其是在人类）还需要进一步明确。

2）血型及其他

研究发现：Le（a-b-）血型的人有类似胰岛素抵抗综合征的临床表现。决定 Lewis 血型的基因定位于 19 号染色体。另外 3 个定位于 19 号染色体的基因：胰岛素受体基因、糖原合成酶基因和 HDL 受体基因均与胰岛素抵抗的临床特点相关。近期认识的胰岛素抵抗候选基因上有胰岛素受体配基-1 基因、胰岛素刺激蛋白激酶-1 基因、己糖激酶Ⅱ基因、脂肪酸结合蛋白-α 基因和蛋白磷酸酶-1 基因等。

（2）环境因素

环境因素对胰岛素抵抗亦起重要作用，比如肥胖被认为是导致胰岛素抵抗重要的因素，在 2 型糖尿病中，75% 患者伴有肥胖。临床研究表明，向心性肥胖者比整体肥胖者与胰岛素抵抗更有密切相关性。同样生活方式也可影响胰岛素的活性，这就是非遗传性的胰岛素抵抗。目前，已知约有 40 多种不同的因素可降低胰岛素敏感性，诸如：年龄、吸烟、感染、拮抗激素的升高（生长激素、皮质醇、儿茶酚胺）、高血压、心功能不全、肥胖、1 型或 2 型糖尿病、肌肉血流减少、一氧化氮（NO）生成减少、妊娠、应激状态、血游离脂肪酸升高、氨基己糖升高、饮酒、高尿酸血症、缺乏体力活动及药物影响等，其中主要的因素有以下几个方面。

1）年龄

研究发现，随年龄增长葡萄糖耐量下降，以受体后缺陷和外周高胰岛素血症为特征。青春期的健康人与糖尿病患者，胰岛素敏感性均呈生理性降低，可能与此期雄激素、生长激素分泌增加有关。最近研究表明，绝经前后女性体内雄激素水平增加可能与胰岛素抵抗和高胰岛素血症有关。

2）肥胖、缺乏体力劳动

对各种不同体重的人群胰岛素敏感性的前瞻性研究，发现肥胖者发生胰岛素抵抗，而且肥胖可能为胰岛素抵抗及高胰岛素血症的原因，而不是其后果。按脂肪分布的特点，以腰围/臀围比将肥胖症分为两型，向心型（又称内脏型肥胖，上半身肥胖型）和外周型（又称下半身肥胖型）。男性比值在 0.95 以上，女性在 0.80 以上，可视为向心型肥胖。向心型肥胖者胰岛素抵抗较外周型者常见且程度较重。采用直接的方法测定脂容量，发现其与胰岛素抵抗呈正相关。BMI 与胰岛素抵抗有关。有报道超过标准体重 35% ~ 40%，组织胰岛素敏感性下降 30% ~ 40%。目前认为肥胖是因为体内脂肪细胞肥大或增生，组织细胞上胰岛素受体数目减少或活性降低。此外，组织细胞膜上的 Ca^{2+}-ATP 酶活性降低，从而产生胰岛素抵抗。此外，肥胖者交感神经活性明显增高，心输出量和心率均较非肥胖者高，有人认为，肥胖时交感神经活性增高与高胰岛素血症有关。近年有关胰岛素抵抗的发生机制中，FFA 升高引起了特别注意，在向心型肥胖者，FFA明显升高。最近研究表明，如肥胖与胰岛素受体配基-1 基因密码 2972 变异共存，50%可致胰岛素敏感性降低。

缺少体力活动是导致胰岛素抵抗发生的因素之一。研究表明，体力活动量大小与空腹和餐后胰岛素水平密切相关。无论是长期耐力运动还是短期的有氧运动都可以提高胰岛素的敏感性。Ishiid 对非肥胖的 2 型糖尿病患者进行 4 ~ 6 周的运动训练，结果葡萄糖利用率增加 48%。对非洲和美洲妇女进行了 1 周的有氧运动以后，在最大氧耗量、体重和体形均无明显变化的前提下，胰岛素敏感指数提高 58% ［从 $(2.68 \pm 0.45) \times 10^{-5}$ 到 $(4.23 \pm 0.10) \times 10^{-5}$ min/（pmol · L），$P = 0.02$］，空腹胰岛素水平和葡萄糖刺激后的胰岛素水平分别均降低 20% 和 25%，基础血浆去甲肾上腺素水平由 (2.46 ± 0.27) nmol/L 降到 (1.81 ± 0.27) nmol/L（$P = 0.02$），钠排出量从 (100 ± 13) nmol/L 增加到 (137 ± 7) nmol/L（$P = 0.03$）。长期或短期运动可以通过降低体重、改善体形、增加肌纤维密度、减少肌肉糖原储备、降低交感神经活性、提高钠排泄、改善胰岛素受体功能等途径使胰岛素敏感性加强。

3）吸烟

将长期吸烟者与非吸烟者配对比较，前者有较高的胰岛素抵抗性、高胰岛素血症和脂质代谢紊乱。Hautauen 等认为，与吸烟相关的胰岛素抵抗及脂质异常可能是由于胰岛素拮抗激素的分泌增加。吸烟抑制了肾上腺 21-羟化酶，导致肾上腺雄激素产生增加。吸烟可导致的其他激素分泌异常包括：脱氢异雄酮的硫酸盐增加，雄烯二酮、皮质醇、生长激素和儿茶酚胺增加，后 3 种激素可拮抗许多胰岛素的作用，与胰岛素抵抗有关。如糖皮质激素可直接作用于胰岛组织，影响胰岛素原转化为胰岛素等。

4）应激

Moberg 等对胰岛素依赖型糖尿病患者进行急性精神应激试验，发现在最大应激之后 1 小时可导致异种胰岛素抵抗状况，且持续时间超过 5 小时。

（3）饮食与微量元素

动物实验已经证实：富含碳水化合物食物可导致胰岛素抵抗。而短期或长期热量限制可降低血糖及胰岛素浓度，增加胰岛素敏感性和降低胰岛素抵抗。微量元素铬通过葡萄糖耐量因子（三价铬形成的化合物）调节胰岛素与细胞膜胰岛素受体的硫基形成二硫基，促使胰岛素发挥最大的生物学效应，缺铬可导致葡萄糖耐量因子减少。一些酶的催化必须有酶的激活，缺酶可导致代谢紊乱；缺锌则可能通过含锌的辅酶变化影响糖和脂肪代谢。

高脂饮食可引起胰岛素抵抗，在高脂饮食大鼠肌细胞的胰岛素介导的葡萄糖转运明显受损（降低40%~60%），肌细胞 Glut4 的表达下降了约40%。胰岛素刺激 Glut4 转位的作用几乎完全丧失。高脂饮食明显降低 IRS-1 相关的 PI-3 激酶活性而与酪氨酸磷酸化作用无关。在高脂饮食大鼠的肌细胞浆膜和 T-管的 Glut4 的转位均受到损害，而胰岛素信号途径中第一个受到损害的环节是 PI-3 激酶，这一改变与 Akt/蛋白激酶 B 激酶活性降低而不典型的蛋白激酶（aPKC）活性增高有关。

（4）药物影响

部分药物也可以引致胰岛素抵抗，目前已证实：口服外源性雄激素或避孕药可增加胰岛素抵抗，而性激素结合球蛋白降低与胰岛素抵抗相关。在接受利尿剂治疗的患者中可观察到糖耐量受损，这可能是因为胰岛素抵抗及低钾诱导的胰岛素释放受损所致。达纳唑（Danazol）、糖皮质激素、盐类降脂药物均可导致糖耐量受损。β 受体阻滞剂，特别是非选择性或者大剂量心脏选择性 β 阻滞剂可影响胰岛素敏感性。Haenni 等报道，非选择性 β 阻滞剂普萘洛尔（propranolol），治疗后，胰岛素敏感性降低33%，而非选择性 β 阻滞有部分内源性 β2 活性的 β 阻滞剂吲哚洛尔（pindolol），胰岛素敏感性降低17%；选择性 β 阻滞剂阿替洛尔（atenolol）和美托洛尔（metoprolol）降低胰岛素敏感性20%~50%。钙拮抗剂在动物离体器官试验状态下能减少胰岛素分泌，但长期的临床应用表明对糖代谢及胰岛素分泌物明显影响。

（5）其他

研究表明，胰岛素抵抗与胎儿期发育状态有关，那些在胎儿期生长受到阻碍，出生时消瘦而在成人期变得肥胖的人，较出生时胖而成人期瘦的人更易发生胰岛素抵抗。最近有学者报道感染柯萨奇 B4 病毒后，产生胰岛素抗体，导致胰岛素抵抗。已经证明高尿酸血症与胰岛素抵抗有关，血清尿酸浓度与胰岛素敏感性呈负相关，甚至有学者提出：血清尿酸能作为抵抗的一个简易指标。此外，研究证实，持续输注 TNF、白细胞介素-1 及内毒素能诱导胰岛素抵抗状况。经进一步研究发现，TNF 可降低肌细胞 Glut4 的 mRNA 及蛋白产物的水平，高浓度时减少胰岛素受体的数目。

七、胰岛素抵抗的研究意义

1. 加深对机体代谢及代谢个体化的认识

体内代谢相对平衡是维持正常生理状态、保持身体健康的基本保证。体内代谢过程不仅仅是维持体内基本生命活动所需要的物质合成及分解反应，而是存在于机体内的细胞感受、调整、适应外界生存环境变化的途径。机体通过细胞代谢微环境的改变对外界环境变化做出反应，调整自身适应这些变化以求达到新的平衡。机体代谢内环境与机体生存外环境之间平衡的维护与再建立是动态的，不断动用器官储备功能的，体现在整个生命过程中的，而这一动态过程由于个体遗传背景、器官储备功能不同在每个人身上的表现又是不一致的，表现了极大的个体化倾向。疾病的发生与发展，特别是复杂性疾病的发生与发展和这两个环境的失衡密切相关。胰岛素抵抗现象的研究展示了机体在不同外界因素作用下代谢失衡所产生的后果。胰岛素抵抗不仅因代谢异常而导致糖尿病，还因代谢异常而导致心脑血管疾病。相信随着对胰岛素生理作用与作用部位的认识，胰岛素敏感性的个体差异和组织特异性的认识，以及机体代谢的个体化及其在维持健康中的作用等问题研究的深入，不仅会使对胰岛素抵抗的认识有新的内容，还可能提高与加强我们防病的意识与措施。

2. 提供了认识疾病发病机制的新思路

以往对疾病的研究，受到传染性疾病的影响，人们形成了比较固定的思维模式，即病因和疾病一一对应的思维定势，一种疾病总要有一种致病因素。随着对胰岛素抵抗综合征的认识加深，人们认识到，糖尿病、肥胖、血脂代谢紊乱、动脉粥样硬化以及心脑血管疾病等并不是各自独立的疾病，它们是具有共同核心的一组疾病，它们之间的联系纽带就是胰岛素抵抗和高胰岛素血症。可以推测，许多目前人类尚无法解决的疾病的病因可能并非是单一的。一方面某种疾病可能具有多种致病因素；另一方面许多以往认为互不相干的疾病可能同时表现出相同的发病危险因素和相同的病理生理过程。人本身是一个整体，各组织器官分工协作，生命得以存在；同时人生存于环境之中，与其他所有的动植物构成了生物圈，也是一个整体，中国古代就有天人合一之说。在这个大整体中，任何一个环节出现问题，可能造成其他多个部分出现异常，其表现也可以是多种多样。通过各种纷杂的表象，归纳统一，抓住共同点，不断加深对疾病的认识，提高人类认识、驾驭自身和自然界的能力。

3. 提供了疾病治疗的新思路

胰岛素抵抗综合征包括胰岛素抵抗、糖耐量异常、糖尿病、脂质代谢异常、向心性肥胖、动脉粥样硬化、冠心病、脑卒中、微量蛋白尿和高尿酸血症等，它们的发生具有共同的土壤即胰岛素抵抗。在上述疾病的治疗中，仅仅像以往那样单一防治是不够的，应该摒弃头痛医头、脚痛医脚的医学模式，从多方面入手，如减肥、控制饮食、降低血糖、纠正脂质代谢紊乱和高胰岛素血症等，抓住其共同的危险因素，改善胰岛素敏感性，这样才能达到事半功倍的效果，降低疾病的发生率和死亡率。

八、胰岛素抵抗的靶器官分类

1. 肝胰岛素抵抗

胰岛素从胰岛 β 细胞分泌，经过门静脉，约一半以上被肝脏摄取。胰岛素可以抑制肝糖原分解、抑制糖异生过程。在餐后葡萄糖水平升高后，门静脉的葡萄糖水平也上升，肝细胞则可直接摄取葡萄糖，其程度则依赖于门静脉的葡萄糖水平以及跨肝细胞膜的葡萄糖梯度。餐后或摄入葡萄糖后，胰岛素是肝糖原合成酶的激活所必要的，糖原合成酶的激活可减少肝 6-磷酸-葡萄糖（G-6-P）水平，从而加快葡萄糖的摄取。2 型糖尿病者肝胰岛素摄取减少，不能抑制肝糖产生及输出，因而空腹血糖升高。

2. 肌肉胰岛素抵抗

肌肉是外周葡萄糖利用的主要场所，胰岛素抵抗时，肌肉组织对餐后胰岛素刺激的葡萄糖摄取和利用减少。由于刺激及细胞对葡萄糖的摄取和利用所需的胰岛素量较抑制肝糖产生及输出者大得多，因而肌肉胰岛素抵抗在糖尿病中最先表现出来，这就揭示了在糖尿病早期或前期腹血糖在正常范围而餐后血糖已经升高的原因，虽然某些病理尚未达到糖尿病水平，但糖耐量已减低。这也说明在早期糖尿病筛查时餐后 2 小时血糖较空腹血糖更为敏感。因此 WHO 及世界上许多糖尿病专家推荐在糖尿病人群中筛查时空腹及餐后 2 小时血糖两个指标并用，不同意 ADA 单用空腹血糖筛查，因后者容易造成较多漏诊。但有时也可见到空腹血糖升高而餐后血糖不高的相反现象，这可能系胰岛素抵抗的组织异质性所致。

除了糖代谢异常外，有报道在肥胖的 2 型糖尿病患者，存在脂肪酸代谢异常，餐后脂肪酸氧化减少，脂肪酸酯化降低，导致甘油三酯在骨骼肌酯化和储存增多，这也是胰岛素抵抗发病机制之一，减低体重可以使肌肉中沉积的甘油三酯减少，改善胰岛素的敏感性。Katherine 报道，肥胖和 2 型糖尿病患者肌内的氧化酶活性降低，糖分解活性升高，脂质含量升高，肌肉中各种肌纤维类型氧化酶活性依次为 I 型 > IIa 型 > IIb 型，无论哪一种类型的肌纤维，在肥胖和糖尿病患者，其氧化酶活性均较正常个体低，导致葡萄糖氧化能力下降，这也是肌肉胰岛素抵抗的特点之一。

3. 脂肪组织胰岛素抵抗

胰岛素在脂肪细胞作用降低，导致脂解加速，血 FFA 水平增高。血 FFA 水平升高对人体具有如下不利影响：①抑制葡萄糖刺激 β 细胞引起的胰岛素分泌；②抑制肝细胞与胰岛素的结合，削弱胰岛素对肝糖异生及输出的抑制作用；③抑制肌细胞葡萄糖转运子（Glut4）的活性，因而胰岛素介导的葡萄糖肌摄取及利用（葡萄糖氧化及肌糖原结合）均降低；④为肝脏提供生糖底物，促进肝糖异生。因此，FFA 水平升高在胰岛素抵抗以及 2 型糖尿病发病中的作用日益受到重视。

此外，脂肪细胞分泌的 TNF-α 瘦素在糖尿病患者及动物均见升高，并产生胰岛素抵抗，可能在 2 型糖尿病发病中亦起一定作用。

九、受体水平的胰岛素抵抗

胰岛素抵抗发生的环节现在认为可发生于胰岛素与受体结合前，受体前或受体后水平。在这个复杂过程中，涉及环节甚多，许多环节及作用尚未弄清。其中已明确者如胰岛素抗体形成，胰岛素结构分子异常及胰岛素降解过速（受体前或受体水平），胰岛素受体基因突变致受体酪氨酸自体磷酸化障碍，受体合成、转化、结合及降解障碍等（受体水平），胰岛素受体底物家系（IRS）基因突变致 IRS 酪氨酸磷酸化减低而丝氨酸磷酸化增强，IRS-1 相关 PI-3 激酶活性降低，PKC 通路激活，己糖胺（hexosamine）通路激活，Glut 合成及转运障碍，以及细胞内糖原合成酶活性下降（受体后）等。

1. 胰岛素受体前因素

（1）胰岛素基因突变

胰岛素基因突变导致正常胰岛素分子中的某个氨基酸被其他氨基酸置换，产生结构异常的胰岛素，称为变异胰岛素（mutant insulin），胰岛素生物活性下降或丧失。例如，芝加哥胰岛素（insulin Chicago）为 B 链第 25 位的苯丙氨酸被亮氨酸所取代（Phe→Leu B_{25}）；洛杉矶胰岛素（insulin Los Angeles）为 B 链第 24 位的苯丙氨酸被丝氨酸取代（Phe→Ser B_{24}）；哥山胰岛素（insulin Wakayama）为 A 链第 3 位的酪氨酸被亮氨酸取代（Val→Leu A_3）；普罗维登斯胰岛素原（proinsulin Providence）为 B 链第 10 位的组氨酸被天冬氨酸取代（His→Asp B_{10}）；东京胰岛素原（proinsulin Tokyo）为第 65 位的精氨酸被组氨酸取代（Arg→His$_{65}$）。胰岛素结构异常所导致的胰岛素抵抗在胰岛素抵抗人群中所占比例极少，该类患者的临床特点为轻度糖尿病或没有糖尿病，对外源性胰岛素反应正常，有家族遗传性，为常染色体显性遗传。

（2）内源性或外源性胰岛素抗体形成

多见于注射纯度较低的动物胰岛素的患者，其主要的杂质包括胰岛素原、胰高血糖素、生长抑素等，尤以胰岛素原的抗原性最强，抗体形成的高峰时期是在注射胰岛素后 3～4 个月，胰岛素抗体干扰胰岛素与受体的正常结合，导致胰岛素的生物学效应下降。

研究发现，并非所有的胰岛素抗体均会引起胰岛素抵抗，即胰岛素抗体有阻断型抗体和非阻断型抗体之分，前者的胰岛素识别位点与胰岛素的受体结合区域相重叠，胰岛素结合了阻断型抗体便失去了再结合受体的能力；后者的胰岛素识别位点在受体结合区域之外，胰岛素与非阻断型抗体结合后，并不影响其与胰岛素受体结合，所以胰岛素抗体是否影响胰岛素发挥其正常功能与抗体的胰岛素识别位点密切相关。在胰岛素抗体中，只有当抗体的胰岛素识别位点与胰岛素的受体结合区域相重叠时，才会具有阻断胰岛素的功能。也就是说，胰岛素抗体的识别位点对最终是否发生胰岛素抵抗起重要作用。

（3）胰岛素受体抗体形成

自身免疫性胰岛素抵抗的患者血中可以检测到胰岛素受体抗体，这种抗体以阻断型为主，与受体结合后可以阻断胰岛素与受体的结合及效应。实验表明，胰岛素受体抗体可以使细胞表面的受体数量减少，同时受体后的信号传导也发生障碍。

（4）胰岛素拮抗激素过多

如糖皮质激素、甲状腺素、生长激素和肾上腺素等，见于各种急慢性疾病，特别是内分泌疾病和应激状态，如肢端肥大、库欣综合征、甲亢和嗜铬细胞瘤以及感染、创伤、手术、酮症酸中毒等。胰岛素拮抗激素可以抑制胰岛 β 细胞分泌胰岛素、抑制胰岛素介导的肌细胞葡萄糖摄取、拮抗胰岛素对肝糖产生和输出的下调作用并促进糖异生。

（5）胰淀粉样多肽

胰淀粉样多肽（amylin）是随胰岛 β 细胞分泌胰岛素而相伴生的一种 37 肽，可以

影响胰岛 β 细胞分泌胰岛素，拮抗胰岛素对外周组织的降糖效应，抑制肌糖原和肝糖原合成酶，使葡萄糖转变为糖原的过程延缓，使磷酸化酶 b 转化为磷酸化酶 a 而促进糖原分解，G-6-P 升高，肝糖异生增强，肝糖输出增多。

（6）游离脂肪酸

实验表明，FFA 可以刺激肝糖生成增加，抑制葡萄糖转运和磷酸化，降低肌肉糖原合成酶的活性。

（7）药物

如强的松、苯妥英、IFN-α 等。

（8）胰岛素降解加速。

2. 受体缺陷

包括受体功能与结构的异常。前者如胰岛素受体数目减少以及亲和力下降，导致胰岛素与其受体结合减少；后者多为胰岛素受体基因（*IRG*，*Ch* 19*p* 13.2-3）突变，导致受体功能丧失或部分丧失。

（1）受体数目降低

胰岛素受体的数目并非恒定不变，而是处于动态的平衡，许多因素可以使胰岛素受体上调或下调，如肥胖和高胰岛素血症可以使胰岛素受体数目减少，与胰岛素结合下降，胰岛素的生理效应降低；运动、减肥则可以产生相反的变化，使胰岛素敏感性增加。

（2）胰岛素受体基因突变

INSR 基因突变于 1988 年首次报道以来，目前已经发现 50 余个突变位点，它们发生在 *INSR* 的 α 亚基、β 亚基以及受体的合成和前体的加工等过程，INSR 基因突变呈明显的异质性，以点突变为主，按照其对受体功能影响的不同可分为五类。

1）Ⅰ类突变（胰岛素受体合成障碍）

INSR 生物合成受抑制的原因是多种多样的，首先可能是 *INSR* 基因完全缺失，根本没有 *mRNA* 的表达，胰岛素抵抗非常严重。其次是 *INSR* 基因部分缺失，其后果依赖于缺失的位置及程度。最常见的是形成成熟前链终止密码，使得受体结构不完整，从而影响胰岛素生物效应的发挥。有证据表明，大部分成熟前链终止密码还具有顺式（*cis*）作用效应，使 *INSR* mRNA 表达下降而抑制 *INSR* 生物合成。另外一些突变虽然 *INSR* 氨基酸顺序是正常的，但其 mRNA 的表达量却极低。例如第一个发现具有此种突变的 Leprechaunism/Minn-1 病例，其母亲体细胞内同时存在一个正常的 *INSR* 等位基因（*Asp234→GAC*）和一个突变了的等位基因（*Asp234→GAT*）。虽然这两种等位基因位于同一核内，且反式作用因子相同，但突变的等位基因（*GAT*）的表达水平却只是正常基因的 10%，原因可能是 *GAT*234 等位基因携有顺式作用突变，使得 mRNA 表达下降。还有一些病例已明确其 mRNA 表达量极低，但是 *INSR* 基因 22 个外显子及内含子与外显子的交界处却并未发现突变。其原因可能是 *INSR* 调节区域有突变，但由于调节区域的基因结构尚未明确，所以其确切的突变仍不了解。有学者报道 *INSR* 启动子区的 DNA 结合蛋白的缺陷也会导致 *INSR* mRNA 下降。

2）Ⅱ类突变（胰岛素受体合成及加工过程障碍）

受体蛋白翻译后加工、分子折叠障碍，其结果使胰岛素受体不能从细胞的粗面内质网及 Golgi 复合体转位至细胞膜，膜受体数目减少，其突变位点主要在 α 亚单位 N 端以甘氨酸为中心的重复序列处，如 Leu^{193} 等处的错义突变，可以使受体前体聚集在内质网内，不能转入高尔基体加工，此外还有异常 INSR 向膜输送障碍、受体往膜插入障碍、受体在循环障碍和异常受体或受体前体在细胞内分解破坏过多等，均导致细胞表面受体数目减少。

3）Ⅲ类突变（胰岛素受体亲和力下降导致胰岛素与其受体的结合降低）

目前的研究表明，INSR 基因第 2 外显子编码的序列可能与胰岛素的高亲和力结合有关。发生在第 2 外显子区及 α 亚单位 N 末端的突变都可能使突变受体与胰岛素的亲和力下降，具体的突变位点有 3 处，均在受体细胞膜外区域（$Asn^{15} \rightarrow Lys$，$Arg^{735} \rightarrow Ser$ 及 $Se^{323} \rightarrow Leu$）。

4）Ⅳ类突变（酪氨酸激酶活性下降）

酪氨酸激酶对于 INSR 生物效应的发挥是不可缺少的。一些发生在酪氨酸激酶区保守序列（如 ATP 结合位点，"催化环"及可能与底物酪氨酸残基结合的位点）上的突变会明显抑制酪氨酸激酶的活性而导致 IR。还有一些酪氨酸激酶区的突变会影响受体的细胞摄取作用（endocytosis），使血浆胰岛素不能被有效地清除，而抑制 INSR 的降调节，所以这类病例尽管血浆胰岛素水平很高，但酪氨酸激酶有缺陷的受体却并不发生降调节，细胞表面的 INSR 数目尽管正常但功能却失调。酪氨酸激酶区突变的另一特征是可能导致显性胰岛素抵抗，不仅突变的受体激酶活性受抑，而且当它与正常受体形成二聚体时，还可抑制正常受体的活性，即杂合的突变受体（ααββmut）酪氨酸激酶活性异常。其原因可能是突变受体与正常受体竞争底物，而被突变受体占据后的底物便不能再同野生受体结合及磷酸化，目前已发现突变基因位点 10 余个。

沈捷等对黑棘皮病家系检测后报道了 IRG 第 17 外显子的 3 个错义突变，即杂合子突变 $Val^{1983} \rightarrow Met$、纯合子突变 $Gln^{1004} \rightarrow Lys$、纯合子突变 $Gly^{1022} \rightarrow Lys$，胰岛素受体基因17 外显子位于酪氨酸激酶活性区，已知在胰岛素受体基因蛋白激酶活性区有 9 个绝对保守的氨基酸残基序列，这 9 个位点及与此相邻的一些同源性保守序列在酪氨酸激酶活性的发挥中起关键作用，在 17 外显子中有 3 个这样的保守序列，即 Tyr^{965}、Tyr^{972} 和1003-1030 的 ATP 结合区，上述突变影响到酪氨酸激酶的激活及酶促活化中心的形成，还造成联级瀑布样酶促激活过程下行步骤的一系列障碍，引起胰岛素抵抗。

IRG 第 20 外显子编码胰岛素受体 β 亚单位酪氨酸激酶活性区的一部分，对信息传导的自动磷酸化过程非常重要。该外显子中存在 3 个决定酪氨酸激酶活性的关键位点，分别位于 Tyr^{158}、Tyr^{1162}、Tyr^{1163} 3 个酪氨酸残基，这些激酶核心部位都存在于具有保守序列的酶的催化中心，此 3 个催化中心具有相似的二级结构和总体上一致的催化机制，其蛋白二级结构中形成 2 个保守的环，对于识别、结合和催化激活第二信使非常重要。而位于第 20 外显子 $Arg^{1131} \rightarrow Asn^{1137}$ 区域的功能是形成催化环，担当 cAMP 依赖的激酶作用，因此，对于胰岛素作用效率及胰岛素介导的生长促进作用和代谢过程也是不可替代的。该序列还决定了酪氨酸激酶自动磷酸化的特异性，它们直接进行自动磷酸化的位点分别位于 1146、1150、1151 的蛋白编码位。在 *IRG* 第 20 个外显子发现 3 个点突变，$Met^{1153} \rightarrow Ile$、$Gly^{1159} \rightarrow$ 末端、$Gly^{1185} \rightarrow Arg$ 均位于 3 个关键位点两侧，直接影响酪氨酸激酶催化中心的形成，故可造成酪氨酸激酶活性下降，G 蛋白系统受阻及下传环节中参与胰岛素介导的磷酸化的一系列中间底物和胰岛素受体底物 1、2 等的功能受阻，导致 IR。

5）V类突变（基因突变导致胰岛素受体降解加速）

Glu^{460} 突变通过加速受体降解而减少受体表面的受体数。在正常情况下，受体与胰岛素结合后的复合物被内部化进入胞浆颗粒，造成两种结果即再循环回胞膜或在溶酶体内发生降解。由于膜上质子泵的存在，核内体腔呈酸性（pH5.5），可促进胰岛素与受体的解离。一些突变使核内体腔难以维持酸性 pH，胰岛素不易从受体上解离，受体在溶酶体内被加速分解，因而抑制了受体的再循环，使受体的降解相对占优势，患者血循环单核细胞上 *INSR* 的数目下降，其突变位点在 a 亚单位的 $Lys^{460} \rightarrow Gln$ 及 $Asn^{462} \rightarrow Ser$ 处。

第二节　肥胖症

肥胖症是指体内脂肪堆积过多和（或）分布异常，是由多种因素引起的慢性代谢性疾病。1948 年世界卫生组织（WHO）将肥胖症列入疾病分类名单。肥胖症既是一种独立性疾病，又是高血压、糖尿病、冠心病、脑卒中、某些癌症和其他一些慢性疾病的重要危险因素。目前，肥胖症在全世界呈流行趋势。据估计，1999 年有 61% 的美国成年人达到超重和肥胖症的程度。另据欧美国家估计，由于肥胖及其相关疾病的医疗支出已达卫生总支出的 2%~7%。我国的肥胖症患病率近年来也呈明显的上升趋势。2002年全国居民营养与健康调查的结果：18 岁以上城乡居民高血压患病率、糖尿病患病率、血脂异常率、超重率与肥胖率分别为 18.8%、3.74%、21.3%、21.6%、7.2%。预防和控制肥胖症已成为刻不容缓的任务。

肥胖与高血压关系密切。超重和肥胖是高血压最重要的危险因素之一。在 Framingham 的研究中，男性 70% 的高血压和女性 60% 的高血压可直接归因于肥胖。同时，肥胖也是使部分高血压患者血压顽固不易控制的重要原因。2008 年 4 月美国心脏协会（AHA）公布的难治性高血压指南中指出："高龄和肥胖是顽固性高血压的两项强危险因素。随着患者年龄和体重的增加，这种情况变得更为常见"。本章重点探讨肥胖及肥胖与高血压的关系。

一、肥胖症的定义和分类

肥胖症患者体内脂肪细胞的体积和（或）细胞数增加，体脂占体重的百分比升高。肥胖症公认的定义是体内贮积的脂肪量超过理想体重 20% 以上，而不是指实际体重超过理想体重20%。严格意义上说，肥胖是一种临床症候群。关于肥胖症，有学者这样描述：肥胖症是"合并以肥胖为起因或与肥胖相关的健康障碍，或可以预测其合并的情况，是必须进行医学减肥的病理状态，要作为一个疾病单独处理"。

2001年中国肥胖问题工作组提出了更适宜于我国成年人的超重肥胖诊断标准。体重指数（Body Mass Index，BMI）在 24～27.9kg/m² 为超重，BMI≥28kg/m² 为肥胖；男性腰围≥85cm，女性腰围≥80cm 为腹部脂肪蓄积的界限。目前认为该标准对于国人各项健康危险因素的敏感度和特异度均最为适宜。

肥胖可有多种分类方法。根据病因，可分为单纯性肥胖和继发性肥胖。继发性肥胖是指有确切病因的肥胖，可由多种疾病引起，包括 Cushing 综合征、多囊卵巢综合征、胰岛素瘤等，应积极寻找和治疗原发疾病。单纯性肥胖患者病因不明，约占肥胖症总人数的95%以上，是本章探讨的重点。根据脂肪的分布，可分为均匀性肥胖和腹型肥胖。脂肪主要在腹壁和腹腔内蓄积过多，包括腹部皮下脂肪、网膜和系膜脂肪以及腹膜后脂肪，称为腹型肥胖，又称中心型肥胖或内脏型肥胖。腹型肥胖多从中年时期开始，脂肪细胞数目没有明显增加，但单个细胞贮存脂肪量增多。相较于臀部和四肢脂肪过多，腹部脂肪积聚对健康具有更大的危害。与均匀性肥胖相比，腹型肥胖与肥胖相关性疾病有更强的关联，是许多慢性疾病的独立危险因素。当体重指数只有轻度升高而腰围较大者，冠心病的患病率和死亡率就增加。亚洲人更倾向于腹型肥胖，在 BMI 较低时罹患相关疾病的危险性就会增加。

二、肥胖程度的评价和分类

评价肥胖程度的方法有很多。对人体外表的观察通常可以大致估计肥胖及消瘦的程度，适用于初筛，但无法定量。在临床上和流行病学调查中，估计肥胖程度的最实用的人体测量学指标是体重指数和腰围。尽管有些其他方法（如计算机体层摄影术和核磁共振成像术等）可以较精确地测定体脂的百分含量，但这些仪器设备比较昂贵，无法普遍采用。

1. 体重指数（BMI）

BMI 是目前判断超重和肥胖的常用方法。具体计算公式为：体重指数（BMI）＝体重（公斤，kg）÷身高（米，m）²。体重指数考虑了身高和体重两个因素，较单用体重更能准确反映体脂的蓄积情况。研究表明，大多数个体的体重指数与身体脂肪的百分含量有明显的相关性，能较好地反映机体的肥胖程度。由于女性体内脂肪含量相对较大，相等体重指数值的女性的体脂百分含量一般大于男性。体重指数测量方法简单，适合个体长期观察随访及大规模流行病学调查应用。但对于一些特殊人群，体重指数在评价肥胖程度时有一些局限性。如运动员、老年人、水肿患者等，BMI 可能过高或低估其肥胖程度。

测量时应注意以下几点：首先，被测量者应当空腹、脱鞋、穿较为轻薄的衣服，同一个体随访观察时测量应在相同的条件下进行。身高测量时要求被测者直立，两脚后跟并拢靠近量尺，并将两肩及臀部也贴近量尺。读数应准确至毫米。体重读数应准确至10克。

2. 腰围

腰围（Waist Circumference，WC）是指腰部周径的长度。是反映脂肪总量和脂肪分布情况的综合指标。目前公认腰围是衡量脂肪在腹部蓄积程度最简单、实用的指标，不仅可用于对肥胖者的最初评价，在治疗过程中也是判断减重效果的良好指标。结合腰围和体重指数两个指标，可以更好地评价肥胖及其程度。

过去曾经应用腰臀比（WHR）来反应脂肪的区域性分布。腰臀比是指腰围与臀围的比值。近些年流行病学数据表明，腰围与腹部脂肪累积程度的相关性更好，对某些疾病危险度的估计亦比腰臀比更灵敏。

测量腰围时，被测量者应直立，两脚分开30~40cm，平静呼吸，在呼气末于第十二肋骨下缘和髂前上嵴连线中点的水平进行测量，读数准确至毫米。

3. 肥胖程度的分类

根据体重指数和腰围来判断肥胖及其程度。其切点的制定是人为的，通过大规模的流行病学调查，依据统计数字以及所测指标与健康危险的相关程度而定。

国际上通常采用WHO制定的体重指数界限值，即体重指数在25.0~29.9kg/m² 为超重，≥30kg/m² 为肥胖，参见表1-1。WHO对肥胖和超重的划分主要是根据西方正常人群的相关数据制定的。由于种族和文化的差异，上述标准并不适合于所有人群。2002年国际肥胖特别工作组提出了亚洲成人超重和肥胖的标准，参见表1-2。该标准有关超重和肥胖的体重指数切点均低于WHO。同时，许多国家根据本国的情况制定了不同的标准。日本肥胖学会将肥胖的标准定位BMI≥25kg/m²。

我国人群体重指数低于西方人群，但近年来成人体重指数均值和超重率呈现显著上升趋势。2003年国际生命科学学会中国办事处中国肥胖问题工作组根据20世纪90年代以来我国13项大规模流行病学调查，总计约24万成人的数据，将体重指数和腹围两项指标结合起来，提出中国成人体重指数切点和腰围切点的建议，以及与相关疾病危险度的关系（表1-3）。

表1-1 WHO对成人体重指数的划分

分类	BMI（kg/m²）	合并症危险性
低体重（营养不足）	<18.50	低（但其他临床问题增加）
正常范围	18.5~24.9	在平均范围
超重：	≥25.0	
肥胖前状态	25.0~29.9	增加
一级肥胖	30.0~34.9	中等严重
二级肥胖	35.0~39.9	严重
三级肥胖	≥40.0	极严重

表1-2　亚洲成人不同体重指数和腰围水平时的相关疾病危险性

项目	BMI（kg/m²）	腰围（cm）	
		男＜90，女＜80	男≥90，女≥80
体重过低	＜18.5	低（但其他疾病危险增加）	平均水平
正常范围	18.5～22.9	平均水平	增加
超重：	≥23.0		
肥胖前期	23.0～24.9	增加	中等增加
Ⅰ级肥胖	25.0～29.9	中等增加	严重增加
Ⅱ级肥胖	≥30.0	严重增加	非常严重增加

表1-3　中国成人超重和肥胖的体重指数和腰围界限值与相关疾病*危险的关系

项目	BMI（kg/m²）	相关疾病危险性	
		腰围（cm）	
		男＜85，女＜80	男≥95，女≥90
体重过低**	＜18.5	—	—
体重正常	18.5～23.9	—	增加
超重	24.0～27.9	增加	高
肥胖	≥28	高	极高

注：＊相关疾病指高血压、糖尿病、血脂异常和危险因素聚集。
　　＊＊体重过低可能预示有其他健康问题。

三、肥胖症的流行病学资料

膳食结构改变，高热量、高脂、高糖及低维生素、低矿物质食品摄入增多，生活方式日益现代化，人们体力活动明显减少，使超重和肥胖在世界范围内广泛流行，而且增长迅速。目前，无论在发达国家或发展中国家，无论在成年人或儿童，这一问题均非常严重。世界卫生组织已将其列为导致疾病负担的十大危险因素之一。

肥胖症（BMI≥30kg/m²）患病率在欧美等国家一般在20%左右。过去10年间，大多数欧洲国家肥胖症患病率增长10%～40%。美国1999年调查显示，超重率为34%，肥胖率为27%。英国1995年的调查数据显示超重率和肥胖率分别为15%和16.5%。

我国肥胖症患病率远低于西方人群，但增长速度较快。国际生命科学学会中国办事处中国肥胖问题工作组数据汇总分析协作组对20世纪90年代的20～70岁24万人的调查材料分析，BMI在25～29.9kg/m²者为22.4%，BMI≥30kg/m²者占3.01%。2002年全国居民27万人营养与健康状况调查显示，超重率22.8%，肥胖率7.2%，与1992年比较，前者上升39%，后者上升97%。我国人群超重和肥胖症患病率的总体规律是北方高于南方；大城市高于中小城市；中小城市高于农村；经济发达地区高于不发达地区。肥胖与经济发展密切相关。在部分地区，35～59 岁人群超重率超过 50%，基本赶上西方国家的平均水平。更重要的是，包括我国在内的亚洲人群体脂分布以腹型为特点，这种类型人群在同等 BMI 情况下，体脂肪含量高于全身性肥胖人群。我国女性体重指数在 21～22kg/m² 时，体脂肪已超过正常值 30%，体重指数在 23～24kg/m² 时，体脂肪可达 31.5%，已是肥胖的边缘；男性体重指数在 25～26kg/m² 时，体脂肪为 26%，已属肥胖。

女性超重肥胖患病率整体高于男性，但男性超重患病率高于女性。

此外，儿童及青少年肥胖也日益成为一个严峻的问题。资料显示，儿童时期的肥胖者有 40%～70% 成年后将发生肥胖；超重儿童 20% 发展为成人肥胖；18 岁以后的体重增长如超过 10kg，疾病危险即明显增加。故预防肥胖应从儿童开始。应该关注的是，肥胖有向青少年发展的趋势。

四、肥胖症的原因和发病机制

单纯性肥胖的病因和发病机制尚不完全清楚。只有机体的能量代谢处于平衡状态，体重才能维持在正常范围，而机体正常的能量代谢依赖于中枢神经系统及内分泌系统的精细调节。超重和肥胖是由于各种原因引起能量摄入超过能量的消耗，以致体内脂肪过多蓄积。肥胖症是慢性能量平衡失调的结果。与肥胖症发生、发展的相关因素很多，同一患者可有几种因素同时存在。遗传因素在肥胖的发生中具有重要作用。人类的种族易感性、肥胖基因和肥胖相关基因变异等往往是单纯性肥胖的发病基础。同时，体力活动过少和能量摄入过多等不良的生活方式是肥胖发生发展的必要条件。肥胖是遗传因素和环境因素等多种因素间相互作用的结果。

1. 遗传因素

研究表明，遗传因素对肥胖形成的作用约占 20%～40%。单纯性肥胖具有较明显的家族遗传倾向。双亲均为肥胖者，子女中有 70%～80% 的人表现为肥胖，双亲之一（特别是母亲）为肥胖者，子女中有 40% 的人较胖。加拿大的一项研究发现，在 100 天内使一对成年男性单卵双胎儿始终保持过食状态，结果两者之间在体重增加模式方面有非常明显的相似点，同时发现双胎儿与双胎儿之间的差异是双胎儿内部差异的 3 倍。研究者认为遗传因素的介入是这种现象最合理的解释。还有研究发现休息时的代谢率和低能量输出的运动模式在一定程度上也是可以继承的。

研究发现，哺乳动物体内的许多基因在发生改变或产生缺陷时，能够导致肥胖或增加肥胖的可能性。绝大多数单纯性肥胖不是单个基因变异导致的。从大样本肥胖人群的调查中发现，约有 250 个基因或 EST 的功能与肥胖有关，其中有些基因的活动可能在肥胖的发病中起了关键作用（主效基因），而另一些基因所起的作用相对较弱。少部分单纯性肥胖的发病是与单基因突变有关。此类患者往往为重度肥胖。

肥胖相关基因中最重要的是肥胖基因（ob 基因）和 ob 受体基因。两者的产物分别是瘦素（leptin）和瘦素受体。1994 年英国学者首次成功地克隆了 *ob* 基因，随后发现了其蛋白产物瘦素。瘦素是由 *ob* 基因编码，脂肪细胞分泌的一种脂源性内分泌多肽激素，与肥胖密切相关。瘦素将体内脂肪贮存的信息传递到下丘脑和弓状核饱食中枢，减少神经肽 Y 的分泌，使摄食减少。人的 *ob* 基因突变可引起极度肥胖。瘦素受体的主要功能是与瘦素结合，使其发挥调节体重及摄食的功能，控制能量平衡。瘦素受体的障碍可以导致肥胖、胰岛素抵抗等能量代谢异常。血清瘦素水平与体脂高度相关，皮下脂肪是影响瘦素的主要因素。内源性瘦素生成速率随体脂增加而增加，清除速率随体脂增加而下降。李栋等研究发现，在体重指数相匹配的条件下，女性瘦素水平约是男性的 3 倍，其原因可能主要与男女脂肪分布差异有关。此外，瘦素水平与年龄呈正相关。推测可能与衰老相关的肾功能减退和肌酐清除率下降，瘦素清除减少有关。

除了 *ob* 基因及 *ob* 受体基因，还有一些基因的变异可以导致肥胖的发生。包括鸦片-黑素-促皮质素原（*POMC*）基因、激素原转化酶-1 基因、黑皮素 4 受体基因等。

2. 神经内分泌因素

如前所述，能量代谢途径中任何环节的异常，导致能量的摄入大于能量的消耗，就会发生肥胖。部分肥胖患者是由于中枢神经系统病变或内分泌异常所致。下丘脑饮食中枢病变或精神因素导致摄食行为改变，可导致肥胖。甲状腺激素、胰岛素、糖皮质激素、雌激素等可促进摄食，增加机体合成代谢，导致肥胖的发生。

3. 不良生活方式

近年来肥胖在全球范围的广泛流行，显然不能用遗传因素及神经内分泌因素解释。现代化的生活方式、高热量的摄入、过少的体力活动是导致肥胖急剧蔓延的根本。我国经济的发展使得膳食模式发生了很大变化。高热量、高脂肪、高蛋白质食物的摄入大幅度增加，而富含膳食纤维和微量营养素的谷类、蔬菜和水果的摄入量往往不足。高压力、快节奏的社会生活也造成了很多不良的进食行为，包括不吃早餐、晚餐摄入食物较多、大量使用快餐食品和零食、进食速度较快、暴饮暴食等。上述行为进一步加剧了能量的过度摄取和脂肪贮存。

随着社会现代化的进程，各种交通工具日益普及，职业性体力劳动和家务劳动逐渐被机器替代，人们处于静态生活的时间增加，体力活动大幅度减少。在能量消耗减少的同时，机体的其他健康指标也明显下降。

五、肥胖症与相关疾病

肥胖是具有潜在危险的疾病，与许多慢性病的发生有关，控制肥胖症是减少慢性病发病率和病死率的一个关键因素。世界卫生组织将肥胖列为导致疾病负担的十大危险因素之一。根据世界卫生组织的报告，与肥胖相关疾病的相对危险度见表 1-4。

表 1-4　肥胖者发生肥胖相关疾病或症状的相对危险度 *

危险性显著增高 （相对危险度 > 3）	危险性中等增高 （相对危险度 2 ~ 3）	危险性稍增高 （相对危险度 1 ~ 2）
2 型糖尿病	冠心病	女性绝经后乳腺癌，子宫内膜癌
胆囊疾病	高血压	男性前列腺癌，结肠直肠癌
血脂异常	骨关节病	生殖激素异常
胰岛素抵抗	高尿酸血症和痛风	多囊卵巢综合征
气喘	脂肪肝	生育功能受损
睡眠中阻塞性呼吸暂停		背下部疼痛
		麻醉并发症

注：* 相对危险度是指肥胖者发生上述肥胖相关疾病的患病率是正常体重者对该病患病率的倍数。

国外研究表明，肥胖患者因脑卒中、心血管疾病、肝硬化、癌症及外伤等疾病死亡的风险高于体重正常者。我国 24 万成人的数据汇总分析表明，体重指数在 24kg/m² 以上者的高血压、2 型糖尿病、甘油三酯 ≥ 200mg/dl、HDL-C < 35mg/dl 的患病率分别是体重正常者的 2.5 倍、2 倍、2.5 倍、1.8 倍，具有 2 项及 2 项以上危险因素（主要的 5 个危险因素包括血压高、血糖高、血清总胆固醇高、血清甘油三酯高和血清 HDL-C 降低）的危险是体重正常者的 3 ~ 4 倍；体重指数在 28kg/m² 以上者高血压、2 型糖尿病、甘油三酯 ≥ 200mg/dl、HDL-C < 35mg/dl 的患病率分别是体重正常者的 3.3 倍、3 倍、3 倍、2.1 倍；女性腰围 ≥ 80cm，男性腰围 ≥ 85cm 者，高血压、2 型糖尿病的患病率分别是女性腰围正常者的 2.3 倍、2.5 倍；男性 2.5 倍、1.8 倍。在同一组数据中还发现，BMI ≥ 24kg/m² 和 BMI ≥ 28kg/m² 的个体，有 2 个及以上危险因素聚集者动脉粥样硬化的患病率分别为 BMI 在 24kg/m² 以下者的 2.2 倍和 2.8 倍；腰围超标危险因素聚集者的患病率为腰围正常者的 2.1 倍。表明超重肥胖是促进动脉粥样硬化的重要因素之一。国内一项在 10 个地区对 24 900 名 35 ~ 59 岁人群进行的前瞻性调查中，冠心病事件、脑卒中和缺血性脑卒中事件对超重和肥胖的归因危险度分别为 32.0%、30.6% 和 53.5%，说明这些疾病的发病由超重和肥胖引起的可能性很大。2003 年宾建平等亦报道，体重指数与心脑血管病的发病率呈正比，体重指数在 25kg/m² 以下、25 ~ 30 kg/m² 和 30 kg/m² 以上的成年人心脑血管病的患病率分别为 10%、21% 和 37%。

不仅超重和肥胖会导致脑卒中、冠心病、高血压、糖尿病等慢性病的发生率增加，体重增加过多也有相同的作用。国外进行的"护士健康研究"和"保健人员追踪研究"显示，20 岁以后体重增加 5 ~ 10kg 的中年男性和女性，与体重增加不到 2.3kg 者相比，心脏病、高血压、糖尿病等的发生倾向增加 3 倍。可见，即使在正常体重范围的人群，也应该尽可能避免体重的增加。成年后的体重增长最好控制在 5kg 以内，超过 10kg 则相关疾病危险将增加。青少年超重和肥胖的危害更大。有研究发现，在青年期体重指数即超标者，以后患相关疾病的危险度可能比中老年后才肥胖者更高。

如前所述，肥胖常与高血糖、血脂异常、高血压等共存，即临床上定义的代谢综合征（MS）。代谢综合征是多种代谢异常聚集发生在同一个体的临床状态。这种聚集现象出现的概率远大于随机的可能性，提示这些危险因素之间有着内在的联系。目前认为，肥胖尤其是腹型肥胖及由其造成的胰岛素抵抗（IR）是代谢综合征的中心环节和核心。肥胖者血浆中胰岛素明显高于正常水平，并经常存在胰岛素抵抗，中心性肥胖患者的激素水平改变更大。肥胖、腰围超标和缺少体力活动是促进胰岛素抵抗进展的重要因素。

1981 年 Hanefeldd 首先提出了"代谢综合征"的概念。1998 年世界卫生组织专家组正式将这种现象命名为"代谢综合征"，并制定了诊断标准。之后美国国家胆固醇教育计划成年人治疗小组第 3 次报告（NCEP-ATPⅢ）和国际糖尿病联盟（IDF）等各国的相关团体和机构制定了不同的代谢综合征诊断标准。由于这些定义主要基于西方人群，而大量研究显示我国人群代谢异常的特征与西方人群显著不同，因此我国糖尿病协会于 2004 年颁布了我国人群代谢综合征的诊断标准。2007 年颁布的《中国成人血脂异常防治指南》对糖尿病协会的定义进行了完善和修改，将腹部肥胖、TG 升高、高密度脂蛋白胆固醇（HDL-C）降低、血压升高和空腹血糖（GLU）升高 5 个组分中具有 3 个定义为代谢综合征。各家提出的代谢综合征的诊断标准不尽相同，但均包含肥胖、高血糖、血脂紊乱和高血压四个主要组分。其他与代谢综合征有关的因素还有：CRP 升高、血管内皮功能障碍、血栓形成前期状态、非酒精性脂肪性肝病或肝炎、蛋白尿、肾功能不全、性功能障碍、痛风和高尿酸血症等。

国内外一系列流行病学调查显示，近年来代谢综合征的发病率大幅上升。美国以 ATPⅢ 标准作为诊断依据调查了 8814 名 20 岁以上的美国人，发现代谢综合征的患病率约为 22%。陈蕾等以世界卫生组织诊断标准为依据，对 1999—2001 年上海两个社区居民肥胖及其相关疾病的基线调查资料进行了分析，发现代谢综合征的患病率为 17.4%。代谢综合征的患病率随年龄增长而增高，而且存在性别差异，一般男性较女性多发。

代谢综合征有很强的致动脉粥样硬化作用。随着异常代谢指标数量的增加，冠心病、缺血性脑卒中等心血管事件的发生率和死亡率明显增高。大量前瞻性流行病学研究和 Meta 分析显示代谢综合征显著增加心血管病和糖尿病的危险。代谢综合征各组分的不同组合形式所具有的心血管病发病危险有很大差异，其中具有腹部肥胖和血压升高者在所有组合中危险最高。这些聚集存在的代谢异常紧密联系、互为因果，形成恶性循环，只有全面干预和治疗代谢综合征的各个组分，才能有效地防止心脑血管事件的发生。改善不良的生活方式，加强饮食控制，增加运动及减轻体重是代谢综合征治疗的基础。

研究发现，肥胖者睡眠呼吸暂停综合征的发生率是正常体重的 3 倍以上。考虑可能与肥胖患者上气道脂肪和纤维组织增多而肌性组织减少，使得卧位及睡眠状态时上呼吸道通畅性下降，造成气流受阻。血液二氧化碳浓度过高和氧浓度过低可抑制呼吸中枢，出现暂时窒息现象。睡眠呼吸暂停综合征是高血压、冠心病的独立危险因素。50%~60% 的睡眠呼吸暂停综合征患者合并高血压。睡眠呼吸暂停综合征也是顽固性高血压的重要原因。积极减重，必要时给予无创性气道正压通气，可以有效纠正睡眠呼吸暂停。

六、肥胖症的干预

肥胖已成为危害人类健康的一个重要公共卫生问题，动员全社会的力量积极对肥胖进行有效的干预已刻不容缓。

肥胖是可以预防和控制的，某些遗传因素可以通过改变生活方式来抗衡。对超重和肥胖症的普遍性干预是比较经济而有效的措施。中国肥胖问题工作组数据汇总分析协作组预测，如将我国目前超重人群体重指数控制在 $24kg/m^2$ 以下，可以防止人群中 40%~50% 的肥胖相关疾病的危险因素的聚集，如能将我国目前肥胖人群的体重指数采用药物降低到 $28kg/m^2$ 以下，则可以防止 15%~17% 相关危险因素的聚集，从而降低心血管病和糖尿病的发病危险。研究表明，即使不能完全使体重恢复正常，适当的减重，比如将体重减少 5%~10%，即可显著降低肥胖相关疾病的发病危险。

肥胖是能量摄入与消耗平衡失调引起的，因此减重治疗应从能量平衡的两端着手，即适当降低能量的摄入，同时增加能量的消耗。应当采取综合措施，积极改变不良的生活方式，包括加强饮食控制及增加体力活动或运动，并持之以恒。减肥药物是饮食、运动治疗的辅助手段。手术治疗只适用于严重肥胖者。

这里需要强调的是，减重并非简单地减轻体重，而是要去除体内过多的脂肪，并防止其再积聚。无论对于医师还是患者来说，减轻体重都是最难达到的目标之一。要想取得理想的减重效果，必须医患携手，制定切实可行的阶段目标，长期坚持。

1. 饮食控制

饮食控制主要是限制能量的摄入，应该从改变膳食的结构和食量着手。合理膳食构成的基本原则为低能量、低脂肪、适量优质蛋白质、含复杂碳水化合物（如谷类），并进食足够的新鲜蔬菜和水果。同时要求在膳食营养素平衡的基础上减少每日摄入的总热量，使热量的摄入低于机体的能量消耗，让身体中的一部分脂肪氧化以供机体能量消耗所需。对成人来讲，若每日摄取能量比其所需能量少 500~600kcal，或比原来日常水平减少约 1/3，则可每周减轻体重 0.5~1.0kg。平衡膳食中，蛋白质、脂肪和碳水化合物提供的能量比，应分别占总能量的 15%~20%、25% 和 60%~65%。蛋白质摄入后可增加胰岛素反应而不增加血糖。注意适当选择一些富含优质蛋白质（如瘦肉、鱼、蛋白和豆类）的食物。优质蛋白质含必需氨基酸较多，适量优质蛋白质可以与谷类等植物蛋白质的氨基酸起互补作用，提高植物蛋白质的营养价值。应避免吃油腻食物和吃过多零食，少食油炸食品，少吃盐；尽量减少吃点心和加餐，控制食欲七分饱即可。尽量采用煮、煨、炖、烤和微波加热的烹调方法，用少量油炒菜。适当减少饮用含糖饮料，养成饮用白水和茶水的习惯。进食应有规律，不暴饮暴食，不要一餐过饱，也不要漏餐。

2. 增加体力活动或运动

体力活动和运动可以增加能量消耗，与饮食控制相结合，可起到良好的减重效果。体重减轻的程度与活动和运动的频率和强度有关。活动频数多，强度大，体重减轻明显。活动不仅可以减轻体重，还可使体脂减少，而且能够使减轻的体重得以保持。坚持体力活动和运动在减轻体重的同时，还可以减少因肥胖带来的胰岛素抵抗、血脂异常、糖代谢紊乱、动脉硬化等不良后果。大量研究表明，适度的体力活动和运动能防止心血管疾病和各种原因的死亡。

日常生活和工作中应尽量创造多活动的机会。提倡进行有大肌肉群参与的有氧运动，例如走路、骑车、爬山、打球、慢跑、跳舞、游泳及滑冰等。规律的有氧运动几乎都伴有血压的下降。运动量应因人而异，循序渐进。每日走路 30~45 分钟可增加能量消耗 100~200kcal。每次活动的总时间可以累加，但每次活动时间最好不少于 10 分钟。各级活动及运动方式及每消耗 80kcal 所需时间见表 1-5。

表 1-5 各级活动及运动方式及每消耗 80kcal 热量所需活动时间

	每消耗 80kcal 热量 所需活动时间	活动及运动项目
Ⅰ级（最轻度）	持续 20 分钟左右	散步、坐着乘车、做家务清扫、做饭、一般家务、购物、拔草
Ⅱ级（轻度）	持续 20 分钟左右	步行、洗澡、下楼梯、用抹布擦洗、广播体操、平地骑自行车
Ⅲ级（中度）	持续 10 分钟左右	缓跑、上楼梯、坡路骑自行车、滑雪、打排球、登山
Ⅳ级（强度）	持续 5 分钟左右	马拉松长跑、跳绳、打篮球、静水游泳、击剑

3. 药物治疗

2003 年公布的中国成人超重和肥胖症预防控制指南建议用药物减重的适应证为：①食欲旺盛，餐前饥饿难忍，每餐进食量较多；②合并高血糖、高血压、血脂异常和脂肪肝；③合并负重关节疼痛；④肥胖引起呼吸困难或有阻塞性睡眠呼吸暂停综合征；⑤BMI≥24kg/m² 有上述合并症情况，或 BMI≥28kg/m² 不论是否有合并症，经过 3~6 个月单纯控制饮食和增加活动量处理仍不能减重 5%，甚至体重仍有上升趋势者，可考虑用药物辅助治疗。

理想的减肥药物应该能够减少能量摄取，增加能量消耗，并改善与肥胖相关情况的危险因素，且安全性好。目前尚无一种疗效令人满意的减肥药物。2005 年美国内科医师学会（ACP）发布的减肥治疗指南中指出，在现有药物中，至少有数项研究证明其有效的减肥药为：西布曲明（sibutramine）、奥利司他（orlistat）、芬特明（phentermine）、安非拉酮（diethylpropion）、氟西汀（fluoxetine）和安非他酮（bupropion）。舍曲林（sertraline）、托吡酯（topiramate）和唑尼沙胺（zonisamide）的减肥效果尚未完全肯定。应用减肥药 6~12 个月通常可使体重降低≤5 kg，可以改善血压、血胆固醇浓度和糖尿病的控制。

必须强调的是，只有在加强饮食控制和增加体力活动的基础上使用药物辅助减重才能收到较好的效果。肥胖的治疗应以控制饮食及增加体力活动为主。长期服用减肥药物不免会发生不良反应，且不一定能够持久见效。应用减肥药物一定要在医生的指导下进行。医生可根据患者的肥胖程度和已存在的并发症及各种危险因素程度制定合理的治疗方案，并应对患者加强随访，检查和监测血压、心率和各项相关因素指标的变化。

4. 手术治疗

手术治疗仅用于重度肥胖者。手术治疗可使患者体重很快减轻。2005年美国内科医师学会发布的减肥治疗指南中指出，BMI≥40 kg/m² 且节食和运动（有或无辅助药物治疗）均不能降低体重的患者可考虑做减肥手术；有肥胖相关疾病包括高血压、糖尿病或睡眠呼吸暂停的患者，也可以考虑做减肥手术。

手术方式包括小肠旁路术、胃成形术、胃旁路术和胃内气囊放置术等。术后患者体重可减轻 20~30kg，并可长期保持。胃旁路术的体重降低似乎比胃成形术多。美国内科医师学会减肥治疗指南指出，减肥手术似乎可降低高血压、糖尿病和高脂血症的发病率达 2 年，但术后 8 年发病率仍降低的只有糖尿病，减肥手术似乎不能促进这些疾病的康复。减肥手术的早期死亡率通常 <1%。术后可能出现的并发症有再次手术、胆囊疾病和吸收障碍等。

手术治疗肥胖患者选择应严格控制。患者应该到有经验的减肥手术中心治疗。如果由没有经验的医师进行手术，那么术后早期死亡率可高达 5%。对于大多数肥胖患者应当反对他们去进行手术治疗，尤其反对没有适应证而盲目进行手术治疗，合理饮食和运动加上规范的药物治疗仍然是最佳的选择和基本原则。

七、超重肥胖与高血压

流行病学资料证明，超重、肥胖会导致高血压发病率升高。任何程度的体重增加，都与高血压发病率呈显著性正相关。即使体重指数仍在正常范围，这种相关性也得到了证实。超重、肥胖是发生高血压的独立危险因素。

同时研究亦发现，体重的减轻常常和血压的降低相关。大量国内外研究证实了减轻体重对于高血压人群良好的治疗效果。世界卫生组织高血压防治指南、美国高血压预防、检出、评价和治疗指南（JNC 7）及中国高血压防治指南（2005 年）均将控制和减轻体重列为高血压预防和非药物治疗的重要措施之一。

1. 超重肥胖引起血压升高的临床证据

肥胖是导致高血压发生和发展的危险因素。研究发现，体重或体重指数均与血压呈显著的正相关，随着体重指数的增加，收缩压和舒张压水平升高。INTERSALT 研究表明，体重增高 10kg 收缩压和舒张压可分别升高 3.0mmHg 和 2.3mmHg。另有文献报道，体内脂肪增加 10% 可使收缩压和舒张压平均增加 6mmHg 和 4mmHg。钱岳晨等观察了超重肥胖对动态血压的影响，发现体重增加 10kg，24 小时收缩压增加 3~5mmHg，24 小时舒张压增加 2mmHg。肥胖与高血压相互影响，肥胖个体易发生高血压，高血压患者也有体重增加的倾向，这种联系尤其在腹型肥胖中更为明显。肥胖程度越重，血压升高越明显。有研究证明，中度肥胖者，发生高血压的机会是体重超重者的 5 倍多，是轻度肥胖者的 2 倍多。

体重指数和腰围与高血压患病率明显相关。1991 年发表的中美心血管病学合作研究显示，基线时体重指数每增加 $3kg/m^2$，4 年内发生高血压的危险男性增加 50%，女性增加 57%；在 4 年内体重增加相差 3.7kg，高血压的发病危险在男性和女性分别相差 35% 和 38%。我国另外一项 14 组人群研究显示，随着体重指数和腰围的升高，高血压患病率逐步升高；男性体重指数在 $20kg/m^2$ 以下和 $\geqslant 28kg/m^2$ 的人群，高血压患病率分别为 12.7% 和 58.7%，女性分别为 11.6% 和 47.8%；男性腰围在 60cm 以下和 $\geqslant 100cm$ 的人群，高血压患病率分别为 8% 和 72.2%，女性分别为 7.6% 和 63.8%。最近一项对 259 例正常血压与高血压组研究表明，腹型肥胖在高血压组中的比例明显高于对照组。美国 NHANES Ⅲ 结果显示，男性体重指数 $\geqslant 30\ kg/m^2$ 和体重指数 $< 25kg/m^2$ 人群，高血压患病率分别为 38.4% 和 18.2%，女性分别为 32.2% 和 16.5%。

在不同年龄阶段，超重肥胖均可引起高血压发病率明显升高。有资料显示，20～30 岁的肥胖者，高血压的发生率比同年龄而正常体重者高 1 倍；40～50 岁的肥胖者，高血压的发生机会要比非肥胖者多 50%。另有一项研究显示，40～60 岁年龄段，正常体重高血压患病率为 29.1%，而肥胖者高达 54.1%；60 岁以上年龄段，正常体重的人高血压患病率为 54.2%，而肥胖者高达 72.1%。

儿童肥胖与高血压的关系同样密切。在美国儿童中已发现更多的与肥胖有关的高血压，Qing He 等报道，在肥胖和非肥胖的小孩中，体重指数的增加与收缩压和舒张压升高有关。近年来我国几组儿童血压研究也证明，体重指数升高是儿童血压升高的独立危险因素。

2. 超重肥胖引起血压升高的机制

肥胖患者体内脂肪过度积聚，且分布异常。近年来研究发现，脂肪组织不仅仅是脂肪的储存库，而且有重要的内分泌功能，可以产生和分泌多种生理活性物质，如瘦素、TNF-α、脂联素、抵抗素、白介素-6、纤溶酶原激活因子抑制物-1、血管紧张素原及胰岛素生长因子-1 等。这些活性物质与高血压等肥胖相关疾病的发生关系密切。超重和肥胖引发高血压的机制较复杂，目前尚未完全阐明。胰岛素抵抗、交感神经活性增强、肾素-血管紧张素系统激活、血清瘦素水平升高、肾脏功能和结构改变、血管内皮功能障碍、容量负荷增加及细胞膜协同转运功能缺陷等因素应该在高血压的发生和维持中起着重要作用。Iris Kunz 等报道，胰岛素抵抗和交感神经系统活性增强是肥胖型高血压的病理生理基础。

（1）胰岛素抵抗

肥胖引起胰岛素抵抗的机制主要与脂肪细胞来源的炎性因子和炎症信号的传导通路的激活有关。近年来，瘦素在肥胖并发高血压发生机制中的作用越来越受到关注。有学者发现胰岛素可促进培养人脂肪细胞瘦素分泌增加，瘦素则对胰岛素的分泌产生直接或间接抑制作用。目前认为高瘦素血症常继发胰岛素抵抗，从而共同导致血压升高和代谢紊乱。脂联素能提高胰岛素的敏感性，肥胖患者血清脂联素浓度降低而导致胰岛素抵抗。抵抗素使脂肪细胞分泌的一种多肽类激素，它可对抗胰岛素，使血糖水平升高。章建梁等发现血清空腹抵抗素浓度和肥胖程度正相关。

肥大的脂肪细胞分泌的大量炎症因子还可以促进肝脏 C 反应蛋白的合成增加，激活氧化应激，损伤内皮功能，导致胰岛细胞分泌功能受损和胰岛素抵抗。有研究发现，C 反应蛋白与体重指数、腰围及脂肪分布成正相关。肥胖患者产生大量的游离脂肪酸，可抑制胰岛素对肝脏的作用，加重胰岛素抵抗。腹型肥胖由于游离脂肪酸直接进入门静脉，更易造成胰岛素抵抗。此外肥胖可使内皮功能受损，内皮依赖性血管舒张因子合成释放减少，可导致血管收缩、痉挛，微循环灌注不足，葡萄糖不能充分进入组织细胞被利用，刺激胰岛素释放增加，加重了高胰岛素血症。

胰岛素抵抗及其相伴随的高胰岛素血症是高血压的一个重要特征和独立危险因素。高胰岛素血症造成血压升高的可能机制有：交感神经功能亢进，心率及心输出量增加，血管收缩，外周血管阻力加大，血压升高；肾脏重吸收钠水增多，血液容量增加；钠-钾-ATP 酶活性增强，钙-ATP 酶活性降低，细胞内钠、钙离子浓度升高，血管阻力上升，血压升高。

（2）交感神经系统活性增强

肥胖患者交感神经系统功能亢进，儿茶酚胺分泌增加，肾素-血管紧张素系统活性增强，血压升高。有研究发现，肥胖者血浆肾素活性、血管紧张素 II 转换酶活性和血管紧张素 II 浓度均升高。近几年发现脂肪组织中也存在肾素-血管紧张素系统，肥胖患者血管紧张素原基因在内脏脂肪组织中表达增加，且与体重指数呈正相关。另外，肥胖患者多合并阻塞性睡眠呼吸暂停综合征，睡眠时的低氧血症可进一步激活交感神经，使血压上升。

（3）血清瘦素水平升高

瘦素在肥胖患者高血压的发病中具有一定作用。研究表明，血清瘦素水平与体重指数、腹围及收缩压呈显著正相关。肥胖者绝大多数表现为高瘦素血症和内源性瘦素抵抗，瘦素水平随体重及体脂成分增多而升高。国外有学者发现高血压患者血清瘦素浓度较血压正常者明显增高，瘦素浓度与血压和胰岛素抵抗存在相关性。但目前瘦素抵抗的机制尚不十分清楚。研究发现肥胖者脑脊液和血清中瘦素浓度的比值明显低于非肥胖者，提示肥胖者可能转运瘦素通过血脑屏障的功能下降，也可能存在瘦素拮抗物、瘦素受体或受体后缺陷等导致瘦素抵抗。

瘦素的作用涉及交感神经兴奋、肾素-血管紧张素系统活性、一氧化氮生成、胰岛素敏感性和血管内皮因子功能等多个方面。Rhamouni 等学者认为瘦素可能直接或间接介导一些细胞因子，通过兴奋交感神经、增加血浆肾素活性、增加肾小管钠水重吸收及血管平滑肌增生等机制导致血压升高。另外有研究表明，尽管肥胖时瘦素诱导的一氧化氮生成增加，但其生物利用度却明显下降，内皮依赖性血管舒张功能减弱，从而加重了血管内皮的损伤和促平滑肌增殖效应，造成血管收缩、管腔狭窄、血压升高。

（4）肾脏结构改变

肥胖患者细胞外液量增加，肾素-血管紧张素系统活性亢进，造成肾小球高压、高滤过。若肾脏血流动力学改变持续存在，可促使肾脏结构发生改变，血压进一步升高。Chagnac 等报道，肥胖使肾小球内压及肾小球滤过率增加，并可能与肾小球损害有关。肥胖患者腹腔内压升高，尤其腹型肥胖者腹腔内压可达 35~45mmHg，腹内压升高造成肾内机械压力增高，同时肾髓质间质细胞增生，细胞外基质增多，肾组织受压加重，肾髓质血流量减少，肾小管内血流减慢，钠重吸收增加，细胞外液扩张，血压升高。有研究发现，肥胖动物和人体的肾脏可因内皮细胞增殖、脂质沉积而重量增加，肾脏间质静水压增加，久之可导致肾小球硬化及肾衰竭。

张明华等报道超重、肥胖高血压患者尿微量白蛋白明显高于正常体重者，提示肥胖可能与原发性高血压早期肾损害有关，而且可能以肾小球损害为主。国外亦有相似报道在男性高血压患者中，微量白蛋白尿更多见于肥胖者。

（5）内皮功能障碍

内皮功能障碍与高血压、动脉硬化等许多疾病的发病以及最终的心脑血管事件密切相关。涂玲等报道，高血压患者血浆内皮素水平显著增高，一氧化氮水平显著降低。同时大量研究证明，血管内皮功能和高血压者的体重指数存在一定关系，超重肥胖的高血压患者血管内皮功能障碍更加明显。任海荣等发现，在高血压患者中，与正常体重组对比，超重者的内皮素水平更高，一氧化氮水平更低，而肥胖者较超重者上述改变更为明显。

（6）其他

肥胖患者血液循环总量增加，在正常心率的情况下，心搏出量明显加大，心脏长期高负荷运转，易造成左心室肥厚，血压升高。循环血量增加的机制包括：肥胖者体内脂肪组织大量积聚，血管床容量加大，血液循环量相对增加；肥胖者盐分摄取量较大，且肾上腺皮质功能亢进，水钠潴留明显。

肥胖患者常合并血脂异常、糖尿病和高尿酸血症等代谢紊乱，易发生动脉硬化，导致血压进一步升高。

Neil Thomas 等报道，肥胖和血压可能通过多巴胺 D2 受体（D2R）的调节机制而起作用，在白种人中在 D2R 基因附近的 TaqI 多态性（TaqI polymorphism）和肥胖有关。

肥胖引起的高血压还可能与钠排泄受损、前列腺素等降压物质减少、心房利钠素的变化以及类固醇激素的差异等有关。

3. 减轻体重的降压作用

国内外大量研究证实，无论在血压正常人群、血压高值人群还是高血压人群，减轻体重均可以降低血压。1987 年发表的包含 5 项针对高血压患者的试验研究的一项汇总分析显示，通过生活方式干预减轻体重 10kg，可使收缩压平均降低 7mmHg，舒张压降低 3mmHg。2001 年 Stevens 等报道，减肥可以降低大多数超重高血压患者的血压。另一项研究发现，体重超重 10% 以上的高血压病患者，如果体重减少 5kg，收缩压和舒张压可分别降低 4.4mmHg 和 3.6mmHg，同时可消除和减轻胰岛素抵抗、糖尿病、高脂血症、左心室肥厚、睡眠呼吸暂停等其他危险因素。在剂量对应研究中也发现，体重减少越多，血压下降越明显。美国 1992 年发表的针对正常血压偏高者的非药物干预试验（TOHP）表明，18 个月内研究对象体重平均降低了 3.9kg，收缩压和舒张压分别降低了 2.9mmHg 和 2.3mmHg。在正常高值血压的超重人群中进行的研究还发现，适度的减轻体重可以预防高血压的发生。

减轻体重可以通过多种作用机制降低血压，主要包括以下几个方面：①提高胰岛素的敏感性，改善胰岛素抵抗，增加外周组织对葡萄糖的利用，使血中胰岛素水平下降和糖耐量改善。较长时间的运动和减重可增强胰岛的分泌功能；②降低交感神经活性及其伴随的压力感受器反射增强，降低血浆儿茶酚胺的水平；③血浆瘦素水平下降；④改善血脂紊乱，使 HDL-C 升高、LDL-C 降低，胆固醇在动脉壁中移出增多，积聚减少，阻止了动脉粥样硬化的发展；⑤改善内皮功能，促使血管舒张活性物质的释放。研究发现血管内皮依赖性舒张程度与体重指数呈负相关。

4. 超重肥胖与难治性高血压

肥胖者高血压的发生和发展具有独特的机制，与其他类型高血压相比，其临床特征及预后也有所不同。

肥胖是难治性高血压患者的常见特征。肥胖导致降压药物所需剂量和数量增大，且血压难以达标。Framinghan 研究显示，体重指数 >30kg/m² 者比 <25kg/m² 者血压不易控制的发生率高 50%。2008 年 4 月美国心脏协会（AHA）公布的难治性高血压指南指出，肥胖与严重血压升高和需要联合多种药物控制血压相关。

有研究表明，超重肥胖不仅可以增加高血压患者的血压负荷，还可以使血压变异性增大，血压昼夜节律消失。

肥胖高血压患者往往并存多种心脑血管病的危险因素，其靶器官损害及功能障碍的发生率明显升高，程度较重。即使没有高血压，过多的脂肪组织堆积，也可以引起心脏和血管的结构和功能改变。脂肪组织生成释放瘦素、肿瘤坏死因子（TNF）、脂联素及抵抗素等活性物质，导致胰岛素抵抗、内皮功能障碍及肾素-血管紧张素系统激活等连锁反应，促进动脉粥样硬化的发生发展。肥胖患者左心室肥厚的发生亦和多种因素有关。胰岛素抵抗是肥胖患者左心室重量的重要决定因子，交感神经兴奋性增高、血容量及心输出量增加等因素均可导致左心室肥厚。有研究表明，体重指数和高血压对左心室质量有协同作用，多因素线性回归分析显示体重指数与左心室质量呈独立相关。Kuch 等报道，高血压患者与血压正常者相比，左心室重量指数（LVMI）增加 25% ~ 27%，肥胖患者与体重正常者相比，左心室重量指数增加 31% ~ 36%；若高血压与肥胖合并存在，则其增加更为显著。Himeno 等观察发现，肥胖合并高血压患者减肥后，左心室重量可以明显减少。肥胖引起的心脏重量和形态结构的改变与肥胖的严重程度相关。Ken-chaiah 等报道，轻度肥胖者，心脏构形发生变化者为 59%，左心室重量指数增加为 29%；而重度肥胖者心脏构形改变为 100%，左心室重量指数增加为 82%。腹型肥胖是左心室肥厚的一个独立危险因素。

5. 超重肥胖高血压患者的治疗

摄入大量热量而缺乏体力活动和运动的现代生活使肥胖者越来越多。超重肥胖者血压明显升高，且不易控制。对伴有超重肥胖的高血压患者来说，改善生活方式、积极减轻体重是最重要的。控制饮食和增加运动使体重降低，血压也随之降低。大量研究表明，减重治疗后收缩压和舒张压均随平均体重的下降而降低。Masuo 等报道，减重还可以减少降压药物的剂量。对生活方式干预无效或不能坚持的严重肥胖伴高血压患者，可以采用减肥药物治疗。非中枢作用减肥药物奥利司他可以作为首选。奥利司他是肠道胰脂肪酶的选择性抑制剂，可以阻断脂肪在肠内的吸收，摄入的脂肪中约有 1/3 因不能被吸收而从肠道排出，从而达到减重目的。常用剂量为进餐前一次口服 120mg，3 ~ 6 个月可减重 7 ~ 10 千克。奥利司他仅有 3% 从肠道吸收，不抑制食欲，无心血管方面的不良反应，使用安全。

肥胖者降压药物疗效相对较差，应注意药物剂量的个体化及药物的顺应性。对于合并超重肥胖的高血压患者，原则上常用的降压药物包括利尿剂、β 受体阻滞剂、钙离子拮抗剂、血管紧张素转化酶抑制剂、血管紧张素受体拮抗剂及 α 受体阻滞剂等均可应用，应根据患者的年龄、既往用药情况、血压升高的特点、合并靶器官损害及临床并发症等综合考虑。

血管紧张素转化酶抑制剂及血管紧张素受体拮抗剂应该是优先选择的药物，在降低血压的同时具有改善胰岛素抵抗、保护肾脏及降低交感神经兴奋性的作用，有利于肥胖高血压患者的治疗。钙离子拮抗剂降压作用明确，老年人疗效好，有抗动脉粥样硬化的作用，对血糖、血脂等代谢无不良影响，服用非甾体类抗炎药物及嗜酒不干扰钙离子拮抗剂的降压疗效，也可优先选择。联合降压方案建议采用血管紧张素转化酶抑制剂或血管紧张素受体拮抗剂联合钙离子拮抗剂，两类药物具有协同降压作用。肥胖的高血压患者常常合并有糖耐量降低、糖尿病、血脂异常、高尿酸血症等多种代谢紊乱，应避免采用大剂量利尿剂及 β 受体阻滞剂进行长期治疗。许多研究发现，长期较大剂量联合使用利尿剂及 β 受体阻滞剂，易加重代谢紊乱，还有增加新发糖尿病风险的可能。氢氯噻嗪小剂量（6.25 ~ 12.5mg/d）使用引起低血钾、高尿酸血症及糖耐量降低等不良反应的概率很小。其降压作用明确，可明显增强联合用药的疗效。有大量的临床观察证明其可预防高血压引起的心血管并发症，减少高血压患者的总死亡率。特别是对于合并肥胖的高血压患者，利尿剂可以降低循环容量及钠负荷，是重要的降压工具。治疗过程中，应注意电解质、血糖、血脂、血尿酸、肾功能等指标的监测。

八、肥胖症与代谢综合征

肥胖是指机体内脂肪的过度蓄积，脂肪组织绝对量增多或其比例增高。根据病因可分成原发性（单纯性）肥胖和继发性肥胖两大类，以前者多见、常见，占肥胖的绝大多数。世界卫生组织（WHO）认为肥胖是一种慢性非传染性流行性疾病，应称为肥胖症。随着我国经济的快速发展，人民生活水平的提高，近年来我国肥胖症的发病率呈逐年上升倾向，患病率已达 5.4%，且呈年轻化趋势，全国肥胖者已超过 7000 万，肥胖者中将有 50% 会发展为糖尿病，17% 会患高血压，某些肿瘤、胆道疾病、胰腺疾病等患病危险性也显著增加，肥胖已成为 21 世纪严重的社会问题。

1. 肥胖是现代生活方式综合征

现代生活方式综合征是在近代社会-心理-生物医学模式基础上产生的一种概念，是指由于摄食含过多热量（卡路里）的食物，而又没有消耗足够热卡的能量，加之食物组成不当，摄入过多的饱和脂肪、高糖、食盐、酒精，以及不良生活习惯、精神过度紧张、生活长期不规则等导致的一系列临床情况或多种疾病表现，其包括体重超重、肥胖、高血糖（糖耐量低下或糖尿病）、高血压、高血脂（脂代谢紊乱）、动脉粥样硬化、癌瘤、骨质疏松症、忧郁症、性功能低下等现今严重危害人们身心健康、生活质量和预期寿命的慢性非传染性流行性疾病。

2. 肥胖的病因

肥胖是由遗传因素、生理状况、心理状态和社会、自然环境等多方面条件相互影响，协同作用所诱发的。

（1）节俭基因说

在生存竞争和食物馈乏的百万年自然选择条件下，能从食物吸收、储存和利用更多热卡的人类机体得到优先保存和发展，这类遗传基因统称"节俭基因"，但当社会发展到现代，食物丰富，这种与生俱来的"优势"反而带来了健康问题，久食甘饴必肥。

（2）基因突变说

人类遗传基因是稳定的，但存在 1% 左右的变异，这是生存适应的表现。致病的突变可产生许多遗传性疾病，有些遗传性疾病如肥胖生殖无能症可同时伴有肥胖，这类患者在肥胖人群中只占极少数。研究已发现许多肥胖相关基因，但肥胖是多基因遗传，单基因变异对肥胖的影响常不能肯定其表形和影响量级大小，尚待更多研究和知识积累。

（3）生命系统论

人体是一大开放系统，系统论认为为了维护机体系统的稳定，其必须和外界不断交换信息和能量，体内各个系统组织协同工作，方可出现新陈代谢、繁殖和遗传变异等生命特征。机体某一子系统的衰竭，可引起整个系统的崩溃，产生生命活动的终止而出现死亡。急性进食过多可引起消化系统功能紊乱，消化不良，甚至急性胃扩张而致死。慢性摄食过多，营养过剩，不仅引起消化子系统负担过重，进而也影响其他子系统，影响机体稳定性和有序性，影响机体与外环境的和谐，也影响内环境的恒常调节和稳定。这是一个发展中的观点，内环境恒常调节已在分子水平和基因水平积累了丰富资料和知识。

总之，肥胖病因尚在不断阐明中，现今普遍接受的观点是食物总热卡过高，消耗太少，食物构成不合理，如高脂肪、高蛋白质、低食物纤维的"垃圾食品"；含糖饮料等高糖指数食品摄取量过多；糖、糖浆等含糖食物摄入量超过摄入热卡的10%；食盐摄入过多，吸烟与被动吸烟，酗酒，体力活动过少等均是肥胖的致病因素。按"黑箱"理论可只探讨输入（如食物）和输出（如肥胖）间关系的群体流行病学研究，但只有阐明了内在关系方更有利于肥胖的防治和有效药物的开发。

3. 肥胖的病理生理

现今研究较多、较明确地认为，高胰岛素血症、胰岛素抵抗（生理功能低下）是肥胖发病的病理生理基础，但不是唯一基础，因有些肥胖者，现今临床手段不能证实其存在高胰岛素血症或胰岛素抵抗。

（1）脂肪组织是代谢器官

脂肪组织是机体糖、蛋白质、脂肪三大代谢的方面军，人的生存、生长发育、生殖、新陈代谢离不开三大代谢。脂肪组织是机体能量和信息的存储器，生命活动中能源供给不足或障碍会产生问题，能量过剩（摄食过多），储存过多（肥胖），可引发调节网络的紊乱和信息传导系统上多处障碍，已被在体和离体动物实验、临床研究证实。在应用动物实验探讨人类时，应注意人体和其社会、心理等特殊性。

（2）脂肪组织是内分泌器官

脂肪组织可分为白色脂肪组织和棕色脂肪组织两类，后者分布于内脏和网膜，周转代谢较快，前者分布于躯体，周转代谢较慢，它们均可分泌许多激素和细胞因子，通过体液分泌、旁分泌、自分泌等作用，参与机体内环境的恒常网络调节，肥胖将引起其调节紊乱，现今研究报道较多的有瘦素、脂联素、抵抗素、TNF-α、过氧化物酶受体激动抑制因子（PPARs）、凝血酶原激活抑制因子（PAI-1）等，现有知识已证实肥胖引起这些因素紊乱，并参与了糖耐量异常或糖尿病和动脉粥样硬化的形成和发展，其概况请参阅"肥胖与糖尿病"。

（3）肥胖是代谢综合征

长期的临床医学实践发现肥胖、高血糖、高血压、高血脂等许多严重危害人群健康和预期寿命的慢性非传染性流行性疾病常有聚集现象，历史上曾存在许多假说和不同命名，1998年WHO统一称为代谢综合征，胰岛素抵抗是其共同的病理生理基础。现今认为代谢综合征包括：肥胖、高胰岛素血症、糖耐量异常型糖尿病、高血压、高血脂（脂代谢紊乱）、高尿酸血症、高血凝状态、多囊卵巢等，并有进一步扩大趋势。肥胖是代谢综合征始动或驱动危险因素。其实体重超重时，这些危险因素即有聚集，且越肥胖综合危险越高。

4. 高胰岛素血症

胰岛素和胰岛素样生长因子是机体能量代谢和生长发育的关键调节因素。胰岛素可分成基础分泌和进餐后波峰分泌两类。慢性营养过剩、进食过多将引起胰岛 β 细胞负担过重，分泌增加，诱发高胰岛素血症，高胰岛素血症引起的饥饿又促进过食而产生肥胖。过高的胰岛素将诱发胰岛素受体的下降调节，产生胰岛素生理作用低下，引发代谢综合征的发生和发展，可以认为存在高胰岛素血症即存在胰岛素抵抗，存在胰岛素抵抗即存在代谢综合征，高胰岛素血症是肥胖发生发展的关键。当增高的胰岛素水平还不足以使代谢平衡，肥胖将向糖耐量异常和糖尿病发展，这时将出现胰岛素分泌量的相对或绝对不足，分泌时相障碍，分泌组成（胰岛素原型胰岛素）改变，持续增高的血糖将不能再刺激胰岛素分泌，产生"糖中毒"，并产生糖尿病慢性微血管病变。但在 2 型糖尿病自然发展史的研究中发现，在临床糖尿病发现前 10 年即可存在胰岛素抵抗和大血管病变。

5. 高游离脂肪酸（FFA）血症

FFA 是指和血清蛋白结合而未和丙三醇酯化的脂肪酸，肥胖患者血 FFA 水平升高，其不能被进食或同时存在的高胰岛素血症所抑制。肥胖患者有胰岛素抵抗，但 50% 左右将来可发展成糖尿病，胰岛素抵抗产生的高血糖"糖毒性"加上高 FFA 血症损害胰岛 β 细胞功能的"脂毒性"，是肥胖向糖尿病发展的葡萄糖-脂肪酸循环基础。高 FFA 血症、高血糖、胰岛素抵抗是动脉粥样硬化的始发因素。

6. 肥胖的诊断与鉴别诊断

临床上成人肥胖一般以体重指数 $[BMI = 体重（kg）／身高（m）^2]$ 和（或）腰围诊断，但存在种族差异，我国 BMI 18.5 ~ 23.0kg/m² 为正常，≥23kg/m² 为超重，≥25kg/m² 为肥胖，>30kg/m² 为重度肥胖。腰围：女 >80cm，男 >85cm 为腹型肥胖。但应结合临床其他表现，在条件许可下，应行血压、血脂、血糖、胰岛素以及肝脏 B 超等检查，以鉴别肥胖是否已合并有糖耐量异常型糖尿病、高血压、高血脂/脂肪肝等代谢综合征其他表现，并利于与少见或罕见的继发性或遗传性肥胖相鉴别。

（1）胰岛素和胰岛素抵抗的检测

这是临床诊断代谢综合征的客观依据，也是研究和观察肥胖的重要指标。判断胰岛素抵抗的金标准是胰岛素钳夹试验，但方法繁琐，采血频率和次数多，只适于少数研究单位有限人群的应用。临床研究一般应用微小模型法或 HOMA 公式，也可应用口服葡萄糖试验和胰岛素释放试验联合检测做简易判断或计算相关指数判断，但尚未形成公认和统一的方法，一般主张真胰岛素测定以排除胰岛素原和前胰岛素的干扰。

（2）肝脏 B 超检测

肥胖并发脂肪肝是脂代谢紊乱的客观证据，临床上许多肥胖患者并无血脂异常，但可先有脂肪肝，脂肪肝发展到一定阶段可出现肝酶升高等肝损害，严重时可纤维化而产生肝硬化。

7. 肥胖的防治

现代生活方式综合征或代谢综合征应开展三级防治，积极的预防干预可获得最大投入和产出效益比，但要改变千百万人的生活习惯是非常艰难的，戒烟就是一个例证，这要全社会的长期奋斗和医学卫生知识的反复宣教。已发病的早发现、早治疗是中策，当肥胖已伴有动脉粥样硬化、糖尿病等大血管和微血管病变，及时正规治疗可防止病情进一步的发展和恶化，以减轻痛苦，提高生存质量，延长预期寿命也是必须的，但这时个人、家庭、社会负担均加重，效益比最不理想。

总之，预防肥胖是预防代谢综合征及相关后果最直接的途径，治疗肥胖也是治疗代谢综合征和预防 2 型糖尿病及心血管疾病最直接的途径。开展肥胖教育，更新观点；综合均衡营养，控制总热卡；增加体力活动，持之以恒；定期健康保健监测；治疗个体化、科学地合理选用药物及手术。这是临床处理肥胖的五大环节，缺一均达不到预期效果。

九、脂肪细胞因子与胰岛素抵抗

以往脂肪组织被认为是单纯的能量储存组织，近十几年越来越多证据表明，脂肪组织是非常重要的内分泌器官。脂肪组织分泌的许多细胞因子如脂联素、TNF-α、瘦素等与胰岛素抵抗（IR）密切关联。脂联素对于维持胰岛素敏感性与正常的糖代谢是必需的，瘦素能抑制胰岛素分泌，TNF-α 的分泌与胰岛素调节的糖代谢存在高度负相关，同时亦有一些细胞因子与 IR 的关系有待证实。

在过去的 20 多年，发达国家的超重/肥胖已成流行态势，与之相关的 2 型糖尿病、心血管疾病和原发性高血压等疾病的发病率也不断攀升，人们对在其中扮演重要角色的脂肪组织的研究更为重视，并取得了突破性进展。早期的研究提示骨骼肌是胰岛素抵抗（insulin resistance，IR）存在的主要部位，但是现在越来越多的研究认为脂肪组织是 IR 产生的始发部位。尤其是内脏脂肪组织在 IR 和代谢综合征发生、发展过程中起着非常重要的作用。与此同时，随着瘦素、脂肪源性的 TNF-α、脂联素和抵抗素等细胞因子的发现，脂肪组织的内分泌功能及其在肥胖、IR 和 2 型糖尿病发病机制中的作用已倍受关注。现仅就脂肪源性细胞因子与 IR 的关系分析如下。

1. 脂联素

脂联素是脂肪组织分泌的 30 千道尔顿大小的蛋白质，在肥胖引起的胰岛素抵抗患者中循环脂联素水平出现明显下降。Kubota 等的实验表明，与野生杂合子脂联素基因缺乏大鼠［adipo（+/-）小鼠］相比，纯合子脂联素基因缺乏的小鼠［adipo（-/-）小鼠］显示出严重的 IR，这一实验证实了脂联素对于维持胰岛素敏感性、正常的糖代谢是必需的。Hotta 等以恒河猴为研究对象，纵向研究糖尿病发展过程，实验发现在恒河猴发生肥胖的早期阶段脂联素水平就下降，至发展到 2 型糖尿病其水平继续下降，说明 IR 越严重，脂联素水平越低。脂联素水平与体质量、体脂质量和剩余胰岛素水平之间呈负相关，而与胰岛素刺激的葡萄糖输出呈正相关，提示低脂联素血症与胰岛素敏感性降低密切相关。

研究证实，脂联素主要通过活化腺苷酸激活的蛋白激酶途径，刺激葡萄糖的利用和脂肪酸的氧化，提高胰岛素敏感性。脂联素和 TNF-α 都可由脂肪细胞分泌并且结构相似，能相互影响。一方面，脂联素水平增加可抑制脂肪组织分泌 TNF-α；另一方面，脂联素还可抑制 TNF-α 在胰岛素信号中的作用，改善 IR。

2. TNF-α

近年发现，脂肪源性 TNF-α 在 IR 的发病机制中有十分重要的作用。在多种 IR 的肥胖鼠模型和肥胖症患者的脂肪组织中均存在 TNF-α 的过度表达。TNF-α 与 TNF-α 受体基因敲除鼠表现出对肥胖引起的胰岛素抵抗的抵抗现象，在肥胖和 2 型糖尿病患者中，血 TNF-α 升高，并存在高胰岛素血症和胰岛素敏感性降低。在肥胖患者的脂肪组织中，TNF-α 的分泌与胰岛素调节的葡萄糖代谢存在高度负相关。实验也证明，中和肥胖大鼠血 TNF-α 可以改善胰岛素敏感性，而且减肥可以降低血浆 TNF-α 水平并增加胰岛素敏感性。TNF-α 引起 IR 的机制之一是通过改变胰岛素信号传导通路，使胰岛素受体酪氨酸激酶活性、胰岛素受体底物 1 磷酸化、葡萄糖转运子 4 合成或易位降低。另外，除了对脂肪组织的直接作用外，TNF-α 在肌肉和肝脏的 IR 中起重要作用。除了对脂肪细胞 IR 起重要作用以外，TNF-α 还可以刺激 FFA 以及瘦素等介质的表达。TNF-α 还有促进脂肪细胞脂解的作用，使 FFA 释放增加，这可能是 TNF-α 引起 IR 的重要间接机制之一。

3. 瘦素

瘦素为肥胖基因的编码产物，研究证实，肥胖患者普遍存在瘦素抵抗。瘦素的作用机制与神经肽 Y 密不可分，由肥胖基因编码的瘦素分子主要由白色脂肪组织产生，其进入血液后，呈游离状态或与特异性运输蛋白结合，透过血脑屏障与其长型受体结合双向激活 Janus 酪氨酸蛋白激酶或信号传导和转录激活蛋白途径，影响神经肽 Y 分泌增加，引起食欲下降及机体耗能增加，使体质量下降。目前认为 Janus 酪氨酸蛋白激酶-信号传导和转录激活蛋白途径是瘦素信号传导的主要途径。瘦素在生理浓度水平时可调控肝脏磷酸烯醇丙酮酸羧激酶的基因表达和糖异生的效率。通过乳酸摄取增加直接刺激肝糖产生，同时刺激糖原分解及脂肪酸的氧化，增加肝脏葡萄糖的输出；在骨骼肌细胞可增加葡萄糖摄取及葡萄糖转运子 4 在细胞膜的补充，增加葡萄糖转运，促进葡萄糖氧化分解。而高浓度瘦素在肝脏可抑制肝细胞的磷酸烯醇丙酮酸羧激酶，抑制肝葡萄糖氧化，增加肝糖原贮备，并导致甘油三酯合成增加，减少肝糖产生及输出，发生 IR；在骨骼肌细胞可导致骨骼肌内的脂肪沉积，与 IR 的发生也有关；瘦素对脂肪有分解作用，产生 FFA，瘦素对脂肪的分解作用本身就造成了 IR。同时瘦素可直接抑制基础胰岛素与葡萄糖刺激的胰岛素释放。瘦素抑制胰岛素分泌作用还可表现为抑制胰岛素原 mRNA 的表达，降低胰岛素基因启动因子转录活性、抑制外周组织胰岛素受体基质的磷酸化。在病理状态下，瘦素抵抗现象及瘦素受体的敏感性下降，引起胰岛 B 细胞的去极化，促进胰岛素的分泌导致高胰岛素血症，进而发展成糖尿病。

瘦素对体内糖代谢的主要器官（肝脏、肌肉、脂肪组织等）有特异性，导致具有高瘦素血症的肥胖个体 IR；瘦素还可抑制胰岛素在脂肪细胞中的多种代谢作用，包括葡萄糖转运、脂肪分解、糖原合成等，间接地加重 IR。瘦素可促进能量代谢，瘦素抵抗与 IR 及 2 型糖尿病有关。但也有研究认为瘦素水平与胰岛素敏感性不相关，与糖尿病患病亦无关。关于瘦素与糖尿病的关系还需更多证实。

4. 抵抗素

抵抗素为脂肪细胞产生的又一新激素。Steppan 等研究表明，在遗传性和饮食诱导的肥胖小鼠，血清抵抗素水平显著增加，在 2 型糖尿病模型中，免疫中和抵抗素可改善血糖及胰岛素的作用。在正常小鼠，抵抗素可使糖耐量及胰岛素的作用受损。2 型糖尿病可显著降低抵抗素基因表达及蛋白分泌。由此认为抵抗素是联系肥胖与 IR 及糖尿病的重要信号分子，下调抵抗素表达是噻唑烷类胰岛素增敏剂发挥抗糖尿病效应的重要机制。抵抗素与 IR 的关系目前仍存在争议。

5. 白细胞介-6

研究发现 IL-6 是体内许多细胞如炎性细胞、血管内皮细胞、成纤维细胞、脂肪细胞、肌细胞产生的一种多功能细胞因子。体内约 1/3 的 IL-6 来源于脂肪组织，脂肪组织 IL-6 的分泌量及循环中 IL-6 的浓度与脂肪量、体质量指数、IR 呈正相关，是 IR 的独立危险因素。Rotter 等发现在 3T3-L1 脂肪细胞、小鼠肝细胞和人 HepG2 细胞，IL-6、胰岛素受体底物 1、葡萄糖转运子 4 和磷脂酰肌醇 3 激酶等影响胰岛素信号传导，引发 IR。最近有研究发现，通过 IL-6 可部分逆转 IL-6 基因缺乏小鼠模型的肥胖症，刺激能量消耗，抑制体内肥胖物的表达，可认为在 IR 相关因素中，防止肥胖是 IL-6 的主要功能。

脂肪组织能分泌多种肽类激素和细胞因子，在已发现的脂肪细胞因子中，瘦素、TNF-α 和脂联素等与 IR 密切关联。同时亦有一些细胞因子与 IR 的关系尚待证实。相信随着研究的深入，将有助于更全面地认识脂肪组织的分泌功能，同时为治疗 IR 与肥胖提供新的思路与靶点。

十、炎症性脂肪因子与代谢性炎症

世界肥胖流行病学会已经做出了大量的研究旨在了解脂肪细胞的生物学特性以及在肥胖者体内脂肪组织发生的变化。许多资料证明肥胖可引起慢性轻度炎症并因此导致全身性的代谢功能障碍，即肥胖相关性功能紊乱。脂肪组织作为一个主要的内分泌器官，主要通过释放各种生物活性物质，称作脂肪派生分泌因子或者脂肪因子，发挥促炎症或者抗炎症的作用。因脂肪组织功能障碍所致的内分泌失调的产物或者脂肪因子的分泌物可以导致肥胖相关并发症的发生。在这篇综述中，我们将重点放在研究脂肪因子在炎症应答中的作用并讨论它们作为代谢功能调节器的潜在功能。

肥胖已经成为一个重要的世界卫生问题，至少因为它与一系列疾病包括胰岛素抵抗、2 型糖尿病、脂肪沉滞性动脉硬化症及局部缺血性心脏病强烈相关，这些疾病使预期寿命下降并同时带来了巨大的经济及社会的问题。越来越多的数据表明，肥胖与一系列慢性轻度炎症状态相关，这种状态可导致肥胖相关性功能紊乱，尤其是代谢性功能障碍。现在已经确定了脂肪组织不仅与能量储存相关，并且还作为一种内分泌器官，分泌各种生物活性物质因子。因为过度肥胖或者脂肪因子功能障碍导致的这些因子的表达失调，与通过变异性免疫应答所致的各类疾病进程的发病机制相关。因此，对脂肪组织免疫调节的功能做进一步了解被更多的留意到了。经鉴定，脂肪组织分泌的新的因子要么会促进炎症反应和代谢性功能障碍，要么会消退炎症反应并对肥胖相关的代谢性疾病有好的影响。这个发现更加支持了是脂肪组织分泌的脂肪因子在促炎症与抗炎症反应的不平衡导致了代谢性功能障碍这一理论。

1. 肥胖与炎症

肥胖，尤其是内脏的过度肥胖，与胰岛素抵抗，高血压及血脂异常等疾病强烈相关，这些疾病会导致患病率及病死率的升高。越来越多的数据表明，慢性炎症在肥胖相关的代谢功能障碍的发病机制中发挥着很重要的作用。其实，临床和流行病学研究已经清晰描述了轻度炎症反应与代谢性疾病的关系，尤其是在有 2 型糖尿病的背景下。过量的脂肪集合（正如肥胖者体内发生的那样）与血液中促炎症反应的标记物 C 反应蛋白（CRP）的水平升高有关。CRP 及其诱导物白介素-6（IL-6）的水平升高在不同人群中是发展成 2 型糖尿病的先兆。另外，一些旨在使体重减轻的预防措施会降低促炎症反应相关蛋白包括 CRP 及 IL-6 的水平。

2. 脂肪细胞因子的概念

脂肪组织在传统理念中认为是一个长期的能量储存器官，但现在它被认为在全身系统的代谢过程中起到了很关键的整合作用。这种代谢性的功能有一部分是被它分泌的许多种蛋白质介导的。这些由脂肪组织分泌的因子被统称为脂肪细胞因子。重要地，在肥胖发生之后，脂肪组织仓库的分泌状态会随着组织细胞构成的改变而变化，包括数目、显型、在免疫系统、血管和组织细胞定位的变化。脂肪因子的表达也会因脂肪组织贮藏所得不同而不同。最大的两个贮藏所是内脏和皮下脂肪组织，它们产生构成脂肪因子的特殊片段。而且，脂肪细胞贮藏的发生遍及全身，并与多个器官相关，包括心脏及肾脏。在骨髓、肺及大部分血管外膜中也能发现脂肪细胞。在一些实例中，高热量饮食会促进这些脂肪贮藏所促炎症反应状态的发展，其方式与皮下及内脏脂肪组织的相似。虽然，这些人体内的脂肪贮藏所的重要性功能仍未被普遍认识，但是最近的数据证明饮食介导的脂肪因子分泌的改变可以影响到相关组织的功能。褐色脂肪组织，主要被发现在婴幼儿及冬眠动物的体内，其与白色脂肪组织的功能不同。

（1）脂肪细胞蛋白酶（另一个名字叫补体因子 D）

在 1987 年被鉴定为一种脂肪因子。1993 年，肿瘤坏死因子（TNF）经鉴定为一种脂肪组织促炎症反应的产物，可在糖尿病及肥胖症患者体内被诱导，这为肥胖与炎症之间的功能关系提供了证明。接着，瘦素经鉴定为一种脂肪组织特异性的分泌蛋白，且有调节食物摄取及能量消耗的内分泌功能。同样地，纤溶酶原激活物抑制物 1（PAI1），一种纤维蛋白溶解的抑制物，是一种肥胖患者内脏脂肪贮藏所强烈正调节所产生的脂肪因子，这表明了肥胖与血栓形成紊乱之间存在着客观关联。几乎同一时间，脂连素（也被称作 ACRP30 和 ADIPOQ）经鉴定为一种脂肪细胞特异性脂肪因子。在肥胖症患者体内脂肪素的表达减少，在实验动物研究中发现脂连素有抑制肥胖相关性代谢病及心血管功能障碍的保护作用。这个结果令人诧异，因为大多数脂肪因子是促进炎症应答反应，且在肥胖及肥胖介导的代谢性疾病及心血管疾病中起正调节作用的。总的来说，这些发现可以得出一个观念，代谢性功能障碍可能是部分由于促炎症和抗炎症反应的脂肪因子的表达失调所致的过量脂肪组织堆积，因而导致了肥胖相关性的并发症的发生。因此，脂肪因子是作为一种机体自我平衡的调节器这一观念已在研究者群体中得到了广泛的认可及关注。

（2）脂肪组织的免疫细胞渗入

脂肪组织主要包含脂细胞，还包括一些促其生长与功能的细胞，包括前脂肪细胞、淋巴细胞、巨噬细胞、成纤维细胞及血管内皮细胞。肥胖会导致脂肪垫细胞组成的改变以及个体细胞表现型的变化。在肥胖症患者及肥胖的实验模型动物的脂肪组织都被大量的巨噬细胞浸润，而这种募集反应与全身的炎症反应及胰岛素抵抗相关。另外，在人及实验鼠体内，脂肪组织内巨噬细胞的蓄积与肥胖程度是成比例的，持续的体重下降会导致脂肪组织内巨噬细胞数量的减少，同时伴随着肥胖者体内促炎症反应物质的减少。同样地，巨噬细胞在内脏脂肪组织中比皮下脂肪组织中的数量多，这与内脏脂肪组织被认为在胰岛素抵抗的发病过程中起到更大的作用这个观念是相一致的。然而，最近的报道说脂肪组织中巨噬细胞的蓄积发生在体重减轻的早期，大概是由于脂肪组织的直接作用导致的。

（3）脂肪组织中还包括成纤维细胞，可以产生细胞外基质的成分

最近的研究显示：代谢功能障碍的脂肪组织会产生一种过量的杂基成分，它会干扰脂肪的集合膨胀，继而导致代谢性的调节异常。因此，很明显的，要维持正常的代谢功能，脂肪组织的细胞间通讯系统是必需的。这些细胞间通讯的例子包括肥胖情况下脂细胞衍生的抗炎症细胞因子脂连素和分泌型卷曲相关蛋白5（Sfrp5）以及巨噬细胞衍生的促炎症细胞因子 TNF 及 wNT5a 之间的相互对抗调节，其中 TNF 及 wNT5a 起到的作用是正调节而脂连素和分泌型卷曲相关蛋白5（Sfrp5）的作用为负调节。

表 1-6　几种主要脂肪因子的来源及作用

脂肪因子	主要来源	结合的配体或者受体	功能
瘦素	脂肪细胞	瘦素受体	通过中枢神经系统控制食欲
抵抗素	外周血单核细胞（人类），脂细胞	不清楚（啮齿类动物，如鼠等）	通过巨噬细胞分泌的 IL-6 和 TNF 促进胰岛素抵抗和炎症反应
RBP4	肝脏、脂细胞、巨噬细胞	视黄醛（维生素 A），视黄醛结合蛋白，转甲状腺素蛋白	与全身性的胰岛素抵抗相关
脂质转运蛋白2	脂细胞、巨噬细胞	不清楚	通过脂细胞分泌的 TNF 促进胰岛素抵抗和炎症反应

续表

脂肪因子	主要来源	结合的配体或者受体	功能
ANGPTL2	脂细胞、其他细胞	不清楚	局部的及血管的炎症反应
TNF	间质中的血管内皮碎片细胞，TNF 受体脂细胞		炎症，胰岛素信号拮抗作用
IL-6	脂细胞、间质中的血管内皮碎片细胞	IL-6 受体，肝脏、肌肉	原组织或者目标组织的响应改变
IL-18	间质中的血管内皮碎片细胞	IL-18 受体，IL-18 结合蛋白	广泛炎症反应
CCL2	间质中的血管内皮碎片细胞、脂细胞	CCR2	单核细胞募集反应
CXCL5	间质中的血管内皮碎片细胞	CXCR2（巨噬细胞）	通过蛋白酪氨酸激酶-STAT 旁路途径对胰岛素信号传递进行拮抗
NAMPT	脂细胞，巨噬细胞	不明其他细胞	单核细胞趋化运动
脂连素	脂细胞	脂连素受体 1 和 2，T-钙粘连蛋白，钙网织蛋白-CD91	胰岛素致敏剂，抗炎症反应物
SFRP5	脂细胞	wNT5a	促炎症反应的抑制物 WNT 信号系统

很明显，除了绝对的脂肪数量以外，脂肪组织的功能及细胞组成等质量方面因素对全身代谢的显型也有重要影响。其实，体重匹配的肥胖症患者可以被分成两类：一类是对失调的代谢能完全控制的，一类是对功能失调的代谢能轻度控制的。后一类中级的代谢表型肥胖症患者体内炎症标记物的表达以及心血管系统疾病的发病率都较代谢功能失调的肥胖症患者低。在同一研究中，代谢功能失调的肥胖症患者的分类与冠状结构的表达有关，这种冠状结构代表的是发生炎症反应的脂肪组织中巨噬细胞围绕死亡的脂肪细胞形成的一种组织学特征。因为巨噬细胞的一项主要功能就是用免疫沉默的方式消灭凋亡细胞以阻止有毒物质的释放，所以冠状结构的出现反映了促炎症反应的状态是合理的推测，这种促炎症反应的状态部分是由于巨噬细胞介导的吞噬过程受损。与这种观念一致的是发现了在可诱导脂肪萎缩的小鼠体内诱导脂细胞凋亡会导致脂肪组织内巨噬细胞的蓄积。然而，过程可能是更加复杂的正如最近的论文中报道的，脂细胞的死亡并不随人类的肥胖而增加。

（4）巨噬细胞的亚群与肥胖诱导的脂肪组织炎症相关

肥胖大鼠脂肪组织内聚集的巨噬细胞主要表达与 M1 相关或者"经典活化"巨噬细胞显型的基因，而瘦的大鼠脂肪组织内巨噬细胞表达 M2 相关或者"选择性活化"巨噬细胞显型的基因。TH-1 型的细胞因子，包括干扰素 γ（IFN-γ），或者细菌产物的活化，会导致 M1 型巨噬细胞表型的产生，它会产生促炎症反应因子（包括 TNF 和 IL-6），表达诱生型一氧化氮合成酶（i-NOs）而且产生活性氧（ROS）以及含氮中间产物，相反，巨噬细胞被极化成 M2 表型通过 TH2 细胞因子比如 IL-4 以及 IL-13。M2 型巨噬细胞对抗炎症因子 IL-10 的产生有正调节作用，对促炎症因子的合成有负调节作用。一些基因的转录，包括这些编码精氨酸酶 1 的，巨噬细胞甘露糖受体 1 以及 IL-1 受体阻断剂，是被 M2 型巨噬细胞正调节的，通过一种所谓的过氧化物酶增生物激活受体 γ（PPARγ）及 PPARδ 转录因子调节的程序。实用地，M2 型巨噬细胞与受伤组织的修复以及炎症反应的消退相关。因此，这就表明，M1 型巨噬细胞促进胰岛素抵抗而 M2 型巨噬细胞拮抗肥胖诱导的胰岛素抵抗。

最近的研究报道，脂肪组织中表达的 T 细胞亚群似乎与巨噬细胞显型的调节有关系。CD4 + T 细胞在瘦鼠体内的脂肪组织中含量更丰富并且因为它抑制了促炎症性的巨噬细胞因而起到了一种保护作用，以致可以抑制胰岛素抵抗的发生。CD8 + 效应 T 细胞及与 TH1 相关的细胞因子能发动脂肪组织内巨噬细胞的募集反应及活化并引起与胰岛素抵抗有关的促炎症反应的级联反应。所以肥胖诱导的 TH1 及 TH2 型信号表达的紊乱可能会影响到脂肪组织内巨噬细胞的募集反应及活化，因而要么会产生一种病理的致炎的环境要么产生非致炎的保护的环境。然而，发动 T 细胞募集反应及巨噬细胞活化的脂肪组织为环境的变化机制尚未被完全明了。然而，我们必须牢记在心的是肥胖相关的脂肪组织细胞成分的变化使我们对脂肪因子究竟是完全由脂细胞还是由募集的炎症细胞表达的理解变得复杂化。

（5）促炎症反应细胞因子

大多数脂肪因子的产物对肥胖状态起正调节作用，并且这些促炎症反应蛋白对肥胖相关的代谢性疾病起到了典型的促进作用。除了瘦素、TNF 和 IL-6，最近才被鉴定出的促炎症反应的因子包括抵抗素、维生素 A 结合蛋白 4（RBP4）、脂质运载蛋白 2、IL-18、血管生成素样蛋白 2（ANGPTL2）、CC-趋化因子配体 2（CCL2）、CXC-趋化因子配体 5（CXCL5）以及烟酰胺磷酸核糖转移酶（NAMPT），这些因子的亚型将在下面详细讨论。这是因为这些因子（当然也包括一些其他因素）的正向调节导致机体一种慢性炎症状态的发展并且导致了代谢性的功能紊乱。下面，我们将简单描述脂肪组织衍生的一般具有粗哑正反应效应的蛋白并谈论一下它们代谢调节的性能。

（6）瘦素

脂肪因子瘦素是肥胖基因（ob）的产物，它是在定位克隆的 ob/ob 小鼠中被鉴定出的。瘦素通过中枢神经系统调节饮食行为。缺乏瘦素的小鼠（ob/ob 小鼠）表现出一种摄食过盛（异常增加食物摄取）、肥胖及胰岛素抵抗，而给这些 ob/ob 小鼠服用瘦素后正好有相反的改变。给脂肪萎缩的小鼠（这些小鼠缺乏皮下脂肪组织因而瘦素水平低下）服用瘦素也能使代谢异常的情况好转，这些代谢异常包括胰岛素抵抗及高脂血症。瘦素同样也能使脂营养不良及先天性瘦素缺乏的患者代谢功能紊乱的情况得以有效改善。然而，血液中的瘦素水平确实与脂肪的质量有关，提示瘦素抵抗的发生以及肥胖者体内的高瘦素水平并不起到预期的降低食欲的作用。

瘦素的结构类似于一些螺旋状的细胞因子，包括 IL-2 以及生长因子 1，并且被认为有促炎症反应的功能。其实，瘦素会使单核细胞产生的 TNF 及 IL-6 增多并刺激巨噬细胞 CC-趋化因子配体的产生（即 CCL3、CCL4 和 CCL5）通过蛋白酪氨酸激酶 JAK2-sTAT3（信号传导蛋白以及转录因子 3 的激活剂）途径。在单核细胞内，瘦素还会刺激活性氧 ROS 的产生以及促进细胞增殖及迁移反应。血清中及脂肪组织中的瘦素水平会在促炎症反应的刺激物作用下增高，这些刺激物包括 TNF 和脂多糖（LPS）。此外，瘦素使 T 细胞或者单核细胞产生的 TH1 型细胞因子 IL-2 和 IFN-γ 的产生增多，而使 TH2 型细胞因子 IL-4 的产生减少，所以使 T 细胞朝着 TH1 的细胞表现型方向极化。与这个结果一致的是在 T 细胞介导的肝炎动物模型中，瘦素的缺乏会保护肝脏不受损害。另外，ob/ob 小鼠对有诱导的实验性自身免疫性脑脊髓炎有抵抗性，这正是由于 T 细胞向着 TH2 型细胞表型而不是向着 TH1 型细胞表型极化所致的。因而，瘦素是作为一种促炎症反应的脂肪因子这一理论是被普遍接受的。

（7）抵抗素

抵抗素是一种富含半胱氨酸的抵抗素样分子家族的成员之一，其与炎症反应的活化过程有关。抵抗素在小鼠体内可诱发胰岛素抵抗，且在缺乏抵抗素的小鼠体内进食后的血糖水平低下，由于肝脏葡萄糖产生水平低，ob/ob 小鼠抵抗素缺乏导致更加的肥胖，但这些严重肥胖的小鼠糖耐量有所改善且对胰岛素有一定敏感度。抵抗素调节糖代谢的能力与细胞因子信号传导抑制系统 3（SOCS3）的活化有关，这是一种脂细胞中胰岛素信号的抑制剂。虽然动物实验的研究中一直表明抵抗素与胰岛素抵抗相关，但是在人类中证明这种效应的数据尚不清楚。

抵抗素由两个四元结构组成，一种为含量丰富的高分子量六聚物，一种为含量相对较少但是生物活性更高的三聚物，这种物质可强烈诱导肝脏的胰岛素抵抗。虽然开始是在脂肪组织中被鉴定出来的而后来的分析发现了一个更广范围的表达，因而导致了一场关于这种脂肪因子调节作用的争议。在小鼠体内，抵抗素蛋白仅由脂细胞合成，而在人类体内，抵抗素主要是由巨噬细胞及单核细胞产生，而未被发现由脂细胞产生。在人类单个核细胞抵抗素基因（RETN）的转录是由促炎症反应的细胞因子诱导的，这些细胞因子包括 IL-1、IL-6 和 TNF，在白色脂肪组织中这个转录过程是被 PPARγ 激动剂罗格列酮抑制的，这表明罗格列酮的抗炎症效应部分是被 RETN 转录较少而介导的。更近些的对脂细胞缺乏内源性抵抗素表达但巨噬细胞表达了人类转基因的 RETN 的小鼠的研究表明了，是巨噬细胞产生的抵抗素促炎症反应的性能导致胰岛素抵抗。人类单个核细胞产生的抵抗素具有促炎症反应的性质是显而易见的，因为抵抗素能促进这些细胞 TNF 及 IL-6 的释放。另外，抵抗素直接对抗血管内皮细胞脂联素的抗炎症反应作用，通过促进这些细胞促炎症反应黏附分子［血管细胞黏附分子 1（VCAm1）、细胞间黏附分子 1（ICAm1）及正五聚蛋白 3］的表达而加强白细胞的黏附作用。

（8）RBP4

血清 RBP4 是一种肝细胞分泌的与全身视黄醛（维生素 A）运输相关的一种因子。

近来研究发现 RBP4 同样也被脂细胞及巨噬细胞分泌。RBP4 相反地与葡萄糖载体 4 相关，给正常小鼠服用重组 RBP4 后会减低胰岛素敏感性。RBP4 被脂细胞释放并会通过自分泌或者旁分泌的途径抑制胰岛素诱导的胰岛素受体底物的磷酸化作用。这些数据提示 RBP4 是作为 2 型糖尿病患者体内重要的调节葡萄糖平衡的一种脂肪细胞因子。在人群中的研究已证实了这么一个观念：血清中 RBP4 水平的升高被发现与代谢综合征的一些特征相关，这些代谢综合征包括高血压高密度脂蛋白水平低下，胆固醇及甘油三酯类水平增高，以及机体体重指标的升高。RBP4 在肥胖者或者胰岛素抵抗患者体内优先在内脏脂肪组织内产生，它也是一种腹内脂肪组织以及亚临床炎症反应的标志物。最近的研究证明 RBP4 水平的升高与肾病特别相关。相应地，降低 RBP4 水平以及通过抑制其与甲状腺素蛋白的交联而降低其稳定性的方法对治疗胰岛素抵抗可能有帮助。

（9）脂质转运蛋白 2

脂质转运蛋白 2 属于脂质转运蛋白超家族的一员，脂质转运蛋白超家族中也包括 RBP4。脂质转运蛋白结合和转运各种小的亲脂物质比如维生素 a 酸类，花生四烯酸类及甾类。脂质转运蛋白 2 能微弱地结合一些普通的脂质转运蛋白配体，包括白三烯 b 及血小板活化因子，虽然高亲和力的内源性配体尚未被发现。

脂质转运蛋白 2 主要表达于脂肪组织，并且通过细胞核因子活化的方式被炎症刺激物诱导。其实，脂质转运蛋白 2 在食物诱导的或者遗传上的肥胖小鼠脂肪组织内水平很高，和在那些肥胖的人体内一样。血清脂质转运蛋白 2 的浓聚物确实与肥胖、高血糖、胰岛素抵抗及 CRP 水平相关。血清脂质转运蛋白 2 的缺乏小鼠与同等年龄及肥胖程度的对照组小鼠相比改善了胰岛素敏感度。改善代谢的性能是因为花生四烯酸 12-脂氧合酶的抑制，那是一种与炎症反应及胰岛素抵抗相关的酶类。然而，另外的研究表明血清脂质转运蛋白 2 可能导致饮食诱导的肥胖及胰岛素抵抗，伴随着促炎症介质的表达增多。这些关于血清脂质转运蛋白 2 的研究差异性较大的原因目前仍然不明。

第三节　炎症反应和内质网应激

胰岛素抵抗（IR）是肥胖导致的代谢综合征的典型表现，因其作用器官广泛和作用机制复杂成为糖尿病等代谢性疾病治疗中的一大难题。胰岛素抵抗涉及多个代谢器官、多种细胞因子和多条信号传导通路的交互作用，呈现出极其复杂的作用网络。目前认为，炎症、内质网应激和肠道菌群失调是引起胰岛素抵抗最主要的三大机制。

一、炎症反应与胰岛素抵抗

炎症是连接肥胖与胰岛素抵抗的桥梁。肥胖相关的慢性低度的系统炎症状态，被称为代谢性炎症，是人类胰岛素抵抗和 2 型糖尿病发病机制的焦点。过度增大的脂肪组织及其浸润的免疫细胞（主要是巨噬细胞）都有助于增加促炎性细胞因子如肿瘤坏死因子-α（TNF-α）、白介素-6（IL-6）和单核细胞趋化蛋白-1（MCP-1）等的循环水平，后者可作用于 IKKβ/NF-κB、JNK 等炎症信号通路，导致炎症细胞因子的大量释放，进而抑制胰岛素信号通路的相关蛋白活性，阻断其信号传导，导致靶组织胰岛素抵抗。炎症导致胰岛素抵抗大致可分为以下三个阶段。

1. 脂肪组织增大和免疫细胞浸润

肥胖状态下，增大的脂肪组织使其特异或高表达的脂肪因子如瘦素、脂肪细胞因子、抵抗素等水平明显增高。大量的研究已经揭示这些脂肪因子对胰岛素信号通路及糖脂代谢具有重要的调控作用。瘦素作为第一个被发现的脂肪组织特异表达的抗炎性细胞因子，与胰岛素抵抗的发生发展密切相关，瘦素与下丘脑细胞上的相应受体结合，将信号传给下丘脑，抑制合成神经元回路，活化分解代谢神经元回路，从而控制食欲和分解脂肪，减少脂肪的生成。研究表明，用瘦素刺激胰岛素磷脂酰肌醇 3 激酶（PI3K）信号通路可以控制葡萄糖代谢和胰岛 B 细胞功能。抵抗素因在小鼠体内具有直接拮抗胰岛素的作用而得名，据报道，抵抗素促进胰岛素抵抗的机制可能为，一方面在巨噬细胞中通过 NF-κB 信号通路调控促炎症细胞因子 TNF-α、IL-6 等表达；另一方面在下丘脑直接与 Toll-样受体 4（TLR4）结合，活化 JNK 和 MAPK 信号通路。白介素-17（IL-17）是最新发现的由脂肪组织基质血管部分分泌的细胞因子，研究发现，高脂饮食诱导的小鼠单独注射 IL-17 后可以充分减少脂肪组织炎症和减轻小鼠体重，改善胰岛素抵抗状态。

目前认为，巨噬细胞的浸润和极化是肥胖诱导炎症的主要原因之一，其他免疫细胞则分泌相应的细胞因子促进或抑制巨噬细胞的极化，以达到调控炎症发生发展的作用。Weisberg 等分析了各种肥胖模型小鼠的脂肪组织 RNA 表达谱，发现某种基因集合在肥胖小鼠中持续表达，而在正常小鼠脂肪细胞中的表达却不典型，进一步研究证实这个基因集合的表达来源于脂肪组织浸润的巨噬细胞，这成为炎症诱导胰岛素抵抗的基础。人类和动物实验均指出，除了脂肪组织浸润的巨噬细胞（ATMs）数量与炎症和胰岛素抵抗的程度呈正相关外，ATMs 表型的转换也是脂肪组织产生炎症的又一机制。肥胖个体的脂肪细胞分泌低水平的 TNF-α，TNF-α 能诱导 MCP-1 的产生，后者招募巨噬细胞浸润到脂肪组织，这类巨噬细胞即 M1 ATMs，它是炎性细胞因子 TNF-α、IL-6 和白介素-1β（IL-1β）等的主要来源，能通过自分泌和旁分泌方式促进脂肪组织炎症发生，通过内分泌方式扩散到全身引起多个系统的炎症。M2 型巨噬细胞是寄居于脂肪组织的巨噬细胞，这类细胞表达精氨酸酶和抗炎症细胞因子白介素-10（IL-10），对于受损的组织有较强的修复能力（Odegaard 等，2007）。最近，Zhuang 等的研究揭示 miR-223 可能是巨噬细胞极化的调节因子。用高脂饮食喂养的 miR-223 缺乏的小鼠呈现出脂肪组织炎症和胰岛素抵抗增强的状态。在分子水平上，巨噬细胞中的 miR-223 主要靶点是 Pknoxl，Pknoxl 能促进炎症通路活化，但 miR 223/PKNOXL 通路与控制巨噬细胞活化的调控通路之间的相互作用，尚未阐明。

2. 炎性细胞因子随血液循环到达胰岛素作用的靶组织

由 M1 ATMS 和极化的 M2 ATMS 产生的促炎性细胞因子，在脂肪组织短暂停留后释放入血，随血液循环进入胰岛素作用的靶器官，如肝脏、骨骼肌、肾脏、脑和心血管等。从组织对胰岛素及其信号通路敏感性的角度看，可以将脂肪组织分泌的脂肪因子和巨噬细胞产生的细胞因子分为两大类：胰岛素增敏因子如瘦素、脂肪细胞因子、趋化素、IL-10 等和胰岛素失敏因子如 MCP-1、TNF-α、IL-6、IL-1β、抵抗素等。研究表明，随着肥胖的发生，血清中的因子谱会发生改变，与正常人群相比，肥胖患者血清中的胰岛素失敏因子水平明显降低，反之，失敏因子水平则明显升高。

3. 炎性细胞因子与靶组织相互作用，诱导胰岛素抵抗

（1）炎性细胞因子直接作用于靶组织胰岛素信号通路

到达靶组织的部分细胞因子可以直接作用于胰岛素信号通路。研究表明，TNF-α 处理 3T3-L1 脂肪细胞，其胰岛素受体（IR）、胰岛素受体底物（IRS）、葡萄糖转运体 4（GLUT4）基因表达降低，胰岛素刺激的葡萄糖摄取减少（Stephens 等，1997）。IL-6 也可通过阻止 PI3K 通路及下调 miR-200S 和上调 FOG-2（friend of GATA2）抑制糖原合成酶的活性，诱导胰岛素抵抗。用 IL-6 中和抗体处理肥胖小鼠能显著增加全身胰岛素敏感性，并缓解高血糖症状。同时，有研究表明，IL-1β 也能直接损伤外周组织和巨噬细胞的胰岛素信号通路，导致胰岛 B 细胞对胰岛素的敏感性降低。

（2）炎性细胞因子诱导靶组织产生 SOCS-3，抑制胰岛素信号通路

细胞因子信号抑制剂-3（SOCS-3）是由细胞因子诱导产生，可抑制多种信号通路的负向调节蛋白。TNF-α 诱导肝细胞及肌肉细胞产生的 SOCS-3 能与 IRS-1 结合，抑制其酪氨酸磷酸化，阻断胰岛素信号通路，抑制下游 PI3K 蛋白激酶 b（AKT 或 PKB）信号通路的激活及降低 GLUT4 的表达，最终诱发胰岛素抵抗。与 TNF-α 相似，IL-6 可以活化 JAK-STAT 信号通路，增加 SOCS-3 的表达，IL-1β 也能通过激活肝细胞中的 SOCS-3 表达而诱导胰岛素抵抗。

（3）炎性细胞因子活化炎症相关信号通路，抑制胰岛素生物学活性

到达相应靶组织的炎性细胞因子作用于相应的受体，主要活化两条炎症信号通路，即 IKKβ/NF-κB 和 JNK 通路。一方面活化的 IKKβ、JNK 可使 IRS-1 上的第 307 位丝氨酸磷酸化，导致正常的酪氨酸磷酸化受抑制；用高剂量的水杨酸盐和阿司匹林抑制 IKKβ 活性，或敲除 IKKβ 基因，发现抑制 IKKβ/NF-κB 信号通路后，肥胖诱导的胰岛素抵抗现象得到改善（Yuan 等，2001）。活化的 IKKβ 可抑制抗炎性细胞因子如瘦素、脂肪细胞因子的表达，加重炎症的程度（Jiao 等，2011）。Hirosumi 等发现，胰岛素抵抗小鼠的肝脏、脂肪和骨骼肌中 JNK 活性升高，用高脂饮食诱导小鼠胰岛素抵抗时，敲除 JNK-1（JNK-1$^{-/-}$）可以改善小鼠的胰岛素抵抗症状。另一方面，IKKβ、JNK 活化核转录因子 NF-κB 和 AP-1，产生更多的炎性细胞因子，直接作用或者诱导产生 SOCS-3，抑制 IRS 活性，阻断胰岛素信号传导通路，导致胰岛素抵抗。

二、内质网应激与胰岛素抵抗

内质网（endoplasmic reticulum，ER）是哺乳动物细胞中重要的 Ca^{2+} 贮存器，同时

也是蛋白质合成与翻译后修饰、多肽链正确折叠与装配的重要场所。低氧、高糖、化学毒物或突变等多种因素通过耗竭 ER 腔内 Ca^{2+}、抑制蛋白糖基化、引起二硫键错配、减少蛋白质从 ER 向高尔基体转运，导致未折叠或错误折叠蛋白质在 ER 腔内蓄积等，均可使 ER 功能发生改变，称为内质网应激（ERS）。ER 应激可促进 ER 对腔内蓄积的未折叠或错误折叠蛋白质产生应答（unfolded Protein response，UPR），有利于恢复细胞内环境稳态和维持细胞存活，但持续或高强度的 ER 应激则导致细胞凋亡。肥胖的动物模型中，肝脏、B 细胞、大脑和脂肪组织长期存在 ERS，肥胖患者亦然。减肥有助于肥胖患者的肝脏和脂肪组织减轻 ERS。此外，在动物模型中减轻内质网应激可改善代谢指标和胰岛素敏感性。

内质网是真核细胞中最大的细胞器之一，在钙的储存、脂质合成和蛋白质折叠中起到关键作用。内质网应激表现为内质网腔内错误折叠蛋白与未折叠蛋白的聚集及钙离子平衡紊乱，可激活未折叠蛋白反应和多条凋亡通路等信号途径，既能诱导糖调节蛋白（葡萄糖调节蛋白 78，GRP78）等内质网分子伴侣表达而产生保护效应，也能独立地诱导细胞凋亡。

1. 内质网应激的信号通路

内质网应激常导致内质网内未折叠蛋白或错误折叠蛋白的蓄积，引起未折叠蛋白反应（UPR），激活三条信号通路，即双链 RNA 依赖的蛋白激酶样内质网激酶（PeRK）通路、激活作用转录因子 6（ATF6）通路和跨膜蛋白激酶 1（IRe1）通路。内质网转膜蛋白 PeRK、ATF6 和 IRe1 分别是三条信号通路中的关键分子，正常情况下，三种蛋白与 GRP78 结合，处于失活状态。内质网腔内未折叠蛋白堆积信息使 GRP78 与三种蛋白分离，PeRK、ATF6、IRe1 磷酸化，处于活化状态。

（1）PERK 通路

活化的 PERK 磷酸化真核起始因子 2α 亚基（$eIF2\alpha$），阻止新蛋白质合成和减少蛋白质在内质网腔中聚集。磷酸化的 $eIF2\alpha$ 也能选择性地增强转录活化因子 4（ATF4），ATF4 是 CCAAT/增强子结合蛋白（C/EBP）转录因子家族的成员，能导致前凋亡转录因子 C/EBP 同源蛋白（CHOP）的活化，CHOP 可诱导生长停滞与 DNA 损害诱导蛋白 34（GADD34），使 $eIF2\alpha$ 去磷酸化，对 PERK 通路进行负向调控。

（2）ATF6 通路

活化的 $eIF2\alpha$ 能诱导 ATF6 从内质网转位至高尔基体，释放 N-末端 ATF6 片段（ATF6-N），ATF6-N 进入细胞核与内质网应激应答元件结合，活化 UPR 靶基因，即编码 GRP78 和折叠酶的基因表达，以帮助蛋白质折叠和降解。

（3）IRE1 通路

活化的 IRE1 与转录因子 X 盒结合蛋白 1（XBP-1）结合，与 ATF6-N 相似，XBP-1 与内质网应激应答元件结合，增强内质网的蛋白折叠能力。

2. 内质网应激和胰岛素抵抗

目前认为，肥胖诱导的血液环境的变化，如葡萄糖、胰岛素、FFA 和促炎性细胞因子增加，使肝脏内质网中未折叠蛋白聚集，诱发内质网应激和细胞凋亡，严重的内质网应激通过活化 JNK 通路，导致糖异生和胰岛素抵抗。Min 等研究表明，用高脂饮食诱导肥胖的小鼠，PERK 和 CHOP 蛋白表达显著增高，同时存在 eIF2α 的磷酸化和 GPR78 表达抑制，与此同时，血清胰岛素水平和肝脏脂质沉积增加。Ozcan 等报道，肥胖可引起内质网应激，通过 IRE1α 依赖的 JNK 活化，使 IRS-1 的丝氨酸残基磷酸化，抑制胰岛素信号通路（Ozcan 等，2004）。除此之外，磷酸化的 eIF2α 可以增加 C/EBP 水平，C/EBP 能诱导糖异生基因磷酸烯醇式丙酮酸羧激酶（PEPCK）和葡萄糖-6-磷酸酶（G6Pase）表达，使葡萄糖含量升高。

未折叠蛋白反应可通过激活 PERK、IRE1a 和 ATF6 信号通路，起到三方面作用：①提高内质网分子伴侣的表达以增强内质网的蛋白折叠能力；②抑制一般蛋白的翻译以降低内质网内蛋白的装载；③加速未折叠蛋白或错误蛋白的降解。然而，持续或过度的未折叠蛋白反应可通过 IRE1a 导致胰岛素抵抗，这一现象在肥胖或糖尿病个体的肝细胞和脂肪细胞尤其明显。在未折叠蛋白反应时，磷酸化的 IRE1a 与 TRAF2、ASK1 形成复合体，并激活 JNK，导致 IRS-1 丝氨酸磷酸化增加。JNK、S6K 等激酶所致的 IRS-1 酪氨酸残基的磷酸化，从而导致胰岛素抵抗。

胰岛素的信号通路是一个酪氨酸磷酸化的级联反应：首先是胰岛素受体酪氨酸激酶的自身活化，其后是胰岛素受体底物-1（Insulin Receptor Substrate-1，IRS-1）的酪氨酸磷酸化作用。体外实验表明，ER 应激可引起包括肝脏、肌肉和脂肪等外周组织的胰岛素抵抗。Kaneto 等发现 ER 应激能激活 IRE1a，继而引起 c-Jun 氨基端激酶（c-JUN NH2-terminal kinase，JNK）信号通路活化。IRE1a-JNK 信号在 2 型糖尿病患者肝脏胰岛素抵抗中发挥了重要作用。

3. 内质网应激与炎症

内质网应激与炎症反应存在相关性。Yaqin 等的研究表明，用高脂饮食喂养 C57bL16 小鼠 14 周后，其脂肪组织中 GRP78 和 CHOP 等内质网应激的标志物和 TNF-α 炎症标志物表达均明显上调，这就说明肥胖诱导的增大的脂肪组织中同时存在内质网应激和慢性低度炎症。为了进一步调查内质网应激在慢性炎症中的作用，他们给肥胖小鼠口服化学药物 4-PbA 或者 TDDCA 以减轻内质网应激，发现脂肪组织中抵抗素和 TNF-α 等炎性细胞因子基因和蛋白的表达水平均明显下调，同时核蛋白 NF-κB 的表达水平也显著降低，因此可以推测脂肪组织存在的内质网应激可能是其产生低度炎症的又一机制。无独有偶，Ren 等报道，在急性肝损伤小鼠模型中，由衣霉素诱导的内质网应激，能活化 NF-κB 信号通路，增加促炎性细胞因子表达。Hu 等发现，内质网应激依赖于 IRe1 活化 NF-κB 信号通路，增加 TNF-α 表达；阻断 NF-κB 和 TNF-α 信号通路可抑制内质网应激诱导的细胞凋亡，进一步表明 NF-κB 可能是内质网应激活化炎症信号通路的关键作用元件。然而，内质网应激与炎症反应联系的确切分子机制还有待进一步研究。

三、肠道菌群与胰岛素抵抗

胰岛素抵抗是由于营养过剩、脂质分布异常、感染、脓毒症致炎症等原因引起的胰岛素敏感组织如骨骼肌、肝脏、脂肪组织等对胰岛素的敏感性下降，并引起下游细胞信号通路缺陷和机体自稳平衡失调的现象。胰岛素抵抗是代谢相关疾病发病的中心环节。胰岛素抵抗已成为当今世界重要的社会和健康问题。胰岛素抵抗的发生与多种遗传和环境因素有关，其中人体肠道菌群与胰岛素抵抗的发生有着密切的关系。

人体是一个由多种真核、原核生物组成的"超级生物体"。人体体表、黏膜表面、体内均存在丰富多样的微生物。其中绝大部分是定居于肠黏膜表面的微生物，包括细菌、古生菌、病毒、真菌、原生动物等，其中大部分是细菌和古生菌。在漫长的岁月中，肠道菌群与人类共同进化，作为与人类紧密联系的环境因素，参与人体生长发育、生理过程，甚至疾病状态。最近，肠道菌群与肥胖、2型糖尿病等胰岛素抵抗相关疾病的关系引起了极大关注。

众所周知，肠道菌群（gut microbiota）为定植在人体消化道内的微生物，数量众多，种类复杂。正常成人的肠道菌群总重量1~2kg，数量至少达1014个，是人体细胞的10倍，包含的基因数量是人类基因数量的150倍，主要位于大肠。根据细菌16SrRNA序列分类，含有细菌500~1000种，主要包括9个门，即厚壁菌门（Firmicutes）、拟杆菌门（Bacteroidetes）、放线菌门（Actinobacteria）、梭杆菌门（Fusobacteria）、变形菌门（Proteobacteria）、疣微菌门（Verrucomicrobia）、蓝藻菌门（Cyanobacteria）、螺旋体门（Spirochaeates）、VadinBE97菌门和另外一种古菌——史氏甲烷短杆菌（Methanobrevibacter）。其中大部分属于拟杆菌门（G⁻菌）或厚壁菌门（G⁺菌）（共约占90%）。它们以共生的方式与宿主共同建立起一个稳定的生态环境，大量的研究表明，这个生态环境的改变是代谢性疾病的典型特征。肠道菌群引起胰岛素抵抗的可能机制是：肠道上皮细胞间紧密连接减少，引起肠道渗透性增加，肠道菌群及其代谢产物从肠腔转位到循环系统，刺激靶器官的炎症反应，进而导致胰岛素抵抗。其机制主要涉及以下几个方面：

1. 肠道菌群种类的改变

基因组学分析表明，存在于人类肠道末梢和粪便中的几乎所有细菌都属于两大细菌门类：硬壁菌门和拟杆菌门。越来越多的动物与人体实验证明，肠道菌群可以引起胰岛素抵抗。大量的实验数据表明，与体重正常的小鼠相比，用高脂饮食喂养的小鼠体内肠道菌群种类发生了明显的改变，即拟杆菌数量明显降低，同时硬壁菌门与拟杆菌的比率显著升高。将ob/ob小鼠体内的肠道菌群和体重正常小鼠体内的肠道菌群分别移植给无菌的小鼠，发现ob/ob小鼠体内的肠道菌群诱导无菌小鼠的体内脂肪含量与另一组相比显著提高，肠道菌群的改变可能增加机体对能量的摄取，诱导肥胖表型。

与正常小鼠相比，完全清除肠道菌群后的小鼠摄食量增多，但体内脂含量却明显减少；植入正常小鼠肠道菌群后，摄食量减少，体脂含量却明显增加。由于无菌小鼠的耗氧率明显减少，提示体脂的减少并不是由于能量的消耗增加所致，而是因为能量摄入减少。肠道菌群可通过多种机制参与宿主的能量代谢：①大肠中的肠道菌群能将不被小肠消化的碳水化合物（如膳食纤维、抗性淀粉等）发酵，使其降解成短链脂肪酸，为宿主提供能量。人类从膳食中获取的能量有 10% 可归因于肠道菌群的这种作用；②肠道菌群的产物（如甲烷、短链脂肪酸）能减慢肠道的蠕动，延长肠道的通过时间，使肠道营养更充分地吸收；③肠道菌群通过上调肝脏碳水化合物反应元件结合蛋白（carbohydrate responsive element binding protein，ChREBP）和固醇调节元件结合蛋白-1（sterol regulatory element binding protein-1，SREBP-1）mRNA 的表达，诱导脂肪合成的关键酶乙酰 COA 羧化酶（acetyl-CoA carboxylase，ACC）和脂肪酸合成酶（fatty acid synthase，FAS），促进肝脏甘油三酯的合成；④肠道菌群下调肠上皮细胞产生的禁食诱导脂肪细胞因子（fasting-induced adipose factor，FIF）的表达。

2. 脂多糖

肥胖既与肠道菌群改变相关，又能诱导胰岛素抵抗，因此肠道菌群与胰岛素抵抗之间也必然存在某些关联。脂多糖（lipopolysaccharide，LPS）可能在其中起到关键的作用。肥胖导致肠道菌群中拟杆菌门细菌数量降低，拟杆菌属于革兰阴性细菌，其细胞壁中含有 LPS。LPS 是由脂质和多糖形成的大分子，能引发强烈的免疫应答，促进炎症反应发生，保护有机体免受微生物感染。

LPS 是存在于革兰阴性细菌（G⁻菌）外膜的一种内毒素，细菌破解后被释放，是 G⁻菌感染时激活机体固有免疫系统，启动炎症反应的主要成分。LPS 进入血循环后，LPS 结合蛋白（LBP）促进 LPS 解聚成单体，并将其转运到单核巨噬细胞膜上，促使 LPS 与 CD14 结合。CD14 再协助将 LPS 转运至其识别受体——Toll 样受体 4（TLR4）/髓样分化蛋白-2（MD-2）复合物（TLR4/MD-2），随即激活 TLR4。通过 Toll/IL-1 受体（TIR）结构域招募含 TIR 结构域的衔接蛋白（TIRAP），激活髓样分化分子 88（MyD88）依赖途径，以及招募 TRIF（含 TIR 区域诱导的干扰素活化子）-相关接头分子（TRAM），激活 MyD88 非依赖途径。最终引起一系列的炎症过程：①激活 IκB 激酶（IκB kinases，IKKs），使 IκB 磷酸化而被降解，NF-κB 得以活化；②激活三条 MAPK 途径——ERK、JNK/SAPK、p38MAPK，在下游可激活另一转录因子——激活蛋白-1（AP-1）；③磷酸化干扰素调节因子 3（IRF3）使其活化。转录因子 NF-κB、AP-1 和 IRF3 被激活后，进入细胞核内与 DNA 结合，启动了 1 型干扰素（IFN-α 和 IFN-β）、促炎症细胞因子如 TNF-α、IL-1、IL-6、IL-12 等的表达，引起机体局部或全身的一系列非特异性炎症反应。

除单核巨噬细胞外，肝细胞、脂肪细胞和骨骼肌细胞也表达 LPS 的受体。LPS 可通过激活这些细胞中的 IKK，诱导 IκB 磷酸化，进而促进 NF-κB 活化，上调 TNF-α、IL-6 等炎症因子的表达，抑制 IR、IRS 的酪氨酸磷酸化，干扰胰岛素信号转导，引起胰岛素抵抗。

几项研究表明，肥胖小鼠、大鼠和人类体内，LPS 的循环水平升高，这可能是肠道的渗透性增加所致（Cani 等，2008）。这个现象与肠道紧密连接蛋白如 ZO-1 表达和活化减少相关，因为紧密连接蛋白与肠道上皮细胞一起构成了一道屏障，将腹膜组织与肠腔隔绝。紧密连接蛋白功能的缺失导致肠道菌群代谢产物如 LPS 渗出及菌群异位，此机制被认为是人类和小鼠发生胰岛素抵抗和炎症的关键因素。有报道称 LPS 并不直接到达胰岛素敏感组织，而是随着乳糜微粒运输至血液循环，进而进入相应的靶组织，乳糜微粒合成抑制能阻止组织对 LPS 的摄取。

LPS 是 TLR4 的天然配体，TLR4 特异性识别来自肠道的 LPS，活化 MAPK 或者 NF-κb 炎症信号通路，刺激产生胰岛素抵抗和代谢紊乱。肥胖状态下，脂肪组织介导的脂解作用增强和脂质异常沉积，使 FFA 水平在血液循环中明显增加。有研究表明，来自于肠道菌群的 LPS 也能与 FFA（大部分为饱和脂肪酸）相互作用，引起炎症反应。然而 FFA 并不能直接活化 TLR4，而是通过 FeTA（一种肝脏蛋白），它是 FFA 在循环中的主要载体，FeTA 作为 TLR4 的内生性配体，能活化其信号通路，促进胰岛素抵抗，FeTA 缺乏时，TLR4 信号通路被阻断，由 FFA 诱导的胰岛素抵抗现象得到改善。另外，FeTA 水平与体重相关，肥胖患者体循环的 FeTA 水平增加；降低儿童体重可使 FeTA 含量回到正常水平。

人体肠道中含有大量的 G⁻菌，共可产生超过 1g 的 LPS，是非感染状态下血中 LPS 的主要来源，对于维持机体的非特异性免疫功能具有重要作用。健康人在一次进食富含饱和脂肪酸的食物 30 分钟后，其血浆 LPS 水平即开始升高。长期高脂饮食后血中的 LPS 水平明显升高。这种由高脂饮食引起升高的内毒素水平远低于感染性休克时的内毒素水平（为 1/15～1/10），所以也被称为代谢性内毒素血症（metabolic endotoxemia）。但这种长期低水平的 LPS 足以增加肝脏、骨骼肌、内脏脂肪和皮下脂肪炎症因子的表达，以及引起胰岛素抵抗。高脂饮食引起 LPS 水平升高的机制，尚不完全明确。高脂饮食可能通过以下机制起作用：①高脂饮食改变了肠道菌群的结构，使 G⁺/G⁻菌的比例降低，G⁻菌比例相对升高；②高脂饮食后肠内的双歧杆菌明显减少，而双歧杆菌有降低肠内内毒素水平和保护肠道黏膜屏障的作用；③高脂饮食能抑制肠道上皮紧密连接蛋白的表达，增加了肠道的通透性，促进 LPS 的吸收；④高脂饮食使肠上皮细胞合成的乳糜颗粒增多，促进 LPS 的吸收和运转到靶组织。因此，高脂饮食可能通过肠道菌群引起代谢性内毒素血症，进而引起低度炎症反应和胰岛素抵抗。

3. 炎性小体

炎性小体是由一组蛋白质组成的复合体，在固有免疫应答中起到重要作用。炎性小体主要存在于骨髓细胞中，包括 NOD 样受体蛋白（NOD-like receptor proteins，NL-RPs）、中性粒细胞碱性磷酸酶（neutrophilic alkaline phosphatases，NALPs）、凋亡相关的斑点样蛋白（apoptosis associated speck-like protein，ASC）、pycard 和 caspase1，其主要功能是促进细胞因子 IL-1β 和 IL-18 的成熟以及诱导细胞在炎性、应激的病理条件下死亡。炎性小体被活化主要通过两条通路：一是通过 TLRS 活化 NF-κB 炎症信号通路，促进 IL-1β 和 IL-18 基因转录；另一条是炎性小体识别病原相关的分子模式（pathogen-associated molecular pattern，PAMPs）和疾病相关的分子模式（damage-associated molecular patterns，DAMPs），招募和激活促炎蛋白酶 caspase1，活化的 caspase1 切割 IL-1β 和 IL-18 的前体，产生相应的成熟细胞因子。

炎性小体能识别大范围的细菌、损伤和应激信号，活化 caspase1，导致促炎性细胞因子释放和细胞凋亡。体外实验指出，当细胞受到 LPS 刺激时，FFA 能通过 DAMPs 活化炎性小体。炎性小体也可能与肠道上皮的完整性相关，PAMPs 和 DAMPs 的活化对于维持肠道屏障的完整性是必需的，当小鼠缺乏 NLRP3 和 NLRP6 时，会增加肠道渗透性和患大肠炎的风险，生态失调和胰岛素抵抗也会随之发生。与野生型小鼠相比，缺乏炎性小体蛋白的小鼠肠道菌群拟杆菌门细菌增加，LPS 相应增多，释放到血液循环加重胰岛素抵抗。

肠道细菌未来可能成为胰岛素抵抗的治疗靶点：益生菌（probiotics）是指改善宿主微生态平衡而发挥有益作用，达到提高宿主健康水平和健康状态的活菌制剂及其代谢产物，如乳酸菌、双歧杆菌等。益生元（prebiotics）是指能够选择性地刺激肠内一种或几种有益菌生长繁殖，而且不被宿主消化的物质，如双歧因子、一些寡聚糖等。动物实验已显示某些益生菌、益生元能降低体内 LPS 水平、降低炎症水平、改善葡萄糖耐量。小样本量的人体研究也提示服用益生元、益生菌可降低炎症水平。纠正异常的肠道细菌未来可能成为预防或治疗胰岛素抵抗的靶点。肠道菌群参与能量物质和非特异性免疫功能的调节，长期高脂饮食是改变肠道菌群的重要因素；肠道菌群失调增加 LPS 吸收，参与肥胖和胰岛素抵抗的发生；纠正异常的肠道菌群可能成为预防和治疗胰岛素抵抗的方法。

第四节　糖代谢紊乱

一、定义

糖代谢紊乱（glucose metabolism disorders）指调节葡萄糖、果糖、半乳糖等代谢的激素或酶的结构、功能、浓度异常，或组织、器官的病理生理变化，监测血糖会有血糖的升高。临床上重要的糖代谢紊乱主要是血糖浓度过高和过低。治疗需查找引起糖代谢紊乱的原发疾病，针对病因治疗。

糖尿病（Diabetes Mellitus，DM）是由多种病因引起的一组以慢性高血糖为特征的代谢性疾病群，即以体内胰岛素绝对和（或）相对不足或胰岛素的细胞代谢作用缺陷等原因所引起的葡萄糖、蛋白质及脂质代谢紊乱的一种综合征。其发病原因尚未完全阐明，目前的研究普遍认为遗传和环境因素共同影响 2 型糖尿病（Type 2 Diabetes Mellitus，T_2DM）的发生。糖调节受损（Impaired Glucose Regulation，IGR）是介于正常血糖与 DM 之间的一种高血糖水平状态，包括空腹血糖受损（Impaired Fasting Glucose，IFG）和糖耐量低减（Impaired Glucose Tolerance，IGT）。

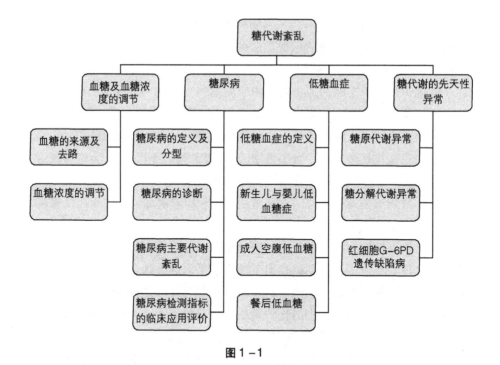

图 1-1

二、流行病学

1. 糖尿病的发生发展

近年来，随着人们生活水平的提高、生活方式的改变和人口老龄化加剧，DM 患病率呈逐年快速上升趋势，并随着高血压、肥胖症和高脂血症的患病人数增加而持续增高。根据世界卫生组织 WHO 公布的数据显示，DM 已对人类的生命健康构成严重威胁，成为继肿瘤、心血管疾病之后对人类健康危害最严重的慢性非传染性疾病。它虽广泛地分布于世界各地，但在不同国家和人群中其发病率和患病率存在着明显差异。国际糖尿病联盟（IDF）2011 年图谱结果显示：2011 年全球共有 3.36 亿 DM 患者及 2.8 亿 DM 前期人群；2011 年全球共有 460 万人死于 DM；若不立刻采取有效措施，估计 10 年后（2030 年）全球 DM 患者将会达到 5.52 亿。美国疾病预防控制中心最新的全国调查数据显示，2011 年美国 DM 患病率约为 8.3%，相当于 2580 万人受影响。2010 年中华医学会内分泌分会公布的数据显示，我国 20 岁以上成人糖尿病患病率为 9.7%，糖尿病前期达 15.5%。中国 DM 患者仅次于印度，居世界第 2 位，减缓 DM 发生的趋势是一个亟待解决的问题，我国防治 DM 的任务十分艰巨。

40 年来，随着我国人口老龄化与生活方式的变化，糖尿病从少见病变成一个流行病，糖尿病患病率从 1980 年的 0.67% 飙升至 2013 年的 10.4%。相应地，科学技术的发展也带来我们对糖尿病的认识和诊疗上的进步，血糖监测方面从只能在医院检测血糖，发展到持续葡萄糖监测，甚至无创血糖监测，治疗方面从只有磺脲类、双胍类和人胰岛素等种类很少的降糖药，到目前拥有二肽基肽酶Ⅳ（DPP-4）抑制剂、胰高糖素样肽-1（GLP-1）受体激动剂、钠-葡萄糖共转运蛋白 2（SGLT2）抑制剂、多种胰岛素类似物等种类丰富，且不良反应较少的药物，还有对于肥胖 2 型糖尿病患者的代谢手术治疗等。

有鉴于此，自 1991 年中华医学会糖尿病学分会（CDS）成立后，就一直致力于通过多种途径促进我国糖尿病学术交流以及提高学术水平。除了组织大型流行病学调查，召开全国糖尿病年会外，还积极制定或修订糖尿病相关指南和规范，以帮助各级医师开展糖尿病的早期发现、诊断及治疗，减少糖尿病并发症的危害，从而降低糖尿病相关社会和经济负担。

从 2003 至 2014 年，CDS 相继颁布了四版中国糖尿病防治指南。指南制定的宗旨是坚持防治结合的方针，立足中国人群循证医学证据，着眼于临床应用的适用性和实用价值，对于规范临床医疗实践、改善中国糖尿病防控现状起到了重要的指导作用。2014 年以来，国际上不断涌现出诊断和治疗糖尿病的新方法、新技术、新证据，我国在糖尿病领域的研究也取得了很大进展，获得了更多的糖尿病及其慢性并发症预防、诊断、监测及治疗的循证医学新证据。为此，更新我国的糖尿病防治指南势在必行。

自 2016 年 9 月开始，CDS 邀请了心血管内科、精神心理科、营养学、中医学、文献学等相关专家，与本学科专家共同成立指南编写委员会及工作小组，对 4 年来糖尿病相关领域新的临床证据进行梳理，汇中外精华、融百家智慧，历时年余精心修订出新的《2 型糖尿病防治指南》。

在新指南内容表述中，首次增加了要点提示和证据级别，根据证据质量、临床意义、普遍性、适用性等将证据级别分为 A、B、C 三个等级。这些证据级别水平的推荐建议是在系统评价的基础上由多学科专家反复讨论形成的，具体定义已在 2017 年版中国 2 型糖尿病防治指南的编写说明中详细阐述。

该版指南的修订还参考了世界卫生组织、中华医学会临床指南制定的标准流程以及借鉴了国际相关指南如美国糖尿病指南制定标准。在指南修订过程中产生的费用均由 CDS 负责，避免与厂家产生利益冲突。

在现代医学中，指南犹如灯塔，指明航行的方向；指南又如桥梁，将科学证据与临床实践联通起来。尤其对于年轻医师和基层工作者，指南及共识起到规范职业行为及指明职业发展方向的作用。但是，我们应该理解，指南并不能取代临床经验和技能，在实践中常常会面临指南没有涉及、存在矛盾，甚至难以实施的领域。同时，指南并非绝对真理，也需要基于临床证据的发展而不断更新。临床医师要努力理解并遵循指南，掌握扎实基本技能，同时在实践中发现问题并寻找解决问题的方法，从而在临床上游刃有余，从"必然王国"走向"自由王国"。

30 多年来，我国成人糖尿病患病率显著增加。1980 年全国 14 省市 30 万人的流行病学资料显示，糖尿病的患病率为 0.67%。1994—1995 年全国 19 省市 21 万人的流行病学调查显示，25～64 岁的糖尿病患病率为 2.28%，糖耐量异常（IGT）患病率为 2.12%。2002 年中国居民营养与健康状况调查同时进行了糖尿病的流行情况调查，该

调查利用空腹血糖 >5.5mmol/L 作为筛选指标,高于此水平的人做口服葡萄糖耐量试验(OGTT),结果显示在 18 岁以上的人群中,城市人口的糖尿病患病率为 4.5%,农村为 1.8%。2007—2008 年,CDS 组织全国 14 个省市开展了糖尿病流行病学调查,我国 20 岁及以上成年人的糖尿病患病率为 9.7%。

2010 年中国疾病预防控制中心(CDC)和中华医学会内分泌学分会调查了中国 18 岁及以上人群糖尿病的患病情况,显示糖尿病患病率为 9.79%。2013 年我国慢性病及其危险因素监测显示,18 岁及以上人群糖尿病患病率为 10.4%。

2. 我国糖尿病流行特点

(1)以 2 型糖尿病为主,1 型糖尿病及其他类型糖尿病少见。2013 年全国调查中 2 型糖尿病患病率为 10.4%,男性高于女性(11.1% *vs.* 9.6%)

(2)男性、低教育水平是糖尿病的易患因素

曾经有学者在 2007—2008 年的调查中发现,在调整其他危险因素后,男性患病风险比女性增加 26%,而文化程度在大学以下的人群糖尿病发病风险增加 57%。

(3)中国人肥胖不如外国人明显

中国人的体重平均指数为 25 kg/m^2,高加索人(欧洲人)的体重平均指数为 30 kg/m^2。

(4)餐后血糖高的比例较空腹血糖明显

新诊断糖尿病患者中单纯餐后血糖升高者占近 50% 以上。多数人都是早晨空腹查血糖,若空腹血糖不太高,便觉得自己不是糖尿病,其实他的餐后血糖已经升高,而且餐后血糖升高者占近 50% 以上。

(5)儿童糖尿病流行病学资料匮乏

国内缺乏儿童糖尿病的流行病学资料,而且研究发现,近年来 20 岁以下的人群中 2 型糖尿病患病率显著增加。

3. 我国糖尿病流行的可能原因

IFG 和 IGT 是不同的疾病状态,它们的胰岛素抵抗(Insulin Resistance,IR)及胰岛细胞功能改变并不相同。IFG 与 IGT 代表两种不同的糖调节异常,前者反映基础状态的糖代谢异常,后者反映的是糖负荷后的代谢异常。糖调节受损者未来 3~5 年发展为 DM 的风险是正常血糖者的 4~10 倍,而最终会有大约 70% 的人发展为 DM。DM 早期人群大多无特异症状,通常经过若干年后待 DM 或 DM 并发症症状明显时才能被确诊。据估计,至少有 1/3 的 T$_2$DM 患病没有被及时诊断。

DM 可导致多种血管并发症,它是心血管疾病的独立危险因素之一。DM 最主要的死因就是大血管、微血管的病变,约 80% 的 DM 患者死于心血管疾病。大血管病变主要包括动脉粥样硬化、缺血性心脏病等,目前已经知道它的发病机制与高血糖、胰岛素抵抗、血管内皮功能紊乱、血小板功能异常等因素有关,这些原因可促进动脉粥样硬化的发生和发展。英国前瞻性研究(UKPDS)发现,高血糖是增加心绞痛和心肌梗死发生率的独立危险因素。Abu-Lebdeh 等发现,空腹血糖(Fasting plasma glucose,FPG)

升高是冠心病发生和死亡的独立危险因素之一。同时，有研究显示餐后血糖升高与大血管并发症密切相关。"欧洲糖尿病诊断标准联合分析研究（DECODE）"发现，心血管疾病的致死危险性随餐后血糖（2hPG）的升高而增加，同时发现处于 IGT 阶段的人群，大血管病变的发生率有明显增加。

近年来，随着人们生活水平的提高、生活方式的改变和人口老龄化加剧，DM 患病率呈逐年快速上升趋势，并随着高血压、肥胖症和高脂血症的患病人数增加而持续增高。根据世界卫生组织（WHO）公布的数据显示，DM 已对人类的生命健康构成严重威胁，成为继肿瘤、心血管疾病之后对人类健康危害最严重的慢性非传染性疾病。它虽广泛地分布于世界各地，但在不同国家和人群中其发病率和患病率存在着明显差异。国际糖尿病联盟（IDF）2011 年图谱结果显示：2011 年全球共有 3.36 亿 DM 患者及 2.8 亿 DM 前期人群；2011 年全球共有 460 万人死于 DM；若不立刻采取有效措施，估计 10 年后（2030 年）全球 DM 患者将会达到 5.52 亿。美国疾病预防控制中心最新的全国调查数据显示，2011 年美国 DM 患病率约为 8.3%，相当于 2580 万人受影响。2010 年中华医学会内分泌分会公布的数据显示，我国 20 岁以上成人糖尿病患病率为 9.7%，糖尿病前期达 15.5%。中国 DM 患者仅次于印度，居世界第 2 位，减缓 DM 发生的趋势是一个亟待解决的问题，我国防治 DM 的任务十分艰巨。

自 1978 年我国糖尿病研究者首次在上海进行糖尿病横断面流行病学调查，此后全国范围的糖尿病横断面流行病学调查有数次，并在不同的地区和人群中开展糖尿病流行病学调查，探讨糖尿病患病率及其相关因素。2002 年调查显示，在我国 18 岁以上的人口中，IFG 患病率为 1.9%，糖尿病患病率为 2.6%，其中糖尿病城市患病率为 4.5%，农村为 1.8%。45～59 岁、60 岁以上两个年龄组城市的糖尿病患病率分别为 7.8% 和 13.1%，而农村相应年龄到糖尿病患病和分划为 3.0% 和 4.4%；这两个年龄组 IFG 的城市患病率分别为 6.0%、9.9%，农村分别为 2.4%、3.1%。本研究显示，潍坊地区城乡居民 IFG 及 DM 患病率均显著高于 2002 年的全国水平，与 2009 年全国流行病学调查的结果接近，提示糖代谢异常患病率在本地区及全国范围内均有持续升高的趋势。

糖尿病及 IFG 的发病随年龄的增长而增加，这已被以往多次糖尿病调查结果所证实。多次调查同样显示随着年龄的增长，人群糖尿病的患病率逐渐升高，并在老龄人口达到顶峰。这与老年人的代谢改变、生活方式改变有关。一方面，老年人胰岛细胞功能退化，机体对胰岛素的敏感性下降，糖耐量曲线趋于低平；同时，老年人尤其在退休后，体力活动较前明显减少，而饮食习惯通常改变不大，这也造成老年人肥胖、高血压的患病率倍增。综合多种因素的作用，使得老年人糖尿病的患病危险明显高于年轻人。

4. IGR 及 DM 的相关影响因素

目前国内外研究认为 IGR 是介于正常人和 DM 之间的一个中间阶段，但也有研究提出 IGR 的发病机制与 DM 的并不相同，因此 IGR 患病的影响因素与 DM 也不尽相同。本研究采用 Logistic 回归模型对 IGR 和 DM 的不同患病类型进行危险因素的分析，不仅可以了解 IGR 和 DM 之间危险因素是否有差异，同时还可在以后的干预工作中进行有针对性的宣传教育，从而降低 IGR 和 DM 的患病率。

（1）年龄

美国 1999—2002 年全国健康与营养调查发现，IFG 患病率随年龄增加而升高，20 ~ 39 年龄组患病率为 15.9%，40 ~ 59 年龄组患病率为 29.9%，60 岁以上年龄组患病率为 37.5%。杨文英等的调查显示，20 ~ 39 岁人群 DM 的患病率为 3.2%，40 ~ 59 岁人群的 为 11.5%，60 岁以上人群的则高达 20.4%；IGR 患病率 20 ~ 39 岁人群为 9.0%，40 ~ 59 岁人群为 18.1%，60 岁以上人群为 24.5%。丁伟岗在社区中做的筛查证实，在社区 门诊中具有 DM 高危因素的人群中，各年龄组间的检出率有所不同，40 ~ 49 岁组 DM 的 检出率为 14.13%，而到了 60 ~ 69 岁组则高达 28.89%，增加了约一倍；IGT 和 IFG 的 检出率也均符合这一规律。Jia 等的研究结果也表明，30 ~ 39 岁人群 DM 患病率增加 70%，40 ~ 49 岁人群增加了 40%，50 ~ 59 岁人群增加了 31%。年龄增长是 DM 患病的 一个危险因素，年龄越大，暴露于危险因素的时间就越长，而且中老年人群活动量减 少，机体抵抗能力减弱，故 DM 的危险性增高。本研究发现，无论男性女性，IGT 和 DM 患病率均随年龄增加而升高，40 岁以下年龄组患病率最低，70 岁年龄组患病率最 高，这种趋势在女性中尤为明显，是 IGT 和 DM 筛检、预防的重点人群。而 IFG 的患病 率并未表现出明显的增龄趋势。

（2）性别

关于性别与 IGR 的关系是一个存有争议的问题。不同性别间 DM 患病率的研究结果 不一致，我国 40 岁以上中老年调查资料显示，DM 患病率女性（5.9%）略高于男性 （5.4%），但差异无统计学意义。我国 14 省市 DM 患病率调查显示，20 岁以上男性 DM 患病率（10.6%）高于女性（8.8%），男性 IGR 患病率（16.1%）高于女性 （14.9%），差异均有统计学意义。目前国内外大多数报道显示，男性比女性 IFG 患病 率高，但也有女性患病率高的报道。美国疾病预防控制中心发布的年度报告显示，男性 IFG 患病率（8.8%）高于女性的（5.3%）。澳大利亚的一项全国研究发现，25 岁以上 成年人中男性 IFG 患病率高于女性。

男性 IFG、DM 的患病率均高于女性（$P < 0.05$），即男性比女性更容易发生糖代谢 异常（IFG + DM），究其原因可能与男性 β 细胞敏感性较女性低有直接关系，或者是由 于雌激素对女性有保护作用。而本次调查显示，IGT 女性患病率高于男性（$P < 0.001$），这可能是男性不良嗜好多，IGT 较快发展成 DM 造成的。IGT 的患病率以女性 居多，且随着年龄的增加，患病率有增加的趋势。其可能原因使中年后内脏脂肪含量高 于青年，机体影响糖代谢的因素很多，随着年龄的增长，组织内细胞器老化、下丘脑垂 体激素、性激素等变化均可影响机体脂质代谢，进而影响血糖代谢。另外，此次调查结 果显示，小于 50 岁的男性 DM 患病率均高于女性，大于 50 岁的女性 DM 的患病率升高 超过男性，除了雌激素等内分泌因素的影响导致这一结果之外，是否还有其他因素导致 男性患病率降低仍需进一步研究。

（3）文化程度

文化程度不同的人群 IGR 和 DM 患病率差异较大，文盲、小学文化程度人群 IGR 和 DM 患病率明显高于具有初中、高中、大学及以上学历的人群。波兰一项为期 34 年的队列研究也发现，文化程度低的人群 DM 发病率更高。本次研究结果显示：经单因素 Logistic 回归分析，文化程度高是 IGR 及 DM 的保护因素，随着文化程度增高，人群对 DM 的认知水平不断提高，IGR 发生的可能性也随之下降，这与潘冰莹等对广州市社区居民的研究结果和程茅伟等对湖北省城乡居民的研究结果类似。目前随着九年义务教育的普及，中青年人群中已基本消灭文盲，文盲及小学文化程度的居民大多数是农村老年居民，这部分人群对 DM 知识了解较少，亦不重视对自身的养生保健，因而这部分人群 IGR 和 DM 的患病率较高。另外，文化程度不同往往导致家庭经济收入不同，膳食结构也不相同，文化程度较低的人群收入水平也相对较低，同时可能只是从事简单的农业体力劳动，饮食相对不合理，这也导致这部分人群 IGR 和 DM 的患病率较高。

（4）超重和肥胖

BMI 主要反映全身性脂肪的分布，WC 和 WHR 则代表腹部脂肪的情况。肥胖与 IGR 及 DM 的患病密切相关，但是以何种人体测量指标反映体内脂肪分布与 DM 的关系仍有争议。国内外大多数研究发现，体重超重和腰围超标均是 IGR 和 DM 患病的危险因素，说明全身性肥胖和中心性肥胖与 IGR 和 DM 的患病均有关系。

日本一项前瞻性队列研究细发现，BMI $\geq$ 25kg/m^2 人群发生 IFG 的风险是 BMI < 25kg/m^2 人群的 1.87 倍，调整其他因素后，BMI 仍是发生 IFG 的独立危险因素。钱云等在江苏省的研究发现，IFG 患病率在超重与肥胖组明显高于正常体重组，超重与肥胖发生 IFG 的风险分别是正常体重者的 2.32 倍和 4.63 倍。有研究显示，随着体重的增加，发生 IFG 的风险也相应增大，其相关机制为：人体脂肪组织具有内分泌功能，其内分泌功能失调是肥胖导致糖代谢异常的重要原因。

研究发现，亚洲人与欧美人相比，即使 BMI 不是很大，发生 DM 的风险也很高，与欧美人相比亚洲人体型偏小，脂肪更容易沉积在腹部发生中心性肥胖，腹部脂肪溶解增加，游离脂肪酸释放增多，抑制了门静脉对胰岛素的摄取，使胰岛素代谢异常，从而呈现出明显的高胰岛素血症和胰岛素抵抗，而这与 IFG 和 IGT 的关系更加密切。有研究显示，腰围超标的人群患 DM 的危险高于体重超重和肥胖者，提示相比于全身肥胖，中心性肥胖在 DM 的患病中占有更重要的地位。但也有研究显示，多因素 Logistic 回归分析中 WHR 不是 IFG 发生的危险因素。并提示一些 WHR 超标者未必有 BMI 超标和 IFG，单纯 WIR 超标对空腹血糖的影响可能不及 BMI 升高对血糖的影响显著。

无论是全身性肥胖还是中心性肥胖都与 IGR 和 DM 有密切关系。全身性肥胖人群的 IFG、IGT 和 DM 患病风险分别是正常体重人群的 1.36 倍、1.24 倍和 1.25 倍，中心性肥胖人群的 IGT 和 DM 患病风险分别是正常体重人群的 1.29 倍和 1.23 倍。

（5）脂代谢紊乱

血脂与血糖代谢密切相关，DM 常伴有血脂异常，如总胆固醇升高、甘油三酯升高、低密度脂蛋白升高和高密度脂蛋白下降等。有研究发现，胰岛素分泌减少与 TC 升高有关，随着 TC 的下降，胰岛素分泌又恢复正常，这可能是由于 TC 对胰岛细胞代谢的影响导致了胰岛细胞的功能不全。一些研究认为，TG 与血糖密切相关，高浓度的 TG 可以引起胰岛素抵抗和 DM。在法国的一项研究发现，IFG 组中 TC 过高（>14.44mmol/L）的比例高于血糖正常组。国内也有报道发现，过高的 TC 是导致 IFG 发生的危险因素。Kametani 等在日本的一项为期 9 年的前瞻性队列研究发现，TG 过高是导致 IFG 发生的独立危险因素，当 TG 浓度≥150mg/dl 时，发生 IFG 的风险是 TG 水平正常人群的 1.38 倍。我国在内蒙古进行的研究也发现，IFG 组 TG 浓度高于血糖正常组。而刘岩等的研究表明，TG 的升高不是 IFG 的独立危险因素，TG 对血糖可能不是随着浓度递增产生直接影响。

高胆固醇血症、高甘油三酯血症均与 IGR 及 DM 有密切关系，在 Logistic 回归多因素分析中，高胆固醇血症和高甘油三酯血症是 IFG 和 DM 的危险因素，高甘油三酯血症是 IGT 的危险因素，高胆固醇血症者发生 IFG 及 DM 的风险分别是正常人群的 1.50 倍和 1.76 倍，高甘油三酯血症者发生 IFG、IGT 及 DM 的风险分别是正常人群的 1.28 倍、1.62 倍和 1.88 倍。血脂代谢紊乱是 DM 患者最常见的合并症状之一，血脂异常与 DM 患病密切相关。

（6）高血压

美国糖尿病协会报告显示，高血压是 T_2DM 的高危因素，国内也有研究报道，血压水平升高是 IGR 和 DM 患病的共同危险因素，高血压患者患 IGR 和 DM 的风险是正常血压人群的 2~3 倍。在日本的前瞻性队列研究发现，高血压是导致 IFG 发生的独立危险因素，高血压患者发生 IFG 的风险是血压正常者的 1.29 倍。长期队列研究表明，高血压和 DM 虽然具有共同的遗传基础和发病因素，但遗传背景却不相同，高血压出现时间较早而 DM 出现较晚，高血压是 DM 的独立危险因素。大量临床研究显示，高血压和血糖增高均是心、脑、肾等重要靶器官损伤的危险因素，而二者合并则会进一步加重脂质代谢紊乱、水钠潴留等，致使动脉粥样硬化发生，造成血管阻力增加血管平滑肌弹性下降等，致使心脑血管危险性增加在中国成年农民高血压人群中，T_2DM 的患病率为 10.0%，IFG 患病率为 26.0%，可见血压升高与血糖升高互为因果。研究显示，SBP 是 IFG 的危险因素。随着 SBP 的增加，IFG 发生的危险性也增加。高血压分为 SBP 异常升高和（或）舒张压（DBP）异常升高，多因素 Logistic 回归分析结果认为，DBP 不是 IFG 发生的危险因素，其机制有待进一步研究揭示。

（7）糖尿病家族史

国内外研究证实，糖尿病家族史是 DM 的主要危险因素，DM 分布呈明显的家庭聚集性，有研究发现有 DM 家族史的人群发生 IFG 和 DM 的风险更高，其男性 DM 患病风险比无 DM 家族史男性增高 89%，女性增高 77%。其机制可能主要与人类白细胞抗原等基因有关，或者是通过遗传性胰岛素分泌减少其作用。挪威进行的一项为期22.5年的前瞻性研究发现，调整年龄、BMI、空腹血糖、甘油三酯等因素后，仅父亲或母亲患DM，其子女患DM的相对危险度分别为1.41和2.51，而当双亲均患DM时，其子女患DM的相对危险度升高至3.96。张素华等进行的一项家族性非胰岛素依赖型糖尿病调查发现，家族性DM家系组DM患病率（34.3%）是群体患病率（1.3%）的26倍，先证者以及亲属DM患病率（28.3%）是群体亲属患病率（1.5%）的18倍。遗传因素成为我国人群T_2DM的重要危险因素。

本研究中，单因素分析和多因素分析均表明DM家族史是DM患病的危险因素，有DM家族史人群患DM的风险是无家族史人群的2.50倍，提示遗传因素在糖代谢异常的发生中起重要作用，这与田庆丰等研究结果一致。

（8）饮酒

饮酒与IFG联系的研究较少，有研究报道饮酒与DM的患病风险呈U形曲线，适量饮酒可以降低DM的患病风险，过量饮酒者可通过减少饮酒量降低DM的患病风险。饮酒量≤6g/d者比不饮酒者DM患病相对危险度为0.87；适量饮酒者（6~12g/d、12~24g/d、24~48g/d），其DM患病相对危险度分别为0.7、0.69和0.72；大量饮酒者（≥48g/d）DM患病相对危险度为1.0460。Carlsson等发现，过量饮酒可以增大DM的发病率，RR值为2.1。Kao等的研究结果显示，过量饮酒时发生DM的风险大于不饮酒的人群，OR值为1.5。对连云港农村社区中老年人群的调查发现，在调整其他因素后，发现饮酒能增加人群发生IFG和DM的风险。本次研究通过多因素回归分析发现，饮酒者IFG的患病风险是不饮酒者的1.50倍，未发现饮酒与IGT、DM之间的关系。饮酒对IGR及DM的作用仍需要进一步探讨。

综上所述，我国糖尿病具有自己的特点：①中国人的饮食结构不同于西方，我国是以碳水化合物，以主食为主；②糖尿病血糖代谢状态不同于西方人，餐后高血糖比例较西方高，因为馒头、面条、米饭含碳水化合物高，所以餐后血糖容易升高；③体型不同于西方人，肥胖患者较西方发达国家少；④胰岛素抵抗相对较轻，但β细胞功能减退更严重。

三、评价指标

1. 糖尿病的诊断与分型

（1）糖尿病的诊断

糖尿病的临床诊断应依据静脉血浆血糖而不是毛细血管血糖检测结果。若无特殊提示，文中所提到的血糖均为静脉血浆葡萄糖水平值。

目前国际通用的诊断标准和分类是WHO（1999年）标准。

空腹血浆葡萄糖或75g OGTT后的2小时血浆葡萄糖值可单独用于流行病学调查或人群筛查。如OGTT目的是用于明确糖代谢状态时，仅需检测空腹和糖负荷后2小时血糖。我国资料显示，仅查空腹血糖则糖尿病的漏诊率较高，理想的调查是同时检查空腹血糖及 OGTT 后 2 小时血糖值。OGTT 其他时间点血糖不作为诊断标准。建议已达到糖调节受损的人群，应行 OGTT 检查，以提高糖尿病的诊断率。

急性感染、创伤或其他应激情况下可出现暂时性血糖增高，若没有明确的糖尿病病史，就临床诊断而言不能以此时的血糖值诊断糖尿病，须在应激消除后复查，再确定糖代谢状态，检测糖化血红蛋白（HbA1c）有助于诊断。

2011 年 WHO 建议在条件具备的国家和地区采用 HbA1c 诊断糖尿病，诊断切点为 HbA1c≥6.5%。我国 2010 年开始进行"中国糖化血红蛋白教育计划"，随后国家食品药品监督管理局发布了《糖化血红蛋白分析仪》的行业标准，国家卫生和计划生育委员会（卫计委）临床检验中心发布了《糖化血红蛋白实验室检测指南》，并实行了国家临床检验中心组织的室间质量评价计划，我国的 HbA1c 检测标准化程度逐步提高，但各地区差别仍较大。因此，指南推荐，对于采用标准化检测方法并有严格质量控制的医院，可以开展用 HbA1c 作为糖尿病诊断及诊断标准的探索研究。国内一些研究结果显示，在中国成人中 HbA1c 诊断糖尿病的最佳切点为 6.2%～6.4%。以 6.3% 的依据为多。

（2）糖尿病的分型

本指南采用 WHO（1999 年）的糖尿病病因学分型体系，根据病因学证据将糖尿病分 4 大类，即 1 型糖尿病、2 型糖尿病、特殊类型糖尿病和妊娠期糖尿病（GDM）。1 型糖尿病、2 型糖尿病和 GDM 是临床常见类型。1 型糖尿病病因和发病机制尚不清楚，其显著的病理学和病理生理学特征是胰岛 β 细胞数量显著减少和消失所导致的胰岛素分泌显著下降或缺失。2 型糖尿病的病因和发病机制目前亦不明确，其显著的病理生理学特征为胰岛素调控葡萄糖代谢能力的下降（胰岛素抵抗）伴随胰岛 β 细胞功能缺陷所导致的胰岛素分泌减少（或相对减少）。特殊类型糖尿病是病因学相对明确的糖尿病。随着对糖尿病发病机制研究的深入，特殊类型糖尿病的种类会逐渐增加。

（3）各种类型糖尿病的特点

1）1 型和 2 型糖尿病的主要鉴别点：血糖水平不能区分 1 型还是 2 型糖尿病。即使是被视为 1 型糖尿病典型特征的糖尿病酮症酸中毒（DKA）在 2 型糖尿病也会出现。在患者起病初期进行分类有时的确很困难。目前诊断 1 型糖尿病主要根据临床特征。1 型糖尿病具有以下特点：发病年龄通常小于 30 岁；三多一少症状明显；以酮症或酮症酸中毒起病；体型非肥胖；空腹或餐后的血清 C 肽浓度明显降低；出现自身免疫标记：如谷氨酸脱羧酶抗体（GADA）、胰岛细胞抗体（ICA）、人胰岛细胞抗原 2 抗体（IA-2A）、锌转运体 8 抗体（ZnT8A）等。如果不确定分类诊断，可先做一个临时性分类用于指导治疗。然后依据对治疗的反应以及随访观察其临床表现，再重新评估、分型。在 1 型糖尿病中，有一种缓慢进展的亚型，即成人隐匿性自身免疫糖尿病（LADA），在起病早期与 2 型糖尿病的临床表现类似，需要依靠 GADA 以及其他胰岛自身抗体的检测才能明确诊断。

2）胰岛 β 细胞功能遗传性缺陷所致特殊类型糖尿病

① 线粒体 DNA 突变糖尿病

线粒体基因突变糖尿病是最为多见的单基因突变糖尿病，占中国成人糖尿病的 0.6%。绝大多数线粒体基因突变糖尿病是由线粒体亮氨酸转运 RNA 基因［*tRNALeu*（*UUR*）］上的线粒体核苷酸序位 3243 上的 A→G（A3243G）突变所致。最为常见的临床表现为母系遗传、糖尿病或伴耳聋。对具有下列一种尤其是多种情况者应疑及线粒体基因突变糖尿病：在家系内糖尿病的传递符合母系遗传。起病早伴病程中胰岛 β 细胞分泌功能明显进行性减低或尚伴体重指数低且胰岛自身抗体检测阴性的糖尿病者。伴神经性耳聋的糖尿病者。伴中枢神经系统、骨骼肌表现、心肌病、视网膜色素变性、眼外肌麻痹或乳酸性酸中毒的糖尿病患者或家族中有上述表现者对疑似者首先应行 *tRNALeu*（*UUR*）A3243G 突变检测。

② 青少年的成人起病型糖尿病（MODY）

MODY 是一种以常染色体显性遗传方式在家系内传递的早发但临床表现类似 2 型糖尿病的疾病，MODY 是临床诊断。目前通用的 MODY 诊断标准有 3 点：家系内至少三代直系亲属内均有糖尿病患者，且其传递符合常染色体显性遗传规律。家系内至少有一个糖尿病患者的诊断年龄在 25 岁或以前。糖尿病确诊后至少在两年内不需使用胰岛素以控制血糖。目前，国际上已发现了 14 种 MODY 类型（表 1-8）。

表 1-7 糖代谢状态分类（WHO 1999）

糖代谢分类	静脉血浆葡萄糖（mmol/L）	
	空腹血糖	糖负荷 2 小时血糖
正常血糖	<6.1	<7.8
空腹血糖受损（IFG）	≥6.1，<7.0	<7.8
糖耐量异常（IGT）	<7.0	≥7.8，<11.1
糖尿病	≥7.0	≥11.1

注：IFG 和 IGT 统称为糖调节受损，也称糖尿病前期。

表 1-8 中国人常见的青少年的成人起病型糖尿病

MODY	基因分型	临床特征
1	肝细胞核因子-4α（HNF-4α）	青春期或成年早期进行性胰岛素分泌受损；高出生体重及新生儿暂时性低血糖；对磺脲类敏感
2	葡萄糖激酶（GCK）	病情稳定，非进行性空腹血糖升高；通常无需药物治疗；微血管并发症罕见；OGTT 后 2 小时血糖较空腹血糖轻度升高（<3 mmol/L）
3	肝细胞核因子-1α（HNF-1α）	青春期或成年早期进行性胰岛素分泌受损；肾糖阈下降；OGTT 后 2 小时血糖较空腹血糖显著升高（>5 mmol/L）；对磺脲类敏感

MODY	基因分型	临床特征
5	肝细胞核因子-1β（HNF-1β）	血糖升高伴肾发育性疾病（肾囊肿）；泌尿生殖道畸形；胰腺萎缩；高尿酸血症；痛风
10	胰岛素（INS）	胰岛素分泌缺陷，通常需要胰岛素治疗
13	钾离子通道 Kir6.2（KCNJ11）	胰岛素分泌缺陷，对磺脲类敏感

3）孕期糖尿病（GDM）与诊断标准

① GDM：是指妊娠期间发生的不同程度的糖代谢异常，但血糖未达到显性糖尿病的水平，占孕期糖尿病的80%~90%。根据2008年高血糖与不良妊娠结局研究，以围产期不良结局增加75%的界值作为切点，国际妊娠合并糖尿病共识小组制定了新的GDM诊断切点，并于全球普遍应用。此标准为：孕期任何时间行75g OGTT，5.1mmol/L≤空腹血糖<7.0mmol/L，OGTT 1小时血糖≥10.0mmol/L，8.5mmol/L≤OGTT 2小时血糖<11.1mmol/L，上述血糖值之一达标诊断GDM。但孕期单纯空腹血糖>5.1 mmol/L不能诊断GDM，需要随访。

② 妊娠期显性糖尿病：也称妊娠期间的糖尿病，指孕期任何时间被发现且达到非孕人群糖尿病诊断标准：空腹血糖≥7.0 mmol/L或糖负荷后2小时血糖≥11.1 mmol/L，或随机血糖≥11.1 mmol/L。

③ 孕前糖尿病（PGDM）：指孕前确诊的1型、2型或特殊类型糖尿病。

2. 糖尿病主要代谢紊乱

主要表现在以下几个方面：糖代谢紊乱、脂类代谢紊乱、体重减轻和生长迟缓、微血管病变、神经病变和白内障等并发症。

（1）糖代谢紊乱

① 胰岛素的缺乏和利用障碍导致：a. 葡萄糖透入细胞膜障碍；b. 葡萄糖生成增加；c. 葡萄糖利用率下降。

② 另一方面，糖尿病患者胰岛 α 细胞功能往往亢进，胰高血糖素分泌增多，引起：a. 糖原分解增强；b. 抑制肝糖原合成；c. 促进糖异生。

（2）脂类代谢紊乱

① 胰岛素缺乏

胰岛素缺乏时：a. 乙酰 CoA、LPL 等生成及活性下降。b. 脂解激素增多，脂肪分解加强。c. 血浆脂质增多，形成高 TG、高 Ch、高 FA 的高脂血症。

② 胰高血糖素增多

胰高血糖素增多，刺激肝内外的脂肪分解，促进生酮作用。

（3）体重减轻和生长迟缓

胰岛素具有促进蛋白质合成，促进肌肉摄取支链氨基酸并抑制肌细胞内氨基酸氧化的作用。胰高血糖素则促进肝细胞摄取氨基酸，活化肝细胞内转氨酶，促进蛋白质分解。两者比值下降则使体内蛋白质合成下降，分解增强。

（4）微血管、神经病变和白内障的发生

生长素介质促进黏多糖合成，多种蛋白质糖基化作用增强。

脑细胞内葡萄糖增多致山梨醇、果糖增多，使脑细胞内高渗及导致糖尿病性周围神经炎。山梨醇、果糖增多致晶状体内渗透压上升，肿胀，致白内障。

综上所述，糖尿病的生化机制是由于胰岛素的缺乏及胰高血糖素的增多，导致糖、脂肪和蛋白质代谢紊乱。患者可出现"三多一少"的典型症状（尤其是 1 型时）。

3. 糖尿病检测指标的临床应用评价

（1）血糖测定

1）标本收集和储存

标本类型	实验室多采用血浆或血清，床旁测定多用全血，使用不同的标本应采用不同的参考值
标本储存	室温下，血细胞糖酵解、细菌代谢使血中葡萄糖减少，获得标本后应尽快离心、测定
添加剂	加入碘乙酸钠氟化钠可抑制糖酵解，可保存标本 3 天，但添加剂可影响脲酶或者其他酶的活性

2）检测方法

① 己糖激酶法（HK 法）

样本中的葡萄糖在试剂中己糖激酶的催化作用下氧化生成 6-磷酸葡萄糖，6-磷酸葡萄糖在葡萄糖-6-磷酸脱氢酶作用下，将 NADP 还原生成 NADPH，引起吸光度上升，根据吸光度变化量可以计算出样本中葡萄糖的浓度。

② 葡萄糖氧化酶法（GOD 法）

葡萄糖在葡萄糖氧化酶的作用下产生葡萄糖酸和过氧化氢，过氧化氢在过氧化物酶的作用下产生活性氧，使色原性氧受体生成有色物质，比色定量。

评价：临床常规方法，适用于脑脊液葡萄糖测定，不用于尿标本葡萄糖测定，尿酸、维生素、胆红素、血红蛋白、四环素等可抑制呈色反应。

（2）尿糖测定

标本收集：收集 24 小时尿标本时，加入 5mL 冰醋酸或 5g 苯甲酸钾，4℃保存。

尿糖测定：多用于过筛检查。

（3）糖化蛋白测定

血中的己糖，主要是葡萄糖，可以和蛋白质发生缓慢的不可逆的非酶促反应，形成糖基化蛋白。合成的速率与血糖的浓度成正比，直到蛋白质降解后才释放，糖化蛋白的测定可用于评估近期的血糖水平。

1）糖化血红蛋白

基本分类	成人血红蛋白由 HbA（97%）、HbA2（2.5%）、HbF（0.5%）组成，HbA 包括 HbA1a、HbA1b、HbA1c（统称 HbA1），HbA0。HbA1 和 HbA0 统称为糖化血红蛋白。
特点	① 与血糖值相关，反映血糖控制水平。 ② 生成缓慢，短暂的血糖升高或者降低不会引起糖化血红蛋白的明显变化。 ③ 一旦生成就不易分解，能很好地反映较长时间的血糖控制程度，糖化血红蛋白能反映采血前 2 个月之内的平均血糖水平。 ④ 较少受血红蛋白水平的影响。糖化血红蛋白是指其在总血红蛋白中的比例，所以不受血红蛋白水平的影响。
检测	根据电荷差异：离子交换层析、高效液相层析、电泳。 根据结构差异：亲和层析和免疫测定。 利用化学分析：比色法、分光光度法（已经很少使用）。

2）果糖胺（糖化血清蛋白）

基本分类	果糖胺是血浆中的蛋白质在葡萄糖非酶糖化过程中所形成的。
特点	果糖胺反映的是 1~3 周的血糖水平。
评价	检测结构受血浆总蛋白浓度影响，血浆清蛋白 <30gL 或尿中蛋白质浓度 >1g/L，其结果不可靠；中度溶血、胆红素和维生素 C 会干扰测定。

（4）胰岛素、胰岛素抗体、胰岛素原、C 肽检测

	临床意义
胰岛素	① 评估空腹的低血糖患者、2DM 的病情、胰岛素抵抗机制。 ② 确认患者是否需用胰岛素治疗。
胰岛素抗体	判断体内是否存在胰岛素抗体，辅助治疗。
胰岛素原	为胰岛素的前提，半衰期比活化时长增加见于： ① 胰腺 β 细胞肿瘤； ② 家族性高胰岛素原血症、GDM； ③ 存在胰岛素原的交叉抗体。
C 肽检测	为胰岛素生成过程中产生的多肽，半衰期长，不受外源性胰岛素的影响，可更好地反映 β 细胞功能。 ① 评估内源性胰岛素分泌情况：大量使用外源性胰岛素后，血中胰岛素含量高而 C 肽含量低。 ② 监测胰腺手术效果：全胰腺切除：无法检测到 C 肽；胰腺移植成功：C 肽浓度上升。

（5）糖尿病急性代谢合并症的实验室检查——酮体

酮体组成	乙酰乙酸（20%）、β-羟丁酸（78%）、丙酮（2%）。
检测原理	碱性条件下，亚硝酸铁氰化钠与尿中的乙酰乙酸、丙酮反应呈紫色，而不与 β-羟丁酸反应；由于乙酰乙酸、丙酮易挥发和未检测 β-羟丁酸，可出现假阴性。
参考值	定性：阴性；定量：血浆酮体（以丙酮计）<0.05mmol/L（20mg/L）。
临床意义	协助诊断酮症酸中毒，早期病程中，β-羟丁酸含量高，乙酰乙酸、丙酮很少或缺乏，此时测定值可偏低；治疗缓解后，β-羟丁酸转化为乙酰乙酸，易造成对病情估计过重。

4. 低血糖症

定义：低血糖症是指血葡萄糖浓度低于正常参考水平下限，通常空腹血糖低于 3.33～3.89mmol/L 称低血糖。

低血糖症的分型	
新生儿与婴儿低血糖症	新生儿血糖低于成人，平均约 1.94mmol/L，血糖调节能力不完善，可在没有任何临床表现的情况下，血糖下降到 1.7mmol/L。
成人空腹低血糖	肝脏葡萄糖生成速率下降或集体对葡萄糖的利用增加所致（药物、酒精、肝脏疾病、升糖激素缺乏、胰腺 β 细胞肿瘤等），诊断：72 小时禁食试验。
餐后低血糖	也称反应性低血糖症，见于餐后血糖低于 2.5～2.8mmol/L（45～50mg/dl）。诊断：5 小时进餐耐量试验或 5 小时葡萄糖耐量试验。

糖代谢的先天性异常

糖原代谢异常	糖原生成和分解的酶系统缺陷，导致糖原合成和分解异常。
糖分解代谢异常	丙酮酸激酶、丙酮酸脱氢酶缺乏等。
红细胞 G-6PD 遗传缺陷	G-6PD 缺陷，NADPH 减少，不能维持 GSH 还原性，造成溶血。

5. 代谢综合征

（1）代谢综合征的诊断标准

代谢综合征是一组以肥胖、高血糖（糖尿病或糖调节受损）、血脂异常 [高 TG 血症和（或）低 HDL-C 血症] 以及高血压等聚集发病、严重影响机体健康的临床症候群，是一组在代谢上相互关联的危险因素的组合，这些因素直接促进了动脉硬化性心血管疾病（ASCVD）的发生，也增加了发生 2 型糖尿病的风险。目前研究显示，代谢综合征患者是发生心脑血管疾病的高危人群，与非代谢综合征者相比，其罹患心血管疾病和 2 型糖尿病的风险均显著增加。

① 代谢综合征的诊断标准。我国关于代谢综合征的诊断标准如下：腹型肥胖（即中心型肥胖）：腰围男性≥90cm，女性≥85cm。

② 高血糖：空腹血糖≥6.1mmol/L 或糖负荷后 2 小时血糖≥7.8mmol/L 和（或）已确诊为糖尿病并治疗者。

③ 高血压：血压≥130/85mmHg 及（或）已确认为高血压并治疗者。

④ 空腹 TG≥1.70mmol/L。

⑤ 空腹 HDL-C<1.04mmol/L。以上具备 3 项或更多项即可诊断。

中心型肥胖的腰围切点采用 2013 年国家卫生和计划生育委员会《中华人民共和国卫生行业标准-成人体重判定》（标准号 WS/T 428-2013）制定的标准。

（2）代谢综合征的防治

目前代谢综合征防治的主要目标是预防临床心血管疾病以及 2 型糖尿病的发生，对已有心血管疾病者则要预防心血管事件再发。积极且持久的生活方式治疗是达到上述目标的重要措施。原则上应先启动生活方式治疗，如果不能达到目标，则应针对各个组分采取相应药物治疗。

① 生活方式干预

保持理想的体重、适当运动、改变饮食结构以减少热量摄入、戒烟和不过量饮酒等，不仅能减轻胰岛素抵抗和高胰岛素血症，也能改善糖耐量和其他心血管疾病危险因素。

② 针对各个组分如糖尿病或糖调节受损、高血压、血脂紊乱以及肥胖等的药物治疗目标如下：体重在 1 年内减轻 7%~10%，争取达到正常 BMI 和腰围；血压：糖尿病患者 <130/80mmHg，非糖尿病患者 <140/90mmHg；LDLC <2.60mmol/L、TG <1.70mmol/L、HDL-C >1.04mmol/L（男）或 >1.30mmol/L（女）；空腹血糖 <6.1mmol/L、负荷后 2 小时血糖 <7.8mmol/L 及 HbA1c <7.0%。

四、血糖异常与胰岛素抵抗

1. 胰岛素抵抗的机制

胰岛素抵抗是指各种原因使胰岛素促进葡萄糖摄取和利用的效率下降，机体代偿性的分泌过多胰岛素产生高胰岛素血症，以维持血糖的稳定。胰岛素抵抗易导致代谢综合征和 2 型糖尿病。20 世纪 50 年代 Yallow 等应用放射免疫分析技术测定血浆胰岛素浓度，发现血浆胰岛素水平较低的患者胰岛素敏感性较高，而血浆胰岛素较高的人对胰岛素不敏感，由此提出了胰岛素抵抗的概念。

一个具有正常代谢的人，胰岛素是在进食后由胰腺内的胰岛 β 细胞分泌的，它传递信号给体内的胰岛素感应组织（例如肌肉与脂肪），使细胞膜表面产生葡萄糖运体 4 型（GLUT4）吸收葡萄糖来降低血糖含量到一个正常值（大约 5 mmol/L，或 90 mg/dL）。

在一个胰岛素抗性的人体内，正常水平的胰岛素无法激发诱导肌肉和脂肪细胞吸收葡萄糖的信号。为了对此进行补偿，胰岛素抗性个体的胰腺释放大量的胰岛素，以使足够的细胞被激发来吸收葡萄糖。通常情况下，这会导致在餐后数小时后血糖含量的急剧下降和低血糖反应。

最常见的胰岛素抗性类型和一种被称作代谢综合征的症状联系在一起。胰岛素抗性可以发展为彻底的 2 型糖尿病。常见的是餐后高血糖症，在这种情况下，胰腺 β 细胞无法产生足够的胰岛素来保持正常血糖水平。β 细胞在高血糖的情况下无力分泌更多的胰岛素是从胰岛素抗性向 2 型糖尿病转变的特征。

许多病症都可以使人体对胰岛素变得越来越抵抗，例如感染（由细胞因子肿瘤坏死因子 α 介导）、酸毒症、过高的压力、吸烟及接触二手烟。近期研究着力于脂肪因子（由脂肪细胞制造的细胞因子）对胰岛素抗性的成因。胰岛素抗性也可能与特定的药物（例如糖皮质激素）有关。

不论成因，提高的血糖含量都会导致蛋白质的糖基化。那些患有内脏肥厚（即在腹部肌肉壁下储存大量的脂肪组织-区别于皮下脂肪或皮肤与肌肉之间的脂肪），高血压，高血糖症和坏血脂症（导致增高甘油三酯、小低密度脂蛋白颗粒和降低高密度脂蛋白胆固醇水平）的是常见的胰岛素抗性人群。胰岛素抗性还经常和超凝结状态（削弱的纤维蛋白溶解能力），以及增高的发炎细胞因子水平相关。

胰岛素抗性也偶见于使用胰岛素的患者中。在这种情况下，胰岛素抗体的形成导致了在服用胰岛素后葡萄糖含量下降低于期望（高血糖）。随着 20 世纪 80 年代人类胰岛素及类似物的发展应用以及动物胰岛素（例如，猪、牛）的削减，这类胰岛素抗性变得很少见。

2. 疾病形式

根据胰岛素剂量反应曲线，可以看出，胰岛素抵抗有 3 种形式：

（1）单纯曲线右移，表示胰岛素的效应器官对胰岛素敏感性减低，需要增加胰岛素的剂量才能达到最大反应。

（2）单纯曲线高度降低，增加胰岛素的剂量也不能达到最大的反应高度，这提示靶器官对胰岛素的反应性降低。

（3）同时伴有曲线右移及曲线最大高度的降低，表明胰岛素敏感性和反应性均降低。

1988 年 Reaven 提出了 X 综合征的概念，这种综合征包括摄取葡萄糖刺激产生胰岛素抵抗、葡萄糖耐量低减、高胰岛素血症、极低密度脂蛋白和甘油三酯增加、高密度脂蛋白及胆固醇水平减低、高血压、冠心病。

1995 年，stern 提出了"共同土壤学说"，认为胰岛素抵抗是上述代谢异常的共同的危险因素，胰岛素抵抗是高血压、向心性肥胖、血脂异常、糖代谢紊乱同时并存和共同联系的基础。

1998 年 7 月 WHO 将胰岛素抵抗综合征定义为：①胰岛素抵抗；②糖耐量异常；③血压≥160/90mmHg；④甘油三酯≥1.7mmol/L，高密度脂蛋白 L；⑤向心性肥胖；

⑥体重指数 BMI >30kg/m²；⑦腰臀比，男性 >0.9，女性 >0.85；⑧高尿酸血症；⑨微量白蛋白尿。一个个体存在糖尿病或糖耐量减退及（或）胰岛素抵抗，并同时具有 2 项以上组合，可定义为胰岛素抵抗综合征。有报道，一些炎症介质和胰岛素敏感性有相关关系的如 C-反应蛋白（CRP）、纤维蛋白原等，在胰岛素抵抗、高血压、动脉硬化、高脂血症个体，CRP 水平明显增高，也就是说 CRP 与胰岛素抵抗综合征的一些组成成分相关，由于 CRP 是炎症标记物，所以有人提出，由于体内的慢性炎症也是胰岛素抵抗综合征的一部分，对于 2 型糖尿病的发展有一定的预测作用。

空腹血清胰岛素水平高于正常值的上限（大约 60pmol/L）被认为是胰岛素抗性的证据。

折叠葡萄糖耐力测试

在可能被用于诊断糖尿病的葡萄糖耐受测试中，患者空腹口服一剂 75g 的葡萄糖。在接下来的 2 小时中测试血浆葡萄糖水平。葡萄糖耐受测试可能在单纯胰岛素抗性中显示正常或中度不正常。经常，在早期测量中有葡萄糖水平的提高，反映出餐后胰岛素产生高峰的缺失。延长测试（若干小时）可能揭示一个低血糖"凹陷"，这是由于错过了生理的餐后胰岛素响应后过度的胰岛素分泌引起的。

折叠糖化血色素及空腹血糖

由于糖化血色素可以反映一个人在过去 3 个月内的平均血糖，而许多早期糖尿病患者及胰岛素抵抗患者的空腹血糖是正常的；因此，同时检测糖化血色素及空腹血糖（空腹血糖正常但糖化血色素偏高，代表近期经常出现饭后血糖过高），是比仅检验空腹血糖更灵敏。糖尿病的确诊标准是糖化血色素 ≥6.5%，而过去将糖化血色素正常值定为 4%~5.9%，但最新的研究认为，糖尿病前期的确诊标准应该降为 5.7%。

3. 抗性成因

大多数胰岛素抗性的成因依然未知。然而，胰岛素抗性有可能是高碳水化合物的饮食方式造成的。有些内科医师相信葡萄糖胺（通常作为关节问题的处方药）也可能导致胰岛素抗性。没有规律的低血糖，由于机体的调节功能，也可能导致胰岛素抵抗。

4. 治疗方法

针对胰岛素抗性的初步处理是运动、减肥、戒烟及避免二手烟。对有些个体，低甘油指数或低碳水化合物的饮食或许也有帮助。斋戒（禁食）可能也有作用。甲福明［盐酸二甲双胍（metformin，抗糖尿病药、降血糖药）］和噻唑烷二酮（thiazolidinediones）都会改善胰岛素抗性；他们可被用来治疗 2 型糖尿病，但目前不被用来治疗胰岛素抗性。（NIRC 编辑：不管怎么样，甲福明，美国第八位最常用处方药，经常在不顾 FDA 指导的情况下，被用来对抗前驱糖尿病和胰岛素抗性。）相对而言，生长素替代疗法可能会增强对胰岛素的抗性。糖尿病预防计划表明，运动和节食在降低进行性 2 型糖尿病风险上比甲福明有效两倍。（NIRC 编辑：同样的研究显示，结合运动和节食，甲福明产生最戏剧化的作用。）

一些类型的单不饱和脂肪酸和饱和脂肪会促进胰岛素抗性，而一些多不饱和脂肪酸

（欧美茄-3）可以增加胰岛素敏感性。有些科学研究显示，吡啶酸铬（chromium picolinate）可以增加胰岛素敏感性，特别是针对 2 型糖尿病，但其他研究并不显示这种效应。

5. 并发症

（1）非正常的久坐不动的生活方式，不管是因为年老体衰或缺乏身体锻炼。

（2）血色素沉着。

（3）多囊卵巢综合征。

（4）高皮质素（例如类固醇的使用或库欣病）。

（5）高尿酸血症，轻则引发痛风，重则造成心脏及肾脏衰竭。

（6）高血压、心血管疾病、中风。

6. 临床流行病学研究展望

2 型糖尿病普遍存在 IR 早已定论。但 2 型糖尿病中究竟有多少人有 IR 则缺乏准确数据。最近 Haffner 等采用改良 FSIGT 微小模型法测定了 479 例 2 型糖尿病，以胰岛素敏感指数 $\geq 1.61 \times 10^{-4} min^{-1} \cdot \mu U^{-1} \cdot mL^{-1}$ 定义为对胰岛素敏感，结果胰岛素敏感的 2 型糖尿病为 37 例，而 2 型糖尿病中有 IR 者占 442 例。在大规模人群中的 IR 患病率的调查资料极为有限。Bloomgarden 估计在美国人中 7000 万～8000 万人有 IRS，占美国人口的 1/3。这是一个十分惊人的数字！IRS 的患病率近来也开始进行研究。一项 888 例的多国群体研究表明，IRS 中糖耐量低减 + 血脂异常 + 高尿酸血症 + 高血压的联合流行率可高达 81%。在中国，贾伟平等报告上海 40～49 岁人群随机抽样的 771 例男性和 1189 例女性 IR 流行情况。以高血糖、高血压及血脂异常兼具者为全代谢综合征。结果，标化后的患病率分别为超重 33.3%，肥胖 4.3%，糖尿病 11.9%，空腹血糖异常升高/IGT 12.1%，高血压 44%，血脂异常 67.5%，全代谢综合征 12.4%。在正常体重指数 18.5～25kg/m²），超重及肥胖 3 组中全代谢综合征的患病率分别为 8.0%、21.6% 及 29.6%。进一步将正常组按 BMI 23kg/m² 分为两组，发现 BMI＞23kg/m² 者全代谢综合征的相对危险度较 BMI＜23kg/m² 者高 2～4 倍。因此，等提出对中国人 IRS、BMI＞23kg/m² 的人群应进行干预。

（1）IR/IRS 危险因素的临床流行病学研究

近年的一些研究与过去的研究比较有如下显著特点：多为前瞻性、多中心、大样本、长期纵向列队 + 横断面分层研究，如胰岛素抵抗粥样硬化研究（IRAS）为期 4 年，纳入对象 1625 人。Reaven 正在进行的一项 IR 预示心血管疾病的研究以及明尼苏达一项社区研究亦均为 5 年。而历时最长，规模最大的研究当首推英国前瞻性糖尿病研究。过去的研究多为小样本，短时间，实验室或临床的断面研究。另一重要特点是现在研究是以心血管事件及冠心病死亡例数作为直接的临床"硬终点"，而心电图变化及生化参数仅作为亚临床替代性终点。这些以循证医学原则指导的随机对照试验，其结果的论证强度及可信度大大超过以前的试验。

将人群按 IR 轻中重分层，分析不同层面人群心血管疾病事件发生差别，Reaven 发现在 IR 最严重的一组健康非糖尿病人群中心血管疾病事件发生率最高，占 18% ；中度组 8% ，而 IR 最轻组则为零。再度证明 IR 为冠心病强力的预告因素。在 IRAS 试验中，Festa 等发现在非洲裔、西班牙裔欧洲裔美国人中非糖尿病、糖尿病及 IGT 人群中血清胰岛素原与低密度脂蛋白颗粒大小呈负相关，小而密 LDL 具有更强的致动脉粥样硬化的作用，此 LDL 亚类之增高为 IR 的重要特征。其他研究发现，不同年龄、不同种族人群中均普遍存在 IR，但有差异性，提示 IRS 有明显异质性，同时也至少可部分地解释一些试验结果之间的差异性。

（2）IR 的分子机制

胰岛素信号传导级联/网络中胰岛素受体、胰岛素受体底物系列及其下游的 PI-3 激酶（PI-3K）系统的障碍为近年研究的主攻方向。在这方面以 Joslin 糖尿病中心的 Kahn 及 White 等的研究组成绩最显著。自 1991 年以来，他们及其他学者已发现 IRSs 成员 6 个，目前正对其生理、病理意义进行深入研究。其中以 IRS-1 及 IRS-2 研究较多。采用去基因小鼠研究发现：IRS-1 去基因小鼠 PI-3K 活性降低，IRS-2 表达及其磷酸化代偿性增加，伴 IGT，肌、脂细胞 IR 以及对胰岛素样生长因子-I 抵抗而致生长滞顿。IRS-2 去基因鼠出现中度至严重 IR，伴早 β 细胞功能衰竭，出现糖尿病。IRS-3/IRS-4 去基因鼠无上述异常变化。IRc 去基因鼠宫内发育正常，但出生后很快发生酮症酸中毒。肝特异性 IRc 去基因鼠，可致严重 IR、高胰岛素血症、IGT 及对外源性胰岛素的抵抗。

由上可知，IRS-1$^{-/-}$ 及 IRS-2$^{-/-}$ 鼠均呈现糖脂代谢异常，均有 IR，但二者作用程度不同，且呈现明显组织选择性和异质性。一般而论，IRS-1 主要作用于骨骼肌，而 IRS-2 则广泛作用于肝、肌及脂细胞，亦即 IRS-1$^{-/-}$ 所致 IR 主要为外周抵抗，而 IRS-2$^{-/-}$ 既致外周抵抗，又使肝糖产生的抑制减弱。因而后者所致 IR 更为严重。由于 IRS-2 去基因鼠的糖尿病兼具胰岛素外周抵抗及胰岛素缺乏两种机制，故 ADA 提出 IRS-2 信号通道是糖尿病时 β 细胞分泌功能缺陷及胰岛素作用缺陷的共同交汇点。

最近还发现 IRS-1 具有促进棕色脂肪细胞、成纤维细胞分化、增殖及脂肪合成的作用。其机制是通过 IRS-1/PI-3 Akt 信号通路激活 ras-丝裂原活化蛋白激酶通路对 IGF-I 高反应而实现的。IRS-2/PI-3K 的通路激活则无此作用。

在与此相关的其他许多领域也进行了大量研究。例如，发现肿瘤坏死因子-α 抑制剂、脂细胞 IRc 及 IRS-1 酪氨酸磷酸化，抑制 PI-3K 活性，抑制葡萄糖运载子 4 蛋白表达而致 IR。最近还发现 TNF-α 激活 IKB 激酶 β 也产生 IR，而抑制 IKB 可逆 IR，此为开发 IR 治疗药的又一新靶点。葡萄糖运载体 4 去基因鼠出现明显空腹高糖血症、IGT 及 IR，且 IR 较 IRc 去基因鼠之 IR 更为严重。用核磁共振、磷、碳及氢谱证明己糖激酶Ⅱ活性降低致细胞内葡萄糖磷酸化障碍，糖原合成减少以及线粒体氧化磷酸化障碍均是 2 型糖尿病-IRc 后抵抗的重要部位。又如游离脂肪酸增高通过激活蛋白激酶 Cθ 通路导致肝胰岛素摄取、结合、降解减少而致 IR 以及瘦素/过氧化质体增殖物激活的受体及 β$_3$ 肾上腺素受体和 IR 的关系等亦为近期研究热点。

（3）IR/IRS 的临床意义

IR 是多种疾病，特别是糖尿病及心血管疾病共同危险因素，是滋生多种代谢相关疾病的共同土壤。因此，深刻揭示 IR/IRS 本质将导致对心血管疾病及其他代谢相关疾病的发病机制的新认识及防治策略的革新。防治 IR 及其派生的糖脂代谢紊乱这一共同危险因素，可防治多种而非一种疾病，这有利于利用社区防治网—网多用，收到节约卫生资源及获得更大受益的效果。IR 可先于糖尿病及心血管疾病多年而存在，如肥胖、IGT/IFG、高胰岛素血症、血脂异常等，因此，如能在 IGT 期进行干预则可防止或延缓糖尿病、心血管疾病等的发生、发展，降低其发病及病死率。这已为最近的 HOPE 试验的结果所证实。要防治干预，就要筛查 IR/IRS 高危人群。这首先涉及 IR/IRS 的临床诊断。虽然 IRS 的存在已为国际公认，并已载入了 WHO 糖尿病诊断及分类新标准，但尚无一致的临床诊断标准。参考 Alberti 等及国内专家们的意见，从临床及社区防治的实际需要出发，我们认为凡遇肥胖者、2 型糖尿病、高血糖状态、血脂紊乱、高血压、高胰岛素血症以及吸烟、动脉粥样硬化、心脑血管病等情况者，即可按 IR 处理，在有条件医院则应进行空腹和餐后血糖以及胰岛素测定，或进行口服葡萄糖耐量试验，推算胰岛素敏感指数。这样做虽然不够严谨，但仍具有实际意义，且具有可操作性。

IR 的防治方法是综合性的，首先是改变生活方式：戒烟、热量限制，饮食结构的科学化、合理化、运动疗法减低体重及以此作为基础的防治措施。药物疗法的目标应针对：改善血糖控制，即使 IFG/IGT 也应干预，特别是餐后高血糖应使之正常化；改善致动脉粥样硬化的脂相；降低血压至 130/85mmHg 以下；抗血小板治疗，可用小剂量的肠溶阿司匹林；减少微量白蛋白尿等。可供选择的药物很多，选用原则是以目前循证医学、循证药物临床评价已肯定的药物。例如二甲双胍、拜唐苹、血管紧张素转换酶抑制物、阿司匹林、新型噻唑烷二酮衍生物（如罗格列酮、匹格列酮等）。

（4）展望

我国在 IR/IRS 的研究方面已取得了可喜进展，但还有不少问题有待解决。以下问题值得进一步探索：探讨 IRS 的统一诊断标准，以保证各研究结果之间的可比性。由于 IRS 的成分很多，至少需多少成分可诊断 IRS，何种组合最为科学合理这些因素的排序应以对心血管疾病的危险度为依据。为此应开展 IRS 不同因素对心血管疾病危险性的研究。IR/IRS 的核心是糖尿病及心血管疾病危险性，因此，加强临床或社区初级保健中高危人群的筛查，并对其进行积极有效的干预是降低糖尿病及心血管疾病患病率及病死率的关键。在这方面，大庆地区已率先做了很好的工作。在有条件的社区也可以根据循证医学/随机对照试验设计进行一些旨在以心血管事件为临床终点的研究工作。开展 IR/IRS 筛查/干预的社会卫生经济学分析。在有条件的医学中心也可进行一些 IR/IRS 机制的研究，包括胰岛素信号传导网络中 IRSs 及其下游的若干环节与 IR 关系的研究以及特异胰岛素、胰岛素原及裂解胰岛素水平与 IR 关系的研究。改善 IR 的药物，包括对中医中药的开发。

五、糖代谢紊乱的病因与发病机制

血液中的糖称为血糖，绝大多数情况下都是葡萄糖。体内各组织细胞活动所需的能量大部分来自葡萄糖，血糖必须保持一定的水平才能维持体内各器官和组织的需要。

1. 血糖来源

（1）糖类消化吸收：食物中的糖类消化吸收入血，这是血糖最主要的来源。

（2）肝糖原分解：短期饥饿后，肝中储存的糖原分解成葡萄糖进入血液。

（3）糖异生作用：在较长时间饥饿后，氨基酸、甘油等非糖物质在肝内合成葡萄糖。

（4）其他单糖的转化。

2. 血糖去路

（1）氧化分解：葡萄糖在组织细胞中通过有氧氧化和无氧酵解产生 ATP，为细胞代谢供给能量，此为血糖的主要去路。

（2）合成糖原：进食后，肝和肌肉等组织将葡萄糖合成糖原以储存。

（3）转化成非糖物质：转化为甘油、脂肪酸以合成脂肪；转化为氨基酸以合成蛋白质。

（4）转变成其他糖或糖衍生物，如核糖、脱氧核糖、氨基多糖等。

（5）血糖浓度高于肾阈（8.9~9.9mmol/L，160~180mg/dL）时可随尿排出一部分。

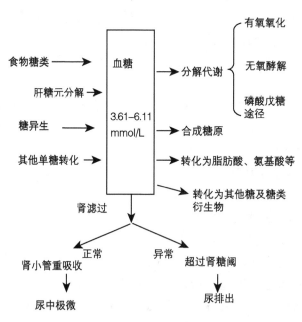

图 1-2　血糖的来源去路

人体液（血液、细胞内外液）中葡萄糖是处在不断变化、调节之中。多种激素相互作用，使血糖处于动态平衡之中。激素的调节作用：参与血糖浓度调节的激素有两类，一类是降低血糖的激素，只有胰岛素一种；一类是升高血糖的激素，包括肾上腺素、胰高血糖素、肾上腺皮质激素、生长激素等。

1）胰岛素：是主要的降血糖激素，系由胰岛 β 细胞产生，主要作用有：①促进细胞摄取葡萄糖（改变葡萄糖的分布）。②促进糖原合成、减少糖原分解（血糖的来源减少，去路增加）。③促进糖氧化和分解，加速糖的利用（去路增加）。④促进甘油三酯的合成和储存（去路增加）。⑤阻止糖异生作用（来源减少）。胰岛素是降血糖激素，它的释放受一些激素水平、神经兴奋刺激和血糖、氨基酸水平等的影响，如：高血糖、高氨基酸、胰泌素、胰升糖素和迷走神经兴奋等都可促进胰岛素释放，从而发挥其降低血糖的作用。

2）胰高血糖素：是升高血糖浓度的最重要的激素。是由胰岛 α 细胞合成和分泌的 29 个氨基酸组成的肽类激素。

胰高血糖素主要通过提高靶细胞内 cAMP 含量达到调节血糖浓度的目的。细胞内的 cAMP 可激活依赖 cAMP 的蛋白激酶，这些蛋白激酶通过酶蛋白的共价修饰改变细胞内酶的活性，即：a. 激活糖原分解和糖异生的关键酶，促进肝糖原分解成血糖，促进糖异生作用（糖来源增加）。b. 抑制糖原合成和糖氧化的关键酶，使血糖升高（去路减少）。胰高血糖素是升高血糖浓度的最重要的激素，它的释放也受机体血糖和氨基酸水平刺激，如低血糖、低氨基酸可刺激胰高血糖素释放，从而发挥升高血糖作用。

3）糖皮质激素和生长激素，也是升高血糖的激素，它们主要通过刺激糖异生作用升高血糖。肾上腺素，也是升高血糖的激素，它主要促进糖原分解升高血糖。这三个激素和胰高血糖素主要作用是为细胞提供葡萄糖的来源。

胰岛素和胰高血糖素是调节血糖浓度的主要激素，而血糖水平保持恒定则不仅是糖本身，还有脂肪、氨基酸代谢的协调作用共同完成。

3. 病因分析——Graves 病（GD）

甲亢与糖代谢关系密切，近年来的研究表明，约有 2%～57% 的甲亢患者出现糖耐量减低（Impaired glucose tolerance，IGT），甚至出现继发性糖尿病（Diabetes mellitus，DM）。GD 是临床上引起甲亢最常见的病因，多数学者认为 GD 是一种器官特异性自身免疫性疾病，在一项观察研究中，有 54% GD 患者出现 IGT，11% 的患者出现 DM，表明 GD 患者易出现糖代谢紊乱。大部分糖耐量异常的甲亢患者随甲状腺功能恢复正常后，糖耐量可转为正常，但有些患者仍可能存在糖耐量异常。关注甲亢患者发生的糖耐量紊乱，有助于防止出现严重的并发症。关于甲亢糖代谢紊乱的机制目前尚未完全明了，各家看法不一，主要有超生理量甲状腺激素（TH）的作用、胰岛素抵抗（IR）、胰岛 β 细胞功能的损害。超生理量的 TH 作用于消化系统使患者食欲亢进，食物摄入增加，肠道对碳水化合物吸收增多而导致糖类物质进入体内增加，蛋白质、脂肪氧化分解增加，糖原异生增加，内生葡萄糖及非氧化葡萄糖周转增加，加之外周葡萄糖利用减少而导致血糖增高；胰岛素的合成和分泌障碍导致胰岛素受体前水平 IR；胰岛素受体

（INSR）的异常，导致胰岛素与受体不能正常结合或结合后的信号传递过程不能正常进行导致的胰岛素受体水平的 IR；胰岛 β 细胞在超生理量的 TH 作用下受到损害。GD 患者中自身免疫紊乱在糖代谢紊乱中的作用鲜有研究，目前认为 T 细胞介导的自身免疫性疾病是 1 型糖尿病合并甲状腺自身免疫性疾病的基础。

（1）甲亢患者葡萄糖耐量试验（OGTT）的特点

刘宏对 200 例甲亢患者糖耐量试验进行观察，发现甲亢患者的 OGTT 曲线高峰值与健康人一样出现在餐后 60min，且高于健康人同期血糖水平，餐后空腹血糖及餐后 180min 血糖略低于健康人血糖水平。唐兰等亦发现甲亢患者的 OGTT 曲线特点与正常对照组的基本一致，说明甲亢患者糖耐量异常多表现为糖耐量减低。本研究结果显示：GD 患者 OGTT 曲线高峰和正常人一样出现糖负荷后 60min，120min 血糖开始下降，180min 时仍高于正常对照，空腹血糖反而比正常对照低，剔除 13 例糖耐量异常者，余下单纯性 GD 患者（GDⅡ组）OGTT 糖负荷后各时点血糖均高于正常对照，空腹血糖也比正常人低。34 例 GD 患者中，仅 1 例患者（2.94%）出现空腹血糖过高（6.94mmol/L），其余患者空腹血糖均在 5.6mmol/L 以下，3 例患者餐后 120min 血糖高于 11.1mmol/L，10 例患者餐后 120min 血糖介于 7.8 ~ 11.1mmol/L，即 38.24% GD 患者餐后 120 min 血糖明显高于正常对照组，说明 GD 患者糖耐量异常多表现为糖耐量减低，而空腹血糖多为正常，这与唐兰、刘宏报道的结论一致。

（2）甲亢患者糖代谢紊乱的相关因素

郭晓珍等观察 134 例 GD 患者糖耐量情况后，提出 GD 患者合并糖代谢紊乱的发生与病程、甲状腺激素水平有关，病程越长、甲状腺激素越高，越容易出现糖代谢紊乱，而与患者体重指数关系不大。Casla 也在实验性甲亢的动物模型中发现用 T_4 治疗 30 天的小鼠糖负荷后血糖值明显高于用 T_4 治疗 10 天的小鼠，也说明甲亢的病程越长，越容易发生糖代谢紊乱。Komiya 等也提出老年的甲亢患者更容易出现 IGT，其原因可能是由于年龄因素而增加了血糖异常的机率，或是增加了 TH 作用的敏感性。遗传因素与 GD 糖代谢紊乱有关，Brian Golden 等指出 1 型糖尿病与自身免疫性甲状腺疾病有共同的遗传因素，若 GD 合并 1 型糖尿病，则其后代更容易出现糖代谢紊乱。Jenkisu 等指出，甲亢合并糖尿病中 52% 有糖尿病遗传倾向，而无甲亢者仅为 6.7%。

（3）GD 患者糖代谢紊乱的机制

GD 是临床上引起甲亢最常见的病因，2% ~ 57% 甲亢患者可出现糖耐量减低甚至糖尿病，对于甲亢糖代谢紊乱机制主要有：超生理量甲状腺激素（TH）的作用、胰岛素的抵抗（IR）、胰岛 β 细胞功能的损害。

① 超生理量甲状腺激素的作用

TH 是一种升糖激素，甲亢时体内 TH 分泌增多，葡萄糖代谢异常，升糖作用加强则可出现血糖增高。由于患者食欲亢进，食物摄入增加，肠道对碳水化合物吸收增多而导致糖类物质进入体内增加，同时高水平的 TH 促进蛋白质、脂肪氧化分解增加，糖原异生增加，内生葡萄糖及非氧化葡萄糖周转增加导致餐后血糖增高。葡萄糖转运体

（glucose transporter，GLUT）将葡萄糖分子从高浓度向低浓度载过细胞膜，在 M Voldstedlund 甲亢动物模型中，甲亢组平均脂肪组织体积减少 18%，且每个单位面积的胞浆质膜上 GLUT-4 与 α_2-Na／K-ATP 酶分别减少 19%、15%，外周葡萄糖利用减少，因而血糖增高。

②胰岛素抵抗：胰岛素的合成和分泌障碍导致胰岛素受体前水平 IR。因 GD 患者体内连接肽酶的缺陷，使循环中免疫活性胰岛素（IRI，包括真胰岛素和胰岛素原）增高，同时抑制胰岛素分泌，导致真胰岛素产生不足。Ohgunil 和 Kondo 等提出的 FT_4，与胰岛素代谢清除率呈显著正相关，过多 FT_4，加速胰岛素降解。甲亢时胰岛素样生长因子结合蛋白-1（IGFBP-1）合成和分泌增加，而胰岛素样生长因子-1（IGF-1）与 IGFBP-1 结合后，抑制 IGF-1 与其受体结合，并抑制受体的磷酸化，故游离 IGF-1 显著减少，进而抑制了 IGF-1 的降糖、上调胰岛素敏感性、改善 IR 的作用，致使血糖升高，加重受体前 IR。由于胰岛素受体（INSR）的异常，导致胰岛素与受体不能正常结合或结合后的信号传递过程不能正常进行导致的胰岛素受体水平的 IR。Komiya I 等对 119 例不同年龄段的 GD 患者进行研究，发现 GD 患者中 RBC 上 Ins 受体数量减少。

③胰岛 β 细胞功能的损害：Houssay 对切除部分胰腺组织的实验狗予以 TH，切除 75% 以上胰腺组织组出现永久性 DM，而少于 75% 以下组胰岛 β 细胞功能却是可恢复的，但在这两组动物模型中，β 细胞功能均受到损害，可造成第一时相分泌的永久性损害，第二时相的是可恢复性损害。尽管有众多报道称甲亢时，β 细胞分泌胰岛素增加，但在早期的研究中发现，长期予大量的甲状腺素后胰腺 β 细胞受到损害，导致 INS 含量及分泌都明显地减少。高水平的血糖过度刺激导致胰岛 β 细胞胞浆 Ca 离子浓度升高，持续高浓度的 Ca 离子可激发 β 细胞凋亡，从而使 β 细胞产生不可逆性功能受损。HBCI、HOMA-IS 作为评价胰岛细胞功能的指标，在评估胰岛 β 细胞功能时受到 IR 严重程度的影响。

④与自身免疫有关：自身免疫因素在 GD 糖代谢中的作用，少有报道。GD 是一种器官特异性自身免疫疾病，患者体内可以出现甲状腺相关性抗体，如 TMAb、TGAb、TPOAb、TRAb，而 TRAb 又可分为：甲状腺刺激性抗体（thyroid stimulating antibodies，TSAb）、甲状腺刺激免疫球蛋白（thyroid stimulating immunoglobulin，TSI）、甲状腺生长免疫球蛋白（thyroid growth immunoglobulin，TGI）、甲状腺生长抑制免疫球蛋白（thyroid growth inhibiting immunoglobulin，TGII）。还可以出现其他抗体，如胰岛素细胞自身抗体（insulin cell antibodies，ICA）、胰岛素自身抗体（IAA）、谷氨酸脱羧酶抗体（GDA-Ab）等。ICA、GDA-Ab 等见于多发性自身免疫性内分泌综合征。不同地区不同种族中 ICA 阳性率不同。日本学者测定 316 例 Graves 病和桥本甲状腺炎患者血清 ICA 水平，发现 ICA 阳性率为 7.6%，ICA 阳性患者中 83% 合并 1 型糖尿病。Betterle 等对意大利北部及英格兰南部 226 例器官特异性自身免疫性疾病患者随访 11 年，发现 ICA 阳性率为 56.64%，单纯 ICA 阳性者 1 型糖尿病的发生率为 4.7%，合并 GDA-Ab 阳性者 1 型糖尿病发生率为 17.5%，ICA、GDA-Ab、IA-2Ab 阳性者发生率为 72%，说明合并多

种抗体阳性的患者，出现糖代谢紊乱的概率较高。Rattarasarn 等提出 GDA-Ab 可能仅出现在 GD 而非其他甲亢疾病中。Kawasaki 等测定 212 例 GD 患者和 76 例桥本甲状腺炎患者中 ICA、IAA、GDA-Ab 滴度后，指出 GDA-Ab 独立于 IAA 出现在自身免疫性甲状腺疾病中。本研究发现，TRAb、IAA 在 3 组中差异具有显著性，GDI 组的 TRAb、IAA 滴度高于正常对照组，空腹血糖与 IAA 也存在显著性正相关（$P < 0.05$），其相关系数 r 为 0.560，表明 IAA 滴度越高，空腹血糖越高，提示甲亢通过自身免疫紊乱反应产生一定水平的 IAA，IAA 拮抗胰岛素在外周的作用，影响胰岛素的正常生理作用，从而在一定程度上影响糖代谢，这说明 IAA 与 GD 糖代谢紊乱存在一定的关系。

4. 阿尔茨海默病的糖代谢紊乱机制

阿尔茨海默病（AD）发病机制复杂，年龄老化、遗传因素、代谢性疾病等可以导致缺氧、氧化应激、胰岛素抵抗、炎性反应等，继而发生代谢紊乱，影响神经元的能量供应，线粒体功能障碍，神经元及突触数量减少，β 淀粉样肽（Aβ）生成并积聚，导致 AD 发生。而老年斑的核心物质 Aβ 会引起胰岛素抵抗加剧糖代谢紊乱。

（1）糖代谢紊乱是 AD 的发病机制之一：葡萄糖摄取障碍不仅在转基因 AD 小鼠中存在，葡萄糖代谢率下降是老年人认知功能下降和轻度认知障碍（MCI）向 AD 转化的一个特征。糖代谢途径紊乱既是 AD 的始动因素，也是 AD 的病理生理特征之一。

① 磷酸戊糖途径（PPP）减少氧化应激。该途径是 AD 早期减少氧化应激损害最先出现的代谢反应。正常情况下，机体活性氧产生和抗氧化防御系统之间存在着平衡。一旦平衡破坏，活性氧自由基增多，产生大量氧化分子，细胞活性被破坏，则出现氧化应激，对机体造成氧化损伤。

AD 早期即出现氧化应激，PPP 被激活，6-磷酸葡萄糖从糖酵解途径转移到 PPP，为谷胱甘肽再生提供所必需的烟酰胺腺嘌呤二核苷酸磷酸（NADPH），减少氧化应激损伤。上述作用是通过协调磷酸果糖激酶 1（糖酵解限速酶）和葡萄糖 6-磷酸脱氢酶的活动变化（PPP 限速酶）实现的。当果糖激酶 2（磷酸果糖激酶 1 的关键调节酶）水平降低时，神经细胞中葡萄糖代谢的首选途径是 PPP，以增加神经元对氧化应激的易感性。谷胱甘肽和一氧化氮协同，使细胞色素 C 保持在减少和非活化状态，抑制细胞色素 C 诱导的神经元凋亡。转基因 AD 小鼠中葡萄糖 6-磷酸脱氢酶上调，提示 NADPH 生成增加，维持抗氧化系统平衡。

PPP 途径依赖于糖酵解，但 AD 晚期 PPP 途径中的葡萄糖酵解酶，如磷酸丙糖异构酶、3-磷酸甘油醛脱氢酶、磷酸甘油酸盐变位酶和 α-烯醇化酶等均已受损，此时，PPP 的作用有限。

② 氧化磷酸化途径损伤致线粒体功能障碍：正常情况下此途径能再生烟酰胺腺嘌呤二核苷酸（NAD +）以供糖酵解和三羧酸循环利用。AD 病理状态下，氧化磷酸化途径受损，氧化磷酸化和三羧酸循环所必需的丙酮酸脱氢酶、异柠檬酸脱氢酶、α-酮戊二酸脱氢酶复合物活性明显减弱，琥珀酸脱氢酶和苹果酸脱氢酶活性增加，提示线粒体功能紊乱。AD 小鼠随着年龄增长线粒体呼吸功能减弱，氧化磷酸化会受损。MCI 和 AD

患者大脑中细胞色素 C 氧化酶（COX）等线粒体氧化磷酸化复合物活性下降，提示线粒体功能障碍、ATP 合成减少，在 AD 早期就会发生与 Aβ 沉积及神经元和突触缺失密切相关。

为代偿氧化磷酸化损伤，机体会通过乳酸脱氢酶（LDH）和 NADPH 氧化酶（NOX）以再生 NAD+。但在 AD 患者中，利用 LDH 再生 NAD+ 途径发生障碍。NOX 在细胞质亚单位转运至细胞膜而处于激活状态时，允许电子转运，形成超氧化物和再生 NAD（P）+，但 NOX 途径产生大量活性氧，加重氧化应激。NOX 的活性在 MCI 和 AD 患者中明显升高，而且和认知水平呈负相关。

③ 糖酵解障碍谷氨酸兴奋性毒性增强：当细胞缺氧时，糖酵解作用加强以提供能量。糖酵解阶段产生的 ATP 供星形胶质细胞和突触后致密物（PSD）的 Na^+-K^+-ATP 酶利用。星形胶质细胞摄取谷氨酸，激活谷氨酰胺合成酶和 Na^+-K^+-ATP 酶，ATP 消耗增多进一步激活糖酵解酶，使无氧糖酵解增加，将葡萄糖转化成乳酸，再通过 LDH 将其转化为丙酮酸，进入三羧酸循环，为神经元提供能量。

AD 型患者和转基因 AD 小鼠发生神经元兴奋毒性和致病活性增加，原因是谷氨酸不能有效地从神经突触清除。如果 Na^+-K^+-ATP 酶功能障碍，会导致细胞表面 AMPA 受体表达缺失和突触传递抑制。AMPA 受体介导中枢神经系统快速兴奋性突触传递，其在突触后膜的动态表达与长时程增强、长时程抑制的诱发和维持有关，参与调节学习记忆活动。突触后膜 AMPA 受体数目和功能异常是导致 AD 发生的重要环节。

当糖酵解出现障碍时，谷氨酸兴奋性神经毒性增强，最终导致突触病变和神经变性。Vlassenko 等利用［N-甲基-^{11}C]-2^2［4'-（甲氧基）苯基]-6-羟基苯并噻唑（^{11}C-PIB）正电子发射断层扫描（PET）即 ^{11}C-PIB PET 成像技术，对正常成年人、轻度 AD 型痴呆患者、认知正常但 Aβ 升高的老年人进行分析，发现糖酵解异常区域和 Aβ 聚集部位具有高度相关性。在 AD 病理状态下，Aβ 能干扰 ATP 传递到星形胶质细胞和 PSD 中的 Na^+-K^+-ATP 酶，Aβ 和突触抑制、树突棘减少及谷氨酸诱导的神经毒性有关。另外，AMPA 受体在 Aβ 作用下的过度胞吞和裂解致其在突触后膜缺失，可致突触损伤和功能障碍。谷氨酸导致的神经毒性和 Aβ 互为因果，加剧突触功能障碍，加速 AD 的病理进程。

（2）Aβ 引起胰岛素抵抗加重糖代谢紊乱。Aβ 会引起胰岛素抵抗，加重糖代谢紊乱。转基因 AD 小鼠 Aβ 过表达，葡萄糖利用下降。AD 小鼠有从利用糖酵解供能向酮体供能的转换。胰岛素在 Aβ 和 tau 蛋白代谢过程中发挥重要作用，胰岛素抵抗能增加 Aβ 生成，并通过减少与 Aβ 清除有关的胰岛素降解酶（IDE）的表达和活性而减少 Aβ 清除。IDE 敲除小鼠胰岛素水平升高，葡萄糖不耐受及 Aβ 增加。

另外，Aβ 可以直接和线粒体蛋白如 Aβ 结合乙醇脱氢酶（ABAD）交互作用，抑制酶的解毒作用引起线粒体的毒性反应。Aβ 在线粒体内沉积可以增加氧化应激，激活前炎性细胞因子，进一步减少 ATP 生成，导致线粒体功能紊乱造成神经元凋亡坏死。

综上，在 AD 病理过程中糖代谢途径发生改变，PPP 对氧化应激产生应答后，线粒体中的氧化磷酸化受到损害，供糖酵解和三羧酸循环利用的 NAD＋产生的途径发生改变。最后，由于胰岛素抵抗和葡萄糖利用障碍，酮体替代葡萄糖供能，导致 ATP 生成减少。最终导致神经元供能不足，神经元数目减少、凋亡坏死，诱导 AD 发生。反之，Aβ 引起胰岛素抵抗，糖代谢紊乱，加重氧化应激，线粒体功能紊乱，加速 AD 病理进程。

5. 引起糖代谢紊乱的常见药物及其机制

世界范围内的糖代谢紊乱人群逐年增多，糖代谢紊乱包括血糖升高和血糖降低。多种常见的药物都可引起糖代谢紊乱，而且具有多种不同的作用机制。药源性糖代谢紊乱不仅会给临床治疗带来干扰，严重时甚至可危及高危人群的生命安全，因此临床工作者应该高度重视药源性糖代谢紊乱，对于引起药源性糖代谢紊乱的这些药物，更应该有一个全面的掌握。

（1）抗微生物药

1）喹诺酮类药物

① 药理作用：喹诺酮类药物是目前应用最广泛的合成抗菌药物之一。本类药物以细菌的脱氧核糖核酸（DNA）为靶，妨碍 DNA 回旋酶，造成染色体的不可逆损害而起抗菌作用。本类药物不受质粒传导耐药性的影响，因此与许多抗菌药物间无交叉耐药性。喹诺酮类主要作用于革兰阴性菌。

② 临床表现：喹诺酮类药物引起的糖代谢紊乱有两种临床表现：高血糖反应临床上多表现为口渴、多饮、多尿、意识不清及难以对答；低血糖反应临床上多表现为虚弱无力、出汗、面色苍白、表情淡漠及反应迟钝等。

③ 常见药物

a. 加替沙星为第四代喹诺酮类药物，临床用于治疗敏感菌所引致的慢性支气管炎急性发作、急性鼻窦炎、社区获得性肺炎及尿路感染等。加替沙星引起糖代谢紊乱不良反应的发生率远较其他喹诺酮类药物高。加替沙星引起的血糖异常包括症状性低血糖症和高血糖症。这些事件通常在糖尿病患者中发生。但血糖紊乱，特别是高血糖，也见于既往无糖尿病史的患者。该药引起的血糖代谢一过性紊乱（包括血清胰岛素增加和血清葡萄糖减少）通常发生于开始应用该药治疗的 3 天内，有时出现重度低血糖，少数患者在用药 3 天后（通常在第 4 至第 10 天之间）出现高血糖。加替沙星引起血糖紊乱不良反应（尤其是低血糖症）后如不及时停药治疗，后果较为严重，甚至危及生命。加替沙星诱发糖代谢紊乱的机制尚未完全阐明，但动物实验提示加替沙星可通过阻止胰岛细胞 ATP 敏感的钾通道，促进胰岛素释放，降低血糖；也可激发胰岛 β 细胞的空泡形成，导致胰岛素水平下降，诱导高血糖。我国国家食品药品监督管理局已于 2007 年 1 月发布关于修订加替沙星制剂说明书的通知，"糖尿病患者"被添加到禁忌项中，并将"血糖异常"作为警示语。

b. 左氧氟沙星为第三代喹诺酮类药物，临床应用广泛。李文华报道过一位 73 岁男性患者静滴左氧氟沙星于第 10 日时出现低血糖昏迷的病例，分析此药物引起血糖紊乱的机制是通过副交感神经使胰岛细胞中的 ATP 敏感的钾离子通道受阻，导致胰岛素分泌紊乱。

c. 洛美沙星为第三代喹诺酮类药物，不良反应以恶心、头痛、光敏为多见，低血糖的发生率低于 1%，也有发生高血糖的病例报道。

其他药物引起糖代谢紊乱的喹诺酮类药还有氧氟沙星、环丙沙星、氟罗沙星等。

严格掌握用药指征正确诊断：严格掌握喹诺酮类药物的适应证和禁忌证，防止滥用。用药前详细询问病史，对有过敏史、高敏体质患者及糖尿病患者应禁用。

识别危险因素：许多危险因素可增加糖代谢紊乱的发生率，这些危险因素包括老年患者（年龄 >65 岁，妊娠期妇女，肝脏疾病患者，心血管疾病患者等。合理选用对于有糖代谢紊乱危险因素的患者，可停用喹诺酮类药，换用其他抗菌药物治疗；对于必须接受喹诺酮类药物治疗的患者，应避免使用糖代谢紊乱发生率较高的药物；对使用喹诺酮类药物治疗的患者，应指导其在有低血糖或高血糖症状时及时就诊。

2）β-内酰胺类药物

β-内酰胺类抗菌药是目前临床上最常用的一类抗菌药物，本类药物与细菌细胞膜上的青霉素结合蛋白（PBP）结合而妨碍细菌细胞壁黏肽的合成，使之不能交联而造成细胞壁的缺损，致使细菌细胞破裂而死亡。本类药物为繁殖期杀菌药。宁亚莉报道，在空腹肌注青霉素的 32 例患者中，血糖降低者占 68%，降低程度约 $1.1 \sim 1.4 mmol/L$。翁其报道了一例男性患者因泌尿系感染给予头孢曲松后低血糖昏迷的病例，分析可能与静注过快、浓度过高及患者精神紧张致使机体在应激状态下胰岛素一过性分泌增多而造成低血糖有关。

3）异烟肼

异烟肼对结核杆菌有良好的抗菌作用，用量小且毒性相对较低，但异烟肼干扰正常糖代谢，可引起糖尿病并使糖尿病恶化，糖尿病患者用药期间应注意调整降糖药剂量，避免失控。

4）抗逆转录病毒药物

抗逆转录病毒药物用于治疗免疫缺陷病毒（HIV）感染和艾滋病（AIDS）。目前我国临床上主要使用的有阿昔洛韦、利巴韦林、拉米夫定及齐多夫定等。抗逆转录病毒药物治疗表现为胰岛素抵抗、高胰岛素血症，有增加引发糖尿病的风险。

（2）激素及其有关药物

1）糖皮质激素：临床上应用糖皮质激素治疗的患者出现尿糖、高血糖及葡萄糖耐量降低等不良反应并不少见，可使潜在性糖尿病变成真性糖尿病。其对糖代谢的影响是：①促进蛋白质的分解，使氨基酸在肝脏中脱氨而转化为糖，使糖元贮量增加；②对抗胰岛素作用，抑制组织对葡萄糖的利用，使血糖增高；③抑制肾小管对糖的再吸收或增加肾小球滤过率而出现尿糖。糖皮质激素类药物引起的糖尿病属于类固醇性糖尿病。糖皮质激素类药物致血糖的升高呈剂量依赖性，全身用药更容易引起高血糖。外用药物也可引起高血糖，尤其见于大面积较长期使用强效糖皮质激素者。年龄增加、阳性糖尿病家族史和肥胖都是发生类固醇性糖尿病的危险因素。临床应用糖皮质激素时，除注意可引起高血糖外，还应注意预防低血糖反应的发生。

2）口服避孕药：目前我国常用的口服避孕药主要为雌激素和孕激素组成的复方制剂，该制剂通过抑制卵巢排卵达到避孕目的。口服避孕药对少部分人的糖代谢有一定的影响，导致这部分人糖耐量降低，血糖升高。口服避孕药物对糖耐量的影响呈剂量依赖性，但在停用药物后，糖耐量能够恢复正常。多数学者认为雌激素不是避孕药中影响糖代谢的主要成分，主要是与孕激素成分及剂量有关。孕激素在低剂量时对糖耐量无影响，若剂量较大则可有糖耐量减低表现。不同配方的复方口服避孕药中，甲地孕酮一般对糖代谢无明显影响；异炔诺酮或炔诺酮则取决于其中雌激素及孕激素剂量和使用时间。部分妇女的糖耐量减低和胰岛素分泌增加有关，在停用后能恢复正常。含左炔诺孕酮的复方制剂对糖代谢影响最明显，一般短期应用即出现一定比例的糖耐量异常，随使用时间延长，异常率有上升趋势。总之，口服避孕药对糖代谢有一定影响，故糖尿病患者不宜服用口服避孕药，对有糖尿病家族史，或有糖尿病倾向的妇女，也应慎用。

3）生长激素及甲状腺激素：生长激素对糖代谢具有胰岛素样和抗胰岛素样两种作用。去垂体后生长激素可降低血糖，促进肌肉和脂肪细胞对葡萄糖的摄取，但这种作用是短暂的，其主要是抗胰岛素样作用，生长激素通过改变细胞膜上胰岛素受体的数目和功能，抑制体内葡萄糖非氧化途径的消除，损害组织细胞对葡萄糖的转运摄取，从而影响葡萄糖的利用，这是生长激素诱导的胰岛素抵抗机制，也是血糖升高的主要原因。甲状腺激素也可引起血糖升高。

（3）抗精神病药物

抗精神病药是用于治疗精神分裂症、器质性精神病及躁狂 - 抑郁症的躁狂期的药物。传统抗精神病药物以氯丙嗪、氟哌啶醇为代表，新型抗精神病药物是 20 世纪 90 年代后开发的奥氮平、利培酮等。传统抗精神病药物和新型抗精神病药物均有诱发糖尿病的危险，严重时可发生糖尿病酮症酸中毒。

传统抗精神病药物中，氯丙嗪常引起血糖升高，而高效价的氟哌啶醇较少引起高血糖；新型抗精神病药物较之氯丙嗪更易引起血糖紊乱，其中氯氮平和奥氮平引起糖代谢紊乱不良反应的报道较多，奎硫平和维思通较少，而阿立哌唑、利培酮和氟哌啶醇则不易诱发糖尿病，这可能也与药物上市时间的长短也有关。抗精神病药致血糖紊乱的可能机制包括引起胰岛素抵抗、抑制组织细胞膜上葡萄糖转运蛋白、影响血糖调节中枢以及继发于抗精神病药所致体重增加等。

应常规检测接受抗精神病药治疗患者的体重、血糖、血脂水平，同时对是否存在糖尿病的高危因素进行评价；当患者血糖轻度增高时，应进行健康教育，适当控制饮食，加强运动，控制体重、血压和甘油三酯水平；若患者已出现空腹血糖受损、糖耐量受损，一般情况下仍考虑非药物疗法，国外已提出适用于各阶段的用药方案；如患者已确诊为糖尿病时，可考虑应用药物疗法。

（4）噻嗪类利尿剂

噻嗪类利尿剂为中效能利尿剂，主要用于治疗水肿性疾病，或与降压药合用治疗高血压。临床上最常用的噻嗪类利尿剂为氢氯噻嗪。有报道称30%接受噻嗪类利尿剂治疗的患者有糖耐量降低，其发生与剂量有关。发生机制与低钾血症引起的胰岛素的分泌减少有关，补钾有助于防止糖耐量恶化；另一个机制是应用利尿剂后，游离脂肪酸升高，外周组织胰岛素敏感性下降，肝糖原异生增加；还包括对胰岛素的直接抑制作用，增加儿茶酚胺的释放作用，抑制磷酸二酯酶的活性等机制。另外，噻嗪类利尿剂尚有对胰岛 A 细胞的协同作用。

（5）免疫调节剂

本类药物可通过影响机体的免疫应答和免疫病理反应而增强或抑制机体的免疫功能，临床上多用于防治免疫功能异常所致的疾病。α-干扰素是免疫增强剂，具有抗病毒、抗肿瘤和免疫调节作用，在传染病抗病毒治疗和血液病抗肿瘤治疗方面得到普遍的应用，α-干扰素能引起血糖升高、诱发或加重糖尿病、产生胰岛素自身抗体等。近年来，随着环孢素、他克莫司等一些高效、新型免疫抑制剂的开发和应用，在推动器官移植事业发展的同时，高血糖的发生率也明显增加。其引起高血糖的机制为对胰岛 β 细胞的直接毒性作用，引起的高血糖呈剂量依赖性。免疫抑制剂中环孢素对血糖的影响小一些。对进行器官移植术的患者应在术前进行血糖、血脂的检查，对于具有糖尿病高危因素的患者，术后应选择对血糖影响小的免疫抑制剂，术后应常规监测血糖。

（6）β-受体阻滞剂

本类药物可竞争性地与 β-受体结合而产生拮抗神经递质或 β-激动剂的作用。代表药物有普萘洛尔、美托洛尔及比索洛尔等，临床上用于治疗心律失常、心绞痛、高血压等。β-受体阻滞剂引起的血糖紊乱包括低血糖症和高血糖症。非选择性的 β-受体阻滞剂抑制胰岛素释放的作用较强，还可减少肝脏、外周组织对葡萄糖的摄取，但总的来说，引起显著高血糖的不多见。另外，β-受体阻滞剂在糖尿病和非糖尿病个体中都会引起低血糖，且发生的低血糖不易被察觉。选择性 β-受体阻滞剂较少引起低血糖。

（7）其他药物

1）引起高血糖的药物

烟酸可增加胰岛素抵抗，使机体对高血糖刺激的反应性下降，或引起肝实质损害，从而导致高血糖。烟酸引起血糖的升高是暂时的，血糖升高的幅度较小且呈剂量依赖性。烟酸容易升高糖尿病或糖耐量异常患者的血糖，对血糖原本正常的患者，烟酸不易引起血糖升高。

抗肿瘤药物左旋门冬酰胺酶所致的糖代谢紊乱多为一过性非酮症性高血糖，国外报道发生率为21.5%~23%，大多数高血糖出现在用药后1周内，多在4周内恢复正常。

短期使用二氮嗪即可引起较严重高血糖，甚至发生糖尿病高渗性昏迷。维拉帕米通过抑制胰高糖素的释放，增加肝脏葡萄糖的摄取，改善糖耐量，而另一些研究发现，治疗剂量的维拉帕米可引起高血糖。口服特布他林可引起血糖升高。

左旋多巴、锂剂、恩卡胺、茶碱、二羟丙茶碱、乙酰唑胺、吗啡、吲哚美辛、多沙普仑、阿莫沙平、胺碘酮及奥曲肽等也可以引起高血糖。

2）引起低血糖的药物

使用 β 受体激动剂抑制宫缩时，孕妇和新生儿都可出现低血糖，而且低血糖可能反复发生，程度较重。

其主要的发生机制是药物诱导胰岛素的分泌增加。糖尿病患者使用血管紧张素转化酶抑制剂后，可以减少磺脲类药物或胰岛素剂量，这是由于缓激肽水平的增高所致。这类药物能够改善胰岛素敏感性约 18%。甲苄肼、乙醇、奎宁、利多卡因、奎尼丁、哌唑嗪、四环素、甲苯哒唑、对乙酰氨基酚及阿米替林等也可以引起低血糖。

第五节　高血压

高血压是许多心血管疾病的独立危险因素，其作为一种全球性流行病已引起广泛关注。"2003 年美国预防、检测、评估与治疗高血压全国联合委员会第七次报告（JNC-7）"首次提出高血压前期的概念，将其定义为收缩压在 120～139mmHg（1mmHg = 0.1333kPa）和（或）舒张压在 80～89mmHg 且未使用抗高血压药物，并推荐血压在此范围内的人群应通过改变生活方式或采取更积极的方法来预防心血管事件的发生。血压升高已成为一个严重的全球问题，1999—2000 年美国健康营养调查的数据显示，已有近 60% 的美国成年人确诊为高血压前期或高血压；2004—2006 年中国东北地区的蒙古族和汉族人群中高血压前期及高血压的患病率也分别达到 43.6%、42% 与 44.3%、36.7%。研究表明，高血压前期为多种心血管疾病的重要危险因素，随着血压水平的升高，发生心血管疾病的风险将持续增加，且高血压前期患者比血压处于理想范围的人群更容易发展为高血压。

此外，Framingham 研究提示心血管风险在收缩压为 130～139mmHg 和（或）舒张压为 85～89mmHg 的个体中与血压值的相关性更明显。

胰岛素抵抗是指机体靶组织对胰岛素生物反应性降低甚至丧失而产生的一系列病理生理变化，表现为外周组织尤其是肌肉和脂肪组织对葡萄糖摄取减少和抑制肝脏葡萄糖输出减少。其形成机制十分复杂，多由复杂的遗传背景和不良环境因素共同作用产生，其中胰岛素信号传导障碍是导致胰岛素抵抗形成的重要环节。胰岛素合成、胰岛素与胰岛素受体结合到最终生理功能实现的一系列过程发生异常均可导致胰岛素抵抗。经典而公认的诊断胰岛素抵抗的金标准是胰岛素钳夹试验，但因其操作复杂且人为导致持续高血糖状态，不符合生理模式，在临床试验中较少应用。目前使用最广泛的是用稳态模型胰岛素抵抗指数（HOMA-IR）来评定群体胰岛素敏感性，研究证实 HOMA-IR 法与胰岛素钳夹试验结果高度相关。

众所周知，高血压通常与包括胰岛素抵抗在内的多种代谢功能紊乱并存，它的发生发展是一个连续过程，其中胰岛素抵抗和高胰岛素血症发挥了重要作用，并在高血压前期即开始出现。尽管许多学者在不同种族人群中均发现高血压前期也与胰岛素敏感性降低有关，但其生理病理机制仍未阐明。下文对高血压前期与胰岛素抵抗相关性研究的流行病学调查和潜在相关机制进行综合阐述。

一、高血压前期与胰岛素抵抗

胰岛素抵抗与高血压前期相关性的流行病学资料：流行病学调查显示，高血压人群与正常血压人群比较，胰岛素抵抗指数及 2 型糖尿病发病率明显升高；高血压前期人群的胰岛素抵抗程度亦明显高于血压处于理想范围的人群。一项大样本研究使用甘油三酯与高密度脂蛋白之比作为胰岛素抵抗的评价指标，也发现高血压前期与代谢综合征和胰岛素抵抗有关，与肾功能损害无关。

1. 胰岛素抵抗对高血压前期风险的独立预测作用：Zhao 等在 2553 例蒙古族人中研究发现高血压前期患者的 HOMA-IR 显著高于正常血压人群。多因素回归模型证实高血压前期发病风险与 HOMA-IR 水平有关：与 HOMA-IR < 1.64 的人相比，HOMA-IR > 3.76 的人出现高血压前期的风险是前者的 1.435 倍，提示胰岛素抵抗可能在高血压发病进程中发挥重要作用。这与 Kawamoto 等在 3164 例无心血管病史的健康日本社区居民中的横断面调查结果相一致，该研究指出：随 HOMA-IR 水平升高，收缩压与舒张压均呈上升趋势，且 HOMA-IR 或代谢综合征指标较高与高血压前期及高血压的发生风险升高有关，胰岛素抵抗是高血压前期的独立危险因素。在校正了年龄、性别、吸烟饮酒状况及尿酸等指标后，该关联仍然存在。值得指出的是，该结论在不同体质量分级的儿童中仍然成立，说明评价正常体质量的高血压前期患儿体内糖代谢状况也有非常重要的临床意义。在不同类型人群中，胰岛素抵抗个体均比胰岛素敏感性正常的个体面临更大的血压升高风险，应予以早期治疗和干预。

2. 胰岛素抵抗与高血压前期患者的心血管损害：低频高频比值（LF/HF）是反映个体交感神经失衡的敏感指标，该比值增加意味着交感神经兴奋性增加、迷走神经兴奋性降低。有学者证实高血压前期个体 LF/HF、空腹血糖、空腹胰岛素及 HOMA-IR 均显著升高，因 HOMA-IR 对 LF/HF 值有独立的预测作用，故认为胰岛素抵抗可能是高血压前期患者出现交感神经失衡的潜在原因。各种证据表明，交感神经激活可以通过内皮细胞、肾素-血管紧张素-醛固酮系统等途径导致心血管损害，导致心血管事件的风险增加。

Knobler 等利用校正的胰岛素抑制试验量化高血压前期患者的胰岛 β 细胞功能，结果发现高血压前期患者中至少 1/3 出现胰岛素抵抗现象，并且该亚组群体发生心血管疾病的风险在所有高血压前期人群中最高。这与流行病学调查揭示的"高血压前期个体心血管病风险与胰岛素抵抗相关"一致。

3. 高血压前期对胰岛素抵抗及糖尿病风险的影响：1999—2002 年美国成人健康与营养调查报告指出，高血压前期患者发生以空腹血糖或 HOMA-IR 升高为代表的胰岛素抵抗风险是血压正常者的 1.6 倍左右，但是按性别分层后高血压前期仅在男性人群中与胰岛素抵抗显著相关（这种性别差异可能与该研究的样本量有关，在 3203 例观察对象中仅 23.6% 为高血压前期患者，其中不足 40% 为女性）。Bogalusa 心脏研究的回顾性分析也证实了高血压前期个体与正常血压个体相比青春期血糖更高，成年期易出现高空腹胰岛素和胰岛素抵抗现象。Chen 等在中国福建成人中的横断面调查进一步证实了这一结论：校正混杂因素影响后，高血压前期患者与正常血压者相比空腹血糖、胰岛素、HOMA-IR 均明显升高，Matsuda 胰岛素敏感性指数降低，胰岛 β 细胞功能代偿性失调。研究对象的收缩压和舒张压均与 HOMA-IR 呈正相关，与 Matsuda 胰岛素敏感指数呈负相关。

由于胰岛素抵抗及胰岛 β 细胞功能异常是糖尿病发生的主要生理机制，胰岛素敏感性和胰岛 β 细胞功能均最低的人群 2 型糖尿病患病率最高，因此可以推断高血压前期患者发生 2 型糖尿病的风险将大大升高。前瞻性试验可以进一步证实这一推断，如San Antonio 纵向心脏研究发现在控制年龄、性别、种族、肥胖程度等因素影响后，25～49 岁的墨西哥裔美国人及非西班牙裔白人中高血压前期个体发生糖尿病的风险比正常血压个体高 2.21 倍，说明高血压前期人群更容易发展为糖尿病，且该风险可用胰岛素抵抗来解释。

该研究中这种关联在 50 岁以上人群（$n = 752$）中并不存在，可能的原因是样本检验结果缺乏统计学显著性或在 50 岁以上人群中血压与胰岛素抵抗的关联更弱。综上所述，这些研究的临床意义在于初步证明了高血压前期与包括胰岛素抵抗在内的各种代谢紊乱及糖尿病风险有关。高血压前期与胰岛素抵抗状态互相促进，增加了个体最终发展为高血压或糖尿病患者的可能性，因此对高血压前期或胰岛素抵抗个体进行筛查、预防和治疗具有重要意义，应尽早对高血压前期患者采取治疗措施，并积极控制胰岛素抵抗。对于高血压前期人群的治疗，JNC-7 推荐改善生活方式为主以预防心血管疾病，但对合并靶器官损害、肾病、糖尿病的患者，单纯改善生活方式不能把血压控制在 130/90mm Hg 或更低，则考虑药物治疗。2007 年欧洲高血压指南则强调，对于合并糖尿病或靶器官损害者，应立即开始药物治疗。

尽管高血压前期与胰岛素抵抗相互作用的确切机制尚不明确，但推测可能有以下几种。

1. 胰岛素抵抗在高血压前期发生中的作用机制

（1）刺激交感神经系统活性增强：已有研究表明，胰岛素抵抗及并发的高胰岛素血症可刺激交感神经活性，并促进肾上腺分泌肾上腺素和去甲肾上腺素，使心排血量和外周血管阻力增加。同时血液中儿茶酚胺水平增高，直接或间接促进血管平滑肌增厚，以致管腔狭窄，导致血压升高。

（2）促进肾小管钠重吸收：胰岛素直接或通过增强肾素-血管紧张素醛固酮系统活性间接促进肾小管上皮细胞对 Na^+、水的重吸收，导致体内钠水潴留，外周循环血容量增加，血压升高。

（3）诱导血管平滑肌细胞增生：胰岛素可通过多种生长因子（血小板衍生生长因子、血管内皮生长因子）增强有丝分裂因子的活性，促进血管平滑肌细胞增生、迁移，平滑肌细胞从血管中层向内膜下迁移，使动脉内膜增厚，管壁僵硬度增加，阻力增大。

（4）细胞内钙潴留：许多学者发现，胰岛素抵抗者不明原因的细胞膜磷脂含量改变，降低胰岛素刺激 Ca^{2+} ATP 酶的活性及钙调素与 Ca^{2+} ATP 酶的结合反应能力，使细胞内 Ca^{2+} 水平升高，兴奋收缩耦联增强，血管收缩或痉挛，外周血管平滑肌张力增加，阻力血管对去甲肾上腺素、血管紧张素 II 等加压物质敏感性增强，血压升高。

（5）血管内皮功能障碍：研究表明，胰岛素能促进血管内皮细胞合成分泌纤溶酶原激活物抑制因子，有利于外周阻力增大。胰岛素同时可以刺激主动脉内皮细胞产生内皮素，继而诱导还原型辅酶氧化酶的过度表达和产生过氧离子从而损伤内皮功能。同时，内皮素也是目前已知的最强的血管收缩剂，它能引起外周血管阻力的增加，促进血管平滑肌增殖，引起心血管重塑。高胰岛素血症时，内皮功能受损，内皮型一氧化氮合成酶合成受阻，内皮细胞合成与分泌一氧化氮减少，导致血管舒张作用丧失，引起血管收缩痉挛导致血压升高。

2. 高血压前期患者加重胰岛素抵抗的机制

高血压前期患者肾脏对胰岛素的清除率下降导致血胰岛素水平升高；高血压前期患者脂肪组织对胰岛素敏感性下降；血压轻度升高时肾素-血管紧张素-醛固酮系统被激活，血管紧张素可以增强氧化应激、炎症反应，以及提高游离脂肪酸的浓度，同时导致血管收缩，流经胰岛的血流减少，促使胰岛 β 细胞功能下降，胰岛素分泌减少。使用血管紧张素转换酶抑制剂或血管紧张素受体拮抗剂控制血压，可减少糖尿病的发生率为上述观点提供了有力的证据。

3. 结语

目前，流行病学调查初步证明了高血压前期与胰岛素抵抗的相关性。胰岛素抵抗是高血压前期的一个重要危险因素，轻度血压升高对胰岛素抵抗和糖尿病的发生也有一定的促进作用。但这些研究多为横断面调查，前瞻性试验较少，为了明确二者的关联强度和作用机制，需要进一步在不同种族和地域进行大样本前瞻性队列研究，以确定高血压前期患者患糖尿病风险是否高于正常血压者；控制高血压前期患者的血压能否提高胰岛素敏感性及胰岛素增敏治疗是否有预防高血压的积极作用。该综述为后续研究提供了一定的理论基础和方法参考，进一步阐明这两种疾病的相关性与作用机制，有助于今后采取合理的预防措施和治疗手段来减少胰岛素抵抗或高血压前期患者发生严重心血管事件的风险。

二、原发性高血压与胰岛素抵抗

1. 代谢综合征

代谢综合征是一组以肥胖、高血糖（糖尿病或糖调节受损）、血脂异常以及高血压等聚集发病，严重影响机体健康的临床症候群，是一组危险因素的组合，直接促进 2 型糖尿病（T_2DM）和动脉粥样硬化的发生。代谢综合征各组分即肥胖、血脂紊乱、高血糖、高血压、胰岛素抵抗及微量白蛋白尿，均为动脉粥样硬化性心血管疾病的独立危险因素。研究发现，上述组分的发生发展都与交感神经系统的过度激活密切相关，因此交感神经的过度激活可视为代谢综合征各组分发病的共同基础，而胰岛素抵抗就是其最重要的病理生理基础。

2. 胰岛素抵抗与原发性高血压

胰岛素抵抗是指接受胰岛素作用的靶器官，如肝脏、骨骼肌、脂肪组织等，在胰岛素介导下对葡萄糖摄取和利用效能降低的一种病理生理状态。胰岛素抵抗产生的机制可能是交感神经激活使外周血管收缩，如骨骼肌周围的毛细血管床关闭、血供减少，葡萄糖和胰岛素进入骨骼肌组织减少，葡萄糖的摄取和利用减少，迫使胰岛分泌更多的胰岛素，从而引起胰岛素抵抗。

高血压的发病机制是多方面的，包括交感神经系统活性亢进、肾性钠水潴留、肾素-血管紧张素-醛固酮系统（RAAS）激活、细胞膜离子转运异常、胰岛素抵抗等，其中交感神经系统的过度激活在原发性高血压的发病及长期维持中起着重要的作用，Esler研究发现，超过50%的原发性高血压为神经源性高血压，其发生多存在肾脏交感神经过度激活状态。Grassi等研究发现，与原发性高血压比较，肾动脉狭窄、原发性醛固酮增多症等引起的继发性高血压没有交感神经系统的过度激活，可见其为原发性高血压的特征性改变。而通过对老年原发性高血压患者进行研究，同样发现了交感神经过度激活的存在证据，且患者合并有心肌肥厚等靶器官受损症状时，自主神经系统的激活更加明显。

流行病学显示，高血压与肥胖、胰岛素抵抗关系密切，胰岛素抵抗是高血压的独立危险因素，目前已发现的机制如下：高胰岛素血症可使循环中血浆去甲肾上腺素水平增高，增强交感神经的兴奋性，致血管阻力增加、增加血小板数目和凝聚性，导致血压升高和心血管事件发生；胰岛素是一种生长因子，能刺激血管平滑肌和成纤维细胞的增殖和位移、促进血管壁脂质沉积及增加Ⅰ型纤溶酶原激活物抑制因子的产生，使血流阻力增加，进而导致血压升高；胰岛素抵抗时胰岛素增加细胞膜上Ca^{2+}-ATP酶活性及增加Na^+-K^+-ATP酶活性均下降，细胞对镁离子摄取能力降低，血管平滑肌张力增加，血压升高；胰岛素促进肾脏髓样钠重吸收，并促使血管紧张素Ⅱ介导的醛固酮分泌增强，进一步潴钠，导致血压升高。

3. 交感神经系统过度激活与胰岛素抵抗、代谢综合征

交感神经系统活性亢进与胰岛素抵抗之间存在正反馈调节，血液中的高胰岛素可激活交感神经，而交感神经过度激活又加重胰岛素抵抗。Masuo等仅以血浆去甲肾上腺素水平升高的患者为研究对象，发现10年后进展为高血压时血液中均存在高水平的胰岛素，由此说明先发生交感神经系统活性亢进，再发生胰岛素抵抗，且二者有因果联系。Jamerson等选择健康的非高血压患者，用加压袖带缠绕于受试者下肢，以减少静脉回心血流，进而减弱心肺牵张感受器抑制交感神经活性，结果显示上肢血管收缩，血浆去甲肾上腺素显著增加，骨骼肌摄取糖原能力明显下降，血糖水平升高，这就说明了当激活

交感神经时，局部微循环也随之改变，同时胰岛素敏感性降低了。Lembo等也通过临床实验所证实了上述结论，这可能是因为激活交感神经后，毛细血管床密度降低，血管收缩，开放的毛细血管床的数量减少了，而骨骼肌的葡萄糖和胰岛素供应增加，利用血糖随之下降，最终导致这些靶器官对胰岛素不敏感，即胰岛素抵抗。

代谢综合征患者交感神经的基础兴奋性要高于正常人群，对血糖等刺激因素反应迟钝。胰岛素抵抗时，因为高胰岛素血症和高瘦素血症，交感神经被激活，无论是基础状态，还是受血糖刺激后，交感神经的兴奋性均增强了。作为代偿，激活交感神经也可以改善胰岛素抵抗，但长期的交感神经激活状态会加重胰岛素抵抗。Scherrer等在给予受试者注射一定剂量的地塞米松后，通过地塞米松抑制垂体释放促肾上腺皮质激素，使胰岛素急剧升高，而交感神经兴奋性消失；他们同时选择了肥胖患者作为受试者，长期给予维持剂量的地塞米松时，发现可以明显降低交感神经的兴奋性，非肥胖患者则没有发现交感神经兴奋降低。上述研究均可证明，胰岛素可以增加交感神经兴奋性，可能与中枢神经系统有关，作用点可能位于下丘脑或垂体。

4. 抗糖尿病药物在原发性高血压治疗中的作用

双胍类抗糖尿病药物可以提高外周组织对葡萄糖的摄取利用、减轻胰岛素抵抗。近年研究发现其还有轻度降压作用，可能与其改善胰岛素抵抗、降低周围血管阻力、改善动脉顺应性有关。

2型糖尿病患者血管舒张功能减弱，有研究发现阿卡波糖有改善2型糖尿病患者血管内皮功能障碍、升高一氧化氮、降低缩血管因子内皮素功能。研究发现噻唑烷二酮类抗糖尿病药物对伴或不伴2型糖尿病患者有轻度降压效果，可能与其作用靶点——过氧化物酶体增殖物激活受体γ与血管平滑肌细胞的功能以及血压的调节有关，亦与其减轻胰岛素抵抗、降低缩血管因子内皮素产生亦有关。

5. 高血压合并胰岛素抵抗的治疗

（1）生活方式改变是基础干预治疗措施：具体包括控制饮食、减重、适当锻炼、戒烟酒。Esler研究显示，代谢综合征患者低热量饮食12周，体重可以下降7%，同时去甲肾上腺素释放量减少了35%~40%，可以有效抑制交感神经的过度激活状态。

（2）降压药物对胰岛素抵抗的影响：血管紧张素转换酶抑制剂和血管紧张素Ⅱ受体阻滞剂可抑制交感神经过度兴奋，增加胰岛素的敏感性，并保护肾脏功能，减轻尿中漏出的微量白蛋白，可作为高血压合并胰岛素抵抗患者的首选用药。研究发现，长效钙离子拮抗剂类（CCB）降压药物可以显著改善胰岛素抵抗患者的胰岛素敏感性。大剂量利尿剂可加重糖尿病和胰岛素抵抗。β受体阻滞剂存在加重胰岛素抵抗、引起脂质紊乱、掩盖低血糖反应症状等不良作用。综合上述原因，目前多主张ACEI（或ARB）与CCB联用，酌情应用小剂量利尿剂和选择性β受体阻滞剂。

（3）治疗代谢综合征的新策略：Mahfoud等使用经导管肾动脉射频消融治疗了37例顽固性高血压伴或不伴糖调节受损患者，结果显示肾动脉消融治疗可以明显降低血压，同时患者的糖代谢及胰岛素敏感性也得到了显著改善，直接去肾脏交感神经活性，可能成为未来治疗代谢综合征患者的新策略、新方法。

综上所述，胰岛素抵抗作为原发性高血压的病理生理基础，对高血压病的诊断、治疗及预防有着重要的意义，胰岛素抵抗与交感神经激活存在正反馈作用，可以通过减轻胰岛素抵抗、阻止交感神经的过度激活进一步防治高血压。近年 Despres 等学者认为，胰岛素抵抗对代谢综合征起着有益的代偿作用，还需深入的基础和临床研究来揭示其中的机制，从而发现防治高血压病更好的方法。

第六节　血脂代谢紊乱

心血管病已成为我国城市和乡村人群的第一位死亡原因，我国心血管病的特点是脑卒中高发而冠心病发病率较低，但近 20 余年冠心病发病率和死亡率逐步上升；在经济发展较快的大城市如北京，监测结果显示，从 1984 年到 1999 年出血性脑卒中发病率呈明显下降趋势，而缺血性脑卒中发病率却明显上升，预示以动脉粥样硬化为基础的缺血性心血管病（包括冠心病和缺血性脑卒中）发病率正在升高。我国的队列研究表明，血清总胆固醇（total cholesterol，TC）或低密度脂蛋白胆固醇（low density lipoproten-cholesterol，LDL-C）升高是冠心病和缺血性脑卒中的独立危险因素之一。为此，对血脂异常的防治必须及早给予重视。

中国人群血脂水平和血脂异常患病率虽然尚低于多数西方国家，但随着社会经济的发展，人民生活水平的提高和生活方式的变化，人群平均的血清 TC 水平正逐步升高。与此同时，与血脂异常密切相关的糖尿病和代谢综合征在我国也十分常见。调查发现中国人群血清脂质水平和异常率存在明显的地区差异，血清 TC 和 LDL-C 升高率的分布特点是城市显著高于农村，大城市高于中小城市，富裕农村高于贫穷农村，与社会经济发展水平密切相关，提示我们在经济转型期血脂异常防治工作面临的挑战和机遇并存。TC 和 LDL-C 升高率在男性和女性都随年龄增高，到 50～69 岁组到高峰，70 岁以后略有降低，50 岁以前男性高于女性。这些分布特点表明血脂异常的防治应以城市和富裕农村、中年男性和更年期以后女性为重点。

血脂异常作为脂质代谢障碍的表现，也属于代谢性疾病，但其对健康的损害则主要在加重胰岛素抵抗，导致冠心病及其他动脉粥样硬化性疾病。

一、定义

血脂是血浆中的胆固醇、甘油三酯（triglyceide，TG）和类脂如磷脂等的总称。与临床密切相关的血脂主要是胆固醇和 TG，其他还有游离脂肪酸（FFA）和磷脂等。在人体内胆固醇主要以游离胆固醇及胆固醇酯形式存在。TG 是甘油分子中的三个羟基被脂肪酸酯化而形成。循环血液中的胆固醇和 TG 必须与特殊的蛋白质即载脂蛋白（apolipoprotein，ap）结合形成脂蛋白，才能被运输至组织进行代谢。

血脂异常（dyslipidemia）指血浆中脂质量和质的异常。由于脂质不溶或微溶于水，在血浆中必须与蛋白质结合以脂蛋白的形式存在，因此，血脂异常实际上表现为脂蛋白异常血症（dyslipoproteinemia）。

血脂异常通常是指血中胆固醇（TC）、低密度脂蛋白胆固醇（LDL-C）、甘油三酯（TG）超过正常或高密度脂蛋白胆固醇（HDL-C）低下。既往常采用高脂血症的概念，主要是指 TC、LDL-C 或 TG 增高。而近年来，HDL-C 在动脉粥样硬化中的作用日益受到重视，因而将低 HDL-C 血症纳入其中，统称为血脂异常。血脂异常在动脉粥样硬化的发生及发展中起十分重要的作用，由此引发的心、脑血管事件如心肌梗死及脑卒中等具有致残、致死率高的特点，但由于血脂异常通常无明显症状，往往通过查体化验或发生了相应的心、脑血管事件才得以发现，因而早期识别血脂异常，并积极进行干预对于防治动脉硬化、减少心脑血管事件、降低死亡率意义重大

血脂异常是指血浆中一种或者几种脂蛋白的含量出现异常。根据我国 2016 年修订的中国成人血脂异常防治指南，有 TC≥6.2mmol/L，和（或）TG≥2.3mmol/L，和（或）LDL-C≥4.1mmol/L，和（或）HDL-C<1.0mmol/L 即可被认为是血脂异常。

二、血脂异常分类

血脂异常通常指血浆中胆固醇和（或）TG 升高，俗称高脂血症。实际上高脂血症也泛指包括低高密度脂蛋白血症在内的各种血脂异常。

1. 继发性或原发性高脂血症

继发性高脂血症是指由于全身系统性疾病所引起的血脂异常。可引起血脂升高的系统性疾病主要有糖尿病、肾病综合征、甲状腺功能减退症，其他疾病有肾功能衰竭、肝脏疾病、系统性红斑狼疮、糖原累积症、骨髓瘤、脂肪萎缩症、急性卟啉病、多囊卵巢综合征等。此外，某些药物如利尿剂、β 受体阻滞剂、糖皮质激素等也可能引起继发性血脂升高。在排除了继发性高脂血症后，即可诊断为原发性高脂血症。已知部分原发性高脂血症是由于先天性基因缺陷所致，例如 LDL 受体基因缺陷引起家族性高胆固醇血症等；而另一部分原发性高脂血症的病因目前还不清楚。

2. 高脂蛋白血症的表型分型法

世界卫生组织（WHO）制定了高脂蛋白血症分型，共分为 6 型，如Ⅰ、Ⅱa、Ⅱb、Ⅲ、Ⅳ和Ⅴ型。表型分类目前国际通用 Fredrickson 等于 1967 年提出并经 WHO 1970 年修订的表型分类系统：①Ⅰ型高脂蛋白血症（高乳糜微粒血症）：血浆乳糜微粒（CM）增加，血脂测定主要是 TG 升高，而 TC 正常或轻度增加；②Ⅱa 型高脂蛋白血症（高β-脂蛋白血症）：血浆中低密度脂蛋白（LDL）增加，血脂测定主要是 TC 升高，TG 正常；③Ⅱb 型高脂蛋白血症（高β-脂蛋白合并高前β-脂蛋白血症）：血浆中极低密度脂蛋白（VLDL）和 LDL 增加，血脂测定 TC、TG 均升高；④Ⅲ型高脂蛋白血症（高β-脂血症）：血浆中 CM 和 VLDL 增加，血脂测定 TC、TG 均明显升高；⑤Ⅳ型高脂蛋白血症（高前β-脂蛋白血症）：血浆中 VLDL 增加，血脂测定 TG 明显升高，TC 正常或偏高；⑥Ⅴ型高脂蛋白血症（高乳糜微粒血症合并高前β-脂蛋白血症）：血浆中 CM 和

VLDL 均升高，血脂测定 TC、TG 均升高，以 TG 升高为主。表型分类法有助于血脂异常的治疗，但分类过于繁杂，临床不甚实用。这种分型方法对指导临床上诊断和治疗高脂血症有很大的帮助，但也存在不足之处，其最明显的缺点是过于繁杂。从实用角度出发，血脂异常可进行简易的临床分型（表1-9）。

表1-9　血脂异常的临床分型

分型	TC	TG	HDL-C	相当于 WHO 表型
高胆固醇血症	增高			Ⅱa
高甘油三酯血症		增高		Ⅳ、Ⅰ
混合型高脂血症	增高	增高		Ⅱb、Ⅲ、Ⅳ、Ⅴ
低高密度脂蛋白血症			降低	

3. 高脂血症的基因分型法

随着分子生物学的迅速发展，人们对高脂血症的认识已逐步深入到基因水平。已发现有相当一部分高脂血症患者存在单一或多个遗传基因的缺陷。由于基因缺陷所致的高脂血症多具有家族聚积性，有明显的遗传倾向，故临床上通常称为家族性高脂血症（表1-10）。

表1-10　家族性高脂血症

疾病名称	血清 TC 浓度	血清 TG 浓度
家族性高胆固醇血症	中至重度升高	正常或轻度升高
家族性 apo B 缺陷症	中至重度升高	正常或轻度升高
家族性混合型高脂血症	中度升高	中度升高
家族性异常 β 脂蛋白血症	中至重度升高	中至重度升高
多基因家族性高胆固醇血症	轻至中度升高	正常或轻度升高
家族性脂蛋白（a）血症	正常或升高	正常或升高
家族性高甘油三酯血症	正常	中至重度升高

三、流 行 病 学

中华人民共和国卫生部于2004年10月发布的《中国居民营养与健康现状》报告表明：中国居民慢性非传染性疾病如高血压、糖尿病、高血脂等患病率上升迅速，而不健康的行为生活方式是最为主要的原因。

我国≥18岁居民血脂异常患病率为18.6%，男性22.2%，女性15.9%。据此推算，估计全国≥18岁的血脂异常患者达1.6亿。18~44岁、45~59岁和≥60岁人群的血脂异常患病率分别为 17.0%、22.9% 和 23.4%。城市人群为 21.0%，农村人群为 17.7%。

其中高胆固醇血症患病率为 2.9%，男性 2.7%，女性 3.2%。18～44 岁、45～59 岁和 ≥60 岁人群患病率分别为 1.8%、4.17% 和 6.1%。城市人群为 4.1%，农村人群为 2.4%。

胆固醇边缘性升高率为 3.9%，男女相同。18～44 岁、45～59 岁和 ≥60 岁人群胆固醇边缘性升高率分别为 2.6%、5.9% 和 6.2%。城市人群为 5.1%，农村人群为 3.3%。

高 TG 血症患病率为 11.9%，男性 14.5%，女性 9.9%。18～44 岁、45～59 岁和 ≥60 岁人群分别为 10.9%、15.7% 和 14.8%。城市人群为 14.2%，农村人群为 10.9%。

低 HDL 血症患病率为 7.4%，男性 9.3%，女性 5.4%。18～44 岁、45～59 岁和 ≥60 岁人群分别为 7.3%、7.2% 和 7.0%。城市居民为 7.1%，农村居民为 7.5%。

我国成人血脂异常患病率为 18.6%，估计全国血脂异常现患人数 1.6 亿。不同类型的血脂异常现患率分别为：高胆固醇血症 2.9%，高甘油三酯血症 11.9%，低高密度脂蛋白血症 7.4%。另有 3.9% 的人血胆固醇边缘升高。值得注意的是，血脂异常患病率中、老年人相近，城乡差别不大。

近 30 年来，中国人群的血脂水平逐步升高，血脂异常患病率明显增加。2012 年全国调查结果显示，成人血清 TC 平均为 4.50mmol/L，高胆固醇血症的患病率 4.9%；TG 平均为 1.38mmol/L，高 TG 血症的患病率 13.1%；HDL-C 平均为 1.19mmol/L，低 HDL-C 血症的患病率 33.9%。中国成人血脂异常总体患病率高达 40.40%，较 2002 年呈大幅度上升。人群血清胆固醇水平的升高将导致 2010—2030 年我国心血管病事件约增加 920 万。我国儿童青少年高胆固醇血症患病率也有明显升高，预示未来中国成人血脂异常患病及相关疾病负担将继续加重。

我国人群的血脂合适水平（表 1-11）。

表 1-11 血脂水平分层标准

分层	TC	LDL-C	HDL-C	TG
合适范围	<5.18mmol/L (200mg/dl)	<3.37mmol/L (130mg/dl)	≥1.04mmol/L (40mg/dl)	<1.70mmol/L (150mg/dl)
边缘升高	5.18～6.19mmol/L (200～239mg/dl)	3.37～4.12mmol/L (130～159mg/dl)		1.70～2.25mmol/L (150～199mg/dl)
升高	≥6.22mmol/L (240mg/dl)	≥4.14mmol/L (160mg/dl)	≥1.55mmol/L (60mg/dl)	≥2.26mmol/L (200mg/dl)
降低			<1.04mmol/L (40mg/dl)	

1. TC

我国队列研究分析结果显示：TC 从 3. 63mmol/L（140mg/dl）开始，随 TC 水平的增加，缺血性心血管病发病危险增高。TC 水平与缺血性心血管病发病危险的关系是连续性的，并无明显的转折点。诊断高胆固醇血症的切点只能人为制定。当 TC 增至 5. 18 ~ 6. 19mmol/L（200 ~ 230mg/dl）时，其缺血性心血管病的发病危险较 TC < 3. 63mmol/L（140mg/dl）者增高 50% 左右，当 TC 增至 6. 22mmol/L（240mg/dl）以上时，其缺血性心血管病的发病危险较 TC < 3. 63mmol/L（140mg/dl）者增高 2 倍以上，且差异具有统计学意义。

综合以上资料，对我国人群 TC 分层的合适切点建议如下：TC < 5. 18mmol/L（200mg/dl）为合适范围；TC5. 18 ~ 6. 1mmol/L（200 ~ 239mg/dl）为边缘升高；TC ≥ 6. 22mmol/L（240mg/dl）为升高。

2. LDL-C

随着 LDL-C 水平的增加，缺血性心血管病发病的相对危险及绝对危险上升的趋势及程度与 TC 相似。LDL-C 的分层切点应与 TC 的分层切点相对应。根据我国资料，LDL-C < 3. 37mmol/L（130mg/dl）与 TC < 5. 18mmol/L（200mg/dl）的 10 年发病率（绝对危险）接近。LDL-C ≥ 4. 14mmol/L（160mg/dl）与 TC ≥ 6. 22mmol/L（240mg/dl）的人年发病率（绝对危险）接近，说明对缺血性心血管病的影响程度相当。LDL-C 分层诊断的切点建议如下：LDL-C < 3. 37mmol/L（130mg/dl）为合适范围；LDL-C3. 37 ~ 4. 12mmol/L（130 ~ 159mg/dl）为边缘升高；LDL-C ≥ 4. 14mmol/L（160mg/dl）为升高。

3. HDL-C

以 HDL-C ≥ 1. 55mol/L（60mg/dl）为参照组，对不同 HDL-C 水平与缺血性心血管病发病危险的关系进行多因素分析。研究结果显示：随着 HDL-C 水平的降低，缺血性心血管病发病危险增加。当 HDL-C < 1. 04mmol/L（40mg/dl）人群与 HDL-C ≥ 1. 55mmol/L（60mg/dl）人群相比，缺血性心血管病危险增加 50%，差异具有统计学意义。因此，对我国 HDL-C 的诊断切点建议为：HDL-C < 1. 04mmol/L（40mg/dl）为减低；HDL-C ≥ 1. 55mmol/L（60mg/dl）为升高。

4. TG

我国现有队列研究表明，随 TG 水平上升缺血性心血管病发病危险有所升高，但由于结果差异未达到显著统计学意义，并考虑到 TG 与心血管病的关系受多种因素的影响，建议仍沿用 1997 年《血脂异常防治建议》的标准，即 1. 70mmol/L（150mg/dl）以下为合适范围，1. 70 ~ 2. 25mmol/L（150 ~ 199mg/dl）以上为边缘升高，≥ 2. 26mmol/L（200mg/dl）为升高。

四、脂质生成与代谢

1. 超速离心分类

应用超速离心方法，可将血浆脂蛋白分为：乳糜微粒（chylomicron，CM）、极低密度脂蛋白（very low density lipoprotein，VLDL）、中间密度脂蛋白（intermediate density lipoprotein，IDL）、低密度脂蛋白（low density lipoprotein，LDL）和高密度脂蛋白（high density lipoprotein，HDL）。此外，还有一种脂蛋白称为脂蛋白（a）[lipoprotein（a），Lp（a）]。各类脂蛋白的物理特性、主要成分、来源和功能列见表1-12。

表1-12 血浆脂蛋白的特性及功能

分类	水合密度（g/mL）	颗粒大小（nm）	主要脂质	主要载脂蛋白	来源	功能
CM	<0.950	80~500	TG	Apo B$_{48}$、Apo A I、Apo A II	小肠合成	将食物中的TG和胆固醇从小肠转运至其他组织
VLDL	<1.006	30~80	TG	Apo B$_{100}$、Apo E、Apo Cs	肝脏合成	转运TG至外周组织，经脂酶水解后释放游离脂肪酸
IDL	1.006~1.019	27~30	TG、胆固醇	Apo B$_{100}$、Apo E	VLDL中TG经脂酶水解后形成	属LDL前体，部分经肝脏摄取
LDL	1.019~1.063	20~27	胆固醇	Apo B$_{100}$	VLDL和IDL中TG经脂酶水解形成	胆固醇的主要载体，经LDL受体介导摄取而被外周组织利用，与冠心病直接相关
HDL	1.063~1.210	5~17	磷脂、胆固醇	Apo A I、Apo A II、Apo Cs	肝脏和小肠合成，CM和VLDL脂解后表面物衍生	促进胆固醇从外周组织移去，转运胆固醇至肝脏或其他组织再分布，HDL-C与冠心病呈负相关
Lp（a）	1.050~1.120	26	胆固醇	Apo B$_{100}$、Lp（a）	肝脏合成后与LDL形成复合物	可能与冠心病相关

1）CM

CM是血液中颗粒最大的脂蛋白，含TG近90%，因而其密度也最低。正常人空腹12小时后采血时，血清中无CM。餐后以及某些病理状态下血液中含有大量的CM时，因其颗粒大能使光发生散射，血液外观混浊。将含有 CM 的血清放在 4℃静置过夜，CM 会漂浮到血清表面，状如奶油，此为检查有无 CM 存在的简便方法。

2）VLDL

VLDL 是由肝脏合成，其 TG 含量约占 55%，胆固醇含量为 20%，磷脂含量为 15%，蛋白质含量约为 10%。由于 CM 和 VLDL 中都是以含 TG 为主，所以将其统称为富含 TG 的脂蛋白。在没有 CM 存在的血清中，其 TG 的水平主要反映 VLDL 的多少。由于 VLDL 分子比 CM 小，空腹 12h 的血清清亮透明，当空腹血清 TG 水平 >3.39mmol/L（300mg/dl）时，血清才呈乳状光泽直至混浊。

3）LDL

LDL 由 VLDL 转化而来，LDL 颗粒中含胆固醇酯 40%、游离胆固醇 10%、TG6%、磷脂 20%、蛋白质 24%，是血液中胆固醇含量最多的脂蛋白，故称为富含胆固醇的脂蛋白。血液中的胆固醇约 60% 是在 LDL 内，单纯性高胆固醇血症时，血清胆固醇浓度的升高与血清 LDL-C 水平呈平行关系。由于 LDL 颗粒小，即使 LDL-C 的浓度很高，血清也不会混浊。LDL 中载脂蛋白 95% 以上为 Apo B_{100}。根据颗粒大小和密度高低不同，可将 LDL 分为不同的亚组分。LDL 将胆固醇运送到外周组织，大多数 LDL 是由肝细胞和肝外的 LDL 受体进行分解代谢的。

4）HDL

HDL 主要由肝脏和小肠合成。HDL 是颗粒最小的脂蛋白，其中脂质和蛋白质部分几乎各占一半。HDL 中的载脂蛋白以 Apo A I 为主。HDL 是一类异质性的脂蛋白，由于 HDL 颗粒中所含的脂质、载脂蛋白、酶和脂质转运蛋白的量和质均不相同，采用不同分离方法，可将 HDL 分为不同的亚组分。这些 HDL 亚组分在形状、密度、颗粒大小、电荷和抗动脉粥样硬化特性等方面均不相同。HDL 将胆固醇从周围组织（包括动脉粥样硬化斑块）转运到肝脏进行再循环或以胆酸的形式排泄，此过程称为胆固醇逆转运。

5）Lp（a）

Lp（a）是利用免疫方法发现的一类特殊的脂蛋白。Lp（a）的脂质成分类似于 LDL，但其所含的载脂蛋白部分除一分子 Apo B_{100} 外，还含有另一分子 Apo（a）。有关 LP（a）合成和分解代谢的机制目前了解尚少。

2. 临床检测血脂的基本项目

临床上检测血脂的项目较多，血脂的基本检测项目为 TC、TG、HDL-C 和 LDL-C。其他血脂项目如 Apo A I、Apo B、Lp（a）等的检测属于研究项目，不在临床基本检测项目之列。

1）TC

TC 是指血液申各脂蛋白所含胆固醇之总和。影响 TC 水平的主要因素有：①年龄与性别：TC 水平常随年龄而上升，但到 70 岁后不再上升甚或有所下降，中青年期女性低于男性，女性绝经后 TC 水平较同年龄男性高。②饮食习惯：长期高胆固醇、高饱和脂肪酸摄入可造成 TC 升高。③遗传因素：与脂蛋白代谢相关酶或受体基因发生突变，是引起 TC 显著升高的主要原因。

2）TG

临床上所测定的 TG 是血浆中各脂蛋白所含 TG 的总和。TG 水平也受遗传和环境因素的双重影响。与 TC 不同，同一个体的 TG 水平受饮食和不同时间等因素的影响较大，所以同一个体在多次测定时，TG 值可能有较大差异。人群中血清 TG 水平呈明显的正偏态分布。

3）HDL-C

基础研究证实，HDL 能将外周组织如血管壁内胆固醇转运至肝脏进行分解代谢，提示 HDL 具有抗动脉粥样硬化作用。由于 HDL 所含成分较多，临床上目前尚无方法全面地检测 HDL 的量和功能，故通过检测其所含胆固醇的量，间接了解血浆中 HDL 的多少。

4）LDL-C

LDL 代谢相对较简单，且胆固醇占 LDL 重量的 50% 左右，故目前认为，LDL-C 浓度基本能反映血液 LDL 总量。LDL-C 增高是动脉粥样硬化发生、发展的主要脂质危险因素。一般情况下，LDL-C 与 TC 相平行，但 TC 水平也受 HDL-C 水平的影响，故最好采用 LDL-C 取代 TC 作为对冠心病及其他动脉粥样硬化性疾病的危险性评估。上述影响 TC 的因素均可同样影响 LDL-C 水平。

5）Apo A I

正常人群血清 apo A I 水平多在 $1.2 \sim 1.6\text{g/L}$ 范围，女性略高于男性。HDL 颗粒的蛋白质成分（载脂蛋白）约占 50%，蛋白质中 Apo A I 占 65% ~ 75%，其他脂蛋白极少，所以血清 Apo A I 可以反映 HDL 水平，与 HDL-C 呈明显正相关，其临床意义也大体相似。但是，HDL 是一系列颗粒大小与组成不均一的脂蛋白，病理状态下 HDL 亚组分及其组成成分常会发生变化，故 Apo A I 的升、降也可能与 HDL-C 变化不完全一致。

6）Apo B

正常人群中血清 Apo B 多在 $0.8 \sim 1.1\text{g/L}$ 范围。正常情况下，每一个 LDL、IDL、VLDL 和 Lp（a）颗粒中均含有一分子 Apo B，因 LDL 颗粒占绝大多数，大约 90% 的 Apo B 分布在 LDL 中。Apo B 有 Apo B_{48}，和 Apo B_{100} 两种，前者主要存于 CM 中，后者主要存在 LDL 中。除特殊说明外，临床常规测定的 Apo B 通常指的是 Apo B_{100}。血清 Apo B 主要反映 LDL 水平，它与血清 LDL-C 水平呈明显正相关，Apo B 水平高低的临床意义也与 LDL-C 相似。在少数情况下，可出现高 Apo B 血症而 LDL-C 浓度正常的情况，提示血液中存在较多小而致密的 LDL（small low density lipoprotein，sLDL）。

7）Lp（a）

血清 Lp（a）浓度主要与遗传有关，基本不受性别、年龄、体重、适度体育锻炼和大多数降胆固醇药物的影响。正常人群中 Lp（a）水平呈明显偏态分布，虽然个别人可高达 1000mg/L 以上，但 80% 的正常人在 200mg/L 以下，文献中的平均数多在 120 ~

180mg/L，中位数则低于此值。通常以 300mg/L 为重要分界，高于此水平者患冠心病的危险性明显增高。临床上用于 Lp（a）检测的方法尚未标准化。

8）sLDL

血浆中 LDL 的颗粒大小不均，每一个体都有大、中、小颗粒 LDL。已证明血浆 TG 水平与 LDL 颗粒结构有关。当 TG < 1.70mmol/L（150mg/dl）时，大而轻的 LDL 较多，血浆电泳时 LDL 谱呈 "A" 型；当 TG > 1.70mmol/L 时，sLDL 水平升高，LDL 谱呈 "B" 型，并伴随血浆 Apo B 水平升高，HDL-C 及 Apo A I 水平降低。目前认为 sLDL 具有很强的致动脉粥样硬化作用。但是，临床上尚无简便可靠的实用方法检测 sLDL。

上述 8 项血脂检测项目中，前 4 项即 TC、TG、HDL-C 和 LDL-C 是基本的临床实用检测项目。对于任何需要进行心血管危险性评价和给予降脂药物治疗的个体，都应进行此 4 项血脂检测。有研究结果提示，TC/HDL-C 比值可能比单项血脂检测更具临床意义，但相关的临床研究结果报道并不多，尚需进行更多的研究，尤其是需要直接比较 TC/HDL-C 比值与 LDL-C 或 HDL-C 单项检测的临床预测价值。

血脂异常引起动脉粥样硬化的机制是目前研究的热点。现有研究结果证实，高胆固醇血症最主要的危害是易引起冠心病及其他动脉粥样硬化性疾病。以下领域的研究已证实高胆固醇血症与动脉粥样硬化间的关系：（1）动物实验；（2）人体动脉粥样斑块的组织病理学研究；（3）临床上冠心病及其他动脉粥样硬化性疾病患者的血脂检测；（4）遗传性高胆固醇血症易早发冠心病；（5）流行病学研究中的发现；（6）大规模临床降脂治疗试验的结果。

LDL 是致动脉粥样硬化的基本因素。LDL 通过血管内皮进入血管壁内，在内皮下滞留的 LDL 被修饰成氧化型 LDL（Ox-LDL），巨噬细胞吞噬 Ox-LDL 后形成泡沫细胞，后者不断地增多、融合，构成了动脉粥样硬化斑块的脂质核心。大量研究提示，在动脉粥样硬化形成过程中，持续发生一系列的慢性炎症反应。所以，有研究认为，动脉粥样硬化是一种慢性炎症性疾病。然而，LDL 可能是这种慢性炎症的始动和维持的基本要素。

HDL 被视为是人体内具有抗动脉粥样硬化的脂蛋白。因为 HDL 可将泡沫细胞中的胆固醇带出来，转运给肝脏进行分解代谢。也有研究提示，HDL 还可能通过抗炎、抗氧化和保护血管内皮功能而发挥其抗动脉粥样硬化作用。大量的流行病资料表明，血清 HDL-C 水平与冠心病发病呈负相关。流行病学资料发现血清 HDL-C 每增加 0.40mmol/L（15mg/dl），则冠心病危险性降低 2%~3%。若 HDL-C > 1.55mmol/L（60mg/dl）被认为是冠心病的保护性因素。HDL-C 的高低也明显受遗传因素的影响。严重营养不良者，伴随血浆 TC 明显降低，HDL-C 也低下。肥胖者 HDL-C 也多偏低。吸烟可使 HDL-C 下降；而少至中量饮酒和体力活动会升高 HDL-C。糖尿病、肝炎和肝硬化等疾病状态可伴有低 HDL-C。高甘油三酯血症患者往往伴有低 HDL-C。

虽然继发性或遗传性因素可升高 TG 水平，但临床中大部分血清 TG 升高主要见于糖尿病和代谢综合征。TG 轻至中度升高常反映 CM 和 VLDL 残粒增多，这些残粒脂蛋白由于颗粒变小，可能具有直接致动脉粥样硬化作用。但是，多数研究提示，TG 升高很可能是通过影响 LDL 或 HDL 的结构，而具致动脉粥样硬化作用。调查资料表明，血清 TG 水平轻至中度升高者患冠心病的危险性增加。当 TG 重度升高时，常可伴发急性胰腺炎。

Apo B 反映血液中 LDL 的数量。有研究结果提示，血清 Apo B 浓度升高与冠心病发生危险性呈明显正相关。当高甘油三酯血症时（VLDL 高），sLDL（B 型 LDL）增高，与大而轻 LDL（A 型 LDL）相比，则 Apo B 含量较多而胆固醇较少，故可出现 LDL-C 虽然不高，但血清 Apo B 增高的所谓"高 Apo B 脂蛋白血症"，它反映 B 型 LDL 增多。所以 Apo B 与 LDL-C 同时测定有利于临床判断。

Apo A I 反映血液中 HDL 的数量。Apo A I 浓度与冠心病发生危险性呈负相关。家族性高甘油三酯血症患者 HDL-C 往往偏低，但 Apo A I 不一定低，不增加冠心病危险；但家族性混合型高脂血症患者 Apo A I 与 HDL-C 都会下降，冠心病危险性高。Apo A I 缺乏症（如 Tangier 病）、家族性低 α 脂蛋白血症、鱼眼病等血清中 Apo A I 与 HDL-C 极低。

Apo B/Apo A I 比值对于预测冠心病可能更有价值。有关 Apo B 和 Apo A I 测定方法虽已国际标准化，但其可靠性和准确性都不十分令人满意。同时，测定结果的临床价值尚需更大规模的研究证实。

有调查资料显示，Lp（a）升高者发生冠心病危险性增加，提示 Lp（a）可能具有致动脉粥样硬化作用，但尚缺乏临床研究的证据。此外，Lp（a）增高还可见于各种急性时相反应、肾病综合征、糖尿病肾病、妊娠和服用生长激素等。由于目前尚无公认的血清 Lp（a）测定的参考方法，其临床价值难以确定。

近年来非高密度脂蛋白胆固醇（non-high density lipoprotein-cholesterol，非 HDL-C）受到临床重视。非 HDL-C 是指除 HDL 以外其他脂蛋白中含有胆固醇的总和，主要包括 LDL-C 和 VLDL-C，其中 LDL-C 占 70% 以上。计算非 HDL-C 的公式如下：非 HDL-C = TC − HDL-C。非 HDL-C 可作为冠心病及其高危人群防治时降脂治疗的第二目标，适用于 TG 水平在 2.27 ~ 5.64mmol/L（200 ~ 500mg/dl）时，特别适用于 VLDL-C 增高、HDL-C 偏低而 LDL-C 不高或已达治疗目标的个体。

致动脉粥样硬化脂蛋白谱是指一组血脂异常，包括 TG 升高、HDL-C 低和 sLDL 颗粒增多。这 3 种血脂异常共同存在，常是糖尿病和代谢综合征所伴随的血脂异常的特征。由于这 3 种血脂异常同时存在时发生冠心病的危险性明显增加，因而在临床上引起了重视。

各血脂项目测定数值法定计量单位为 mmol/L，国际上有些国家用 mg/dl。TC、HDL-C、LDL-C 的换算系数为 mg/dl × 0.0259 = mmol/L；TG 的换算系数为 mg/dl × 0.0113 = mmol/L。

五、血脂异常筛查

早期检出血脂异常个体，监测其血脂水平变化，是有效实施 ASCVD 防治措施的重要基础。我国绝大部分医疗机构均具有血脂检测条件，血脂异常患者检出和监测工作，主要通过对医疗机构就诊人群进行常规血脂检测来开展。这些人群既包括已经患有 ASCVD 的人群，也包括尚未患有 ASCVD 的人群。健康体检也是检出血脂异常患者的重要途径。为了及时发现血脂异常，建议 20~40 岁成年人至少每 5 年测量 1 次血脂（包括 TC、LDL-C、HDL-C 和 TG）；建议 40 岁以上男性和绝经期后女性每年检测血脂；ASCVD 患者及其高危人群，应每 3~6 个月测定 1 次血脂。因 ASCVD 住院患者，应在入院时或入院 24 小时内检测血脂。

血脂检查的重点对象为：①有 ASCVD 病史者；②存在多项 ASCVD 危险因素（如高血压、糖尿病、肥胖、吸烟）的人群；③有早发性心血管病家族史者（指男性一级直系亲属在 55 岁前或女性一级直系亲属在 65 岁前患缺血性心血管病），或有家族性高脂血症患者；④皮肤或肌腱黄色瘤及跟腱增厚者。

六、血脂异常与胰岛素抵抗

胰岛素抵抗（Insulin resistance，IR）指的是胰岛素维持正常血糖的能力下降，其浓度没有达到预期的生理效应，或组织对胰岛素的反应下降，临床表现为高胰岛素血症。IR 发生的主要部位是依赖胰岛素的葡萄糖利用器官，如骨骼肌、肝脏、脂肪组织。糖原合成酶活性减弱是导致 IR 的早期因素，可以在正常血糖或葡萄糖耐量受损的 IR 患者骨骼肌中发现。血脂异常表现为血浆 TG 浓度升高，LDL-C 含量增加和 HDL-C 降低，这些异常同时存在时又被称为脂质三联征（lipidtriad）。在 IR 状态下，高胰岛素血症通过影响脂肪代谢和肝脏脂肪合成功能引起血脂异常。

胰岛素抵抗与高胰岛素血症的关系：IR 为胰岛素作用的靶细胞对胰岛素促进其对葡萄糖摄取和利用的生物学效应敏感性降低，致使正常或高于正常浓度的胰岛素难于发挥或只能发挥低于正常的生物效应。胰岛素受体数目减少以及受体结合能力下降均可导致 IR，有证据显示这可能是继发于高胰岛素血症的结果，也是绝大多数 IR 是胰岛素和胰岛素受体结合后信号传导过程发生障碍的结果，主要缺陷包括胰岛素受体的酪氨酸酶活性下降、胰岛素信号传导异常、葡萄糖转运减少、葡萄糖磷酸化和糖原合成酶活性减弱等。由于存在 IR，生理浓度的胰岛素不能维持血糖在正常范围，机体便通过提高血浆胰岛素浓度的方法来维持血糖正常，胰腺 β 细胞代偿性增加胰岛素分泌，出现高胰岛素血症，此时血糖是在高胰岛素浓度下维持相对正常，一旦胰腺功能衰竭，不能分泌足够的胰岛素来维持这种相对正常，则出现糖尿病的临床症状。有文献报道高胰岛素血症可在糖尿病发病前 10~20 年就已存在。高胰岛素血症是机体存在 IR 的代偿反应，也是机体存在 IR 的表现形式，通过测定空腹血浆胰岛素浓度可初步判定机体是否存在 IR，所以，高胰岛素血症是反映机体是否存在 IR 的指标之一。

FFA 升高与 IR：FFA 是引起 IR 的最主要非激素物质之一，可通过多种方式干扰胰岛素的作用和葡萄糖代谢，能破坏胰岛素敏感组织中的胰岛素表达。肝脏高水平的 FFA 使肝糖异生和糖原分解增加，还抑制肝细胞对胰岛素的灭活，同时，FFA 能启动纤维蛋白原和纤溶酶原激活物抑制因子-1（PAI-1）在肝脏的合成。在骨骼肌主要是抑制葡萄糖的摄取和氧化。体内 FFA 长期升高还会耗竭胰岛 β 细胞的分泌，导致其凋亡。在脂肪组织中，FFA 抑制脂蛋白脂酶的活性，该酶由胰岛素激活，酶活性下降导致循环过程中的 FFA 进一步积累，不能被及时清除，转移至其他非脂肪组织中堆积。肥胖者 FFA 水平升高是很普遍的一种现象，而且血浆 FFA 水平快速升高产生的 IR 具有剂量依赖性。Randle 早在 40 多年以前提出葡萄糖-脂肪酸循环假设，认为肥胖和 2 型糖尿病人血浆 FFA 水平升高，脂肪酸 β 氧化增强，可竞争性抑制葡萄糖氧化利用，产生和加重 IR。随着糖尿病研究的深入，证实了 Randle 的理论，认为 IR 时葡萄糖代谢受损继发于脂代谢紊乱，血 FFAs 水平升高，引起肝脏和周围组织 IR，胰岛 β 细胞功能受损。

胰岛素抵抗引起高甘油三酯血症：许多研究证实 TG 浓度升高与 IR 有密切关系。Grundy 用葡萄糖钳夹技术研究高 TG 血症患者时发现，存在 IR 的患者血浆 TG 浓度明显升高。组织存在 IR 时，尽管血浆胰岛素浓度很高，但糖的利用率明显降低引起血糖升高；脂肪组织存在 IR 时，血糖进入脂肪细胞受到影响，从而改变了脂肪的代谢，糖的利用降低导致脂肪组织释放大量血浆游离脂肪酸（FFA），过量的糖和 FFA 进入肝脏使肝脏 VLDL 生成量增加，VLDL 是富含 TG 的脂蛋白。同时，脂肪组织存在 IR 还可释放大量非酯化脂肪酸进入血液，经肝脏生成 TG，引起高 TG 血症。TG 浓度增加也可影响肝脏对载脂蛋白的代谢，抑制肝脏对载脂蛋白 B 的降解，进一步增加 VLDL 合成和分泌。胰岛素浓度增加可影响脂蛋白脂肪酶（LPL）活性，即机体存在 IR 时 LPL 对胰岛素的作用产生抵抗，LPL 是分解 VLDL 的主要脂肪酶，其活性降低可使 VLDL 清除减慢。目前认为，IR 时 TG 代谢的改变是代谢综合征所表现的血脂异常的主要原因。Ascaso 等对家族性高脂血症患者的研究发现，血浆甘油三酯的含量与 IR 呈正相关。高 TG 参与 IR 机制可能如下：①高 TG 长期与葡萄糖竞争进入细胞内，阻碍葡萄糖的氧化和利用；②高 TG 血症产生过多的 FFA，干扰胰岛素在周围组织中与受体结合，使胰岛素生物效应降低。③高 TG 血症多伴有超重或肥胖，脂肪细胞肥大和增生，使胰岛素受体数目减少、活性降低。增大的脂肪细胞可分泌一系列激素和细胞因子，如 TNF-α、抵抗素、瘦素和纤溶酶原激活剂抑制物（PAI-1）、IL-6 作用于各组织系统，促进 IR 发生。

胰岛素抵抗引发低密度脂蛋白变化：IR 与 LDL 的关系目前尚不完全清楚，许多研究证实 IR 时 LDL 的密度（1.03～1.04）和重的 LDL-Ⅲ密度（1.04～1.06）。胆固醇和 LDL 的致动脉粥样硬化作用已得到公认。在 LDL 中，小而密的 LDL 致动脉粥样硬化作用最强。而 IR 时小而密 LDL 含量明显增加。研究证实 IR 时低密度脂蛋白胆固醇明显升高，这是由于：①LDL 是 VLDL 的代谢产物，由于 VLDL 合成和释放增多，而使 LDL 生成增多；②LDL 是通过肝和肝外组织上的载脂蛋白 B（Apo B）受体作用而从血中清除的，该过程受 Apo B_{100} 调控。在 IR 时，LDL 中的 Apo B_{100} 糖化，使肝脏细胞的 Apo B 受体介导的约 2/3 LDL 清除下降，从而使血浆 LDL 浓度升高。但有学者观察发现，许多冠心病患者并不存在高胆固醇血症或胆固醇明显升高并不发生冠心病。实验研究证实，LDL-C 占总胆固醇 70% 以上，所以，LDL 的粥样硬化作用显得更为重要。目前认为 IR 时 LDL 密度改变与 IR 时 TG 代谢改变有关。近年来研究发现，在人的血浆中存在一种蛋白质叫作胆固醇酯转移蛋白（CETP），在它的作用下 VLDL 和乳糜微粒（CM）TG 被转移到 LDL 和 HDL 中，而 LDL 和 HDL 中的胆固醇酯被反方向转移到 VLDL 和 CM 中。这种转移的结果是：①使 LDL 变小变密，小而密的 LDL 不易被 LDL 受体介导的机制所清除，在血液中存留时间延长，易于进入血管内膜。另外，他易被氧化和被巨噬细胞吞噬而形成泡沫细胞；②VLDL 和 CM 残余颗粒中胆固醇含量明显增加，这种富含胆固醇的残余颗粒易被巨噬细胞吞噬，所以有人认为这种残余颗粒可能是唯一已知天然的、能将胆固醇带入巨噬细胞的脂蛋白。直接测定 CETP 的转运活性极为困难，但目前可以肯定其转运活血受血浆 TG 浓度调节，TG 浓度越高，CETP 的转运速度越快，LDL 的密度越小，小而密的 LDL 含量越高，致动脉粥样硬化作用越强。

胰岛素抵抗造成高密度脂蛋白生成减少：HDL 是将周围组织的胆固醇运送到肝脏进行代谢的载脂蛋白，是冠状动脉疾病（CAD）保护因子，HDL 降低 CAD 的危险性增强。HDL 颗粒远比 VLDL 小，核心为胆固醇酯，富含蛋白质。IR 时 HDL 减少可能与下列机制有关：①VLDL 的代谢作用受抑制，妨碍了载脂蛋白和富含磷脂的脂蛋白向 HDL 的转移，HDL 生成减少；②TG 浓度升高可加速 HDL 中的胆固醇酯向 VLDL 和 VADL 中的 TG 向 HDL 转移，使 HDL 中 TG 含量增加，变小变重，小而重的 HDL 将胆固醇转移到肝脏的作用减弱，在血浆中被清除的速度增加，心脏的保护作用降低；③肝脏脂肪酶活性增加，HDL 清除加快；④肝脏产生 Apo A I 受抑制，Apo A I 是 HDL 的主要载脂蛋白。总的来说，IR 引起的 HDL 改变包括量的减少和质的变化。

脂毒性与 IR 脂质代谢紊乱对细胞具有毒性作用，即所谓的"脂毒性"，脂代谢紊乱与胰岛素抵抗有共同的分子生物学机制。高脂血症可通过抑制胰岛素及葡萄糖输送到靶细胞和外周葡萄糖的利用促进胰岛素抵抗。胰岛素抵抗可使肝脏合成和分泌 VLDL 和 TG 的量增加并使其清除减少，产生高脂血症。简言之，高脂血症是导致胰岛素抵抗的重要因素，胰岛素抵抗又可加重脂代谢紊乱的发生。2 型糖尿病者血脂异常中高 TG 占 80%，肌肉组织、肝细胞内的 TG 随着血 TG 持续升高堆积而产生 IR，机体代偿性地增加胰岛素分泌和降低胰岛素清除，导致高胰岛素血症。IR 持续存在，胰岛 β 细胞逐渐不能耐受这种高负荷工作状态，最终衰竭。高 TG 血症对胰岛还具有远期效应，如胰岛内脂滴形成、细胞数量减少，纤维化等形态学改变。当有高血糖共同作用时，会加速这一过程的发生，提示高血糖与高血脂对胰岛损伤和 IR 的形成有协同作用。

七、血脂异常在心血管病综合危险的评价

国内外大规模前瞻性流行病学调查结果一致显示，患心血管病的危险性不仅取决于个体具有某一危险因素的严重程度，而且更取决于个体同时具有危险因素的数目。是危险因素的数目和严重程度共同决定了个体发生心血管病的危险程度，称之为多重危险因素的综合危险。

我国流行病学研究资料表明：血脂异常是冠心病发病的危险因素，其作用强度与西

方人群相同；我国人群血清总胆固醇水平增高不仅增加冠心病发病危险，也增加缺血性脑卒中发病危险。将血脂异常防治着眼于冠心病的同时也着眼于脑卒中，在我国人群中有重要的公共卫生意义。

监测资料和多个队列随访资料均表明，我国缺血性脑卒中事件发病率约为冠心病事件的 2 倍以上。说明如果照搬西方人群仅靠冠心病发病危险作为衡量个体或群体存在的心血管病综合危险是不合适的。为了更为恰当地反映血脂异常对我国人群健康的潜在危害，我国学者提出用"缺血性心血管病"（冠心病和缺血性脑卒中）危险，来反映血脂异常及其他心血管病主要危险因素的综合致病危险。与仅使用冠心病发病危险相比，这一新指标使得高 TC 对我国人群心血管健康绝对危险的估计上升至原来的 3 ~ 5 倍，更恰当地显示了血清胆固醇升高对我国人群的潜在危险。因此，本章节所述的"综合危险"包含两重含义：一是指多种心血管病危险因素所导致同一疾病的危险总和；二是指多种动脉粥样硬化性疾病（仅包括冠心病和缺血性脑卒中）的发病危险总和。

根据心血管病发病的综合危险大小来决定干预的强度，是国内外相关指南所共同采纳的原则。因此，全面评价心血管病的综合危险是预防和治疗血脂异常的必要前提。我国人群流行病学长期队列随访资料表明，高血压对我国人群的致病作用明显强于其他心血管病危险因素。建议按照有无冠心病及其等危症、有无高血压、其他心血管危险因素的多少，结合血脂水平来综合评估心血管病的发病危险，将人群进行危险性高低分类，此种分类也可用于指导临床开展血脂异常的干预（表 1 – 13）。

表 1 – 13　血脂异常危险分层方案

危险分层	TC 5. 18 ~ 6. 19 mmol/L （200 ~ 239 mg/dl）或 LDL-C3. 37 ~ 4. 12 mmol/L （130 ~ 159 mg/dl）	TC ≥6. 22mmol/L （240mg/dl）或 LDL-C ≥4. 14mmol/L （160mg/dl）
无高血压且其他危险因素数 <3	低危	低危
高血压或其他危险因素 ≥3	低危	中危
高血压且其他危险因素数 ≥1	中危	高危
冠心病及其等危症	高危	高危

注：其他危险因素包括年龄（男≥45 岁，女≥55 岁）、吸烟、低 HDL-C、肥胖和早发缺血性心血管病家族史。

1. 冠心病和冠心病等危症

此类患者在未来 10 年内均具有极高的发生缺血性心血管病事件的综合危险，需要积极降脂治疗。

冠心病包括：急性冠状动脉综合征（包括不稳定性心绞痛和急性心肌梗死）、稳定性心绞痛、陈旧性心肌梗死、有客观证据的心肌缺血、冠状动脉介入治疗（PCI）及冠状动脉旁路移植术（CABG）后患者。

冠心病等危症是指非冠心病者10年内发生主要冠状动脉事件的危险与已患冠心病者同等，新发和复发缺血性心血管病事件的危险>15%，以下情况属于冠心病等危症：①有临床表现的冠状动脉以外动脉的动脉粥样硬化：包括缺血性脑卒中、周围动脉疾病、腹主动脉瘤和症状性颈动脉病（如短暂性脑缺血）等。②糖尿病：过去将糖尿病列为心血管病的危险因素，近年来发现其重要性远不止于此。一项在芬兰的研究发现，1373例非糖尿病患者，7年的心肌梗死发生率在有心肌梗死史者为18.8%，无心肌梗死史者为3.5%；在1059例糖尿病患者中，7年心肌梗死发生率在有心肌梗死史者为45.0%，无心肌梗死史者为20.21%。由此可见，有糖尿病而无冠心病史者，心血管危险性与有心肌梗死史而无糖尿病者相等。糖尿病患者发生心肌梗死后的病死率比非糖尿病者明显增高。糖尿病患者一旦发生冠心病，其预后比无糖尿病者差。因此，当前将糖尿病列为冠心病的等危症。③有多种危险因素其发生主要冠状动脉事件的危险相当于已确立的冠心病，心肌梗死或冠心病死亡的10年危险>20%。

2. 危险评估包括的其他心血管病主要危险因素

用于评价心血管病综合危险的因素除血脂异常外还包括下列具有独立作用的主要危险因素：①高血压［血压≥140/90mmHg（1mmHg=0.133kPa）或接受降压药物治疗］。②吸烟。③低HDL-C血症［1.04mmol/L（40mg/dl）］。④肥胖［体重指数（BMI）≥28kg/m²］。⑤早发缺血性心血管病家族史（一级男性亲属发病时<55岁，一级女性亲属发病时<65岁）。⑥年龄（男性≥45岁，女性≥55岁）。

我国已有大量研究资料显示，高血压对我国人群心血管病发病的影响远大于其他危险因素，是我国人群发生心血管病事件的首要危险因素，其独立致病的相对危险为3.4，人群归因危险百分比为35%。我国心血管病流行病学两个长期随访队列资料采用相同分析方法的研究结果表明，在任一TC水平，仅合并高血压时缺血性心血管病发病的绝对危险已相当于合并3项其他危险因素时的绝对危险，显示了危险因素在我国人群中致病作用的特点。为了提高对我国人群心血管病综合危险估计的准确性，将高血压单列，等同于任何其他3项危险因素的集合。

吸烟对我国人群的心血管病致病相对危险约为2倍，但人群归因危险百分比高达32%，仅次于高血压。

HDL-C是能够降低心血管病发病危险的因素，也称"保护性因素"。当个体的HDL-C水平≥155mmol/L（60mg/dl）时，综合危险评估时其他危险因素的数目减"1"。

肥胖对心血管病的独立致病作用，早年并不被国际上所重视，然而近年来越来越多的资料，包括我国自己的资料，表明肥胖在心血管病发生中具有独立的作用，必须引起足够重视。根据国人资料，提出超重和肥胖诊断标准，BMI≥24kg/m²为超重，BMI≥28 kg/m²为肥胖。

早发缺血性心血管病家族史：男性一级直系亲属在55岁前或女性一级直系亲属在65岁以前曾发生缺血性心血管病者，为有早发缺血性心血管病家族史，参与综合危险评估。

3. 代谢综合征（metabolic syndrome）

代谢综合征是近年来被认识到的一种临床证候群，是一组代谢起源的相互关联的危险因素的集合，这些因素直接促成动脉粥样硬化性疾病，也增加发生 2 型糖尿病的危险。公认的代谢危险因素为致粥样硬化血脂异常（高 TG 和 Apo B、低 HDL-C 和 sLDL 增多）和血糖升高。患者常有促栓状态和促炎状态。上述代谢因素起自以内脏型肥胖和胰岛素抵抗两种基本危险因素，还与增龄、缺少体力活动和内分泌失调相关。已知代谢综合征患者是发生心脑血管疾病的高危人群，与非代谢综合征者相比，其患心血管病的危险和发生 2 型糖尿病的危险均显著增加。代谢综合征的定义在不同国家、地区人群尚不尽一致。2004 年中华医学会糖尿病学分会根据当时已有的我国人群代谢综合征的流行病学资料分析结果，建议中国人代谢综合征的判断标准如下（简称 2004 年 CDS 建议）。具备以下的三项或更多者判定为代谢综合征：①BMI ≥ 25 kg/m^2。②血 TG ≥ 1.70mmol/L（150mg/dl）。③血 HDL-C 男 < 0.91mmol/L（35mg/dl），女 < 1.01mmol/L（39mg/dl）。④血压≥140/90mmHg。⑤空腹血糖≥6.1mmol/L（110mg/dl）或糖负荷后 2 小时血糖≥7.8mmol/L（140mg/dl）或有糖尿病史。

近两年新的研究资料表明，空腹血糖在 5.6 ~ 6.1mmol/L（100 ~ 110mg/dl）时，糖尿病发生的风险已经增加了 3 ~ 4 倍。此外，在对资料进一步的分析显示，中国人 BMI >25kg/m^2 人群的相应的腰围在男性中约为 90cm，女性约为 85cm。根据我国低 HDL-C 的诊断切点为 1.04mmol/L（40mg/dl），故在 2004 年 CDS 建议基础上，对代谢综合征的组分量化指标中进行修订如下：具备以下的 3 项或更多：①腹部肥胖：腰围男性 > 90cm，女性 > 85cm。②血 TG ≥ 1.70mmol/L（150mg/dl）。③血 HDL-C < 1.04mmol/L（40mg/dl）。④血压≥130/85mmHg。⑤空腹血糖≥6.1mmol/L（110mg/dl）或糖负荷后 2 小时血糖≥7.8mmol/L（140mg/dl）或有糖尿病史。

随着经济发展和生活方式改变，代谢综合征的患病率增高。美国调查发现，70 岁以上人中患病率为 23.7%；中国流行病学调查发现患病率为 14% ~ 16%，随年龄而增高。如上所述，代谢综合征既然是多种心血管病危险因素的集合，其致疾病风险的强度必然较高。代谢综合征的主要临床结局是糖尿病和冠心病。中国人群研究表明，有代谢综合征者发生心血管事件的风险比无代谢综合征者显著增高。代谢综合征按照是否伴有糖尿病可分为两个亚型。美国第三次营养调查显示，冠心病的发生率在伴有糖尿病的代谢综合征患者中为 19.2%，在不伴有糖尿病的患者中为 13.9%，在既无代谢综合征又无糖尿病者中为 8.7%。有代谢综合征者患冠心病的风险是无代谢综合征者的 2 倍。因此，有代谢综合征者应属于高危，须积极治疗。

4. 其他心血管病主要危险因素

缺乏体力活动和致粥样硬化性饮食是缺血性心血管病发病过程中的更上游的 2 项主要危险因素。其致病作用主要通过前述的生物学危险因素如血脂异常、高血压、超重肥胖、糖尿病等，因而不参加缺血性心血管病的综合危险评估，但并非不重要。由于其处于上游，改变其中之一往往可以使几个下游危险因素同时改善，临床上检出直接参与综合评估的危险因素时，应注意了解和评估患者的此 2 项危险因素，以利指导治疗性生活方式干预。

致动脉粥样硬化性饮食主要指高饱和脂肪和高胆固醇膳食模式，许多前瞻性研究表明，此种膳食模式显著增加缺血性心血管病危险，我国已有的横断面流行病学调查资料也表明，此种膳食模式显著增加血脂异常。另一方面，进食蔬菜、水果、全谷类、不饱和脂肪酸较多的膳食心血管病基础危险较低，且这种低危险不能被传统危险因素解释。同时，国际上已有多个对膳食疗法荟萃分析的结果表明，合理膳食具有良好的降脂、降压效果。

八、降脂治疗在冠心病防治中的循证医学证据

从 20 世纪 60 年代开始，全世界范围进行了许多有关降低胆固醇防治冠心病的研究，初步的结果表明，血浆胆固醇降低 1%，冠心病事件发生的危险性可降低 2%。随着循证医学的概念兴起，临床试验成为评价各种干预措施的主要方法，其结果为临床实践提供科学的证据。在调脂防治动脉粥样硬化和冠心病方面，最初采取饮食治疗试验，取得一定效果，随着调脂药物的开发，调脂的能力加强，迄今已有一系列临床试验完成。这些试验针对不同的对象，采用不同的措施和研究方案，其证据足以指导临床，根据患者的危险程度、血脂水平、临床表现来决定何时开始、用何种治疗（饮食、药物）、要求达到何种血脂水平，由此构成临床指南的基础。以下简要介绍有重大影响的降脂临床试验。

1. 降脂治疗在冠心病一级预防中的循证医学证据

（1）饮食治疗试验

1）洛杉矶退伍军人研究（Los Angeles veterans study，LAVS）：846 例高血脂症患者，均为男性，平均年龄为 65.5 岁。干预组 424 例，均限制脂肪供应，饮食胆固醇摄入量只为对照组的一半，且 2/3 的动物脂肪均为不饱和脂肪酸构成。随访 8.5 年。结果表明，干预组血 TC 平均下降 13%，动脉粥样硬化发生率降低 31.3%（$P < 0.05$）。死于动脉粥样硬化疾病的危险性降低 31.4%（$P < 0.05$）。结论为调整饮食结构能降低血清胆固醇水平，并有助于预防冠心病。

2）奥斯陆一级预防试验（Oslo primary prevention trial）：1232 例男性高胆固醇血症患者，年龄为 40~49 岁，具有冠心病的其他高危因素，但无冠心病的临床证据。其血 TC 达 7.5~9.8mmol/L（290~380mg/dl），平均 8.5mmol/L（329mg/dl）。通过减少食物中的饱和脂肪酸与胆固醇摄取，增加多不饱和脂肪酸摄入，604 例属饮食干预组，另 628 例为不干预组。追踪观察 5 年。结果表明，5 年后平均血 TC 较对照组下降 13%，TG 下降 20%~25%，HDL-C 平均上升 15%。干预组总的心血管事件发作次数（冠心病事件与卒中）较对照组降低 43.6%（$P < 0.05$），心血管死亡率降低 46.7%，总死亡例数亦减少 33.3%。结论：饮食治疗能降低血浆胆固醇，并可明显降低心血管病的死

亡率。

3）多危险因素干预试验（multiple risk factor intervention trial，MRFIT）：12 866 例 35 ~ 57 岁的美国男性高血脂患者，有高胆固醇血症、高血压与吸烟等 3 项危险因素。干预组主要限制食物中饱和脂肪酸含量，增加多不饱和脂肪酸摄取，劝其改变生活方式。观察期平均 7 年。结果表明，第 6 年血 TC 平均下降 12.1mg/dl，舒张压下降 10.5mmHg，吸烟减少 50%。结合吸烟与高胆固醇血症两项危险因素的变化，冠心病死亡危险降低 49%。结论为通过生活方式的改善，可明显降低冠心病死亡率。

4）WHO 欧洲协作研究（WHO European collaborative trial）：受试者为 60 881 例比利时、意大利、波兰与美国的 40 ~ 59 岁的男性。干预组减少吸烟，采用低胆固醇饮食，减肥，并进行有规律的体育锻炼。追踪观察 6 年。结果显示，干预组的冠心病发生率较对照组减少 10.2%，致命的心肌梗死减少 6.9%，而非致命性的心肌梗死则减少 14.8%。总死亡率下降 5.3%。通过生活方式的改善可使非致命性心肌梗死发生率减少。

（2）药物降脂临床试验

1）血脂研究临床中心与冠心病一级预防试验（lipid research clinics coronary primary prevention trial，LRC-CPPT）：3806 例 35 ~ 59 岁的男性原发性高胆固醇血症患者，血 TC $\geqslant$ 6.97mmol/L（269mg/dl）和 LDL-C $\geqslant$ 4.95mmol/L（191mg/dl）。治疗组开始服用考来烯胺 24g/d，平均随访 7.4 年。治疗组的冠心病死亡危险性减少 24%（$P < 0.001$），非致死性急性心肌梗死危险性下降 19%（$P < 0.001$）。治疗组心绞痛与 CABG 以及运动试验阳性者较对照组分别减低 20%、21% 与 25%（$P < 0.001$）。长期使用考来烯胺治疗高胆固醇血症患者可明显降低冠心病发生的危险性。研究证实血 TC 水平下降 10%，冠心病发生的危险性降低 20%，从而确定了降低血 TC 后可使冠心病危险性相应降低的"1:2 规律"。

2）赫尔辛基心脏研究（Helsinki heart study，HHS）：4081 例 40 ~ 55 岁男性，无冠心病临床症状或心电图 ST-T 异常改变，连续 2 次血脂检查证实血浆非 HDL-C $\geqslant$ 5.18mmol/L。随机给吉非贝齐胶囊 600mg 或安慰剂 2 次/日；5 年后治疗组血 TG、TC、VLDL-C 和 LDL-C 降低，HDL-C 升高，总心血管事件发生率降低 34.0%，致命性心肌梗死降低 25.6%，非致命性心肌梗死降低 37.0%，但不影响总死亡率。

3）西苏格兰冠心病预防研究（West of Scotland coronary prevention study，WOSCOPS）：6595 例高胆醇血症男性患者，年龄 45 ~ 64 岁；无心肌梗死或其他严重疾病史，无严重心电图异常。该组患者的平均血 TC 为 7.04mmol/L（272mg/dl），LDL-C 为 4.97mmol/L（192mg/dl）。治疗组接受普伐他汀 40mg，每晚 1 次。平均随访 4.9 年。治疗组冠心病事件（非致死性心肌梗死或冠心病死亡）的危险度相对减低 31%，其中明确的冠心病死亡降低 28%，所有冠心病死亡率降低 32%（$P = 0.033$），且治疗组非冠状动脉疾病事件的死亡率并不增高，各种原因的总死亡率降低 22%。在中度高胆固醇血症而无心肌梗死病史的男性中，普伐他汀治疗能显著降低心肌梗死和冠心病死亡的危险性。

4）空军/德州冠状动脉粥样硬化预防研究（Air Force/Texas coronary atherosclerosis prevention study，AFCAPS/TexCAPS）：5608 例 45~73 岁男性和 997 例 55~73 岁女性，血浆 TC 4.71~6.81mmol/L（182~262mg/dl），LDL-C3.4~4.9mmol/L（132~190mg/dl），TG <4.50mmol/L（399mg/dl）。随机给予安慰剂或洛伐他汀 20mg/d，若 LDL-C > 2.80mmol/L，增加剂量至 40mg/d。追踪观察平均 5.2 年。洛伐他汀治疗使一级终点（心肌梗死、不稳定性心绞痛和心脏猝死）相对危险性下降 37%；心肌梗死的相对危险性下降 40%；不稳定性心绞痛的相对危险性下降 32%；使需接受冠状动脉再通术的相对危险性下降 63%。两组间总死亡率和肿瘤发生率无差别。因药物不良反应而停药者在治疗组为 13.6%，安慰剂组为 13.8%。结论：对于血浆 LDL-C 和 TG 水平正常或轻度升高的无冠心病患者，洛伐他汀治疗 5.2 年可降低急性冠状动脉事件发生的危险性。

5）日本成人高胆固醇处理一级预防研究（Management of Elevated Cholesterol in the Primary Prevention Group of Adult Japanese Group，MEGA）：8214 名 40~70 岁男性（占 32%）和绝经期至 70 岁女性（占 68%），血 TC 5.70~6.9mmol/L（220~270mg/dl）、LDL-C 平均 4.07mmol/L（157mg/dl）、TG 平均 1.42mmol/L（127mg/dl）、HDL-C 平均 1.50mmol/L（58mg/dl）的无冠心病者，随机单次给予美国国家胆固醇教育计划（NCEP）第一期饮食（对照组）或 NCEP 第一期饮食加普伐他汀 10~20mg（他汀组），平均随访 5.3 年。他汀组 TC 降低 11.5%，对照组降低 2.1%；他汀组 LDL-C 降低 18.0%，对照组降低 3.2%；他汀组 TG 降低 8.1%，对照组降低 2.5%；他汀组 HDL-C 升高 5.8%，对照组升高 3.2%。他汀组与对照组比，冠心病事件减少 33%，总心血管事件减少 26.0%（$P = 0.01$）。两组不良反应相似。结论：轻中度血 TC 增高人群用小剂量普伐他汀能安全有效降低冠心病危险。

2. 降脂治疗在冠心病二级预防中的循证医学证据

（1）对稳定性冠心病的试验

1）北欧辛伐他汀生存研究（Scandinavian simvastatin survival study，4S）：4444 例 35~70 岁的冠心病患者，随机给予辛伐他汀 20~40mg/d 或安慰剂，平均随访 5.4 年（4.9~6.3 年）。结果为辛伐他汀治疗使 TC、LDL-C 与 TG 分别平均下降 25%、35% 与 10%，HDL-C 上升 8%，冠心病死亡相对危险减少 42%，总死亡相对危险减少 30%。结论：对冠心病患者，应用辛伐他汀治疗，能有效降低 TC 和 LDL-C，并显著减少冠心病的死亡率和致残率，且不增加包括癌症、自杀等非心血管疾病的危险。

2）胆固醇和冠心病复发事件试验（cholesterol and recurrent events，CARE）：4159 例（男 3583 例，女 576 例）有心肌梗死史的冠心病患者，随机给予普伐他汀 40mg/d 或安慰剂，随访 5 年。结果表明，与对照组比，普伐他汀组 LDL-C 水平降低 28%，TC 降低 20%，HDL-C 升高 5%，TG 降低 14%，致死性冠心病与再发生心肌梗死降低 24%，脑血管意外事件减少 31%，而非心血管病事件、总死亡率两组差异无统计学意义。结论：对 TC <6.22mmol/L（240mg/dl）的心肌梗死患者进行降脂治疗可显著减少

冠心病事件的发生率和死亡率。

3）普伐他汀对缺血性心脏病的长期干预（long-term intervention with pravastatin in ischaemic disease，LTPID）：9014 例（男 7458 例，女 1556 例）原有心肌梗死或不稳定性心绞痛史的冠心病患者。随机给予普伐他汀 40mg/d 或安慰剂，随访 6.1 年。结果显示与安慰剂组相比，普伐他汀组 LDL-C 水平降低 25%，TC 降低 18%，HDL-C 升高 5%，TG 降低 11%，冠心病死亡率降低 24%，各种原因死亡的危险性降低 22%，脑血管意外事件减少 19%，两组间总死亡率有显著性差异而非心血管病事件无显著性差异。结论：在胆固醇水平很大不同的心肌梗死或不稳定性心绞痛患者中，降胆固醇治疗可使各种冠心病的有关事件的发生率明显减少。

4）心脏保护研究（heart protection study，HPS）：20 536 例发生心血管事件的高危成年人，血清 TC≥3.50mmol/L（135mg/dl）。随机给予 40mg/d 辛伐他汀或安慰剂。平均随访 5 年。结果显示与安慰剂组比较，辛伐他汀组全因死亡相对危险降低 13%，重大血管事件减少 24%，冠心病死亡率降低 18%，非致命性心肌梗死和冠心病死亡减少 27%，脑卒中减少 25%，血运重建术需求减少 24%，肌病、癌症发病率或因其他非心血管病住院均无明显增多。结论：对心血管高危险人群，TC > 3.50mmol/L（135mg/dl）者长期降低胆固醇治疗可获显著临床益处。

5）美国退伍军人管理局 HDL-C 干预试验（Veterans Administration HDL-cholesterol intervention trial，VA-HIT）：2531 例以低 HDL-C 水平为主要血脂异常的平均年龄 64 岁男性冠心病患者，随机给予吉非贝齐（1200mg/d）或安慰剂，随访 5 年。结果表明，与对照组比较，吉非贝齐使 TG 降低 31%，HDL-C 升高 6%，LDL-C 无明显变化，非致死性心肌梗死或冠心病死亡发生的相对危险下降 22%，卒中发生的危险性也下降，死亡的危险性下降但无统计学意义；自杀、癌症死亡的危险性未增加。

6）阿托伐他汀与血管重建术比较研究（atorvastatin versus revascularization treatment investigator，AVERT）：314 例平均年龄 58 岁，无症状或轻至中度心绞痛，血浆 LDL-C≥2.98mmol/L（115mg/dl），经冠状动脉造影证实存在至少 1 支主要冠状动脉狭窄适合进行 PCI 的冠心病患者。随机接受 PCI 或给阿托伐他汀 80mg/d 降脂治疗，随访 18 个月后。结果介入治疗组 37 例（21%）患者发生缺血性事件，药物组仅 22 例（13%），两组相比药物治疗组心肌缺血事件发生危险性降低 36%（P = 0.048）。还观察到药物治疗组发生第一次缺血性事件的时间较介入治疗组晚。结论：对稳定性心绞痛患者预防心脏缺血性事件发生，积极的降脂治疗至少与介入治疗同样有效。

7）治疗达新目标试验（treat to new target，TNT）：10 001 例稳定性冠心病患者，血清 LDL-C <2.59mmol/L（100mg/dl）。随机分入阿托伐他汀 10mg/d 或 80mg/d 治疗组，平均随访 4.9 年。与一般剂量组比，大剂量组主要心血管事件（包括冠心病死亡，与操作无关的非致命性心肌梗死、心脏骤停后的复苏，致命及非致命性脑卒中）的相对危险降低 22%（P < 0.0001），非致命性及致命性脑卒中相对危险降低 25%（P = 0.02），肝脏血清酶增高、药物相关不良事件发生率和撤药率均增高，但肌病或横纹肌

溶解发生率未显著增加。研究结果提示：对于稳定性冠心病患者，将 LDL-C 降至 1.81mmol/L（70mg/dl）能够进一步减低心脑血管事件发生的危险。

8）积极降脂减少终点事件（the incremental decrease in endpoints through aggressive lipid lowering trial，IDEAL）：8888 例心肌梗死患者随机分入强化组（给予阿托伐他汀 80mg/d）或标准组（给予辛伐他汀 20～40mg/d），平均随访 4.8 年。治疗后 LDL-C 水平强化组为 2.10mmol/L（81mg/dl），标准组为 2.69mmol/L（104mg/dl）。主要冠状动脉事件强化组发生率为 9.3%，标准组为 10.4%，强化组较标准组有下降趋势，但无统计学意义（P < 0.07）；其他次要终点如非致死性心肌梗死，强化组发生率为 6.0%，标准组为 7.2%，差异有统计学意义（P = 0.02）；主要心血管事件强化组有 533 例，标准组有 608 例（P = 0.02）；任何冠状动脉事件强化组有 898 例，标准组有 1058 例（P < 0.001）。肝脏血清酶升高 ≥ 正常上限 3 倍和因不良反应撤药率，强化组高于标准组（0.97% vs. 0.11% 和 1.0% vs. 0.1%）。结论提示：强化降脂有益，但应注意安全性。

9）中国冠心病二级预防研究（China coronary secondary prevention study，CCSPS）：4870 例（男性 3986 例，女性 884 例）有急性心肌梗死史的中国患者，年龄 18～75 岁，血清 TC 水平 4.40～6.48mmol/L（170～210mg/dl），平均 5.37mmol/L。随机服用血脂康 0.6g 或安慰剂每日 2 次，平均随访 4 年。结果表明：与安慰剂组比较，血脂康组冠心病死亡与非致死性心肌梗死的发生率降低 45%，各种原因的总死亡降低 33%，肿瘤死亡降低 55%，PCI 和（或）CABG 的需求减少 33%，不良事件未见增加。研究表明，老年患者、合并糖尿病或高血压的患者治疗后获益更显著。

（2）对急性冠状动脉综合征降脂治疗的临床证据

1）积极降脂治疗减少心肌缺血事件研究（myocardial ischemia reduction with aggressive cholesterol lowering，MIRACL）：3086 例不稳定性心绞痛或无 ST 段抬高的急性心肌梗死住院患者。于住院 96 小时内随机分为阿托伐他汀（80mg/d）治疗组和安慰剂组。平均观察 16 周。结果为主要联合终点（死亡、非致死性心肌梗死、心肺复苏或再次发作心绞痛并观察证据需住院治疗率）发生的危险性，阿托伐他汀组（14.8%）比对照组（17.4%）降低 16%（P = 0.048）。研究表明，急性冠状动脉综合征患者早期应用他汀类药物治疗可显著减少心肌缺血事件再发。

2）普伐他汀或阿托伐他汀评估和感染-心肌梗死溶栓 22（pravastatin or atorvaststin evaluation and infection-thrombolysis in myocardial infarction 22，PROVE-IT 22）：4162 例急性冠状动脉综合征患者。随机分入常规降脂组（普伐他汀 40mg/d）或强化降脂治疗组（阿托伐他汀 80mg/d），平均随访 24 个月。结果表明，与常规降脂组比，强化降脂组的复合终点（各种原因死亡、心肌梗死、需要再住院的确诊不稳定性心绞痛、随机后 30 天血运重建和脑卒中）降低 16%（P < 0.005）。强化组的 LDL-C 降低至 1.86mmol/L（72mg/dl）。结论：对急性冠状动脉综合征患者，强化降脂治疗在减少重大心血管事件优于常规治疗。

3）A 到 Z 试验（A to Z study）：该试验的 Z 阶段为降脂治疗试验，目的为比较他汀早期积极治疗与延迟一般治疗对急性冠状动脉综合征的结果。4497 例急性冠状动脉综合征患者，血 TC < 6.22mmol/L（240mg/dl），随机双盲分入：（1）积极组（2265例），给辛伐他汀 40mg/d，1 个月后增至 80mg/d；（2）一般组（2232 例），先给予安慰剂 4 个月，再给予辛伐他汀 20mg/d，随访 2 年。治疗中 LDL-C 水平在一般组服安慰剂时为 3.16mmol/L（122mg/dl），服辛伐他汀 20mg/d 后为 1.99mmol/L（77mg/dl）；而在积极组中服辛伐他汀 40mg/d 后为 1.76mmol/L（68mg/dl），80mg/d 后为 1.63mmol/L（63mg/dl）。积极组与一般组相比，复合终点事件（心血管死亡、非致死心梗、急性冠状动脉综合征、卒中）的发生率为 14.4% vs. 16.7%（P = 0.14），心血管死亡率为 4.1% vs. 5.4%（P = 0.05）；治疗的前 4 个月两组无差异，治疗 4 个月后积极组优于一般组（P = 0.02）。肌病的发生：辛伐他汀 80mg/d 时 9 例，其中 3 例有横纹肌溶解；20～40mg/d 时 0 例，安慰剂时 1 例。结论：早期积极他汀类药物治疗趋向于有益，但未达到预期终点目标。大剂量辛伐他汀治疗，肌病的发生有所增多。

（3）特殊人群的降脂临床试验

1）老年人群的降脂试验：危险老人服普伐他汀的前瞻研究（Prospective study of pravastatin in the elderly at risk，PROSPER）：5804 例（男性 2804 例，女性 3000 例）年龄 70～82 岁有血管病史或心血管病危险因子的老年患者，随机给予普伐他汀 40mg/d 或安慰剂，平均随访 3.2 年。结果显示与安慰剂比较，普伐他汀组 LDL-C 降低 34%，复合临床终点事件降低 15%，非致命性心肌梗死和冠心病死亡降低 19%，卒中或全因死亡无差异。结论：对心血管高危的老年患者也应进行降脂治疗。

2）PCI 后的降脂治疗：氟伐他汀干预预防研究（lescol intervention prevention study，LIPS）：1677 例已接受 PCI 治疗的冠心病者。随机给予氟伐他汀 80mg/d 或安慰剂，随访 3 年。结果氟伐他汀组平均 LDL-C 降至 2.59mmol/L（100mg/dl），而对照组为 3.39mmol/L（130mg/dl）。与安慰剂组比，氟伐他汀组主要心脏不良事件（心脏死亡、非致死性心肌梗死、CABG、再次 PCI）发生的危险性降低 22%。结论：对于已接受 PCI 的患者，积极服用他汀类进行降脂治疗，可明显降低心血管事件发生的危险。

3）糖尿病降脂试验：协作阿托伐他汀糖尿病研究（collaborative atorvastatin diabetes study，CARDS）：2838 例 40～75 岁 2 型糖尿病患者，至少还有高血压、视网膜病变、蛋白尿、吸烟之一危险因素，LDL-C < 4.14mmol/L（140mg/dl），TG < 6.78mmol/L（600mg/dl），随机双盲给予阿托伐他汀 10mg/d 或安慰剂，随访 4 年。结果治疗组 TC 和 LDL-C 水平各下降 26% 和 40%，重要心血管事件减少 37%，卒中减少 48%，差异均有统计学意义，总死亡率减少 27%。耐受良好。结论：阿托伐他汀治疗糖尿病有益。糖尿病粥样硬化干预试验（diabetes atherosclerosis intervention study，DAIS）：418 例糖尿病患者轻度血脂升高 ［平均 TG 2.42mmol/L（214mg/dl），LDL-C 3.44mmol/L（133mg/dl）］，冠状动脉造影至少一支病变，随机给予非诺贝特 200mg/d 或安慰剂，随访 3 年。造影复查，治疗组冠状动脉病变发展比对照组少 42%，管腔缩小程度少 40%；TG 下降 39%，LDL-C 下降 15%，HDL-C 上升 6.9%。结论：非诺贝特对 2 型糖尿病有

降脂、减轻动脉粥样硬化的作用。

4）高血压病患者的降脂试验：盎格鲁-斯堪地那维亚心脏结局试验（Anglo-Scandinavan cardiac outcomes trial，ASCOT）：19 342 例 40～79 岁的高血压并有 3 种以上危险因素的患者随机给予两种降压药治疗，其中 10 305 例随机给予阿托伐他汀每天 10mg 或安慰剂，其血 TC <6.48mmol/L（250mg/dl），LDL-C 平均 3.45mmol/L。计划治疗 5 年，但在 3.3 年发现两组终点事件已有显著差别，提前终止。与安慰剂组比较，他汀组卒中减少 27%（$P = 0.024$）；总冠状动脉事件减少 36%（$P = 0.0005$）。结论：他汀类药物对高血压合并多危险因素的患者能有效地减少心血管事件。

九、脂代谢紊乱的病因与发病机制

脂蛋白代谢过程极为复杂，不论何种病因，若引起脂质来源、脂蛋白合成、代谢过程关键酶异常或降解过程受体通路障碍等，均可能导致血脂异常。血脂异常除少数是由于全身性疾病所致的继发性血脂异常外，绝大多数是因遗传基因缺陷或与环境因素相互作用引起的原发性血脂异常。

1. 原发性血脂异常

除了不良生活方式（如高能量、高脂和高糖饮食、过度饮酒等）与血脂异常有关，大部分原发性高脂血症是由于单一基因或多个基因突变所致。由于基因突变所致的高脂血症多具有家族聚集性，有明显的遗传倾向，特别是单一基因突变者，故临床上通常称为家族性高脂血症。

对于具有早发冠状动脉粥样硬化性心脏病（冠心病）家族史的患者，需要考虑是否为家族性脂质紊乱，包括家族性高胆固醇血症、多基因型胆固醇血症以及家族混合型高胆固醇血症。家族性高胆固醇血症是一种常染色体显性遗传病，发病率约为 1/500，与早发冠心病有关，主要是由 LDL-C 受体表达缺陷引起的，血浆 LDL-C 水平为 4～6mmol/L。基于阿托伐他汀、辛伐他汀预防斑块的循证医学证据，建议家族性高胆固醇血症患者，其 LDL-C 水平至少要降低 50%。虽然有 50% 的患者通过服用他汀类药物血浆 LDL-C 水平可以降低 50%，但很少患者可以达到标准心血管事件预测临界值，即 LDL-C <2mmol/L，这种情况下就需要联合应用其他类别的降脂药物，比较常用的有胆固醇吸收抑制剂依折麦布、胆酸结合剂考来维仑等。

例如编码 LDL 受体基因的功能缺失型突变，或编码与 LDL 受体结合的 Apo B 基因突变，或分解 LDL 受体的前蛋白转化酶枯草溶菌素 9（proprotein convertases subtilisin/kexin type 9，PCSK9）基因的功能获得型突变，或调整 LDL 受体到细胞膜血浆表面的 LDL 受体调整蛋白基因突变可引起家族性高胆固醇血症（familial hypercholesterolemia，FH）。80% 以上 FH 患者是单一基因突变所致，但高胆固醇血症具有多个基因突变的特性。LDL 受体基因的功能缺失型突变是 FH 的主要病因。纯合子型家族性高胆固醇血症（homozygous familial hypercholesterolemia，HoFH）发病率约 1/30 万～1/16 万，杂合子型家族性高胆固醇血症（heterozygous familial hypercholesterolemia，HeFH）发病率约

$1/500 \sim 1/200$。

家族性高 TG 血症是单一基因突变所致，通常是参与 TG 代谢的脂蛋白脂解酶、或 Apo C II、或 Apo A V 基因突变导致，表现为重度高 TG 血症（TG > 10 mmol/L），其发病率 1/100 万。轻中度高 TG 血症通常具有多个基因突变特性。

家族性脂蛋白异常血症是由于基因缺陷所致。某些突变基因已经阐明，如家族性 LPL 缺乏症和家族性 Apo C II 缺乏症可因为 CM、VLDL 降解障碍引起 I 型或 V 型脂蛋白异常血症；家族性高胆固醇血症由于 LDL 受体缺陷影响 LDL 的分解代谢，家族性 Apo B_{100} 缺陷症由于 LDL 结构异常影响与 LDL 受体的结合，二者主要表现为 II a 型脂蛋白异常血症等。

大多数原发性血脂异常原因不明，呈散发性，认为是由多个基因与环境因素综合作用的结果。临床上血脂异常可常与肥胖症、高血压、冠心病、糖耐量异常或糖尿病等疾病同时发生，并伴有高胰岛素血症，这些被认为均与胰岛素抵抗有关，称为代谢综合征。血脂异常可能参与上述疾病的发病，至少是其危险因素，或与上述疾病有共同的遗传或环境发病基础。有关的环境因素包括不良的饮食习惯、体力活动不足、肥胖、年龄增加以及吸烟、酗酒等。

2. 继发性血脂异常

继发性高脂血症是指由于其他疾病所引起的血脂异常。可引起血脂异常的疾病主要有：肥胖、糖尿病、肾病综合征、甲状腺功能减退症、肾功能衰竭、肝脏疾病、系统性红斑狼疮、糖原累积症、骨髓瘤、脂肪萎缩症、急性卟啉病、多囊卵巢综合征等。此外，某些药物如利尿剂、非心脏选择性 β 受体阻滞剂、糖皮质激素等也可能引起继发性血脂异常。1 型糖尿病是由于胰岛素不足而造成 LPL 活力较低，而脂肪内激素敏感性脂酶活力偏高而造成脂肪动员增多，合成减少所致；2 型糖尿病则由于高胰岛素血症，造成甘油三酯合成过多。阻塞性肝病是由于胆固醇降解为胆汁酸排出减慢所致。另外，噻嗪类利尿剂、孕激素、类固醇激素亦能干扰正常血脂代谢而造成血脂紊乱。当这些基础疾患被治愈或控制之后，或当有关药物被停用之后，继发性高脂血症即可望得到纠正。

（1）全身系统性疾病：如糖尿病、甲状腺功能减退症、库欣综合征、肝肾疾病、系统性红斑狼疮、骨髓瘤等可引起继发性血脂异常。

（2）药物：如噻嗪类利尿剂、β 受体阻滞剂等。长期大量使用糖皮质激素可促进脂肪分解、血浆 TC 和 TG 水平升高。

继发性血脂异常应以治疗原发病为主，如糖尿病、甲状腺功能减退症经控制后，血脂有可能恢复正常。但是原发性和继发性血脂异常可能同时存在，如原发病经过治疗正常一段时期后，血脂异常仍然存在，考虑同时有原发性血脂异常，需给予相应治疗。

十、血脂异常的治疗

1. 血脂异常的治疗原则

血脂异常治疗最主要目的是为了防治冠心病，所以应根据是否已有冠心病或冠心病等危症以及有无心血管危险因素，结合血脂水平进行全面评价，以决定治疗措施及血脂的目标水平。

由于血脂异常与饮食和生活方式有密切关系，所以饮食治疗和改善生活方式是血脂异常治疗的基础措施。无论是否进行药物调脂治疗都必须坚持控制饮食和改善生活方式。根据血脂异常的类型及治疗需要达到的目的，选择合适的调脂药物。需要定期进行调脂疗效和药物不良反应的监测。

在决定采用药物进行调脂治疗时，需要全面了解患者患冠心病及伴随的危险因素情况。在进行调脂治疗时，应将降低 LDL-C 作为首要目标。临床上在决定开始药物调脂治疗以及拟定达到的目标值时，需要考虑患者是否同时并存其他冠心病的主要危险因素（即除 LDL-C 以外的危险因素）。分析这些冠心病的主要危险因素将有助判断罹患冠心病的危险程度，由此决定降低 LDL-C 的目标值。不同的危险人群，开始药物治疗的 LDL-C 水平以及需达到的 LDL-C 目标值有很大的不同（表1–14）。主要结合我国人群的循证医学的证据制定这些数值。

表1–14　血脂异常患者开始调脂治疗的 TC 和 LDL-C 值及其目标值

危险等级	TLC 开始	药物治疗开始	治疗目标值
低危：10 年危险性 <5%	TC≥6. 22mmol/L (240mg/dl) LDL-C≥4. 14mmol/L (160mg/dl)	TC≥6. 99mmol/L (270mg/dl) LDL-C≥4. 92mmol/L (190mg/dl)	TC <6. 22mmol/L (240mg/dl) LDL-C <4. 14mmol/L (160mg/dl)
中危：10 年危险性 5%~10%	TC≥5. 18mmol/L (200mg/dl) LDL-C≥3. 37mmol/L (130mg/dl)	TC≥6. 22mmol/L (240mg/dl) LDL-C≥4. 14mmol/L (160mg/dl)	TC <5. 18mmol/L (200mg/dl) LDL-C <3. 37mmol/L (130mg/dl)
高危：CHD 或 CHD 等危症，或 10 年危险性 10%~15%	TC≥4. 14mmol/L (160mg/dl) LDL-C≥2. 59mmol/L (100mg/dl)	TC <4. 14mmol/L (160mg/dl) LDL-C <2. 59mmol/L (100mg/dl)	TC≥4. 14mmol/L (160mg/dl) LDL-C≥2. 59mmol/L (100mg/dl)
极高危：ACS 或缺血性心血管病合并 DM	TC≥3. 11mmol/L (120mg/dl) LDL-C≥2. 07mmol/L (80mg/dl)	TC≥4. 14mmol/L (160mg/dl) LDL-C≥2. 07mmol/L (80mg/dl)	TC <3. 11mmol/L (120mg/dl) LDL-C <2. 07mmol/L (80mg/dl)

血清 TG 的理想水平是 < 1.70mmol/L（150mg/dl），HDL-C ≥ 1.04mmol/L（40mg/dl）。对于特殊的血脂异常类型，如轻、中度 TG 升高［2.26 ~ 5.63mmol/L（200 ~ 500mg/dl）］，LDL-C 达标仍为主要目标，非 HDL-C 达标为次要目标，即非 HDL-C = TC – HDL-C，其目标值为 LDL-C 目标值 + 0.78mmol/L（30mg/dI）；而重度高甘油三酯血症［≥5.65mmol/L（500mg/dl）］，为防止急性胰腺炎的发生，首先应积极降低 TG。

2. 治疗性生活方式改变（therapeutic life-style change，TLC）

（1）基本原则

TLC 是个体策略的一部分，是控制血脂异常的基本和首要措施。近年的临床干预试验表明，恰当的生活方式改变对多数血脂异常者能起到与降脂药相近似的治疗效果，在有效控制血脂的同时可以有效减少心血管事件的发生。TLC 是针对已明确的可改变的危险因素如饮食、缺乏体力活动和肥胖，采取积极的生活方式改善措施，其对象和内容与一般保健不同。

（2）主要内容

1）减少饱和脂肪酸和胆固醇的摄入。

2）选择能够降低 LDL-C 的食物（如植物甾醇、可溶性纤维）。

3）减轻体重。

4）增加有规律的体力活动。

5）采取针对其他心血管病危险因素的措施如戒烟、限盐以降低血压等。

上述 1 ~ 4 项措施均能够起到降低 LDL-C 的作用。减少饱和脂肪酸和胆固醇的摄入对降低 LDL-C 作用最直接，效果最明显，也最容易做到。在有条件的人群，选用能够降 LDL-C 的膳食成分（如植物固醇、可溶性纤维）也有明显效果。达到降低 LDL-C 的效果后，TLC 的目标应逐步转向控制与血脂异常相关的并发临床情况如代谢综合征和糖尿病等（表 1 – 15）。

表 1 – 15　TLC 的基本要素

要素	建议
减少使 LDL-C 增加的营养素	
饱和脂肪酸*	< 总热量的 7%
膳食胆固醇	< 200mg/d
增加能降低 LDL-C 的膳食成分	
植物固醇	2g/d
可溶性纤维素	10 ~ 25g/d
总热量	调节到能够保持理想的体重或能够预防体重增加
体力活动	包括足够的中等强度锻炼，每天至少消耗 200kcal 热量

注：*反式脂肪酸也能够升高 LDL-C，不宜多摄入。

应用减轻体重治疗和增加体力活动的措施可以加强降 LDL-C 效果，还可以获得降低 LDL-C 之外进一步降低缺血性心血管病危险的效益。针对其他心血管病危险因素的 TLC（包括戒烟、限盐、降低血压等）虽然不直接影响 LDL-C 水平，但临床上遇到吸烟的患者和合并高血压的患者时则必须积极进行，以便进一步控制患者的心血管病综合危险。

（3）健康生活方式的评价

饮食治疗的前 3 个月优先考虑降低 LDL-C。因此，在首诊时医生应通过询问和检查了解患者在以下几方面是否存在问题：（1）是否进食过多的升高 LDL-C 的食物。（2）是否肥胖。（3）是否缺少体力活动。（4）如肥胖或缺少体力活动，是否有代谢综合征。

为了解和评价患者摄入升高 LDL-C 食物的状况，推荐使用高脂血症患者膳食评价表（表 1 - 16）。该表虽然不能取代营养师所做的系统性膳食评价，但可以帮助临床医生发现患者所进能升高 LDL-C 的食物，以便有效指导下一步的干预。

表 1 - 16　高脂血症患者膳食评价

项目	评分
1. 您近 1 周吃肉是否 <75g/d：0 = 否，1 = 是	□
2. 您吃肉种类：0 = 瘦肉，1 = 肥瘦肉，2 = 肥肉，3 = 内脏	□
3. 您近 1 周吃蛋数量：1 = 0 ~ 3 个/周，2 = 4 ~ 7 个/周，3 = 7 个以上/周	□
4. 您近 1 周吃煎炸食品数量（油饼、油条、炸糕等）：0 = 未吃，1 = 1 ~ 4 次/周，2 = 5 ~ 7 次/周，3 = 7 次以上/周	□
5. 您近 1 周吃奶油糕点的次数：0 = 未吃，1 = 1 ~ 4 次/周，2 = 5 ~ 7 次/周	□
评分总和	□□

注：按实际情况在□里填数"0 或 1"，总分 <3 为合格；总分 3 ~ 5 为轻度膳食不良；总分 >6 为严重膳食不良。

（4）TLC 实施方案

首诊发现血脂异常时，除了进行上述的健康生活方式评价外，应立即开始必要的 TLC。如前所述，首诊开始的 TLC 主要是减少摄入饱和脂肪和胆固醇，也鼓励开始轻、中度的体力活动。

在 TLC 进行 6 ~ 8 周后，应监测患者的血脂水平，如果已达标或有明显改善，应继续进行 TLC。否则，可通过如下手段来强化降脂。首先，对膳食治疗再强化。其次，选用能降低 LDL-C 的植物固醇（但目前国内尚无上市产品）。也可以通过选择食物来增加膳食纤维的摄入。含膳食纤维高的食物主要包括：全谷类食物、水果、蔬菜、各种谷类。

TLC 再进行 6 ~ 8 周后，应再次监测患者的血脂水平，如已达标，继续保持强化

TLC。如血脂继续向目标方向改善，仍应继续 TLC，不应启动药物治疗。如检测结果表明不可能仅靠 TLC 达标，应考虑加用药物治疗。

经过上述 2 个 TLC 疗程后，如果患者有代谢综合征，应开始针对代谢综合征的 TLC。代谢综合征一线治疗主要是减肥和增加体力活动。

在达到满意疗效后，定期监测患者的依从性。在 TLC 的第 1 年，每 4~6 个月应随诊 1 次，以后每 6~12 个月随诊 1 次。对于加用药物治疗的患者，更应经常随访。

（5）降脂效果

医生对于启动和维持 TLC 均起着至关重要的作用。医生的知识、态度和说服技巧决定了 TLC 能否成功。医生需具备评价缺血性心血管病危险、评价膳食是否合理、制定和解释治疗计划的能力。应向患者说明 TLC 的多重效益，并强调说明即使使用药物仍需要 TLC。

尽管目前有了多种有效改善血脂的药物，医生不应忽视 TLC 降低心血管病危险的能力。表 1-17 中列出的 TLC 降低 LDL-C 的效果说明，多种手段结合的 TLC 综合降低 LDL-C 的效果可以达到标准剂量的他汀类药物治疗效果。

表 1-17　改变膳食的 TLC 措施可获得降低 LDL-C 的效果

膳食成分	膳食改变	LDL-C 下降的大致情况
主要措施		
饱和脂肪	<7% 的总能量	8%~10%
膳食胆固醇	<200mg/d	3%~5%
减肥	减轻 4.5kg	5%~8%
选用措施		
可溶性纤维	5~10g/d	3%~5%
植物固醇	2g/d	6%~15%
综合累积效果		20%~30%

（6）TLC 与缺血性心血管病的一级、二级预防

由于 TLC 具有明显的降脂效果，在依从性良好的情况下效果可与他汀类药物相媲美，并具有更好的成本效果，无论对于缺血性心血管病的一级预防还是二级预防，TLC 均应作为所有血脂异常患者的首选治疗措施。

3. 血脂异常的药物治疗

临床上供选用的调脂药物可分为他汀类、贝特类、烟酸类、树脂类、胆固醇吸收抑制剂、其他。

（1）他汀类

他汀类（statins）也称 3 羟基 3 甲基戊二酰辅酶 A（3-hydroxy-3-methylglutaryl-coenzyme A，HMG-CoA）还原酶抑制剂，具有竞争性抑制细胞内胆固醇合成早期过程中限速酶的活性，继而上调细胞表面 LDL 受体，加速血浆 LDL 的分解代谢，此外还可抑制 VLDL 的合成。因此他汀类药物能显著降低 TC、LDL-C 和 Apo B，也降低 TG 水平和轻度升高 HDL-C。此外，他汀类还可能具有抗炎、保护血管内皮功能等作用，这些作用可能与冠心病事件减少有关。近 20 年来临床研究显示，他汀类是当前防治高胆固醇血症和动脉粥样硬化性疾病非常重要的药物。

1）循证医学证据：20 世纪后期 4S、CARE、LIPID、WOSCOPS 和 AFCAPS/Tex-CAPS 5 项大规模临床试验相继发表，为他汀类药物防治冠心病提供了坚实的证据，这 5 项大规模临床试验被认为在冠心病防治史上具有里程碑式的意义，其共同特点是这些试验都证实他汀类药物降低 TC，LDL-C 和 TG 水平，升高 HDL-C 水平，其中特别显著的是 LDL-C 水平大幅度降低；冠心病死亡率和致残率明显降低，尤其是总死亡率显著降低而非心血管病死亡率（如癌症、自杀等）并未增加。研究结果一致肯定了用他汀类药物进行降脂治疗在冠心病的一级和二级预防取得益处，并表示该类降脂药物长期应用的良好安全性。随后 AVERT、MIRACL、LIPS、HPS、PROSPER、ASCOT、PROVE-IT、TNT 和 IDEAL 等一系列临床试验更广泛、更深入地探讨了他汀类药物在不同阶段、不同范围冠心病的临床应用。试验结果使他汀类药物的用途从稳定性冠心病的二级预防扩展到冠心病急性发病时，以及不同危险的人群。试验还探讨对高危冠心病患者积极进行降脂治疗的可能性和价值。本世纪初，使血清 LDL-C 降至 2.59mmol/L 已完全可能并证明即使高危患者也确实受益，因而此水平被定为防治的目标值。新的他汀类药物问世使 LDL-C 降到更低水平成为可能。冠状动脉旁路移植术后试验（Post-CABG）、AVERT、MIRACL、PROVE-IT、TNT 和 IDEAL 研究结果均显示积极降脂治疗，使 LDL-C 降至 2.0mmol/L 左右可获得更大的临床益处。因此，2004 年后认为对极高危人群，将 LDL-C 降至更低的水平也是一种合理的临床选择。

2）降脂疗效：国内已上市的他汀类药物有：洛伐他汀（lovastatin）、辛伐他汀（simvastatin）、普伐他汀（pravastatin）、氟伐他汀（fluvastatin）和阿托伐他汀（atorvastatin）。已完成临床试验的有瑞舒伐他汀（rosuvastatin），正在进行临床研究的有匹他伐他汀（pitavastatin）。他汀类药物使 LDL-C 降低 18%～55%，HDL-C 升高 5%～15%；TG 降低 7%～30%。5 种在我国已上市他汀类药物降低 TC、LDL-C 和 TG 以及升高 HDL-C 的不同剂量疗效比较见表 1–18。他汀类药物降低 TC 和 LDL-C 的作用虽与药物剂量有相关性，但不呈直线相关关系。当他汀类药物的剂量增大 1 倍时，其降低 TC 的幅度仅增加 6%，降低 LDL-C 的幅度增加 7%。

当前认为，使用他汀类药物应使 LDL-C 至少降低 30%～40%，要达到这种降低幅度所需各他汀类药物剂量见表 1–19。

表 1-18 他汀类药物对高胆固醇血症患者脂质和脂蛋白影响的比较

他汀类药物（mg）					脂质和脂蛋白的改变水平（%）			
阿托伐他汀	辛伐他汀	洛伐他汀	普伐他汀	氟伐他汀	TC	LDL-C	HDL-C	TG
—	10	20	20	40	~22	~27	4~8	10~15
10	20	40	40	80	~27	~34	4~8	10~20
20	40	80	—	—	~32	~41	4~8	15~25
40	80	—	—	—	~37	~48	4~8	20~30
80	—	—	—	—	~2	~55	4~8	25~35

表 1-19 现有他汀类药物降低 LDT-C 水平 30%~40% 所需剂量（标准剂量）*

药 物	剂量（mg/d）	LDL-C 降低（%）
阿托伐他汀	10#	39
洛伐他汀	40	31
普伐他汀	40	34
辛伐他汀	20~40	35~41
氟伐他汀	40~80	25~35
瑞舒伐他汀	5~10	39~45

注：* 估计 LDL-C 降低数据来自各药说明书；#从标准剂量起剂量每增加 1 倍，LDL-C 水平约降低 6%。

另外，国产中药血脂康胶囊含有多种天然他汀成分，其中主要是洛伐他汀。常用剂量为 0.6g，2 次/日。可使 TC 降低 23%，LDL-C 降低 28.5%，TG 降低 36.5%，HDL-C 升高 19.6%。

3）临床应用注意事项及安全性评价：大多数人对他汀类药物的耐受性良好，不良反应通常较轻且短暂，包括头痛、失眠、抑郁，以及消化不良、腹泻、腹痛、恶心等消化道症状。有 0.5%~2.0% 的病例发生肝脏转氨酶如丙氨酸氨基转移酶（ALT）和天冬氨酸氨基转移酶（AST）升高，且呈剂量依赖性。由他汀类药物引起并进展成肝功能衰竭的情况罕见。减少他汀类药物剂量常可使升高的转氨酶回落；当再次增加剂量或选用另一种他汀类药物后，转氨酶常不一定再次升高。胆汁郁积和活动性肝病被列为使用他汀类药物的禁忌证。

他汀类药物可引起肌病，包括肌痛、肌炎和横纹肌溶解。肌痛表现为肌肉疼痛或无力，不伴肌酸激酶（CK）升高。肌炎有肌肉症状，并伴 CK 升高。横纹肌溶解是指有肌肉症状，伴 CK 显著升高超过正常上限的 10 倍［即 10×ULN（upper limits of normal, ULN，表示酶学指标的正常上限升高倍数）］和肌酐升高，常有褐色尿和肌红蛋白尿，这是他汀类药物最危险的不良反应，严重者可以引起死亡。在安慰剂对照试验中，不同他汀类药物的肌肉不适发生率不同,一般在5%左右。有些患者无肌肉不适而有轻至中度的CK升高,由于CK升高不具特异性,与药物的关系须仔细分析后判定。接受他汀类药物治疗的患者出现严重的肌炎(以肌肉疼痛、触痛或无力,通常伴CK水平高于10×ULN为特征)可导致横纹肌溶解、肌红蛋白尿和急性肾坏死,威胁生命。过去曾上市的西立伐他汀因严重肌炎和横纹肌溶解发生较多而不再被应用。肌炎最常发生于合并多种疾病和(或)使用多种药物治疗的患者。单用标准剂量的他汀类药物治疗,很少发生肌炎,但当大剂量使用或与其他药物合用时,包括环孢霉素、贝特类、大环内酯类抗生素、某些抗真菌药和烟酸类,肌炎的发生率增加。多数他汀类药物由肝脏细胞色素(cytochrome P450,CYP450)进行代谢,因此,同其他与CYP药物代谢系统有关的药物同用时会发生不利的药物相互作用。联合使用他汀类和贝特类有可能会增加发生肌病的危险,必须合用时要采取谨慎、合理的方法。他汀类药物忌用于孕妇。

吉非贝齐通过抑制CYP450酶升高他汀浓度,还可能抑制他汀的葡糖醛酸化,从而导致副作用发生危险增加。他汀类药物与非诺贝特联合应用发生相互作用的危险较其与吉非贝齐联合应用要小(表1-20)。

表1-20 与他汀类药物代谢有关的肝酶P450系统及其诱导剂和抑制剂

他汀类药物	诱导剂	抑制剂
CYP3A4 阿托伐他汀、洛伐他汀、辛伐他汀	苯妥英、苯巴比妥、巴比妥类、利福平、地塞米松、环磷酰胺、卡马西平、曲格列酮、金丝桃	酮康唑、伊曲康唑、氟康唑、红霉素、克拉霉素、阿奇霉素、三环抗抑郁药、奈法唑酮、万拉法辛、氟苯氧丙胺、氟西汀、舍曲林、环孢霉素A、他克莫司、硫氮䓬酮、维拉帕米、胺碘酮、咪达唑仑、皮质类固醇激素、西柚汁、他莫昔芬、蛋白酶抑制剂
CYP2C9 氟伐他汀、瑞舒伐他汀	利福平、苯巴比妥、苯妥英、曲格列酮	酮康唑、氟康唑、磺胺苯吡唑

为了预防他汀类药物相关性肌病的发生,应十分注意可增加其发生危险的情况:①高龄(尤其>80岁)患者(女性多见)。②体型瘦小、虚弱。③多系统疾病(如慢性肾功能不全,尤其由糖尿病引起的慢性肾功能不全)。④合用多种药物。⑤围手术期。⑥合用下列特殊的药物或饮食,如贝特类(尤其是吉非贝齐)、烟酸(罕见)、环孢霉素、吡咯抗真菌药、红霉素、克拉霉素、HIV蛋白酶抑制剂、奈法唑酮(抗抑郁药)、维拉帕米、胺碘酮和大量西柚汁及酗酒(肌病的非独立易患因素)。⑦剂量过大。

在启用他汀类药物时,要检测肝转氨酶(ALT、AST)和CK,治疗期间定期监测复查。轻度的转氨酶升高(少于3×ULN)并不看作是治疗的禁忌证。无症状的轻度CK升高常见。

建议患者在服用他汀类药物期间出现肌肉不适或无力症状以及排褐色尿时应及时报告，并进一步检测 CK。如果发生或高度怀疑肌炎，应立即停止他汀类药物治疗。其他情况的处理如下：①如果患者报告可能的肌肉症状，应检测 CK 并与治疗前水平进行对比。由于甲状腺功能低下患者易发生肌病，因此，对于有肌肉症状的患者，还应检测促甲状腺素水平。②若患者有肌肉触痛、压痛或疼痛，伴或不伴 CK 升高，应排除常见的原因如运动和体力劳动。对于有上述症状而又联合用药的患者，建议其适度活动。③一旦患者有肌肉触痛、压痛或疼痛，CK 高于 10 × ULN，应停止他汀类药物治疗。④当患者有肌肉触痛、压痛或疼痛，CK 不升高或中度升高（3 ~ 10 × ULN），应进行随访、每周检测 CK 水平直至排除了药物作用或症状恶化至上述严重程度（应及时停药）。如果患者有肌肉不适和（或）无力，且连续检查 CK 有进行性升高，应慎重考虑减少他汀类药物剂量或暂时停药。然后决定是否或何时再开始他汀类药物治疗。

4）他汀类药物疗效与安全性总评价：他汀类药物治疗在降低高危患者的主要冠状动脉事件、冠状动脉手术和卒中的发生率方面所起的作用十分肯定。目前，这些作用尚未得到充分的发挥，许多高危险的患者未接受这些药物的治疗。因此，应该积极在临床上推广使用他汀类药物。他汀类药物随剂量增大，降脂作用增大，但另一方面不良反应也会增多。因此，不宜为片面追求提高疗效而过度增大剂量。为了安全应用他汀类，上述的参考意见可能有帮助。我国已有个别因他汀类药物不良反应而造成死亡的事件。这说明在积极推广应用他汀类药物的同时，需要按规定进行严格监测，谨慎使用以达到安全。作为东方人，可能治疗用合适剂量甚至药代学与西方人会有所不同，今后要继续探索不同他汀类药物在我国人群中最合适的治疗剂量，包括疗效和安全性。

5）他汀类药物临床应用的具体建议：根据患者的心血管疾病和等危症、心血管危险因素、血脂水平决定是否需要用降脂治疗，如需用药，先判定治疗的目标值。根据患者血中 LDL-C 或 TC 的水平与目标值间的差距，考虑是否单用一种他汀类药物的标准剂量可以达到治疗要求，如可能，按不同他汀类药物的特点（作用强度、安全性和药物相互作用）及患者的具体条件选择合适的他汀类药物。如血 LDL-C 或 TC 水平甚高，估计单用一种他汀类药物的标准剂量不足以达到治疗要求，可以选择他汀类药物与其他降脂药合并治疗。如用他汀类药物后发生明显的不良反应，例如肌痛，CK 或 ALT、AST 超越安全限度，则停用他汀类药物，改用其他降脂药。

（2）贝特类

贝特类亦称苯氧芳酸类药物，此类药物通过激活过氧化物酶增生体活化受体 α（PPARα），刺激脂蛋白脂酶（LPL）、Apo A I 和 Apo A II 基因的表达，以及抑制 Apo C III 基因的表达，增强 LPL 的脂解活性，有利于去除血液循环中富含 TG 的脂蛋白，降低血浆 TG 和提高 HDL-C 水平，促进胆固醇的逆向转运，并使 LDL 亚型由小而密颗粒向大而疏松颗粒转变。

临床上可供选择的贝特类药物有：非诺贝特（片剂 0.1g，3 次/日；微粒化胶囊 0.2g，1 次/日）；苯扎贝特 0.2g，3 次/日；吉非贝齐 0.6g，2 次/日。贝特类药物平均可使 TC 降低 6%～15%，LDL-C 降低 5%～20%，TG 降低 20%～50%，HDL-C 升高 10%～20%。其适应证为高甘油三酯血症或以 TG 升高为主的混合型高脂血症和低高密度脂蛋白血症。

临床试验包括赫尔辛基心脏研究（HHS）、美国退伍军人管理局 HDL-C 干预试验（VA-HIT）、苯扎贝特心肌梗死预防研究（BIP）、DAIS 和非诺贝特在糖尿病患者干预预防事件试验（FIELD）等证实，贝特类药物可能延缓冠状动脉粥样硬化的进展，减少主要冠状动脉事件。HHS 证实，吉非贝齐降低 TG 43%，也降低冠心病事件发生率。VA-HIT 以低 HDL-C 水平为主的血脂异常的冠心病患者为研究对象，其目的是观察应用药物升高 HDL-C 和降低 TG 是否能减少冠心病事件的发生率。结果表明，吉非贝齐治疗 5 年后 TG 降低 31%，HDL-C 升高 6%，LDL-C 无明显变化；非致死性心肌梗死或冠心病死亡（一级终点）发生的相对危险率下降 22%；同时发生卒中的危险性下降；但死亡的危险性下降未达到统计学意义；无自杀、癌症死亡的危险性增加。BIP 对有心肌梗死或心绞痛史者，苯扎贝特治疗 6.2 年，与安慰剂组比较，致死性和非致死性心肌梗死/猝死（一级终点）相对危险性降低 9%（$P > 0.05$）；亚组分析表明，基线 TG > 2.26mmol/L（200mg/dl）者，苯扎贝特治疗组一级终点的相对危险性降低 40%（$P < 0.05$）。在 FIELD 中，低危糖尿病患者用非诺贝特治疗 5 年，与安慰剂组比较，非致死心肌梗死和总心血管事件显著减少，但死亡率减低未达到统计学意义。

此类药物的常见不良反应为消化不良、胆石症等，也可引起肝脏血清酶升高和肌病。绝对禁忌证为严重肾病和严重肝病。吉非罗齐虽有明显的调脂疗效，但安全性不如其他贝特类药物。由于贝特类单用或与他汀类合用时也可发生肌病，应用贝特类药时也须监测肝酶与肌酶，以策安全。

（3）烟酸类

烟酸属 B 族维生素，当用量超过作为维生素作用的剂量时，可有明显的降脂作用。烟酸的降脂作用机制尚不十分明确，可能与抑制脂肪组织中的脂解和减少肝脏中 VLDL 合成和分泌有关。已知烟酸可增加 Apo A I 和 Apo A II 的合成。

烟酸有速释剂和缓释剂两种剂型。速释剂不良反应明显，一般难以耐受，现多已不用。缓释型烟酸片不良反应明显减轻，较易耐受。轻中度糖尿病患者坚持服用，也未见明显不利作用。烟酸缓释片常用量为 1～2g，1 次/日。一般临床上建议，开始用量为 0.375～0.5g，睡前服用；4 周后增量至 1g/d，逐渐增至最大剂量 2g/d。烟酸可使 TC 降低 5%～20%，LDL-C 降低 5%～25%，TG 降低 20%～50%，HDL-C 升高 15%～35%。适用于高甘油三酯血症，低高密度脂蛋白血症或以 TG 升高为主的混合型高脂血症。

临床试验包括冠心病药物治疗方案（CDP）、降低胆固醇和动脉硬化研究（CLAS-I）、家族性粥样硬化治疗研究（FATS）、高密度脂蛋白粥样硬化治疗研究（HATS）、降胆固醇治疗时观察动脉生物学（ARBITER2）等证实，烟酸能降低主要冠状动脉事件，并可能减少总死亡率。CDP 的入选患者经过 6 年治疗，单用烟酸治疗与安慰剂组相比，可降低非致死性心肌梗死的危险达 27%；随访 15 年，烟酸组与安慰剂组相比，总死亡率降低 11%。冠状动脉血管造影显示，烟酸能延缓冠状动脉粥样斑块的进展。在 CLAS-I 中，两年的烟酸/考来替泊联合治疗明显减缓其进程，并促使冠状动脉斑块消退，治疗组斑块消退 16.2%，而对照组为 2.4%。继续治疗两年（CLAS-II）试验也证实这些益处，治疗组只有 14%，而对照组有 40% 发生新的冠状动脉斑块；已存在冠状动脉斑块的患者治疗组斑块消退者有 18%，而对照组只有 6%。在 FATS 中，对照组中 46% 受试者冠状动脉病变有进展，11% 有斑块消退，而烟酸/考来替泊联合治疗组 25% 有进展，39% 有斑块消退。在 HATS 中，治疗 3 年后，安慰剂组平均冠状动脉狭窄进展 3.9%，而烟酸加辛伐他汀治疗组消退 0.4%，临床事件相对减少 60%。一项使用高分辨率核磁共振的研究显示，与对照组相比，烟酸治疗组的颈动脉斑块脂质核心区域变小，脂质成分减少。在 ARBITER2 研究中，对伴有低 HDL-C 水平的冠心病患者，在已常规使用他汀类药物的基础上，加用缓释烟酸治疗，检测颈动脉内中膜厚度（CIMT）变化来评估粥样硬化进程。加用中量烟酸（1g/d）治疗 12 个月后，HDL-C 水平提高了 21%（39 ~ 47mg/dl），对照者的平均 CIMT 增长明显 [（0.044 ±0.100）mm]，而联合治疗组 CIMT 无改变 [（0.014 ±0.104）mm]。结果表明，联合烟酸治疗减缓了 CIMT 即动脉粥样硬化发展进程。

烟酸的常见不良反应有颜面潮红、高血糖、高尿酸（或痛风）、上消化道不适等。这类药物的绝对禁忌证为慢性肝病和严重痛风；相对禁忌证为溃疡病、肝毒性和高尿酸血症。缓释型制剂的不良反应轻，易耐受。

（4）胆酸螯合剂

主要为碱性阴离子交换树脂，在肠道内能与胆酸呈不可逆结合，因而阻碍胆酸的肠肝循环，促进胆酸随大便排出体外，阻断胆汁酸中胆固醇的重吸收。通过反馈机制刺激肝细胞膜表面的 LDL 受体，加速 LDL 血液中 LDL 清除，结果使血清 LDL-C 水平降低。

常用的胆酸螯合剂有考来烯胺（每日 4 ~ 16g，分 3 次服用），考来替泊（每日 5 ~ 20g，分 3 次服用）。胆酸螯合剂可使 TC 降低 15% ~ 20%，LDL-C 降低 15% ~ 30%；HDL-C 升高 3% ~ 5%；对 TG 无降低作用甚或稍有升高。临床试验证实这类药物能降低主要冠状动脉事件和冠心病死亡。

胆酸螯合剂常见不良反应有胃肠不适、便秘，影响某些药物的吸收。此类药物的绝对禁忌证为异常 β 脂蛋白血症和 TG > 4.52mmol/L（400mg/dl）；相对禁忌证为 TG > 2.26mmol/L（200mg/dl）。

（5）胆固醇吸收抑制剂

胆固醇吸收抑制剂依折麦布（ezetimibe）口服后被迅速吸收，且广泛的结合成依折麦布-葡萄糖苷酸，作用于小肠细胞的刷状缘，有效地抑制胆固醇和植物固醇的吸收。可减少胆固醇向肝脏的释放，促进肝脏 LDL 受体的合成，又加速 LDL 的代谢。

常用剂量为 10mg/d，使 LDL-C 约降低 18%，与他汀类合用对 LDL-C、HDL-C 和 TG 的作用进一步增强，未见有临床意义的药物间药代动力学的相互作用，安全性和耐受性良好。最常见的不良反应为头痛和恶心，CK 和 ALT、AST 和 CK 升高超过 3 × ULN

以上的情况仅见于极少数患者。考来烯胺可使此药的曲线下面积增大 55%，故二者不宜同时服用，必须合用时须在服考来烯胺前 2 小时或后 4 小时服此药。环孢素可增高此药的血药浓度。

（6）其他调脂药

1）普罗布考：此药通过掺入到脂蛋白颗粒中影响脂蛋白代谢，而产生调脂作用。可使血浆 TC 降低 20%~25%，LDL-C 降低 5%~15%，而 HDL-C 也明显降低（可达 25%）。主要适应于高胆固醇血症尤其是纯合子型家族性高胆固醇血症。该药虽使 HDL-C 降低，但可使黄色瘤减轻或消退，动脉粥样硬化病变减轻，其确切作用机制未明。有些研究认为普罗布考虽然降低了 HDL-C 水平，但它改变了 HDL 的结构和代谢功能，提高了 HDL 把胆固醇运载到肝脏进行代谢的能力，因此更有利于 HDL 发挥抗动脉粥样硬化的作用。普罗布考尚有抗氧化作用。常见的不良反应包括恶心、腹泻、消化不良等；亦可引起嗜酸细胞增多，血浆尿酸浓度增高；最严重的不良反应是引起 QT 间期延长，但极为少见，因此有室性心律失常或 QT 间期延长者禁用。常用剂量为 0.5g，2 次/日。

2）ω-3 脂肪酸：ω-3 长链多不饱和脂肪酸主要为二十碳戊烯酸（EPA，C20：5ω-3）和二十二碳已烯酸（DHA，C22：6ω-3），二者为海鱼油的主要成分，制剂为其乙酯，高纯度的制剂用于临床。ω-3 脂肪酸制剂降低 TG 和轻度升高 HDL-C，对 TC 和 LDL-C 无影响。当用量为 2~4g/d 时，可使 TG 下降 25%~30%。主要用于高甘油三酯血症；可以与贝特类合用治疗严重高甘油三酯血症，也可与他汀类药物合用治疗混合型高脂血症。ω-3 脂肪酸还有降低血压、抑制抗血小板聚集和炎症的作用，改善血管反应性。GISSI 预防研究（GISSI-prebenzione trial）对心肌梗死后患者用 ω-3 脂肪酸（800mg/d）治疗 3.5 年，与安慰剂组比较，全因死亡危险降低 70%，冠心病死亡危险降低 30%，猝死危险减少 45%。该类制剂的不良反应不常见，有 2%~3% 服药后出现消化道症状如恶心、消化不良、腹胀、便秘；少数病例出现转氨酶或 CK 轻度升高，偶见出血倾向。有研究表明，每日剂量高至 3g 时，临床上无明显不良反应。与他汀类药物或其他降脂药合用时，无不良的药物相互作用。ω-3 脂肪酸制剂（多烯酸乙酯）中的 EPA + DHA 含量应 >85%，否则达不到临床调脂效果。ω-3 脂肪酸制剂的常用剂量为 0.5~1g，3 次/日。近来还发现 ω-3 脂肪酸有预防心律失常和猝死的作用。

（7）调脂药物的联合应用

为了提高血脂达标率，同时降低不良反应的发生率，不同类别调脂药的联合应用是一条合理的途径。由于他汀类药物作用肯定、不良反应少、可降低总死亡率以及有降脂作用外的多效性作用，联合降脂方案多由他汀类药物与另一种降脂药组成。

1）他汀类与依折麦布联合应用：已有较多的临床试验观察了依折麦布与他汀类药物联合应用的降脂效果和安全性。10mg/d 依折麦布与 10mg/d 阿托伐他汀或辛伐他汀联合应用，降低 LDL-C 的作用与 80mg/d 阿托伐他汀或辛伐他汀相当，使降脂达标率由单用他汀的 19% 提高到合用的 72%。依折麦布与其他他汀类药物合用也有同样效果。

合用并不增加他汀类药物的不良反应。因此，依折麦布与低剂量他汀联合治疗使降脂疗效大大提高，达到高剂量他汀类药物的效果，但无大剂量他汀类药物发生不良反应的风险。因此，在大剂量使用他汀类药物仍不能达标时，加用依折麦布也不失为当前的最佳选择。依折麦布不良反应小，联合使用他汀类药物和依折麦布治疗的患者耐受性好。联合治疗不增加肝脏毒性、肌病和横纹肌溶解的发生。

2）他汀类与贝特类药物联合应用：此种联合治疗适用于混合型高脂血症患者，目的为使 TC、LDL-C 和 TG 的水平明显降低，HDL-C 的水平明显升高。此种联合用药适用于有致动脉粥样硬化血脂异常的治疗，尤其在糖尿病和代谢综合征时伴有的血脂异常。联合治疗可明显改善血脂谱。由于他汀类和贝特类药物均有潜在损伤肝功能的可能，并有发生肌炎和肌病的危险，合用时发生不良反应的机会增多，他汀类和贝特类药物联用药的安全性应高度重视。因此，开始合用时宜都用小剂量，采取早晨服用贝特类药物，晚上服用他汀类药物，避免血药浓度的显著升高。密切监测 ALT、AST 和 CK，如无不良反应，可逐步增加剂量。治疗期间继续注意肌肉症状，监测 ALT、AST 和 CK。对于老年、女性、肝肾疾病、甲状腺功能减退的患者，慎用他汀类和贝特类联合治疗，并尽量避免与大环内酯类抗生素、抗真菌药物、环孢素、HIV 蛋白酶抑制剂、地尔硫䓬、胺碘酮等药物合用。贝特类药中，吉非贝齐与他汀类合用发生肌病的危险性相对较多，但其他贝特类如非诺贝特与他汀类合用时，发生肌病的危险性较少。

3）他汀类与烟酸类药物联合应用：在常规他汀类药物治疗的基础上，加用小剂量烟酸是一种合理的联合治疗方法，其结果表明联合治疗可显著升高 HDL-C，而不发生严重的不良反应。高密度脂蛋白动脉粥样硬化治疗研究（HATS）发现烟酸与他汀类联合治疗可进一步降低心血管死亡、非致死性心肌梗死和血管重建术的比例。缓释型烟酸与洛伐他汀复方制剂的临床观察证实其疗效确切、安全，更利于血脂全面达标。

联合使用他汀类和烟酸缓释剂的患者中，仍有6%因潮红难以耐受而停药。目前的研究并未发现他汀类药物和烟酸缓释剂联用增加肌病和肝脏毒性的发生。但由于烟酸增加他汀类药物的生物利用度，可能有增加肌病的危险，同样需要监测 ALT、AST 和 CK，指导患者注意肌病症状，一旦发现征兆，及时就诊。联合治疗较单用他汀类治疗有升高血糖的危险，但缓释制剂使这一问题大为减轻，糖尿病也并非是这种合用的禁忌证。在联合使用他汀类和烟酸时，应加强糖监测。

4）他汀类与胆酸螯合剂联合应用：两药合用有协同降低血清 LDL-C 水平的作用。他汀类与胆酸螯合剂联用可增加各自的降脂作用，并且研究还表明，两者联用可延缓动脉粥样硬化的发生和发展进程，可减少冠心病事件的发生。他汀类与胆酸螯合剂合用并不增加其各自的不良反应，且可因减少用药剂量而降低发生不良反应的风险。由于胆酸螯合剂具体服用的一些不便，此种联合方案仅用于其他治疗无效或不能耐受者。

5）他汀类与 ω-3 脂肪酸联合应用：他汀类药物与鱼油制剂 ω-3 脂肪酸合用可用于治疗混合型高脂血症。临床观察辛伐他汀（20mg/d）联合应用 ω-3 脂肪酸可进一步降低 TG、TC 和 Apo E。他汀类药物同 ω-3 脂肪酸制剂合用是临床治疗混合型高脂血症有效而安全的选择。他汀类药物与鱼油制剂联合应用并不会增加各自的不良反应。由于服用较大剂量的 ω-3 多不饱和脂肪酸有增加出血的危险，并且对糖尿病和肥胖患者因增加热卡的摄入而不利于长期应用。

4. 血脂异常治疗的其他措施

其他调脂治疗措施有外科手术治疗、透析疗法和基因治疗等。外科手术治疗包括部分小肠切除和肝脏移植等，现已基本不用。基因治疗对单基因缺陷所致的家族性高胆固醇血症是一种有希望的治疗方法，但目前技术尚不成熟。

透析疗法是一种通过血液体外转流而除去血中部分 LDL 的方法，能降低 TC、LDL-C，但不能降低 TG，也不能升高 HDL-C。这种措施降低 LDL-C 的作用也只能维持 1 周左右，故需每周重复 1 次。每次费用昂贵，且是有创性治疗，甚至可能同时移出血液中的某些有益成分。因此不适用于一般的血脂异常治疗，仅用于极个别的对他汀类药物过敏或不能耐受者或罕见的纯合子家族性高胆固醇血症患者。

十一、预防和预后

普及健康教育，提倡均衡饮食，增加体力活动及体育运动，预防肥胖，避免不良生活习惯，并与肥胖症、糖尿病、心血管疾病等慢性病防治工作的宣教相结合，以降低血脂异常的发病率。经积极的综合治疗，本病预后良好。

第七节　高尿酸血症

一、定义

高尿酸血症（HUA）是嘌呤代谢障碍所致的一组异质性慢性代谢性疾病，是指血清中尿酸（SUA）浓度超过正常生理范围，男性血尿酸 >420μmol/L（7.0mg/dl）、女性 >360μmol/L（6mg/dl）。部分高尿酸血症患者可逐步发展为痛风。表现为反复发作的痛风性急慢性关节炎、间质性肾炎、尿酸性尿路结石及痛风石形成，严重患者可出现关节畸形及功能障碍。大量研究显示，HUA 不仅能引起痛风与肾脏损伤，还与高血压、高血脂、肥胖、糖尿病和心血管疾病等慢性代谢性疾病密切相关，且可增加人群全因死亡率。

二、流行病学

1. 高尿酸血症患病率

随着我国经济的高速发展、生活方式的日益改变，饮食结构也发生了变化，蛋白质的摄入增多，体力劳动较前减少。高尿酸血症（HUA）的患病率正在悄无声息的上升，它已经演化为损害人类身心健康、影响生活质量的一种难治性、终身性的代谢性疾病，近几年来我们对高尿酸血症的意识及认识也在不断提升，有的研究已经深入到分子与基因水平。据美国流行病学研究提示，近100多年来，血尿酸水平及高尿酸血症患病率与高血压、肥胖、糖尿病和肾脏疾病呈现出相似的流行趋势。以美国男性为例：尿酸水平从1920年的210μmol/L逐步增加到1970年的360~390μmol/L，同期美国女性尿酸水平比男性低30~60μmol/L，HUA患病率为2%~18%；美国2007—2008年国家健康与营养调查显示，HUA的患病率为23%，亚裔美国人（25.7%）高于非亚裔美国人（22.1%）。

与此相同，亚洲地区HUA患病率也有显著增高的趋势。20世纪80年代初，方圻等调查了北京、上海、广州等地人群，发现男性HUA患病率为1.4%，女性为1.3%。

刘必成等开展的一项全国性横断面调查研究结果表明，2009—2010年我国成人HUA患病率为8.4%，城市（14.6%）明显高于农村（6.6%），男性高于女性。有研究报道青岛地区HUA的患病率为25.3%，而济南地区仅为4.2%。

通过对北京协和医院2012—2017年体检人群统计发现，HUA总患病率为17.4%，男性HUA患病率高于女性（25.6% vs. 8.5%，P<0.01）。2012—2017年男性HUA患病率分别为26.5%、24.7%、28.6%、23.9%、24.8%、24.5%，女性HUA患病率分别为13.8%、6.3%、7.9%、6.1%、6.2%、6.8%。2012—2017年均表现为18~64岁年龄组男性HUA患病率高于女性（均P<0.05），≥65岁年龄组男性HUA患病率与女性相近，其中2013、2015、2016、2017年≥65岁年龄组男、女性HUA患病率差异无统计学意义（分别为1.792、0.017、1.440、0.205，均P>0.05）。

我国台湾金门地区1991—1992年的一项调查显示，30岁以上的成年人HUA患病率男性为25.8%，女性为15.0%。1991—2002年日本男性青少年HUA患病率从3.5%增至4.5%。2006年Lohsoonthorn等调查发现，泰国HUA患病率为10.6%，而2011年Uaratanawon等调查发现为24.4%。

2. 高尿酸血症的流行特征

高尿酸血症患病率的高低受经济发展程度、环境、饮食习惯、种族、遗传等多种因素的影响，呈现一定特征：

（1）男多女少：日本2004年高尿酸血症患病率男性为34.5%，女性为11.6%。泰国2006年高尿酸血症患病率男性为18.4%，女性为7.8%。2000年我国台湾地区男女高尿酸血症患病率之比为1.7:1；2003年南京调查结果显示男女高尿酸血症患病率之比为1.9:1；而2002年成都地区对心血管病高尿酸血症的调查显示男性患病率为19.8%，女性为5.1%，男女患病率之比达3.9:1。女性在青春期，由于雌激素促进肾脏对尿酸的清除作用，血尿酸值较低，发病年龄明显晚于男性；而绝经期后雌激素水平明显降低，减少了肾脏对尿酸的清除率，血尿酸水平相应升高。

（2）发病年轻化：高尿酸血症发病以中年人多见，且近年有明显年轻化趋势。1998年杜蕙等调查上海居民的发病年龄男性为59.2岁，女性为65.3岁，而陈晓云等2009年调查云南大理城镇居民发现，男性20岁以后和女性50岁以后高尿酸血症患病率开始明显增加，男、女发病年龄明显提前，尤以男性为甚。女性发病年龄较男性晚，通常要到绝经期。

（3）遗传倾向：家系研究发现高尿酸血症有明显的家族聚集倾向，双亲有高尿酸血症者比单亲有高尿酸血症者病情重，前者从儿童时期即可发病。部分患者伴有染色体异常。产生家族聚集性的原因推测有两方面，一是环境因素，即同一家族成员的生活和饮食习惯相似；另一是遗传因素，但高尿酸血症的遗传变异情况极大，可能是多基因遗传，特别是与嘌呤合成代谢和肾脏排泄尿酸过程中某些酶基因变异致酶活性改变，使血尿酸水平升高，导致高尿酸血症。

（4）地区与种族：欧美发达地区高尿酸血症患病率较高，Andrew 等 2005 年的流行病学调查显示，菲律宾人、萨摩亚人、毛利人和其他南太平洋人都易患高尿酸血症，或许与他们摄入大量的海洋食物和基因缺陷有关，非裔美国人比欧裔美国人患高尿酸血症更多。日本成年男性高尿酸血症患病率一般为 20%～25%。中国台湾地区人群高尿酸血症患病率升高较快，明显高于内地。1998 年调查中国台湾地区 342 名土著居民，高尿酸血症患病率高达 41.4%。我国多数流行病学研究发现，沿海地区高尿酸血症患病率高于内陆地区，可能与沿海地区经济较发达，生活水平及营养条件较好，又喜食海鲜、肉汤等高嘌呤、高蛋白食品有关。

三、尿酸的生成与代谢

尿酸是体内嘌呤经过代谢后的终末产物，主要是来自于内源性的嘌呤和摄入食物中的嘌呤经机体酶的作用分解代谢产生的。在生理酸碱平衡条件下，其在体内主要以尿酸盐离子形式存在。人体内尿酸主要有两个来源：①外源性，是从富含嘌呤或核蛋白的食物而来，占尿酸的 20%。②内源性，由体内氨基酸、核苷酸及其他小分子化合物合成及核酸代谢而来，占体内尿酸总量的 80%。正常人体尿酸池平均为 1200mg，每日产生 750mg，其中约 70% 从肾脏排泄。

人体内正常的血清尿酸浓度是只允许在一个较小范围内上下浮动。尿酸的代谢过程涉及的主要酶包括磷酸核糖焦磷酸酰胺移换酶（PRPPAT）、磷酸核糖焦磷酸合成酶（PRPP）、磷酸核糖焦磷酸酰胺移换酶（PRPPAT）、次黄嘌呤-鸟嘌呤磷酸核糖转移酶（HGPRT）和黄嘌呤氧化酶等。PRPP 或 PRPPAT 的浓度或活性升高会增加次黄嘌呤核苷酸的生成量，进而增加尿酸含量；而黄嘌呤氧化酶的浓度或活性增加会直接增加尿酸含量；基因突变导致 HGPRT 的浓度或活性降低，从而导致次黄嘌呤分解为次黄嘌呤核苷酸和鸟嘌呤分解为鸟嘌呤核苷酸含量降低，导致次黄嘌呤和鸟嘌呤的分解及合成核酸或被体内清除的能力下降，这样使得最终产物尿酸含量相应升高。因此这些酶的作用缺陷或者含量异常是原发性高尿酸血症的重要影响因素之一。此外血液病、肾脏病、药物治疗、放化疗、银屑病、癫痫状态等因素引起体内核酸合成或分解增强，从而引起继发性尿酸生成增多。

四、高尿酸血症的产生原因

尿酸作为嘌呤在人体内经过复杂的一系列反应代谢后的产物，主要通过肾脏及肠道排泄出体外。因此高尿酸血症主要是由于体内尿酸生成的增多和（或）排泄的减少而导致。由于高尿酸血症的产生机制较为复杂，主要归纳为以下两方面进行分析。

1. 尿酸生成过多

人体血液循环中的尿酸大概有 80% 是来源于内源性嘌呤分解代谢，有大概 20% 是来源于摄入外源性高嘌呤的食物。

外源性高嘌呤食物指：每 100g 食物中含有 0.1～1g 嘌呤的食物。如，肝、肾、胃、肠、胰、脑、心等动物内脏；斑鸠、石鸡、鹅等动物肉类；各种鱼类及水产品；大豆制品；酵母、香菇、紫菜、淡菜、各种酒类尤其是啤酒等。不同种类植物中嘌呤的含量变化很大，干菌和干豆类及豆类制品中嘌呤含量显著高于其他食品，蔬菜和蔬菜产品中嘌呤含量较低。总的来说，嘌呤的含量是：干菌和藻类 > 干豆类和豆类制品 > 坚果 > 真菌和水藻类 > 谷物和谷物制品 > 蔬菜和蔬菜产品 > 水果和水果制品 > 块茎和淀粉类制品，因此长期摄入此类食物会增加外源性嘌呤摄入水平，使体内尿酸生成过多。

内源性嘌呤代谢是指多种基因遗传引起嘌呤代谢障碍，例如尿酸生成途径中某些关键酶基因突变均可导致内源性嘌呤代谢障碍，使尿酸生成增多。前述 PRPP、PRPPAT、HGPRT 三种酶的缺陷均被表明为 X 伴性连锁遗传。

2. 尿酸排泄减少

肾脏是尿酸排出体外最重要的器官组织，体内有 60%～70% 的游离尿酸是通过肾脏随尿液排泄，有约 30% 的尿酸经肝排入肠道，在肠道内被细菌分解成二氧化碳和氨随粪便排泄，有约 1% 的尿酸经汗液排出。引起高尿酸血症的主要因素是尿酸排泄减少，包括肾小球滤过尿酸功能障碍、肾小管重吸收尿酸功能亢进等。

肾脏尿酸排泄相关酶基因突变，肾小管对尿酸分泌功能发生障碍，使尿酸排泄减少，这与多基因遗传缺陷相关，是引发高尿酸血症的重要原因。有报道指出，尿酸盐在肾脏内转运的主要过程是：（1）滤过——血清尿酸中的 99.3% 在肾小球滤过；（2）重吸收——主要是近端肾小管起始部 S1 段负责主动重吸收，重吸收率约为 50%；（3）分泌——发生在近端肾小管曲部 S2 段，约为重吸收量的 50%；（4）再重吸收——发生在近端肾小管的直部 S3 段，对尿酸再重吸收量是分泌量的 80%，为总量的 40%～50%；最后有 8%～12% 的尿酸排出体外。肾脏排泄尿酸主要依靠多种肾脏尿酸盐转运蛋白，因为尿酸分子表面呈负电，不能主动通过细胞磷脂双分子层，所以在肾小管中尿酸必须依赖正离子通道进行排泄。其相关蛋白有人尿酸盐转运蛋白 1、有机阳离子转运 1 和葡萄糖转运蛋白 3 等。人尿酸盐转运蛋白 1，由 SCL22A12 基因编码，在肾小管上皮细胞表达，通过与无机阴离子的交换协同促进对尿酸盐的重吸收，调节肾小管对尿酸的重吸收功能，在调节血清尿酸的动态平衡中起着至关重要的作用。

五、高尿酸血症的病理变化

SUA 是一种弱酸性的内源性抗氧化剂。SUA 在体内可以发挥强大的抗氧化和脂质过氧化功能，保护组织及细胞免受氧自由基和炎症损伤。但是过量的 SUA 则可形成结晶沉积于关节组织导致痛风或肾脏损伤，或进入细胞内引起氧化应激和免疫炎症反应。在 37℃ 时血浆中尿酸的最大溶解度为 405μmol/L，而正常人血浆中尿酸含量约 300μmol/L。当血清尿酸水平超过 420μmol/L 时，即超过了尿酸的最大溶解度，尿酸盐就会析出，形成尿酸结晶。尿酸结晶是经常发现在质子化状态（无水或水阶段）或是去质子化的尿酸盐离子（钠或铵盐）状态。通常这些析出物与一些矿物相关联（如草酸钙、磷酸钙、镁磷酸盐）。它们常常共存，表明这些结晶之间可能存在着协同关系。

六、高尿酸血症与胰岛素抵抗

研究表明，SUA 是空腹血糖受损和 2 型糖尿病的危险因素，胰岛素抵抗是糖尿病发生发展的中心环节，而其又与 HUA 联系密切，胰岛素抵抗和高胰岛素血症激活肾近曲小管细胞膜表面 Na^+-H^+ 泵，促进尿酸重吸收，从而使 SUA 水平增加，高尿酸又可损伤肾脏和血管内皮细胞功能，促使动脉粥样硬化，加重体内胰岛素抵抗。两者相辅相成，可共同导致体内一系列代谢紊乱和功能障碍，引起代谢综合征和心血管疾病。

目前大量研究表明，高尿酸血症导致胰岛素抵抗的机制为以下几种。

1. 尿酸盐沉积

当血尿酸超过正常人生理浓度时容易出现尿酸盐结晶，沉积于胰腺组织中，导致胰岛 B 细胞功能受损，而胰岛 B 细胞对糖代谢起着至关重要的作用。人体受损的胰岛 B 细胞为维持糖代谢平衡而增加胰岛素分泌。

2. 炎症反应

当机体发生高尿酸血症时尿酸盐结晶，作为人体异物，机体免疫系统被激活，进而刺激并活化白细胞，活化后的白细胞释放炎性细胞因子，引起炎症反应。高尿酸血症患者常伴有机体脂肪增多，尤其是内脏脂肪，且内脏脂肪面积越大血尿酸水平越高，体内脂肪增多，脂肪细胞体积膨大，耗氧量增加及经脂肪分解入血的游离脂肪酸增多加重脂肪细胞缺氧，在这两方面因素共同诱导下脂肪细胞内缺氧诱导因子（HIF-1）及下游的目的基因被激活及诱导内质网应激，至此导致特异性炎性反应及脂肪细胞的最终死亡。特异性炎性反应指炎性因子生成、释放增多，如 IL-6、TNF-α、C 反应蛋白等。这些炎症反应因子影响胰岛素信号通路调控，破坏胰岛素及胰岛素受体的正常耦联，从而引起胰岛素抵抗。随着对高尿酸水平与胰岛素抵抗关系的研究越来越多，大致都表明高尿酸血症可能为胰岛素抵抗的独立预测因素，相应的胰岛素抵抗也可能促进高尿酸血症的发生及发展，二者在糖脂代谢异常、心血管疾病、肾损害的发生及进展中起着协同放大效应。

七、高尿酸血症与代谢综合征

高尿酸血症为代谢综合征组分评价因素，也是心脑血管疾病、糖尿病肾病等的相关因素，临床上应予以足够重视。代谢综合征主要包括高胰岛素血症、高血糖、血脂紊乱、高血压及腹型肥胖等几种疾病在一个机体共同存在的状态。胰岛素抵抗可能为代谢综合征的关键因素，而高尿酸血症则是胰岛素抵抗的重要表现。研究发现，增加一个标准差的血尿酸水平，相应的代谢综合征患病率即增加35%，独立于其他因素影响。

2型糖尿病合并高尿酸血症后BMI、TG、TC水平均升高，而且高血压及冠心病的患病率也较高。此外，高尿酸血症、动脉粥样硬化、冠心病、肾脏病变等与代谢综合征均相关。现阶段的研究认为，高尿酸血症与代谢综合征之间相互影响、相互促进，高胰岛素血症是代谢综合征及高尿酸血症的共同病理生理基础。

高尿酸血症与代谢综合征之间存在着紧密关系，具体机制可能有以下几方面因素。

1. 脂代谢紊乱

脂代谢紊乱指TC和TG水平升高、HDL-C水平降低。代谢综合征的重要因素之一就是指血脂代谢紊乱，而高尿酸血症则常伴高甘油三酯血症。正常情况下机体进行体力劳动时脂肪分解供能，由于现代快节奏生活方式的到来，机体的体力劳动明显减少导致脂肪分解利用减少从而血脂升高，且易发生肥胖，此时机体骨骼肌内脂肪蓄积增多出现氧化应激，导致骨骼肌细胞发生组织氧化损伤以致骨骼肌摄取葡萄糖的能力下降，进而诱导产生胰岛素抵抗及T_2DM。胰岛素抵抗及2型糖尿病通过对肾脏微血管的损伤导致肾脏血流量降低，尿酸排泄减少导致血尿酸水平升高。另外，血脂代谢紊乱易使血清脂联素降低，也会影响尿酸排泄致血清尿酸升高。反之，高尿酸血症亦能导致血脂紊乱。

2. 高尿酸血症与高血压病

高血压病作为代谢综合征表现之一，与高血压的关系在很早就被人们所关注，现已经证实二者存在着密切关系，而高血压又为心血管疾病的危险因素。

高尿酸血症可能成为高血压与血管疾病的致病机制。研究发现，在原发性高血压未经药物干预的患者中随着血尿酸水平的增高发生心血管疾病及全因死亡事件的风险增加。血压正常的男性在合并尿酸水平较高时其发生高血压病风险比尿酸正常者增加80%，并且血清尿酸水平每升高1单位，就可提高9%的高血压病事件的风险。高血压是通过以尿酸为媒介而导致的肾血管收缩引起血管内皮细胞产生并释放的一氧化氮水平减少，从而激活肾素-血管紧张素系统。高尿酸血症相应的也会因为高血压病而得到加重，一方面因高血压可引起肾微血管硬化，导致血管紧张素、儿茶酚胺等激素的浓度上升，致使肾脏血流量减少，组织表现缺血缺氧使乳酸堆积，乳酸再与尿酸竞争性排泄，尿酸排泄减少而使血尿酸升高；另一方面降压药的使用，如噻嗪类利尿剂能增加肾近端小管对尿酸的重吸收使血尿酸升高，且与剂量呈相关性。

八、高尿酸血症与动脉粥样硬化性疾病

1. 高尿酸血症与冠心病

在动脉粥样硬化性心脏病患者中发现，血尿酸水平显著高于健康对照组。尿酸引起动脉粥样硬化大概的机制为：直接通过形成尿酸盐结晶，黏附于动脉血管壁，破坏动脉内膜造成动脉管壁增厚并引发慢性炎症反应；高尿酸血症促进 LDL-C 氧化及促进脂质的过氧化；氧自由基的生成增多及血小板黏附性增强；活化血小板并诱导其聚集，导致形成血栓。

研究发现，在校正了传统冠心病的危险因素后，高尿酸水平可能会额外提高冠心病不良事件的风险。高尿酸水平能够独立预测心源性死亡，并且是心力衰竭患者不良预后的独立相关因素。

2. 高尿酸血症与脑血管疾病

大量研究提示，高尿酸水平是颅脑血管动脉硬化性狭窄的独立危险因素，且血管狭窄程度与血尿酸水平呈正相关。WHO 已经明确表明，脑血管疾病的独立危险因素为高尿酸血症，而在 2 型糖尿病患者中高尿酸血症更是脑血管意外的危险因素。非洲一项研究显示，高尿酸血症能够较强预测男性心急梗死、男女脑卒中和女性全因死亡率。此外，高尿酸血症能够独立预测中老年糖尿病患者发生脑卒中事件的可能性。

高尿酸血症导致脑血管动脉粥样硬化的机制到现在为止仍不是非常明确，大概有以下几个方面的机制学说：①高尿酸水平增加机体氧化应激反应，能够诱导 LDL-C 的氧化，加速血脂的过氧化，介导颈动脉在内的血管粥样硬化形成；②尿酸溶解度较低，导致尿酸盐晶体黏附在血管壁内，破坏血管内膜分泌功能；③尿酸生成增多的同时氧自由基也随之增多，能够发生炎性反应，因此经过炎性反应而激活血小板及机体凝血过程，破坏血管内膜功能，导致动脉粥样硬化及动脉斑块的形成；④尿酸通过抑制乙酰胆碱从而抑制血管的舒张功能；⑤尿酸能够使机体血液循环中内皮素含量增加，加重血管硬化。

由此可见，高尿酸血症与代谢综合征及动脉粥样硬化性疾病的发生发展密切相关，颅脑血管动脉硬化性狭窄是独立危险因素，且血管狭窄程度与血尿酸水平呈正相关，应引起大家重视。

第八节 非酒精性脂肪肝

一、定义

1980 年，Ludwing 等首次提出非酒精性脂肪肝炎的概念，他在未饮酒的人群的肝内发现了和酒精性脂肪肝炎相同的炎症特征。

脂肪性肝病（fatty liver disease，FLD）定义是肝脏甘油三酯的储积大于肝脏湿重的

5%，或为光镜下每单位面积肝实质细胞脂变 >30%。脂肪性肝病具多样的病因和多种的形态谱，包括单纯性脂肪肝、脂肪性肝炎、脂肪性肝纤维化，以及其进一步的进展肝硬化和肝细胞癌。10%~20%的脂肪肝患者可发展至脂肪性肝炎，其中2%~3%可进展至脂肪性肝纤维化甚至肝硬化。非酒精性脂肪肝病（non-alcoholic fatty liver disease，NAFLD）是一个排除性诊断，在诊断为脂肪性肝病的基础上，无饮酒史或饮酒折合酒精量男性 <140g/w（女性 <70g/w）；并除外病毒性肝炎、药物性肝病、全胃肠外营养、肝豆状核变性等可导致脂肪肝的特定疾病。

二、流行病学

随着生活方式的西化和饮食习惯的改变，NAFLD 的患病率不断攀升。NAFLD 是欧美等西方发达国家肝功能酶学异常和慢性肝病最常见的原因。近年来，NAFLD 的患病率有明显上升且呈低龄化发病趋势。流行病学研究发现，NAFLD 可能是隐源性肝硬化最主要原因。世界范围内因使用不同的评估方法，NAFLD 的患病率在6%~33%（平均约20%）。在美国，NAFLD 在人群中的患病率约为30%，是引起肝移植的第3位病因，仅次于丙型肝炎和酒精性肝脏疾病。NAFLD 患病率存在种族差异，有报道发现西班牙人中的患病率最高（45%），其次为高加索人（33%），再是非洲籍美国人（24%）。《2017年亚太工作组非酒精性脂肪性肝病指南》指出，一项基于肝脏影像学的研究显示，约1/4的亚洲人群患有 NAFLD。男性中患病率明显高于女性，特别是在亚洲人群中。NAFLD 患者的终末期肝病、CVD 和糖尿病的危险性较正常对照组显著增高，这些为其导致总死亡率升高的原因。尽管 NAFLD 在人群中的患病率如此之高，大部分的脂肪肝患者都是无症状的，有的有轻微的上腹部疼痛或疲劳。实验室检查中最普遍的还是肝酶的升高（特别是 ALT 升高），但是其一般是轻中度升高，且在2/3的 NAFLD 人群中是正常的，因此肝酶升高是一个 NAFLD 不太可信的标志物。大部分的患者只是因为肝酶增高或 B 超发现而去就诊。患有糖尿病的患者很多肝酶正常，因此很多临床医生会忽略患者患有 NAFLD。在肥胖人群中，目前人们似乎对 NAFLD 的危害性尚缺乏认识和重视。

三、脂肪肝的诊断标准

1. 临床诊断标准

凡具备下列第1~5项和第6或第7项任一项者即可诊断为 NAFLD：

（1）有易患因素如肥胖、2型糖尿病、高脂血症和女性等；

（2）无饮酒史或饮酒折合酒精量每周 <40g；

（3）除外病毒性肝炎、药物性肝病、Wilson 病、全胃肠外营养和自身免疫性肝病等；

（4）除原发病临床表现外，可出现乏力、肝区隐痛等症状，可伴肝脾肿大；

（5）血清转氨酶可升高，并以 ALT 为主，可伴有 GGT、铁蛋白和尿酸等增高；

（6）肝脏组织学有典型表现；

（7）有影像学诊断依据。

2. 影像学诊断

（1）单纯性脂肪肝B超表现为：①肝区近场弥漫性点状高回声，回声强度高于脾脏和肾脏，少数表现为灶性高回声；②远场回声衰减，光点稀疏；③肝内管道结构显示不清；④肝脏轻度或中度肿大，肝前缘变钝。

仅具备①项者作为疑似诊断；具备第①项加其余1项以上者可确诊为脂肪肝。CT平扫表现为肝脏密度普遍低于脾脏或肝/脾CT比值≤1。肝脏密度降低，CT值稍低于脾脏，肝/脾CT比值≤1.0者为轻度；肝/脾CT比值≤0.7，肝内血管显示不清者为中度；肝脏密度显著降低甚至呈负值，肝/脾CT比值≤0.5，肝内血管清晰可见者为重度。

（2）脂肪性肝炎除上述影像学表现外，可出现肝实质密度和信号改变，脾增厚或肿大，胆囊壁增厚或胆囊形态改变等。

（3）脂肪性肝纤维化和肝硬化影像学主要表现为肝裂增宽，肝包膜厚度增加，肝表面不规则，肝内回声/密度/信号不均匀，各肝叶比例失常，门静脉主干管径增粗，门静脉每分钟血流量参数增加，脾脏体积指数增大，胆囊壁增厚或胆囊形态改变等。

3. 组织学诊断

非酒精性脂肪肝病理改变主要为大泡性或大泡性为主伴小泡性的混合性肝细胞脂肪变性，组织学诊断可分为单纯性脂肪肝、脂肪性肝炎、脂肪性肝纤维化和肝硬化。

（1）单纯性脂肪肝低倍镜下1/3以上的肝细胞脂肪变性和脂肪贮积，但无其他明显组织学改变；即无炎症、坏死和纤维化。脂肪变性和脂肪贮积的肝细胞<1/3者为肝细胞脂肪变。占肝小叶1/3～1/2为轻度脂肪肝；占肝小叶1/2～2/3为中度脂肪肝；占肝小叶2/3以上者或肝细胞弥漫脂肪变性呈鱼网状者为重度脂肪肝。

（2）脂肪性肝炎主要表现为肝细胞内有大泡性脂肪滴贮积，伴肝细胞气球样变，甚至肝细胞不同程度的坏死，以及小叶内和门管区混合性炎症细胞浸润。可伴有肝纤维化、糖原核、小叶内脂肪性肉芽肿、嗜酸小体和脂肪囊肿等表现，少数病例可见Mallory小体和肝细胞巨大线粒体。

（3）脂肪性肝纤维化和肝硬化根据肝腺泡3区纤维化、门静脉纤维化、架桥纤维化的程度和肝硬化的有无可将脂肪性肝纤维化分为4期：S1为局灶或广泛的肝腺泡3区窦周纤维化；S2为上述病变＋局灶性或广泛性门静脉周围纤维化；S3为S2病变＋局灶性或广泛桥接纤维化；S4为脂肪性肝硬化，形成的纤维隔从中央静脉到门管区分隔肝小叶，形成假小叶。在肝硬化发生后，肝细胞脂肪变性和炎症可减轻，有时可完全消退。

四、临床分型诊断

符合非酒精性脂肪肝临床诊断标准者，其临床分型如下：

1. 单纯性脂肪肝

凡具备下列第 1~2 项和第 3 或第 4 项任一项者即可诊断。

（1）具备临床诊断标准 1~4 项；

（2）肝功能检查基本正常；

（3）影像学表现符合轻、中度脂肪肝；

（4）肝脏组织学表现符合单纯性脂肪肝，无明显肝内炎症和纤维化。

2. 非酒精性脂肪性肝炎

凡具备下列第 1~2 项和第 3 或第 4 项任一项者即可诊断。

（1）具备临床诊断标准 1~4 项；

（2）血清 ALT 和（或）GGT 高于正常值上限的 1.5 倍，持续时间 >4 周；

（3）有影像学诊断依据；

（4）肝脏组织学诊断证实。

3. 脂肪性肝纤维化和（或）肝硬化

凡具备下列第 1~2 项和第 3 或第 4 项任一项者即可诊断。

（1）具备临床诊断标准 1~4 项；

（2）肝功能和血清肝纤维化标志可正常或异常；

（3）影像学提示脂肪肝伴肝纤维化或肝硬化；

（4）肝脏组织学诊断证实。

五、脂肪肝产生的机制

肥胖、脂代谢紊乱、2 型糖尿病和代谢综合征是 NAFLD 的危险因素。此外，在亚太地区也发现了 NAFLD 的其他危险因素，包括甲状腺功能减退、多囊卵巢综合征、阻塞性睡眠呼吸暂停，垂体功能减退症和性腺功能减退等。

脂肪肝的"二次打击"学说认为 FLD 的发病机制为：

"第一次打击"是肥胖、胰岛素抵抗等因素引起的，其中胰岛素抵抗是引起脂肪肝的关键致病因子，胰岛素抵抗导致血中游离脂肪酸水平升高，游离脂肪酸水平超过了肝脏 β 氧化能力及输出能力，那么就会加重肝脏脂质沉积，促使单纯性脂肪肝的发生，它是 FLD 发病的基础，进而启动第二次打击。

致病因子通过以下机制诱发 NAFLD：①游离脂肪酸（FFA）输送入肝过多，进而肝细胞对 FFA 的摄取及用于合成 TG 相继增多，最终造成肝内脂肪蓄积。②肝细胞合成 FFA 增加或从碳水化合物转化为 TG 增多，当肝细胞合成 TG 能力超过其分泌能力时，则诱致 NAFLD。③脂肪酸在肝细胞线粒体内氧化利用减少，肝细胞通过加速合成以防细胞内脂肪酸蓄积中毒，诱发 NAFLD。④低密度脂蛋白合成或分泌障碍，引起 TG 排泄减少，从而导致肝细胞脂肪蓄积形成 NAFLD。

"二次打击"的主要因子包括氧化应激、细胞因子，促炎症因子及线粒体功能障碍。增加了肝细胞对凋亡和坏死的易感性，导致炎症坏死，继而造成肝脏细胞外基质的合成大于降解，便进一步发展为脂肪性肝纤维化和脂肪性肝硬化。

六、脂肪肝与代谢综合征

NAFLD 在肥胖、糖尿病和其他 MS 的人群中很常见，因此其被认为是 MS 在肝脏中表现。中心性肥胖、NAFLD 均是与 MS 相关的重要危险因素，但是临床上可观察到许多人患有"非肥胖的肥胖病"，即无中心性肥胖但是有 NAFLD 的人，这类人有明显的代谢紊乱，而许多有中心性肥胖的人中无明显代谢紊乱。因此，相对于中心性肥胖，有可能 NAFLD 才是 MS 更好的标志。

内脏脂肪增加与糖耐量受损、胰岛素抵抗及 VLDL-TG 分泌增加有关。其机制目前尚不清楚，有观点认为内脏脂肪释放大量的游离脂肪酸、细胞因子及炎症因子进入门静脉，进而进入肝脏，干扰胰岛素作用，此为"门静脉学说"。但是近来门静脉学说逐渐受到质疑，有研究表明，门静脉中大多数游离脂肪酸来源于腹部皮下脂肪，进入肝内或肌肉内的脂肪酸中，只有 <20% 来源于肥胖患者内脏脂肪的脂解作用，全身体循环中只有 14% 的脂肪酸来源于内脏脂肪的脂解作用。近年来多个研究表明，肝内脂肪相同而内脏脂肪不同时，其胰岛素敏感性无明显差别。因此，有学者提出，肝内脂肪，而不是内脏脂肪，是引起胰岛素抵抗的主要因素。过去传统观点认为内脏脂肪、肝内脂肪均独立地与胰岛素抵抗相关。因此，内脏脂肪与胰岛素抵抗及 MS 的关系，目前尚存争议，需要更多的实验加以证明。

1. 胰岛素抵抗与非酒精性脂肪性肝病

胰岛素抵抗是指外周组织对胰岛素的敏感性及反应性降低，胰岛素的生物学效应下降。通过建立高脂大鼠模型研究发现，胰岛素抵抗和糖代谢紊乱是大鼠 NAFLD 发生过程中的始动和重要因素，并且也与 NAFLD 的预后有关，提示胰岛素抵抗不仅是首次打击也是二次打击。胰岛素抵抗与 NAFLD 相关，这不仅在动物实验中得到了验证，最近的几个临床研究亦发现几乎所有的 NAFLD 病人都既存在外周胰岛素抵抗又存在肝脏胰岛素抵抗，且不依赖于糖尿病或糖耐量受损及肥胖。此外，NAFLD 中代谢综合征的组分如中心性肥胖、高血压、高甘油三酯血症及 2 型糖尿病的发生率甚高，NAFLD 被认为是代谢综合征的肝脏表现。胰岛素在 NAFLD 发生中的作用与调节脂肪生成的转录因子固醇调节元件结合蛋白-1（SREBP-1）有关。SREBP-1 是调节肝脏脂肪合成有关的酶，包括脂肪合成酶（FAS）、乙酰辅酶 a 羧化酶（ACC）和 3-磷酸甘油酰基转移酶（GPATs）等活性和表达的一个关键转录因子，SREBP-1 过度表达可使 FAS、ACC 等的 mRNA 水平升高，从而导致肝脏 TG 含量升高，促进了脂肪变性发生。SREBP-1 的表达受胰岛素调节。胰岛素抵抗时，由于胰岛素对脂肪分解的抑制作用减弱（主要与胰岛素对脂蛋白脂酶合成的刺激作用下降有关），脂肪组织脂解大于合成，储脂能力下降，从而造成脂肪的异位沉积，包括肝脏、肌肉和胰岛等。而肝脏的脂肪沉积使肝脏对额外的打击（如活性氧）易于发生更严重的肝细胞损伤。另一方面，胰岛素抵抗引起 FFA 增加，肝脏氧化应激水平增强。这主要是通过损伤线粒体及诱导微粒体过度表达

CYP2EI 来实现的。FFA 水平升高不仅促进 NAFLD 发生，还可刺激胰岛 β 细胞分泌胰岛素增多而产生或加重高胰岛素血症，并使胰岛素介导的葡萄糖摄取和利用降低及促使肝糖异生，使肝葡萄糖输出增加，进一步加重胰岛素抵抗。另一方面，异位脂质沉积（包括脂肪肝）亦可加重胰岛素抵抗。国内外均有研究表明，使用胰岛素增敏剂如二甲双胍、罗格列酮可以改善脂肪肝患者的肝功能及降低甘油三酯，并有组织学改善。使用二甲双胍治疗脂肪肝患者 3 个月后，肝脏生化指标、肝组织学炎症、坏死、纤维化及胰岛素敏感性均有所好转，但继续到 6 个月时，生化指标、胰岛素敏感性又出现反复。使用罗格列酮治疗脂肪肝可以改善肝脏组织学的临床实验也有报道。

2. 游离脂肪酸（FFA）

FFA 是机体的一个主要供给能量的来源，贮存于脂肪组织细胞中的甘油三酯分解可提供大量的 FFA。FFA 代谢途径一是供肌肉细胞利用，二是被肝脏摄取，再合成为甘油三酯，组成 VLDL 或氧化为乙酰辅酶 a。血浆 FFA 上升表示脂肪动员加强。胰岛素可以抑制 FFA 的产生，如果这种抑制发生缺陷，就会造成餐后有更多的 FFA 输入肝脏，FFA 和甘油三酯是肝脏 VLDL 的主要来源。当 IR 导致葡萄糖摄取和 FFA 的抑制都减弱时，就可使肝脏合成和分泌 VLDL 和甘油三酯的量增加。IR 时 TNF-α 水平增高，TNF-α 可通过抑制脂蛋白脂酶（LPL），在抑制脂肪细胞对外源性脂质摄入的同时，促进脂肪细胞内脂肪分解升高 FFA。

3. 氧应激与脂质过氧化

氧应激与脂质过氧化损伤在脂肪肝的形成和发展过程中起重要作用，是脂肪肝受到第二次打击进一步发展的重要因素。活性氧即反应性氧（ros）是分子氧在氧化过程中形成的中间产物，包括超氧阴离子、过氧化氢、羟自由基以及有高活性的三线态氧和单线态氧，ros 对组织有强大的破坏作用，它可以氧化大分子物质引起多聚不饱和脂肪酸、蛋白质、dna 损害。过多的活性氧还可损伤线粒体，反过来影响游离脂肪酸代谢，进一步加重肝脏的脂质蓄积。并且氧化应激还可以诱导细胞色素 P450 2E1 在肝细胞内的表达从而产生自由基导致脂质过氧化的损害反应。脂质过氧化是指自由基与不饱和脂肪酸氧化分解成各种产物的复杂过程，既破坏生物膜的结构与功能，又形成一系列脂质自由基及降解产物——丙二醛（MDA）和 4 羟基壬烯醛等；这些物质可进一步使细胞内蛋白质发生交联，形成 mallory 小体，并诱发免疫反应，趋化中性粒细胞，导致炎细胞浸润。

4. 细胞因子内毒素和某些内毒素诱导生成的细胞因子

如肿瘤坏死因子、白介素 IL-6 等可直接或间接地对肝细胞造成损害，如通过对中性白细胞的趋化作用造成肝细胞损伤和肝纤维化。在 NASH 患者中这些细胞因子的释放可能与以下几种因素有关：①单核巨噬细胞功能异常；②氧化应激反应所致细胞因子的异常表达；③脂肪组织直接释放，如肿瘤坏死因子；④肠道细菌过度增殖。有研究表明，肥胖个体的脂肪组织和肌肉组织中 TNF-α 表达增加，并与 BMI、空腹血浆胰岛素水平呈正相关，TNF-α 能诱导产生高胰岛素血症；而减轻体重后，体内脂肪组织中

TNF-α 的生成减少，机体胰岛素敏感性亦同时改善。TNF-α 可通过抑制脂蛋白脂酶活性，促进脂肪细胞内脂肪分解，使 FFA 水平升高，而 FFA 浓度与血浆胰岛素浓度密切关联。FFA 的短期升高可增加空腹基础胰岛素分泌及葡萄糖刺激的胰岛素分泌，而其长期升高则表现为基础高胰岛素分泌和葡萄糖刺激的胰岛素分泌障碍。FFA 通过影响胰岛素信号传导通路的蛋白，抑制胰岛素受体底物 1（IRs 1）的表达与酪氨酸磷酸化，从而降低组织器官对胰岛素的敏感性，参与 IR 的发生。TNF-α 和其受体 p55 在非酒精性脂肪肝中表达增加与其严重程度呈正相关，而且 TNF-α 诱导肝细胞线粒体 *UCP2* 基因表达，后者可抑制线粒体内 ATP 的生成，导致细胞坏死。IL-6 能降低胰岛素受体底物-1（IRs 1）酪氨酸磷酸化，从而使胰岛素信号传导受阻，引发 IR。另外，IL-6 可通过瘦素参与 IR 的发生，肥胖个体对瘦素受体不敏感，使其抑制胰岛细胞分泌胰岛素的作用降低，而致高胰岛素血症、IR，进一步诱发或加重 NASH。

5. 瘦素

瘦素是由 *ob* 基因编码，脂肪组织分泌的肽类激素。人类瘦素主要由白色脂肪组织分泌，棕色脂肪、骨骼肌、胃黏膜、胎盘等组织分泌量少。瘦素分泌受许多因素影响，其中胰岛素、肾上腺素、雌二醇、IL-1、TNF-α、胰岛素样生长因子 1 以及进食、体脂肪增加均促进瘦素分泌，而睾酮 β 肾上腺素能受体阻滞剂及禁食均抑制瘦素分泌。瘦素的主要作用是调节机体脂肪的平衡。当外周脂肪增多时，血中瘦素水平升高，在外周通过抑制乙酰辅酶 a 羧化酶来抑制脂肪合成；在中枢通过 JAK-STAT 信号通路作用于下丘脑，通过抑制神经肽 Y 产生及促进促黑色素细胞刺激素的释放，引起食欲下降、摄食减少。瘦素通过作用于下丘脑的瘦素受体，抑制神经肽 Y mRNA 的表达，导致摄食减少和能量消耗增加，使胰岛素的分泌也降低，继而也减少瘦素的释放。瘦素还可以调节肾上腺素、生长激素、甲状腺素的分泌，促进生殖、造血、免疫及血管增生，并且具有排钠利尿作用。瘦素还参与肝脏糖及脂肪的代谢调节。NAFLD 患者血清中的瘦素水平显著增高以及存在瘦素抵抗，导致正常的胰岛-脂肪细胞轴受到损坏，瘦素抑制胰岛素分泌的能力降低，从而加重机体 IR 以及高胰岛素血症，促使肝脏摄取脂肪增加，加重脂肪酸堆积从而引起脂肪肝的发生。

6. 脂联素

脂联素可以改善 IR，增加骨骼肌脂肪酸氧化，抑制肝糖原的异生，是机体脂质代谢以及糖稳态调控的重要因子，是胰岛素增敏剂和 TNF-α 拮抗剂。它可通过减少 TNF-α 的合成和激活 PPAR-α 来阻止由脂多糖（LPS）介导的细胞坏死及凋亡。

7. 碱性成纤维细胞生长因子-19（FGF-19）和 FGF-21

FGF-19 和 FGF-21 是近年来发现的新的脂肪因子。二者在调节血糖、增加胰岛素敏感性、调节脂肪的合成、促进能量消耗等方面起着关键的作用。胰岛素抵抗、脂代谢的紊乱是非酒精性脂肪肝病的重要致病机制。而肝脏是 FGF-19 和 FGF-21 重要的靶器官，二者可分别与肝细胞上的碱性成纤维细胞生长因子受体-4（FGFR4）、FGFR1-3 相互作用，激活细胞内能量代谢 AMPK 信号通路，调节脂肪代谢关键酶的表达，减少脂肪的合成，促进脂肪的分解代谢，从而减少肝细胞内脂质的蓄积；此外，FGF-19、FGF-21还可以通过改善胰岛素抵抗发挥作用。研究发现，2 型糖尿病及 NAFLD 患者血浆 FGF-21 水平可明显升高。亦有研究显示 2 型糖尿病并脂肪肝患者血浆 FGF-21 水平明显高于健康组合单纯脂肪肝组，也提示血浆 FGF-21 水平升高可能与 2 型糖尿病并脂肪肝的发病有关。这些研究揭示 FGF-21 水平的升高可能是机体胰岛素抵抗、胰岛素功能受损的一种代偿机制。在成人非酒精性脂肪肝病患者，FGF-19 的水平显著降低，并且肝脏对 FGF-19 的反应性严重受损外。血浆空腹 FGF-19 水平与肥胖青少年非酒精性脂肪肝病也呈负相关。亦有研究显示，非酒精性脂肪肝病儿童患者血 FGF-19 和 FGF-21 的水平与脂肪肝病的进展成负相关关系。

因此，FGF-19、FGF-21 对非酒精性脂肪肝及糖尿病的发生、发展具有关键作用。

七、脂肪肝的中医发病机理

中医学中无"脂肪肝"的病名，中医对于本病的最早记载见于《难经》："肝之积，名曰肥气。"另有多部中医文献对其进行记载：《素问·缪刺论》曰："邪客于足少阳之络，令人胁痛不得息。"《素问·藏气法时论》曰："肝病者，两胁下痛引少腹。"《金匮要略·五脏风寒积聚病脉并治》曰："积者，脏病也，终不移，……"。可见，传统中医根据脂肪肝的发病机制、临床表现将其归属到个别症候之中，如"肝积""肝擦""肝着""肝胀""胁痛""黄疸""鼓胀"等。中国中医药学会诊断专业委员会主编的《中医诊断学杂志》将脂肪肝的中医病名定为"肝癖"。肝癖又名肝病，是因肝失疏泄，脾失健运，痰油气血游积于肝。以胁胀或痛，右胁下肿块为主要表现的积聚类疾病。

非酒精性脂肪肝的中医病因病机。《黄帝内经》对积聚的病因病机有着精辟的论述，认为积聚形成的病因病机主要有三：一是外感寒邪，气滞、津停、血疾而成。《灵枢·百病始生》有曰："寒，汁沫与血相搏，则并合凝聚不得散，而积成矣。"二是七情刺激，气滞、津停、血疲而成。《灵枢·百病始生》曰："若内伤于忧怒，则气上逆，气上逆则六输不通，温气不行，凝血蕴里而不散，津液湿渗，著而不去，而积皆成矣。"三是饮食不节，起居失常，劳倦太过，损伤肝、脾、肾，致使气血疲滞，水湿停聚而成积病。

可见，无论病因为何，最终均导致气滞血疲而成积聚。《丹溪心法·积聚痞块》称"块乃有形之物，疲与食积死血而成也。"《景岳全书·杂证读积聚》曰："积聚之病，凡饮食、血气、风寒之属皆能致之。"总结历代医家观点，可见情志抑郁、饮食内伤、邪毒稽留、他病转归等多种致病因素协同作用，最终可致气滞血瘀，痰凝血结而成积聚。自《难经》以后，历代医家在《黄帝内经》基础上认为，聚证病在气分，病机以气机阻滞为先；积证病在血分，病机以淤血凝结为要。正如王清任在《医林改错·积块》篇所言："气无形不能结块，结块者必有形之血也，血受寒则凝结成块，血受热则煎熬成块。"

中医学认为，肝藏血，故血藏则收于肝脏；肝主疏泄，气为血之帅，血液运行有赖气机之推动，故血行则需肝之疏泄气机。因此，肝脏为病，藏血、疏泄功能异常，则血之运行、收藏均可失常，痰血癖阻于肝络，日久凝结可成积聚。目前大多数学者认为，脂肪肝的基本病机为痰淤互结，亦可兼有气滞、湿浊、湿热等病因病机，与积证病机所一致的是，脂肪肝的病机要点始终离不开瘀血致病。

第九节　多囊卵巢综合征

一、定义

多囊卵巢综合征（polycysticovarysyndrome，PCOS）是引起育龄期妇女月经紊乱和不孕的常见生殖性内分泌疾病，以雄激素过多、慢性稀发排卵或无排卵性不孕和卵巢多囊样改变为主要症状，是育龄期女性不孕的主要原因。1935 年 Stein 和 Leventhal 首先对卵巢多囊样改变、月经紊乱、肥胖和多毛做了描述。称之为 Stein-Leventhal 综合征（S-L 综合征），在 20 世纪 60 年代以后被改称为 PCOS。随着人们对多囊卵巢综合征研究和认识的不断加深，国外学者在对大范围的人群研究中发现，PCOS 的发病情况和临床表现因人因地而异，地区、种族的不同，生活饮食习惯和年龄的不同等都会对其临床表现及发病情况造成影响。

二、流行病学

Francesco 等的研究发现，根据 NIH（National Institutes of Health，NIH）标准，P-COS 在育龄妇女中的患病率为 6%~10%，根据更为广泛的鹿特丹诊断标准，其患病率甚至可高达 15%。我国各地区 PCOS 患病率在 2.4%~8.25%。2007 年 10 月至 2011 年 9 月进行的大样本、多中心的流行病学研究，使用鹿特丹诊断标准调查了我国 10 个省市中 152 个城市社区和 112 个农村社区的 15 924 名 19~45 岁汉族育龄妇女，调查结果显示，我国汉族育龄期女性的 PCOS 患病率为 5.6%。

三、临床表现

PCOS 的症状发生率在不同国家的表现也不尽相同，欧美等国家报道有 50% 的 P-COS 患者出现多毛和肥胖，而日本妇产科学者在他们的研究中指出，在日本有高达 99% 的已婚 PCOS 妇女出现不孕，仅有 23% 的患者伴有多毛症状，肥胖、多毛等症状的发生率明显较欧美国家的 PCOS 患者的发生率低。中国的 PCOS 患者在卵巢多囊样改变和月经紊乱两方面的发生率较高，而肥胖和高雄激素表现的发生率偏低，所有患者中糖耐量减低和肥胖的发生率也都明显低于欧美国家。从上述不同国家的研究中可以看出，PCOS 的临床表现存在明显的种族和地区差异性。随着社会经济的发展，人们的生活方式和饮食习惯发生了明显的改变，PCOS 发病的高危因素如肥胖、2 型糖尿病、高血压、高脂血症和早发冠心病等的发病率逐年上升，所以导致 PCOS 的发病率也呈逐年上升趋势。同时肥胖、2 型糖尿病、高脂血症、高血压和早发冠心病等也是 PCOS 患者的临床表现和远期并发症，严重影响 PCOS 患者的生命与健康。

四、PCOS 的危害

PCOS 常导致肥胖、高血压、血脂代谢紊乱、血糖异常等代谢异常。2012 年欧洲《多囊卵巢综合征女性健康共识》中提出远期重点关注 2 型糖尿病、心血管疾病等问题。代谢综合征（metabolic syndrome，MS）是一组以中心性肥胖、高血压、血糖调节受损、脂代谢紊乱等为特征的症候群，它是导致 2 型糖尿病和心血管疾病的危险因素。已有研究显示 PCOS 的 MS 患病风险显著高于正常人群，即使去除年龄、体重或胰岛素抵抗因素后，仍然高于后者，提示 PCOS 可能是 MS 的独立危险因素。PCOS 患者的临床表现具有明显的异质性，以不同程度的月经紊乱、高雄激素临床表现或高雄激素血症、卵巢多囊样的形态学改变为主，同时又可伴有胰岛素抵抗、高胰岛素血症和糖耐量减低等糖代谢紊乱，血脂异常和高血压等脂代谢紊乱，研究发现约 2/3 的 PCOS 患者合并有代谢异常。体重增加和肥胖是 PCOS 的常见临床表现，发生率为 50%~70%，且多以腹型肥胖为主，通常在无排卵性不孕开始之前就已出现。肥胖在普通人群中正逐渐流行，这可能会导致未来更高的 PCOS 发病率。胰岛素抵抗和高胰岛素血症是 PCOS 患者糖代谢异常的主要临床表现。胰岛素抵抗（Insulin Resistance，IR）是指胰岛素作用的靶器官（骨骼肌、肝脏和脂肪组织）对胰岛素的敏感性下降，导致胰岛素在促进葡萄糖利用以及摄取等方面的作用减弱，即生理剂量的胰岛素已不能产生正常的生物效应，必须超过正常的胰岛素量才能产生生物效应的一种病理状态。为了维持相对正常的血糖水平，机体代偿性地增加胰岛素的分泌，最终形成高胰岛素血症。高胰岛素血症是胰岛素在处于胰岛素抵抗的情况下调节糖代谢的代偿阶段的标志。2 型糖尿病、高血压和肥胖主要致病因子也是 MS 发生的中心环节。与非 PCOS 患者相比，PCOS 患者更容易发生 2 型糖尿病、高脂血症、高血压及代谢综合征，而胰岛素抵抗是心血管疾病的独立预测因子。

五、PCOS 的诊断

PCOS 的发病机制复杂，临床表现异质性明显，原因是该病涉及了中枢神经系统、垂体-卵巢轴、肾上腺、胰腺和遗传等诸多方面，所以病因至今尚未定论，故也给其诊断造成了困难，PCOS 的诊断标准难以统一。从 1935 年至今，国际上先后共提出了 3 个诊断共识分别是美国国立卫生研究院（National Institutes of Health，NIH）提出的 NIH 标准、欧洲生殖和胚胎医学会（European Society of Human Reproduction and Embryology，ESHRE）与美国生殖医学会（American Society for Reproductive Medicine，ASRM）提出的鹿特丹标准和美国雄激素过多学会（Androgen Excess Society，AES）提出的 AES 标准；1990 年美国卫生组织/美国儿童健康和人类发展组织（NIH/NICHD）制定了第一个被学者们普遍承认的 PCOS 诊断标准：①高雄激素的临床表现和（或）高雄激素血症；②慢性无排卵；③排除具有这些症状的其他相关疾病，如高泌乳素血症、甲状腺疾病和先天性肾上腺皮质增生。但是在该诊断标准中，卵巢多囊样形态学改变（polycystic ovary，PCO）没有被当作诊断条件，而且该标准也并未对具体标准的每一项做出明确解释。因此，各国学者对这一诊断标准存在许多争议。

2003 年欧洲人类生殖和胚胎学会与美国生殖医学学会在鹿特丹 PCOS 专题会议中对美国 NIH 诊断标准进行了修订，并制定了"PCOS 鹿特丹诊断标准"：①有高雄激素的临床表现和（或）生化改变；②稀发排卵或无排卵；③PCO：超声提示卵巢体积≥10mL，和（或）同一个切面上直径 2 ~ 9mm 的卵泡数≥12 个。该诊断标准指出，患者只需要满足卵巢功能异常、高雄激素表现和 PCO 三条标准中的任意两条即可明确诊断。PCOS 仍是一项排除性诊断，必须排除任何可能导致 PCOS 症状的其他疾病。鹿特丹标准在 NIH 的标准上增加了超声下多囊性卵巢这一项，最后导致被诊断为 PCOS 的患者较以往明显增加。有不少学者一方面认为部分正常的女性也会出现卵巢多囊样的形态学改变，然而鹿特丹的诊断标准范围太广，在临床使用的过程中可能会使部分没有内分泌异常或者生育障碍的女性被诊断为 PCOS，从而接受了不正确的治疗。另一方面，由于 B 超医生水平的差异，在多囊和卵泡的大小的判读上可能会造成偏倚，而且根据新的鹿特丹诊断标准，有部分患者可能并没有 PCOS 代谢异常的表现。鉴于此，美国雄激素过多学会在 2006 年制定了 AES 诊断标准。

2006 年 AES 标准：①多毛和（或）高雄激素血症；②稀发排卵或无排卵和（或）PCO；③排除其他相关疾病。该标准明确指出，临床或生化的高雄激素表现是诊断的必备条件，慢性稀发排卵或无排卵和（或）PCO 两项满足其中任意一项即可以诊断为 P-COS。

至目前为止，鹿特丹标准仍然是国际上应用最广泛的诊断标准。NIH、Rotterdam、AES3 个诊断标准都是基于西方国家 PCOS 患者的临床特征而制定的标准，并不适用于描述中国汉族女性的发病情况。而且在临床表现、病理改变和卵巢多囊形态学等方面，PCOS 都存在着明显的种族和地区差异性。

2008 年我国卫生部正式立项"多囊卵巢综合征诊断标准"，以探讨建立适合中国人群发病特点的诊断标准；2011 年，中华医学会妇科内分泌组参考了欧美及日本的诊断标准，基于相关文献以及针对中国人群的循证医学研究，发布了中国的 PCOS 诊断标准。与国外的诊断标准不同的是"疑似 PCOS"这一概念首次在中国多囊卵巢综合征的诊断标准中被提出。该标准指出月经稀发、闭经或不规则子宫出血是诊断的必备条件。另外，再满足下列 2 项中的任意 1 项，即可诊断为疑似 PCOS：①高雄激素的临床表现或高雄激素血症；②超声表现为 PCO。具备上述疑似 PCOS 诊断条件后还必须逐一排除可能引起排卵异常和高雄激素表现的其他疾病。该标准定义了 PCOS 的临床表现和危险因素，并规范了实验室检查和辅助检查，更符合中国 PCOS 患者的临床表现，广泛适用于中国所有的医疗行业，有很强的实用性和权威性，临床意义重大。自 2011 年卫生部发布的新的 PCOS 诊断标准以来，在我国大部分医院得到广泛的应用。

六、PCOS 与代谢综合征

PCOS 不仅是生殖性内分泌疾病，并且还是代谢性疾病。IR 是 PCOS 的核心病理机制，高胰岛素血症与高雄激素血症之间交互作用，影响下丘脑-垂体-卵巢轴（H-P-O 轴）的功能，引起卵泡发育障碍。而肥胖又是 PCOS 患者发生 IR 的一个重要原因。近年研究显示，IR 是引起 PCOS 患者体重增加和肥胖的首要原因，超重和肥胖反过来加剧了 PCOS 的内分泌和代谢紊乱。IR 可直接产生高雄激素血症，而且 IR 与高雄激素血症相互影响，加剧病情进展，IR 及其导致的高胰岛素血症在 PCOS 的发生发展中起关键的作用。PCOS 胰岛素抵抗已成为近年来妇科内分泌领域的研究热点。

PCOS 患者通常伴有多种代谢紊乱，如肥胖、血脂异常、糖耐量异常及高血压等，这也是 MS 的组成部分。目前研究认为，MS 可能会增加 2 型糖尿病和心脑血管疾病的发病风险，PCOS 被认为是 MS 的先兆，肥胖和胰岛素抵抗是联系两者的桥梁。

1. 肥胖

PCOS 患者发生代谢紊乱最主要的原因是腹型肥胖，并且腹型肥胖还能增加 PCOS 患者发生代谢综合征的风险。肥胖型 PCOS 患者的胰岛素抵抗和脂代谢紊乱的严重程度以及代谢综合征的发病率均高于非肥胖型的 PCOS 患者，这可能与脂肪细胞体积增大而导致胰岛素受体相对减少，胰岛素敏感性降低及氧化应激的改变有关，而 IR 严重的 P-COS 患者则存在严重的肥胖问题。研究显示，PCOS 患者的 MS 发生率从 3.2%（BMI < 25kg/m²）增长到 46%（BMI≥30kg/m²），差异具有统计学意义。多项研究已证实，肥胖是 PCOS 的主要危险因素。研究发现减轻 5%～10% 的初始体重可明显改善 PCOS 妇女的生殖、代谢和心理特征，体重减轻还可以降低 2 型糖尿病的风险和代谢综合征的发生率。PCOS 合并 MS 的患者中最常见的 MS 指标异常为低高密度脂蛋白血症及中心性肥胖。

2. 高雄激素血症

除了肥胖和胰岛素抵抗外，青春期 PCOS 患者发生 MS 的另一个重要危险因素是高雄激素血症。研究发现 PCOS 合并 MS 的妇女有较高的高雄激素血症的发生率。但是在多发性雄激素过多的女性中使用 GnRH 激动剂抑制雄激素水平，血脂异常和高胰岛素血症等症状一直持续存在，因此看来，雄激素过多本身可能不直接有助于 PCOS 妇女代谢综合征的发展。另外一种胰岛素抵抗的替代标记可能是性激素结合球蛋白（sex hormone binding globulin，SHBG），即 SHBG 的水平越低，胰岛素抵抗程度就越严重。拥有低水平 SHBG 的患者以后发生代谢异常的可能性更高。与未合并 MS 的 PCOS 患者相比，合并 MS 的 PCOS 患者有更低的 SHBG 水平和更高的游离睾酮水平。因此可以看出，PCOS 患者将来是否发生代谢综合征可能取决于 SHBG 的水平而不是血清总睾酮水平。

七、PCOS 胰岛素抵抗发生的机制

1. PCOS IR 的主要信号传导通路

IR 的发生机制根据胰岛素信号传导通路受损发生的具体节点不同可分 3 种：一是由于胰岛素与受体结合后，细胞内信号传递、磷酸化与脱磷酸化、蛋白质交互反应或者酶促级联反应等原因导致的受体后 IR。二是由 INS 基因突变、数目减少、与胰岛素的亲和力降低、结构异常或者受体酪氨酸激酶活性降低等 INSR 异常导致的受体水平 IR。三是由于胰岛素基因突变引起胰岛素结构发生异常及生物学活性下降等胰岛素自身异常、胰岛素抗体形成及胰岛素过度破坏等原因导致的受体前 IR。大量研究显示，IN-SR 及受体后信号传导的异常是 PCOS 发生 IR 的主要原因。INSR 后的信号通路已成为近来 PCOSIR 机制研究的热点。

（1）PCOS PI3K/AKT 胰岛素信号传导通路异常

研究发现 PCOS 患者胰岛素介导的葡萄糖转运反应性的最大速率出现大幅度下降，这表明此类患者受体后活化减少。

在患有 PCOS 的妇女体内的 sc 脂肪细胞 GLUT-4 葡萄糖载体的含量显著降低，这可能导致胰岛素反应性降低。一项研究表明，PCOS 脂肪细胞中 AKT 的底物 $GSK3\beta$ 存在磷酸化异常。虽然在大约 50% 的 PCOS 妇女的皮肤成纤维细胞分离的 ISNR 磷酸化与对照组妇女相似，但是这些妇女与 INSR 磷酸化异常女性一样都存在严重的胰岛素抵抗。该结果表明，INSR 磷酸化的下游通路存在缺陷，例如 IRS-1 的磷酸化或 PI3K 的活化异常，是某些 PCOS 妇女中胰岛素抵抗的原因。一项在体胰岛素信号传导研究显示，在正常血糖钳夹研究期间活检的骨骼肌胰岛素介导的 IRS-1 相关的 PI3K 活化显著减少，这与 PCOS 妇女的胰岛素介导的葡萄糖清除（insulin mediated glucose disposal，IMGD）减少有关。INSR、IRS-1 和 PI3K 的 p85 亚基含量不变，说明 INSR 和（或）受体后磷酸化存在异常。IRS-2 的含量增加，以补偿减少的 IRS-1 介导的信号传导。与体外研究相似，在 15 分钟和 30 分钟胰岛素给药期间活检的组织显示信号传导变化非常迅速，但是在 90 分钟每次变化都会回到基线。这项研究证实，骨骼肌等主要胰岛素靶组织和 IMGD 在快速胰岛素受体介导的信号传导中存在生理学上相关缺陷。

尽管 PCOS 妇女的 IMGD 显著减少，但有研究表明，PCOS 妇女在持续输注生理剂量的胰岛素 3 小时后，在骨骼肌活检中发现胰岛素刺激的 IRS-1 相关的 PI3K 活性没有明显差异，但发现了 AKT 及其下游靶标 GLUT-4 移位，AS160 激活信号的异常。这可能与 INSR 介导的 PCOS 骨骼肌中 IRS-1 磷酸化和 PI3K 活化的减少有关，因为这些信号传导都是胰岛素刺激葡萄糖摄取的下游通路。

（2）PCOS MAPK/ERK 胰岛素信号传导通路异常

胰岛素可以通过 MAPK/ERK 途径调节对细胞生长和分化的促有丝分裂作用，这种调节作用与胰岛素的代谢调节作用是相独立的，代谢途径可被破坏，而不会改变有丝分裂途径。这种所谓的选择性 IR 是在极端 IR 患者的皮肤成纤维细胞培养中发现的。类似

的选择性胰岛素作用缺陷也在 PCOS 女性皮肤成纤维细胞培养中出现。PCOS 成纤维细胞中胰岛素和 IGF-1 刺激的糖原合成显著降低，而胸腺嘧啶脱氧核苷的合成却与对照成纤维细胞相近。在 T₂DM 患者的葡萄糖钳夹研究试验中，活检的骨骼肌 PI3K 代谢信号传导下降，而 MAPK/ERK 促有丝分裂信号传导却保持正常。在 PCOS 妇女活检的骨骼肌中，MAPK/ERK 通路也是处于正常激活状态。药理学研究中抑制 MEK1/2，抑制 MAPK/ERK 激活，减少 IRS-1 丝氨酸 312 磷酸化，却增强了 IRS-1 相关的 PI3K 活化。这些结果表明，激活 MAPK/ERK 通路，促成 IRS-1 的丝氨酸磷酸化会减少 PCOS 肌管中的代谢信号。该研究也同时发现，促活化有丝分裂信号通路可通过丝氨酸磷酸化近端代谢信号分子如 IRS-1 产生代谢通路的胰岛素抵抗。研究显示，PCOS 患者 MAPK/ERK 信号传导通路参与血管内皮生长因子（vascular endothelial growth factor，VEGF）的合成，卵巢黄素化颗粒细胞可以在胰岛素的促进下合成 VEGF，且 PCOS 患者的颗粒细胞比非 PCOS 患者的会合成更多的 VEGF，这可能是由于 PCOS 患者高胰岛素状态可激活 MAPK/ERK 信号传导通路，异常活化 MAPK/ERK 途径的信号传导，放大其对细胞的生长和分化作用。PCOS 在助孕过程中容易出现卵巢过度刺激综合征，其原因可能与PCOS患者卵巢颗粒细胞 IRS-1、ERK2 基因 mRNA 表达水平显著高于非 PCOS 患者，PCOS 卵巢颗粒细胞 IRS-1 增多，通过 MAPK/ERK 信号传导通路促进颗粒细胞大量增殖，与卵巢增大有关。

2. PCOS 胰岛素信号传导通路的相互作用

胰岛素信号传导的两条主要通路之间存在对话机制，相互影响。Langlais 等研究显示，IRS-1 的磷酸化可进一步激活 MAPK/ERK 信号传导通路，改变通路中参与基因调控及蛋白质合成的酶活性；IRS 蛋白丝氨酸磷酸化引发 IR 的原因可能与损伤下游胰岛素代谢信号传导途径，降低 PI3K/AKT 代谢途径活性有关。选择性 IR 存在于 PCOS 患者骨骼肌组织、肌管细胞及成纤维细胞中，MAPK/ERK 信号传导通路的活化将促进 PCOS 患者的 PI3K 信号传导缺陷，对胰岛素代谢途径存在负反馈调节，参与了 PCOS 患者 IR 的形成。增强的 MAPK/ERK 信号传导通路的活性降低可以 IRS-1 酪氨酸磷酸化水平以及阻滞 PI3K/AKT 信号传导通路，采用特异性抑制剂阻断 MAPK/ERK 信号传导通路之后，PI3K/AKT 信号传导通路的活性明显增强。说明了两条信号传导通路之间确实存在某种竞争机制，共同调节 PCOS 患者的胰岛素信号传导作用。

综上所述，IR 及继发性高胰岛素血症是导致 PCOS 生殖内分泌紊乱及远期代谢并发症的关键病理机制，PI3K/AKT 及 MAPK/ERK 两条信号传导通路异常是 PCOS IR 发生的主要病因。

PCOS 与 MS 有密切关系，患者在临床表现方面具有相互的重叠性。肥胖、血脂异常、糖耐量异常、高血压和胰岛素抵抗是 PCOS 内分泌紊乱的主要表现，并共同参与了 PCOS 复杂的代谢循环，如果进一步发展可增加代谢风险，并最终有可能发生代谢综合征。PCOS 患者发生 MS 的风险增大，合并 MS 的 PCOS 患者将来可能发生 CVD 和 T₂DM 的风险更大。因此在 PCOS 患者中尽早筛查出 MS 的高危人群并加以干预具有重要意义。

八、PCOS 胰岛素抵抗中医研究进展

中医学并无"多囊卵巢综合征"的病名,而是根据临床症状将其划归为"月经后期""闭经""月经过少""崩漏""不孕""癥瘕"等范畴。

中医对 PCOS 胰岛素抵抗的病因病机认识。近现代医家运用中医学理论对 PCOS 的病因病机进行探索和归纳,多数认为本病以肾虚为本,以痰湿、气滞、血瘀为标,涉及肾、脾、肝三脏,病性多属本虚标实、虚实夹杂。

1. 肾虚为本

《傅青主女科》云:"经水出诸肾。"肾藏精,主生殖,为先天之本,人体的生殖功能与肾的气化密切相关。妇女的一生尤其是生殖功能的盛衰与"肾气的盈虚、天癸的至竭"紧密相关。天癸的化生有赖于肾中精气充盛。中医学认为,妇女的生殖功能轴是肾-天癸-冲任-胞宫轴,而 PCOS 的发病主要是因为肾-天癸-冲任-胞宫轴失调,卵巢功能障碍导致排卵功能发生异常,闭锁卵泡滞留于卵巢皮质内不能排出,使卵巢呈现多囊样改变的一种疾病。

2. 脾虚痰湿

《丹溪心法》云:"若是肥盛妇人,禀受甚厚,恣于酒食,经水不调,不能成胎,谓之驱脂满溢,闭塞子宫。"《傅青主女科》亦云:"肥胖者多气虚,气虚者多痰涎……且肥胖之妇,内肉必满,遮隔子宫,不能受精,此必然之势也。"脾主运化,为后天之本,气血生化之源。脾胃功能失常,水谷精微不能化生输布,津液代谢失衡,蓄积体内而为痰湿脂浊,躯脂满溢则为肥胖,阻滞冲任胞宫,气血运行受阻使血海不能按期满溢导致月经后期、闭经甚至不孕。《诸病源候论》有"脾胃虚弱,不能克消水浆,故有痰饮也"之说。"脾虚不运,痰湿阻滞"是肥胖的根本,也是 PCOS IR 所致代谢异常之根本。现代社会工作生活压力及饮食起居不节、缺乏运动及过度思虑、耗伤阴血导致脾虚、气化功能失常而成痰饮,痰湿阻滞使气血运行受阻,加之肝郁进一步阻滞气血,使痰湿瘀血互结。PCOS 可因素体脾虚,或饮食不节,或劳倦思虑过度,伤及脾脏,脾失运化,水湿内停,聚湿生痰,痰湿积聚,浸渍四肢、肌肉,遮隔子宫,导致肥胖,多毛,不孕。

3. 肝郁气滞血瘀

《医宗金鉴·女科心要诀》云:"闭经见脉弦出寸口,则知其志心不遂,情志之为病,多属肝热。"肝藏血,主疏泄,体阴而用阳,女子以血为本,以肝为先天。月经的发生与肝功能密切相关。情志不遂,或突然受到精神刺激,肝气郁结,肝失疏泄,气血运行不畅,冲任失调而致月经后期、闭经、不孕等症。PCOS 患者发病前常有情志不遂等诱因,这些情志因素影响气机、损耗气血,导致肝疏泄失常。肝气郁结,气血运行障碍,冲任气血失调,致使闭经、月经后期、不孕等。因此认为"情志不遂是 PCOS 重要的发病诱因,肝郁气滞是 PCOS 的重要病机"。而肾虚、痰瘀交阻等是肝气郁结进一步发展的结果。肝郁可引发脾、肾、心等脏器病变,肝木乘脾伐肾,脾肾两虚,水湿停聚

较为多见，为 PCOS 主要的病理改变；肝郁化火，心肝火旺或肝肾阴虚为又一变证。

综上所述，PCOS IR 主要是肝、脾、肾三脏功能失调，导致痰湿、瘀血阻滞冲任胞脉的结果。在疾病的发生发展过程中，其证候是动态变化的，而且常表现为多个脏腑虚实证候的相兼夹杂。

第十节　其他因素

一、种族与遗传因素

大量研究表明，有高血压和糖尿病家族史者胰岛素抵抗及发生风险明显增加。代谢综合征和胰岛素抵抗的遗传度在 30%~50%，提示胰岛素抵抗的发生与发展变化受到遗传因素的调控。同时研究发现，糖尿病、高血压和肥胖聚集在同卵双生子中的一致率显著高于异卵双生子，亦说明遗传因素在发生中的重要性。当父母双方都有高血压或糖尿病家族史时，其子女发生的风险增加，且发病风险的增加与家族中患者的例数成正比。以上均提示家族史及遗传因素在糖尿病和高血压的发生中具有重要作用。

MS 患病率在不同种族或民族间有很大差异。根据 WHO 标准，在 20 岁以上人群中，美籍墨西哥人、美籍阿拉伯人、美籍白种人和中国人 MS 患病率分别为 38%、28%、24% 和 14%~18%。按照 ATP Ⅲ 标准进行诊断依次为：美籍墨西哥人 27%、美籍白种人 24%、美籍阿拉伯人 23%、非洲阿拉伯人 21%、葡萄牙人 15%、中国人 12%~21%。美国第三次全国健康和营养调查的 MS 患病率结果亦显示，不同人种代谢综合征患病率也不同，其中，墨西哥裔美国人最高（52%）、高加索人次之（40%）、非洲裔最低（36%）。新西兰关于不同种族患病率调查情况显示，毛利族的患病率为 32%，太平洋地区民族为 39%，其他民族为 16%。

流行病调查研究提示，新疆地区主要少数民族——维吾尔族是 MS 的高发民族，该地区患病率明显高于同地区的其他民族，并且该民族等组分构成也与其他民族不相同，具有其独特的特征。新疆维吾尔族中肥胖及血糖异常的组分较为常见，但高血压的发病则明显低于其他组分。该人群中成人 MS 年龄标化患病率 32.7%（蒙古族 29.4%，哈萨克族 26.7%），MS 的高患病率导致了该民族大量的心脑血管并发症的致残、致死现象。延边地区朝鲜族和汉族居民抽样调查结果显示，按照 CDS 诊断标准，朝鲜族和汉族男性标化患病率分别为 25% 和 13%，女性分别为 24.1% 和 11.7%。无论男女，朝鲜族的患病率均高于汉族。此外，许多研究结果表明种族或民族是患病的危险因素。"节约基因型和表型理论"或许可以解释种族差异。具有节约型基因的个体，体内高水平的胰岛素有利于食物在体内的储存，从而提供抵御食物短缺的缓冲。当社会经济发展迅速时，人们的体力活动减少，摄入过多的高热量食物，使"节约基因"的生存优势转为劣势，短期内可能会导致体重增加，诱发 MS。

二、饮食习惯

代谢综合征与饮食习惯之间的关系已经引起了许多研究者的关注，他们认为西方饮食模式和富含土豆、肉类和酒精的饮食能够增加患代谢综合征的风险，然而含有丰富的蔬菜和水果、牛奶和乳制品及谷物的饮食可能会降低患病风险。然而，大多数研究都是在北美洲或欧洲进行的，结果可能不适于中国人，因为中国人的饮食习惯与西方国家不同。内蒙古自治区蒙古族代谢综合征患病率高与天气寒冷导致牧民运动量少以及与高热量、高脂肪、高盐的饮食有关，而藏族居民膳食中牛、羊肉及奶制品较多，饮料也以酥油茶、奶茶、青稞酒为主，构成了高原居民高脂质、高胆固醇、低维生素的饮食特点，这些因素均导致该族人群代谢综合征患病率高。有学者对我国甘肃省裕固族居民饮食的习惯进行调查，结果显示代谢综合征患病率随该族人群的饮酒量增加而增加，因此合理调整膳食摄入对代谢综合征的防治具有重要意义。四川凉山彝族农民膳食种类单一，饮食以洋芋、苦荞、燕麦和玉米为主，几乎很少食用肉类等高脂肪、高能量的食物。另外，彝族农民主要从事非机械化的手工农业劳动，体力劳动强度较大，彝族农民普遍体态偏瘦。彝族移民离开了原来的生活环境后，生活方式发生了很大变化，在日常生活中膳食结构多样化，高热量、高脂肪食物摄入增加，体力活动减少。另一方面，由于文化和习俗的差异，与汉族居民相比，彝族移民喜好饮酒和喜食动物性食品等高脂肪、高热量食物。良好的饮食习惯是代谢综合征的保护因素，多食少动则是代谢综合征发生的危险因素。

三、吸烟

目前，普遍认为吸烟是和心血管疾病可能的危险因素，长期吸烟者体内血浆甘油三酯和低密度脂蛋白的浓度升高，血浆高密度脂蛋白的浓度降低，引发血脂紊乱。从而导致动脉粥样硬化的发生。另外，香烟中的尼古丁具有抗雌激素作用，通过刺激交感神经抑制脂肪代谢，导致血浆中游离脂肪酸含量增加。随着吸烟量增加，心血管疾病的患病风险明显增加。曾有大量研究报道吸烟会导致血压水平升高，但流行病学研究证实吸烟者的血压水平低于不吸烟者，对这一结论至今尚无合理的解释。最近一项研究提出，吸烟促使胰岛素抵抗发生从而导致高胰岛素血症。有研究表明，目前吸烟是独立的危险因素，吸烟者中与胰岛素抵抗有关的代谢异常组分的聚集比不吸烟者高 6 倍。根据美国第三次全国健康和营养调查的研究结果显示，在正常体重和超重的女性中，从不吸烟者患 MS 的风险显著低于目前吸烟者。韩国有研究证实吸烟者年吸烟量超过 20 包，MS 的患病风险较不吸烟者增加 1.9 倍。但也有研究证实，当把吸烟作为二元变量进行分析时，吸烟与 MS 并无关联。韩国的一项研究证实吸烟者和不吸烟者之间的血压、血糖水平均没有显著性差异。因此吸烟与血压、血糖及是否关联目前尚无定论。

四、性别和年龄

几乎所有国家的研究资料表明，不同性别和不同年龄组人群的分布特征不同，性别与 MS 的关系也存在种族差异。

在白种人，一般男性高于女性。而西班牙裔白种人、墨西哥裔白种人和黑人则是女性高于男性。四川彝族农民男性和女性患病率差异无显著性。在彝族移民和汉族人群中，男性患病率高于女性。彝族移民男性 30 岁以上各年龄组患病率均高于女性。在汉族人群中，男性发病年龄早于女性，在 50 岁以上汉族人群中，男性和女性的患病率趋于相似，在汉族居民中，汉族男性发生风险为女性的 2.46 倍，男性患病率显著高于女性，与浙江瑞安地区的研究结果基本一致。而国内上海、江苏，武汉等地区的研究发现，女性患病率高于男性，在 2001 年的成人患病率调查中，根据 ATP Ⅲ 和 IDF 标准，女性患病率均高于男性。MS 的诊断标准不同，男性和女性的患病率会有很大的差异，国内外研究发现用 ATP Ⅲ 定义时男性患病率明显低于女性。可能是由于中国男性腰围与西方人有很大差异。比较 ATP Ⅲ 和 IDF 定义，两者对男性估算数相同，但按 IDF 定义诊断为的女性较按 ATP Ⅲ 定义多近 30%。

国内外的报道一致认为，MS 患病率随年龄的增长而增加。美国一项为期 6 年的队列研究发现，随着年龄增长，MS 患病率逐渐上升。除此之外，国内外尚有多项研究发现，年龄增加为 MS 的危险因素。在国外同类研究中，土耳其 65 岁以上老年人 MS 患病率为 61.7%，克罗地亚 70~90 岁人群中 MS 患病率为 59.1%~69.6%，俄罗斯 60 岁以上男性 MS 患病率为 24.4%，女性为 44.8%。虽然以上研究采用的 MS 诊断标准不同，但均反映出老年人群 MS 患病状况不容忽视。与国外研究结果相比，我国老年人群 MS 患病率较低，这可能与种族、膳食习惯、生活方式、社会经济状况等因素有关。2009 年 4—5 月，一项基于社区老年人群的 MS 患病情况的横断面研究，通过整群抽样的方法在天津市塘沽区和山东省济南市市中区、安徽省马鞍山市雨山区、重庆市南岸区、四川省成都市武侯区和青羊区辖区所有参加健康体检的中老年社区居民入选为调查对象。以上 5 城市是卫生部社区卫生服务适宜技术试点项目的研究现场，社会经济发展水平和卫生服务利用水平分别代表中国东、中、西部的中老年人群。人群患病粗率为 25.5%。比较各地人群 MS 标化率，天津最低，为 17%；济南最高，为 35.0%，地区差异明显。南京市老年人 MS 患病率为 44.38%，与使用同种诊断标准的研究相比，高于哈尔滨地区老年人患病率（36.64%）和我国台湾地区老年人患病率（40.3%）。各研究老年人 MS 患病率存在差异的原因可能与不同地区、生活环境、生活习惯、饮食习惯有关。显示南京市老年人 MS 患病情况较为严峻，需要引起注意。

五、饮酒

研究发现饮酒与腰围增加和血浆高密度脂蛋白水平升高有关，冠心病患病风险与饮酒量之间的关联为一条 "U" 形或 "J" 形曲线，提示过量饮酒者发生冠心病的风险最大。少量或适量饮酒者发生冠心病的风险最小。而不饮酒者发生冠心病的风险增加。少量饮酒或适量饮酒可以降低血浆甘油三酯水平，升高高密度脂蛋白水平，增加胰岛素敏感性和减少心血管疾病的发生风险，但过量饮酒可引起胰岛素抵抗，血压、空腹血糖和血浆甘油三酯水平上升，引发心脑血管疾病和糖尿病发生，增加心脑血管疾病的死亡率。根据美国第三次全国健康和营养调查的数据，每日或每周饮酒者高密度脂蛋白的平均水平升高 5.1mg/dl，每日饮酒会使高密度脂蛋白水平增加 0.87mg/dl。高密度脂蛋白水平的升高，特别是 HDL_2 和 HDL_3 在激活肝微粒体酶系统中发挥作用。但对其潜在影响心血管疾病发生的机制目前尚有争议。有少数研究认为，饮酒可以降低血压水平，但多数研究表明，饮酒会使血压升高。也有研究提出，偶尔饮酒而不是狂饮具有保护心脏的功能。本研究无法界定偶尔饮酒和狂饮，因此对于饮酒和 MS 的关联性应该慎重下结论。

研究表明，饮酒与 MS 的关联存在着性别差异，韩国的一项研究表明，少量饮酒降低女性 MS 的患病风险。而与男性 MS 无关联。美国第三次全国健康和营养调查结果表明，与不饮酒者相比较，少量和适量饮酒降低发生 MS 的风险，在男性中，过量饮酒明显增加 MS 的发生风险。与饮酒量和冠心病患病风险之间的"J"形曲线相符合，而与不饮酒的相比较，女性过量饮酒比少量和适量饮酒 MS 的患病风险降低得更多。因此，饮酒与关联的性别差异目前还不确定，尚需进一步研究。本研究结果表明，移民男性和汉族男性饮酒与 MS 相关联，在单因素分析中发现少量、适量饮酒和过量饮酒均与移民男性 MS 相关联，过量饮酒与汉族男性 MS 相关联。调整其他可能危险因素以后，仍然提示饮酒与移民和汉族男性 MS 关联，汉族男性过量饮酒者 MS 患病风险为不饮酒者的 2.20 倍，表明过量饮酒是汉族男性 MS 的独立危险因素。移民男性少量饮酒的 MS 患病风险是不饮酒的 3.37 倍，适量饮酒 MS 的患病风险是不饮酒的 3.48 倍，过量饮酒的 MS 患病风险是不饮酒的 2.58 倍。

六、体力劳动强度

科学研究发现，缺乏科学的体力活动是导致代谢综合征发病的最主要危险因素之一，对患有代谢综合征的患者开展的治疗指导活动调查得知，在坚持 10~14 年的科学有效的体力运动治疗之后，患代谢综合征患者的死亡率极大地减少。2002 年，美国糖尿病研究所（ADA），在发表糖尿病最新研究时表明"所有的糖尿病罹患者都理应有机遇从各种各样有价值的体力活动中收获效益"。通过对患者临床表现的观察，患者长期坚持科学体力运动和服用药物的治疗效果要比仅服用药物进行治疗的效果高出 3 倍以上。不难看出，在对代谢综合征预防或治理时，科学的体力运动是必不可少的。我国糖尿病临床研究表明：体力活动可以有效提高胰岛素敏感性，降低 BMI，且在长期的治疗坚持下，人机体对胰岛素的敏感度得到极大的提升，进而改变机体代谢，降低血糖指数；对于未患病群体还可以有效地提高免疫力，大大降低患各种疾病的可能性。

1. 体力活动对于代谢综合征的意义

（1）可以对血糖、血脂进行有效控制

生物学上动物进食后进行消化，糖类物质在大肠处被毛细血管吸收，一部分被人体快速消耗转化为热能，另一部分则转化为各种糖原，储存部位的不同，叫法也不一样，在人机体需要大量能量时，通过胰岛素将糖原分解以供人体对糖类物质的需求。体力活动的介入在第一阶段，糖类物质进入人血管时，减少糖类物质在人机体的累积，加速糖类的代谢，机体胰岛素的分泌增多，胰岛素受体也可以较长时间处于兴奋状态以达到提高胰岛素敏感度的效果。临床实验发现，体力活动对 2 型糖尿病、高血脂有十分明显的治愈效果，可以有效地对血糖、血脂进行调节控制。

（2）对并发症的预防

坚持长期进行科学体力运动，能够使代谢综合征患者心脏的每搏输出量增加，心率减慢，血液含氧量增高，减少血液对血管壁的刺激频率，进而达到降低血压，增强心血管弹性，改善心脏、肺部功能，从而从源头上减少并发症的发生率。

（3）有改善不良的心理作用

长期进行体力活动，可以增加脑部的供血量，使人感到神清气爽，另一方面适度的体力活动还能够有消除不良情绪、改善调节压力的作用。但是，对于一些特殊的代谢综合征患者应该尽可能地减少体力活动量，如肝功能受损者、心脑血管疾病患者等，这类特殊人群由于受到自身生理条件的约束，不适合做长时间过大量的体力活动，故而应该选择强度较低，保持时间较短的运动方式。

（4）改善周身脂肪分布，促进机体协调活动

有规划的体力活动，可以消耗大量能量。当消耗的能量超出自身储备的糖分所能提供的限度时，机体就会调动脂肪继续产生能量。从而达到消耗脂肪这一人体最大"储能机构"的目的，使周身脂肪得到合理的分布，减少坠积脂肪的形成，促进机体在进行复杂活动时的协调性。有研究表明，个体在专业指导下进行体力活动（如健身）时，持续 1 个月后可完成未锻炼时 80% 的复杂机体协调活动。

2. 体力活动对 MS 各方面的影响

患有 MS 肥胖型的患者多数为腹部肥胖，传统的观点认为肥胖的原因是暴饮暴食，对膳食量和种类不加选择。但是根据最近的医学研究表明，造成肥胖的原因是体内能量的消耗太少，患者长时间不进行体力活动。人体在运动时骨骼肌得到了锻炼，骨骼肌的作用是分泌抑制素抑制肌肉的生长。有研究表明，PGC-La 是控制人体能量转换的重要蛋白质。它有产生热量，生成线粒体，抗老化，生成心血管，骨骼肌转换及 Irisin 分泌的作用。而体力活动可以促进分泌 PGC-La，而 PGC-La 可以促进分泌 III 型纤连蛋白 5（FNDC5）。FNDC5 在人体内转化成 Irisin，Irisin 促进脂肪细胞的转化，使白色脂肪细胞转化为棕色脂肪细胞，棕色脂肪细胞分解，体内的能量以热能的形式散发出去。从而达到消耗能量，产生热量，减轻体重的作用。通过观察快跑和慢跑锻炼后人们可以看出，快跑的人体内 Irisin 的含量增多，而 Irisin 的含量增多导致 ATP 水平的下降。说明快跑

后需要增加体内 Irisin 的含量，以满足能量和新陈代谢的需要。长期的体力活动还可以达到瘦身、减肥的效果，腰围减小的程度和体重减轻的程度成正比例关系。体重每下降1.2kg，腰围减小3.8cm。健康规律的生活方式，可以保持良好的身材，同时减小 MS 的患病率。

通过体力运动可以控制 TNF-α 的生成。TNF-α 通过抑制蛋白酶的活性，促进游离脂肪酸的生成，阻止 GLUT 的分泌，切断了胰岛素及其基质之间的传导，造成了人体吸收胰岛素困难。此外，通过体力运动还控制 IL-6 的生成。IL-6 在运动过程中首先被释放到了血液循环中，且 IL-6 的含量随着运动量的增大而升高。IL-6 还有消除炎症的作用。IL-6 会刺激人体的免疫功能，此外，IL-6 通过对 TNF-α、IL-1b 的控制，激活 IL-1ra 和 IL-10，抵抗外界侵害，提高人体抵抗炎症的能力。试验证明，IL-6 含量的增加与运动方式、运动时间和运动强度都有关系。运动可以减小 TNF-α 的生成，提高人体对胰岛素的吸收能力。同时，运动可以减小脏器的脂肪含量，起到减肥效果的同时，也减少了炎症的发生率。IL-6 可以增加人体血液中的糖分。经试验证明，IL-6 是人体在运动时收缩骨骼肌产生的，而在运动时人体对糖的吸收量变小，因此运动可以增加人体对胰岛素的反应的灵敏性，促进人体对胰岛素的吸收。另外，长期运动可以收到瘦身，减脂的效果。而体内的脂肪含量，特别是内脏的脂肪含量与 MS 也有关系。

研究表明，人体内的糖分传输主要有两种途径。一是通过胰岛素刺激产生 Akt。二是通过肌肉收缩或人体细胞缺氧激活。其中 PI3K 的主要作用是激活胰岛素。而 5′-AMP 的主要作用是激活蛋白激酶，这种蛋白激酶参与肌肉收缩。通过临床试验的数据分析得出，患有糖尿病或者体重超标的人体内的 PI3K 的含量很小。已有试验证明，通过运动可以提高血液中 PI3K 的含量，而且可以促进 PI3K 和 Akt 之间的信号传导，促进糖原合成，降低血液中的糖分，防止糖尿病的生成。一项针对有氧运动与机体表现关系进行的大白鼠实验，结果发现大白鼠在经过体力运动训练后体内的 PI3K 和 Akt 的含量均有所上升。对人群进行间歇性游泳负荷训练后发现，骨骼肌的生长受到 PI3K 与 Akt 协同调节的作用。相反，对大白鼠注射一些抑制剂例如 LY294002 和雷帕酶素，PI3K 和 Akt 之间的信号就会被堵塞，运动效果大打折扣。

试验表明，体力活动对正常人、体重超标的人、胰岛素抵抗和糖尿病患者都有好处，运动可以提高人体对胰岛素反应的灵敏性，促进糖分和脂肪的代谢，增加体内蛋白和酶的运动能力。运动能够增加人体内 PGC-1 的生成，PGC-1 可以刺激 GLUT4 发挥作用。GLUT4 是人体内糖分和脂肪代谢反应中的关键酶。PGC-1 可以促进线粒体生成，参与碳水化合物和脂肪代谢，生成新的细胞组织，这种新的细胞组织具有更大的氧化能力和较小的糖分代谢能力。运动可以增加人体中 GLUT4 的含量，促进人体吸收胰岛素，促进 PI3K 级联反应，增加人体消化糖分的能力。MS 患者的血压升高主要原因是体内游离脂肪酸和 TG 含量的升高导致脂肪代谢失调。人体通过一周 50~65 分钟的间歇性运动训练后，血压、LDL-C、TG 含量大幅度下降，HDL-C 的含量增加。由此证明，间歇性运动是治疗高血压和增加 HDL-C 含量的有效手段。运动能达到以上效果的原因可能是：运动能促进骨骼肌的氧化能力，促进脂肪的氧化和消耗。运动时，血液中转运蛋白含量的增加，降低了体内游离脂肪酸的含量。运动可以使体内的蛋白激酶腺苷酸活化（AMP）含量升高，提高脂肪的氧化能力。加大运动的强度能够增加肌肉中 AMPK 的含量。AMPK 可以起到调节体内能量代谢的作用。当体内的能量升高时，AMPK 激活下游信号途径，促进肌肉组织内糖分和脂肪的代谢。当体内的能量降低时，AMPK 可以转化成磷酸或被激活，释放能量，减少能量的消耗。因此，体力活动能够使 AMPK 活性增强，而且减少脂肪在体内的含量，达到减重的目的。

增加人机体蛋白酶活性也是体力活动可以降低血脂指标的原因之一，促进人体脂肪的分解，脂肪分解释放能量，促使 TG 转化为 LDL，并最终形成 HDL。运动可以使人体内肝脏处 LDL 的基因转化，减少 LDL 的含量。运动时，体内新陈代谢加快，脂肪酸氧化释放能量，TG 大量分解，HDL 的含量上升。

大量的试验证明，运动能够降低血压，特别是有氧运动是目前公认的安全降低血压的手段。13 个星期中等强度的有氧运动后可以看出，人体的最大吸收氧气的量在 67% 左右。有氧运动可以达到降低血压，提高心肺功能，预防心脑血管病的作用。有计划、有规律的运动可以平稳地降低血压。人体体重每减少 1.1kg，收缩压下降 6.1mmHg，舒张压下降 3.8mmHg。

运动能够降低血压的主要原因有：

（1）神经中枢调节运动：可以调节中枢神经，缓解人们的紧张情绪，从而保持血压在较低的水平。

（2）促进内皮细胞生成活化物质。运动可以调节血管的舒张和收缩。

（3）适宜的运动可减少血浆肾素和醛固酮的含量，从而降低了血压。

（4）交感神经系统，研究表明有规律的、有计划的运动可以降低交感神经系统活性和血清瘦素水平。研究发现，瘦素能够引起交感神经兴奋，血浆肾素活性增加，瘦素和肥胖、交感神经系统活性的增加，与高血压有很大关系。

七、经济收入

家庭经济收入是与健康行为有关的社会经济指标。早先有研究证实，心血管疾病发生危险因素与社会经济地位呈正相关，而如今在许多经济发达国家，心血管疾病发生危险因素与社会经济地位呈负相关。患病风险与经济因素的关联在发展中国家和发达国家是存在差异的。在发达国家，对这一现象合理的解释为低收入群体更倾向于选择成本较低的高脂肪、高热量食物，从而导致胰岛素抵抗、高血脂和体重增加。在发展中国家，南印度的一项研究显示，中等经济收入的城市居民代谢综合征患病率明显高于低收入的城市居民。国内学者在重庆地区的调查也发现，高收入者患病率高于低收入者。另有研究证实，美国低收入家庭的居民患病率高于高收入家庭居民。法国的一项研究也指出，低收入群体处于不利的社会经济环境中，因此选择低成本的如脂肪含量高、加糖的食物和细粮。另外，与高收入群体相比，低收入群体没有更多的精力从事体育锻炼，而且心理压力较大，这一系列因素引起胰岛素抵抗、高血脂和体重增加，从而导致患病风险增加。另外，有研究表明，在不同人群的患病率差异以及在城镇、农村的患病率差异不仅仅是由于社会经济地位的不同或者社会经济发展水平的不同造成的，更多的是由于人们对疾病和健康及其影响因素的认知、态度和关注程度的差异而导致的。

八、文 化 程 度

文化程度较低为 MS 发生的危险因素。瑞典的一项研究发现，文化程度与腰臀比、血压、血脂水平呈负相关，中年妇女文化程度较低的发病风险为文化程度高的一倍。在匈牙利的一项对中年妇女的研究中，表明文化程度低的女性体重指数和高血压患病率显著高于文化程度高的女性。西班牙的一项研究发现，文化程度与肥胖和高血压患病率呈负相关。在我国的研究中发现，汉族女性中文化程度高者患病率较低，发现文化程度高仍然是肥胖和高血压的保护因素，而在汉族男性中未见文化程度与其相关联，这与国内外的一些研究结果是一致的。对于这一关联的合理解释可能是教育对人们选择食物类型和采取健康行为而产生的影响。文化程度低者由于不健康的饮食习惯、吸烟、肥胖从而增加心血管病的发生风险。通过教育促使人们更容易获得与健康生活方式相关的知识，与男性相比，知识女性更加关注自身健康，保持体重及自觉采取健康的生活方式。而文化程度较低者，对高血压、糖尿病和其他疾病的预防知识了解甚少，决定了其较高的发病率。另外，值得注意的是，目前在高血压、糖尿病等慢性病的预防和控制中，明显存在着"知行脱节"现象。疾病预防成功与否在很大程度上取决于人们是否能够认识到健康行为的重要性从而去自觉地去执行。一些文化程度较高的人群，虽然已经充分认识到疾病的危害及其拥有健康生活方式的重要性。但实际上依然有很多人频繁地暴露于疾病的危险因素下，比如吸烟、过量饮酒，摄入大量高脂肪、高热量饮食。在今后的研究中，我们应该进一步探讨预防控制中的"知行分离"现象及究其成因。对于寻找正确的方法和途径实现"知行统一"目标将具有十分重要的理论和实践意义，在高血压、糖尿病的预防中起着举足轻重的作用。

九、职 业

不适当的工作负荷是导致职业紧张的重要因素，它包括工作超负荷和工作负荷过低两种情况。因没有足够的时间和资源来完成其任务时，任务过重，超负荷现象就出现了。工作超负荷可导致中枢神经系统的过度刺激，使神经处于高度紧张状态，在强烈与重复的刺激作用下促使情绪的恶化和产生神经精神障碍。发现简单的工作与不良心理状态有关，工作负荷过低、责任太小或简单重复而不需要发挥主观能动性，会使职工因感到缺乏自我实现的机会、无法实现自身的价值而产生压力，同时厌倦和对工作不感兴趣可以降低其对紧急情况的反应能力。紧张的生理机制研究表明，在人类存在两个紧张生理反应系统，即下丘脑-垂体-肾上腺皮质系统和蓝斑-去甲肾上腺素/交感神经系统。前者的紧张反应活动为紧张信息由中枢神经系统接受和整合并传送到大脑基底部丘脑下部，丘脑下部分泌促肾上腺皮质激素释放激素（CRH），刺激脑垂体产生并分泌促肾上腺皮质激素（ACTH），ACTH 又促进肾上腺皮质加强激素的合成和分泌，特别是加强糖皮质激素皮质醇的分泌。紧张系统的不同组成部分间存在着很多潜在的相互作用部位，CRH 和蓝斑-去甲肾上腺素交感神经系统似乎参与了一个正反馈链，以致一个系统的激活有导致另一个系统的激活的趋势。此外，紧张反应的效应物，如激素、神经肽和其他信使物质等对生殖、生长和免疫系统都会产生重要影响，在这些效应物中，最重要和研究最多的是皮质醇。国外对职业紧张和皮质醇分泌的关系进行了大量的研究，发现职业紧张可导致皮质醇分泌的增加。糖皮质激素持续增加可促进糖原异生与脂肪分解，导致血清中血糖与甘油三酯浓度升高、高密度脂蛋白的水平降低；儿茶酚胺类物质（如肾上腺素和去甲肾上腺素）的分泌增加，可引起血中胰高血糖素生长激素的分泌量增加，从而促使脂肪的分解作用加强，引起血浆中血糖和甘油三酯浓度的升高。皮质醇增加，会引起中心性肥胖。工作压力即职业紧张与肥胖的发生危险性之间存在着时间累积效应，职业紧张程度越高，发生肥胖的危险性越大。此外，中心性肥胖还可以使机体内白介素-6，肿瘤坏死因子、炎症因子的浓度上升，从而导致胰岛素抵抗，产生代谢综合征。另一方面，职业紧张也可促使吸烟和饮酒等不良健康行为和肥胖的形成，促使 MS 发生。

十、气候环境因素

代谢综合征的患病率在不同地域环境之间有差异。例如内蒙古自治区位于我国北方，天气寒冷，冬季漫长，蒙古族牧民活动较少，导致代谢综合征患病率较高。拉萨市地处高原，海拔高，缺氧环境在一定程度上限制了居民的体力活动，也有可能促进代谢综合征的发生。

十一、合并疾病

1. 慢性肾病

随着代谢综合征发病率的上升，由此继发的肾损害患者也明显增多。临床表现主要是尿蛋白增加，早期主要表现为肾小球高滤过状态，至中晚期肾小球滤过率降低；病理改变以局灶节段肾小球硬化，系膜增生和肾小管萎缩，间质纤维化为主要特征；部分患者为 MS 合并 IgA 肾病。

代谢综合征主要通过以下机制对肾脏造成影响：

（1）胰岛素抵抗和肾脏损害

胰岛素抵抗作为代谢综合征的病理生理基础，通过多种机制引起肾脏损害。胰岛素抵抗引起的交感神经系统兴奋和肾素-血管紧张素系统活化导致血压增高。胰岛素抵抗引起的高胰岛素血症导致肾小球出球小动脉收缩而肾小球内压力增高。这两者引起和加剧了肾小球高灌注和高滤过状态，导致肾小球肥大，引起或加剧蛋白尿，最终导致肾小球硬化。高胰岛素血症引起体内胰岛素样生长因子分泌增加，加剧肾小球肥大。高胰岛素血症引起血管内皮细胞的损伤，同时刺激内皮细胞纤溶酶原活化抑制因子的产生，导致肾小球微血管高凝状态，微血栓的形成。而高胰岛素血症引起的肝脏脂蛋白合成增加，血脂水平增高加剧了肾小球内皮细胞的损伤。

（2）肥胖和肾脏损害

1997 年 WHO 将肥胖正式定义为一种疾病。早在 20 世纪 70 年代人们就已经注意到肥胖与肾脏损害有关。2007 年一项针对中国人群的大规模调查发现，BMI 增高人群（BMI 25 ~ 29.9kg/m^2 及 BMI≥30kg/m^2）与 BMI 正常者相比其发生终末期肾病的风险大大增加。临床上将肥胖引起的肾脏损害命名为"肥胖相关性肾小球病（obesity-related glomerulopathy，ORG）"，根据其病理表现不同，将单纯性肾小球肥大称为"肥胖相关性肾小球肥大症（obesity-associated glomerulomegaly，OB-GM）"，而表现为局灶节段肾小球硬化伴肾小球肥大即称为"肥胖相关性局灶节段性肾小球硬化症（obesity-associated focaland segmental glomerulosclerosis，OB-FSGS）"。ORG 临床上发病比较隐匿，早期常表现为微量至大量白蛋白尿，一般 OB-GM 比 OB-FSGS 的临床表现更轻。与原发性局灶节段肾小球硬化比较，ORG 即使出现大量蛋白尿，患者也很少出现血浆白蛋白的降低或水肿等肾病综合征表现。仅有少量 ORG 患者伴有镜下肾小球源性血尿。ORG 的致病机制比较复杂，多种机制导致了肾小球肥大及局灶节段硬化的发生。血流动力学改变是 ORG 重要的发病机制。相关研究显示，肥胖人群肾血流量增加，导致肾素-血管紧张素系统激活，减轻体重能明显改善肾小球高滤过状态。肥胖患者肾血流动力学改变，肾小球滤过率（glomerular filtration rate，GFR）增高可能与肾小球入球小动脉的扩张有关。肥胖者交感神经系统兴奋性增高，导致肾小球高灌注、高滤过状态，这可能与脂肪组织分泌过多的脂肪因子、胰岛素抵抗及压力感受器功能失调有关。上述血流动力学改变长期存在导致肾小球肥大。肥胖时常常伴有胰岛素抵抗，胰岛素样生长因子分泌增加，也参与了肾小球肥大的发生。研究发现，肥胖者体内的瘦素水平增高，导致肾小球内皮细胞增生，系膜细胞转化生长因子-β$_1$ 表达增加，使肾小球发生局灶节段硬化，系膜增生及间质纤维化。肥胖患者的肝脏脂蛋白合成增加，血脂水平增高也导致肾小球内皮细胞的损伤。

（3）糖代谢异常和肾脏损害

糖代谢异常是代谢综合征的重要组成部分之一，血糖增高是肾脏损害明确的危险因素。糖尿病患者最常见的微血管并发症是糖尿病肾病。糖尿病肾病临床起病隐匿，根据其肾脏损害的程度分为 5 期：Ⅰ期肾小球高滤过期，Ⅱ期正常白蛋白尿期（应激时出现微量白蛋白尿），Ⅲ期微量白蛋白尿期，Ⅳ期大量白蛋白尿期，Ⅴ期肾衰竭期。糖尿病肾病的典型病理表现是结节性或弥漫性肾小球硬化，肾小球基底膜增厚及系膜基质增宽，同时伴有间质及血管病变。糖代谢异常导致肾脏损害的机制十分复杂。高血糖导致的肾脏血流动力学改变及葡萄糖代谢异常是肾脏病变的基础。肾脏血流动力学异常（高灌注、高滤过，GFR 增高）是糖尿病肾病早期的主要表现，也是加重肾脏损害，出现临床糖尿病肾病，最终导致肾脏衰竭的重要机制。糖代谢异常导致前列腺素、NO、心钠素等扩血管物质分泌增多，入球小动脉扩张，肾小球滤过压增高。糖代谢异常导致近端小管钠-葡萄糖协同转运增强，钠盐在近端小管过度重吸收导致肾小球滤过增强。糖代谢异常时，肾小管-肾小球反馈失常也参与了肾小球血流动力学改变。糖代谢异常，血糖水平升高通过多种机制导致了肾脏损害。血糖水平增高，导致肾小球蛋白的非酶糖化，肾小球基底膜胶原合成增加而降解减少，肾小球基底膜胶原堆积、增厚，导致肾小球弥漫性或结节性硬化的发生。而血糖持续升高超过葡萄糖氧化分解能力时，体内多元醇通道激活，葡萄糖转变为山梨醇，而后进一步转变为果糖，这两者在细胞内均不易进一步代谢，从而形成山梨醇和果糖在胞内的聚集，导致细胞内高渗而引起细胞肿胀破坏。而山梨醇和果糖增加一方面导致胶原合成增加，进一步加剧肾小球基底膜增厚，另一方面使细胞膜 Na^+-K^+-ATP 酶活性异常，导致细胞水肿坏死。多元醇通道激活通过产生大量辅酶还原型烟酰胺腺嘌呤二核苷酸（nicotinamide adenine dinucleotide，NADH）从而使二酰甘油合成增多，进一步激活蛋白激酶 C（protein kinase C，PKC）途径。PKC 途径激活通过抑制一氧化氮（nitrogen monoxide，NO）合成、影响内皮细胞通透性、影响血管紧张素 II 的细胞信号传递等机制，导致肾小球基底膜增厚、通透性增高、肾小球血流动力学改变及血管增殖等，最终导致肾脏受损。硫酸蛋白聚糖是肾小球基底膜上重要的带负电荷的阴离子，血糖水平的增高导致肾小球基底膜硫酸蛋白聚糖减少，肾小球滤过膜的电荷屏障破坏，肾小球滤过膜通透性增加，产生或加剧蛋白尿。高血糖状态下，氧化应激反应增强也是导致肾脏损害的重要机制。血浆葡萄糖水平增高，线粒体负荷增加，引起活性氧（reactive oxygen species，ROS）产生过多；而机体抗氧化物质如超氧化物歧化酶（Superoxide Dismutase，SOD）、谷胱甘肽过氧化物酶活性下降导致体内 ROS 的聚集。ROS 的聚集损害多种正常蛋白质、脂质，并诱导产生多种损伤介质，加重肾脏损害。ROS 还导致肾小球细胞外基质合成增多，引起肾小球纤维化。

（4）高血压和肾脏损害

胰岛素抵抗作为代谢综合征的基本病理生理基础，是引起血压升高的重要原因。胰岛素抵抗导致的高胰岛素血症引起细胞膜 Na^+-K^+-ATP 酶与其他离子泵异常，导致细胞内钠、钙浓度升高，使动脉平滑肌对收血管物质反应性增高而对舒血管物质反应性降低；高胰岛素血症引起交感神经系统活性增强，增加心排血量和收缩外周血管；长期高胰岛素血症使肾小管对水、钠重吸收增加，导致体内钠水潴留；高胰岛素可以直接和间接诱导血管平滑肌细胞增生和内膜增厚，增加血管阻力，并减少内皮细胞分泌 NO，这些机制共同作用引起机体血压升高。高血压导致的肾脏损害早期临床表现为肾小管功能受损，出现多尿、夜尿增多，尿比重及渗透压降低，之后逐渐出现肾小球功能损害，出现蛋白尿、GFR 下降、血肌酐升高。高血压肾脏损害早期主要表现在对血管的损害，表现为小动脉内膜增厚、管腔狭窄及入球小动脉玻璃样变，血管病变进一步导致肾实质缺血，出现肾小球缺血性萎缩、硬化，肾小管萎缩及间质纤维化。正常肾单位可代偿性肥大。高血压引起肾脏损害的机制主要是血压升高时肾小动脉的损害引起的肾单位的缺血，导致肾小球硬化及肾小管萎缩。高血压时肾脏血流动力学改变引起肾小球高灌注、高压力、高滤过状态，这种"三高"状态进一步加重肾脏损害，导致肾小球上皮细胞足突融合，系膜细胞及系膜基质增生，而内皮细胞损害进一步导致肾小球微血栓形成，"三高"状态引起肾小球通透性增高，产生并加重蛋白尿继而导致肾间质的损害。高血压患者的肾素-血管紧张素-醛固酮系统（renin-angiotensin-aldosterone system，RAAS）激活，血管紧张素 II 分泌增多，而导致体内转化生长因子-β2（transforming growth factor-β2，TGF-β2）、IL-6、血栓素 A2（thromboxane A2，TXA2）、血小板源性生长因子（platelet-derived growth factor，PDGF）、血小板活化因子（platelet activating factor，PAF）分泌增加，进一步引起系膜基质增生和肾小球纤维化。近年来有的学者对高血压引起肾脏损害的原因提出了一些不同看法。一直以来人们认为高血压引起的血管损害是导致肾脏病变的重要原因。但 Fogo 等在 2002 年对 62 例高血压肾损害患者进行分析后发现，血压水平和肾脏的损害程度并不平行，血管损害严重程度和肾小球病变程度也不相关，故认为还有其他原因导致了肾脏损害。有学者指出，在高血压肾脏损害中，高血压常常合并的胰岛素抵抗和肥胖比高血压本身发挥了更大的致病作用。

（5）脂质代谢异常和肾脏损害

脂质代谢异常是 MS 的重要组成部分，其主要的发生机制之一也是胰岛素抵抗。胰岛素抵抗导致脂肪酸不能被酯化，脂肪组织释放游离脂肪酸。大量游离脂肪酸入血被肝细胞所利用合成 TG，并组装成极低密度脂蛋白（very low-density lipoprotein，VLDL），大量 TG 和 VLDL 入血后形成高 TG、高 VLDL 血症。而 TG 和 VLDL 在胆固醇酶转运蛋白作用下与 HDL 和 LDL 中的胆固醇脂进行交换，形成含 TG 的 HDL 和 LDL。而含 TG 的 HDL 和 LDL 进一步在肝脂肪酶的作用下被分解，释放载脂蛋白 A1（apolipoprotein A-1，ApoA-1）通过肾脏排出体外，而使血 HDL-c 水平下降。富含 TG 的 LDL 在肝脂蛋白酯酶和脂肪酶作用下形成小而密低密度脂蛋白胆固醇（small，dense low-density lipoprotein cholesterol，sdLDL），而血 sdLDL 水平增高。脂质代谢异常引起肾脏损害的机制主要是脂质在肾脏固有细胞沉积。脂质在肾脏固有细胞的沉积可通过受体及非受体介导两个途径。脂质特别是 LDL 通过系膜细胞表面的 LDL 受体作用于系膜细胞，导致系膜细胞增生并发生结构和功能的变化，刺激细胞因子的释放及系膜基质表达增加。脂质代谢异常时，LDL 和氧化修饰低密度脂蛋白（oxidized low density lipoprotein，ox-LDL）一起通过受体途径导致肾小球上皮细胞损伤，上皮细胞产生系膜基质增加。而 ox-LDL 及氧化修饰脂蛋白（a）[Oxidized Lipoprotein（a），ox-Lp（a）] 均能诱导内皮细胞凋亡，它们对内皮细胞的作用呈时间、剂量依赖性。脂质在肾脏细胞的沉积诱发过氧化反应，引起肾脏固有细胞分泌各种细胞因子。而这些细胞因子将导致一系列病理生理变化[细胞增生的信号传递及脱氧核糖核酸（deoxyribonucleicacid，DNA）合成异常]、泡沫细胞形成、炎症细胞浸润，进一步导致细胞增生及凋亡异常以及系膜基质分泌增多，导致肾小球硬化、间质纤维化。脂质中的 LDL 在肾脏固有细胞发生氧化反应可对肾小管细胞产生直接损害。

（6）高尿酸和肾脏损害

代谢综合征患者除有肥胖、高血压、血糖及血脂代谢异常外，常常还伴有高尿酸血症。代谢综合征引起血尿酸增高的机制尚不很清楚，可能和以下的原因有关。代谢综合征患者大多伴有肥胖而摄入量增多，导致嘌呤代谢加快，增加尿酸合成。肥胖时脂肪组织释放大量游离脂肪酸，抑制肾小管对尿酸的排泄，使尿酸通过肾脏排泄减少。高血糖时，血浆葡萄糖能抑制近端小管上皮细胞 Na^+-尿酸的对流转运，Na^+ 内流异常而血尿酸增高。高尿酸引起的肾脏损害常常起病隐匿，进展缓慢，早期表现常常为夜尿增多，之后逐渐出现肾小管性蛋白尿，进一步发生肾小球功能受损，出现 GFR 下降和血肌酐增高。高尿酸对肾脏的损害主要在肾小管和肾间质，以肾髓质最为严重。高尿酸肾脏损害的特征性病理改变为尿酸盐结晶沉积在肾间质和肾小管。高尿酸引起肾脏损害主要是尿酸盐结晶介导的。不溶性的尿酸盐结晶在肾脏组织沉积。一方面这些结晶通过物理作用阻塞肾小管，损害肾小管正常的生理功能；另一方面这些尿酸盐结晶被肾脏细胞摄取，激活补体及细胞因子，启动炎症反应。高尿酸也通过其他的一些机制导致肾脏损害。可溶性尿酸是前炎症介质，介导炎症细胞产生各种炎症因子，激活循环中的血小板，并导致血管内皮的损伤。尿酸能刺激血管平滑肌细胞增生，并增加肾素分泌，激活肾素-血管紧张素系统，导致肾脏损害。

（7）其他因素

近年来发现，在代谢综合征时胰岛素抵抗引起血浆胰岛素增高。胰岛素沉积在肾小球、系膜区和包曼囊壁，导致肾小球结节样病变及肾间质损害。胰岛素引起的肾脏损害可能是胰岛素诱导了细胞凋亡，加重了组织损伤和纤维化。

2. 阻塞性睡眠呼吸暂停低通气综合征

阻塞性睡眠呼吸暂停低通气综合征（Obstructive Sleep Apnea Hypopnea Syndrome, OSAHS）是一种发病率较高的呼吸节律障碍性疾病，它是以反复间断的出现缺氧、复氧、二氧化碳潴留、睡眠结构改变和微觉醒为特点，可导致全身多个器官和系统的损害。

（1）OSAHS 的流行病学

国内外数据显示，OSAHS 在男性中的发病率高于女性，最近的一项关于上海市普陀区 20 岁以上成年人 OSAHS 的患病率调查情况显示，20 岁以上成人 OSAHS 的患病率为 5.10%，男性和女性 OSAHS 患病率分别为 6.23%、3.88%。由于大部分人对 OSAHS 及其并发症的认识不够明确，导致 OSAHS 的早期诊断率较低。美国心脏协会和心脏病学会曾在 2008 年联合发表声明宣称，超过 85% 的有临床症状的 OSAHS 患者未被明确诊断，所以，现有流行病学数据大大低于真实患病情况。同时，考虑到超重/肥胖与 OSAHS 之间的密切联系以及发达国家和发展中国家肥胖流行趋势的演变，预计全世界患 OSAHS 的人数将进一步增加。

（2）OSAHS 与胰岛素抵抗的相关性

现在很多流行病学调查及临床研究已经证实了 OSAHS 可导致胰岛素抵抗，且已证实 OSAHS 是 2 型糖尿病的独立危险因素。研究显示，阻塞性睡眠呼吸暂停综合征患者的 IR 患病率为 64.3％。肥胖 OSAHS 患者较单纯肥胖者更容易引起胰岛素抵抗，OSAHS 与胰岛素抵抗具有独立相关性，OSAHS 可能经 IR 这一中间途径引发 2 型糖尿病、代谢综合征及心血管疾病。

（3）OSAHS 导致 IR 的机制

1）间歇低氧

间歇低氧是指阻塞性睡眠呼吸暂停低通气综合征患者在睡眠过程中出现呼吸暂停，引起的反复短暂缺氧。OSAHS 最显著的特征是慢性间歇性低氧，其机制可能与缺血再灌注损伤相似，它诱导活性氧的产生，损害多种组织与器官，引起全身性代谢功能紊乱。已有研究证实 OSAHS 相关的间歇缺氧是引起胰岛素抵抗的独立危险因素。间歇性低氧引起糖代谢功能紊乱/障碍可能主要从交感神经激活、下丘脑-垂体-肾上腺皮质轴（HPA）功能紊乱、氧化应激、系统炎症反应及肠道菌群改变等方面来进行解释，但潜在的具体病理生理学机制仍不清楚。Louis 等采用随机对照的研究方法，将 13 名健康的志愿者分别暴露在间歇低氧和常氧环境中 5 小时，研究发现间歇低氧组志愿者的胰岛素敏感性减低，葡萄糖的利用率减少，研究者总结认为，间歇低氧与机体胰岛素抵抗和代谢稳态受损有关，但是其确切的潜在机制不清楚。Thomas 等发现，间歇缺氧可通过促进骨骼肌 AMPK 途径的特异性激活，来干扰胰岛素分泌并降低胰岛素敏感性，同时提高全身葡萄糖耐受性，来介导机体胰岛素抵抗。

① 交感神经激活

非快速眼动相睡眠（NREM）和快速眼动相睡眠（REM）共同构成人类正常的夜间睡眠，NREM 和 REM 在睡眠中交替出现，其中 NREM 时相通常以副交感神经活动为主，REM 时相则是以交感神经活动为主。OSAHS 患者在夜间睡眠过程中反复出现呼吸暂停事件和次数较多的微觉醒，使 NREM 时段减少、REM 时段增加，导致交感神经活性持续升高，而交感神经系统在葡糖糖和脂肪代谢和调节过程中发挥着重要的作用，其过度活化能够促进儿茶酚胺及皮质醇的大量释放，使机体胰岛素的敏感性下降、胰岛素介导的葡萄糖利用率减低，同时诱导胰岛 β 细胞衰亡，减少胰岛素的分泌，同时交感神经激活又可以使血液中的脂肪酸增加，使胰岛素敏感性进一步下降。另外，交感神经的过度活化还可能通过诱导炎性反应，影响 HPA 轴，干扰脂肪细胞功能等途径诱导机体胰岛素抵抗。除此之外，交感神经激活也可诱导肿瘤坏死因子的大量分泌，从而导致白细胞介素-6 等炎性反应细胞因子表达增加（这在内脏脂肪和血管最为显著），脂肪炎性反应引起内分泌功能紊乱，诱发胰岛素抵抗和代谢综合征。

② 下丘脑-垂体-肾上腺皮质轴（HPA）

下丘脑-垂体-肾上腺皮质轴（HPA）不仅是参与人体神经内分泌调节的重要结构之一，而且是抵御外界不良刺激的一个主要应激系统。研究发现，它可能参与了胰岛素抵抗的形成，葡萄糖稳态主要通过降糖激素与升糖激素的调节并在 HPA 轴的密切协调下实现，在正常情况下，HPA 轴分泌的终产物皮质激素通过负反馈机制，使机体处于一个相对稳态的内环境。应激可以增加皮质激素的释放，影响 HPA 轴的调节功能，促使皮质激素的分泌丧失正常的节律性和伸缩性，引发机体内分泌功能障碍/紊乱。OSAHS 患者的慢性间歇低氧作为一种应激原，可增强 HPA 轴的活性，而 HPA 轴功能亢进可导致过量的皮质醇（COR）的释放，促使机体释放大量的糖皮质激素，而糖皮质激素作为胰岛素的拮抗激素之一，它不仅增加葡萄糖生成，干扰碳水化合物的代谢，且可以下调胰岛素 β 细胞的活性，降低健康胰岛素的降糖作用从而引起胰岛素抵抗。同时 HPA 轴功能亢进也可引起患者夜间入睡困难，易醒，中醒，通宵不眠和睡眠分裂等睡眠障碍，同时也可恶化胰岛素的敏感性，加重胰岛素抵抗。

③ 氧化应激

氧化应激是指机体内的细胞和血浆中的氧化剂的生成增加，而机体的清除能力下降，即氧化剂的生成和清除失衡，引起体内自由基显著增加，介导机体功能损伤。采集来自 OSAHS 患者和正常人的静脉内皮细胞，发现 OSAHS 患者的内皮细胞中有较高水平的硝基酪氨酸（一种氧化应激标记物），而经 CPAP 治疗 4 周后硝基酪氨酸有显著下降，提示 OSAHS 患者体内可能存在较强的氧化应激水平。与 OSAHS 相关的间歇性低氧可能通过氧化应激机制介导机体内皮细胞功能障碍，这可能是 OSAHS 引起胰岛素抵抗的基础。近年来的研究已证实，氧化应激参与了肥胖、高血压、糖尿病、冠心病等疾病的形成与发展，而且胰岛素抵抗也与氧化应激存在明显的相关性。动物模型研究发现，间歇性低氧介导的氧化应激能够产生大量活性氧，激活氧化应激敏感性信号通路（NF-κB 等），引起胰岛素信号传导通路中的胰岛素受体和胰岛素受体底物蛋白磷酸化异常，导致胰岛素信号传导通路下游信号分子活性降低，从而使胰岛素的生物效应下降，导致胰岛素抵抗。

④ 炎症因子的释放

大量研究已经证实，慢性间歇低氧引起的人体持续增强的炎症反应在胰岛素抵抗的发生与发展中发挥着重要作。慢性间歇低氧可引起机体内多种细胞（比如：巨噬细胞、脂肪细胞等）分泌和释放多种与 IR 相关的炎症因子，通过增加肝脏内葡萄糖合成输出量，减少外周组织对葡萄糖的摄取和利用，诱导胰岛素信号传递通路受损等方面来干扰胰岛素的生理功能，进而导致糖代谢功能紊乱。其中相关的炎症因子包括：a. 与急性炎症反应有关的免疫炎症反应细胞，包括巨噬细胞、单核细胞以及淋巴细胞等；b. 影响胰岛素信号传导通路的细胞因子，包括肿瘤坏死因子、白介素-6、瘦素、脂联素及抵抗素等；c. 参与氧化应激过程的血脂成分，包括游离脂肪酸、脂质等；d. 其他，包括 C 反应蛋白等。小鼠模型已经证实慢性间歇性低氧可导致促炎细胞因子（如 IL-β、IL-6、TNF-α、趋化因子、巨噬细胞炎性蛋白-2）的释放增加。其中 TNF-α 是目前发现与 IR 联系最为紧密的炎症因子，它可通过干扰胰岛素受体信号传导、抑制脂肪细胞的分化、刺激升血糖激素的分泌等途径来介导胰岛素抵抗。研究证实 OSAHS 患者体内 C 反应蛋白（CRP）水平与夜间反复缺氧明显相关，且 CRP 与 AHI 呈正相关，此外，经 CPAP 治疗可显著降低 OSAHS 患者体内的 CRP 水平，表明 OSAHS 患者体内有较高的

CRP 水平。CRP 参与胰岛素抵抗的发生与发展，它主要通过触发机体氧化应激、降低胰岛素受体酪氨酸激酶活性、促进脂肪细胞释放过多游离脂肪酸、介导内皮功能紊乱等途径引起和加重胰岛素抵抗，而胰岛素又可反过来阻断肝脏合成 CRP。当 OSAHS 患者产生胰岛素抵抗时，这时体内的胰岛素活性下降，胰岛素对肝脏合成 CRP 的抑制减弱，导致 CRP 的合成增加，进一步加剧胰岛素抵抗。

⑤改变肠道微生物的组成

肠道菌群即存在于肠道内的微生物，人体肠道菌群细胞重 1~2kg，细胞数约 1014个，约为人体细胞总数的 10 倍，是人体免疫系统中最大和最复杂的组成部分，我们人体与肠道微生物群的共存代表了一种动态和互利的关系，被认为是健康和疾病的主要决定因素。成人肠道菌群的生态系统相对稳定，有 100~150 个种属细菌组成，目前人体肠道内可检测到多种细菌种属（包括：拟杆菌门、疣微菌门、厚壁菌门、放线菌门、变形菌门等），其中作为优势菌群的厚壁菌门和拟杆菌门占肠道细菌的 90%。肠道菌群是人体内的主要内环境成员，肠道微生物与肠道黏膜免疫系统在体内保持着平衡关系，而这种平衡关系的中断可能会导致疾病的发生。目前研究已证实，肠道微生物群在结构和功能上的变化与胰岛素抵抗密切相关，肠道菌群及其相关代谢产物在胰岛素抵抗的病理生理机制中发挥着重要的作用。研究显示，肠道菌群可能是通过减少肠道上皮细胞间紧密连接，引起肠道渗透性增加，导致肠道菌群及其代谢产物从肠腔转位到血液循环系统，进而刺激靶器官的炎症反应，引发和加重胰岛素抵抗。患有 OSAHS 的儿童比健康对照儿童显示出显著更高的脂多糖结合蛋白血浆水平，这可能是由于缺氧/复氧引起的肠道微生物群的改变，促进肠黏膜通透性的增加或是诱导微生物易位，导致系统脂多糖（LPS）水平的增加，而脂多糖浓度增多，可产生代谢性内毒素血症。持续的循环内毒素水平的增加，能引发机体强烈的免疫应答，促进全身炎症反应的发生，干扰胰岛素信号传导，损害胰岛素的敏感性，导致胰岛素抵抗。

2）睡眠结构紊乱

完整的睡眠过程主要由快速眼动（REM）睡眠和非快速眼动（NREM）睡眠两部分构成，而 NREM 又可分为：1、2、3、4 四个睡眠期，其中浅睡眠包括睡眠 1 期和 2 期，深睡眠［也被称作是慢波睡眠（SWS）］，包括睡眠 3 期和 4 期。睡眠时间的前 1/3，慢波睡眠占主导地位，之后 REM 睡眠逐渐增加。在睡眠清醒周期的调节之下，内环境稳态和昼夜节律过程之间处于良好的平衡状态，而睡眠结构的紊乱，将会引起机体神经中枢系统、血流动力学以及内分泌代谢的紊乱。大量研究表明，睡眠结构紊乱与胰岛素抵抗存在着密切联系。

OSAHS 患者睡眠过程中存在较多呼吸暂停、频繁的微觉醒并伴有较多的腿动和氧减事件，这往往导致睡眠结构不断被打乱，其睡眠过程具有不稳定性。通过多导睡眠监测图发现 OSAHS 患者存在总睡眠时间减少、浅睡眠增多、深睡眠减少、觉醒时间增多及睡眠片段化等。研究已证实，睡眠总时间减少会损害葡萄糖耐量、促进夜间皮质醇的释放，而皮质醇具有直接拮抗胰岛素和抑制胰岛素释放的作用；同时，总睡眠时间减少还可通过激活交感神经活性，引起胰岛素抵抗。多项研究已经证实，严重 OSAHS 患者经常出现睡眠开始后的觉醒和 1 期睡眠时间增多，NREM 期中的慢波睡眠（睡眠 3 期和 4 期）减少甚至消失，而慢波睡眠持续时间与胰岛素的分泌和释放具有显著相关性，慢波睡眠时间减少时胰岛素的分泌和释放量也随之减少。慢波睡眠（SWS）被认为是最具有"恢复性"睡眠阶段，被选择性抑制之后，并不引起微觉醒和低氧血症，但仍然会恶化胰岛素敏感性，增加糖代谢功能障碍的易感性，引发和加重胰岛素抵抗。另外，OSAHS 患者夜间睡眠过程中反复出现的微觉醒，可造成睡眠剥夺/片段化，进而影响体内瘦素的分泌，造成热量的摄取增加、能量消耗减少，引起和（或）加重肥胖，导致糖脂代谢紊乱，进而促进 IR 的发生与发展。OSAHS 和 IR 都需要及时诊断和干预治疗，以帮助解决由于这两个因素导致的心血管发病率和死亡率不断增加的问题。未来，通过改善 OSAHS 进而改善胰岛素抵抗可能会成为预防和治疗 2 型糖尿病的一种新的思路。

第二篇

临床篇

第二章 代谢综合征的流行病学

代谢综合征（metabolic syndrome，MS）是由于存在肥胖（尤其是腹型）、糖调节受损或 2 型糖尿病、高血压和血脂紊乱、胰岛素抵抗、微量白蛋白尿及高尿酸血症等，以引起多种物质（糖、脂肪、蛋白质）代谢异常为基础的病理生理改变，促发动脉粥样硬化等多种危险因素的聚集，最终导致各种心脑血管疾病发生和发展的临床综合征，本征亦称为 X 综合征或胰岛素抵抗综合征。

目前，代谢综合征的流行状况不容乐观。世界各国因人种、地域、饮食习惯和疾病状态以及代谢综合征的诊断标准不同，代谢综合征患病率各有不同。Ford 等曾报道，在 1988—1994 年美国年龄在 20 岁及以上的群体中，代谢综合征患病率达 24%，在 1999—2000 年，代谢综合征患病率上升到 27%，尤其是女性增加了 23.5%。美国成人中有 25% 即 4700 万人存在代谢综合征的危险因子，中国则有 7700 万代谢综合征患者。

代谢综合征的患病率在不同国家地区人群中存在明显的地区差异，多发地区依次为欧洲、北美、澳大利亚土著人、新西兰、西亚、东南亚。欧美国家的代谢综合征患病率都在较高水平，亚洲相对低发，发展中国家近年来发病率有上升的趋势。2014 年 Sa 等的研究显示，欧洲的患病率为 24.3%，Liu 等报道的美国和日本代谢综合征的患病率分别为 26.7% 和 19.3%。

中国代谢综合征地区分布特点：①不同地区代谢综合征患病率：据 2000—2001 年的代谢综合征抽样调查显示，北方为 23.3%，南方为 11.5%，明显存在南北差异，代谢综合征患病率在中国地理位置上有由北向南逐步下降的趋势。②代谢综合征城乡分布：2000—2001 年的代谢综合征抽样调查显示，城乡差异明显。城市居民中代谢综合征的患病率为 23.5%，农村居民为 14.7%，城市代谢综合征的患病率显著高于农村。按性别统计，城市男性患病率为 19.5%，农村为 7.5%；城市女性患病率为 27.7%，农村为 22.2%。无论男女，代谢综合征的患病率城乡均有明显的不同。2004 年我国成年人代谢综合征粗患病率为 14%~16%，标化患病率为 9%~12%，北方高于南方，城市高于农村，且随年龄增长代谢综合征患病率逐渐升高。

目前研究发现，代谢综合征患病率与患者性别、年龄、种族、职业、社会地位、贫富差距及生活方式等密切相关。

一、代谢综合征与性别

国家的统计资料表明，不同性别代谢综合征的分布特征不同。在 50 岁以下，男性代谢综合征患病率高于女性；在 50 岁以上，男性和女性的患病率相似。男性代谢综合征的患病率上升早、速度快、幅度大。Jaber 等应用 WHO 1999 年诊断标准，在美国阿拉伯人群中的调查显示，20～49 岁组男女代谢综合征患病率分别为 28% 和 17%，男性明显高于女性；50～75 岁组男女代谢综合征患病率分别为 51% 和 46%，患病率相似。

蔡瑞雪等在 2013 年采用国际糖尿病联盟 2005 年制定的诊断标对南京市 1600 名 60 岁及以上的老年人调查显示，人群中代谢综合征患者 710 例，非代谢综合征者 890 例，总患病率为 44.3%。男性代谢综合征患病率 33.21%，女性代谢综合征患病率 55.16%，男性代谢综合征患病率低于女性，差异有统计学意义。但陈美珍等在 2014 年按照 2004 年中华医学会糖尿病学分会代谢综合征诊断标准抽取广东省江门市五邑地区 4 个县 16 个社区 1745 位 45 岁及以上常住居民进行代谢综合征流行病学调查，结果检出代谢综合征患者 311 例，总患病率为 18.77%，男女单纯肥胖患病率差异无统计学意义（$P > 0.05$）；男性单纯高血压、高血糖、高脂血症及低 HDL-C 血症患病率均明显大于女性，差异有统计学意义，推断可能与该地区男性患者饮食习惯和生活方式有关。

二、代谢综合征与年龄

代谢综合征的发生与年龄相关，患病率随年龄而上升，20 岁前罕见，50 岁前迅速上升，70 岁左右达高峰，这种增高趋势在性间一致。董砚虎等应用 WHO1999 年诊断标准，对青岛市湛山人群各年龄组代谢综合征患病率危险度进行比较，若定义 23～34 岁组患病危险度为 1，用体重指数 BMI 调整后，35～44 岁、45～54 岁、55～64 岁、65～74 岁各年龄组代谢综合征患病相对危险分别增加 1.03、3.08、4.44、5.34 倍（$P < 0.01$），上升幅度最大的年龄组为 45～54 岁。2016 年黄良玉等参照 2004 年中华医学会糖尿病学分会代谢综合征诊断标准调查研究深圳市社区 2000 例社区居民代谢综合征的流行情况，结果发现深圳市社区居民代谢综合征患病率约为 15.6%，男性、女性患病率分别为 20.07% 和 10.18%；各年龄段男性代谢综合征患病率均高于女性，除≥70 岁年龄段外，其他年龄段差异比较有统计学意义。蔡瑞雪等研究发现，60 岁以上居民代谢综合征发病率与年龄关系不大，他们在 2013 年采用国际糖尿病联盟 2005 年制定的诊断标准对南京市 1600 名 60 岁及以上的老年人调查不同年龄段 60～69 岁、70～79 岁、≥80 岁患病率分别为 42.27%、46.58%、50.00%，各年龄段患病率差异无统计学意义。

三、代谢综合征患病率在种族、民族分布上存在不同

白种人的患病率均高于亚洲人群，尤其是墨西哥白种人。2005 年美国迈阿密 Miler 医学院糖尿病研究所对南美洲委内瑞拉等 11 个国家、地区进行了代谢综合征流行病学调查，代谢综合征患病率最高为南美白种人，最低为印第安人黄种人。中国新疆地区代谢综合征患病率维吾尔族为 35.2%，汉族为 9.21%，存在显著差异。

赵翊等采用多级整群随机抽样方法，对甘南藏族人群进行代谢综合征横断面调查，

计算代谢综合征患病率，总患病率 26.9%，男性（33.6%）高于女性（20.8%），差异有统计学意义；39 岁以下组、40～50 岁组、50～60 岁组以及 60 岁以上组患病率分别为 9.9%、22.5%、27.1% 和 41.6%，且随着年龄增长呈现递增趋势，分年龄组男性患病率均高于女性，但在 60 岁以上组男女差异无统计学意义，甘南藏族人群代谢综合征患病率高于我国代谢综合征平均患病率水平。张军等以世界卫生组织 1999 年制定的糖尿病诊断标准为准，通过对新疆吉木萨尔县某社区 2000 人进行流行病学调查分析，发现代谢综合征患者 415 例（20.75%），且年龄越高，其患病率越高，说明糖尿病和代谢综合征的发生同年龄的增长存在密切关系。刘玲等采用方便抽样法抽取新疆乌鲁木齐地区 2548 位成年居民，参照 2007 年《中国成人血脂异常防治指南》中的代谢综合征的诊断标准对新疆地区代谢综合征流行病学特点进行研究，发现新疆乌鲁木齐地区人群代谢综合征患病率为 15.27%，其中女性患病率（18.12%）明显高于男性患病率（13.06%）在各个年龄段人群中代谢综合征患病率随年龄增加而逐渐增加，代谢综合征的危险因素组分也逐渐增加。61～70 岁年龄组人群中 47.69% 具有 2 种或以上危险因素聚集；在不同代谢综合征组分中，以代谢综合征组分为"腹部肥胖 + 高血糖 + 高血脂"组合的代谢综合征患病率最高，为 4.20%。由此可见新疆乌鲁木齐地区人群代谢综合征的患病率高，其患病率存在性别差异，并随年龄增加呈升高趋势。刘永等在 2013 年 1 月至 2014 年 12 月，采用多阶段整群随机抽样法，抽取四川省凉山彝族自治州、宜宾市、乐山市、泸州市共 20 个少数民族相对集中的乡镇 1022 例居民（汉族 456 例，彝族 361 例，苗族 205 例）根据国际糖尿病联盟 2005 年制定的代谢综合征诊断标准统计代谢综合征患病率，发现川西南地区 18 岁以上居民代谢综合征粗患病率为 15.4%（157/1022），与 2004 年调查的全国平均水平相当，且男女间代谢综合征患病率无差异。汉族居民代谢综合征患病率（19.5%）明显高于彝族（11.6%）、苗族（12.7%）居民，尽管彝族、苗族居民均喜饮酒，但进食高脂肪食物的频率低于汉族居民，加之彝族和苗族等少数民族进食粗、杂粮的概率高于汉族，可能是彝族、苗族居民代谢综合征患病率低于汉族的主要原因。45 岁及以上居民代谢综合征患病率为 20.9%，而 45 岁以下居民代谢综合征患病率为 8.6%，表明年龄本身是代谢综合征的一个重要危险因素。

四、代谢综合征与职业

在职业分布中，轻体力活动者比重体力活动者代谢综合征患病率高，中国常熟市的一项调查显示，代谢综合征的患病率干部、技术人员为 12.2%，离退休人员为 11.4%，工人为 8.0%，农民为，8.1%。前两者为轻体力活动者，后两者为中、重体力活动者，两者比较，存在显著差异。

陈恒伟等根据 2005 年 4 月国际糖尿病联盟 2005 年颁布的代谢综合征标准对广州市东涌镇社区 20 岁以上常住居民（均处于农村城市化）60 000 例进行代谢综合征筛查，筛查出的 8900 例代谢综合征患者，代谢综合征、糖尿病或糖耐量受损、肥胖、高血压、脂代谢异常的患病率分别为 14.83%、26.67%、41.67%、38.33%、21.67%，此调查结果和国内大多数研究疾病类似。郭宏丽以 2004 中华医学会糖尿病学分会提出的中国人代谢综合征判断标准对北京海淀区农民群体流行病学初步调查，体检发现代谢综合征741 例，粗发生率 12.37%；其中男 126 例，女 331 例，粗发生率分别为 13.31% 和11.61%。男性高于女性。按年龄分组后，趋势性检验显示，代谢综合征的发生率随年龄的增加而升高，61～70 岁年龄组整体发生率最高（19.06%）；同时发现，31～40岁、41～50 岁和 61～70 岁年龄组男女代谢综合征的发生率差异具有统计学意义。应焱燕等按照中华医学会代谢综合征 2004 标准研究发现，2013 年宁波市新农合体检人群的代谢综合征粗检出率为 23.43%，经全国六普人口标化后检出率为 15.08%，与国内一些研究结果一致，如 2010 年江苏省 18 岁以上成人调查代谢综合征患病率为 18.4%（六普标化率为 15.1%）、新疆汉族人群代谢综合征调查患病率为 16.0%（2005 年新疆人口统计）、宁波奉化市 2010 年 18 岁以上人群代谢综合征患病率为 23.50（五普标化率为 12.86%）。2012 年许燕君等采用 2005 年国际糖尿病联合会诊断标准对广东省 18～59 岁就业流动人口 1753 人进行代谢综合征研究，其中男性 932 人（占 53.17%），女性821 人（占 46.83%）；城市 893 人（占 50.9%），农村 860 人（占 49.1%）。代谢综合征总患病率为 11.2%，女性患病率（13.0%）高于男性（9.7%），城市患病率（13.4%）高于农村（9.0%），差异均有统计学意义（$P<0.05$ 或 $P<0.01$）。他们还发现代谢综合征与社会经济因素有密切关系：农村代谢综合征患病率低于城市；与小学及以下文化程度相比，初中、高中、大专及以上文化程度者代谢综合征患病率均低于小学及以下者；与制造业相比，批发零售业代谢综合征患病率高于制造业，社会服务业、建筑业和其他行业代谢综合征患病率均低于制造业，住宿餐饮业与制造业相比差异无统计学意义；代谢综合征患病风险随着收入的增加而增加，收入为 2001～3000 元/月和＞3000 元/月者代谢综合征患病风险均高于收入≤2000 元/月者。

孔春妍等参照 2012 年中华医学会儿科分会制定的"中国儿童青少年代谢综合征定义和防治建议（≥10 岁儿童）"对 2008—2013 年济南市市中区多所初级中学 6862 名初中生进行调查，研究发现济南市市中区初中生代谢综合征总检出率为 1.4%，男女检出率比较差异无统计学意义（$P>0.05$）。此结果低于 2008 年中国疾病预防控制中心采用美国国家胆固醇教育计划成人治疗组第三次报告（NCEP-ATPⅢ）诊断标准的调查结果（3.7%）。

张虹等在 2015 年抽取昆明地区一个城市社区（大约 470 户）和一个农村乡镇（大约 500 户），按 2013 年中华医学会糖尿病学会诊断代谢综合征标准对成年人群进行体检，实际检测人数为 898 例。研究发现，昆明地区代谢综合征患病率总体较高，农村高于城市，男性高于女性，其中高尿酸血症农村社区患病率为 41.24%，城市社区患病率为 58.57%。糖耐量异常的患病率分别为 49.45% 和 36.68%，总体处于较高水平。作者认为可能与城镇化后农村人口体力劳动减少，文化水平的提升不足，对疾病相关知识的学习和掌握不足有关。其次，代谢综合征的发病与生活及饮食习惯有着显著的相关性，长期高盐、高脂、高糖食物的摄入导致肥胖和高血压，这些都增加了发生代谢综合征的危险性。

五、代谢综合征与生活方式

2012 年许燕君等采用 2005 年国际糖尿病联合会诊断标准对广东省 18 ~ 59 岁就业流动人口进行代谢综合征患病率调查，研究发现代谢综合征与生活方式关系密切。经多水平分析，与不吸烟者相比，戒烟者：吸烟 1 ~ 9 支/天、10 ~ 19 支/天、≥20 支/天的研究对象代谢综合征患病风险均较高。与不饮酒者相比，饮酒者患病风险增加。与不重度饮酒者相比，重度饮酒 <1 次/月者患病风险高，而重度饮酒 ≥1 次/月者的代谢综合征患病风险与不重度饮酒者比较差异无统计学意义。与多数时间站立或坐着的研究对象相比，重体力劳动者代谢综合征患病风险升高，而多数时间行走者差异无统计学意义。与工作时间 ≤8 小时者相比，工作时间 9 ~ 10 小时和 >10 小时者代谢综合征患病风险升高。与静坐时间 1 ~ 3 小时相比，静坐 4 ~ 6 小时、>9 小时者代谢综合征患病风险降低。与无中度运动者相比，有中度运动者代谢综合征患病风险降低。与从不入睡困难、从不易醒者相比，有时或经常入睡困难、入睡后易醒者代谢综合征患病风险增加；偶尔有睡眠问题与从无睡眠问题者相比，代谢综合征患病风险差异无统计学意义。与睡眠时间 <7 小时者相比，睡眠时间 ≥8 小时者代谢综合征患病风险降低，而睡觉时间为 7 ~ 7.9 小时者差异无统计学意义。与生活、工作压力大或非常大者相比，生活或工作压力一般者代谢综合征患病风险降低，而生活或工作压力不大或没有者代谢综合征患病风险升高。与畜肉摄入 <1 次/天者相比，摄入 1 ~ 2 次/天者代谢综合征患病风险差异无统计学意义，摄入 >2 次/天者患病风险增加。与蔬菜摄入 <1 次/天者相比，摄入 1 ~ 2 次/天者代谢综合征患病风险差异无统计学意义，摄入 >2 次/天者患病风险降低。与水果摄入 <1 次/天者相比，摄入 1 次/天、>1 次/天者代谢综合征患病风险降低。

第三章 代谢综合征诊断标准

20世纪中后期，已确认了肥胖、血脂异常、血压及血糖异常易聚集在同一个体，并发现了这种聚集状态与心血管疾病的联系，称之为代谢综合征；Reaven等根据病理生理学研究结果认为胰岛素抵抗是此种聚集状态的发病基础，并将此种状态称之为胰岛素抵抗综合征。随着此种聚集状态的发病日渐增多，且其与心血管疾病的联系亦日渐明确。近年来众多学者及机构对代谢综合征进行了广泛而深入的研究，取得了较多的成果。1998年世界卫生组织（WHO）正式认同"代谢综合征"这一命名并提出全面论述，并制定了代谢综合征工作定义以来，关于代谢综合征的诊断标准不断衍变。WHO，欧洲胰岛素抵抗小组（EGIR），美国胆固醇教育计划成人治疗组第三次指南（NCEP-ATPⅢ），美国心脏病协会（AHA）及国际糖尿病联盟（IDF）等不同医学学术团体，各自制定代谢综合征诊断标准，至今仍未统一。

随着流行病学研究的不断丰富，学术组织对于代谢综合征的诊断标准不断予以修订，诊断标准逐渐从强调某种指标过渡到关注这些指标对心血管疾病的影响，使之更趋于临床实践，且更科学、更有人群特异性，更加有利于临床诊断，防治糖尿病和心血管疾病。

但某些诊断标准的改变可能会带来新的问题，诊断组分的选择很大程度上决定了临床筛查难易程度，直接影响了临床诊断效率和临床推广程度，诊断切点的调整会导致代谢综合征的患病率的改变，可能会带来人群的恐慌或某些个体疏于诊断而错失早期预防的时机，从而影响医疗资源的再分配。而代谢综合征从早期认识之初，便规定了该综合征是一个错综复杂的综合体，诊断的意义在于方便的诊断，有助于2型糖尿病、心血管疾病高危人群的防治。

社会文明飞速进步，人类生活方式日益改变，代谢综合征或其相关疾病对人类的危害程度越来越受到关注，随着研究的不断深入，不断推动更新相关结论，代谢综合征的诊断标准也不断得以修订。

一、WHO（1999年）代谢综合征工作定义

1998年WHO制定的代谢综合征诊断标准认为胰岛素抵抗是代谢综合征病理生理的核心，故在诊断标准中将胰岛素抵抗列为必要条件。辅助诊断条件中任何2个以上，即肥胖、血脂异常、高血压和微量白蛋白尿。

胰岛素抵抗的检测方法包括：①空腹血糖受损（IFG）或糖耐量受损（impaired

glucose tolerance，IGT）；②胰岛素抵抗稳态评估模式（HOMA-IR）水平，它与 IFG、IGT 结果成正比；③高胰岛素正葡萄糖钳夹试验诊断胰岛素抵抗。

WHO（1999 年）代谢综合征工作定义：

必要条件：糖调节受损或 DM 及（或）胰岛素抵抗：FPG > 6.1mmol/L 及（或）2hPG > 7.8mmol/L；胰岛素抵抗：高胰岛素正糖钳夹试验的 M 值上四分位数；

还包括以下 2 项或更多成分：

① 血压≥140/90mmHg（1mmHg = 0.133kPa）；

② 血清甘油三酯（TG）水平 > 1.7mmol/L 和（或）低高密度脂蛋白胆固醇（HDL-C）血症（男性 < 0.9mmol/L；女性 < 1.0mmol/L）；

③ 中心性肥胖：腰臀比（WHR），男性 > 0.90；女性 > 0.85）和（或）体重指数（BMI） > 30kg/m^2；

④ 微量白蛋白尿：尿白蛋白排出率≥20μg/min 或白蛋白/肌酐比值≥30mg/g。

该定义所要求的检测项目较多，如需测定胰岛素，尿微量白蛋白、尿肌酐等，此外确定胰岛素抵抗，需要背景人群资料为参照当时在临床及流行病学的应用受到一定的限制。随后世界内分泌专业组织不断进行发展和补充。

1999 年欧洲胰岛素抵抗研究组（EGIR）提出 WHO 的修正标准。和 WHO 相同的是 EGIR 认为胰岛素抵抗也是代谢综合征病理生理的核心，所以也将胰岛素抵抗列入代谢综合征诊断标准的必要条件。胰岛素抵抗检测方法简化为仅以空腹血胰岛素升高表示。而肥胖判断标准简化为测定腰围，同时删除辅助检查微量白蛋白尿。

欧洲胰岛素抵抗研究组（EGIR）代谢综合征诊断标准：

必要诊断条件：高胰岛素血症（血浆胰岛素 > 第75 百分位）；

并包括下列 2 项及以上：

（1）空腹血糖≥6.1mmol/L；

（2）血压≥140/90mmHg 或治疗中的高血压；

（3）TG > 1.77g/L，HDL-C < 390mg/L 或治疗中的血脂异常；

（4）腰围≥94cm（男）或≥80cm（女）。

二、NCEP-ATPⅢ代谢综合征诊断标准

根据英国人群的研究获得的数据，从早期发现心血管疾病和 2 型糖尿病高危人群以及采取早期防治的角度出发，美国胆固醇教育计划委员会（NCEP）成人治疗组的专家在 2001 年的第 3 次报告（ATPⅢ）中提出了代谢综合征的 5 条诊断标准。NCEP-ATPⅢ的代谢综合征工作定义简单、易行、花费少，能更方便地筛查出糖尿病及心脑血管疾病的高风险因素，因此有利于更广泛的应用。

其定义的特点适合于美国人群，尤其是以腰围 > 102cm（男性），> 88cm（女性）判断腹型肥胖的患病状况，在美籍白种人，墨西哥人是类似的；代谢综合征使用 NCEP-ATPⅢ在白种人的检出率与使用 WHO（1999 年）的相似。

NCEP-ATPⅢ代谢综合征诊断标准：

以下 5 项中包含 3 项及以上者即为代谢综合征：

① 腰围≥102cm（男性），88cm（女性）；

② TG≥1.7mmol/L（150mg/dl）；

③ HDL-C ＜1.03mmol/L（40mg/dl）（男）或＜1.3mmol/L（50mg/dl）（女）；

④ SBP/DBP≥130/85mmHg；

⑤ FPG＞6.1mmol/L（100mg/dl）。

2001 年 NCEP-ATPⅢ代谢综合征诊断标准，以腰围代表肥胖，不设立诊断的必需条件，只需下列 5 项诊断条件中至少 3 项以上者，即腰围、血压、空腹时 TG、空腹时 HDL-C 和空腹时血糖变化。由于简化、易于记忆、临床医生和流行病研究者易于运用，该诊断标准是诊断代谢综合征最常使用的标准之一。2003 年美国临床内分泌医师学会（AACE）发布的诊断标准中为更方便于临床诊断也去除了胰岛素抵抗的诊断要求。

WHO 代谢综合征工作定义、NCEP-ATPⅢ代谢综合征诊断标准，公布后在世界许多国家得到应用，并表明代谢综合征在各种族中相当多见，但各种群中患病率有很大差别。在≥20 岁以上全人群中以 WHO 标准进行诊断，代谢综合征的患病率依次为：美籍墨西哥人（38%）、美籍阿拉伯人及美籍非洲人（28%）、美籍白种人（24%）、中国人（14%~18%）。以 NCEP-ATPⅢ标准诊断则依次为：美籍墨西哥人（27%）、美籍白种人（24%）、美籍阿拉伯人（23%）、美籍非洲人（22%）、非洲阿拉伯人（21%）、葡萄牙人（14.45%）、中国人（12%~21%）。中国人中用 WHO 标准诊断时，男性代谢综合征患病率略高于女性，而用 NCEP-ATPⅢ诊断时则男性代谢综合征患病率明显低于女性。

NCEP-ATPⅢ标准诊断患病率要低于 WHO 标准的重要原因是量化肥胖及高血糖的指标不一致所形成的。ATPⅢ代谢综合征诊断标准以腰围代表肥胖，不设立诊断的必需条件，这一标准的特点适合于美国人群，尤其是以腰围＞102cm（男性），＞88cm（女性）判断腹型肥胖的患病状况在美籍白种人、墨西哥人是类似的；但不适用于美籍非洲人，南欧白种人以及中国人。所以在推广与应用上受人种属特异性的限制。

NCEP-ATPⅢ在该标准中并没有指定哪个危险因素是必需的，但强调了腹型肥胖是一个重要的危险因素。为了减少 NCEP-ATP Ⅲ诊断标准在不同人种中应用的局限性，2005 年美国心脏协会（AHA）对该标准进行了修订，这些修订和说明包括：允许校正易患胰岛素抵抗的个体或种族的腰围阈值至更低值将亚洲人群的腰围（WC）切点降至男性 90cm，女性 80cm；允许将服用与甘油三酯、HDL-C 水平和血压相关药物患者的相应指标记为异常；只要收缩压或舒张压一项超过阈值即诊断为血压升高；依据美国糖尿病协会（ADA）关于空腹血糖受损（IFG）的最新定义，将空腹血糖升高的诊断标准从≥110mg/dl 降到≥100mg/dl。

2005 年美国心脏病协会（AHA）和美国心肺和血液研究中心（NHLBI）对 NCEP-ATPⅢ诊断标准进行了修改，修改后的标准认为以下 5 项中包含 3 项及以上者即为代谢综合征：

① 腰围增加：腰围 > 102cm（男性）或 > 88cm（女性）；

② TG > 1.7mmol/L，或已接受降低甘油三酯药物治疗；

③ HDL-C < 1.03mmol/L（男）或 < 1.3mmol/L（女），或已接受药物治疗；

④ 血压：收缩压 ≥ 130mmHg 和（或）舒张压 85mmHg，或已接受药物治疗；

⑤ 空腹血糖 ≥ 5.6mmol/L 或已接受药物治疗。

更新后的 AHA/NHLBI 诊断标准中保持 NCEP-ATPⅢ 中关于美国人群腰围的阈值，仅在针对易患胰岛素抵抗的个体（尤其是亚裔美国人）时采用较低的阈值。腹型肥胖较其他胰岛素抵抗指标更易于测量，且与胰岛素抵抗相关性更强。

三、国际糖尿病联盟（IDF）代谢综合征的临床实用定义

1. IDF 的代谢综合征定义

根据 IDF 定义，必须具备以下条件才能将某一个体定义为患有代谢综合征：

中心性肥胖：欧洲男性腰围 ≥ 94cm，女性 ≥ 80cm，其他人种有各自特定的数值。另外，加上以下 4 个因素中的任意 2 项：

① 甘油三酯（TG）水平升高 > 1.7mmol/L（150mg/dl），或已经进行针对此项血脂异常的治疗。

② 高密度脂蛋白胆固醇（HDL-C）减低：男性 < 1.03mmol/L（40mg/dl），女性 < 1.30mmol/L（50mg/dl），或已经进行针对此项血脂异常的治疗。

③ 血压升高：收缩压 ≥ 130mmHg 或舒张压 ≥ 85mmHg，或已经诊断高血压并开始治疗。

④ 空腹血糖（FPG）升高：≥ 5.6mmol/L（100mg/dl），或已经诊断为 2 型糖尿病；如果空腹血糖高于 5.6mmol/L（100mg/dl），强烈推荐进行口服葡萄糖耐量试验（OGTT）检查，但 OGTT 检查对诊断代谢综合征并非必要条件。

代谢综合征及其每个组分的发病机制复杂，且与代谢综合征的发病机制不明，普遍认为中心性肥胖和胰岛素抵抗是重要的致病因素。中心性（腹型）肥胖，通过腰围即可确定，且与其他每个代谢综合征组分包括胰岛素抵抗独立相关。

致动脉粥样变血脂异常包括 TG 升高和 HDL-C 降低，以及载脂蛋白（Apo-B）升高、小而密 LDL 及小 HDL 颗粒，所有这些因素都有独立致动脉粥样硬化作用，且常见于 2 型糖尿病和代谢综合征患者。低 HDL-C 和高 TG 常与胰岛素抵抗伴存，不管有无糖尿病，二者均为心血管病的危险因子。

2005 年，IDF 工作定义标准强调病理生理是肥胖，而不是胰岛素抵抗。IDF 制定新的代谢综合征诊断标准，也由必要条件和其他条件组成，其中有关诊断的其他条件相似，但必要条件是肥胖。肥胖测定比胰岛素抵抗检测简便、易行；而且肥胖只以腰围表示，比 WHO 采用腰-臀比或体重指数明确。IDF 新定义对肥胖测定值在不同种属人群的切点不同，同种属人群在不同地区居住采用相同的切点（表 3 - 1）。

腰围是中心性肥胖最简易的测定方法，具有性别和种族（非居住国）特异性。这些来自各种研究资料的切点是切实可行的，当然也需要更好的研究数据来完善这些切点与其风险的关联。

表 3 - 1 不同国家或人种的腰围切点

国家或人种		腰围切点
欧洲裔人	男性	≥94 cm
	女性	≥80 cm
南亚洲人	男性	≥90 cm
	女性	≥80 cm
中国人	男性	≥90 cm
	女性	≥80 cm
日本人	男性	≥85 cm
	女性	≥90 cm
南美和中美裔人	应用南亚洲人的标准直到有更特异的数据	
撒哈拉以南非洲人	应用欧洲裔人的标准直到有更特异的数据	
东地中海及中东（阿拉伯）人	应用欧洲裔人的标准直到有更特异的数据	

尽管目前美国在临床诊断中用于全部种族的切点比较高，仍强烈建议，不论是流行病学研究还是单个人的诊断，所属同一种族的人应该使用各自的种族特异性切点。因此用于日本人的标准也适用于定居他国的日本人群，就如南亚的男性和女性，不管他们定居在那哪个地区和国家。

国际糖尿病联盟（IDF）提出了新的适合于世界范围的代谢综合征的临床实用定义。其目的是通过简便易行的"临床实用定义"在更广泛的人群中应用，以寻找出更多的代谢综合征人群，进行早期的预防及干预，从而遏止糖尿病和心血管疾病的流行。其特点是"强调了中心性肥胖在代谢综合征中的核心地位，即确认一个代谢综合征的个体必须具备中心性肥胖"，在此基础上另有甘油三酯升高，高密度脂蛋白-胆固醇水平降低，血压升高，空腹血糖升高中的任意两项。其在中心性（或腹型）肥胖评定方法及人群特异性切点采用和空腹血糖受损的切点均与 WHO 和 NCEP-ATPⅢ标准不同。

2. "白金标准"定义（"Platinum standard" definition）：国际糖尿病联盟专为代谢综合征研究设定了标准"白金标准"定义

IDF 共识专家组还着重推荐一些很可能与代谢综合征相关的其他指标。在今后的研究中应包含这些指标，以帮助决定它们对心血管疾病和（或）糖尿病的预测价值。在研究中对这些额外指标的应用也有助于将来必要时对代谢综合征的定义进行修正，并在不同人种中对新的临床代谢综合征诊断标准进行验证。

（1）体脂的异常分布：全身性脂肪分布（双能 X 线方法）；中心性脂肪分布（计算机 X 线断层扫描/核磁共振方法）脂肪组织的生物标记：瘦素，脂联素；肝脏脂肪含量（氢质子磁共振波谱方法）。

（2）致动脉硬化性的血脂异常（高 TG 低 HDL 之外的指标）APO-B（或非 HDL-C），小的 LDL 颗粒。

（3）血糖异常：OGTT 检测。

（4）胰岛素抵抗（空腹血糖增高之外的指标）空腹胰岛素/胰岛素原水平；HOMA-IR；微小模型法测定的胰岛素抵抗；游离脂肪酸增高（空腹或 OGTT 过程中）钳夹法中的 M 值。

（5）血管调节异常（除了高血压）血管内皮功能异常的测定；微量白蛋白尿。

（6）促炎症状态：增高的高敏 C 反应蛋白和血清淀粉样蛋白（SAA）；增高的炎症细胞因子（TNF-α、IL-6）；血浆脂联素水平下降。

（7）促凝血状态：纤溶性因子（PAI-1 等）；凝血性因子（纤维蛋白原等）。

（8）激素：垂体-肾上腺轴。

IDF 规定了简便、全球统一的标准有助于全球范围内的广泛应用。既有助临床早期对人群中代谢综合征诊断治疗；也为全球范围内的临床实践和流行病学研究提供了方便；有助于对不同研究资料的直接比较；对了解代谢综合征所有组分对心血管病危险的确切影响；如何在不同人群中能够更好地确定代谢综合征高危人群；不同危险因素集聚与心血管病之间的关系以及对代谢综合征及其各组分的最佳、最具预测能力具有深远意义。

四、多组织联合过渡标准

2004 年之后的五六年间，国际上有两个主要的诊断标准，即 IDF 标准和 NCEP-ATP Ⅲ标准，这两个标准最大的分歧焦点集中在腹型肥胖是否是代谢综合征诊断的必要条件。在这期间大量的对比这两个标准的研究出现，也给各国研究代谢综合征的学者们在选择标准上带来了困惑，同样也不适合世界范围内代谢综合征研究的对比。

因此，2009 年，国际糖尿病联盟（IDF）、国际心肺血液研究所（NHLBI）和美国心脏病协会（AHA）等 6 家学术机构终于达成共识，发表了相对统一的代谢综合征诊断标准，即 JIS 标准。

1. 腰围增加：采用根据族群和国家的特定标准。

2. TG 水平升高：>1.7mmol/L（≥150mg/dl），或降脂治疗者；

3. HDL-C 水平降低：男性 <1.03mmol/L（40mg/dl），女性 <1.30mmol/L（50mg/dl）或降脂治疗者；

4. 血压升高：SBP≥130mmHg 和（或）DBP≥85mmHg，已接受相应治疗；

5. FPG 升高：FPG≥5.6mmol/L（100mg/mL），已接受相应治疗。

上述五项标准满足三项即可诊断 MS，而不再设立必要条件。

五、CDS 代谢综合征诊断标准

如同世界文明发展一样，近年来，中国的经济发展引起中国人群生活结构及生活方式明显的变化致使肥胖、血脂紊乱、高血压及糖尿病患病率显著增加，对这些疾病的集结情况的诊断及防治亦日益受到重视。随着慢性疾病对人类健康的威胁日益加重，以及国际学术交流的发展，我国慢性疾病的防治紧跟世界学科发展的步伐，取得了较快的发展。国际不同学术组织相继公布代谢综合征的诊断标准以来，国内学者依据不同标准分别做了大量研究工作。国内外学者发现代谢综合征不同组分在不同种族具有明显的差异性，我国糖尿病、心血管疾病的防治迫切需要中国人中特点的诊断标准。

中国人代谢综合征流行病学研究提示，无论 WHO 标准中的体重指数（BMI）切割点或 NCEP-ATP Ⅲ 中的腰围切割点均不适于中国人的体态情况，尤其是男性的腰围切割点。根据目前在中国人群中用 WHO 标准及 NCEP-ATP Ⅲ 标准进行代谢综合征诊断的资料分析结果及在中国人群中对代谢综合征的研究结果，结合目前中国常用临床检测项目情况，2004 年中华医学会糖尿病学分会提出在中国人群中的代谢综合征诊断标准（CDS 诊断标准）。

具备以下 4 项组成成分中的 3 项或全部者：

① 超重和（或）肥胖：BMI≥25.0（kg/m^2）；

② 空腹血糖（FPG）≥6.1mmol/L（110mg/dl）及（或）2hPG≥7.8mmol/L（140mg/dl），及（或）已确诊为糖尿病并治疗者；

③ 收缩压（SBP）/舒张压（DBP）≥140/90mmHg，及（或）已确认为高血压并治疗者；

④ 空腹血 TG≥1.7mmol/L（150mg/dl），及（或）空腹血 HDL-C＜0.9mmol/L（35mg/dl）（男）或＜1.0mmol/L（39mg/dl）（女）。

中华医学会糖尿病学分会建议以肥胖、高血糖、高血压及血脂紊乱作为代谢综合征诊断的主要组成成分。中华医学会糖尿病学分会注意到诊断标准中如果包含胰岛素抵抗项目将能检出较多的不伴高血糖的代谢综合征患者，但是鉴于血胰岛素测定还不是日常诊疗或筛查中的常规项目，更由于胰岛素测定技术尚未能标准化，难以对胰岛素抵抗的诊断定出一个统一分割点。因此，中华医学会糖尿病学分会认为在 CDS 诊断标准中暂时不包括胰岛素抵抗项目。中国人代谢综合征诊断标准中不包括微量白蛋白尿并且代谢综合征组分分割点中高血糖、高血压及血脂紊乱均采用目前临床疾病诊断分割点。

CDS 诊断标准中变动较大的是肥胖诊断分割点，将肥胖的诊断分割点定为 BMI≥25kg/m^2，这主要依据中国人的肥胖性状及特点而制定的：

① 中国人肥胖的特点是肥胖的程度较轻，经年龄和性别校正后成人超重率（BMI 25.0~29.91kg/m^2）为 29.5%，肥胖率（BMI≥30kg/m^2）为 4.3%。

② 内脏型（腹型肥胖）多见。BMI≥30kg/m^2 及在≥25~＜30kg/m^2 者内脏型肥胖（MRI 测定的腹内脂肪面积≥100cm^2）的频率分别为 86% 及 53%。即使 BMI≥18.5~

$25kg/m^2$ 的中国人群中，亦有 14% 有内脏型肥胖。内脏型肥胖者代谢性疾病的发病风险显著增加，在一项中国人 BMI 与内脏型肥胖的关系研究中见到：内脏脂肪面积达 $60cm^2$ 时，已有 20% 的人患糖尿病，30% 的人患高血压，50% 的人出现血脂异常，内脏脂肪面积达 $80cm^2$ 时，代谢综合征的患病率达 20%。

③ 应用受试者工作特征曲线（ROC）分析 BMI 预测腹内型肥胖（MRI 测定的腹内脂肪酸面积 $\geq 100cm^2$）敏感性及特异性最佳切割点为 $26.0kg/m^2$。

④ 对 971 例中国人进行 5 年随访，以 BMI $> 25.0kg/m^2$ 作为代谢综合征的超重/肥胖指标预测心脑血管疾病发生的危险性，比以腰臀比（WHR）> 0.9（男）及 ≥ 0.85（女）为指标更为敏感。

根据 CDS 诊断标准，目前中国城市社区 20 岁以上成人中 MS 的患病率为 14%～16%，其与 WHO 标准的诊断一致率为 87%，两者均确诊为代谢综合征者 58%，与 NCEP-ATPⅢ 标准的诊断一致率亦为 87%，两者均确诊为代谢综合征者为 51%。说明 CDS 诊断标准具有良好的诊断价值。

在大量循证证据的基础上，2013 年对 CDS 标准提出新的修订。

具备以下的 3 项及以上者：

① 中心性肥胖：男腰围 $> 90cm$，女腰围 $> 85cm$；

② 甘油三酯（TG）$\geq 1.7mmol/L$；

③ 血 HDL-C $< 1.04mmol/L$；

④ 血压 $\geq 130/85mmHg$；

⑤ 空腹血糖 $\geq 6.1mmol/L$，和（或）餐后 2 小时血糖 $\geq 7.8mmol/L$，或有糖尿病病史。

腰围的诊断切点的调整，NCEP-ATPⅢ 和 IDF 的代谢综合征标准中，中国人群均采用 WHO 推荐的亚洲人群的腰围标准，即为男性 90cm 和女性 80cm。之前的腰围标准均未能采用磁共振成像技术更精确地评估腹型肥胖，在 2013 版 CDS 标准中，腰围的确定建立在中国大样本人群队列研究的基础上，研究采用磁共振成像技术精确评价腹内脂肪积聚，发现中国人群腹内脂肪面积的最佳切点是 $> 80cm^2$，与此对应建议最佳腰围的切点是男性 90cm 和女性 85cm。

高密度脂蛋白胆固醇（HDL-C）诊断切点的修订：不再进行性别区分，统一为 HDL-C $< 1.04mmol/L$。考虑到我国血脂异常主要表现为高甘油三酯（TG）和低 HDL-C，而"血脂异常及边缘异常"［总胆固醇 $\geq 5.20mmol/L$、低密度脂蛋白胆固醇（LDL-C）$\geq 3.12mmol/L$、TG $\geq 1.70mmol/L$ 或 HDL-C $< 1.04mmol/L$］的标准化患病率已高达 56.2%～76.0%。这种情况下，如果女性诊断切点仍取 1.30mmol/L，则可能会造成血脂异常及边缘异常人群过多，从而使这一标准失去筛查意义。况且，HDL-C $< 1.04mmol/L$ 人群缺血性心血管疾病增加 50%。

六、儿童青少年代谢综合征定义

随着肥胖在全球儿童中的流行，儿童青少年代谢综合征的发病率逐渐升高。制定适合中国人群特征的儿童青少年代谢综合征定义和防治建议，旨在提高儿科医师对代谢综合征的认识、加强综合防治理念，控制和延缓心脑血管疾病的发生发展。

中华医学会儿科学分会，以国际糖尿病联盟（IDF）的代谢综合征定义为框架，内容的选择则参照美国儿科学会新近推出的一些预测心血管疾病危险的关键指标，并参考国内外有关肥胖和代谢综合征的最新研究，经儿科内分泌代谢、儿科心血管、儿童保健和流行病学等专家研讨、审定，达成共识。

儿童青少年代谢综合征定义和 CVD 危险因素异常界值的建议：

1. ≥10 岁儿童青少年代谢综合征定义及诊断建议

中心性肥胖：腰围≥同年龄同性别儿童腰围的 90 百分位值（P90）。为儿童青少年代谢综合征基本和必备条件，同时具备至少下列 2 项：

（1）高血糖：①空腹血糖受损（IFG）：空腹血糖≥5.6mmol/L；②或糖耐量受损（IGT）：口服葡萄糖耐量试验 2 小时血糖≥7.8mmol/L，但＜11.1mmol/L；③或 2 型糖尿病。

（2）高血压：收缩压≥同年龄同性别儿童血压的 P95 或舒张压≥同年龄同性别儿童血压的 P95。

（3）低高密度脂蛋白胆固醇（HDL-C＜1.03mmol/L）或高非高密度脂蛋白胆固醇（non-HDL-C≥3.76mmol/L）。

（4）高甘油三酯（TG≥1.47mmol/L）。

中心性肥胖的简易识别方法：建议应用腰围身高比（WHtR）作为筛查指标。WHtR 切点：男童 0.48，女童 0.46。

高血压的快速识别方法：收缩压≥130mmHg（1mmHg＝0.133kPa），舒张压≥85mmHg。以上两种方法主要用于中心性肥胖和高血压的快速筛查，如需明确诊断及研究，仍需查腰围和高血压的各年龄段百分位值表。

2. 6≤年龄＜10（岁）儿童 CVD 危险因素异常界值

6≤年龄＜10（岁）年龄段儿童的生理特征处于快速变化中，不宜轻易诊断代谢综合征。然而，近期临床研究发现，该组肥胖儿童已经暴露多项代谢异常，故提出 CVD 危险因素并予以明确界定：

（1）肥胖：BMI≥同年龄同性别儿童 BMI 的 P95 或腰围≥同年龄同性别儿童腰围的 P95。

（2）高血压：血压＞同年龄同性别儿童血压的 P95。快速识别：收缩压≥120mmHg 或舒张压≥80mmHg。

（3）脂代谢紊乱：①低 HDL-C（＜1.03mmol/L）；②高 non-HDL-C（＞3.76mmol/L）；③高 TG（＞1.47mmol/L）。

（4）高血糖：空腹血糖＞5.6mmol/L，建议行口服葡萄糖耐量试验，以便及时发现是否存在 IGT 或 2 型糖尿病。

因此，对于存在多项代谢异常的 6≤年龄＜10（岁）儿童，应警惕代谢综合征可能，及早进行干预。

当前有关代谢综合征的诊断均尚未达成共识。许多学术团体都从各自思考的重点角度出发，提出不同的诊断标准。虽然各家的诊断标准不尽相同，但都包括了6项主要因素：①腹部肥胖；②致动脉粥样硬化性脂质异常；③高血压；④胰岛素抵抗和（或）葡萄糖耐量不良；⑤一种促炎状态；⑥一种促血栓形成状态。目前认为，代谢综合征是由多因素所致的慢性、进展性疾病，环境和遗传因素共同参与其发病过程。比较几个标准，不难发现它们的基本点都是一致的，即均纳入了糖代谢异常、血脂异常、血压升高、腹型肥胖。但彼此间亦有差异，主要是这些参数值的高低不同，或采用不同的测量值。

为什么会出现不同的代谢综合征诊断标准？

首先，可能是我们对代谢综合征的发病基础并不完全了解。多数学者认为，代谢综合征主要是指胰岛素抵抗。然而，胰岛素抵抗不是一种疾病，而是一种病理生理状态，它使个体发生几种密切相关的异常和相关联的临床综合征的危险大大增加。胰岛素抵抗并不一定出现上述的异常和综合征，在一定程度上无胰岛素抵抗者亦可能出现上述的某些异常。胰岛素抵抗这一概念的主要意义在于科学研究，它提供一个概念的框架，将相当数量的看来不相关的生物学事件置入一个病理生理的构架内。它的目的并非做出临床诊断，而是要进一步了解病理生理，为我们提供一个明显的机制研究目标，同时我们也可以借此来评估各种新的治疗措施的价值。

其次，代谢综合征的发生和最终结果常不是局限在某一特定的脏器。关注代谢综合征是因为其发生心血管事件的风险明显增加，大量的研究已充分地证明，心血管事件的发生是由诸多因素（遗传性和环境性）共同作用的结果。所以，试图将诸多的危险因素放在一个综合征内，既要考虑诊断标准的全面性，又要注意临床医生的实用性，显然是极为困难的。

虽然，代谢综合征已成为近年的热点，但临床医生一定要清楚地意识到代谢综合征这一概念对临床实际工作的影响及其意义尚不明确。所以，至今也不主张对在临床上做出代谢综合征的诊断。是否存在"代谢综合征"这样一个独立的实体？大西洋两岸的主要糖尿病学会联合提出质疑，美国糖尿病学会和欧洲糖尿病研究学会认为该综合征的诊断标准是一连串的心血管危险因素的混合，是含糊、不完全的，其诊断的医学价值亦不清楚。

第四章　代谢综合征与相关疾病

第一节　代谢综合征与肥胖症

一、肥胖症标准定义

肥胖症是指体内脂肪堆积过多和（或）分布异常，通常伴有体重增加。世界卫生组织（WHO）则将肥胖定义为可能导致健康损害的异常或过多的脂肪堆积。当人体进食热量多于消耗热量时，多余热量以脂肪形式储存于体内，其量超过正常生理需要量，且达到一定值时逐渐演变为肥胖症。肥胖症的实质是体内脂肪绝对增加。

二、肥胖症的诊断方法

1. 体质指数（body mass index，BMI）

肥胖最常用的判定方法为体质指数，又译为体重指数。计算公式为：$BMI = 体重（kg）/身高^2（m^2）$。据 BMI 评估肥胖，国内诊断标准为：$24kg/m^2$ 为正常上限，$24 \sim 28kg/m^2$ 为过重，$\geqslant 28kg/m^2$ 为肥胖。值得注意的是，BMI 是一种较为粗略的指标，在不同个体某一 BMI 水平并不意味着相同的肥胖水平，尤其是对肌肉特别发达的个体，上述切点不宜作为判定肥胖的标准。

2. 腰围（WC）

（1）腰围的测量方法

迄今为止，全球仍未对腰围测量部位达成共识，WHO 推荐采用最低肋骨下缘与髂嵴最高点连线的中点作为测量点，被测者取直立位在平静呼气状态下，用软尺水平环绕测量部位，松紧应适度，测量过程中避免吸气，并应保持软尺各部分处于水平位置。

（2）腰围诊断肥胖的方法

腰围是另一个用来反应肥胖程度的指标，该指标和腹部内脏脂肪堆积的相关性优于腰臀比，是中心型肥胖（腹部肥胖）的重要标准之一，中国内地尚没有公认统一的数据。WHO 建议是男性腰围 >94cm，女性 >80cm 作为肥胖标准，但这一标准适宜于欧美人群，对于亚太地区，建议男性 >90cm，女性 >80cm 作为肥胖的标准。有国内研究显示，对于中国女性腰围 >85cm 可能是一个更为合适的标准。

（3）中国人肥胖诊断 BMI 和腰围界限值与相关疾病危险的关系

由卫生部疾控司发布的中国肥胖问题工作组编写的《中国成人超重和肥胖症预防控制指南（试行）》2003 版中提出的中国人肥胖诊断 BMI 和腰围界限值与相关疾病危险的关系见表 4-1。

表 4-1　中国人肥胖诊断 BMI 和腰围界限值与相关疾病危险的关系

分类	体质指数（kg/m²）	腰围（cm）		
		男 <85 女 <80	男 85~95 女 80~90	男 ≥95 女 ≥90
体重过低	<18.5	—	—	—
体重正常	18.5~23.9	—	增加	高
超重	24.0~27.9	增加	高	极高
肥胖	≥28	高	极高	极高

注：相关疾病指高血压、糖尿病、血脂异常和危险因素聚集；体重过低可能预示有其他健康问题。

3. 腰臀比（WHR）

腰臀比是用腰围除以臀围的比值，亚洲人的标准是男性应 <0.9，女性应 <0.8，如果超出则为肥胖。

4. 腰身比

腰身比是指腰围与身高的比值，是评价肥胖和预测心血管危险因素的人体体表测量学指标之一，能准确地反映内脏脂肪的堆积。目前有研究发现，"腰身比"在评价肥胖及其相关性代谢性疾病中，优于国际上常用的体重指数、腰臀比和腰围，但是尚需要进一步研究证实。人的"腰身比"的最佳切割点为 0.52，该指标不仅适用于中国人，而且也适用于其他亚洲人群，用于评价肥胖相关的心血管患病风险。

5. 标准体重

标准体重是用身高（cm）-105＝公斤数，如果超过 10%，则为超重；如果超过 20%，则为肥胖；如果超过 20%~30%，则为轻度肥胖；如果超过 30%~40%，为中度肥胖；如果超过 50%，为重度肥胖。体重处于标准的正负 10% 均匀正常。

6. 体脂肪率

体脂肪率是最精确的测量指标，要用专业仪器来测量，测出的值男性超过 20% 为轻度肥胖，超过 25% 为中度肥胖，超过 30% 为重度肥胖；女性超过 30% 为轻度肥胖，超过 35% 为中度肥胖，超过 40% 为重度肥胖。

7. 皮褶厚度

世界卫生组织对于皮褶厚度的测量规定了三处不同部位的测量，分别为肩胛骨下方、上臂肱三头肌、肚脐旁边 2 厘米处。指标是男性 <10mm 为偏瘦，10~40mm 为中

等，>40mm 为肥胖；女性 <20mm 为偏瘦，20～50mm 为中等，>50mm 为肥胖。

三、肥胖症的危害

肥胖症患者往往有高血压、高血脂和糖代谢异常；肥胖是影响冠心病发病和死亡的一个独立危险因素。值得警惕的是，中心性肥胖症患者要比全身性肥胖者具有更高的疾病危险，当体重指数只有轻度升高而腰围较大者，冠心病的患病率和死亡率就增加。根据世界卫生组织的报告，与肥胖相关疾病的相对危险度见表4－2。

表4－2　肥胖者发生肥胖相关疾病或症状的相对危险度

危险性显著增高（相对危险度 >3）	危险性中等增高（相对危险度 2～3）	危险度稍增高（相对危险度 1～2）
2 型糖尿病	冠心病	女性绝经后乳腺癌，子宫内膜癌
胆囊疾病	高血压	男性前列腺癌，结肠直肠癌
血脂异常	骨关节病	生殖激素异常
胰岛素抵抗	高尿酸血症和痛风	多囊卵巢综合征
气喘	脂肪肝	生育功能受损
睡眠中阻塞性呼吸暂停		背下部疼痛
		麻醉并发症

注：相对危险度是指肥胖者发生上述肥胖相关疾病的患病率是正常体重者对该病患病率的倍数。

中国肥胖问题工作组根据 1990 年以来我国 13 项大规模流行病学调查，总计约 24 万成人的数据汇总分析结果表明：BMI≥24kg/m^2 者患高血压的危险是体重正常（BMI = 18.5～23.9 kg/m^2）者的 3～4 倍，患糖尿病的危险是体重正常者的 2～3 倍，具有 2 项及 2 项以上危险因素（即危险因素聚集，主要的 5 个危险因素包括血压高、血糖高、血清总胆固醇高、血清甘油三酯高和血清高密度脂蛋白胆固醇降低）的危险是体重正常者的 3～4 倍。BMI≥28kg/m^2 的肥胖者中 90% 以上患有上述疾病或有危险因素聚集。男性腰围达到或超过 85cm，女性腰围达到或超过 80cm 者患高血压的危险约为腰围低于此界限者的 3.5 倍，其患糖尿病的危险约为 2.5 倍；其中有 2 项及 2 项以上危险因素聚集者的危险约为正常体重者的 4 倍以上。可见，肥胖与代谢综合征之间存在着密不可分的联系，下边就肥胖与代谢综合征及其组分的关联进行逐一分析。

1. 高血压病

中国肥胖问题工作组认为，肥胖与高血压的发生关系密切，据估计，60%～70% 的成年人发生高血压是因为肥胖造成的，随着体质指数的增加，收缩压和舒张压水平也较高。高血压病患者是指收缩压≥140mmHg 和（或）舒张压≥90mmHg。或需要用降压药才能将血压控制在接近正常水平（低于 140/90mmHg）者。而控制饮食和增加运动使体重降低时，使血容量、心排血量和交感神经活动下降，血压也随之降低。一些减轻体重的试验表明，经减重治疗后，收缩压和舒张压也随平均体重的下降而降低。

从国外的资料上看，Marzena 等对波兰 5916 名 18～80 岁居民进行腰围与高血压相关性分析显示，腰围超标者高血压的患病率男性为 41.7%、女性为 42.6%。Vasant 等分析了英国进行的 3 次全国横断面调查资料显示，1994 年、1998 年和 2003 年，腰围超过正常的人群（男/女），其发生高血压的相对危险度为正常组的 1.99/2.18 倍、1.90/2.59 倍和 1.86/2.20 倍。此外，吕晓珍等对腰身比预测成人高血压的分析研究显示，对以中国人群为研究对象的 3 项研究进行亚组分析，男性和女性腰身比的 AUC 值分别为 0.686 和 0.795。与腰围和腰臀比相比，腰身比对高血压的 AUC 值最大，且女性的 AUC 值大于男性。

众多研究表明，肥胖者的高血压患病率高，肥胖持续时间越长，腹型肥胖，尤其是女性，发生高血压的危险性越大。超重肥胖引发高血压的机制可能与以下几方面有关。

（1）肾交感神经兴奋

研究表明，在腹型肥胖的人群中，肾交感神经活性明显增强，且肾交感神经可通过压力反射长期调控血压。压力反射长期影响血压的机制间接地来自于肾交感神经激活实验，肾动脉内长期、低剂量灌注去甲肾上腺素可导致钠水的重吸收增强，且产生持续的血压升高。而肾脏去交感神经后可导致压力-尿钠排泄曲线调整到低血压状态。肥胖高血压患者在联合使用 α 和 β 肾上腺素受体阻断药（可减弱中枢交感神经兴奋）一个月后，对比体重正常的高血压患者，动态血压可明显降低。亦有动物实验表明，切断肾交感神经可有效减轻以高脂饮食喂养的狗的钠潴留及降低血压。可见腹型肥胖人群的肾交感神经活性增强是导致血压升高的重要原因。

（2）胰岛素抵抗

腹型肥胖是导致胰岛素抵抗及血压升高的主要原因之一。胰岛素主要是通过以下几个方面影响血压：

① 细胞膜内外离子（Ca^{2+}、Na^+）转运异常。腹型肥胖人群的胰岛素抵抗相关的高胰岛素血症能使血管平滑肌细胞内 Ca^{2+} 浓度增高，使兴奋-收缩偶联增强，血管收缩或痉挛，促使外周血管阻力增加，导致血压升高。

② 促进远端肾单位钠重吸收。胰岛素直接或通过 RASS 活性增高间接促进肾小管对水钠的重吸收，导致血容量及心排血量增加。目前认为胰岛素引起体内钠水潴留、外周循环容量加大是引起高血压的原因之一。

③ 刺激小动脉平滑肌增生。胰岛素也是一种生长因子，能促进血管平滑肌细胞的增殖，使平滑肌细胞从血管中层向内膜下迁移，使动脉膜增厚，管壁僵硬度增加，阻力增加，从而血压升高。

（3）选择性瘦素抵抗

瘦素能向中枢神经系统发送饱腹信号，通过激活产热组织如棕色脂肪组织的交感神经达到降低食欲并增加能量消耗的作用，瘦素也能激活非产热组织如肾脏和肾上腺交感神经引起动脉血压的增高。有研究表明,腹型肥胖者的血浆瘦素水平较外周型肥胖更高,对瘦素的抵抗现象更为严重。Haynes 等的研究数据表明,饮食诱导的肥胖模型中存在选择性瘦素抵抗,且除了肾交感神经对瘦素的应答以外,动脉血压对瘦素的应答作用也得以保留。可见,在腹型肥胖者中,血浆较高的瘦素水平对肾交感神经活性和动脉血压的刺激作用是高血压发生的主要机制。

(4)低血清脂联素

脂联素是脂肪细胞分泌的一种内源性生物活性多肽或蛋白质,是一种胰岛素增敏激素。国内外研究表明,脂联素与胰岛素抵抗和炎症关系密切,在肥胖、高血压病患者中血浆脂联素水平降低,血清脂联素水平在肥胖人群中降低,在腹型肥胖人群中降低则更明显,且与胰岛素抵抗呈负相关。杨金库等研究发现,肥胖和超重的高血压患者中血清脂联素的浓度水平明显偏低,并且随着 BMI 指数的增加,呈现下降趋势。可见,腹型肥胖人群低血清脂联素与血压的升高相关。

(5)慢性炎症反应

脂肪细胞内的慢性炎症在肥胖引起的代谢紊乱(糖尿病、血脂异常症、高血压、代谢综合征等)的发生发展中起到关键作用。近年来,国内外文献均可证实炎症与高血压的发生、发展及转归密切相关。多种炎症因子参与其中,如血清超敏 C 反应蛋白(hs-CRP)、白细胞介素-6(IL-6)及肿瘤坏死因子-α(TNF-α)等。

TNF-α 是由单核细胞、巨噬细胞、肥大细胞等产出的一种最常见的炎性因子,在某些病理情况下,如创伤、肿瘤、脑血管病等,机体的 TNF-α 水平大都增高。近期,有研究人员发现,肥胖患者脂肪细胞增生肥大,TNF-α 在脂肪组织中的 mRNA 和蛋白质水平、血循环浓度均有所增加。TNF-α 与胰岛素抵抗、高血压等心血管疾病的发生密切相关。IL-6 则是一种具有广泛免疫调节作用的细胞因子,具有促进全身炎症反应作用,不仅由免疫活性细胞产生,也由脂肪细胞产生。Mohamed 等证实,肥胖患者的脂肪组织能够分泌大量的 IL-6。CRP 是一种主要由 IL-6 诱导肝脏合成的急性时相反应蛋白,是临床上应用最广泛的炎症反应标志物,目前多采用更敏感的方法进行测定即 hs-CRP。

一项关于肥胖与高血压关系的研究表明,高血压患者血中 TNF-α、IL-6 水平高于对照组(正常人),且在对照组、高血压组各组内超重和肥胖受试者与体质量正常的受试者相比,血清 TNF-α、IL-6 有上升趋势,但无显著性差异。苗永国等对 120 例原发性高血压患者进行血清炎症因子检查,发现 CRP 和 TNF-α 与高血压的发生发展有着密切联系。可见 hs-CRP、IL-6、TNF-α 等炎症因子促使的慢性炎症反应可能与肥胖患者高血压的发生有关。

(6)微循环障碍

徐爱华等研究发现,肥胖患者甲皱微循环异常发生率明显高于对照组,且肥胖程度越严重,微循环改变越明显。而这些微循环障碍是全身性的,它可使血管内膜增厚,管腔变狭窄,导致外周阻力明显增大,血压升高。

2. 2 型糖尿病

肥胖和 2 型糖尿病常伴随存在。据统计，在超重或肥胖人群中有 18.2% 的患者伴有 2 型糖尿病，而在 2 型糖尿病患者中有 60%~90% 伴有超重或肥胖。除遗传背景影响个体对糖尿病和肥胖患病的倾向外，饮食习惯、生活方式等也与其发病密切相关。体重超重、肥胖和腹部脂肪蓄积是 2 型糖尿病发病的重要危险因素。

我国 24 万人群数据的汇总分析显示，如以空腹血糖 ≥126mg/100mL（7.0mmol/L）或餐后 2 小时血糖 ≥200mg/100mL（11.1mmol/L）者诊断为 2 型糖尿病患者，BMI ≥24kg/m² 者的 2 型糖尿病的患病率为 BMI 在 24kg/m² 以下者的 2.0 倍，BMI ≥28kg/m² 者的 2 型糖尿病患病率为 BMI 在 24kg/m² 以下者的 3.0 倍。男性和女性腰围分别为 ≥85cm 和 ≥80cm 时，糖尿病的患病率分别为腰围正常者的 2~2.5 倍。

有动物实验表明，高脂饲料喂养后各年龄小鼠均出现胰岛素抵抗，空腹血糖受损，糖耐量异常，胰岛内胰岛素原明显增多，胰岛代偿性增大（主要是 β 细胞代偿性增生），但胰岛的代偿性增生未能代偿糖代谢负荷，说明高脂饮食影响了 β 细胞功能。

周玲丽等对 486 例健康体检的青少年研究发现，肥胖、超重青少年胰岛素水平、HOMA-IR 水平高于正常体质量、体质量过低者，表明青少年肥胖存在一定程度的糖耐量异常、胰岛素功能障碍。

肥胖症患者的胰岛素受体数减少和受体缺陷，发生胰岛素抵抗（对胰岛素不敏感）现象和空腹胰岛素水平较高，影响到对葡萄糖的转运、利用和蛋白质合成。

中心型脂肪分布比全身型脂肪分布的人患糖尿病的危险性更大；肥胖持续的时间越长，发生 2 型糖尿病的危险性越大。儿童青少年时期开始肥胖、18 岁后体重持续增加和腹部脂肪堆积者患 2 型糖尿病的危险性更大。

腰围超标、血清甘油三酯和低密度脂蛋白胆固醇升高、高密度脂蛋白胆固醇降低、血压升高和空腹血糖异常升高等危险因素中，如出现多个因素聚集，即临床上定义的代谢综合征，有很强的致动脉粥样硬化作用。代谢综合征与胰岛素抵抗密切相关，肥胖、腰围超标和缺少体力活动是促进胰岛素抵抗进展的重要因素。

目前认为，2 型糖尿病是以 β 细胞分泌胰岛素不足和周围组织细胞胰岛素抵抗为病理生理基础的复杂疾病，肥胖作为一种脂质代谢异常参与了 2 型糖尿病发生和发展的全过程，具体机制如下：

（1）影响胰岛素分泌

1995 年，Unger 等提出了脂肪毒性学说，认为肥胖可以影响胰岛 β 细胞的分泌功能，即由于肥胖引起血液中 FAA 含量上升以及胰岛中甘油三酯蓄积，可以使胰岛 β 细胞产生分泌功能障碍，最终导致 2 型糖尿病的发生。

体外实验也表明，正常胰岛组织暴露于含有高浓度 FFA 的培养液中，短期刺激胰岛素分泌，长期可见胰岛素分泌抑制，认为高浓度的 FFA 通过影响胰岛素分泌过程中关键酶的活性或表达水平来影响 β 细胞功能。将 SD 大鼠和人类正常胰岛细胞与 FFA 共培养 48 小时后，可观察到丙酮酸脱氢酶（PDH）活性下降和 PDH 激酶活性升高，降低 FFA 浓度后可见恢复，因此认为高浓度的 FFA 可能通过抑制 PDH 活性和增加 PDH 激酶活性抑制了葡萄糖的氧化，从而抑制胰岛素分泌。此外，还有研究表明，FFA 可能抑制了乙酰 CoA 羧化酶（ACC）基因的表达，间接促进 FFA 的氧化，从而使 β 细胞对葡萄糖的敏感性下降。FFA 还可以影响前胰岛素原启动子的转录、活化，抑制它的合成速率和 mRNA 的表达。此外，胰岛 β 细胞和 FFA 共培养可引起 β 细胞的凋亡，此谓脂性凋亡，其分子机制不明。最近的研究发现，凋亡中蛋白激酶 C-δ（PKC-δ）被激活，磷脂酶 C（PLC）介导的 PKC-δ 活化在软脂酸诱导的 β 细胞凋亡中起重要作用，这与肥胖、FFA 水平升高的 2 型糖尿病患者中 β 细胞代偿能力减退相符。另外，研究显示 FFA 介导的 β 细胞凋亡还与抑制抗凋亡蛋白激酶 B（PKB）通路以及增强促凋亡 GSK3、P53 活性有关。

（2）胰岛素抵抗

胰岛素抵抗是指各种原因使胰岛素促进葡萄糖摄取和利用的效率下降，机体代偿性的分泌过多胰岛素产生高胰岛素血症，以维持血糖的稳定。胰岛素抵抗易导致代谢综合征和 2 型糖尿病。20 世纪 50 年代 Yallow 等应用放射免疫分析技术测定血浆胰岛素浓度，发现血浆胰岛素水平较低的患者胰岛素敏感性较高，而血浆胰岛素较高的人对胰岛素不敏感，由此提出了胰岛素抵抗的概念。按照胰岛素的作用环节不同，IR 的病因可分为受体前、受体和受体后的障碍。受体前障碍包括胰岛素基因突变引起分子结构异常，导致生物活性降低；受体水平的缺陷包括受体生物合成率降低；受体插入细胞膜过程异常；受体与胰岛素亲和力降低；受体酪氨酸激酶活性降低和受体降解加速。受体后的异常包括从酪氨酸激酶活化至最终产生各种生化反应的过程中各个环节均可出现的障碍。

已证明肥胖是导致胰岛素抵抗最主要的原因，尤其是中心性肥胖。对受体的研究表明，肥胖者体内胰岛素靶细胞上受体数目减少，但亲和性和正常者没有差别。同时，受体酪氨酸激酶活性降低，受体后水平上可见第二信使异常，葡萄糖运载体（GLUT4）数目减少。脂肪组织也是一种内分泌器官，肥胖状态下，由于脂肪细胞肥大和数目增多，导致其分泌物（脂肪细胞因子，adipokines）表达增强，从不同层次影响胰岛素的效应，从而导致 IR。研究发现，脂肪细胞分泌的 FFA、瘦素（leptin）、TNF-α、胰岛素抵抗素、过氧化物酶体增殖因子活化受体 γ（PAR-y）、脂联素等与 IR 的关系密切。

① FFA

正常生理条件下，脂肪分解产生的 FFA 由脂肪细胞释出进入血循环。而在不同状态下，FFA 氧化的量可以呈现出很大的差异。在肥胖者，尤其是腹型肥胖情况下，存在着脂肪代谢紊乱。肥胖患者多有腹部及全身皮下脂肪增多，脂肪的堆积、分解代谢活跃，大量 FFA 进入血液，产生高 FFA 血症。并且内脏脂肪对胰岛素敏感性要比皮下脂肪弱，更容易被动员从而产生过量的 FFA，这些 FFA 通过肝脏门静脉被肝脏摄取，引起肝脏 IR 的产生。由此可以看出，FFA 升高与胰岛素抵抗产生有着密切的联系。

高浓度的 FFA 可通过多种途径影响胰岛素的作用，其主要途径有：a. 抑制外周葡萄糖的利用。FFA 可以抑制葡萄糖的氧化，抑制葡萄糖进入细胞内，抑制肌糖原合成；b. 促进糖异生。高 FFA 状态下，脂肪酸氧化代谢增强，糖异生底物充足，从而促进糖异生反应活跃。c. 血液中高浓度的 FFA 可导致高胰岛素血症，间接引发胰岛素抵抗。

② TNF-α

TNF-α 是由脂肪细胞分泌的一种细胞因子，可能是胰岛素抵抗发病机制中的重要中介，肥胖者体内的 TNF-α 含量明显高于正常值，肥胖者的脂肪组织及细胞 TNF-α 蛋白和 mRNA 表达水平均显著高于对照组，并与体重指数、胰岛素水平呈显著正相关；而当体重下降时，其表达水平亦随之减少。也有研究显示，TNF-α 在肥胖鼠脂肪细胞中的过度表达，而且，通过中和其作用，胰岛素抵抗可以减轻，胰岛素受体的酪氨酸激酶活性增加。而在糖尿病患者及糖尿病小鼠模型的骨骼肌组织，无论是肌肉组织活检标本还是肌细胞培养，TNF-mRNA 表达水平及 TNF-α 蛋白水平均明显高于正常对照组，而且细胞对葡萄糖的摄取能力也大大减低。众多体内及体外试验均证明 TNF-α 可干扰周围组织胰岛素作用致胰岛素抵抗。其具体机制可能有以下几点：

a. 影响葡萄糖的转运。TNF-α 可降低葡萄糖运载体（GLUT4）的 mRNA 及其蛋白产物的水平。但是，从转录水平的抑制作用是一个缓慢的抑制作用。低浓度 TNF-α 对 GLUT4 蛋白含量并无影响，由此认为其主要是抑制 GLUT4 蛋白功能而起快速抑制作用。

b. 影响胰岛素信号传导途径。TNF-α 可抑制胰岛素受体及其信息传递下游物质胰岛素受体底物-1（IRS-1）的磷酸化，并使之成为胰岛素受体酪氨酸激酶的抑制剂，从而影响信息传递导致 IR。

c. 影响脂代谢。TNF-α 可通过抑制脂蛋白脂酶（LPL），在抑制脂肪细胞对外源性脂质的摄入同时，促进脂肪细胞内脂肪分解升高 FFA，间接引发胰岛素抵抗。

d. TNF-α 通过对其他激素的影响而诱导胰岛素抵抗，如糖皮质激素、胰高糖素、生长激素和儿茶酚胺。已经明确，提高这些激素水平可导致胰岛素抵抗及糖尿病。

③ 胰岛素抵抗素

抵抗素是一种脂肪因子，抵抗素是新近发现的由脂肪细胞分泌的一种含有 114 个氨基酸的蛋白，其基因位于人的 19 号染色体上，被证明与胰岛素抵抗密切相关，其可能的机制主要体现在以下几个方面：

a. 抵抗素对胰岛素信号传导的抑制。抵抗素往往会对胰岛素受体及胰岛素受体底物分子中的酪氨酸残基的磷酸化进行抑制，阻断胰岛素受体对 PI3K 和蛋白激酶 B 的激活进程，从而导致脂肪细胞中产生胰岛素抵抗。

b. 抵抗素对脂肪游离酸的增高作用。通常情况下，在抵抗素表达水平过高的动物体位，总胆固醇浓度会出现增高，高密度脂蛋白的水平会出现降低，FFA 的浓度会出现增高，导致机体内产生脂毒性，胰岛 β 细胞分泌胰岛素的功能受到影响，葡萄糖的吸收减弱，进而造成机体内形成胰岛素抵抗。

c. 参与调控慢性炎症。近年研究表明，抵抗素参与了肥胖有关的炎症进程，对胰岛素敏感组织（脂肪、肝脏）炎症状态起到重要调控作用。肥胖诱导的慢性低度炎症是导致机体胰岛素抵抗的重要因素，抵抗素通过对炎症的调控参与肥胖机体胰岛素抵抗的发生。

④ 瘦素

瘦素主要由白色脂肪组织产生，能够有效减少大脑中枢神经对于食欲的兴奋性，还能有效促进机体内能量的代谢。作为一种代谢激素，瘦素可对一系列的代谢过程产生影响，如胰岛素释放、葡萄糖的产生、转运、代谢，脂肪的分解合成等。近年发现瘦素参与肥胖相关的胰岛素抵抗，肥胖者机体过度表达瘦素，瘦素水平与胰岛素抵抗程度呈正相关。病理状态下，瘦素受体敏感性下降，引起胰岛 β 细胞去极化而促进胰岛素的分泌，导致高胰岛素血症；另外，瘦素增加脂肪的分解，产生大量 FFA，间接引起胰岛素抵抗。当机体内瘦素分泌过少甚至无法分泌瘦素时，外周组织中的脂肪堆积增多，胰岛素的分泌也受到影响，而通过补充外源性的瘦素，可有效减少 FFA 的生成，提高机体对胰岛素的敏感性。

⑤ 脂联素

脂联素是一种特异性的蛋白质，约占血浆蛋白量的 0.01%。主要由脂肪细胞分泌的对抗 IR 的激素，主要分布于脂肪组织中，但脂联素水平常与脂肪量成反比，即脂肪越多，脂联素越少。通常情况下，肥胖症患者、糖尿病患者机体内的血浆脂联素浓度往往低于正常人，当脂联素水平增高时，2 型糖尿病的发病风险也随之增高，而脂联素水平降低则提示机体对胰岛素的敏感性减弱。脂联素通过促进 FFA 的氧化反应，能够有效起到胰岛素增敏作用。

⑥ 过氧化物酶增值因子活化受体 γ（PPAR-γ）

PPAR 属激素核受体超家族成员，其配体为过氧化物酶体增殖物、FFA 及前列腺素代谢物等。PPAR 有 α、β（或 δ）和 γ 三种亚型。与脂肪细胞分化关系最为密切的是PPAR-γ。PPAR 主要在脂肪组织中表达，参与脂肪细胞分化，是脂肪细胞特异性分化转录因子，能够激活脂肪酸结合蛋白（ap2）、磷酸烯醇式丙酮酸羧基酶（PEPCK）等的基因表达，与肥胖及胰岛素抵抗的发生密切相关。PPAR-γ 所介导的脂肪细胞过度增殖可促进肥胖的发生。PPAR-γ 尚可直接加强脂肪细胞胰岛素受体后的信号传递过程，从而增强脂肪细胞对胰岛素的敏感性。研究表明，在具有 PPAR-Y 结合改变的人或动物，在进食高脂饮食的条件下，可导致肥胖并引发严重的胰岛素抵抗。

（3）其他

韩莹等通过对大量样本的调查研究认为，肥胖型 2 型糖尿病是一种由遗传因素与环境因素共同作用于个体的多因素遗传性疾病。其中环境因素的影响更为重要，糖尿病本身并不遗传，遗传的是个体对糖尿病的易感性，这种易感性须通过环境因素的作用导致个体发病。近年来，国内外学者对 2 型糖尿病的危险因素做了大量的流行病学研究，结果表明其不仅与行为、环境和社会因素如缺乏体力活动、不健康的饮食习惯等有关联，还受到教育程度、社会经济地位等因素的影响。

3. 血脂代谢紊乱

肥胖可引起血脂代谢异常，即使在正常体重成年人群，腹部脂肪堆积亦与血脂代谢异常有关。有研究证实，超重和肥胖均是血脂代谢异常的危险因素。有中心性肥胖的患者血脂异常患病率明显高于外周性肥胖者，表明腹部脂肪的堆积与血脂代谢异常存在密切的关系。我国 24 万人群数据的汇总分析显示，$BMI \geqslant 24kg/m^2$ 者的血脂异常（甘油三酯 $\geqslant 200mg/100mL$）检出率为 BMI 在 $24kg/m^2$ 以下者的 2.5 倍，$BMI \geqslant 28kg/m^2$ 者的血脂异常检出率为 BMI 在 $24kg/m^2$ 以下者的 3.0 倍，腰围超标者高甘油三酯血症的检出率为腰围正常者的 2.5 倍。$BMI \geqslant 24kg/m^2$ 和 $\geqslant 28kg/m^2$ 者的高密度脂蛋白胆固醇降低（$<35mg/100mL$）的检出率分别为 BMI 在 $24kg/m^2$ 以下者的 1.8 倍和 2.1 倍。腰围超标者高密度脂脂蛋白胆固醇降低的检出率为腰围正常者的 1.8 倍。上海市某社区老年人超重/肥胖与慢性病关系的调查结果显示，超重/肥胖组的高 TG 血症、高 LDL-C 血症明显高于正常体重组。一项多元线性回归分析显示，校正多种混杂因素后，TC、TG、LDL-C 水平随 BMI 水平的上升而升高，HDL-C 水平随 BMI 水平的上升而下降。高脂血症患病率随着 BMI 的升高而呈上升趋势。

综上所述，超重肥胖可以导致高血压、血脂紊乱和糖代谢异常，诱发并加重胰岛素抵抗，胰岛素抵抗又促进了代谢综合征各组分的发展。

第二节 代谢综合征与糖代谢疾病

1. 什么是糖代谢疾病？

糖代谢疾病是指调节葡萄糖、果糖、半乳糖等代谢的激素或酶的结构、功能、浓度异常，或组织、器官的病理生理变化而引起的有关疾病。主要包括糖尿病及糖调节受损、低血糖症、果糖代谢障碍、糖原贮积病、半乳糖代谢障碍、丙酮酸代谢障碍等。而代谢综合征所涉及的糖代谢异常多为葡萄糖、糖原等在体内的代谢异常，而最终引起血糖升高。糖代谢异常指除了已确诊的糖尿病，还包括糖尿病前期（pre-diabetes），即空腹血糖受损（IFG）和糖耐量异常（IGT），这是一个处于正常与糖尿病水平之间的时期，此期中血糖水平已高于正常，但未达糖尿病的诊断水平。

2. 如何筛查糖代谢异常？

口服糖耐量试验（OGTT）和糖化血红蛋白（HbA1c）均可作为筛查指标。

（1）OGTT：葡萄糖负荷试验，可以了解胰岛 β 细胞功能和机体对血糖的调节能力，是诊断糖尿病的确诊试验。OGTT 各时相正常静脉血浆血糖上限规定见表 4-3。

表4-3　OGTT各时相正常静脉血浆血糖上限规定

时相	血糖值	
	mmol/L	mg/dl
空腹	6.9	125
30分钟	11.1	200
60分钟	10.6	190
120分钟	8.3	150
180分钟	6.9	120

（2）HbA1c：可反映患者近8~12周的血糖控制情况，是糖尿病诊断新标准和治疗监测的"金标准"。糖化血红蛋白与血糖控制情况见表4-4。

表4-4　糖化血红蛋白与血糖控制情况

糖化血红蛋白	血糖控制情况
4%~6%	血糖控制正常
6%~7%	血糖控制比较理想
7%~8%	血糖控制一般
8%~9%	控制不理想，需加强血糖控制
>9%	血糖控制很差，是慢性并发症发生发展的危险因素

3. 糖代谢异常的危害

前面已经提到了，糖代谢异常并不是一种疾病，有糖代谢异常并不代表就已经患有糖尿病了，如果是在糖代谢异常的阶段就改变生活方式控制饮食，其实是可以避免糖尿病发生的。不过糖代谢异常的危害也是不容我们忽视的，具体糖代谢异常有什么危害接下来我们将做出分析。

流行病学研究结果显示，从正常糖代谢到糖调节异常再到糖尿病，心血管疾病的风险逐渐加强。充分重视早期糖代谢异常的筛查并采取有效措施积极干预，可以在很大限度上延缓甚至避免糖尿病的发生，从而更有效预防心血管事件。

糖代谢异常包括IGT和IFG两种情况，其中IGT人群有更多的胰岛素抵抗，容易发展成糖尿病，而心血管疾病的风险明显增高。餐后血糖升高对终末器官的损害主要表现在：餐后急性高峰引起甲基-己二醛等糖化产物的增多，引起急性毒性反应，糖基化产物沉积于终末器官，引起大血管、微血管和神经并发症。血糖浓度越高，与组织器官内的葡萄糖浓度差越大，对组织的损害越严重，最终形成动脉粥样硬化。另外，肥胖、脂质代谢紊乱、高血压、高胰岛素血症等心血管危险因子在IGT患者身上常常聚集，这除了增加心血管疾病的发生风险，也与代谢综合征的发生发展有着密切的联系。下面我们逐一讨论糖代谢异常与代谢综合征各组分之间的联系。

（1）高血压病

近年来的研究显示：在高血压患者中糖代谢异常的发生率相当高，许多研究发现高血压患者早期血压水平与血糖代谢异常有关，IFG 患者收缩压、舒张压、脉压均显著高于血糖正常者。根据美国糖尿病协会的统计，2000—2012 年，71% 的糖尿病患者血压≥140/90mmHg 或需服药来维持正常血压。另据统计，大约 40% 的高血压患者数年后会患上糖尿病。更有研究发现，糖代谢异常可导致高血压患者 24 小时血压昼夜节律紊乱，随着血糖异常程度的加重，高血压患者非杓型血压发生率逐渐升高。

糖代谢异常合并高血压的发生机制目前仍未完全明了。高血糖本身抑制血管内皮舒张，增加细胞内游离钙，刺激作用于血管平滑肌的生长因子基因转录。此外，下列因素也参与高血压的发病。

1）高胰岛素血症

高血压患者血压水平可能与胰岛素水平相关，不少研究发现高血压患者存在胰岛素及糖代谢紊乱，高血压患者其胰岛素抵抗（IR）指数较正常人高。研究更进一步揭示 IR 的存在是高血压和代谢综合征共同的关键因素。有研究发现，随 FPG 的增加，IR 呈线性增加，长期慢性的高血糖可以通过"葡萄糖中毒"引起 IR，其途径之一是血中葡萄糖水平升高可通过己糖胺途径产生 IR，谷氨酸果糖氨基转移酶（GFTA）作为葡萄糖进入己糖胺代谢途径的关键限速酶，其活性升高后可以使葡萄糖进入此代谢途径增多，从而产生大量的葡萄糖-6-磷酸及其产物，使组织细胞对胰岛素的敏感性下降，减少了组织细胞对葡萄糖的摄取，且使葡萄糖的利用率降低，形成 IR。另一途径是蛋白激酶 C（PKC）的激活，PKC 是一种丝氨酸蛋白激酶，其底物包括胰岛素受体，高血糖时甘油二酯水平发生升高，激活了 PKC 系统，可使胰岛素抵抗综合征的丝氨酸发生磷酸化，从而引起胰岛素受体功能障碍，发生 IR。同时，IR 可使肝脏合成 TG 及 LDL-C 增多，增加肝脏脂酶活性，使高密度脂蛋白降解增加，并可使脂蛋白脂肪酶活性降低，从而降低机体清除 TG 的能力。血糖升高、脂代谢紊乱可引起内质网应激（ERS），而 ERS 被认为是引起 IR 的重要机制，ERS 可导致胰岛素受体酪氨酸和受体底物酪氨酸的磷酸化障碍，从而发生 IR。

IR 的存在就会导致高胰岛素血症，高胰岛素血症可通过下列因素而导致高血压：①增加肾钠、水重吸收；②增加血压对摄入盐的敏感性；③增加加压物质及醛固酮对血管紧张素Ⅱ的敏感性；④改变电解质跨膜转运，表现为细胞内钠转运增加、Na^+-K^+-ATP 酶活性降低、Na^+-H^+-ATP 酶活性增加；⑤增加细胞内钙；⑥刺激生长因子（特别是血管平滑肌的生长因子）表达；⑦刺激交感神经活性；⑧降低扩血管物质前列腺素的合成；⑨增加内皮素的分泌；⑩损害心房利钠肽的利钠作用。上述作用结果导致钠、水潴留及血管张力增加，最终产生高血压。另外，有学者发现细胞内游离镁水平与血浆胰岛素水平呈负相关，即高胰岛素血症时伴细胞内低镁，而细胞内镁水平又与血压呈负相关。

2）肾素-血管紧张素-醛固酮系统

糖代谢紊乱的患者由于高胰岛素血症、反复出现的水、盐代谢紊乱（如酮症酸中毒）及长期代谢控制不良，可导致体内肾素-血管紧张素-醛固酮系统活性反复增加，可能与糖代谢异常合并高血压发生有关。但合并肾脏病变和氮质血症的糖尿病患者，不论有无高血压，其肾素-血管紧张素-醛固酮系统受抑制，可能是由于水钠潴留、肾小球旁细胞变性、交感神经活性减弱及肾前列腺素缺乏等所致。

3）水钠潴留

高胰岛素血症、肾素-血管紧张素-醛固酮系统活性增加、肾脏病变等均可导致水钠潴留。水钠潴留后又可增加血管对儿茶酚胺和交感神经的敏感性。有研究显示，即使在代谢稳定且无氮质血症的糖尿病伴高血压患者，不论是 1 型或 2 型糖尿病，不论有无视网膜病变或糖尿病肾病，体内可交换钠平均增加 10%，且与血压呈显著正相关。给患者用利尿剂 6 周后，可使交换钠降至正常，使心血管系统对去甲肾上腺素的加压反应从增强状态恢复正常。引起水钠潴留的原因还包括血生长激素增加，血清白蛋白浓度下降使胶体渗透压降低，肾舒血管因子如前列腺素 E 减少等因素。

4）儿茶酚胺

高胰岛素血症、血糖控制不佳（特别是发生酮症酸中毒时），机体内儿茶酚胺浓度显著增高，交感神经活性明显增加。

5）动脉粥样硬化及血管平滑肌细胞增生

糖代谢紊乱患者常合并脂代谢紊乱，长期血糖控制不良导致糖基化蛋白终产物（AGEs）增加，均可导致动脉粥样硬化。此外，糖尿病患者常伴高胰岛素血症，同时一些生长因子（如转化生长因子 β_1、胰岛素样生长因子、血小板源生长因子等）表达增加，可导致血管平滑肌增生。动脉粥样硬化及血管平滑肌细胞增生则导致周围血管阻力增加。

6）细胞内游离钙增加

高胰岛素血症可导致细胞内游离钙增加。另一方面，有学者发现糖尿病患者血循环中游离的 $1,25-(OH)_2-D_3$ 水平增高。上述均可引起细胞内游离钙增加，从而导致动脉血管阻力增加。

在高血压的状态，毛细血管密度下降，影响胰岛素和葡萄糖在靶细胞的传输过程和弥散能力，并引起血流分布的不均匀性，妨碍肌细胞对葡萄糖的摄取和利用。高血压患者肌组织中有氧氧化能力增强、糖酵解能力降低、对胰岛素敏感性降低，导致血糖代谢的异常。高血压时肾脏对胰岛素的清除能力下降，血胰岛素水平升高，同时脂肪组织对胰岛素的敏感性下降。这些因素共同导致了机体血糖代谢紊乱。可见糖代谢异常与高血压之间相互影响，也共同影响着代谢综合征。

（2）脂代谢异常

糖代谢异常常伴有脂代谢异常，导致血脂升高，2 型糖尿病患者由于周围组织胰岛素受体的敏感性低和数量减少以及胰岛素拮抗激素升高，发生胰岛素抵抗，血清胰岛素水平增高，但由于脂肪胞膜上受体对胰岛素不敏感，对脂肪分解作用的抑制减弱，游离脂肪酸生成增多，进入肝脏转化为甘油三酯增多，而胰岛素促进脂肪合成，导致血中极低密度脂蛋白（VLDL）及甘油三酯增多。糖尿病性脂代谢紊乱，以血清甘油三酯增高最明显，胆固醇轻度增高。2 型糖尿病患者的血浆 HDL 水平降低，HDL 颗粒从周围组织摄取胆固醇的能力降低，导致胆固醇在血管壁的量积聚，这可能是 2 型糖尿病患者动脉粥样硬化病的重要因素。

而反过来，脂代谢异常又能够影响糖代谢，可能机制如下：

1）引发胰岛素抵抗

升高的 FFA 生成代谢产物 DAG、神经酰胺、长链脂肪酰基辅酶 A（LCFA-CoA）等可激活丝氨酸激酶 PKC 等，导致胰岛素受体及其底物（IRS）丝氨酸/苏氨酸磷酸化，从而抑制胰岛素受体的酪氨酸磷酸化，下游 IRS 不能活化磷脂酰基醇 3 激酶（PI3K），葡萄糖转运蛋白 4（GLUT4）不能转位，引起胰岛素抵抗。

2）影响胰岛 β 细胞功能

FFA 升高可抑制蛋白激酶 B 的磷酸化，影响葡萄糖转运、糖原合成和其他胰岛素介导的作用。脂肪毒性学说即指出，血液中 FFA 含量的上升以及胰岛中 TG 的蓄积可使胰岛 β 细胞分泌功能障碍。其机制包括如下几个方面：①β 细胞脂性凋亡；②抑制胰岛素原前体基因表达；③β 细胞分泌功能下降；④降低胰岛素的清除；⑤高脂血症促进胰岛素基础分泌，抑制葡萄糖刺激的胰岛素分泌；⑥抑制胰岛素和葡萄糖输送到靶细胞；⑦抑制外周葡萄糖的利用，促进糖异生和肝糖输出；⑧诱导产生引发胰岛素抵抗的物质等。

可以说，高血糖与高血脂共同作用于 2 型糖尿病导致血脂升高，血脂升高又可以吸附大量胰岛素，导致患者胰岛素抵抗，从而形成恶性循环。

（3）高尿酸血症（HUA）

高尿酸血症与代谢综合征和糖尿病相关，年龄、肥胖及胰岛素抵抗均是 HUA 与糖尿病的共同影响因素。随着年龄的不断增加，血糖随之上升。研究报道，HUA 是 2 型糖尿病、高血压事件的独立危险因素。流行病学研究发现，HUA 患者发生糖尿病的概率大于非 HUA 人群，而对于非糖尿病人群来说，糖尿病患者更容易发展为 HUA。

2 型糖尿病患者发生高尿酸血症的原因可能为：①肾微血管病变导致肾血流下降，而尿酸排泄与肾血流成正比，故血尿酸升高；②尿酸作为人体内广泛分布的抗氧化剂之一，可降低脂质过氧化的发生率。部分糖尿病患者体内氧化应激加剧，尿酸代偿性增加，出现高尿酸血症；③糖尿病高尿酸血症的发病与胰岛素抵抗所致的高胰岛素血症也有关，因其增加了近曲肾小管尿钠的排泄而抑制了尿酸的排泄。有学者指出，HUA 患者胰岛素抵抗发生率显著高于正常人群。HUA 引起内源性 NO 减少及内皮功能损伤，尿酸使得脂联素的合成大大减少，导致脂肪性分泌紊乱，这些可能是引起胰岛素抵抗的重要原因。可见 HUA 加重了糖尿病患者的代谢紊乱，糖尿病也使得 HUA 患者代谢紊乱加重，两者的共同作用促进了动脉粥样硬化的发生与发展，并与代谢综合征密切相关。

此外，糖代谢异常与肥胖同样相互影响，其中胰岛素抵抗是关键因素，这同样是代谢综合征的核心病机。综上所述，作为代谢综合征的组分之一，糖代谢异常同样影响着代谢综合征的其他组分，相互影响，互为因果，共同促使代谢综合征的发生与发展，并进一步增加了动脉粥样硬化的发生风险。

第三节　代谢综合征与非酒精性脂肪肝病

一、非酒精性脂肪肝病定义

非酒精性脂肪性肝病（NAFLD）是指除外长期大量饮酒和其他明确的损肝因素所引起的，肝实质细胞脂肪变性和脂肪贮积的临床病理综合征。主要包括单纯性脂肪肝、非酒精性脂肪性肝炎（NASH）、非酒精性脂肪性肝纤维化和肝硬化。NAFLD 患者肝脏脂肪代谢功能出现障碍，使得大量脂肪类物质蓄积于肝细胞（单纯性脂肪肝），进而导致肝细胞发生脂肪变性、肝细胞损伤、炎症反应、肝脏纤维化（非酒精性脂肪性肝炎，NASH）。

NAFLD 已成为慢性肝病的重要原因，并且与糖脂代谢紊乱、糖尿病、心血管疾病、代谢相关性肿瘤的发生有密切联系，NAFLD 被认为是代谢综合征的肝脏表现。

二、NAFLD 的流行病学

我国 NAFLD 发病率约为 15%，而欧美等发达国家普通成人中 NAFLD 的患病率高达 20%~30%，其中 NASH 和脂肪肝肝硬化分别占 10%~20% 和 1%~3%。在日本对 5433 例的横断面研究中，NAFLD 的总体发病率为 24.6%。研究发现肥胖（尤其是中心型肥胖）、胰岛素抵抗与 NAFLD 关系密切。肥胖症患者中单纯性脂肪肝、NASH 和脂肪性肝硬化患病率分别为 60%~90%、20%~25% 及 2%~8%。也有研究发现，当体重指数 BMI < 25 时，NAFLD 的患病率为 16.4%；当 BMI > 30 时，NAFLD 的患病率为 75.8%；而病态肥胖（BMI > 40kg/m²）的 NAFLD 患病率高达 96%。中国的一项 2000 例横断面研究显示，NAFLD 的患病率在瘦体重人群组中为 18.33%，在超重肥胖组中为 72.90%。NASH 患者中 28%~55% 患有 2 型糖尿病，27%~90% 有高脂血症。可见 NAFLD 或与高脂肪、高热量的膳食结构，多坐少动的生活方式，胰岛素抵抗为主的代谢综合征组分（肥胖、高血压、血脂代谢紊乱、2 型糖尿病）相关。

三、NAFLD 的发病机制

NAFLD 主要分为原发性和继发性两大类，原发性 NAFLD 主要与胰岛素抵抗和遗传易感性相关；而继发性的 NAFLD 多与药物、全胃肠外营养、减肥后体重急剧下降、工业毒物中毒等外在病因有关。通常我们所指的 NAFLD 是原发性的，其发病机制至今仍有争议。

1. 细胞学基础

组成肝脏的细胞除了肝细胞以外，还包括肝枯否细胞、肝星形细胞、肝血窦内皮细胞等。NAFLD 的发生发展是肝脏中多种类型的细胞相互作用、相互影响的结果。肝脏脂质代谢的障碍导致脂肪在肝细胞中过度堆积：①高脂血症以及外周脂肪组织动员增加，FFA 输送入肝增多；②线粒体功能障碍，FFA 在肝细胞线粒体内氧化磷酸化/β-氧化减少，转化为 TG 增多；③肝细胞合成 FFA 和 TG 能力增强；④VLDL 合成或分泌不足导致 TG 转运出肝细胞减少。结果使中性脂肪为主的脂质在肝细胞内异常沉积，形成脂肪肝。

与此同时，毒性脂质、炎症、氧化应激、内质网应激等促使过度荷载脂肪的肝细胞发生损伤和死亡。肝细胞的死亡可以促进肝枯否细胞等免疫细胞和肝星形细胞的激活，导致肝脏的炎症和肝脏的纤维化。肝脏的炎症又可以进一步促进肝细胞的损伤和死亡以及肝星形细胞的激活。上述细胞之间的相互影响和相互作用所形成的恶性循环促进了 NAFLD 病情的进展。

2. 病理生理学改变

（1）"二次打击"学说

"二次打击"是 1998 年提出的 NAFLD 发病的经典假说。"初次打击"指肥胖、2型糖尿病、高脂血症等伴随的瘦素及胰岛素抵抗，可引起肝脏内甘油三酯堆积（单纯性脂肪肝），肝脏对内外源性损害因子、缺血、缺氧等的耐受能力下降。"二次打击"是指毒性脂代谢产物累积和活性氧化物质（reactive oxygen species，ROS）产生过度，肝脏发生慢性炎症反应，脂质过氧化损伤，微粒体、线粒体功能受抑制，肝细胞凋亡、星状细胞激活，肝组织出现炎症、纤维化等病理改变，引起 NASH。近年逐步发现，TNF-α、IL-6 产生增加，而脂联素减少、肠道菌群的紊乱均参与了 NAFLD 的发病机制。此外，*PNPLA3* 基因遗传多态性与 NAFLD 病理改变有密切联系。NAFLD 的致病因素较为复杂，"二次打击"学说逐渐倾向"多重打击"学说转变，但是，胰岛素抵抗依然被认为是关键的"打击"因素。

（2）脂毒性学说

原来的脂毒性概念用来描述过量的 FFA 导致胰岛 β 细胞内脂酰辅酶 A 增加，进而增加神经酰胺浓度，后者可诱导一氧化氮产生增多，引起细胞毒性并加速 β 细胞凋亡过程。后来细胞脂毒性用来广泛描述由脂肪酸及其相关代谢物造成细胞损伤及死亡事件。

脂毒性学说认为，肝内甘油三酯堆积并不会引起胰岛素抵抗及肝细胞损伤，引起NASH 的核心机制是游离胆固醇、FFA 及其代谢物所引起的内质网应激、氧化应激及炎性反应。传统观点认为，堆积在肝细胞中的甘油三酯促进了脂质过氧化、氧化应激、炎症和纤维化，是 NAFLD 发生发展的驱动因素；但是，这一观点正日益受到挑战，因为有研究显示，甘油三酯可能可以拮抗脂毒性。Yamaguchi 等研究发现，抑制小鼠肝脏甘油三酯的合成可以减轻肝脏的脂肪变性，但是加重了肝脏的损伤和纤维化。甘油三酯在小鼠肝脏的沉积并不足以诱发胰岛素抵抗和肝脏炎症。这些结果都提示甘油三酯可能不是促进 NAFLD 病情进展的主要脂质类型。过多的棕榈酸、硬脂酸等游离脂肪酸堆积在肝脏可形成甘油二酯（DAG）、神经酰胺、溶血磷脂酸胆碱（LPCs）等代谢中间产物，发挥脂毒性的作用。

比如，FFA 神经酰胺可以通过激活 JNK 的活性，增加线粒体膜的通透性，促进细胞的死亡。在四氯化碳（CCl$_4$）诱导的大鼠（rattus norvegicus）肝损伤模型中，CCl$_4$ 可以诱导 DAG 过氧化物产生，进而活化 NF-κB 信号通路及 TNF 介导的肝损伤。溶血磷脂酸胆碱在肝脏细胞堆积，可以通过激活死亡受体 DR5 引起细胞凋亡，同时通过促炎性外泌体（inflammatory extracellular vesicle，EV）的分泌促进巨噬细胞的激活。过多的游离胆固醇在细胞内的堆积，可以破坏线粒体膜的流动性，导致线粒体功能失常和氧化应激。胆固醇结晶在肝枯否细胞中堆积可以激活炎症小体，促进 IL-1β、TNF-α 等炎症因子的产生。

3. 组织学改变

NAFLD 的肝组织学改变主要分为三个病理阶段，即单纯性非酒精性脂肪肝、NASH 和脂肪性肝硬化。病理特征为肝腺泡 3 区大泡性或以大泡为主的混合性肝细胞脂肪变，可伴有肝细胞气球样变、小叶内炎症细胞浸润、窦周纤维化。由此可进行 NAFLD 活动度积分（NAFLD activity score，NAS）和肝纤维化分期。

NAS 积分（0~8 分）：①肝细胞脂肪变：0 分（<5%）；1 分（5%~33%）；2 分（34%~66%）；3 分（>66%）。②小叶内炎症（20 倍镜计数坏死灶）：0 分（无）；1 分（<2 个）；分（2~4 个）；3 分（>4 个）。③肝细胞气球样变：0 分（无）；1 分（少见）；2 分（多见）。NAS <3 分可排除 NASH，NAS >4 分可诊断 NASH；介于两者之间者 NASH 可能。不伴有小叶内炎症、气球样变和肝纤维化但肝脂肪变 >33% 者为 NAFLD，如肝脂肪变 <33% 仅称肝细胞脂肪变。

肝纤维化分期（0~4 期）：0 期：无纤维化；1 期：肝腺泡 3 区轻-中度窦周纤维化或仅有门脉周围纤维化；2 期：腺泡 3 区窦周纤维化合并门脉周围纤维化；3 期：桥接纤维化；4 期：高度可疑或确诊肝硬化。在肝纤维化进展时，肝脏脂肪变性和炎症坏死活动可以减轻。

4. NAFLD 相关因素

（1）胰岛素抵抗

NAFLD 与 2 型糖尿病密切相关，而肝脏所致的胰岛素抵抗是两种疾病的共同点。超过 90% 的 2 型糖尿病人患有 NAFLD，其严重程度与 NAFLD 的病情进展相关，而 NAFLD 患者几乎都存在胰岛素抵抗的现象，但不一定伴有糖耐量异常或肥胖。应用胰岛素增敏剂可以改善肝脏的脂肪储积现象。所以现在有人认为，胰岛素抵抗可能是第一次打击。

胰岛素除了通过上调葡萄糖转运蛋白含量促进细胞对葡萄糖的吸收外，还可促进脂类储存，抑制脂类分解。胰岛素抵抗与脂质聚集是一个相互促进、相互影响的过程。值得注意的是，研究表明，肝细胞的胰岛素抵抗并未引起 NAFLD 或肝损伤，而脂肪组织的胰岛素抵抗却对于脂毒性疾病包括 NAFLD 起到了重要的作用。其原因可能是在肥胖、胰岛素抵抗以及代谢综合征时，机体的脂肪组织可发生慢性炎症，分泌的 IL-1β、TNF-α、IL-6 等炎症因子水平增加并通过体循环作用于肝脏，促进肝脏的炎症和糖脂代谢紊乱。动物实验也表明，胰岛素抵抗与 NAFLD 相关，当大鼠用高脂饮食处理 3 天后，胰岛素抑制肝脏糖生成能力受到了显著抑制，并伴随着 DAG 含量和抑制胰岛素受体活性的 PKC-ε 增多。

（2）脂肪组织因子

脂肪组织不仅是能量代谢的重要场所，还是机体庞大的内分泌器官。脂肪组织可以分泌激素、细胞因子、补体、生长因子、细胞外基质蛋白、血管活性物质等许多因子。越来越多的研究表明，脂肪组织内分泌因子可以参与调节肝脏等其他代谢器官的功能，进而调节全身代谢稳态。

许多研究发现，NAFLD 个体的脂肪组织分泌脂联素的水平下降，而瘦素的水平上升。前面我们提到过，脂联素可以抑制胰岛素抵抗，减轻肝脏脂肪变性，具有抗炎、抗细胞凋亡、增强胰岛素敏感性等作用。因此，脂联素水平的下降可能参与 NAFLD 的发生发展；瘦素在 NAFLD 致病过程中可能发挥双向的作用。动物模型的研究发现，在 NAFLD 病程的早期阶段，瘦素可以通过抑制肝脏的脂质从头合成（de novo lipogenesis，DNL）来缓解肝脏的脂肪变性；而在 NAFLD 疾病的进展阶段，瘦素则具有促进炎症和肝脏纤维化的作用；但以上瘦素的相关研究尚未在人体中得以证实。Neuregulin 4（Nrg 4）是近年新发现的脂肪分泌因子，Nrg 4 在棕色脂肪组织中有高水平的表达。Nrg 4 可以作用于肝脏，抑制肝脏细胞的脂肪酸合成，进而抑制高脂肪饮食诱导的小鼠脂肪肝和胰岛素抵抗。进一步的研究发现，Nrg 4 可以通过提高细胞死亡负性调节蛋白 cFLAR 的稳定性来抑制肝细胞的死亡，从而抑制单纯性脂肪肝向 NASH 的发展。血清中 Nrg 4 的水平和 NAFLD 患者脂肪肝的严重程度呈现负相关。Nrg 4 是否可以作为防治 NAFLD 的药物有待于深入的研究。脂肪组织分泌因子还有很多，如抗胰岛素蛋白（resistin）、内脂素（visfatin）、肥胖抑制素（obestatin）、趋化素（chemerin）等，它们在 NAFLD 中的作用有待于进一步明确。

（3）氧化应激与脂质过氧化损伤

当肝细胞中 FFA 大量聚集时，会促进线粒体氧化反应，导致 ROS 增加，当 ROS 产生超过抗氧化系统清除能力时，便会导致氧化应激。氧化应激被认为是肝脏脂肪变发展为脂肪性肝炎的催化剂，主要通过以下几个途径造成肝细胞损伤：①改变线粒体膜通透性，直接导致肝细胞死亡；②调节炎症应答相关细胞因子和黏附因子如 TNF-α、TGF-β 表达；③刺激花生四烯酸代谢，产生白三烯等类脂质趋化中性粒细胞；④攻击生物膜上的不饱和脂肪酸，触发链式过氧化反应产生脂质过氧化物，后者激活肝枯否（Kupffer）细胞和星状细胞，引起炎症；脂质过氧化物甚至可抑制抗氧化剂活性，使细胞内 ATP 贮备和抗氧化物质减少，形成活性氧、脂质过氧化及抗氧化能力下降之间的恶性循环，从而导致 NAFLD 和 NASH 所致的肝细胞变性、坏死、炎症及纤维化发生。

（4）慢性炎症反应

枯否细胞是肝脏内的巨噬细胞，在 NAFLD 的发病中也起到重要的作用。有研究认为，枯否细胞介导的免疫反应可能是 NAFLD 发病过程中造成肝细胞损伤的基础。大量的脂质堆积，使枯否细胞长期暴露于"抗原"刺激下，诱导产生 ROS、IL-6、C 反应蛋白等表达，引起持续性炎症反应。也有研究显示，由 T 细胞产生的促炎因子增多、抗炎因子不足可以影响脂肪性肝炎的形成；活化的特殊 T 细胞亚群——NKT 细胞可以直接损伤肝细胞。此外，脂肪组织炎症也可影响肝脏病变。在脂质堆积严重的肥胖小鼠中，脂肪组织的巨噬细胞分泌 TNF-α 显著升高，从而增加脂肪细胞的脂裂解率，促进肝脂肪变性。小鼠实验表明，当过表达趋化因子 CCL2 时，脂肪组织内的巨噬细胞会被招募，分泌大量炎症因子，促进肝脂肪变性；而 CCL2 缺失可以抵抗高脂饮食诱导的脂质堆积和胰岛素抵抗，提示脂肪组织中巨噬细胞的招募会调控脂质堆积。

（5）肠道菌群失调

前文提到，肠道菌群紊乱在 NAFLD 的发生发展及其脂代谢紊乱过程中具有重要作用。肝脏中 70% 的血供是经门静脉从小肠获得的，肝脏中的肝细胞、胆管上皮细胞和枯否细胞都表达天然免疫受体，会对肠道菌群来源的产物，如肽聚糖、内毒素等做出反应。肠道菌群基因组测序结果提示 NAFLD 患者体内肠道菌群数量与种类与正常个体存在差异，其中菌种 Bacteroidetes 和 Ruminococcaceae 的菌群数量明显低于健康个体，而另一菌种 Proteobacteria 在 NASH 患者中菌群数量明显增加。

目前认为，微生物菌群对 NAFLD 的影响主要有以下原因：①紊乱的肠道菌群可增加单糖的吸收，再通过增加乙酰辅酶 A 羧化酶和脂肪酸合酶的活性来促进肝脏脂肪酸和甘油三酯的合成；②促进难以消化多糖的分解吸收，使机体从食物中获取更多能量；③通过调节肠道 G 蛋白偶联受体（GPCR）的活性、肠道胆汁酸受体（FXR）的活性、肠道激素成纤维生长因子 19（FGF19）的释放等途径影响胆酸的合成、组成以及分泌，导致糖脂代谢紊乱；④干扰体内胆碱的代谢，导致胆碱的缺乏，促进脂肪肝的形成。⑤紊乱的肠道菌群可致肠道内皮细胞间紧密连接被破坏，肠道内皮通透性增加，肠内毒素及菌体分解产物通过门静脉进入肝脏，激活炎症反应、肝脏损伤和纤维化，促进 NAFLD 的进展。肠道菌群与 NAFLD 的关系和机制研究还处于较为初级的阶段，有待于深入的挖掘。

（6）果糖摄入过多

果糖的甜度高、口感好，含有高果糖的饮料和食品正风靡许多国家。但是，果糖目前被认为是导致 NAFLD、糖尿病和肥胖的危险因素。果糖不同于葡萄糖，它不会刺激胰岛素的分泌，也不会直接升高血糖。因此，进食果糖不会使大脑接收到饱腹感的信号，加上果糖甜度高口感好，人体摄取过多的果糖很难意识到。果糖主要在肝脏代谢，可以促进脂质大量合成，抑制线粒体 β 氧化，引起肝细胞脂肪变性。果糖由于自身不稳定（含有五元呋喃环），会促进活性氧（ROS）的生成，引起肝细胞的损伤。果糖经果糖激酶催化并快速磷酸化成 1-磷酸果糖以及促进脂肪酸从头合成时，均需消耗肝脏中的 ATP。ATP 的大量消耗导致其代谢产物二磷酸腺苷和次黄嘌呤核苷酸产生增加，并转化为尿酸，促进尿酸产生增加，而尿酸可以加重代谢综合征。此外，长期大量果糖摄入，可以导致肠道菌群紊乱和肠壁通透性增加，细菌内毒素等毒性产物通过门静脉进入肝脏，促进肝脏炎症。

（7）胆汁酸

胆汁酸可以通过多种方式参与 NAFLD 的致病过程。

1）胆汁酸通过作用于胆汁酸受体（FXR）以及 G 蛋白偶联受体 TGR5 调节糖脂代谢，如果这一调节过程异常就会导致糖脂代谢的紊乱，进而促进肝脏的炎症和纤维化。

2）胆汁酸与肠道菌群之间可以相互影响：胆汁酸通过直接的抗菌作用或者 FXR 诱导产生的抗菌多肽调节肠道菌群微生态，而肠道菌群则可以通过调节胆汁酸的结合反应、氧化、脱羟化等过程，影响胆汁酸的组成成分。胆汁酸代谢的改变可以影响肠道菌群的组成；反过来，肠道菌群的紊乱可以改变胆汁酸的成分。这一不良循环过程可以参与 NAFLD 的发生发展。

3）胆汁在肝脏中的堆积可以促进肝脏的损伤和炎症，这在动物实验中已经证实。也有研究发现，NAFLD 患者也常伴有一定程度的胆汁淤积。

因此，胆汁酸代谢的异常以及肝脏胆汁酸的淤积可以促进肝脏的损伤、炎症以及 NAFLD 病情的进展。

（8）其他

有研究发现，铁元素在肝脏中的过度累积和铜元素的缺乏可能促进 NAFLD 的发生发展。且基因的多态性可能也参与 NAFLD 的发生发展。目前发现的与 NAFLD 疾病进展和严重程度呈现最为显著相关性的多态性基因，包括 *PNPLA3*、*TM6SF2* 和 *GCKR*。

总之，NAFLD 发生发展是多种因素共同作用的结果，肝脏脂肪堆积是其核心环节，该病常伴随胰岛素抵抗、糖脂代谢紊乱、细胞脂毒性损伤、炎症反应异常等现象，此外，肠道菌群紊乱，内毒素水平升高，肠道屏障通透性改变等可以调控这一疾病的发生发展。而这些环节也均与代谢综合征及其各组分的发病有着密切联系。

四、NAFLD 与代谢综合征各组分的联系

近年来，国内外对脂肪肝与代谢综合征及其组分的相关性进行了许多研究，认为脂肪肝通常与中心性肥胖、2 型糖尿病、脂代谢异常以及高血压有关。

1. 肥胖

肥胖患者（尤其中心型肥胖者）常常合并 NAFLD，我国城市居民日常人们高热量、高糖、高脂的饮食结构和久坐不动的生活方式，使得 NAFLD、肥胖发生率不断上升。两者具有类似的危险因素与发病机制，且二者之间相互影响，让我们来分析一下：

（1）甘油三酯在肝内的堆积

正常的肝脏内仅仅含有小量脂肪，占肝脏体积的 4%~7%，这其中的一半为甘油三

酯，另一半为磷脂酰胆碱和胆固醇。甘油三酯是由一分子甘油和三分子脂肪酸组成，肝脏是把血液中的脂肪酸合成为甘油三酯的场所，然而肝内并没有多少多余空间来储存它。所以甘油三酯一经合成，就与载脂蛋白结合为脂蛋白，主要是极低密度脂蛋白，并释放入血液。

然而在肥胖者机体中，甘油三酯合成与转运之间的平衡发生了失调，一方面肥胖者的脂肪酸摄入多，所以肝脏合成的甘油三酯也多；另一方面，由于肥胖者肝脏中合成了大量的甘油三酯与载脂蛋白结合的就多。因此，血液内的极低密度脂蛋白含量过高，导致肝脏内合成的极低密度脂蛋白难于输出到血液中，所以大量的甘油三酯堆积在肝脏内，结果就形成了脂肪肝。

（2）胰岛素抵抗

肥胖人群体脂含量高，并且常伴有胰岛素抵抗或者糖尿病，体内胰岛素相对不足，易患脂肪肝。前文提到过，肥胖是导致胰岛素抵抗最主要的原因，尤其是中心性肥胖。肥胖状态下，由于脂肪细胞肥大和数目增多，导致其分泌的脂肪细胞因子表达增强，从不同层次影响胰岛素的效应，从而导致 IR。而胰岛素抵抗又同样是 NAFLD 的中心环节，通过脂肪组织的代谢紊乱、慢性炎症反应等促使肝细胞变性、坏死、炎症及纤维化发生。

（3）肠道菌群失调

肠道菌群数量和结构改变与肥胖的发生发展有一定联系。动物实验研究显示，肠道菌群可调节宿主能量贮备，无菌小鼠摄入热量高出普通小鼠的 29%，而全身脂肪含量低于其 40%，通过比较无菌小鼠和常规小鼠的体重，发现后者体重、脂肪组织和体脂肪百分比增加，这不能通过不同的饮食摄入量来解释。进一步实验将常规繁殖的小鼠菌群移植到无菌小鼠，在不改变饲料摄取和能量消耗的条件下，2 周内无菌小鼠总脂肪含量增加 57%，其体重增加和胰岛素敏感性降低。诸多研究表明，存在肥胖相关的肠道菌群，并且肥胖可以通过该菌群的移植而进行感染性传播，这表明正是微生物本身促进肥胖。而前文已详细论述了肠道菌群也在 NAFLD 及其加重的病情 NASH 中发挥着作用。

由此可见，NAFLD 与肥胖之间通过多种途径相互关联，有着许多功能的共同的发病因素与机制，且相互作用，共同影响机体代谢，同时增加了心血管事件的发生风险。

2. 2 型糖尿病

在 NAFLD 的致病因素中，胰岛素抵抗占据主导地位，而这也恰恰是 2 型糖尿病（type 2 diabetes mellitus，T_2DM）发病的重要特点。NAFLD 和 T_2DM 有着密切的关系，且 T_2DM 合并 NAFLD 者肝硬化及肝病相关的死亡风险均有显著的增加，极大地危害了人类健康。调查发现，我国的不同省市成人 NAFLD 的患病率在 6.3%～27.3%，其中的 45% 患有 T_2DM；NAFLD 在 T_2DM 患者中的患病率也高达 70%。

NAFLD 与 T_2DM 之间存在着复杂的关联：

（1）T_2DM 为 NAFLD 的进展提供了绝佳的代谢条件

1）T_2DM 时不同途径的 IR，肝脏 FFA 积累增加

① 胰岛素对激素敏感性脂肪酶（hormone sensitive lipase，HSL）的抑制作用减弱，后者是脂肪组织分解释放 FFA 的主要调节因子，导致 FFA 从脂肪组织释放增加，以及 FFA 流入肝脏。

② 在 IR 状态下，虽然胰岛素对肝脏葡萄糖生成（糖原分解和糖异生）的抑制作用减弱，但脂肪生成作用仍被高度刺激，可能是由于雷帕霉素靶蛋白（mammalian target of rapamycin，mTOR）信号通路的激活或内质网应激。因此，高胰岛素血症和高脂血症分别促进转录因子固醇调节元件结合蛋白-1c（sterol regulatory element bingding protein-1c，SREBP-1c）和碳水化合物反应元件结合蛋白（carbohydrate response element binding protein，ChREBP）的激活，二者都是脂肪生成的关键调节因子。随之其下游葡萄糖激酶、L-丙酮酸激酶、乙酰辅酶 A 羧化酶、脂肪酸合成酶和硬脂酰辅酶 A 去饱和酶-1 等糖分解和脂肪生成酶上调，导致肝脏内 FFA 生成过量。

③ 除了 FFA 生成增加外，IR 还可抑制其 β-氧化。在过度刺激的脂肪生成过程中，丙二酰基 CoA 的产量增加被认为可以抑制肉毒碱棕榈酰转移酶-1 并减少脂肪酸进入线粒体，从而抑制其在肝细胞中的氧化。

综上所述，在 IR 状态下，脂质合成与分解代谢之间的不平衡导致肝细胞中 TG 含量增加，提示 T_2DM 有诱发 NAFLD 的风险。

2）T_2DM 时会产生促炎环境

在发生 IR 时，由白色脂肪组织诱导的脂解作用会促进 FFA 的释放，导致脂肪组织中巨噬细胞的募集和活化。活化的 M1 巨噬细胞分泌大量的细胞因子，如单核细胞趋化因子（monocyte chemoattractant protein-1，MCP-1）、TNF-α、IL-1β 等，这不仅诱发局部 IR 的恶性循坏，而且加剧全身性炎症，使更多的促炎细胞因子渗透进入肝脏。临床研究表明，与单纯性脂肪肝患者相比，NASH 患者的血清 TNF-α 和 IL-6 水平升高，并且其肝脏和脂肪组织中 TNF-α 的 mRNA 水平也显著升高。

（2）NAFLD 反过来也增加了发生 T_2DM 的风险

1）脂毒性

过量的 FFA 导致胰岛 β 细胞内脂酰辅酶 A 增加，进而增加神经酰胺浓度，后者可诱导一氧化氮产生增多，引起细胞毒性并加速 β 细胞凋亡。而胰岛 β 细胞功能进行性减退在 2 型糖尿病的发生发展中又起着至关重要的作用。

此外，有研究表明，神经酰胺和 DAG 在肝脏 IR 发生中起主要作用。与正常人相比，NAFLD 患者肝脏中的神经酰胺和 DAG 浓度明显升高。然而，最新的临床研究表明，肝组织 DAG 升高、PKC-ε 转膜是肥胖者出现肝脏 IR 的强烈预测因子，DAG 会导致 PKC-ε 转膜和随后的 IRTK 活性抑制。动物实验也发现，当大鼠用高脂饮食处理 3 天后，胰岛素抑制肝脏糖生成能力受到了显著抑制，并伴随着 DAG 含量和抑制胰岛素受体活性的 PKC-ε 增多。

2）氧化应激

FFA 可在线粒体、过氧化物酶体和微粒体系统内被氧化，增加的 FFA 氧化会引起氧化应激,进一步使线粒体氧化磷酸化解偶联,产生更多 ROS。事实上,在 NASH 患者的肝细胞中线粒体形态和功能异常很常见,这些异常使肝细胞更容易氧化损伤。由 ROS 产生的氧化应激会促进脂质过氧化并使炎症反应增强。

3)慢性炎症

临床研究证实,在 NASH 状态下,肝脏 NF-κBp65 表达会明显上调,激活后,NF-κB 反过来激活促炎细胞因子,包括已报道的诱导 IR 的 TNF-α 和 IL-6。

(3)其他因素

刘瑜等对 138 例 T_2DM 患者合并 NAFLD 的情况进行研究,发现 T_2DM 合并 NAFLD 相当常见,肥胖、平时血糖控制差、胰岛素抵抗明显、血脂异常、高尿酸的 T_2DM 都是 T_2DM 合并 NAFLD 的独立危险因素。范译丹等最新研究发现,在高糖状态下,NAFLD 伴有脂代谢紊乱、高尿酸及肝酶升高等代谢紊乱的临床特征。由此可见血尿酸(SUA)或许同时影响着 T_2DM 与 NAFLD。

2 型糖尿病患者常常合并高尿酸血症,尿酸在肾脏代谢中与钠离子有共同的通道,高胰岛素血症时钠-氢交换减少使得钠排出减少,因此尿酸排泄减少。胰岛素抵抗亦增加了体内的尿酸合成。李赓煦研究发现,T_2DM 患者 SUA 升高会增加 NAFLD 的风险。

总之,T_2DM 加速 NAFLD 的发展,NAFLD 亦加重了糖的代谢异常,二者相互影响,亦与血尿酸水平相关,临床中对此类患者应针对危险因素,从体重、血糖、血脂、尿酸等各个方面进行综合管理,做到早发现、早干预。

3. 高血压

临床研究发现,高血压患者脂肪肝患病率显著高于血压正常者,而 NAFLD 患者高血压患病率也较高,可能是由于导致脂肪肝的致病因素同时也是导致高血压的致病因素。如工作压力过大、精神紧张、饮食作息不规律等可增加脂肪肝患病风险的因素也是高血压发病的危险因素。此外,高血压患者常伴有高血糖、血脂异常、肥胖,并发生 IR,使胰岛素作用不足,脂肪在肝脏内堆积,发生脂肪肝。

IR 可导致周围组织摄取和利用葡萄糖的能力下降,过高的血糖浓度刺激胰岛 β 细胞分泌大量胰岛素,过多的胰岛素激活血管系统的 MAPK 通路,促进血管内平滑肌增殖并释放内皮缩血管肽,使血管收缩,血压升高。血脂异常对血压影响的可能机制:血脂异常会一定程度的损害其动脉血管的内皮系统,导致动脉收缩性受到影响,动脉血压也会波及。已有研究显示,内皮功能异常与高胆固醇血症之间有一定的相关性。

高血压和脂肪肝都是代谢综合征的成分,治疗高血压同时也应当积极治疗脂肪肝,制止其转化成脂肪肝炎、肝硬化。值得注意的是,血管紧张素 II 通过肝星形细胞活化,纤维增生参与脂肪肝。高血压患者合并脂肪肝时,用血管紧张素 II 受体拮抗剂(ARB)降压是比较理想的。研究证实,氯沙坦可以降低脂肪肝炎及人脂肪肝血转氨酶,肝坏死性炎症。而 β 阻滞剂与噻嗪类药物增加胰岛素抵抗,脂肪肝患者应尽量避免使用。

4. 脂代谢异常

肝脏参与脂质代谢的多个重要环节,包括脂肪酸(fatty acid,FA)的摄取与合成,脂质的加工、贮存、氧化分解及输出等。过去，TG 的沉积被认为是造成细胞损伤的"元凶"，现在越来越多的研究表明 FA 及其相关代谢产物才是造成脂毒性的关键，而细胞内脂质累积及 TG 还能保护细胞免受损伤。目前，FA 及其相关代谢产物成为脂代谢研究的重点。前文提到过，肝脏 FA 的来源主要有：外周脂肪组织释放出非酯化游离 FA（nonesterified fatty acid，NEFA/FFA），沉积到肝脏；肝脏 FA 的从头合成途径（de novo lipogenesis，DNL）；食物中 FA 通过血浆 NEFA 或者肠道乳糜颗粒形式的吸收进入肝脏；饥饿状态下的自噬途径也被认为可以通过脂滴降解，将 FA 释放进入细胞质。而肝脏 FA 利用主要脂质氧化和与蛋白质结合形成脂蛋白分泌出肝脏。

NAFLD 的病理特征为肝细胞的脂肪贮积和脂肪变性，其中脂代谢异常参与了 NAFLD 发生发展的全程。

（1）肝脏脂质堆积

1）食物中脂肪量增加

在进入血液前，食物中的脂肪须在小肠肠腔进行乳化和水解。正常情况下，肝脏合成胆汁酸并经胆管分泌至肠腔将脂肪乳化成乳糜颗粒，与脂肪水解酶类充分接触并水解，水解后的脂肪被小肠上皮细胞吸收进入血液循环，其可结合载脂蛋白 Apo E 和 Apo C-2，Apo C-2 进一步激活脂肪酶（lipoprotein lipase，LPL），将脂肪水解成甘油和 FA。部分 FA 可被脂肪细胞吸收并存储，剩余部分会进入血液循环。肝脏 LDL 受体和其他相关蛋白识别 Apo E，进一步吸收剩余颗粒，随后经细胞内的溶酶体加工处理。如果食物中脂肪含量过高，就会引起血中 FA 含量增加，进而促使肝细胞脂肪变性。

2）外周组织 FA 摄取量增强

肝脏还可从血浆中获得 NEFA，其主要源自于脂肪细胞的脂裂解作用。这种情况通常发生在饥饿状态下，这个过程受到胰岛素的抑制。研究表明，在肥胖及代谢综合征等存在胰岛素抵抗的状况下，体内的脂裂解作用明显增强，引起血中 NEFA 含量的显著增加，可直接增强肝脏对 NEFA 的摄取。

3）DNL 途径

肝脏脂肪的 DNL 途径可将体内多余的糖类转化为 FA，其受激素及中间产物调控。乙酰辅酶 A 先后在乙酰辅酶 A 羧化酶（acetyl CoA carboxylase，ACC）、FA 合成酶（fatty acid synthase，FAS）及硬脂酰辅酶 A 去饱和酶（stearoyl-CoA desaturase，SCD）作用下生成脂酰辅酶 A，其与磷酸甘油一起在甘油-3-磷酸酰基转移酶（glycerol-3-phosphate acyl-transferase，GPAT）和（diacylglycerol acyltransferase，DGAT）作用下生成 TG。

4）经溶酶体途径产生 FA 增多

近年来，自噬将 TG 残余物降解、释放出 FA 的过程被认为在脂代谢过程中也发挥了一定作用。自噬作为溶酶体降解途径，在饥饿状态下，可以通过回收利用为一些重要供能途径提供重要成分。在该过程，脂滴被溶酶体包裹形成自噬小体后被降解、释放出游离 FA 参与氧化。饥饿会抑制 mTOR 信号途径，后者可以抑制自噬。持续抑制自噬会影响胰岛素敏感性和 AKT 介导的 FOXO 磷酸化，后者是自噬相关基因 ATG 的活化因子。但胰岛素抵抗或肥胖患者肝脏 mTOR 呈现过度活化，而 ATG 抑制因子 calpain 表达增加。

5）FA 氧化途径失调

在肝细胞内，FA 氧化可发生在线粒体、过氧化物酶体及内质网，是一种非常有效且快速的产能方式。短链和中链 FA 不需要活化即可直接透过线粒体膜。而长链 FA 在参加代谢前需经脂酰 CoA 合成酶（acyl CoA synthetase，ACS）活化，再经肉碱棕榈酰转移酶（camitine palmitoyltransterase-1，CPT-1）转运才能进入线粒体进行氧化，而超长链 FA 则被转运至过氧化物酶体进行氧化。丙二酰辅酶 A（malonyl-CoA）作为 FADNL 早期的中间体，在胰岛素受体活化时在细胞内累积，抑制 CPT-1 的活性。在饥饿状态下，细胞内 FA 氧化过程受到抑制，相反 FADNL 活化，以确保脂类的存储和分布。当细胞内 FA 过剩时，长链 FA 可在内质网中经细胞色素 P450（cytochrome P450，CYP4A）依赖性的 ω 氧化进行分解。FA 经两种途径氧化分解会产生较多的 ROS 和脂质过氧化物。如果 FA 量超过线粒体氧化处理能力，则可造成 FA 毒性代谢产物在线粒体内蓄积，从而导致线粒体功能紊乱。同时，过氧化物酶体和内质网对 FA 的代谢增强，ROS 和脂质过氧化物生成增加，后两者可直接造成细胞损伤，甚至通过激活炎性反应，导致 NASH 和肝纤维化。

6）脂蛋白输出和分泌过程受阻

FA 会以 TG 的形式储存，或以脂滴形式储存在肝细胞中，或进一步与 Apo B_{100} 结合加工成 VLDL 分泌出去，供周围组织摄取和利用。在肝细胞利用 TG 合成 VLDL 分泌囊泡的过程中，Apo B 起到至关重要的作用。Apo B 在内质网膜上的定位，可启动 VLDL 囊泡组装过程，并通过与 TG 转运蛋白（triglyceride transfer protein，MTP）相互作用，连同装配 Apo C_3、Apo E 等环节，促使分泌囊泡成熟。生理状态下，肝细胞内 FA 和 TG 水平升高可刺激 Apo B 表达；而在胰岛素水平升高时，则抑制肝脏 Apo B 表达，从而抑制 VLDL 输出。当非酒精性脂肪肝伴 FA 显著升高和胰岛素抵抗发生时，Apo B 表达和 VLDL 输出均增加，但肝脏 VLDL 输出总量增加常常不能代偿肝脏脂肪沉积，并且游离 FA 升高可增强促炎因子的活性，导致慢性炎症反应，加重胰岛素抵抗，形成恶性循环。

（2）脂毒性

前文已经介绍过，FFA 及其代谢产物所引起的内质网应激、氧化应激及炎性反应是引起 NASH 的核心机制，说明脂代谢异常同样影响了 NAFLD 的进展，我们就不再展开讨论了，详见前文"NAFLD 的发病机制"。

总而言之，NAFLD 发生发展是多种因素共同作用的结果，常伴随胰岛素抵抗、糖脂代谢紊乱、细胞脂毒性损伤、炎症反应异常、肠道菌群紊乱等现象，与中心性肥胖、2 型糖尿病、脂代谢异常以及高血压等代谢综合征组分密切相关。脂肪肝在代谢综合征中的地位要予以高度重视，降低脂肪肝的发病率，首先要有效控制脂代谢紊乱的发生，从而减少脂肪肝的发生，提高人们的生活质量。

第四节　代谢综合征与癌症

随着人们生活水平的不断提高及饮食结构和生活方式的改变，代谢综合征（MS）及其相关疾病的发生率也在不断地上升。大量流行病学调查研究发现，MS 与恶性肿瘤已经成为威胁全球人类的健康问题，MS 与肿瘤之间的关系也成为人们研究关注的焦点之一。MS 不仅增加心脑血管疾病的患病风险，它还与乳腺癌、肝癌、结直肠癌、膀胱癌、前列腺癌、子宫内膜癌等多种恶性肿瘤密切相关。

一、MS 与乳腺癌

乳腺癌是全球女性最常见的恶性肿瘤之一。与其他大多数国家一样，乳腺癌也成为中国女性最常见的癌症，每年中国乳腺癌新发数量和死亡数量分别占全世界的 12.2% 和 9.6%。乳腺癌的发病机制尚未完全阐明，目前认为可能与年龄、遗传、生理、生殖、地域、社会心理因素等相关。研究证实，MS 可以增加乳腺癌的发病风险，并且随着异常代谢组分数目的增加，患者罹患乳腺癌的风险呈线性上升趋势。不仅如此，MS 及其各组分也与乳腺癌细胞的增殖、凋亡、侵袭、转移及药物敏感性等密切相关。

1. 中心型肥胖

（1）中心型肥胖与乳腺癌的发生

世界癌症研究基金会、美国癌症研究会以流行病学证据进行系统回顾，根据动物模型的研究结果证明超重和肥胖可显著增加乳腺癌的危险性。体质指数是评估肥胖与乳腺癌相关性的一个重要指标。一项纳入 282 000 例病例的 Meta 分析显示，乳腺癌危险性随体质量指数的增加而增加。体质量指数 >30kg/m^2 的患者发生乳腺癌的危险性是正常人的 1.3 ~ 2 倍。可见肥胖与女性乳腺癌发生、预后的关系已经确立。中心性肥胖是代谢综合征的重要组成部分。

腰臀比（WHR）更能代表中心性肥胖的特性，更适合评估癌症风险。有两项 Meta 分析结果显示，升高的 WHR 与绝经前乳腺癌呈正相关。Connolly 等研究认为，WHR 的升高会使绝经前女性患乳腺癌的风险增加 79%，使绝经后女性患乳腺癌的风险增加 50%。Millikan 等也报道，WHR 高比值组（≥0.84）相比低比值组（≤0.77）与基底样乳腺癌发生更相关，高 WHR 女性发生基底样乳腺癌的风险比为 2.3。肥胖可显著增加女性患乳腺癌风险。

（2）中心型肥胖在乳腺癌发生中的作用机制

1）雌激素以及具有生物活性的雌二醇水平升高。血清性激素结合蛋白（SHBG）浓度与上腹部脂肪堆积程度呈负相关，中心性肥胖女性的血清 SHBG 浓度明显降低，从而增加游离雌激素及具有生物活性的雌二醇水平，两者生物活性的增高可刺激乳腺肿瘤的上皮增生。Rose 等的大型前瞻性队列研究显示，游离的雌二醇与乳腺癌风险呈正相关。

2）睾酮和雄激素水平升高。中心性肥胖女性的血清睾酮水平升高，使乳腺癌患病风险增加。Key 等的前瞻性队列研究表明：绝经后的中心性肥胖女性血清睾酮浓度升高将使乳腺癌发生风险增加 2 倍。

3）脂肪组织产生瘦素增加，脂联素降低，通过内分泌、旁分泌机制（细胞增殖MAPK、凋亡 P53、细胞周期调解 P21、细胞存活 Akt 等信号通路）增加乳腺癌风险。

4）中心性肥胖诱导低级别炎症反应也是目前已知乳腺癌的危险因素。表现为 C 反应蛋白、肿瘤坏死因子 α 和细胞黏附分子表达升高，以诱导 DNA 异常甲基化；炎症介质对肿瘤细胞增殖刺激增加，以及炎症相关因子介导的旁分泌影响，如血管形成增加等。

5）中心性肥胖可引发胰岛素抵抗，胰岛素水平升高，诱导芳香化酶活性，增加脂肪组织以及肿瘤细胞雌激素合成。通过内分泌、旁分泌、自分泌刺激乳腺癌细胞生长。

2. 脂代谢异常

（1）血脂异常与乳腺癌的发生

最近的流行病学研究表明，血脂异常与乳腺癌风险相关。血脂异常是指血清总胆固醇、低密度脂蛋白、甘油三酯升高及高密度脂蛋白降低，其常与胰岛素水平升高、肥胖共存。作为代谢综合征的两个重要因素，高甘油三酯、低密度脂蛋白常与恶性肿瘤相伴，包括乳腺癌。相关报道指出，MS 会增加绝经后的妇女患乳腺癌的风险。乳腺癌相关的血脂异常主要包括总胆固醇升高、甘油三酯升高、高密度脂蛋白降低。研究表明，脂质代谢紊乱导致的 HDL 降低、腹部肥胖会增加绝经后的妇女患乳腺癌的风险。

Berrino 研究意大利 11 个肿瘤中心 2920 个年龄在 35～70 岁的乳腺癌术后患者，平均随访 1.7 年后发现，20% 的患者都存在 MS，与乳腺癌患者的死亡率、远处转移、局部复发和对侧新发肿瘤相关。而低高密度脂蛋白和高甘油三酯与乳腺癌患者新发乳腺癌事件关系最为密切。

Furberg 等的研究提示，绝经后乳腺癌发生风险与血清高密度脂蛋白水平呈负相关，高密度脂蛋白水平高限值组的乳腺癌发生风险是低限值组的1/3。Han 等研究发现，在130 例中国女性乳腺癌患者中，血清高密度脂蛋白水平降低，而血清胰岛素、瘦素、甘油三酯升高。Lipscombe 等研究表明，甘油三酯在乳腺癌组织中的转化快于周围组织，说明甘油三酯在乳腺组织中代谢不同。Kroenke 等认为，低密度脂蛋白血症还常伴有其他激素水平升高，包括雌激素、胰岛素、IGF-1，他们都会导致癌症发生。

（2）血脂异常与乳腺癌的预后

目前关于血脂异常与乳腺癌的关系尚未完全清楚，还需进一步研究证实。而不同的血脂成分的异常对于乳腺癌的预后影响作用不同。有研究表明，血清胆固醇指标处于高限值组相比低限值组乳腺癌患者预后更差，死亡风险更高。Bahl 等对 520 例早期乳腺癌患者队列研究发现，血清总胆固醇水平升高有增加乳腺癌复发风险趋势，而甘油三酯水平与乳腺癌复发、死亡无明显相关。此外，乳腺癌存活患者中也更易发生代谢综合征，可能与抗雌激素治疗引起血脂异常有关。

血脂代谢影响乳腺癌预后的可能机制为高甘油三酯水平导致游离雌二醇升高、性激素结合球蛋白降低，或者是乳腺恶性肿瘤细胞引起与正常细胞不同的代谢变化，从而增加了乳腺癌复发的风险。

3. 高胰岛素血症、高血糖与乳腺癌

（1）高胰岛素血症、高血糖与乳腺癌的发生

高胰岛素血症是增加罹患乳腺癌风险的潜在因素。流行病学研究显示，高胰岛素水平的人群更易发生乳腺癌。Kabat 等测量 5450 例绝经后女性 1 年、3 年、6 年的基线胰岛素水平，发现血清胰岛素水平处于高限值相比低限值乳腺癌的发生风险增加了 2.2 倍。

空腹血糖高以及高胰岛素血症无糖尿病症状也会增加绝经前后女性罹患乳腺癌的风险。意大利一项对于 10 786 名女性前瞻性研究表明，绝经前女性血糖浓度升高相比血糖正常者，增加了 3 倍患乳腺癌的风险，而绝经后女性血糖水平与乳腺癌风险无明显统计学意义。2 型糖尿病也被证实与乳腺癌患病风险正相关。两项前瞻性研究揭示，2 型糖尿病可中度增加绝经后女性患乳腺癌的风险，且独立于年龄、肥胖及生殖因素。

（2）高胰岛素血症与乳腺癌发生的作用机制

胰岛素是由胰岛 β 细胞分泌的一种多功能的激素类蛋白质，是体内唯一降低血糖的激素。乳腺癌细胞周期调控与胰岛素关系的研究表明，在细胞周期 G1 阶段，胰岛素是乳腺上皮细胞有丝分裂的重要刺激因子之一。其通过上调乳腺癌 MCF-7 细胞株 cyclin D1、cyclin D3、cyclin E 的表达水平，促进 G0/G1 到 S 期的转换，加快细胞周期的进展，增加 DNA 的合成，从而刺激乳腺癌细胞的增殖。体外实验及临床试验均证实，高胰岛素血症通过刺激卵巢颗粒细胞及卵泡膜细胞产生睾酮，在脂肪组织芳香酶的作用下转变为雌二醇，增加乳腺癌的风险。三阴性乳腺癌（TNBCs）是近年来受到大家广泛关注的乳腺癌的一个类型。田垚发现 MS 中的常见生物组分胰岛素、脂联素和瘦素等在三阴性乳腺癌的发生发展中起到重要作用。可见，胰岛素-瘦素-脂联素轴相互作用也与乳腺癌的发生密切相关，该通路涉及细胞增殖、生存、细胞周期调解以及血管生成，最终增加乳腺癌的发生风险。此外，胰岛素还能间接降低血清蛋白以及胰岛素样生长因子结合蛋白水平，升高血睾酮、雌激素以及胰岛素样生长因子（IGFs）水平，从而增加绝经前后女性患乳腺癌的风险。

（3）高胰岛素血症、高血糖与乳腺癌的预后

高胰岛素血症、高血糖是乳腺癌预后不良的风险因素之一。流行病学研究显示，乳腺癌患者血液中的胰岛素水平高于正常人群，并与乳腺癌的复发、转移及生存率相关。Goodwin 等的前瞻性研究表明，具有高胰岛素水平的乳腺癌患者较低胰岛素水平组有 2.1 倍的远期复发率和 3.3 倍的死亡率。高胰岛素血症与绝经前后乳腺癌患者的疾病分期、淋巴结状态、肿瘤分级等相关，导致乳腺癌无病生存期短。2 型糖尿病与乳腺癌预后相关。合并糖尿病的乳腺癌患者在诊治后可能经历更高的复发、死亡风险。Patterson 等研究表明，合并糖尿病的早期乳腺癌患者增加超过 2 倍的死亡风险。同样来自中国台

湾的一项研究也表明，合并糖尿病的乳腺癌患者死亡风险会增加37%~43%。

（4）高胰岛素血症、高血糖使乳腺癌预后不良的作用机制

1）胰岛素可直接或间接刺激肿瘤生长。胰岛素通过自身受体，诱导剂量依赖型生长反应，促进有丝分裂致乳腺癌细胞生长，影响预后。

2）胰岛素还可与其他信号系统共同作用于IGF刺激生长，使细胞对生长因子更敏感，抑制细胞凋亡并刺激细胞增殖。IGF-1主要通过PI-3K/Akt和Ras/MARK等信号传导途径调节肿瘤细胞增殖、分化、黏附和抗凋亡的生物学行为，从而诱导多种恶性肿瘤转移。

3）高胰岛素血症胰岛素抵抗诱导反应影响乳腺癌的预后，其中最重要的是炎症反应。炎症反应能增加脂肪细胞生成素影响血管生成，提升纤溶酶原激活物抑制剂-1（PAI-1）的水平，改变肿瘤微环境，导致肿瘤细胞侵袭、转移。有研究显示，高水平PAI-1使乳腺癌的转移风险增加3倍，PAI-1是乳腺癌的一个独立预后指标。

4）高血糖状态可以提供肿瘤细胞增殖所需能量，提供肿瘤干细胞适宜的生长环境从而促进肿瘤发展导致预后不良。目前，糖尿病与乳腺癌的共同死因以及相互作用机制正在研究中，合并糖尿病的乳腺癌患者因为考虑到心、肾、神经毒性，接受偏低剂量抗肿瘤药物时，可能导致耐药，从而造成肿瘤转归不佳。而动物实验结果表明，胰岛素敏感性治疗能够阻断2型糖尿病介导的乳腺肿瘤细胞进展，提示早期给予胰岛素敏感治疗可以延长乳腺癌负荷动物的生存。

4. 高血压与乳腺癌

关于高血压与乳腺癌发生风险的关系尚无统一的结论。有学者于1988年进行队列研究报道，高血压与乳腺癌患病风险增加有关，随后相继有研究认为高血压是乳腺癌的一个危险因素。有学者对9112例患高血压的绝经后妇女随访27年后得到的数据进行分析，认为高血压对绝经后乳腺癌发病率的影响与同等年龄条件下的普通人群没有差别。Largent等进行的一项病例对照研究显示，高血压增加乳腺癌的发病率，且高血压发生年龄越早（<50岁）乳腺癌发病率增加越明显。Peeters等证实绝经后女性舒张压升高，增加2倍患乳腺癌的风险，高血压是绝经后女性乳腺癌发生风险的独立预测指标。动物模型的研究显示，高血压对于致癌物反应敏感，且激发致癌作用。高血压对于乳腺癌预后影响的证据有限。迄今为止，研究得出的结果并不一致。国外一项前瞻性研究（共11 075例，19年随访）显示，合并高血压的癌症患者总死亡率轻度增加，但与乳腺癌死亡无明显关系。研究同时发现，高血压在非洲裔美国乳腺癌患者中存在比例（63.4%）远高于白人患者（35.5%），而在诊断乳腺癌之前患高血压的非裔美国女性生存更差，控制高血压可提高非裔美国女性乳腺癌患者的总生存率。高血压对于乳腺癌生存不良影响的潜在机制尚不清楚。高血压患者常常伴有中心性肥胖或糖尿病以及低脂联素水平。胰岛素抵抗或许可以解释部分联系，但证据尚有争议，需要更多研究解释两者的关系。

综上所述，代谢综合征每一单项指标大都与乳腺癌的发生和预后相关。代谢综合征

与乳腺癌有着多基因、多因素共同起源，且常常并存，注定很复杂。同时，代谢综合征亦是乳腺癌的重要预后因素，通过胰岛素抵抗、性激素水平、脂肪细胞因子等多种机制相互影响。

二、MS 与消化系统肿瘤

在中国五大发病最高的肿瘤里面，消化道肿瘤占到四个，那么这四个消化道肿瘤里面，实际上胃癌、食管癌、肝癌的发病趋于平稳，但是结直肠癌（colorectal cancer，CRC）的发病率还是有明显的上升趋势。大量研究显示，MS 尤其是糖脂代谢异常与CRC 发病密切相关。研究表明，同时存在两个或更多的 MS 组分时，患 CRC 的风险升高近 3 倍，且男性更明显；而减少危险组分可以降低 CRC 的整体风险。此外，肝癌、胰腺癌也与 MS 存在关联。

1. MS 与结直肠癌

结直肠癌是穿透黏膜肌层，浸润到黏膜下层的结直肠上皮性肿瘤，是当今最常见的恶性肿瘤之一，其发病率随着年龄的增大而增加，其发生危险因素包括肥胖、糖尿病、血脂异常等。近年来有关 CRC 与 MS 的密切关系的研究逐渐受到了学者的重视。研究显示，同时存在两个或更多 MS 组分时，患者患 CRC 的风险升高近 3 倍，且在男性更明显，而降低一个或两个危险组分则可以降低 CRC 的整体风险。

（1）肥胖与 CRC

肥胖是影响癌症发病率和死亡率的高危因素。有文献提示，过高的 BMI 与 CRC 发病关系密切，且肥胖男性比肥胖女性更容易发生 CRC，女性年龄 <55 岁的 CRC 的风险与 BMI 不相关，>55 岁后，随着年龄的增加会再次出现显著相关性。

脂肪组织是一个复杂的内分泌器官，负责分泌和合成激素、细胞因子和其他信号蛋白，统称为脂肪因子。脂肪因子是一组信号分子，与食欲和能量平衡、炎症、胰岛素抵抗及其敏感性、血管生成、脂质代谢、细胞增殖和动脉粥样硬化等都相关。这些功能中许多与 MS 或癌症有关，并且可能作为这两种病理之间的联系。肥胖者的脂肪组织含量高于正常体重者，相应激素的分泌及慢性炎症状态较正常人群更活跃。脂肪组织分泌的瘦素、脂联素、抵抗素被认为是肥胖效应和癌症发展的潜在介质。

1）瘦素

瘦素在抑制体质量、调节食物摄入量和刺激能源支出中起关键作用。研究发现，瘦素是结肠上皮细胞的一种生长因子，对结肠上皮细胞具有促进增殖、抗凋亡、修复损伤等功能。正常结肠上皮瘦素及瘦素受体（leptin receptor，OBR）呈低表达，而结肠癌细胞中瘦素、OBR 均高表达。目前研究已证实，瘦素可通过多条信号通路促进结肠癌细胞的增殖并抑制其凋亡。

① 调节血管生成

瘦素可以通过磷脂酰肌醇-3 激酶、连接蛋白-信号、传导子和转录激活子及细胞外信号调节激酶1/2 信号通路诱导血管内皮生长因子（vascular endothelial growth factor，

VEGF）和 VEGF 受体（VEGF-R2）生成，促进肿瘤血管生成，从而导致癌症发生。

② 抑制细胞凋亡

瘦素可通过磷脂酰肌醇-3 激酶、丝氨酸/苏氨酸蛋白激酶（Akt）-mTOR、连接蛋白-信号、传导子和转录激活子等信号通路促进结肠癌细胞增殖，抑制其凋亡，并提高肿瘤细胞的浸润和转移能力。

③ 诱导单核细胞和巨噬细胞产生炎症细胞因子

瘦素可以激活核因子-κB（NF-κB）通路而产生炎性细胞因子，如肿瘤坏死因子-α（TNF-α）、白细胞介素-6（IL-6）、C 反应蛋白（CRP）等，这些因子均会促进 CRC 的发生。

2）脂联素

脂联素能够抑制细胞生长和血管生成，抑制炎性细胞因子，抑制癌细胞的生长并诱导细胞凋亡，因此可以抑制癌症的发展。脂联素水平与胰岛素抵抗和内脏肥胖呈负相关，低水平的脂联素会强化肥胖、IR、CRC 风险三者之间的联系。

3）抵抗素

抵抗素是一种在炎症反应中起重要作用的蛋白质，它是由单核细胞分泌的脂肪因子。抵抗素具有促炎作用，在脂肪细胞和单核细胞中通过 NF-κB 途径影响促炎细胞因子，如 TNF-α 和 IL-6 的分泌与合成。

（2）糖尿病与 CRP

2 型糖尿病（T_2DM）是一种慢性低度炎症性疾病，而持续存在的慢性低度炎症已被认为非常适合癌细胞增殖。一项基于亚洲人群的大样本队列研究发现，2 型糖尿病会增加多种癌症的死亡风险。Jia 等给予 T_2DM 大鼠致癌物二甲基肼以诱导 CRC 发生，以正常大鼠为对照组，结果发现实验组 CRC 诱导实验进展明显快于对照组，认为 T_2DM 是 CRC 发生的高危因素。余中贵等研究证实，T_2DM 病程越长，其发生 CRC 的危险性就越高。有国外研究提示，T_2DM 患者与一般人群相比，患 CRC 风险升高 30%，并且这种风险在接受胰岛素治疗的糖尿病患者中还增高 1 倍。而 T_2DM 与 CRC 之间存在相关性的内在机制可能有以下几点：

1）胰岛素样生长因子-1（IGF-1）-高胰岛素血症理论

升高的胰岛素和 IGF-1，具有促进结直肠细胞的增殖、减少正常凋亡的作用，使得正常细胞获得肿瘤特性，导致 CRC，还能够增强血管生成，促进了肿瘤的生长和转移。IGF 系统包含胰岛素、IGF-1、IGF-2 三种肽及各自的受体（IR、IGF-1R、IGF-2R）和 IGF-结合蛋白（IGFBP）。IGF-1 的生长促进作用包括刺激细胞增殖、分化和蛋白质合成，并伴随着减少细胞凋亡的作用，还通过调节细胞周期蛋白、细胞周期蛋白依赖性激酶和细胞周期蛋白依赖性激酶抑制剂来调节细胞周期。肿瘤经常表达 IGF-2，其比 IGF-1 更有促分裂作用，并通过 IGF-1R 和胰岛素抵抗的有丝分裂亚型 IR-A 发出信号。高糖浓度下，胰岛素可以结合 IGF-1R 或可以直接起作用以促进 IGF-1 生物合成，IGF-1 是细胞周期进展所需的重要促分裂原，对细胞增殖有自分泌、旁分泌和内分泌的作用，通过增加细胞周转增加细胞转化的风险。此外，IGF-1 增加 VEGF 的产生，VEGF 是一种可以支持癌症生长的血管生成因子。有研究显示，正常的结直肠上皮细胞和结肠癌细胞同时具有胰岛素和 IGF-1R。

2）有学者认为 CRC 的发病和参与葡萄糖无氧酵解的过氧化物酶体增多有关。正常生理情况下，绝大多数正常细胞通过糖的有氧氧化获得能量，癌细胞则主要是无氧糖酵解，表现为高胰岛素血症、T_2DM、肥胖、慢性炎症。葡萄糖会干扰癌细胞死亡，促进癌细胞的增生和移动。过氧化物酶体增多会促进体内无氧糖酵解，而癌细胞活跃的糖酵解使其对葡萄糖存在亲和力，从而促进大肠细胞增殖、移动，导致癌变。

3）结肠癌细胞频繁表达 ras 原癌基因，而胰岛素可进入细胞质膜发挥诱发突变效应，促进 ras 原癌基因的激活。

4）T_2DM 患者常合并糖尿病神经病变，表现为神经轴突脱髓鞘样改变、萎缩、神经膜细胞增生，从而引起神经传导速度下降，导致肠道动力障碍，肠内容物排空时间延长，使得肠上皮细胞与肠道内容物致癌物质（如胆酸、醋酸铵）等接触时间延长，增加了 CRC 的患病危险。

（3）血脂与 CRC

已有大量报道表明，在 CRC 发病早期，血清 TG 浓度与胆汁酸、粪胆酸合成正相关，而后几项均促进 CRC 发生。高 TC 血症是 CRC 发生肝转移的独立危险因素之一，胆固醇的增高有利于肿瘤细胞的生长、浸润和转移。研究显示，结直肠肿瘤组血清 TC、TG、LDL-C、载脂蛋白-B（apolipoprotein-B，Apo-B）水平较正常对照组显著升高，HDL-C、载脂蛋白-A1（apolipoprotein-A1，Apo-A1）水平较正常对照组显著降低。

然而在对进展期 CRC 的研究中，有结论显示进展期 CRC 患者的血清 TC 水平反而是降低的，与 TNM 分期负相关。其原因可能是由于 TNM 分期越高，癌细胞对胆固醇的需求也越高。当 CRC 进展时，癌细胞对胆固醇的需求不断增高，用于合成新的细胞膜以满足其合成代谢和增殖的需求，胆固醇大量入胞消耗可能是进展期 CRC 患者的血清 TC 水平反而降低的原因。而 CRC 患者 Apo-A1 和 HDL-C 水平降低，可能是由于当癌细胞生长时，大量的胆固醇入胞用以增殖，而 HDL-C 与细胞表面受体结合，以防止胞内胆固醇的过度积累，血清 HDL-C 因大量消耗而水平下降。而 Apo-A1 主要存在于 HDL 中，与 HDL 有非常显著的相关性。

亦有研究发现，有远处转移的 CRC 患者血清 LDL-C 水平以及 LDL-C/HDL-C 比率相对高。可能是因为 CRC 细胞的 LDL 受体呈下调状态，而 HMG-CoA 还原酶的活性增高，以高效合成内源性胆固醇，供应肿瘤的增殖。由此推断，抑制 HMG-CoA 还原酶的药物如他汀类也可以抑制肿瘤的生长、浸润和转移。有人认为辛伐他汀治疗结直肠癌的机制是抑制 IL-8 和 IL-6 的释放，是抑制炎症机制，而不是抑制 HMG-CoA 还原酶的机制。因此，该机制尚有争议，有待进一步研究。

（4）高血压与 CRC

目前关于血压与结直肠癌的关系的研究报道较少。高庆等研究发现，患高血压的 CRC 患者在平均住院时间、术后并发症发生率、围手术期感染发生率、淋巴结转移率、患者肿瘤浸润深度等方面均明显高于血压正常的 CRC 患者（$P < 0.05$），分析可能与 TNF-2A 途径有关。TNF-2A 途径不仅促进内皮细胞内皮素的异常表达，使血管壁增厚、外周阻力增加、动脉顺应性减退，从而引起高血压；同时还促进 c-sis、c-myc 和 c-fos 等原癌基因的高表达，这些都很可能促进了 CRC 的发生。

国外有研究发现，高血压患者长期或高剂量服用血管紧张素转换酶抑制剂（ACE-I）和血管紧张素受体阻滞剂（ARB）类药物可降低 CRC 的发生率。两类药物的主要效应在肾素-血管紧张素系统（renin-angiotensinsystem，RAS）。高血压患者的 RAS 被活化，随后诱导产生氧化应激和慢性炎症；而 ACEI/ARB 类药物衰减全身和结肠上皮的氧化应激，显著降低的 TNF-α、IL-18 等炎性因子在结肠上皮表达，抑制细胞增殖，可抑制高血压大鼠的 CRC 早期阶段来对高血压相关 CRC 发生起化学预防效应。

综上所述，MS 的中心环节是 IR，使结直肠上皮细胞长期暴露在高胰岛素血症、高血糖、高 TG 和高 IGF-1 等环境中，通过氧化应激、炎症因子等影响体内多个细胞凋亡信号传导通路，从而影响结直肠上皮细胞的生长、发育和稳态，刺激结直肠上皮细胞增殖，最终促成 CRC 的发生。

2. MS 与肝癌

肝细胞癌（hepatocellular carcinoma，HCC）在全球恶性肿瘤中位列第 5，其发生率逐年升高，研究发现它的主要发病原因是乙型肝炎病毒（HBV）和丙型肝炎病毒（HCV）的广泛传播，其死亡率位于第三位。引起肝癌的危险因素很多，我国主要是由乙型肝炎病毒感染引起，其中有近 30% 的乙型肝炎患者发展为肝硬化从而导致肝癌。非酒精性脂肪肝（NAFLD）以往被人们认为是一种可逆性疾病，但随着研究的不断深入，NAFLD 的疾病谱已从单纯性脂肪肝、脂肪性肝炎、肝硬化演变成了原发性肝癌，约 80% 的肝癌患者伴有肝硬化，通过对肝癌的危险因素进行大量的流行病学研究，人们发现 MS 与肝癌具有密切相关性，甚至成为独立的危险因素从而影响肝癌的发生、发展。

（1）肥胖与 HCC

研究发现，体重指数升高显著增加罹患癌症的风险。2007 年英国的一篇文献报道，肥胖与癌症的发病率、死亡率有相关性研究，这项研究结果得到有 10 种癌症（包括肝癌）与 BMI 有相关性。一组 900 000 名美国成年人的大型队列研究表明：体重指数（BMI）35kg/m² 及以上的人相比于对照组正常 BMI 的人（18.5 ~ 24.9kg/m²）死于肝癌风险高出 4.5 倍，指出超重个体的总的肝癌的相对风险是 117%，肥胖个体的总的肝癌相对风险是 189%。与正常人群相比高血脂患者甘油三酯和总胆固醇水平显著升高，大量的脂肪在肝脏中蓄积最终发展为肝硬化进而演变为肝癌。

（2）糖尿病与 HCC

与肥胖相关的流行病学研究也证实了糖尿病增加了肝癌的发病率。美国对 2061 例

HCC 及 6183 例非 HCC 对照者进行研究，多元回归分析表明，糖尿病能使 HCC 发生的危险性增加 3 倍。基于压倒性的流行病学证据表明，糖尿病并发非酒精性脂肪肝病是肝癌的一个独立的危险因素，且糖尿病与肝癌的其他风险因素有协同作用。一项对于台湾南部 5929 人调查研究发现，当患有病毒性肝炎合并 2 型糖尿病后大大增加了患者罹患肝癌的风险。研究指出，合并 2 型糖尿病是患有病毒性肝炎患者发展为肝癌的独立预测因子。

Polesel 等在意大利地区进行的一项病例对照研究显示，非 HBV 或 HCV 感染的肝癌患病率可达到 37%，为糖尿病作为肝癌的危险因素进一步提供了证据，HCV 感染与显性糖尿病有密切的关系，单独的病毒感染能够影响肝脏的糖代谢。同时，癌症本身可造成蛋白质、脂肪、糖代谢的异常。另外，糖作为肿瘤生长的重要能量来源，与肝癌之间的潜在机制还需进一步研究。有效治疗胰岛素抵抗和超高胰岛素血症可能是在易感人群中预防肝癌的至关重要的因素。几份研究报告表明，在糖尿病患者中使用胰岛素的增敏剂可能降低肝癌的风险。最近的一项研究显示，二甲双胍的治疗可能与糖尿病患者早期肝癌射频消融后的低死亡率有关。目前的治疗肝癌的指南没有涉及 NAFLD、肥胖、糖尿病的病例，胰岛素增敏剂的应用，避免超高胰岛素的治疗可能增强肝癌的预防和提高肝癌的预后。

（3）NAFLD 与肝癌

NAFLD 被认为是代谢综合征在肝脏的表现，与人的多吃、少动的不良生活行为相关。胰岛素抵抗是主要的病理生理机制。患者常伴肥胖、高血糖、高血压、脂代谢异常等。

在原发性肝癌病例中，5%～10% 的患者无明确的肝病病因学诊断。以往对这种肝癌的基础肝病笼统地称之为"隐源性肝硬化"。如今则认为其中半数可与非酒精性脂肪性肝病相关。在美国绝大多数的"隐源性"肝癌患者都伴有 NAFLD。在非酒精性脂肪性肝病中，目前认为单纯性非酒精性脂肪肝与肝癌无关。但非酒精性脂肪性肝炎与非酒精性脂肪性肝硬化患者中，尤其是病理学检查确认肝纤维化程度为 F3、F4 者多发展为严重的肝硬化，并有可能并发肝癌。有研究随访 129 例非酒精性脂肪性肝病患者 13.7 年，结果发现肝细胞癌发生率为 2.3%，而 257 例属于 F3、F4 的非酒精性脂肪性肝硬化者，肝癌 5 年累计发生率高达 20%。在意大利，非酒精性脂肪性肝病是肝癌的重要病因。该国肝癌中，37% 的肝癌是因非酒精性脂肪性肝病引起的，而乙肝、丙肝病毒感染所致的肝癌为 23%。我国范建高教授在第 19 届 APASL 年会上以"亚太地区 NAFLD 的流行病学"为题指出，随着肥胖的流行，在过去的 10 年中，NAFLD 发病率几乎翻了一番。目前亚洲 NAFLD 的患病率为 12%～24%，预测在未来的 10 年中，世界范围内超过一半的人将存在发生 NAFLD 的危险，造成这种趋势的主要原因可能就是与肥胖及糖尿病的发病率增加相关，也就是人们现在不良的生活方式所致。

肥大的脂肪细胞能分泌许多生物因子，如抵抗素主要产生于腹部的白色脂肪组织，能抑制胰岛素介导的葡萄糖的转运，导致糖耐量受损，胰岛素作用减弱。又如瘦素它能抑制下丘脑的食物中枢，降低食欲、减轻体重，但亦可降低蛋白激酶 C 的活性而抑制葡萄糖刺激的胰岛素分泌。NF-κB 能减弱胰岛素的信号传递。这些都可以影响细胞的增殖与凋亡，以及血管的生成，诱发癌变。而瘦素对肝细胞有增殖和抗凋亡的作用，而此为肝细胞癌发生的重要分子机制。糖尿病患者免疫功能低下，固然容易引发感染，也容易引发癌症。而且血糖浓度升高，可促成肝细胞的过度增殖。糖尿病患者 IGF-1 能促进肝细胞的分裂，亦与肝癌的发生有关。肥胖和糖尿病都是肝癌的独立致病因子，但只是对非酒精性脂肪性肝病患者而言。

3. 胰腺癌

胰腺癌（pancreatic carcinoma，PC）是消化系统常见的恶性程度高、预后差的恶性肿瘤之一，好发于中老年患者，统计数据显示 2014 年全美新发病例为 46 429 例，死亡 39 590 例，居癌症致死率第 4 位。在中国，位于中国癌症致死率第 6 位，是老年患者死亡常见病因。最新研究发现，MS、肥胖、高血糖、慢性胰腺炎病史是胰腺癌发生的独立危险因素。胰腺癌合并 MS 可能预示着更高的恶性程度。

（1）糖尿病与胰腺癌

关于 2 型糖尿病与胰腺癌两者的联系，目前存在两种说法，第一种说法认为 2 型糖尿病是胰腺癌的危险因素之一，另一种是糖尿病很可能是胰腺癌的首发症状。Song 等通过检索电子数据库对 2014 年 7 月 1 日前发表的文章进行文献检索，以研究糖尿病病程与胰腺癌发展的关系，结果显示糖尿病患者患胰腺癌的风险较正常人群会增加 1.5 ~ 1.7 倍。糖尿病病程≥2 年的患者，患胰腺癌的相对风险性最高，为 1.64（95% CI 1.52 ~ 1.78），病程≥5 年的相对风险性降低，为 1.58（95% CI 1.42 ~ 1.75），病程≥10 年，为 1.50（95% CI 1.28 ~ 1.75），表明糖尿病病程与胰腺癌的风险增加有关，但却呈负相关。Lai 等的研究显示，糖尿病是胰腺癌的独立危险因素，而且提示糖尿病患者过度使用胰岛素会导致罹患胰腺癌的风险性增加（OR = 2.20，95% CI 1.40 ~ 3.45）。

研究发现，胰腺癌患者中合并糖尿病的比例达到 70% ~ 80%，而造成的这一结果的原因很大限度上归因于胰岛素抵抗，他们均以外周血中胰岛素代偿性升高为表现，当肿瘤组织切除后，随之胰岛素抵抗的程度也明显降低。严爱婷等通过研究胰腺癌继发糖尿病患者病例后同样验证了这一临床现象。Dugnani 等通过多变量分析比较胰腺癌患者是否合并胰岛素抵抗与疾病的关系，发现合并胰岛素抵抗的胰腺癌患者疾病总生存期明显低于对照组，由此证明了，胰岛素抵抗独立与总体存活率有关。可见，胰岛素抵抗加速了 PDAC 的进展，是预测胰腺癌患者不良预后的独立危险因子。

CA199 是诊断胰腺癌的特异性指标之一，其诊断胰腺癌的敏感度为 70% ~ 90%，特异度为 68% ~ 91%，阳性及阴性预测值均在 80% 以上。有研究发现，T_2DM 患者可出现 CA199 的轻度升高，但不超过 39U/mL，T_2DM 患者 CA199 升高与 FBG、HbA1c 存在正相关。目前多数学者倾向于 CA199 的增加与患者胰腺慢性炎症、外分泌功能受损有关。长期高血糖可使纤维结缔组织和脂肪细胞代替正常胰腺组织，胰腺细胞玻璃样变性及组织坏死，有核细胞内的一些糖蛋白成分包括 CA199 最终大量释放入血。肿瘤细胞产生和分泌 CA199 增加是胰腺癌 CA199 升高的机制之一，可能还存在其他机制尚不清楚。

（2）肥胖与胰腺炎

美国最新医学研究显示，年长者如果肥胖，患上胰腺癌这种最致命癌症的风险将会升高，且不论男女，如果严重超重，他们在5年内患上胰腺癌的危险比体重正常的成人高出45%。一项针对美国中老年跨度为10~20年的随访研究表明，BMI$\geqslant$30kg/m^{2}者患胰腺癌的相对危险度（RR）较BMI<25kg/m^{2}者显著增加，多因素回归分析相对危险度（RR）为1.72，从而得出肥胖使胰腺癌的患病危险显著增加。

但有研究指出，肥胖不是独立因素，而是肥胖所致血糖、血脂、血压等多种代谢因素异常联合作用增加患胰腺癌风险。目前对于BMI与胰腺癌治疗关系的研究还不完善，其有何关系尚存争议，作用影响机制尚不明确。有研究表明，胰腺癌患者存在高水平的硬脂酰辅酶A去饱和酶1（SCD1）和Δ5去饱和酶（D5D），两者调节血脂代谢，同时两者在促进细胞膜的形成、重构、增殖中发挥重要作用。

总之，在代谢综合征中，糖尿病可能作为独立危险因素增加老年人患胰腺癌的风险性，而血脂、血压、肥胖联合糖尿病使老年人患胰腺癌风险性进一步增加。胰岛素抵抗和高胰岛素血症是代谢综合征的中心环节，同时氧化应激、脂联素、瘦素等也在代谢综合征中发挥作用，刺激多种因子分泌。多个因素共同作用于磷酸化AKT、MAPK通道，促进肿瘤细胞形成及向恶性阶段发展起重要作用。

4. MS与其他消化系统肿瘤

石益海等的一篇关于糖尿病与食管癌关系的Meta分析发现，糖尿病与食管癌有关，提示糖尿病可能是食管癌的一个独立致病危险因素（OR=1.60，95% CI 1.13~2.26）。胡珍等对MS与肝胆恶性肿瘤相关性的Meta分析发现，代谢综合征患者的肝胆恶性肿瘤发生率高（RR=1.71，95% CI 1.42~2.06，P=0.000）。也有研究证实，胆囊癌是肥胖者高发的消化道肿瘤，肥胖者比非肥胖者发病高达59%，多见50岁以上，但女性高于男性；悉知胆囊疾病是肥胖常见的并发病，胆道的炎症和结石是促进癌症的主要背景。文献报道MS中肥胖、糖耐量受损、高脂血症等均为胆结石形成的危险因素。故MS可能通过促进胆结石的形成，对肝胆恶性肿瘤的发生产生影响。

三、MS与泌尿系肿瘤

MS与泌尿系疾病的发生、发展密切相关，近年来对于MS在泌尿系肿瘤中的研究日益增多。

1. MS与膀胱癌

膀胱癌是泌尿系统最常见的恶性肿瘤，基因突变、环境因素及饮食等在其发生、发展过程中具有重要作用。

Ozbek等通过对土耳其535例膀胱癌术后患者的病理结果分析研究发现，无论是男性还是女性患者，合并MS的患者与膀胱癌的TNM分期密切相关，合并糖尿病组中的膀胱癌患者具有较高的病理分期、分级。Sha等通过对中国天津323例膀胱癌患者的回归分析得出了同样的结果。最近刘全海等研究发现，代谢综合征患者膀胱癌病理分期和分级显著高于非代谢综合征患者。肥胖和高血糖与膀胱癌病理分期和分级显著相关。

（1）肥胖与膀胱癌

近年来研究显示，体重与多种肿瘤的发生、发展和预后有关。针对队列研究的 Me-ta 分析提示，肥胖与膀胱癌的发生显著相关。Wyszynski 等研究发现，肥胖的膀胱癌患者复发率是体型正常患者的 2 倍。一项涉及 38 072 例膀胱癌患者的 Meta 分析显示，肥胖与膀胱癌的发生呈线性相关。目前的研究表明，肥胖与膀胱癌的复发存在一定联系，但其在膀胱癌发生、发展中的作用及机制尚不十分明确。

脂肪组织增多可导致血浆 VEGF、FGF2 水平升高，刺激上皮细胞增殖；脂肪组织还可分泌瘦素，促进血管生成，亦能促进肿瘤的发展。肥胖促进肿瘤的发生、发展可能与胰岛素抵抗、IGF-1 上调有关。IGF-1 能够刺激细胞增殖、抑制细胞凋亡，继而形成恶性肿瘤。

（2）糖尿病与膀胱癌

有研究提示，糖尿病是膀胱癌相关死亡的独立危险因子；有研究还发现，合并糖尿病的男性膀胱癌患者死亡率明显升高。可能与糖尿病患者泌尿系感染的风险增加，长期的慢性炎症可能刺激尿路上皮发生恶变有关；此外，胰岛素样生长因子和高胰岛素血症也可能发挥一定作用。胰岛素水平的增高可抑制胰岛素样生长因子结合蛋白合成，增强胰岛素样生长因子活性，刺激肿瘤的形成。此外，高胰岛素血症可通过提高上皮细胞对能量的利用，刺激信号传导通路使细胞增殖，最终促进恶性肿瘤细胞的生长。

2. MS 与前列腺癌

前列腺癌和肥胖都是日趋广泛的重大公共医疗问题。在美国仅 2012 年就新发 110 万例前列腺癌，占所有新发肿瘤的 8% 和男性肿瘤的 15%。前列腺癌仍是男性中最常见的实体肿瘤，也是男性肿瘤相关死亡位居第 2 的病因。患有代谢综合征的男性中，前列腺癌发病风险升高 1.9 倍（95% CI 1.1 ~ 3.5）。BMI 升高的男性前列腺癌发病风险增加，且发病年龄提前，恶性程度更高。此外，两项大型随机对照临床试验的亚组分析也表明，前列腺癌和代谢综合征存在关联性。在相关研究中，安慰剂组中 C 肽升高造成侵袭性前列腺癌的发病风险增高两倍。C 肽是胰岛素生成过程中的副产品，常用于内源性胰岛素分泌的测量。同样 REDUCE 研究表明，代谢综合征患者前列腺特异性抗原（PSA）较低，但较易患高级别前列腺癌。Meta 分析显示，BMI 升高 5kg/m^2，前列腺癌的死亡率将提高 15%。除了发病风险，代谢综合征还可能影响临床预后。纵向人群研究（physician Health Study）通过 30 年的随访，结果显示 C 肽升高的肥胖男性前列腺癌特异性死亡风险比升高 2.66 倍（95% CI 1.62 ~ 4.39）。可见，MS 和前列腺癌的发病、预后相关。

然而，目前的研究结果存在争议，有时甚至是相互矛盾的。Haggstorm 等研究发现，患代谢综合征的男性前列腺癌发病风险较低，对预后也没有明显的负面效应。产生矛盾的原因可能有以下几种：

（1）以 BMI 来判断肥胖并不完全准确。在代谢综合征中，测量内脏脂肪能够更准确地评估和预测心血管事件。然而，对于癌症患者，总体脂肪量被认为是对预后更准确的预测指标。

（2）肥胖和糖尿病患者的激素水平与正常人群存在显著差异，表现为睾酮水平较低，相应的 PSA 水平也较低。低 PSA 水平可导致诊断偏倚，往往难以在病变处于早期局部时得到确诊。肥胖患者 PSA 降低的原因包括血液稀释、睾酮通过脂肪芳香化酶更多地转化为雌二醇以及下丘脑受到抑制等。

（3）肥胖患者增大的前列腺将导致前列腺穿刺活检的检出率降低。BMI $< 25kg/m^2$ 患者的前列腺中位质量为 34g，而 BMI $> 30kg/m^2$ 患者的前列腺中位质量为 41g。

（4）糖尿病患者往往服用抗糖尿病药物如二甲双胍、阿司匹林、他汀类或抗高血压药物等。体内实验证实二甲双胍具有逆转肿瘤细胞存活机制的能力。Meta 分析发现二甲双胍和他汀类药物都具有降低肿瘤发病和死亡风险的作用。

3. MS 与肾癌

肾细胞癌（renal cell carcinoma，RCC）是泌尿生殖系统常见的恶性肿瘤，在所有成人恶性肿瘤中占 2%~3%。根据美国癌症协会的数据显示，在 2015 年一年里，美国新发肾癌患者 62 720 例，死亡肾癌患者 14 240 例，发病率在男性位列所有恶性肿瘤第 7 位，在女性位列第 10 位，较前有升高趋势。在中国，最新的数据显示，肾癌的发病率为 66.8/10 万，死亡率为 23.4/10 万，占泌尿生殖系统第 2 位，成为危害人类健康的主要问题之一。根据流行病学研究发现，肾癌与多种代谢因素相关，包括肥胖、高血压、血糖异常、血脂异常等。吕建敏等在评估肾癌合并 MS 的研究中，发现合并 MS 的肾癌患者中其肿瘤的恶性程度较高。研究发现，肾透明细胞癌（CCRCC）合并 MS 者病理分期较高、分级较低、肿瘤更大，糖尿病、高血压和血脂紊乱都可增加 CCRCC 的病理分期。代谢综合征和肾癌的发生、发展的潜在机制是非常复杂的，涉及多方面的病理生理过程，包括胰岛素抵抗、炎症作用、血管形成、细胞基质相互作用等方面。

总之，随着人们生活方式的改变，在我国 MS 及相关肿瘤发病率不断上升，这二者关系日益受到重视。MS 是世界范围内重要的公众健康问题，并且越来越普遍。MS 是一种糖耐量降低/糖尿病、肥胖、高甘油三酯水平、低 HDL 水平，和高血压等多因子集合的状态。所有这些原因都可能影响肿瘤的致癌作用，MS 可以影响多种肿瘤的发生、复发和转移，并导致癌症不良预后。这可能与胰岛素和 IGF-1 及其受体升高、脂肪因子及炎症介质的产生作用等相关。

第五节　代谢综合征与高尿酸血症

一、高尿酸血症概述

尿酸（UA）是人体内嘌呤氧化分解的终产物，根据来源分为外源性和内源性：外源性（约占 20%）主要来源于食物，内源性（约占 80%）主要来源于体内细胞代谢分解的核酸及其他嘌呤类化合物。正常情况下，2/3 经肾脏随尿液排出体外，1/3 通过粪便和汗液排出。当尿酸的合成增加和（或）排泄减少时则血清尿酸（SUA）升高，会出现高尿酸血症（HUA）。

HUA 在临床诊断时男性血清尿酸 >417μmol/L，女性 >357μmol/L 即为高尿酸。高尿酸除了可能会引发痛风，还与心血管疾病、糖尿病（DM）、高血压、肥胖症、高脂血症、慢性肾脏病等疾病息息相关。美国国家健康和营养调查（NHANES）显示，1988—1994 年全国 HUA 的患病率为 3.2%，而 2007—2008 年 HUA 的患病率上升至 21.4%。澳大利亚 1980 年 HUA 的患病率与 1958 年相比升高了 17%。20 世纪 80 年代初，我国调查显示，男性 HUA 的患病率为 1.4%，女性为 1.3%；20 世纪 90 年代中期男性患病率上升至 5.8%~33.1%，女性升至 2.4%~11.9%；而近年来，对我国 9 个省市 15 706 例 35~70 岁人群的调查显示，HUA 的患病率约为 12%（标化后为 11.57%），其中男性为 14.59%（标化后为 14.84%），女性为 10.21%（标化后为 9.21%）。

HUA 发病特征较为多样，存在着遗传、环境及种族和年龄差异。患病率较高，且其参与了多种器官及多系统疾病的发生与发展。Lehto 等研究发现，HUA 是引起脑血管病的独立危险因素。动物实验和临床研究显示，HUA 与慢性肾脏病的发生发展密切相关。HUA 与肥胖、高血压等 MS 发生息息相关，可作为诱发 MS 的独立危险因素。此外，Kodama 等对 845 例 DM 患者进行的长达 10 年的队列研究的结论认为：升高的血尿酸水平可以增加发生 DM 的风险，并且这种风险是独立于其他已知 DM 的危险因素。

二、代谢综合征各组分与 HUA

1. 高血压与 HUA

（1）高血压（HBP）与 HUA 相互影响

国外学者从 19 世纪末就发现 HBP 与 HUA 之间存在某种联系，后期从实验数据、临床资料上验证了两者关系的存在性。我国医务人员进一步总结出 HBP 与 HUA 两种疾病之间的关联性与危害性，这种情况在青年人群中尤为突出。流行病学研究显示，HBP 患者中 HUA 的患病率达到 20%~40%，而痛风和 HUA 患者中 HBP 的患病率达到 25%~50%。大量临床研究、流行病学调查及动物实验证明，HBP 与 HUA 存在复杂的因果关系，两者相互促进，加速病情的发展，影响治疗效果。

（2）发病机制

1）HUA 影响 HBP 的机制

① 尿酸持续沉积于肾间质与肾小管，刺激机体分泌肾素，兴奋肾素-血管紧张素系统，全身微动脉收缩，血压升高。

② HUA 损伤血管内皮细胞，抑制 NO 的合成与释放，刺激血管内皮平滑肌细胞的增生，从而导致机体小动脉壁增厚，血压升高。

③ 尿酸使脐静脉内皮细胞和血管平滑肌细胞的 C 反应蛋白（CRP）mRNA 表达上调，CRP 升高。CRP 导致巨噬细胞损伤血管内皮，诱发血小板聚集和动脉硬化，血压

升高。尿酸还促进氧自由基、过氧化氢生成，参与机体免疫炎性反应，直接刺激血管平滑肌，加重血管重构，血压升高。

④ 尿酸进入细胞内，使还原型烟酰胺腺嘌呤二核苷酸磷酸氧化酶活性增强，直接抑制一氧化氮（血管舒张因子）的生成与释放，阻碍血管依赖性舒张功能，血管收缩加强，血压升高。

⑤ 尿酸过高，直接损伤胰岛 β 细胞，分泌胰岛素减少，胰岛素抵抗，负反馈效应致胰岛素代偿性释放增加，使主动脉合成内皮细胞、释放内皮素功能增强，肾小管增加对钠水重吸收，血压升高。

2）HBP 影响 HUA 的机制

① 长期持续血压升高，肾小球纤维化，肾微动脉硬化收缩，肾血流量及肾小球滤过率降低，肾实质缺氧后产生乳酸增多，乳酸竞争性抑制尿酸的排泄，使尿酸升高。

② HBP 患者机体缺血缺氧，加速黄嘌呤脱氢酶、黄嘌呤氧化还原酶及其同工酶转变为黄嘌呤氧化酶的速度，而黄嘌呤氧化酶可以催化机体内嘌呤底物生成尿酸，使尿酸升高。

③ HBP 常伴有肥胖超重等代谢综合征表现，机体内交感神经活性增强，刺激肾素-血管紧张素系统，降低尿酸清除率，致尿酸升高；肥胖超重的 HBP 患者存在高胰岛素状态，胰岛素减少肾脏血液供应，促进肾小管对尿酸的重吸收，减少尿酸的排泄，使尿酸升高。

④ 高血压患者使用利尿剂时间较长，有效血容量与细胞外液容积减少，抑制尿酸排泄；噻嗪类利尿剂代谢后以有机酸的形式从肾脏排泄，竞争性影响尿酸的排泄速度，使尿酸升高。

所以，高血压与 HUA 之间联系较大，两者可以互为因果关系，即血尿酸水平较高人群容易发生高血压，高血压患者时常伴有 HUA。

2. 糖尿病与 HUA

年龄、肥胖及胰岛素抵抗均是 HUA 与糖尿病的共同影响因素。随着年龄的不断增加，血糖随之上升。研究表明，HUA 是 2 型糖尿病、高血压事件的独立危险因素。HUA 加重了糖尿病患者的代谢紊乱，糖尿病也使得 HUA 患者代谢紊乱加重，两者的共同作用促进了动脉粥样硬化的发生与发展。HUA 患者发生糖尿病的概率大于非 HUA 人群，而对于非糖尿病人群来说，更容易发展为 HUA。同时，HUA 在 2 型糖尿病病情变化进展中起着至关重要的作用，高尿酸血症患者神经病变、视网膜病变、肾脏病变、动脉粥样硬化等的发生率均较尿酸正常者升高。

（1）HUA 与糖尿病的发生

在一个多中心纳入超过 5000 人（10～30 岁）的研究发现，高尿酸血症（SUA > 7.0mg/dl）与 T_2DM 独立相关。随访 15 年，高尿酸血症发生糖尿病或胰岛素抵抗与正常尿酸者的风险比为 1.87，且独立于其他变量。对中国社区 2690 人随访 9 年，研究发现血尿酸最高组较最低组发生 2 型糖尿病的风险增加 3.3 倍，血尿酸每升高 59.5μmol/L，患 2 型糖尿病的风险增加 17%。HUA 与 2 型糖尿病的发生发展密切相关，两者之间相互影响、相互促进，其核心机制在于机体的 IR。

1）HUA 导致 IR 的机制可能与内皮功能受损、炎症和氧化应激等有关，这些均是 2 型糖尿病发病的重要机制。

① HUA 可能是通过降低一氧化氮合成的机制介导了胰岛素抵抗，因为一氧化氮是辅助胰岛素促进细胞摄取葡萄糖的重要分子，而高尿酸血症已被证实可诱导血管内皮功能紊乱及降低一氧化氮，从而减少骨骼肌、肝脏、脂肪组织血流，降低葡萄糖摄取和胰岛素利用，最终导致胰岛素抵抗。

② HUA 可诱导炎症发生，Kenneth 等观察到在无症状高尿酸血症人群中血尿酸水平和炎症标记物相关。研究发现 HUA 与 CRP、IL-1、IL-6、IL-18 和 TNF-α 等炎症标志物密切相关，这些炎症因子可干扰胰岛素受体后 IRS/PI3K 信号通路，对 IR 的产生发挥重要影响。

③ 动物实验研究发现，HUA 情况下，UA 介导的活性氧簇（reactive oxygen species，ROS）产生增加，通过激活腺苷酸活化蛋白激酶（AMP-activated protein kinase，AMPK）和细胞外信号调节激酶（extracellular signal-regulated kinase，ERK）抑制了大鼠的胰腺 β 细胞增殖，并影响了葡萄糖刺激的胰岛素分泌。高尿酸血症可通过抑制 Akt 的磷酸化及增加肝脏、肌肉、脂肪组织胰岛素底物受体的磷酸化，阻碍胰岛素信号传导，从而使胰岛素抵抗及糖耐量受损。

2）胰岛素抵抗反过来可以影响 HUA。

① 胰岛素抵抗状态下，糖酵解途径中的 3 磷酸甘油醛脱氢酶活性降低，糖酵解途径受抑制，糖分解代谢的中间产物 6-磷酸果糖和 3-磷酸甘油醛经逆反应生成 5-磷酸核糖增加，进而磷酸核糖焦磷酸合成也增加，嘌呤合成和代谢底物增加，引起尿酸合成增加。

② 胰岛素抵抗使肝细胞合成脂肪的速度加快，加重脂质代谢紊乱，进而使嘌呤代谢紊乱，导致 HUA。另一方面，脂肪代谢的相关产物也可抑制血 UA 的排泄，从而导致 SUA 增多。

③ 胰岛素抵抗还引起继发性高胰岛素血症，胰岛素可作用于肾小管，降低 UA 排泄率，原因是机体的肾阈值在胰岛素抵抗状态下会下降，从而刺激钠-氢离子交换增加，UA 重吸收会随着钠离子重吸收的增加而增加。另一方面，UA 通过增加化学因子和细胞因子的表达，使 RAAS 系统（肾素-血管紧张素-醛固酮系统）活性增强，导致近端小管对钠离子重吸收增加，使 UA 重吸收增多，进而导致 HU。高尿酸血症与胰岛素抵抗似乎可互为因果。

另外，尿酸可能会对胰岛细胞、肝脏、内皮细胞和脂肪细胞等各种组织产生不利影响，从而导致胰岛素的反侧化。在动物模型中，高尿酸血症已被证明能刺激肝脏中的脂肪储存，提高血压，并刺激觅食反应。

（2）HUA 与糖尿病并发症

1）糖尿病肾病（DN）

越来越多的研究发现，高尿酸血症与 1 型或 2 型糖尿病所致肾脏损伤相关。Zoppini 等纳入 1449 例肾功能正常且无明显蛋白尿的 2 型糖尿病患者来研究基线血清尿酸水平是否可预测 2 型糖尿病患者发生慢性肾脏病（chronic kidney disease，CKD），随访 5 年，结果显示，高尿酸血症是肾功能正常的 2 型糖尿病患者新发现 CKD 的一个独立危险因素。

① HUA 与 DN 的临床研究

A. 糖尿病患者的尿酸和尿白蛋白排泄率之间存在密切联系。

研究表明，尿酸水平升高与 CRP 炎症指标之间存在关系，而后者可能导致肾病的发展。微量白蛋白尿的患病率随着 CRP 水平的提高而逐渐增加。高尿酸血症与肾功能的下降和蛋白尿的风险显著相关。男性高尿酸血症与白蛋白尿的相关性明显高于女性。

在已发生糖尿病肾病的患者中，血尿酸升高可能预测其白蛋白尿和肾功能的发展。一项针对 2518 例日本 2 型糖尿病患者的前瞻性队列研究，结果显示，2 型糖尿病患者的基础血尿酸水平与白蛋白尿的进展有关，但与白蛋白尿的发生风险无关。但值得注意的是，在糖尿病肾病的早期，降低尿酸可能对改善肾功能和减少白蛋白尿有帮助，但当糖尿病肾病进展到晚期时，治疗对尿白蛋白的影响可能减弱，在治疗后，eGFR 和蛋白尿的改善没有改变血压和 HbA1c。

B. 血清尿酸水平的变化与 eGFR 的变化之间存在着一种负相关关系。

Kim 等对 512 例估算肾小球滤过率（elevated glomerular filtration rate，eGFR）$\geq$ 60mL/（min·1.73m²）及血尿酸正常的 2 型糖尿病患者的回顾性研究发现，肾功能正常的 2 型糖尿病患者中，正常高限的尿酸水平预示发生 CKD3 期或更高级别的 CKD 的风险增加。Kamei 等观察了 2008—2010 年 165 847 例（29～74 岁，男性占 40%）健康体检者，在去除可能的混杂因素后，其 eGFR 改变与基础尿酸水平呈负相关。

C. 有关降尿酸治疗对肾脏功能的影响的研究甚为少见，有报道称，由于使用异丙醇或非布索坦治疗，肾功能障碍的恶化速度可有所减缓。用别嘌呤醇治疗可降低糖尿病动物血尿酸水平，显著降低蛋白尿水平，改善肾小管间质损伤。

② HUA 与 DN 的基础研究

HUA 可促进 DN 的发生发展，可能通过 TNF-α、NADPH 氧化酶（NOX）、血管平滑肌细胞（VSMC）的作用实现。

A. TNF-α：TNF-α 是一种促炎症因子，存在于多种肾细胞中。糖尿病患者体内 TNF-α 水平显著升高，考虑与末期肾衰竭有关。研究表明，应用 TNF-α 合成抑制剂己酮可可碱干预肾细胞中 Smad3/Smad4 依赖型结缔组织生长因子的转录，可以减少结缔组织 TNF-α 表达，从而防止肾脏纤维化形成。TNF-α 还可诱导胰岛素受体底物的丝氨酸磷酸化，阻碍胰岛素受体底物 1（IRS-1）的酪氨酸磷酸化，干扰胰岛素信号传导途径，导致胰岛素抵抗（IR）。而前文提到过，IR 能使糖酵解中间产物向 5-磷酸核糖及磷酸核糖焦磷酸转移，促进尿酸生成；还能增加尿酸盐的重吸收，降低尿酸盐排泄，从而导致 HUA 的发生。

B. NOX：NOX 存在于单核细胞、巨噬细胞和嗜酸性粒细胞中，由 5 个亚基组成，即 gp91phox、p22phox、p40phox、p67phox、p47phox。吞噬细胞中的 NOX 通常不产生 ROS，只有当其感受到细胞外信息刺激时，导致 gp91phox 的构象发生变化，可激活 NOX，产生大量 ROS。研究发现，高血糖能诱导肾脏系膜细胞 p22phox、p47phox 表达增加，同时能诱导细胞 ROS 生成增多，而加入 NOX 抑制剂后，ROS 的生成受到抑制。过多的 ROS 会导致丝/苏氨酸激酶活化，活化的激酶通过不同作用靶点提高 IRS-1、IRS-2 丝氨酸磷酸化水平，并可干扰相邻磷酸化的结合位点，阻碍正常酪氨酸磷酸化途径。也有研究发现，应用 NOX 抑制剂可降低链脲佐菌素诱导糖尿病大鼠模型中 Nox 亚基过表达，从而减弱氧化应激，抑制 ROS，并改变肾脏血流动力学和影响肾内基质重构的作用，导致 HUA 的发生。

NADPH 与 ROS 生成直接相关，其机制可能通过蛋白激酶 C（PKC）调节和晚期糖基化终末产物（AGEs）通路来实现。

a. PKC 调节：血糖升高可增加二酰甘油（DAG）生成，通过 DAG-PKC 通路可激活 PKC，致 NOX 活化，使细胞产生氧化应激反应，产生更多的 ROS，刺激细胞凋亡，造成血管内皮细胞损伤。有学者将选择性 PKC-β 抑制剂（鲁伯斯塔）应用于 DN 大鼠中，发现其能降低蛋白尿，维持肾小球滤过率，使肾功能避免损伤。而且，PKC 通过启动胰岛素信号通路，抑制 IRS-1 表达，促使 IR 的发生，降低尿酸盐排泄，增加尿酸的生成，从而导致 HUA 的发生。

b. AGEs 通路：血糖升高时，蛋白质发生非酶促糖化，最终形成稳定的 AGEs。AGEs 本身及在其形成过程中均可产生大量 ROS，损伤机体组织。

C. VSMC：尿酸还具有诱导 VSMC 增殖的作用。HUA 可诱导促分裂原活化蛋白激酶的激活，使细胞外的信号调节激酶 1、信号调节激酶 12 磷酸化，使环氧合酶 2（COX-2）的表达上调。COX-2 产物如血栓素 A2 的增多，可介导血小板生长因子（PDGF）和单核细胞趋化蛋白-1（MCP-1）的激活，进而诱导 VSMC 增殖和巨噬细胞的浸润，引起管壁增厚、管腔狭窄。此外，尿酸还可抑制内皮细胞 NO 的产生进而导致血管内皮舒张功能受损。

2）糖尿病周围神经病变

糖尿病周围神经病变（DNP）是 2 型糖尿病最常见的微血管并发症之一，有时也是 2 型糖尿病最早出现的临床表现。其发病率也呈现出逐年上升的趋势，并可累及全身多处神经系统。DNP 可引起感觉性共济失调、位置觉和感觉缺失或减退，可引发肢体远端部位遭受各种意外损伤，从而引起糖尿病足的发生，严重的甚至要截肢，是糖尿病致残的重要原因。

目前 DNP 的潜在发病机制尚未完全明确，通常被认为是一个多因素的过程。据报道与糖尿病病程、血糖控制不佳和其他危险因素，如血脂异常、高血压、吸烟以及暴露于其他神经毒剂如乙醇、代谢性炎症、胰岛素抵抗、神经营养因子等密切相关。另外，可能的因素包括多元醇途径、线粒体功能障碍及内质网应激、非酶糖化、自由基、氧化应激等。目前国内外糖尿病防治指南均未将 HUA 作为 DPN 的风险因素，但临床研究发现血尿酸（SUA）水平升高与糖尿病血管病变关系密切。荟萃分析发现具有周围神经病变的 2 型糖尿病患者血清尿酸水平明显高于单纯 2 型糖尿病患者，并且高尿酸血症会增加 DNP 的发生风险。张东铭等观察了 DNP 患者与单纯 T_2DM 患者的多项临床实验室指标，其发现与 T_2DM 患者相比 DNP 患者 SUA 水平明显升高，而且尿酸水平与 DNP 呈正相关，尿酸水平越高，DNP 越严重，Logistic 回归分析显示，血尿酸水平为 2 型糖尿病周围神经病变的独立危险因素。

目前关于血尿酸水平与 DNP 的相关机制尚无明确定论，糖尿病周围神经病变的发生与氧化应激相关，尿酸被广泛认为是促氧化剂和抗炎剂，可通过直接或者间接作用参与氧化应激反应，从而引起周围神经损伤。SUA 可引起胰岛素抵抗，而高胰岛素又会抑制内皮源性 NO 生成，引起血管内皮细胞收缩；另外 SUA 还可通过抑制内皮细胞释放 NO 的作用，诱导内皮细胞功能障碍，促进血管平滑肌细胞迁移，导致周围神经功能损伤。尿酸盐属于炎性物质，SUA 水平升高，尿酸盐沉积在血管壁，发生炎症反应，直接引起血管内皮受损，激活补体及血小板，启动凝血机制，在血管局部形成血栓，影响细胞及组织的血供；尿酸可促进脂质的过氧化和低密度脂蛋白氧化，并伴有氧自由基生成增加，参与炎症反应，从而影响周围神经功能。还有研究发现，仅在伴有周围神经病变的 2 型糖尿病患者中观察到血尿酸和血脂指标（如甘油三酯、血胆固醇、低密度脂蛋白、高密度脂蛋白等）之间的相关性，提示血尿酸与糖尿病周围神经病变之间的机制可能与血脂代谢异常有关。

3）糖尿病视网膜病变（DR）

DR 是导致糖尿病患者视力下降乃至失明的严重并发症之一，严重影响了糖尿病患者的工作和生活。非增殖期 DR 特征为局部视网膜毛细血管闭塞，血管渗透性增强，表现为微血管瘤、点状出血、硬性渗出和视网膜水肿。增殖期视网膜产生新生血管和纤维增殖，收缩牵拉视网膜脱离是糖尿病 DR 的主要病理生理过程。DR 的发生与发展是多种因素共同作用的结果，HUA 会导致 DR 发病率升高已成共识，但其作用机制尚不明确。

① HUA 与 DR 的临床研究

Lee 等进行了为期 3 年的前瞻性研究，共纳入 749 例无增殖性糖尿病视网膜病变的 2 型糖尿病患者，其中非增殖性糖尿病视网膜病变者 184 例（24.6%），无糖尿病视网膜病变者 565 例，随访 3 年，结果表明，视网膜病变加重与糖尿病病程、糖化血红蛋白、蛋白尿、血尿酸呈正相关，多因素回归分析显示，与血尿酸 <291.55μmol/L 相比，血尿酸 351.05 ~416.50μmol/L 及血尿酸 ≥416.50μmol/L 视网膜病变加重的危险比分别是 2.57 和 3.66（95% CI 1.30 ~5.08 和 1.92 ~7.00）。肖晓等将 552 例 T_2DM 患者根据血尿酸水平分组，比较患者的眼底病变情况，结果显示：病程以及血尿酸水平、收缩压、糖化血红蛋白为 DR 发生的独立危险因素，表明 DR 患者中存在着严重的代谢紊乱，且病程越长，对血管损害越大。

② HUA 与 DR 的基础研究

尿酸致糖尿病视网膜病变的发病机制尚未明了，进入玻璃体内的尿酸所引起的氧化应激及炎症介质的释放，可能在糖尿病视网膜病的发病机制中起一定的作用。Khosla 等认为，动脉粥样硬化症作为一种微炎症反应，可破坏内皮细胞的表面稳态，导致血管内皮细胞功能紊乱，引起 DR 的发生发展，其中促黑素细胞刺激素（α-MSH）和色素上皮衍生因子（PEDF）水平的降低，可导致抗炎症和细胞保护作用减弱，促使 DR 发生。

A. α-MSH：α-MSH 是前阿片促皮质激素原的一种衍生肽，在下丘脑垂体和多种外周组织细胞产生，是促黑皮质素原在前体激素转换酶作用下释放出的 13 个氨基酸残基，经末端化学修饰后才具有生物学活性，α-MSH 在眼部天然存在，有抗炎症和细胞保护作用，对眼内生理状态正常维持具有重要作用。黑素皮质素受体为 G 蛋白偶联受体，共有 5 型，其中 MC3R、MC4R 和 MC5R 在视网膜组织均有表达。研究发现，α-MSH 通过位于免疫细胞表面的 MC5R，抑制 I 型辅助性 T 细胞释放干扰素，维持眼部免疫豁免状态。α-MSH 还可以通过抑制转录因子 FOXO4 产生对视网膜保护作用。其中，FOXO4 在氧化应激和细胞凋亡中具有重要作用。

B. PEDF：PEDF 属于丝氨酸蛋白酶抑制剂超家族成员，由于缺少丝氨酸反应环，故无 PEDF 蛋白水解酶的活性。PEDF 可产生于眼内多个部位，是 DR 中的一种保护性因子，HUA 可导致微血管病变及小动脉玻璃样变，如 PEDF 的保护作用减弱，会导致视网膜病变的发生。PEDF 对视网膜的保护作用可能通过抗新生血管作用和抗氧化应激途径实现。

a. 抗新生血管作用：VEGF 可通过促进血管内皮细胞的增殖、迁移以及增加血管内皮细胞通透性而致病。有动物实验显示，高血糖可导致视网膜内 VEGF 表达升高，而注射 VEGF 抑制剂后，能显著降低神经节细胞的凋亡。VEGF 作为血管生成的关键调节因子，与 DR 发病机制有关，而 PEDF 可使 VEGF 表达下调。而且 PEDF 还具有神经保护的作用，能抵抗氧化应激和谷氨酸神经毒性损伤。

b. 抗氧化应激：PEDF 可对抗氧化应激，机体抗氧化能力增强，可抑制 ROS 产生，保护视网膜毛细血管周围细胞免受损伤。研究发现，对链脲霉素诱导的 T_1DM 大鼠进行研究，发现给予 DR 大鼠应用 PEDF 干预 4 周后，NOX 及其膜亚基表达活性下调，NOX 诱发的氧化应激反应受到抑制，ROS 生成减少，致机体免受损伤。

4）糖尿病大血管并发症

2 型糖尿病大血管病变主要为动脉粥样硬化，是导致患者死亡的严重并发症之一。目前临床关于 2 型糖尿病大血管病变相关因素研究较多，2 型糖尿病动脉粥样硬化可能机制包括：糖化脂蛋白异常上升导致氧化损伤，且损伤程度与糖化脂蛋白水平正相关；炎症因子等损伤内皮组织功能或血管壁功能，诱导血栓形成；血糖异常、血小板功能障碍等多种因素均可能导致 2 型糖尿病患者大血管病变发生。研究发现，血尿酸（BUA）水平与动脉粥样硬化的发生、发展密切相关。许多证据支持高尿酸血症是糖尿病大血管并发症的危险因素，但两者是否具有因果关系并不明确。

黄英俊等收集 384 例 2 型糖尿病患者，以探讨 2 型糖尿病患者下肢血管病变与血尿酸的关系。结果表明，BUA 水平与 2 型糖尿病患者下肢血管病变密切相关，是下肢血管病变发生的危险因素。宋冰冰等研究发现，SUA 水平与 T_2DM 患者颈部血管斑块关系密切，并且 SUA 水平升高是 T_2DM 患者颈动脉粥样硬化及相关疾病发生、发展的独立危险因素。刘燕对 307 例 2 型糖尿病患者进行回顾性分析，结果发现高血尿酸组患者心血管并发症的发生率均明显高于正常尿酸组患者。众多研究已证实，HUA 能够促进糖尿病大血管病变的发生与发展，其内在机制可能有以下几方面：

① 促使炎症反应。动脉硬化的病理特点为身体内脂质代谢异常，以及在炎性因子和氧化应激产物作用下血管内皮发生的损伤，实质则为脂蛋白氧化反应导致的大中动脉内膜的慢性炎性过程。尿酸可以通过 NF-κB，启动 TNF-α、IL-1β、IL-18 等其他炎性因子的表达，进而加重动脉内膜及粥样斑块内的炎性反应。同时，高水平 SUA 可损伤血管内膜，导致脂质沉积在血管内膜壁上，诱发炎性反应，增加氧自由基生成，从而致使动脉粥样硬化。

② 尿酸可抑制内皮细胞一氧化氮的产生进而导致血管内皮舒张功能受损。

③ SUA 为弱酸性物质，当 SUA 达到一定水平时，易形成尿酸结晶析出并沉积于血管壁上，加速氧化应激和炎性反应，增加对血管内膜的损伤。

④ 尿酸可通过激活肾素-血管紧张素-醛固酮系统以及刺激多种趋化因子、细胞因子的表达，来促进高血压及动脉粥样硬化的发生。

3. 肥胖、脂代谢与 HUA

肥胖是机体脂肪含量堆积异常，是多种心脑血管疾病的重要危险因素。肥胖是 HUA 的危险因子，各国研究均显示肥胖与 HUA 存在必然联系。研究表明，机体 BMI 与 HUA 患病概率呈正相关。张亚弟等研究表明，校正性别、年龄等一般因素，BMI 偏高人群发生 HUA 的概率是 BMI 低人群的 5.38 倍。钱春花等研究发现，肥胖患者的血尿酸水平随 BMI 升高而升高，男性肥胖患者尿酸水平显著高于女性肥胖患者。肥胖患者高尿酸血症的患病率也随 BMI 增加呈上升趋势，重度肥胖组高尿酸血症的比例均超过了 70%。

关于肥胖与高尿酸血症之间相互作用的机制，一直是学者们探讨的热点。既往研究认为，肥胖患者的高胰岛素血症降低了肾脏对尿酸的排泄。目前研究认为，肥胖以及胰岛素抵抗导致人体内循环的脂肪细胞因子水平升高，大多数脂肪细胞因子可通过影响胰岛素对葡萄糖以及脂肪的代谢作用，进而引起胰岛素抵抗，最终导致尿酸的生成和肾小管对尿酸的重吸收增加，造成高尿酸血症。也有研究认为，高尿酸血症使血清瘦素水平降低，继而促使胰岛素分泌增多，从而抑制内脏脂肪的分解和增加 TG 在非脂肪细胞的堆积，促进肥胖症的发生和发展。

肥胖是一种以低度炎症为代表的代谢紊乱状态，伴随着高胰岛素血症和胰岛素抵抗。各种炎症因子，如 CRP、IL-6、IL-8、FFA、TNF-α 等都明显升高，这些炎症因子会参与尿酸的重吸收。而 HUA 同样会通过 NF-κB，启动 TNF-α、IL-1β、IL-18 等其他炎性因子的表达，由此推断肥胖与 HUA 或通过炎症因子产生内在联系。

总而言之，HUA 与 MS 上述中的许多成分有明确的关联，是动脉粥样硬化、高血压发病的危险因素，在糖尿病及其并发症的发生和发展中起重要作用。目前，HUA 与 MS 关联的机制尚不完全清楚，虽然胰岛素抵抗能够解释两者之间的联系，但目前尚无直接的证据说明通过降低血尿酸水平可以改善胰岛素抵抗，从而对改善 MS 中的各种成分产生积极作用。HUA 不仅与 MS 显著相关，而且与 MS 的肥胖、高血压、高血糖等息息相关。HUA 是 MS 关联性很强的一个独立预测因素。因此，在未来 MS 的预防及控制中，应控制体重、减少肥胖，改善机体血脂、血糖。

第六节　代谢综合征与慢性肾脏疾病

一、慢性肾脏疾病定义

2000 年美国国家肾脏病基金会制定的 K/DOQJ 指南首次提出慢性肾脏病（chronic kidney disease，CKD）的定义。CKD 是指：①肾脏损伤（肾脏结构或功能异常）≥3 个月，可以有或无肾小球滤过率（GFR）下降，临床上表现为病理学检查异常或肾损伤（包括血、尿成分异常或影像学检查异常）；②GFR < 60mL/（min·1.73m²）≥3 个月，有或无肾脏损伤证据。

2009 年更新 CKD 分期，根据 GFR 水平将 CKD 分为 6 期，其中 1 期为肾功能正常，GFR≥90mL/（min·1.73m²）；2 期为肾功能轻度下降，GFR60～89mL/（min·1.73m²）；3 期为肾功能中度下降，包括 3a 期 GFR45～59mL/（min·1.73m²）；3b 期 GFR30～44mL/（min·1.73m²）；4 期为肾功能重度下降，GFR15～29mL（min·1.73m²）；5 期为肾衰竭，GFR < 15mL/（min·1.73m²）。而 2012 年的 KDOQI 指南则强调蛋白尿在 CKD 进展中的作用，并根据 eGFR（G1～G5）及蛋白尿水平（A1～A3）定义 CKD 分期。故 eGFR 及蛋白尿成为评估肾功能的重要指标。

CKD 是绝大多数的原发性肾脏疾病或继发性肾脏疾病（如肾小球肾炎、隐匿性肾炎、肾盂肾炎、过敏性紫癜肾炎、红斑狼疮肾炎、痛风肾、IgA 肾病、肾病综合征、膜性肾病、糖尿病肾病、高血压肾病、多囊肾肾病）的临床统称。其临床表现多种多样，可从无症状实验室检查异常到尿毒症。

大量研究证实，MS 是 CKD 发生、发展的独立危险因素，其流行趋势与 CKD/ESRD 发病率升高相一致，且主要表现为 eGFR 下降及蛋白尿发生。因此，认为 MS 在一定程度上增加肾损害风险。

二、MS 及其各组分对 CKD 的影响

1. 高血压

流行病学调查显示，高血压是慢性肾脏疾病和微量白蛋白尿发生和进展的高危因素。在我国老年患者中，高血压肾损害甚至已取代肾小球疾病成为导致终末期肾病

（end stage renal disease，ESRD）的第二位病因。葛茜等对 5168 例原发性高血压患者慢性肾脏疾病临床情况的研究发现，3 期及以上 CKD 或蛋白尿者占 28.9%，其中，肾功能不全占 10.9%；蛋白尿占 22.0%。王静等对老年高血压患者肾损害研究发现，随着脉压差水平的增高，血尿素氮（BUN）、肌酐（CRE）、2β-微球蛋白（2β-MG）和尿微量清蛋白（UmAlb）水平相应增高，肌酐清除率（Ccr）水平相应降低，提示老年高血压患者肾损害程度与脉压差水平有关。张路霞等对北京市 4 个社区 2353 名 40 岁以上的居民研究发现，高血压与白蛋白尿发生独立相关，提示高血压是导致肾损害的主要致病因素之一。

高血压肾损害机制尚不完全明朗，目前认为高血压导致 CKD 可能与以下几方面有关：

（1）长期的血流冲击导致肾血管动脉硬化、肾小球硬化、肾动脉纤维素样坏死，导致肾脏灌注减少，加重肾脏缺血。慢性肾脏缺血主要引起肾小管、肾血管及肾小球等部位损伤，以肾小管损伤最显著。慢性缺血可逐渐发生"肾单位硬化"，或斑片状肾皮质瘢痕形成，并逐渐导致整个肾脏萎缩。

（2）高血压导致血管内皮损伤，引起血管内皮细胞因子（转化生长因子 β、PAI-I）和炎症因子的释放。

（3）高血压与肾脏肾素血管紧张素醛固酮系统（RAAS）的激活、氧化应激和炎症反应关系密切，患者体内 RAAS 激活，血液中血管紧张素 II（angiotensin II，Ang II）水平升高，通过氧化应激和炎症共同促进肾脏小动脉血管内皮细胞损伤、重构。

（4）瘦素通过 RAAS 系统影响体重指数，其主要原因为：由下游机制介导的肥胖，如糖尿病和高血压；由脂肪细胞的直接作用，引起脂肪组织沉积在肾小球，并伴随局灶性节段性肾小球硬化的进展。研究发现，RAAS 通过调节磷酸腺苷活化的蛋白激酶（adenosine monophosphate-activated protein kinase，AMPK）、去磷酸化的神经肽 Y（neuso peptide Y，NPY）和下丘脑泌素的表达影响食物摄取，影响体重指数。然而，体重指数的升高是新发慢性肾脏疾病的重要的危险因素之一。高血压通过上述可能机制导致 CKD，但仍需要更多的相关实验支持。

典型的高血压肾损害的病理学改变包括血管壁中膜的增厚，小动脉透明样改变，不同程度的间质纤维化以及局灶性的肾间质缺血改变。最终导致的肾纤维化发生一般分为 3 个阶段：①炎症细胞浸润炎性部位以及大量细胞因子、化学趋化因子的释放，同时出现肾间质的成纤维细胞激活及增殖；②细胞外基质（extracelluar matrix，ECM）蛋白合成、分泌和沉积；③基质蛋白合成、降解失调。

2. 肥胖

文献报道，过度肥胖与肾性蛋白尿有相关性，肥胖患者会出现以肾小球肥大为特征的组织病理改变，许多病例还伴随局灶节段性肾小球硬化（FSGS）。以上病例均排除了原发性或其他继发性肾小球疾病，目前此种疾病被称为肥胖相关性肾脏病（OB-GN）。OB-GN 的典型临床表现为大量蛋白尿，近半数患者会出现肾功能不全，且常表现为进展过程。其病理分为：肥胖相关性肾小球肥大症（OB-GM）和肥胖相关性局灶节段性肾小球硬化症（OB-FSGS）两型。OB-GN 在临床上主要表现为高血压、高脂血症和蛋白尿，其中蛋白尿在疾病早期即可出现。其发病机制十分复杂，与多种因素相关。

（1）肥胖常导致肾结构重塑和功能改变。主要体现在：①肥胖早期肾小球体积增大，血管扩张，肾小球细胞增生，细胞外基质（ECM）成分增加，引起或加重蛋白尿，长期存在将导致肾小球硬化及肾单位毁损，甚至进展为慢性肾功能不全。②肥胖者的肾脏几乎被包膜下的脂肪紧紧包裹，并且部分脂肪渗入肾窦包裹肾髓质，两者构成了对肾脏的机械压力而致高血压，而高血压同样会造成肾损害；③同时肾髓质间质细胞浸润增多，ECM 增加，进一步加重了对肾组织的压力，从而导致间质血管受压和间质流体静压增高。肾髓质血流量减少和小管内流速减慢造成钠重吸收增加，细胞外液扩张及血压升高。

（2）肥胖者 IR、交感神经系统（SNS）及肾素-血管紧张素系统（RAS）活化、高脂血症等致肾脏血流动力学改变，导致肾脏高灌注及高滤过状态。

（3）肥胖常伴发高瘦素血症。瘦素能促进肾小球内皮细胞增生，转化生长因子 TGF-3i mRNA 表达增强，同时使肾小球系膜细胞 TGF-BⅡ型受体上调产生放大效应。而且瘦素还能独立于 TGF-B 刺激系膜细胞合成Ⅰ型胶原，促进系膜细胞摄取葡萄糖，诱导内皮细胞的氧化应激，增加局部氧自由基刺激小球系膜细胞、小管间质细胞和基质成分的增生，从而促进肾脏纤维化。

（4）肥胖常伴高尿酸血症。肥胖者摄入量增多，嘌呤代谢加速，可使尿酸生成增多，导致高尿酸血症；肥胖常伴发高血压可导致肾血管收缩、硬化以至肾功能受损及肾小管性乳酸增多，均可引起肾脏排泄尿酸减少；高脂血症时升高的脂蛋白酶和游离脂肪酸使尿酸清除减少，血尿酸升高。当血中尿酸盐浓度超过 500μmol/L 时，尿酸盐将析出结晶，沉积于肾小管-间质部位，引起尿酸性肾病。高尿酸血症主要引起慢性肾小管间质疾病，晚期出现肾间质纤维化，并压迫血管引起肾缺血、肾小动脉硬化及肾小球硬化，导致肾萎缩及肾功能衰竭。

（5）新近发现脂联素也在肾病的发病过程中起到了十分重要的作用。研究表明，尿蛋白与脂联素呈正相关，提示在慢性肾病患者中，脂联素可能减轻慢性肾脏疾病患者脂代谢紊乱及其他危险因素所引起的内皮损害。而肥胖患者体内脂联素水平往往低于正常人。

3. 糖代谢异常

我国糖尿病患者中，糖尿病肾脏疾病（diabetic kidney disease，DKD）的患病率为 33.6%，占我国住院人数的 1.10%，是全球范围内导致终末期肾脏病（end-stage renal disease，ESRD）的主要病因。早期 DKD 患者预期寿命平均缩短 16 年，死亡风险较单纯 DM 患者增加 1 倍，较正常对照组增加 3 倍，DKD 已成为严重威胁人类生命健康的重大慢性非传染性疾病之一。DKD 是 DM 微血管并发症之一，主要病理改变在肾小球，即肾小球毛细血管基底膜增厚及系膜基质增宽，呈现结节性肾小球硬化或弥漫性肾小球硬化。

MS 中有早期胰岛素抵抗、糖耐量异常而尚未发生糖尿病的患者，可能已发生肾损害。有学者在少数呈现胰岛素抵抗的非肥胖者中观察到了 GFR 增高及肾小球肥大的病理表现。而 MS 发生糖尿病再导致糖尿病肾脏疾病的过程已为学术界公认。

(1) 高血糖引起肾损害

高血糖引起肾脏损害的机制研究较多，传统观点认为与肾小球血流动力学改变、蛋白非酶糖基化及多元醇途径通道等有关。

1) 蛋白非酶糖基化及其产物后效应：长期高血糖使葡萄糖在非酶促条件下生成早期 (amadori) 和晚期糖基化终末产物 (AGEs) 积聚在包括肾脏在内的全身各组织，并引导氧化应激，通过下述作用造成肾脏损害：①使 GBM 成分交联增多，从而使 GBM 通透性增大，并且 GBM 胶原堆积和增厚；②使循环中白蛋白交联，更易透过滤过膜，沉积于系膜区，促进系膜细胞增殖及 ECM 增多，导致肾小球硬化。所引起的蛋白尿被小管细胞重吸收后可造成溶酶体，酶释放引起组织损伤，纤维增生；③通过 AGEs 与细胞上特异的 AGEs 受体结合而激活细胞，释放大量细胞因子，从而促进 ECM 合成并抑制其分解。

2) 多元醇通道的激活：血糖持续升高，多元醇通道被激活，葡萄糖在 AR 的作用下转变成山梨醇，进一步代谢为果糖，二者在细胞内过多积聚造成高渗状态而导致肾脏固有细胞损伤，并进而使细胞结构和功能异常，诱使前列腺素类扩血管物质增多，造成肾脏血流动力学障碍（高灌注），并由此引致一系列后果。醛糖增多使 ECM 中胶原成分的非酶糖基化作用增强，胶原增多；并可导致胶原水分增加，肾小球基底膜 (GBM) 增厚。

3) PKC 激活：持续高血糖会导致 PKC 活性过高。PKC 可以促进 ECM、PAI-1、内皮素等产生过多，同时也参与 GBM 增厚、通透性增高、血管新生等病变的发生，并通过影响 Ang-Ⅱ 或其他激素的细胞信号传递过程而损伤肾脏。近年来发现高糖还可通过 PKC 及 ROS 途径活化系膜细胞中 NF-κB，且活化的 NF-κB 可上调 MCP mRNA 及其蛋白表达，MCP-1 表达增高促进了肾小球单核巨噬细胞的浸润，导致 DM 早期肾小球损伤。

近年研究发现，高血糖引起多种细胞因子表达增强，可以从不同的环节引起肾脏损害。有研究报道，ICAM-1 在 DM 小鼠肾脏中表达增加，并参与肾小球的炎症反应，而他汀类药物可以减少 ICAM-1 的表达，改善肾损害。Flyvbjerg 等研究发现，加入 VEGF 抗体后，db 鼠的肾脏重量、基底膜厚度、尿蛋白排泄率明显减少，VEGF 抑制剂可改善肾损害。

(2) IR 引起肾损害

研究表明，IR 及其效应的高胰岛素血症是代谢综合征的中心环节；是众多代谢性异常和心血管疾病的原始动因和致病基础；同时还可能是肾脏病进展的一个重要因素。肥胖人群及非洲裔美国人中常出现 IR，而这两类人群局灶节段性肾小球硬化 (FSGS) 发生率逐渐增高，此外非肥胖人群中 IR 患者亦常出现微量白蛋白尿，表明高胰岛素血症可导致肾脏损害。

高胰岛素血症是胰岛素抵抗的一个主要标志，它可以通过两种途径导致肾脏损害的发生：

1）高胰岛素血症的直接作用，主要包括：

① 增强 TGFB、胶原 I、胶原 N 及纤连蛋白 mRNA 表达，刺激胰岛素样生长因子合成，促进肾小球肥大及硬化。

② 扩张入球小动脉引起球内高压、高灌注及高滤过，加重肾脏病变。

2）高胰岛素血症的间接作用，即通过高脂血症、高血压、高尿酸血症、高凝状态引发或加重肾脏损害。该途径可能的机制是：

① 高胰岛素血症通过刺激肝脏脂蛋白的合成增加引起高脂血症。后者可以直接或通过肾小球系膜病变、内皮细胞损伤、肾小球足细胞损伤、肾小球间质病变、凝血纤溶系统紊乱等造成肾组织损伤。

② 胰岛素可以增加肾小管对钠离子的重吸收，导致体内水钠潴留和高血压的形成。同时通过兴奋交感神经致血管收缩、NO 生成减少致血管扩张功能减退、抑制血管平滑肌细胞分裂增殖等作用引起血压升高，加重肾脏病变。

③ 胰岛素通过增加肾小管对尿酸的重吸收，使患者出现高尿酸血症。高尿酸血症主要引起慢性肾小管-间质疾病，晚期出现肾间质纤维化，并压迫血管引起肾缺血、肾小动脉硬化及肾小球硬化，导致肾萎缩及肾衰竭。

④ 高胰岛素血症在导致血管内皮细胞损伤的同时，刺激内皮细胞生成血清纤溶酶原活化抑制剂-1（PAI-1）增多，导致血液高凝状态，促进血管病变，引起并加重肾组织损伤。

近期研究还发现，在 IR 出现高胰岛素血症的同时，出现高胰淀素（Amylin）血症。Amylin 可沉积于肾小球 KW 结节、增宽的系膜区和增厚的包曼氏囊壁和肾间质中，成为肾小球结节样病变以及肾间质损伤的病因之一。

IR 不仅可以通过高胰岛素血症经多种途径直接或间接地造成肾组织损伤，而且与高胰岛素血症相伴随的高 Amylin 血症还能通过 Amylin 在肾组织中沉积进一步加重这个过程。目前已公认，IR 是肾脏病变发生发展的独立危险因素，可加重肾脏病变。

4. 脂质代谢紊乱

早在 1982 年，Moorhead 就提出脂类聚集可以导致慢性的肾损伤，近 30 余年来多项的动物实验和临床研究都证明脂代谢紊乱还能促发肾小球硬化和肾小管间质损伤，与慢性肾脏疾病（CKD）的进展有关，而降脂治疗可以减少肾损伤，保护残余肾功能。

脂质代谢紊乱持续存在即可导致肾脏损害发生及肾脏疾病进展，其可能的机制为：

（1）脂质，尤其是低密度脂蛋白（LDL），可以诱导系膜细胞增殖，导致肾小球系膜基质合成增多。系膜细胞调节肾小球滤过，生成基质成分，参与许多肾小球疾病的发生、发展。系膜细胞表面有 LDL、氧化型 LDL（OX-LDL）以及极低密度脂蛋白（VLDL）受体，通过受体途径与相应脂蛋白结合。LDL 与系膜细胞结合后可使系膜细胞功能状态失调。

1）LDL 直接刺激系膜细胞增殖

LDL 作为前炎症介质，可以诱导产生大量的炎症因子，本身可以刺激系膜细胞增殖。还可以经过酪氨酸激酶受体和蛇根碱受体两条途径，激活蛋白激酶 A、蛋白激酶 C 等信号传导通路，诱导系膜细胞转录翻译 COX-2，进而介导花生四烯酸的代谢。系膜细胞使花生四烯酸通过细胞色素 P-450 单氧化酶系统的代谢途径产生环氧化物，它能以剂量依赖方式促进细胞增殖。

2）LDL 在系膜细胞内氧化修饰产生的 OX-LDL，OX-LDL 可以通过多条途径进一步加重系膜细胞损伤：①可以诱导系膜细胞分泌转化生长因子 β（TGF-β）、TNF-α、血小板源生长因子（PDGF）等，促进系膜细胞的增殖。②可以诱导血管紧张素Ⅱ的表达并上调 AT1 受体的表达，增加氧自由基，促进细胞的增生。③可以通过 TGF-$β_1$ 途径促进系膜细胞表达结缔组织生长因子、胶原Ⅰ和血浆纤溶酶原激活物抑制物-1，促进细胞外基质（ex-tracellular matrix，ECM）的产生，抑制 ECM 的降解，加速肾小球硬化的进程。

（2）脂质可以引起肾小管上皮细胞损伤，参与肾小管间质的慢性进行性病变。前面提到的 OX-LDL 使系膜细胞及巨噬细胞形成泡沫细胞，释放 TGF-β、TNF-α、PDGF、IL-1 等细胞因子及生长因子，这些因子能刺激上皮细胞 LDL 受体基因转录和表达，促进脂质肾内沉积。沉积的脂质与细胞作用引起肾脏损伤。另外，从肾小球中滤出的白蛋白上携带有非酯化脂肪酸（NEFA）产生脂毒性作用，可使肾小管上皮细胞中线粒体功能受损，氧自由基产生增加，参与 β-氧化的线粒体和过氧化物酶表达下调，加重细胞内脂类聚集，使肾功能进一步恶化。在肾小管中，滤过的脂蛋白中含有的脂肪酸、磷脂和胆固醇被肾小管上皮细胞重吸收，可导致细胞间质的炎症，泡沫细胞形成和组织损伤。

（3）LDL 对内皮细胞的影响：内皮细胞表面具有 LDL 及 VLDL 受体，高脂血症通过内皮细胞表面受体的介导，干扰扩血管物质一氧化氮（NO）的合成，损伤内皮 NO 依赖性血管舒张反应。LDL 的这一作用是通过抑制 L 精氨酸的摄取并调节 G 蛋白受体亚基 G1 蛋白与下游细胞内信号分子之间的耦联过程，来干扰 NO 合成酶的产生，降低 NO 的生物利用度。LDL 亦促进内皮细胞膜促凝活性的表达及肾小球内纤维沉积，同时 LDL 可使缩血管物质血栓素 A2（TXA2）增加，影响血管舒张和收缩平衡使肾小球压力增高，内皮细胞进一步受损，释放细胞因子，促进系膜细胞增殖、肾小球硬化。

（4）LDL 对单核/巨噬细胞的影响：高脂血症时可发生单核-巨噬细胞在肾脏的聚集，通过清道夫途径吞噬脂质，胞内脂质含量增加而形成泡沫细胞，并释放多种细胞因子和生长因子，促进系膜细胞增殖和合成基质，参与肾小球硬化的发生。活化的系膜细胞产生和释放单核细胞趋化蛋白（MCP-1），可吸引单核细胞组织浸润；OX-LDL 本身即具有趋化中性粒细胞、单核/巨噬细胞、T 淋巴细胞的作用；单核/巨噬细胞摄入沉积的 LDL 及 OX-LDL 后变成泡沫细胞，同时释放活性氧分子和多种蛋白酶包括溶酶体酶、

β-葡萄糖醛酸酶、中性蛋白酶等，介导肾脏损伤；泡沫细胞亦可产生趋化蛋白，吸引更多炎性细胞浸润。

（5）HDL 介导的胆固醇反向转运过程受阻，使细胞内胆固醇和磷脂的流出障碍，脂类过度聚集，进一步加重组织损伤。临床的多项研究发现，HDL 是肾脏疾病进展的独立危险因素。

（6）另外，近年研究发现，富含 TG 的 Apo B、VLDL 与肾功能的下降也有一定关系，并且高 TG 血症可作为判断 IgA 肾病预后的一个重要因素。

总之，脂代谢异常尤其是 LDL-C 通过对肾小球系膜细胞、内皮细胞及巨噬细胞的作用，促发肾小球硬化和肾小管间质损伤，在 CKD 的发生发展中起着重要的作用。

5. 高尿酸血症（HUA）

多项研究证实 HUA 与 CKD 发生关系密切。纳入 13 个队列研究的 Meta 分析，发现在随访期间 UA 水平升高与新发 CKD 显著正相关，总计 *OR*（比值比）为 1.15。Toda 等对连续 5 年进行健康检查的 1388 名受试者进行研究，通过对年龄、性别、体质量指数、血压、血脂、糖化血红蛋白、胰岛素抵抗指数、UA 等危险因素进行分析，发现只有年龄和 UA 水平是 CKD 发生独立危险因素，*HR* 分别为 1.03、1.06。另一项纳入 15 项研究的 Meta 分析结果显示，UA 每升高 1mg/dl，患 CKD 的风险增加 22%，这种正相关的关系在平均年龄 <60 岁的患者中更为明显。一项对 266 例高尿酸血症患者研究发现，肾病发生率为 15.1%，而血尿酸水平正常的人群，肾病发生率仅为 2.9%，提示高尿酸血症是肾脏功能损害的危险因素。另一项对苏拉威西岛郊区 190 例慢性痛风患者研究发现，慢性痛风患者肾损害的发病率高达 86.3%；明显高于对照人群 7.4%，提示高尿酸血症与肾损害的发生率密切相关。

长期高尿酸血症导致肾脏损害的机制可能为：①直接损伤：尿酸盐沉积于肾小管-间质可造成肾小管间质炎症、纤维化的增加，且尿酸盐也可通过参与尿酸结石形成而直接损害肾脏；②间接损伤：血尿酸水平升高会造成内皮功能障碍、氧化应激增加、血管平滑肌细胞增生、肾素-血管紧张素-醛固酮系统激活、刺激炎性反应级联反应、导致机体代谢综合征出现胰岛素抵抗并且通过多种分子机制加重肾损害，导致终末期肾脏疾病的发生进展。

综上所述，MS 单纯的高血压、高血糖、高脂血症、高尿酸血症和肥胖等单一因素就可造成肾脏损害，MS 患者上述几种因素并存，更能促使肾脏损害。MS 患者肾脏损害可能是多种不利因素作用于肾脏的结果。美国第 3 次国家健康与营养检测调查（National Health And Nutrition Examination Survey，NHANES）分析首次显示 MS 组分的数量与慢性肾脏疾病或微量白蛋白尿的发生率存在量效等级关系：当人群中 MS 的症候群数量由 0~5 个递增存在时，发生慢性肾脏疾病的危险性相应地逐步增加，提示慢性肾脏疾病可能是 MS 的另一不良后果。而肾脏疾病也常出现 IR 及高血压、脂代谢紊乱、高尿酸血症等各项异常，可见 MS 与肾脏疾病关系密切。

第七节 代谢综合征与心血管疾病

MS 临床主要表现为糖代谢、脂代谢紊乱及其所引起的一系列疾病。流行病学调查已确定了心血管疾病的主要危险因素：高血压病、糖尿病、血脂异常、肥胖、吸烟等。这些危险因素常在同一个体合并发生，其发病机制与 IR 有关。以 IR 为中心的 MS 最直接后果是心血管疾病的患病率和死亡率大大增加。为评估 MS 与心血管疾病的关系，瑞典和芬兰组织 4483 例患者历时 6.9 年跟踪研究，结果发现，女性和男性中，MS 患者心血管疾病和脑卒中的风险增加 3 倍；死亡率明显增高（12.0% *vs.* 2.2%）。McNeill 等对 12 089 例中年人随访了 11 年发现，无论男女，MS 患者患冠心病的是非 MS 患者的 1.5 ~ 2.0 倍。由此可见 MS 与心血管疾病密切相关。

一、代谢综合征与糖尿病

MS 的特征是胰岛素抵抗（IR）和高胰岛素血症。IR 是指组织对胰岛素敏感性降低，代偿性引起胰岛 B 细胞分泌胰岛素增加，从而产生高胰岛素血症。高胰岛素血症使机体抗氧化能力减弱，直接损害内皮细胞，造成动脉管壁破坏，特别是冠状动脉，这是糖尿病导致心血管疾病的重要原因之一。同时，内皮细胞的损害可造成心肌缺血，即使是在冠状动脉造影正常的血管亦然。亦有研究发现，IR 使脂肪细胞膜上受体敏感性下降，导致脂肪分解抑制减弱，FFA 生成增多，进入肝脏转化为 TG 亦随之增多。有证据表明，IR 能使血栓素 A2、纤溶蛋白原、凝血因子Ⅰ和凝血因子Ⅶ的含量增加，血小板活动加剧，纤溶、凝血系统发生改变促进了动脉粥样硬化形成。

二、代谢综合征与高血压

MS 患者高血压的特征是血压水平仅轻中度增高，但血压变异增大，血压昼夜节律减弱或消失，靶器官损害发生率较高且较严重，表现为左心室肥厚与扩大，微量白蛋白尿，颈动脉内膜中层厚度增加或粥样斑块形成。MS 患者发生冠心病的危险明显高于一般高血压患者。由于血压升高的机制涉及容量增加，交感神经系统活性亢进和动脉弹性减弱，临床上较多表现为盐敏感以及对降压药物治疗不太敏感。但代谢综合征、胰岛素抵抗、高胰岛素血症、高血压、糖耐量异常之间的联系及其确切机制尚不清楚。IR 作为 MS 各种病理改变的中心性环节，可以通过以下途径实现：①增加水钠重吸收；②提高交感神经系统紧张性、降低儿茶酚胺类激素的清除率；③增加凝血系统活性、降低纤溶系统活性；④阻碍依赖内皮细胞的 NO 合成和释放；⑤激活蛋白激酶 C（PKC）或胰岛素样生长因子的活性，增加血管平滑肌细胞的增生等机制使管腔狭窄，血管阻力增加促进高血压的发生。另外，增加血管平滑肌细胞中细胞内钙浓度也是其重要机制之一。IR 病理状态下，胰岛素作用的信号传导途径无法有效行使其功能，胰岛素抑制平滑肌细胞钙离子内流、刺激 Ca^{2+}-ATP 酶介导的钙离子外流等生理作用明显削弱，平滑肌细胞通过收缩反应导致血压升高。高胰岛素血症无急性增加血压作用，长期高胰岛素血症使血压增高，主要是通过促进动脉硬化和血管重塑的慢性过程所造成的。

三、代谢综合征与血脂异常

MS 患者的血脂代谢特征是外周血 TG 显著增高，而 HDL-C 降低。IR 导致高胰岛素血症，高胰岛素血症患者由于脂肪细胞膜上受体不敏感，游离脂肪酸生成增多，进入肝脏后转为 TG 增多。在 IR 状态下，脂蛋白脂酶对胰岛素刺激的反应减弱，高密度脂蛋白产生减少，而低密度脂蛋白增多。过多的血脂在血管壁沉积，导致动脉粥样硬化。此外，胰岛素能促进脂质合成，抑制脂质分解，并能抑制儿茶酚胺等激素促脂质分解作用，直接促进脂质沉积。有研究表明，MS 患病组颈动脉内膜-中膜厚度值及斑块总积分均显著高于非患病组，除硬化斑块外，斑块分级亦显著高于非患病组。大规模流行病调查亦证实 MS 患者冠心病的易感率是非 MS 人群的 2 倍。可见 MS 加速了动脉粥样硬化的发生发展。

四、代谢综合征与肥胖

许多研究证实，肥胖可导致糖尿病、冠心病、脑卒中、睡眠呼吸暂停综合征等。最近的一些研究指出，绝大多数肥胖患者受基因易感性影响，摄入过多的食物，将剩余的热量转换为脂肪贮存起来。目前研究热点是瘦素。瘦素是脂肪细胞分泌的饱感信号，最重要的作用是抑制食欲、增加能量消耗而减轻体重，此外还有启动青春发育、调节免疫和炎症的作用。瘦素还可抑制胰岛素分泌，促进内脏脂肪分解，减少非脂肪细胞 TG 的堆积。瘦素基因缺陷致瘦素缺乏的个体表现为缺少饱感、极度肥胖、IR 以及 MS 的大部分特征，瘦素治疗可以逆转这些症状。既往及国外的一些临床研究显示，人类大多数肥胖者表现为高瘦素血症，可能存在瘦素抵抗。由于胰岛素和类固醇直接作用于脂肪组织，使 mRNA 水平不规则表达，脂肪组织分泌瘦素增多而导致肥胖。肥胖可通过刺激交感神经系统。又由于交感神经系统的活跃，血浆中胰岛素和瘦素水平升高，瘦素能促进儿茶酚胺的分泌、转换，使血压增高，心率增快。与瘦素相反，脂联素在正常人中由脂肪细胞大量分泌，有抗炎及抗动脉粥样硬化的作用。研究显示，脂联素可通过肝和骨骼肌细胞中存在的受体，促进糖吸收和抑制肝糖原的输出，刺激脂肪的氧化利用，从而直接改善糖脂代谢。脂联素还可多方位抑制动脉粥样硬化性细胞改变，如通过促进 IκB 磷酸化抑制 TNF-α 诱导的 NF-κB 的激活、抑制黏附因子的表达、减少单核细胞黏附到内皮细胞、抑制泡沫细胞形成以及平滑肌细胞的增殖和迁徙。当血管病变产生时脂联素可在受损的血管壁上沉积，对血管内皮起保护作用。因此，脂联素具有抗 IR、抗动脉粥样硬化和抗炎症作用。与其他脂肪因子不同，肥胖者脂联素水平降低。低脂联素血症与 IR、血脂紊乱和炎症标记物 CRP 等密切相关，被认为是 MS 的生化标志。已发现胰岛素增敏剂可促进脂联素生成；胖人通过胃减容手术减重可以升高脂联素的水平到正常。

五、代谢综合征与炎症

动脉粥样硬化的易损斑块的破裂是引起急性心血管疾病的主要内因。关于动脉粥样硬化的形成机制有很多假说，现在越来越被重视的是炎症学说。该学说认为动脉粥样硬化是由于血管内皮细胞和平滑肌细胞受各种因素损伤而产生的过度化炎症性增生性反应。动脉粥样硬化斑块表现为一系列高特异性细胞、分子反应，从总体上来讲，它可以被描述为一种炎症性疾病，在其形成和发展过程中有大量炎症因子参与。炎症是机体对感染、外来损伤的一种反应。近年来研究者认为炎症反应与 IR 和 MS 关系密切。IR 和 MS 患者炎症介质多有增加。前面已经提到 MS 的表现之一是肥胖。肥胖本身就是一种促炎症反应的状态。肥胖者体内 TNF-α 和 IL-6 是多功能细胞因子，在肥胖患者脂肪组织中呈高表达，与 IR 密切相关。TNF-α、IL-6 通过阻断胰岛素受体底物（IRS）途径引起胰岛素抵抗。同时炎症反应时肝细胞合成释放 CRP 及其他炎症介质，CRP 是预测 MS 和心血管疾病的标记物。血 CRP 水平与高胰岛素血症和 IR 正相关，CRP 直接干扰胰岛素的信号通路导致 IR 和 MS，促进补体激活及促进黏附分子的表达，使单核细胞产生组织因子，上调 PAI-1、纤维蛋白原水平，加速 LDLC 的氧化，减少 NO 的产生；直接作用于血管内皮组织，使血管细胞间黏附分子-1（VCAM-1）和单核细胞趋化蛋白-1（MCP-1）表达增加，加速 MS 的进展。另外炎症反应可诱导促炎转录因子 NF-κB 等的表达，协同其他因素引起 IR。胰岛素可以抑制这种作用，在 IR 状态下，胰岛素的抑制作用受损，促炎转录因子在脂肪、肌肉、肝和血管中表达增加，加重炎症反应和 IR，形成恶性循环。目前认为脂肪组织参与的亚临床炎症可能在以 IR 为主的 MS 发病机制中起着重要作用，MS 实际上可能是一种慢性炎症综合征。

近年来，MS 和心血管疾病（cardiovasculardisease，CVD）呈高发病率和年轻化的趋势，严重威胁着人类健康。MS 是以脂肪代谢紊乱、肥胖、糖尿病、胰岛素抵抗、动脉粥样硬化、高血压等多种危险因素集聚为特征的综合征，增加了 CVD 发生、发展和死亡的风险。脂肪细胞分泌大量的脂肪细胞因子：肿瘤坏死因子、抵抗素、瘦素、IL-6 和脂联素（adiponectin，APN）等。脂肪因子的失调、紊乱促进了 MS 和 CVD 的发生和发展。近年来很多实验研究都表明，APN 具有改善胰岛素抵抗、抗炎、抗动脉粥样硬化等作用。

六、脂联素（APN）及受体

Scherer 和 Lodish 在 1995 年首次发现 APN，并命名为 ACRP30（adipocytecomplement-related protein of 30 kDa）。APN 是由脂肪细胞分泌产生，分子量为 30kDa 的蛋白质，血液浓度为 3~30mg/L。APN 含有 247 个氨基酸残基，以 3 种形式存在：①三聚体：低分子量，相对分子量约 90kDa，占 APN 总量 25%；②六聚体：中分子量，相对分子量约 180kDa，占 APN 总量 25%~35%；③多聚体：高分子量，占 APN 总量 40%~50%。研究表明 APN 在 MS 和动脉粥样硬化疾病的发生发展中起保护作用。在动物模型中，APN 的减少能够使得炎症反应加重，从而加重血管缺血性损伤。在肥胖、糖尿病、高血压、心肌损伤、动脉粥样硬化等患者中，APN 水平明显降低。此外，大量临床观察表明，血清低 APN 水平与血管内皮损伤、高血压、心肌梗死和冠心病发生有关。APN 通过增加血管内皮型一氧化氮合酶，增加内皮细胞 NO 产生，通过腺苷酸活化蛋白激酶（adenosine monophosphate activated protein kinase，AMPK）通路来增加血管舒张，抑制炎症和氧化应激，从而起到保护血管的作用。脂联素受体（adiponectin receptor，AdipoR）主要有 AdipoR1 和 AdipoR2 两种；还有 Hug 等发现的 T-钙黏蛋白（T-cadherin）也是脂联素受体，其高度表达于心血管系统中。AdipoR1 广泛分布于多种组织器官，主要表达于骨骼肌，骨骼肌是葡萄糖代谢的重要器官；AdipoR2 主要在肝脏中表达。脂联素受体均为跨膜蛋白，包括 7 个跨膜域。AdipoR1 和 AdipoR2 两种受体分别通过激活 AMPK 和过氧化物酶体增殖物激活受体 α（peroxisome proliferator-activated receptor alpha，PPARα）通路来增加胰岛素敏感性，调节糖脂代谢，起到抗高血糖、抗炎等作用。有研究显示，T-钙黏蛋白在 APN 发挥的心血管保护作用中起着重要作用；在心肌肥大及缺血再灌注损伤模型中发现，T-钙黏蛋白基因敲除小鼠模型的心肌肥大加剧且梗死面积增大，推测 APN 对心脏的保护作用是通过与 T-钙黏蛋白结合并且激活 AMPK 通路来实现的。Okada 等发现使用脂联素受体激动剂后能够明显增加 APN 及受体的生物学作用，认为脂联素受体将来可以作为治疗 2 型糖尿病的靶点。

七、脂联素与代谢性疾病

1. 脂联素与糖尿病

肥胖和胰岛素抵抗是 2 型糖尿病的主要危险因素。骨骼肌和肝脏是葡萄糖及脂肪酸主要贮存器官。肥胖者或者高脂饮食后可以增加 FFA，从而产生胰岛素抵抗。糖尿病患者中脂联素受体表达水平明显下降。许多研究表明，APN 能够减轻胰岛素抵抗，增加胰岛素敏感性，降低血糖；其可能机制有：①通过抑制肝脏糖异生，降低血糖水平；②与肌肉组织中的受体结合，促进对脂肪酸的摄取，增加骨骼肌中的脂肪酸氧化代谢，促进骨骼肌对糖的吸收，改善胰岛素抵抗；③直接刺激 AMPK 磷酸化，使得乙酰辅酶 A 羧基酶失活，增加脂肪酸氧化；④抑制 FFA 诱发的胰岛素信号通路异常来改善胰岛素敏感性，控制血糖；⑤通过活化 PPARα 途径来调节糖脂代谢。另外，APN 还能够通过参与脂肪酸氧化代谢降低甘油三酯含量来增强胰岛素信号传导通路。研究表明，在肥胖动物模型和人类中，使用噻唑烷二酮类降糖药物可使 APN 表达水平增加，从而降低血糖水平。

2. 脂联素与脂代谢异常和肥胖

脂联素由脂肪细胞分泌产生。脂质代谢紊乱尤其是低密度脂蛋白胆固醇升高是冠心病的主要危险因素。Baratta 等研究表明，血清 APN 水平与 HDLC、甘油三酯的水平有关，APN 表达水平下降可引起 HDLC 表达水平降低，提示低 APN 可以导致动脉粥样硬化可能是由 APN 对 HDL 代谢影响所致。有研究表明，APN 通过 AMPK 来促进脂肪氧化，增加葡萄糖利用和脂肪酸的氧化，从而减少 FFA 和总胆固醇水平。在当前，人们生活水平提高的情况下，肥胖和超重是许多疾病的危险因素，成为困扰人们的问题。内脏脂肪组织以及皮下 APN 和受体表达与肥胖、胰岛素抵抗及血糖水平呈负相关。在肥胖小鼠、肥胖糖尿病小鼠和肥胖患者的脂肪组织中 APN 及其受体表达低于正常，并与体质指数呈负相关，对肥胖患者代谢起到负性作用。研究显示，通过节食减肥、体育运动可以增加脂联素受体表达。Otabe 等用高脂喂养的转基因小鼠作为模型，证实 APN 能有效抵抗高脂喂养后诱导的肥胖；与正常对照组比较，给予 APN 的小鼠体重增加趋势下降显著，脂肪积聚也明显减少，皮下脂肪组织以及内脏脂肪组织中脂肪细胞均明显减少。

八、脂联素与心血管疾病

1. 脂联素与心肌损伤

一些动物实验证明，高 APN 水平可以对心肌缺血再灌注损伤（myocardial ischemia reperfusion injury，MIRI）、高血压、心肌病、心功能不全、心肌肥厚等 CVD 起到保护作用，APN 缺乏时可加剧应激反应，造成心肌损伤。MIRI 导致血流动力学改变，心功能异常，心肌细胞坏死和凋亡，严重危及患者生命。Shibata 等研究表明，缺乏 APN 可增加心肌梗死、细胞凋亡，升高 TNF-α 等炎症因子。通过补充注射腺病毒载体的 APN，可通过激活 AMPK 和环氧合酶 2 信号传导通路来减少梗死面积、心肌细胞凋亡以及 TNF-α 的产生。Tao 等实验表明，在 APN 基因敲除小鼠（APN$^{-/-}$小鼠）中心肌缺血再灌注后心肌梗死面积、凋亡严重；给予 APN 注射后通过抑制氧化应激可减弱损伤。研究表明，MIRI 后，大量活性氧（reactive oxygen species，ROS）产生是造成 MIRI 的重要原因，并引发脂质过氧化；线粒体膜受到 ROS 影响后启动凋亡程序，Caspase-3 活化，使得心肌细胞受损。临床数据显示，心肌梗死合并糖尿病的人群病死率、死亡率远远高于单纯心肌梗死的患者。糖尿病患者本身就存在氧化应激，MIRI 后产生大量的 ROS，进一步加重了氧化应激，加重了心肌损伤的程度。研究表明，APN 通过升高超氧化物歧化酶和 NO 活力，减少心肌酶，以有效减轻 MIRI，其可能机制是 APN 减轻了氧化损伤。这些实验都表明，APN 可通过抑制细胞凋亡、抑制氧化应激、抗炎而在 MIRI 中起到保护作用。

2. 脂联素与冠状动脉粥样硬化性心脏病

大量研究证实，低 APN 血症成为冠状动脉性心脏病的独立危险因素，缺乏 APN 可使得小鼠血管舒张功能受损。众所周知，动脉粥样硬化是心脑血管疾病的主要病理基础，而脂质代谢紊乱尤其是胆固醇代谢紊乱是主要致病因素。单核细胞黏附、巨噬细胞向泡沫细胞转化是动脉粥样硬化形成的关键环节。许多实验表明，APN 能够通过调节脂质代谢、抑制内皮细胞炎症反应、抑制平滑肌细胞增殖和迁移、改善内皮细胞功能、抑制巨噬细胞向泡沫细胞转化、减少脂质沉积等来发挥抗动脉粥样硬化的作用。有研究发现，通过高脂喂养 Apo E 基因敲除小鼠（Apo E$^{-/-}$小鼠）建造动脉粥样硬化模型，发现脂联素受体表达下调与动脉粥样硬化相关。有报道称 APN 通过内皮型一氧化氮合酶磷酸化而增加 NO 生成来抑制血管内皮氧化应激，从而起到对血管的保护作用。也有前瞻性的研究表明，APN 可以呈浓度依赖性地上调巨噬细胞中三磷酸腺苷结合盒转运体 A1 及其上游调控因子肝 X 受体来增加胆固醇的流出，从而延缓动脉粥样硬化的发生和发展。

3. 脂联素与高血压

2012 年世界卫生组织统计，全球 1/3 成年人患有高血压，发病率和病死率逐年升高。高血压可能的发病机制有血管内皮损伤、肾素-血管紧张素-醛固酮系统的激活、胰岛素抵抗等。在临床试验中，APN 抗动脉粥样硬化、抗炎、改善胰岛素抵抗等作用已被证实；APN 还能改善血管内皮功能，抑制血管平滑肌细胞增殖，降低血清 FFA，抑制交感神经活性，从而对高血压的发生及发展起到抑制作用。研究表明，高血压患者的血清 APN 水平显著低于健康人，与高血压分级呈负相关，血清 APN 水平可随着收缩压升高而降低。也有研究证实，高血压患者在服用血管紧张素转换酶抑制剂或血管紧张素 II 受体阻滞剂后，血清 APN 水平会随着血压下降而升高，提示血清 APN 水平可能参与高血压的发生发展，为临床治疗提供了新的思路和方法。

4. 脂联素与其他类型心血管疾病

心脏是高血压受损最常见的靶器官，可以引起心脏功能及其结构的改变，如左心室肥大，炎症细胞浸润，心肌纤维化，最终可能导致心力衰竭的发生。在糖尿病患者并发 CVD 时，血清 APN 水平明显下降。很多研究都证实，APN 具有保护心脏的作用。在糖尿病患者发生急性心肌梗死后 APN 表达水平明显降低，恢复过程中血清 APN 表达水平增加，由此可见在心肌损伤的修复过程中 APN 扮演着重要角色。有病例对照研究表明，与正常对照组相比，心肌病患者的血清 APN 水平明显降低，由此可见 APN 与心肌纤维化有相关联系。张伟等实验发现，患有糖尿病的大鼠心肌细胞胶原数量比正常大鼠增多，胶原蛋白比例严重失调且排列紊乱，使用 APN 干预后上述病变明显改善；证实 APN 可能是通过抵抗氧化应激来延缓糖尿病心肌纤维化的发展，从而对心肌起到保护作用。另外也有研究表明，APN 可以激活 PPARα 来阻止血管紧张素 II 诱导所致的心肌纤维化。

APN 在糖尿病、脂质代谢异常、肥胖和动脉粥样硬化、高血压等 CVD 中扮演着重要角色，其受体所发挥的有益作用也得到了充分的肯定。最近发现的小分子受体激动剂在 2 型糖尿病小鼠模型中可作为治疗肥胖所致糖尿病的新靶点。脂联素受体激动剂通过提高 APN 及其受体水平，进而治疗血管动脉粥样硬化及功能障碍，或将成为 MS 和 CVD 的治疗新方向。

第八节　代谢综合征与甲状腺疾病

甲状腺激素（thyroid hormone，TH）是人体内重要的激素之一，具有促进机体的新陈代谢及影响生长发育的生理作用，可以影响多种代谢参数的变化，如血脂、血糖的代谢以及血压和体重等。而代谢综合征是指一系列危险因素的代谢紊乱症候群，包括腹型肥胖、高血压、血脂异常、空腹血糖受损、高尿酸血症、血液高凝状态和微量清蛋白尿等。代谢综合征确切的发病机制目前还不清楚，但是与胰岛素抵抗（IR）和中心性肥胖的关系是公认的重要致病因素。研究发现，甲状腺激素的改变与代谢综合征各组分有一定的关系，并影响心脑血管疾病的发生及发展。

一、甲状腺功能亢进与代谢综合征

1. 甲状腺功能亢进与血糖

甲状腺激素对糖代谢的调节作用具有双向性，一方面可以促进小肠黏膜吸收葡萄糖，同时增强胰高血糖素、糖皮质激素、肾上腺素及生长激素升高血糖的作用，使血糖升高；另一方面，甲状腺激素通过增加胰岛素的分泌，促进葡萄糖的代谢及增强糖酵解而使血糖降低，但升血糖作用大于降血糖作用。正常人体胰岛素与胰岛素拮抗激素处于动态平衡，血糖维持在正常水平。相关数据显示，无论男性还是女性患者，在调整了年龄、吸烟和 BMI 等因素的影响之后，甲状腺功能亢进（简称甲亢）患者高血糖（尤其是空腹血糖受损）的发生率显著升高。甲亢患者糖代谢紊乱的机制尚不清楚，目前认为可能与以下几个因素有关。TH 分泌过多增强胰岛素抵抗，胰岛 β 细胞代偿性分泌增多。Maratou 等研究表明，临床和亚临床甲亢患者均具有胰岛素抵抗，与甲功正常者比较，临床和亚临床甲亢患者的胰岛素抵抗指数升高，空腹及餐后均存在胰岛素抵抗证实了上述观点。甲亢患者胰岛 β 细胞存在质与量的缺陷，导致胰岛细胞双重功能失调。一方面对于高血糖不能相应地分泌更多的胰岛素以降低空腹和餐后高血糖；另一方面胰岛素原水平相对和绝对地增高。甲状腺激素通过影响下丘脑核的相关酶类，激活交感神经系统，使肝脏糖异生显著增加。

2. 甲亢与血脂及体重

甲亢患者体内 TH 分泌增多，表现为一系列高代谢症状，脂质的合成及分解加速。Selim 等研究结果证明，甲亢组患者的总胆固醇、低密度脂蛋白水平下降，游离三碘甲状腺原氨酸（free triiodo thyronine，FT_3）、游离甲状腺素（free thyroxine，FT_4）水平与总固醇、低密度脂蛋白、高密度脂蛋白呈显著负相关，与甘油三酯呈显著正相关，并得出血清促甲状腺激素（thyroid stimulating hormone，TSH）水平与总固醇、低密度脂蛋白、高密度脂蛋白显著相关，与甘油三酯呈显著负相关。另外，Iwen 等报道，甲亢患者由于脂肪和肌肉等组织分解代谢加速，进而引起体重下降。目前，关于甲亢与高血压的报道非常罕见，尚需更多的相关研究来证实。

二、甲状腺功能减退与代谢综合征

临床甲状腺功能减退（简称甲减）被认为是心血管疾病的危险因素，可通过升高血压、血脂、体重等代谢综合征组分，进而增加心血管疾病的病死率。其具体机制如下。

1. 甲减与血糖及胰岛素抵抗

甲状腺激素可通过胰岛素及儿茶酚胺来调节人体的血糖水平，若人体甲状腺激素缺乏，肝糖原、肌糖原分解就会减少，同时糖异生减少，而且外周组织对糖类的吸收作用也会减弱。另外，相关研究报道，2 型糖尿病患者甲状腺功能异常的发生率较高，其中以甲状腺功能减退最为突出，尤其是体重指数（BMI）> 25kg/m² 的糖尿病人群患甲减的风险更高。也有研究显示，甲减（包括临床甲减与亚临床甲减）与空腹基线血糖水平升高有关。这表明，甲状腺功能异常与胰岛素敏感度存在相关联系。另外，糖尿病人群甲功异常的发病机制还与不同地域、种族、性别、年龄等因素有关。此外，一项国外研究显示，与甲功正常组比较，亚临床甲减组患者的胰岛素抵抗指数（HOMA-IR）升高，这提示甲状腺激素水平的降低可以导致胰岛素抵抗。而且，TSH 与胰岛素及 HOMA-IR 呈正相关，而游离三碘甲状腺原氨酸和游离甲状腺素与胰岛素及 HOMA-IR 呈负相关。甲减患者血糖紊乱的机制与肌细胞膜上葡萄糖转运体的表达减少有关，因为细胞膜上葡萄糖转运体水平表达的减少可使细胞对葡萄糖的摄取减少。另外，有研究指出，TSH 可以影响脂肪因子如血浆瘦素的表达水平，后者通过作用于胰岛 β 细胞，使胰岛素分泌减少，进而引起机体血糖升高。

2. 甲减与血脂

甲状腺激素可以对血脂合成、吸收及分解代谢等多种途径产生影响。研究一致认为，临床甲减患者存在高水平的血清总胆固醇、低密度脂蛋白、载脂蛋白 B、脂蛋白 a 及甘油三酯。甲减患者在应用左旋甲状腺素替代治疗后，上述血脂异常可逐渐恢复。Seifi 等对大鼠的研究显示，甲减大鼠脂肪组织中脂联素信使 RNA（mRNA）水平表达减少。而国内另一项对 128 例患者的研究表明，甲减组患者脂联素水平与对照组比较差异无统计学意义，与国内外大多数相关研究基本一致。以上差异的原因可能与 Samira 等的研究对象是大鼠，而后者的受试对象是人类，物种不同导致结果存在一定差异。最新研究证明，甲状腺功能正常的代谢综合征患者，血浆瘦素与脂联素的比值与 TSH 正相关，进一步推断血浆瘦素与脂联素的比值是动脉粥样硬化的预测因子及脂肪细胞功能紊乱的生物学标志物。但甲状腺激素对脂联素表达水平的影响及调节机制有待进一步研究。

3. 甲减与肥胖

Iwen 等报道，临床甲状腺功能减退症与体重增长相关，其主要由黏液性水肿引起。同时，TSH 升高也容易促进机体脂肪含量的聚集。另外，研究发现，T3 与 T4 比例的增加是静息时能量消耗的主要因素，表明 T3 和 T4 比例的平衡对能量稳态的调节非常重要。甲减患者联合 T3 和 T4 替代治疗 15 周之后体重下降了 1.7kg，而仅用甲状腺素替代治疗的患者体重却增加了 0.1kg。但甲减患者是否需要联合 T3 和 T4 替代治疗来控制体重的增长，还需要更多的研究来证明。此外，另一项研究显示，病态肥胖的患者临床甲减与亚临床甲减的患病率升高，占 19.5%。此项研究认为，其机制可能是病态肥胖患者由于胰岛素抵抗，导致垂体甲状腺激素 5′ 脱碘酶活性下降，进而导致垂体促甲状腺素细胞内 T3 浓度下降，造成组织甲减状态，最终促进 TSH 释放增多。最近一项大规模研究进一步证明了这种相关性，即肥胖患者 TSH 和 BMI 存在正相关关系，而且 TSH 和瘦素水平呈正相关并独立于 BMI，认为其机制与脂肪堆积和能量过剩有关。

4. 甲减与高血压

甲减可以增加高血压患病的风险。国外一项前瞻性研究显示，与对照组比较，甲减组患者高血压发生风险明显增加，其中临床甲减组占 11.5%，亚临床甲减组占 10.5%。当甲状腺功能恢复正常时，患者血压明显改善，尤其是亚临床甲减组，而且高血压患病率显著下降，进一步推测亚临床甲减患者进行左旋甲状腺素治疗是合理的。亚临床甲减患者由于血脂异常、血黏度增加、血液呈高凝状态等导致动脉粥样硬化发生的危险性增加。另外，甲状腺功能异常还可以影响胰岛素抵抗、外周血管阻力、钠的内稳态和肾脏血流动力学等多个方面，进而引起高血压的发生。而一项大规模研究证明，亚临床甲减与高血压，甚至代谢综合征之间不存在相关性。可能因为这项研究是横断面研究，未能显示其因果关系，而且不是纵向研究，缺乏对受试者的随访。因此，需要更多的队列研究及足够的随访时间来早期发现亚临床甲减与血压升高甚至代谢综合征之间的关系。另外，甲状腺疾病治疗的同时需监测血压的变化，以预防心脑血管疾病的发生。

三、甲状腺结节与代谢综合征

近年来，关于代谢综合征和甲状腺形态学异常的研究越来越多。Ding 等研究证明，胰岛素抵抗、代谢综合征和糖尿病均是甲状腺结节的独立危险因素，在对性别进行分层分析后发现，在女性受试者中，代谢综合征和糖尿病仍是甲状腺结节患病的高度相关独立危险因素，而在男性受试者中，这种相关性不明显。即甲状腺结节患病在性别方面存在差异，其原因可能是与女性比较，男性睾酮激素可以保护男性免受代谢综合征的有害影响。另外，王博等研究进一步证明，糖代谢异常、性别和年龄均与甲状腺结节的发生具有相关性，而且，糖代谢异常人群的甲状腺结节以多发、两叶结节为主。但是，代谢综合征和甲状腺结节的关系，尤其是在性别方面的差异需要更多的队列研究来证明。此外，一些研究显示，甲状腺体积会随着体重指数和体表面积的增加而增加。认为其机制可能有以下两个方面。一方面，过度肥胖导致甲状腺滤泡细胞脂肪沉积增加或者甲状腺滤泡细胞脂肪变性。另一方面，体重指数的升高导致高胰岛素血症和胰岛素抵抗，进而促进甲状腺细胞增生及增加甲状腺结节的发生率。

代谢综合征与甲状腺疾病之间有密切关系，甲状腺疾病如甲亢、甲减与甲状腺结节均与胰岛素抵抗有关，它们通过调节胰岛素分泌和改变脂质水平等多种作用途径影响胰岛素抵抗，而且胰岛素抵抗程度及代谢综合征发生的风险随 TSH 水平的升高而增加。另外，代谢综合征与甲状腺疾病的发病机制还与性别、年龄等因素有关。因此，代谢综合征人群，尤其是女性、高龄患者应定期筛查甲状腺功能及甲状腺彩超，以便早期发现甲状腺疾病并给以干预，而且有助于确定患者是否存在心血管疾病的高危因素。然而，甲状腺疾病和代谢综合征某些方面的机制尚未明确，且样本量较少，需要科研工作者进一步研究，进而为代谢综合征及甲状腺疾病甚至是心脑血管疾病的防治提供新的思路。

第九节　代谢综合征与多囊卵巢综合征

多囊卵巢综合征（poly cystic ovary syndrome，PCOS）是女性最常见的生殖性内分泌疾病之一，育龄期女性发病率为 5%~10%，根据鹿特丹标准，发病率为 15%，是引起育龄期女性无排卵性不孕的主要原因。因涉及下丘脑、垂体、卵巢、肾上腺、胰腺等多个脏器及遗传等诸多因素，生化改变、发病机制及临床表现为高度异质性，目前病因尚未明确阐明。PCOS 患者临床常表现为月经异常、不孕、肥胖、高雄激素征、卵巢多囊样表现等，同时可伴有胰岛素抵抗、高胰岛素血症、糖耐量异常、高血压、血脂异常等代谢异常，约 2/3 的 PCOS 患者合并有代谢异常。代谢综合征（metabolic syndrome，MS）是一种常见的代谢紊乱性疾病，以胰岛素抵抗为中心，合并多种代谢异常，如：高血糖、血脂异常及高血压等。PCOS 患者的许多代谢异常与 MS 的组分重叠。因此 PCOS 与 MS 的内在联系方面受到人们的广泛关注。

一、多囊卵巢综合征与肥胖

多囊卵巢综合征临床症状多表现为月经紊乱、不孕和肥胖。体重增加和肥胖是 PCOS 的常见特征，并且通常出现在无排卵性不孕开始之前。50%~70% 的 PCOS 患者存在超重或肥胖，且多为腹型肥胖。Azziz 等的研究发现，在 400 名绝经前妇女的人群中，PCOS 的患病率为 6.6%，超重和肥胖的患病率分别为 24% 和 32%。肥胖在普通人群中的流行率正在增加，这可能导致未来更高的 PCOS 发病率。大量的临床研究资料表明，中心性肥胖与非中心性肥胖的女性相比，PCOS 的风险增加。张碧云等通过对 PCOS 危险因素的 Logistic 回归分析也发现体重指数是主要危险因素（$P < 0.05$，$OR = 3.9$），进一步证实肥胖是 PCOS 的主要危险因素。

Clark 等的研究表明，减轻 5%~10% 的初始体重可明显改善 PCOS 妇女的生殖、代谢和心理特征，体重减轻还降低了 2 型糖尿病的风险，4 个（33%）少女发展为 Ⅲ 级肥胖、4 个（33%）少女被诊断为 MS。上述研究表明，PCOS 患者比正常同龄人更易出现体重增加、内脏脂肪堆积，进而发展成为肥胖症。多囊卵巢综合征与肥胖之间的关系十分复杂，目前仍有争论。PCOS 妇女是否有独特的肥胖倾向目前尚不清楚。Louwers 等的研究调查了超重或肥胖的遗传倾向，没有发现 PCOS 患者和对照组的肥胖风险等位基因数量之间存在任何差异。罗莉等的研究发现，在 219 例 PCOS 患者中，84 例患者的 BMI 正常，也不能认为肥胖是导致 PCOS 的单纯性因素。肥胖的其他危险因素还包括低性激素结合蛋白、闭经、儿童期高胰岛素水平、游离睾酮的增加和代谢综合征，而这些也都是 PCOS 的临床表现。进一步说明肥胖与 PCOS 在发病机制方面是相互影响的，成年前的肥胖可引起月经紊乱和稀发排卵，从而促进 PCOS 的发生，而肥胖的 PCOS 患者可以导致更严重的高雄激素血症、胰岛素抵抗和其他生殖内分泌的紊乱。因此，在临床上我们应该密切关注肥胖和多囊卵巢综合征之间的相互影响。

二、多囊卵巢综合征与胰岛素抵抗

胰岛素抵抗（Insulin resistance，IR）是指胰岛素作用的靶器官（骨骼肌、肝脏以及脂肪）对胰岛素的敏感性下降，导致胰岛素在促进葡萄糖利用以及摄取的作用减弱，即正常的胰岛素量已不能产生正常的生物效应，必须超过正常的胰岛素量才能产生正常的生物效应。为维持相对正常的血糖水平，机体代偿性地增加胰岛素的分泌，形成高胰岛素血症。高胰岛素血症是 IR 状态下胰岛素调节糖代谢尚处于代偿阶段的标志。PCOS 患者糖代谢异常的临床特征包括胰岛素抵抗、肥胖及高胰岛素血症。胰岛素抵抗参与 PCOS 发病过程由 Burghen 于 1980 年首次提出，此后有大量的研究证实了该说法。随着人们对 PCOS 的认识及其相关内分泌研究的不断深入，发现 IR 是 PCOS 的主要病理生理改变。研究发现，50%～70% 的 PCOS 患者存在胰岛素抵抗，发生率高于普通人群（10%～25%），且发病年龄偏早；与年龄、体质量相匹配的非 PCOS 患者相比，PCOS 患者发生 2 型糖尿病的风险增加 5～10 倍，她们早在 30 岁就可能进展到糖耐量损害或 2 型糖尿病。体质量在 PCOS 患者 IR 的发生中起重要作用，张翠莲等的研究发现，肥胖者高胰岛素血症患病率高达 57%，非肥胖者患病率约 40%，而 PCOS 患者肥胖的患病率是 25.7%。胡卫红等的研究发现，PCOS 患者与非 PCOS 患者相比代谢综合征、2 型糖尿病、高脂血症及高血压症的发病率明显升高。在非选择人群中，IR 是心血管疾病的独立预测因子。因此，PCOS 患者高胰岛素血症越来越受到学者、医患人员的关注。PCOS 患者存在胰岛素抵抗的原因未明，可能与多种缺陷相关，但并非所有缺陷都同时存在。PCOS 患者除了存在胰岛素抵抗外，β 细胞功能也有损伤，持续的胰岛素抵抗状态引起胰岛 β 细胞功能逐渐减退，引起糖耐量异常，进而发展为糖尿病和心血管疾病等。胰岛素抵抗是糖耐量正常者发展为糖耐量受损、糖尿病的始动因素。有研究显示，70% 的 PCOS 妇女存在 IR，其中 10% 患有糖尿病，30% 的肥胖 PCOS 妇女有糖耐量异常（IGT），糖耐量异常时糖尿病的发生率显著高于对照人群。1999—2005 年美国进行的 3 个大型横向研究中，对不同种族和民族的 PCOS 患者进行糖耐量异常和 2 型糖尿病（T_2DM）的患病率分析时指出，IGT 患病率为 23%～35%，T_2DM 为 4%～10%。土耳其 Celik 等的研究结果得出，IGT 和 DM 发生率分别为 14.3% 和 2%。我国大样本的 PCOS 患者临床调查结果显示，在肥胖的 PCOS 患者中，IGT 患病率为 24.2%，T_2DM 患病率为 7.4%；而在非肥胖的 PCOS 患者中，IGT 患病率为 13.1%，T_2DM 的患病率为 2.5%。因种族背景、饮食习惯和生活方式的不同，所以上述研究得出的 PCOS 患者糖耐量异常和 2 型糖尿病的患病率有一定差异，但都同时证明 PCOS 患者发生糖耐量异常和 2 型糖尿病的风险增高。近年来，越来越多的研究支持 PCOS 与心血管疾病的危险因素有密切的联系，而胰岛素抵抗、糖耐量异常和 2 型糖尿病等都是 PCOS 患者发生心血管事件的危险因素。

三、多囊卵巢综合征与血脂异常

多囊卵巢综合征是育龄妇女最常见的内分泌紊乱性疾病，其病理、生理改变涉及范围广泛，与神经内分泌、葡萄糖能量代谢、脂质代谢以及遗传家族史等多因素有关。PCOS 的临床病理改变与代谢综合征之间有着一些共同的特点，如都存在一定程度的胰岛素抵抗、患者大多合并高血压和肥胖、在糖脂代谢方面都有不同程度的糖耐量异常和代谢紊乱等。而且 PCOS 患者的血脂代谢异常与上述诸因素均密切相关。虽然脂质代谢异常的类型和程度具有可变性，但是血脂异常是 PCOS 女性中最常见的，患病率高达70%。Bhattacharya 等的研究发现，血脂异常主要受遗传因素和生活方式的影响，最重要的是种族性。因为各种研究方法选择病例的诊断标准不同，PCOS 患者肥胖、高胰岛素血症、高雄激素血症程度也不同，所以针对 PCOS 患者血脂异常发病率的报道有明显差异。Roa 等的研究选取 62 例 17～35 岁的 PCOS 患者和 48 例年龄相匹配的正常者，以 TG≥150mg/dl 为脂代谢异常诊断标准，PCOS 组血脂异常发病率为 54.8%，而对照组仅为 19.5%。在脂代谢异常诊断标准相同的情况下，Lankarani 等的研究发现，PCOS 组、对照组血脂异常发病率分别为 30.9%、6.8%，以 HDL＜50mg/dl 为血脂异常标准，PCOS 组为 81.8%，对照组为 79.7%，两组无显著差异。根据 2003 年的诊断标准，我国目标群体中 PCOS 发病率约为 6.46%，PCOS 患者脂代谢紊乱的发病率是正常人群的4～5 倍。此外 PCOS 患者中还广泛存在血脂异常的家族史，Legro 等的研究发现 PCOS 家族代谢疾病发病率约是正常家族的 2.7 倍，血脂异常的相关风险性也是正常家族的1.8 倍。Glueck 等的研究发现，有 46% 的 PCOS 患者有代谢综合征，这组人群中血脂代谢异常表现最明显，95% 有高密度脂蛋白低水平，56% 有高甘油三酯血症。多数研究显示，与正常健康人群相比，PCOS 患者血脂异常主要表现为：总胆固醇和低密度脂蛋白-胆固醇升高、甘油三酯升高，高密度脂蛋白-胆固醇降低及低密度脂蛋白的亚组分——小而密低密度脂蛋白升高。PCOS 患者血脂异常与肥胖、高胰岛素血症、高雄激素血症等病理状态密切相关。虽然界定各种因素之间的因果关系尚有困难，但它们能既独立又相互关联地影响着 PCOS 患者异常的脂代谢。

1. PCOS 患者肥胖与脂代谢

50%～70% 的 PCOS 患者存在超重或肥胖，且多为腹型肥胖。Richard 等的研究表明，在 BMI 相匹配的情况下，肥胖型及非肥胖型 PCOS 患者都存在血脂代谢异常，以总胆固醇水平和低密度脂蛋白升高为主。Westerveld 等的研究发现，BMI 相匹配的情况下肥胖型 PCOS 患者更容易出现的是血甘油三酯和低密度脂蛋白的升高。Yilmaz 等的研究发现，PCOS 患者中约 70% 有血脂代谢异常，主要表现为高密度脂蛋白（HDL-C）降低、高 TC 和低 LDL-C 升高，肥胖患者血脂异常表现更加突出，并且肥胖患者在 BMI 升高的同时也伴随着 TG 的增高。从上述研究结果可以得出，肥胖可以加重 PCOS 患者脂代谢的紊乱情况。

2. PCOS 患者胰岛素抵抗与脂代谢

胰岛素抵抗是一种常见的病理生理现象，大量的研究证实与脂代谢紊乱密切相关。脂质代谢紊乱可引起或加重 IR 和影响胰岛 B 细胞功能，同时 IR 和胰岛素分泌不足又可以进一步加重脂质代谢紊乱，从而引起一系列的代谢紊乱及相关疾病。机体在胰岛素抵抗或高胰岛素血症状态下，可以发生以下脂代谢的异常：① 外周非酯化脂肪酸的释放增加；② 脂蛋白脂酶活性下降；③ 肝脏脂肪酶的活性增强。结果就是肝脏合成 TG 增加而清除减少，高密度脂蛋白降解加快而生成减少。因此，在 PCOS 患者的血脂代谢异常发生、发展过程中，胰岛素抵抗是患者脂质代谢紊乱的中心环节。El-Mazny 等的研究结果也证实了上述观点。在戴加乐等的研究中也发现，TC、LDL、TG 的水平与 HOMA-IR 呈现正相关性，HDL 的水平与 HOMA-IR 的值呈负相关性。根据 HOMA-IR 指数将患者分成 4 个组后，血脂异常的发生率分别为 16.13%、12.00%、23.81%、44.00%，其发生率随 HOMA-IR 指数的增大而增大。总之，PCOS 患者中普遍存在的 IR 现象在血脂代谢异常的发生中扮演重要角色。PCOS 患者高雄激素血症与脂代谢 PCOS 是女性高雄激素血症最主要的原因，几乎所有的患者雄激素均升高，或性激素结合球蛋白减少、游离雄激素增多，导致雄激素的生物活性增强。高雄激素血症导致脂代谢异常，表现最常见的是高密度脂蛋白降低，胆固醇和 TG 水平升高的脂代谢特点，是影响 PCOS 患者血脂代谢的高危因素。其影响机制可能为以下几点：① 儿茶酚胺参与脂肪细胞的脂解作用，雄激素通过增加儿茶酚胺的作用导致循环中非酯化脂肪酸的大量释放，肝脏摄入非酯化脂肪酸增加合成 TG，发生高甘油三酯血症。② 脂肪细胞中的 β 肾上腺素能受体以及腺苷酸环化酶参与脂代谢过程，雄激素可以增强上述两种因子的作用，提高肝脏对胆固醇的代谢能力并使高密度脂蛋白水平降低。③ 雄激素能增加肝脏脂肪酶活性，血高密度脂蛋白胆固醇水平下降。总之，PCOS 患者血脂代谢异常是临床上比较复杂的代谢异常类型。由于参与脂肪代谢的因素和环节众多，既独立又相互关联地影响着 PCOS 患者异常的脂代谢。故目前 PCOS 患者血脂异常的病理、生理情况尚未完全阐明，因此期待今后更深入的研究，以期为临床治疗提供指导。

四、多囊卵巢综合征与心血管疾病

近年随着对 PCOS 研究的深入，PCOS 患者心血管疾病（CVD）的风险逐渐引起重视。自 1975 年关于 PCOS 心血管并发症的并发症首次受到关注，目前有大量的研究从多方面证明 PCOS 患者并发心血管疾病的风险增高。在一项针对 CVD 的首次研究中，Birdsall 等发现有多囊卵巢的女性比具有正常卵巢的女性存在更广泛的冠状动脉疾病。在一项有 82 439 名女性的大型研究中，尽管 PCOS 的确切诊断未被运用，在她们 20~35 岁时有 15% 的女性表现为月经不规律或极不规律。那些有月经不规律或持续无排卵病史的女性患者中冠心病致死的和非致死的相对危险性在 14 年的随访中分别升高了 1.25 倍和 1.67 倍。PCOS 患者 CVD 的风险增高主要可能与下列因素有关：①胰岛素抵抗与高胰岛素血症：IR 是目前公认的 PCOS 特征之一，可能会增加心血管及脑血管风险事件的发生率。IR 和高胰岛素血症是 2 型糖尿病发病的基础，也是心血管疾病（CVD）发生的主要根源。②腹型肥胖：肥胖是 2 型糖尿病和心血管疾病的一个独立危险因素。Bengtsson 等通过随访发现，与心血管死亡率相关联的最重要的两个因素是向心性肥胖和血清 TG 的升高，其中肥胖患者中腰臀比与心血管疾病的联系是最大的。③脂代谢异常：研究证实，低 HDL 血症与 PCOS 并发 CVD 密切相关，是 CVD 发病的独立危险因素。即使是在部分血脂正常的年轻 PCOS 患者中，脂蛋白 a 和氧化型 LDL 这些隐匿的致动脉粥样硬化的因素也有升高，提示其在较年轻时即比同龄人有更高的早发动脉粥样硬化和冠状动脉性心脏病的危险。④高雄激素血症：研究发现绝经妇女的内源性睾酮与内皮功能障碍有关，且高雄激素也参与胰岛素抵抗、腹型肥胖和脂代谢异常的发生，从而增加 PCOS 患者 CVD 的发病风险。在最近的一项荟萃分析中显示，PCOS 患者的其他 CVD 风险还包括：高敏 C 反应蛋白（hsCRP），同型半胱氨酸，纤溶酶原激活物抑制剂-1 及其活性，血管内皮生长因子，不对称二甲基精氨酸，晚期糖基化终末产物（AGEs）和脂蛋白（a）浓度。尽管 PCOS 患者存在许多的心血管危险因素，但目前并无任何流行病学资料表明 PCOS 患者中有明显增高的 CVD 发病率和死亡率，可能是由于 PCOS 的心血管流行病学研究多是小样本的和短周期的。但上述研究可以表明，PCOS 与心血管疾病之间是有密切联系的。PCOS 的状态是持续一生的，潜在心血管并发症的危害也是很大的，所以，对 PCOS 患者进行长期随访及监测是极为必要的。

五、多囊卵巢综合征与代谢综合征

MS 是以中心性肥胖、DM 或糖调节受损（impaired glucose regulation，IGR）、高血压、血脂异常为主要内涵，以胰岛素抵抗为共同病理生理基础，以多种代谢性疾病合并出现为临床特点的一组严重影响人类健康的临床症候群。世界范围内大多数 PCOS 的研究已经证实了在 PCOS 妇女中 MS 的患病率明显高于对照组。Cornier 等的研究结果显示，MS 患病率约为 40%。胡卫红等应用 MS 的中华医学会糖尿病学分会（Chinese Diabetes Society，CDS）诊断标准对 PCOS 患者进行研究，结果显示 MS 的发生率为 31.9%。由于种族的差异及生活方式的不同，不同国家对 MS 的诊断标准不同。目前临床上常用的是 2005 年国际糖尿病联盟在柏林达成的全球代谢综合征的诊断标准共识：①必须条件：中心性肥胖。腰围：欧裔人男性 ≥94cm，女性 ≥80cm；中国人男性 ≥90cm，女性 ≥80cm；其他人种采用种族特异性的腰围切点。②另加下列 4 项中的任意 2 项：TG 升高（>1.7mmol/L）或已经接受针对此脂质异常的特殊治疗；HDL-C 降低（男 <1.03mmol/L，女 <1.29mmol/L 或已经接受针对此脂质异常的特殊治疗）；血压增高，收缩压 ≥130mmHg 或舒张压 ≥85mmHg，或已经被确诊为高血压接受治疗者；空腹血糖（FPG）增高：FPG≥5.6mmol/L，或已经被确诊为糖尿病。由此可见，PCOS 与 MS 虽然不是同一种疾病，但两者关系密切，患者具有相互重叠性。肥胖、糖耐量异常、胰岛素抵抗、血脂异常、高血压是 PCOS 主要的内分泌代谢特征，并参与 PCOS 复杂的代谢循环，如果进一步发展可增加代谢危险，并有可能发展为 MS。PCOS 与 MS 具

有以下共同特点：二者之间关系是相互的，PCOS 患者的 MS 发病率相对较高，而 MS 女性患者通常又表现为 PCOS 患者的生殖、内分泌特征。PCOS 与 MS 均是导致 2 型糖尿病和心血管疾病的高危因素，是育龄期女性最常见的内分泌疾病。虽然 PCOS 和 MS 常常并存，但其之间的联系既不是因果关系，也不是独立存在的。肥胖和胰岛素抵抗/代偿性高胰岛素血症，是 MS 两个主要特点，但这并不是必要的，也不是充分的发展成为 PCOS 的条件。因此，具有显著程度的胰岛素抵抗/代偿性高胰岛素血症的妇女可以具有正常的月经和正常的雄激素水平。综上所述，PCOS 是 MS 的主要危险因素。PCOS 患者合并肥胖、胰岛素抵抗等内分泌代谢紊乱均可导致女性 MS 的发生。这两个综合征之间存在着很多关联性，但也存在差异。虽然目前尚不清楚是否 MS 女性更有可能患多囊卵巢综合征，但代谢异常对加重 PCOS 患者临床症状的影响应予以考虑。随着人们对 PCOS 和 MS 认识的不断深入，更多的循证医学研究能为我们得出更明确的结论。

第十节 代谢综合征与阻塞性睡眠呼吸暂停综合征

阻塞性睡眠呼吸暂停综合征（OSAS）是常见的睡眠紊乱疾病之一，随着肥胖人群的增加，OSAS 的患病率逐渐增加，而在 OSAS 人群中肥胖的患病率亦逐渐升高。因此，夜间睡眠的异常紊乱与全身各系统的代谢紊乱之间的关系被更多学者关注，随着基础与临床研究的发展，OSAS 导致的靶器官功能损害被认为是影响人类身心健康和生活质量的重要公共卫生问题。MS 是以胰岛素抵抗为病理生理基础，包括肥胖、高血压、高血糖，血脂代谢紊乱等一系列代谢异常疾病的总称。近年来，大量研究揭示了睡眠紊乱对代谢性疾病的影响，针对 OSAS 与 MS 二者的相关性研究表明，OSAS 所致的睡眠片段化和间断低氧血症是导致代谢紊乱的主要原因，OSAS 可进一步激活交感神经、炎症反应、氧化应激反应并影响其他激素节律和分泌的异常，从而导致一系列代谢紊乱。

OSAS 是以睡眠中反复发生的上呼吸道阻塞，间断低氧血症和睡眠结构紊乱为特征的疾病，主要表现为打鼾、打鼾所致呼吸暂停、白天过度嗜睡、记忆力和集中精力功能受损，除此上述行为异常，亦可同时发生心血管疾病及代谢紊乱。依据 2005 年美国睡眠协会（AASM）睡眠疾病分类标准，OSAS 定义为在 ≥7 小时睡眠中呼吸紊乱指数（RDI）≥5 次/小时且伴有打鼾、白天过度嗜睡或夜间憋醒症状；或不伴有上述症状但 RDI≥15 次/小时。

近年来，流行病学资料显示，OSAS 患病率在显著提高，发达国家中成年男性患病率达 10%，成年女性患病率达 3%，国内尚无统一大样本流行病学调查数据。有学者研究发现，其患病率在中国达 3.6%~4.8%，某些高发地区可达 15%。OSAS 患病率的增加与肥胖人群增加是平行的[393]，因此，肥胖被认为是 OSAS 的主要危险因素之一。气管塌陷是 OSAS 发生的解剖基础，肥胖导致脂肪过多沉积于喉咽部软组织，在清醒状态下上呼吸道括约肌活性代偿性增加，但在夜间肌肉活性下降，不足以代偿上呼吸道解剖改变而导致气管塌陷，致使出现反复的上呼吸道阻塞。除肥胖以外，OSAS 其他危险因素包括上呼吸道解剖异常如鼻腔阻塞、扁桃体肥大、软腭松弛，小颌畸形等，影响上呼吸道肌肉功能，肺容积，通气不稳定性及微觉醒阈值的指标如性别、年龄、种族等。

MS 是以胰岛素抵抗为病理生理基础，包括肥胖、高血压、高血糖，血脂代谢紊乱等一系列代谢异常疾病的总称。研究发现，OSAS 患者中代谢综合征的患病率高于普通人群，Coughlin 等研究显示，OSAS 组别中 MS 患病率高达 87%，是对照组的 9.1 倍，因此关于 OSAS 与血糖、血脂代谢，高血压相关性的临床和基础研究逐渐深入。在组织水平上，间断低氧血症和睡眠片段化对肝脏、脂肪、胰腺、骨骼肌影响已被发现；在细胞分子水平上，炎症因子激活，氧化应激反应，以及交感神经激活，所致代谢异常被证实，但学者们仍在探索其未知的机制。

持续气道正压通气（CPAP）作为治疗 OSAS 患者有效的方法之一，其作用于血糖、血脂、血压、体重等指标的研究日益增加，但研究表明，CPAP 能改善部分 MS 的代谢异常，CPAP 治疗的同时需要配合减重、饮食控制及生活干预等综合治疗。

一、阻塞性睡眠呼吸暂停综合征与代谢综合征的相关机制

OSAS 因出现反复的呼吸暂停而导致间断低氧血症和睡眠结构紊乱，后者主要表现为选择性抑制 NREM 期和觉醒反应所致的睡眠片段化。上述异常改变影响肝脏、脂肪组织、胰腺、心血管等组织器官的代谢功能，最终表现为 MS 的一系列代谢症候群，包括肥胖，高血压，血糖、血脂代谢异常，非酒精性脂肪肝，高尿酸血症等。因此，更多的研究旨在剖析 OSAS 与 MS 相关的细胞分子机制，并以此为靶点评估 CPAP 等治疗方法的疗效，进而针对 OSAS 合并 MS 患者总结制定出有效的治疗措施。

二、阻塞性睡眠呼吸暂停综合征与肥胖

肥胖是 OSAS 的主要危险因素之一，肥胖人群中 OSAS 患病率增加，对于 OSAS 患者体重的增加与 OSAS 严重程度呈平行关系。一项威斯康辛州麦迪逊睡眠研究的结论提示，10% 的体重增加预示约 32% 的 AHI 水平升高，10% 的体重减轻预示约 26% 的 AHI 水平降低。另一项纳入 2968 例参与者的睡眠心脏健康队列研究显示，5 年随访期内男性与女性 OSAS 发病率分别为 11.1% 和 4.9%，5 年前后比较随着 BMI 增加，呼吸紊乱指数随之升高。肥胖程度的常用指标包括 BMI、腰围、腰围与臀围之比，BMI 通常用于评估整体肥胖程度而不能精确反映内脏型肥胖，即腹型肥胖的轻重程度。与 BMI 相比，腹部内脏脂肪沉积的程度与 OSAS 严重程度相关性更强，尤其在男性肥胖人群中。

脂肪组织在肥胖人群中究竟发生了哪些变化，OSAS 对脂肪组织又产生哪些影响呢？作为主要储存能量的器官，脂肪组织可分泌脂蛋白脂肪酶，摄取游离脂肪酸并将其以甘油三酯的形式储存。直到 1994 年发现脂肪组织分泌瘦素，研究者聚焦于脂肪组织的内分泌功能，进而发现脂肪细胞能够分泌的一系列细胞因子和蛋白质，此后脂肪组织被划分到内分泌系统，调控机体各系统的生理代谢，根据生理功能将脂肪细胞分泌的细

胞因子和蛋白质统称为脂肪因子，按生理作用可将脂肪因子分类。肥胖患者全身炎症因子、促炎症因子和急性期蛋白的水平升高，Bullo 等研究表明，肥胖者血清 TNF-α 水平升高，激活 IL-6、CRP 以及其他急性期蛋白水平的升高，致使肥胖患者处于慢性低级别炎症反应状态。由于脂肪组织增多所致脂肪细胞本身处于相对低氧状态，OSAS 所致的间断低氧血症可以通过 NF-κB 和低氧诱导因子（hypoxia-inducible factor，HIF-1）两条信号通路的激活导致 OSAS 患者处于炎症因子激活状态。

如前所述，肥胖所致过多脂肪沉积于喉咽部是肥胖导致 OSAS 的病理生理学基础，但肥胖与 OSAS 之间受彼此相互影响，OSAS 所致间断低氧血症可加重肥胖导致的炎症反应及氧化应激，因此肥胖可能是 OSAS 与胰岛素抵抗、2 型糖尿病、血管内皮损伤、高脂血症及非酒精性脂肪性肝病相关联的枢纽。

三、阻塞性睡眠呼吸暂停综合征与糖代谢异常

大量研究表明，OSAS 与和 2 型糖尿病的发生相关。近年来，OSAS 患者中 2 型糖尿病的患病率增加并且与 OSAS 的严重程度相关，但对于 2 型糖尿病的发病率是否与 OSAS 相关的结论是不一致的。一项纳入 1387 例参与者的队列研究显示，基线水平糖尿病的患病率与 OSAS 的严重程度相关，4 年随访期内糖尿病的发病率并未显著增加，但另一项纳入 8678 例参与者平均随访期长达 67 个月的队列研究提示，OSAS 的严重程度与基线水平糖尿病的患病率和随访期间糖尿病的发病率的增加相关。2 型糖尿病患病人群中 OSAS 发病率显著增加，并且 OSAS 的严重程度与 2 型糖尿病患者血糖水平相关。我国一项纳入 880 例住院 2 型糖尿病患者的多中心横断面研究报道，60% 的住院 2 型糖尿病患者合并 OSAS，其中仅有 1.5% 的患者在此之前已经诊断为 OSAS。欧洲睡眠暂停队列研究对 OSAS 人群中 2 型糖尿病患者的血糖控制进行分析，以 ODI 作为评估 OSAS 严重程度的指标，OSAS 越严重，预示着血糖控制未达标（糖化血红蛋白 >7%）的发生率越高。

OSAS 促进糖代谢紊乱的主要机制为：①OSAS 导致患者的交感神经兴奋，从而引发丘脑-垂体-肾上腺系统功能紊乱，造成血清中皮质醇、肾上腺素、儿茶酚胺等水平的升高，而这些激素又可促进肝糖原的分解和葡萄糖的合成，从而提升患者的血糖水平。②OSAS 导致的间歇低氧状态可加剧全身慢性炎症反应，引起白细胞介素、肿瘤坏死因子等炎性介质过表达，而这一病理改变会对胰岛素信号传导通道产生损害，诱发糖耐量异常。③睡眠呼吸紊乱和睡眠剥夺可直接影响胰腺 β 细胞的功能及其对胰岛素的敏感性，而且其严重程度随着 OSAS 的进展而逐渐加剧。

胰岛素抵抗是 MS 发生的病理生理学基础，同时与 OSAS 存在相关性。来自于世界各地包括南美洲、亚洲和欧洲的病例对照研究显示，OSAS 严重程度独立于肥胖，与非糖尿病患者胰岛素抵抗相关。香港睡眠中心相关研究纳入 270 例非糖尿病患者，以 HOMA-IR 为评估指标，随着 OSAS 严重程度增加，胰岛素抵抗程度更加严重；Punjabi 等学者对 150 例中年非糖尿病肥胖患者进行统计分析并得出相似结论。OSAS 以间断低

氧血症和睡眠结构紊乱为特征，下文将分别以上述两条线索解释 OSAS 与糖代谢紊乱相关机制。

间断低氧血症可以通过炎症反应，氧化应激和交感神经系统激活多种途径对脂肪组织、肝脏及胰腺产生影响导致胰岛素抵抗。脂肪组织受间断低氧血症影响产生的交感神经激活，炎症反应和脂联素水平降低是导致胰岛素抵抗形成的重要因素之一。首先，脂解作用增加是导致胰岛素抵抗的通路之一。交感神经激活产生过多的儿茶酚胺作用于脂肪细胞，导致脂肪分解增加，过多的游离脂肪酸可以作用于肝脏、肌肉和脂肪组织本身导致胰岛素抵抗。其次，间断低氧血症影响下脂肪因子 IL-6、IL-8，TNF-α 的释放及 NF-κB 和 HIF-1 介导的炎症因子激活是导致胰岛素抵抗的另一种通路，低氧诱导巨噬细胞浸入的增加并释放炎症因子，同时交感神经的激活可使炎症因子的释放增加。最后，脂肪细胞脂联素分泌的减少和抵抗素分泌的增加可能与胰岛素抵抗相关。

肝脏是产生外周胰岛素抵抗的主要脏器之一，间断低氧血症可导致肝脏葡萄糖输出增加，主要原因是糖原总量增加，糖异生关键酶的基因表达上调和肝细胞糖原分解增加。受氧化应激的影响，肝脏抗氧化酶降低，与脂肪组织相似的是，间断低氧亦可诱导肝脏产生促炎症因子 IL-6，TNF-α 并可引起 NF-κB 和 HIF-1 信号通路激活，在氧化应激和交感神经激活的影响下，炎症反应进一步放大。

胰腺的内分泌功能对于血糖代谢稳态的维持是至关重要的，间断低氧条件导致胰腺胰岛 β 细胞死亡和增生，基础胰岛素水平下降和血糖介导的胰岛素分泌能力下降，进而打破血糖代谢稳态。然而单纯的间断低氧血症引起的上述改变仅在动物实验的细胞培养实验中被证实，由此推及人类的结论可能是不确凿的。

以上是低氧血症导致胰岛素抵抗和胰岛 β 细胞功能下降机制的分析，但 OSAS 导致的睡眠结构紊乱是如何影响糖代谢的呢？下丘脑视交叉上核是维系昼夜节律最主要的起搏器，控制着机体的生理代谢、摄食和运动等行为的节律，因此，血糖的昼夜节律由下丘脑视交叉上核控制。睡眠状态下脑电活动亦与糖代谢相关，正常人睡眠 NREM 期大脑神经元活性降低可促使大脑糖利用减少，睡眠结构紊乱引起的脑电活动异常时可导致糖代谢紊乱。OSAS 患者睡眠紊乱主要表现为选择性抑制 NREM 和觉醒反应，一些学者认为睡眠分期中 NREM 期对血糖代谢稳态的维持尤为重要，选择性抑制 NREM 期而总睡眠时间正常可导致胰岛素抵抗和胰岛 β 细胞功能受损。对于正常人群的研究表明，选择性抑制 NREM 期可导致空腹血糖、胰岛素水平升高和餐后胰岛素敏感性下降，但抑制 REM 期则未导致糖代谢紊乱。同样，研究者在肥胖人群的横断面研究中发现，NREM 期的时程与血糖诱导的胰岛素分泌相关。此外，睡眠片段化可使人的饱腹感知受损，胰岛素和胰高血糖素样肽-1 对进食的反应受损，以及脂肪氧化受损。

睡眠片段化导致糖代谢紊乱的机制可能包括交感神经的激活，下丘脑-垂体-肾上腺轴受损导致的皮质醇节律异常，生长激素节律异常，脂肪组织相关的炎症反应激活和氧化应激，以及瘦素、内脂素水平的异常。

四、阻塞性睡眠呼吸暂停综合征与脂代谢异常、非酒精性脂肪性肝病

OSAS 所致血脂谱异常可为高甘油三酯血症和高胆固醇血症，且与 ODI 相关。但近期一项纳入 2081 例多中心横断面研究表明，ODI 增加与甘油三酯升高和高密度脂蛋白胆固醇降低相关，而与总胆固醇和低密度脂蛋白胆固醇不相关。这可能与各研究选择偏倚和样本数量有关，且需要排除饮食、运动、药物等多种混杂因素。间断低氧血症作用于脂肪组织导致脂肪细胞脂解作用增加、HIF-1 介导的脂蛋白的清除能力下降，血液循环中游离脂肪酸水平升高，游离脂肪酸引起的胰岛素抵抗可进一步导致脂肪代谢紊乱。间断低氧血症可以造成肝脏游离脂肪酸负荷过重、甘油三酯合成增加，游离脂肪酸的增加来源于血循环中 FFA 的增加和脂肪从头合成的增加，后者由 HIF-1 介导的固醇调节元件结合蛋白-1（sterol regulatory element-binding protein-1，SREBP-1），硬脂酰辅酶 A 去饱和酶（stearoyl-coenzyme A desaturase，SCD）激活调控。

OSAS 所致脂肪过度沉积于肝脏是血脂紊乱的原因之一，但此病理生理改变同样是非酒精性脂肪性肝病（non-alcoholic fatty liver disease，NAFLD）发生发展的基础。NAFLD 从病理发展进程上依次包括非酒精性单纯性脂肪肝，非酒精性脂肪性肝炎（non-alcoholic steato-hepatitis，NASH）和非酒精性肝硬化。由 Day and James 提出的二次打击学说被认为是 NAFLD 发生发展的机制。"第一次打击"是指甘油三酯在肝细胞内聚集，此过程归因于肥胖和胰岛素抵抗；"第二次打击"是指由单纯性脂肪肝发展为 NASH，氧化应激下反应性氧化产物增多导致脂质过氧化产物形成增多，以及炎症细胞因子激活共同调控脂肪性肝炎和肝硬化的进展，但也有学者认为游离脂肪酸的脂毒性在第二次打击过程中起到重要的作用。

研究表明，OSAS 尤其是慢性间断低氧血症与脂肪肝进展为 NASH 相关，且独立于肥胖和胰岛素抵抗。虽然 Tanne 等研究仅发现独立于肥胖严重的 OSAS（定义为 AHI 大于 50 次/小时）是脂肪肝和 NASH 的危险因素，但最近由 Aron-Wisnewsky 等研究者发现，ODI 与肝脏损伤严重程度呈剂量依赖效应，即经多因素分析，调整年龄、肥胖和胰岛素抵抗状态后，慢性间断低氧（以 ODI 为评估指标）与 NASH 和非酒精性肝硬化相关。结合二次打击学说，OSAS 导致 NASH 的机制包括间断低氧血症诱发的肝脏氧化应激和炎症反应的激活，而低氧也可诱导肝脏游离脂肪酸氧化分解减少而加重脂毒性在第二次打击过程中的作用。

五、阻塞性睡眠呼吸暂停综合征与高血压

流行病学资料显示，OSAS 人群中高血压的患病率增加，随着 OSAS 严重程度增加，高血压患病率上升。一项纳入 2677 例成人的临床研究表明，调整年龄、BMI、性别后，AHI 与高血压发生率相关，在轻、中、重度 OSAS 组高血压的患病率分别为 22.8%、36.5%、46% 和 53.6%。

OSAS 通过炎症反应，氧化应激和交感神经系统激活多种途径对全身各系统如脂肪

组织、肝脏及胰腺产生影响，引起肥胖、糖脂代谢紊乱，如前文分析，血液循环中炎症因子水平升高，反应性氧化产物增多以及儿茶酚胺等激素水平改变，上述病理变化亦是导致血管内皮损伤，动脉粥样硬化的机制。综上所述，OSAS被认为是心血管疾病及代谢异常的扳机点，与代谢综合征的发生关系密切。

第十一节　代谢综合征与男科疾病

一、代谢综合征与男性生育

据WHO统计，有8%~12%的育龄夫妇存在不育问题，发展中国家不育人群可达30%，其中男性因素占40%~50%。有研究报道称，随着生活方式的改变，男性精液质量正逐步下降。代谢综合征（metabolic syndrome，MS）是一组与心血管疾病和2型糖尿病风险增加相关的代谢异常综合征，通常存在以下3种或3种以上状态：腹型肥胖，空腹血糖升高，甘油三酯升高，高密度脂蛋白（HDL）降低，胆固醇升高或血压升高。中国人群中MS的患病率约为33.9%（男性为31.0%，女性为36.8%），表明MS约影响着4.54亿中国人。近来研究显示，MS是精液质量下降的潜在危险因素，是导致男性生育力下降的原因之一。

1. 肥胖与男性生育

近来肥胖人群比例逐渐增加，肥胖已经成为一个严重的社会问题，可增加发生2型糖尿病、心血管疾病等患病风险。多项实验和临床研究都提示肥胖对男性生殖功能具有潜在危害，肥胖可能会导致精子质量降低，包括精子浓度、精子活力、精子形态和顶体反应下降，精子DNA损伤增加以及胚胎着床率降低等。

但是，仍有一些研究报道了不一致的结论。一项包括206名不育男性的横断面研究发现，超质量或肥胖男性的精液参数并无显著异常。近期一项Meta分析了30个研究中的115 158名参与者，结果发现肥胖者较体质量正常者其精液常规参数并无显著差异，但是肥胖患者的精子出现DNA断裂及异常线粒体膜电位的比例升高。由此可见，肥胖对精液常规是否具有影响目前还存在一定争议，但是，对于肥胖患者加强评估精子形态、线粒体膜电位、精子碎片率（DNA fragment index，DFI）及染色体结构，无疑有助于更好地综合评价患者的生育力。

在对接受辅助生殖治疗（ART）的不育患者的研究发现，男性BMI与胚胎质量有关，肥胖男性组活产率较正常BMI组低84%。另外一项研究发现，BMI更高的男性精液中具有更高水平的活性氧（reactive oxygen species，ROS）和DFI，肥胖患者其受精率、优质胚胎率和临床妊娠率显著降低。

肥胖影响男性生育力的机制是复杂的。精子的发生和成熟是机体严格调控下高度复杂和特殊的过程，涉及内分泌激素调控、睾丸生精微环境稳态等。肥胖患者体内生殖内分泌系统的紊乱，氧化应激和慢性炎症反应的增加，都可能影响精子质量。其中一个重要的机制与肥胖时下丘脑-垂体-性腺轴（hypothalamic-pituitary-gonadal axis，HPG）的紊乱有关，HPG紊乱可导致GnRH及LH分泌降低，从而影响睾酮分泌。肥胖时脂肪组织的增多使更多睾酮向雌激素转化，而雌激素又可进一步抑制HPG轴。此外，过量脂肪组织可导致胰岛素抵抗，引起胰岛素浓度增加，高胰岛素可通过Leydig细胞上表达的胰岛素受体抑制睾酮分泌，同时还可降低性激素结合球蛋白的分泌。这些最终导致睾酮水平降低，雌激素水平升高，两者比例失调，对睾丸产生精子造成影响。

2. 糖尿病与男性生育

未控制的糖尿病与多器官系统，特别是视网膜、肾脏、神经和心血管的功能障碍有关。除此外，糖尿病及其并发症可以引起勃起和射精障碍（例如不射精症或逆行射精），性激素水平改变以及精液质量下降，包括精液量、精子数量、精子活力和精子形态等。由于糖尿病患病率正不断上升，因此评估男性不育症患者时，注意糖尿病的诊治也非常重要。

一项纳入了12项研究的Meta分析发现，糖尿病患者的精液量和精子活力显著低于非糖尿病对照组。值得注意的是，有研究发现糖尿病药物（如二甲双胍）和一些抗氧化剂有助于改善糖尿病时精液质量。在接受ART治疗的不育男性中，研究发现糖尿病患者的精子活力更低且精子核DNA断裂增加，糖尿病男性组的囊胚形成率降低，妊娠率降低和流产率升高，由此提示，糖尿病男性胚胎发育不良妊娠结局的原因可能是氧化应激所致精子DNA损伤。

与肥胖症类似，糖尿病可通过各种机制影响男性生育力。糖尿病可影响HPG轴，引起生殖内分泌系统紊乱和性腺功能减退。糖尿病条件下发生的氧化应激也可引起精子线粒体和核DNA断裂。此外，胰岛素功能和葡萄糖代谢障碍同样可诱导睾丸代谢改变。糖类是精子的主要能量来源，糖尿病时睾丸组织葡萄糖摄取和代谢失调，可能影响精子发生和成熟。但糖尿病影响男性生育力的具体机制，以及相关干预措施及其有效性，仍有待进一步研究。

3. 血脂异常与男性生育

血脂异常即甘油三酯升高和（或）HDL降低，是MS的另一个关键组成部分。脂质代谢紊乱所致脂质谱的改变与男性生育力下降有关。高脂饮食的动物模型中，可发现其血脂谱异常，出现精子能量代谢障碍以及精子活力与浓度下降。氧化应激和ROS增加被认为是影响精液质量和精子功能的机制，ROS可以改变精子细胞膜线粒体膜磷脂成分，改变精子脂质谱，并且可以影响脂质氧化磷酸化，导致三磷酸腺苷（ATP）产生减少。

胆固醇是精子膜的重要组成成分，在精子成熟和获能过程中发挥重要作用。临床和动物研究均显示，肥胖男性精子胆固醇含量显著增加。精子胆固醇构成变化可导致精子形态异常、活力降低和过早发生顶体反应，最终影响男性生育。

此外，精子膜由各种饱和脂肪酸和不饱和脂肪酸组成，精子脂肪酸对精子功能的维持具有重要作用。精子中的多不饱和脂肪酸，尤其是二十二碳六烯酸（DHA），与精子浓度、形态和活力呈正相关。膳食补充 DHA 可改善精液抗氧化状态并减少精子 DNA 碎片。

综上，目前对于血脂异常与男性生育的研究相对较少，脂质代谢对男性生育的影响似乎主要作用于分子层面。动物模型研究提示，膳食中脂质及降脂药物对改善男性生育有一定作用，但仍需大规模前瞻性研究确认。

4. 炎症与男性生育

尽管 MS 诊断标准中并未提及炎症指标，但是炎症与 MS 的关系已得到了广泛认可。肥胖可引起脂肪组织分泌大量促炎因子和炎症介质，如 C 反应蛋白（CRP）、TNF-α、IL-1 和 IL-6 等。有证据表明，促炎因子可影响 HPG 轴和男性生育，引起雄激素生成失调。在睾丸中，促炎因子可直接损害生精上皮细胞，诱导相邻 Sertoli 细胞移位，引起生精微环境紊乱。另一方面，异常的促炎状态也可以通过改变附睾内的环境，改变附睾功能，增加中性粒细胞和巨噬细胞聚集，加剧促炎因子表达和附睾上皮细胞凋亡，从而导致附睾上皮功能异常，影响精子成熟和受精能力。

MS 影响生育的另一个重要机制是过量 ROS 引起的氧化应激。MS 可导致睾丸、生殖道和精液中 ROS 形成增加，过量的 ROS 可引起脂质过氧化、DNA 断裂、酶变性，线粒体超氧化物过度产生，损害质膜完整性，破坏生精微环境，最终导致精子发生异常。研究表明，精液和睾丸中的氧化应激与精子 DNA 损伤呈正相关。

MS 是一组复杂的代谢异常综合征，其各个组成部分与男性生育相关。肥胖可影响 HPG 轴、诱导慢性炎症及氧化应激，增加阴囊温度，对精子发生、精子成熟、精子形态和功能产生负面影响。糖尿病也可引起机体生殖内分泌系统紊乱，进而影响精液质量，糖尿病的神经损害还可影响勃起和射精功能。血脂异常与精子形态和正常功能的维持具有一定关系。MS 引起的慢性炎症和氧化应激反应，可能是 MS 及其组分影响男性生育的病理生理学机制。

二、代谢综合征与男性勃起功能障碍

勃起功能障碍（erectile dysfunction，ED）是指阴茎持续不能达到和（或）维持足够的勃起以获得满意性生活（性交）。ED 发病原因很多，其中 MS 与其密切相关。在 Esposito 等的研究中指出，在 100 名男性 MS 患者中 26.7% 合并有 ED，而在同年龄组无 MS 男性中这一比率仅为 13%，更重要的是，随着 MS 组成成分的增加，ED 的患病率也呈上升趋势。尽管 MS 诊断标准不一使对流行病研究结果的比较和解释出现一些分歧，但其他研究者的大量数据也证实了 Esposito 等的研究。在 Weinsberg 等的研究中发现，MS 患者（≥定义中 3 项危险因素）出现 ED 的概率是单独患有 ED 人群的 2.5 倍以上，而 Lahoz-GarcíaC 等的调查也显示，在 30 名 40～68 岁 ED 患者中 73.3% 合并有 MS，而无 ED 同年龄的 30 人患有 MS 的仅占 10%。此外，Bal 等对 393 位 40～70 岁 ED 患者的研究表明，MS 与中度和重度 ED 显著相关，其中空腹血糖水平升高，高血压、肥胖、甘油三酯和高密度脂蛋白（HDL）、胆固醇水平的改变与 ED 的发生及程度密切相关。

1. MS 与 ED 发生的内在机制

（1）糖代谢异常

胰岛素抵抗被很多研究者认为是 MS 潜在的病理改变，而胰岛素抵抗并发的就是糖耐量异常或 DM。有文献呼吁中年男性 ED 患者应该进行 DM 相关筛查，DM 也成为了 ED 发病的一大危险因素之一。

长期的糖耐量异常导致 ED 的主要原因是阴茎海绵体血管内皮功能障碍。氧化应激和糖基化终末产物（advanced glycation end products，AGEs）在这一过程中起关键作用。具体机制包括：① 内皮—氧化氮合酶（endothelial NO synthase，eNOS）生成 NO 受到抑制。eNOS 催化左旋精氨酸（l-arginine，L-Arg）后生成 NO，通过改变平滑肌细胞中 cGMP 浓度发挥作用，简称 L-Arg-NO-cGMP 通路。通过动物模型研究发现 2 型 DM 动物模型中阴茎 eNOS 表达明显下降，而 eNOS 的活性与勃起功能直接相关。② AGEs 致使血管内皮蛋白氧化变性以及内皮细胞凋亡。MS 并 DM 患者中，尤其是 T_2DM，长期升高的血糖导致体内的 AGEs 生成和积累，改变了蛋白质、氨基酸、脂质或核酸的分子结构、功能以及与受体的识别能力，致使内皮蛋白氧化变性失去功能。AGEs 可与相关受体结合，增加超氧化物酶的产生，并诱导和激活巨噬细胞介导的炎症反应，致使内皮细胞凋亡，最终导致 VEC 功能紊乱以及血管结构功能受损。③ 血管内皮抑制信号：ET-1 生成增多。糖耐量异常以及 AGEs 能够激活微血管损伤通路中的蛋白激酶 C（protein kinase C，PKC），直接抑制内皮细胞 NOS 活性，使 NO 的生成减少，同时 PKC 也可促使组织缺氧和 VEC 变性凋亡，并使 ET-1 生成增多，导致血管舒缩功能障碍。长期的糖耐量异常通过这 3 个途径引起海绵体血管内皮功能障碍，通过受损的血管内皮、NO 失衡以及阴茎血管血流动力学的改变，从而导致 ED 的发生。分子机制研究发现，糖耐量异常还会降低内皮细胞的表达功能以及 cGMP-依赖的蛋白激酶-1α/β 的表达和释放，并增加 RhoA/Rho 激酶受体 1（Rock-1）和 ET-A 受体的水平，通过这些途径致使 ED 发生。

另外，长期的糖耐量异常可引起阴茎海绵体结构改变。有研究观察发现，患有 DM 的大鼠海绵体内平滑肌数量减少，并且平滑肌表型向合成型转化，表现为纤维化增多、白膜弹性蛋白和胶原成分增加、弹性纤维减少等。糖尿病性周围血管病变也可能是致使海绵体结构改变的一个原因，大血管病变使阴茎血液灌注不足，并与微血管病变协同作用，使流经的血流减少，造成海绵体局部缺氧，从而导致 CSM 发生不可逆的损伤而减少。关于 DM 引起阴茎海绵体结构改变的研究并不多，相关机制仍有待进一步探讨与发现。

其次，长期的糖耐量异常导致 AGEs 在局部组织积聚，使周围神经和自主神经几乎都有不同程度的器质性或功能性改变。自主神经病变可以导致静脉漏形成，这是 DM 静脉漏性 ED 的原因之一。周围神经病变可致使阴茎背部神经元受损，导致来自脊髓的神经信号传递失败，神经元型—氧化氮合酶（neuronal nitric oxide synthase，nNOS）减少从而降低了阴茎海绵体平滑肌 NO 水平，损坏 NO 介导的神经源性舒张反应，最终导致 ED。另外阴茎的感觉神经也有不同程度受损，来自阴茎的传入刺激冲动降低甚至丧失，勃起反射功能受损。

长期胰岛素抵抗或 DM 也会导致男性性腺功能减退。在胰岛素抵抗的状态下，性腺轴功能受到抑制，血清中卵泡刺激素、黄体生成素、催乳素和生长激素水平会下降，使睾丸间质细胞的功能受到抑制，尤其是类固醇（睾酮）生成和分泌。雄性激素水平下降通过降低性欲而影响勃起功能。和肥胖症相类似，糖耐量异常亦可通过氧化应激使血管内皮受损以及抑制性腺功能从而导致 ED 的发生。肥胖症和糖耐量异常两者都可通过相同的影响通路及途径，协同加重血管内皮损伤和抑制性腺功能，致使 ED 严重程度增加。

（2）脂代谢异常

研究表明，他汀类降脂药物能明显改善勃起功能，严格控制血脂水平能够降低 ED 的发病。也有研究认为，ED 是 AS 的早期征兆之一，血脂障碍、AS 与 ED 发病密切相关。血脂障碍引起勃起功能受损的机制现仍不清楚，但大多数研究认为，主要通过以下几种方式：

其一，致使血管内皮功能障碍，影响阴茎勃起时血管平滑肌和海绵体平滑肌的松弛。高脂血症可以增加内皮及内皮下脂质含量，阻止 NO 的扩散，导致内皮功能障碍。高胆固醇血症可增加 ROS 和超氧阴离子 O_2^- 的产生，致使氧化应激增强，损伤内皮细胞，并且 NO 能被 ROS 干扰及灭活。高甘油三酯血症代谢形成的大量游离脂肪酸可直接破坏内皮细胞的完整性，同时还可以通过小低密度脂蛋白（small low-density lipoprotein，sLDL）来破坏内皮功能，sLDL 可直接降低 NOS 和 eNOS 的活性，减少 NO 的生成，并且 sLDL 越高，粥样硬化的风险也就越大。氧化 LDL 也能够通过诱导内皮细胞中黏附分子表达，介导血管内皮与血小板之间以及血管内皮与基质间的炎症反应，损伤内皮。血管内皮损伤直接导致血管平滑肌细胞（vascular smooth muscle，VSM）暴露于血液中，在生长因子的作用下，VSM 和 CSM 大量增生，在高血脂的相互作用影响下，VSM 和 CSM 从功能表型转变成增生合成表型细胞，失去原有的舒缩功能，致使勃起功能受损。

其二，血脂障碍可以导致血管粥样硬化，减少了阴茎血流量。血管内皮功能障碍是 AS 的早期病理改变和始动因素，促使 AS 的发生和发展。AS 在一定程度上可影响阴茎动脉的血供，ED 可能是阴茎小动脉粥样硬化最先出现的临床症状。AS 始于 VEC 损伤之后，由于脂质沉着明显增加，促进了细胞黏附、迁移和 VSM 增殖，伴随一系列反应，最终造成 AS。AS 的形成反过来可以加重 VEC 损伤，血管壁表面变毛糙及 VEC 分泌抗凝的细胞因子能力减弱，VEC 进一步失去原有的功能并进入恶性循环，易形成血栓并加重动脉狭窄，进一步致使阴茎充血困难。同时，ED 患者内皮来源的 NO 生物活性降低也和 AS 密切相关，粥样硬化的动脉壁中产生大量的超氧化物以及氧化 LDL 均是 NO 强大的灭活因子。

其三，血脂障碍亦可导致相关神经病变。阴茎海绵体内副交感神经末梢在 nNOS 的催化下释放 NO，通过 NO/cGMP 途径致使阴茎勃起。研究发现，高胆固醇血症的大鼠中无髓鞘的神经轴突会发生凋亡，阴茎背侧含 nNOS 的神经元明显减少，从而影响 NO 的利用，导致勃起功能受损。

AS 在血脂障碍性 ED 的发病中占主导作用，肥胖症、DM、高血压作为 AS 的危险因素之一，与血脂障碍相互协同促进 AS 的演变和进展，与血脂障碍性 ED 密切相关。

（3）高血压

最近的 Meta 分析研究发现，高血压与 ED 之间的相关指数为 1.74，亚洲人群中为 1.46。临床流行病学研究显示，高血压人群 ED 的发病率（32.5%）是血压正常人群的 1.8 倍，高血压患者 ED 的发病率远高于血压正常人群。有研究发现，在高血压症状尚不明显时，患者就已经出现 ED，并且随着血压升高，症状逐渐加重，ED 可作为高血压的早期筛选标志。目前研究发现，高血压可通过改变血管顺应性，增加氧化应激，调控相关信号传导通路，改变阴茎海绵体超微结构以及降低神经元刺激等几个方面致使 ED 的发生和演变。具体如下：

① 血管顺应性是反映血管系统的一个重要宏观功能指标，阴茎海绵体具有丰富且复杂的脉管系统，其病变与血管顺应性的改变密切相关。Hoffman 等在研究抑郁症 ED 患者时，发现患者的血管顺应性明显下降（$P < 0.05$），并且当患者血压无明显异常但出现轻微的血管顺应性改变时，便出现阴茎勃起无力等 ED 症状。

② 和肥胖症、糖耐量异常以及血脂障碍相类似的是，高血压亦能通过氧化应激导致 ED 的发生。高血压能通过 NADPH 氧化酶的活化引起 ROS 升高，ROS 通过脂类过氧化将内皮 NO 分子清除，以及刺激内皮细胞 ET-1 的生成，致使 ED 发生。

③ 除了氧化应激引起的内皮损伤外，相关的信号传导通路也发生变化。ROS 可以刺激内皮 RhoA/Rho 激酶（ρ 激酶）的活性，RhoA/Rho 激酶活性可随着血压的增高而同步升高，通过 Ca^{2+} 敏感性途径致使多单元的肌球蛋白结合亚单位磷酸化并抑制其活性，导致阴茎海绵体血管以及平滑肌收缩，造成海绵体充血障碍。高血压亦能增强小鼠中 ET-1 的表达，并通过 ET-1/ETA 通路导致 ED 发生。

④ 高血压对阴茎海绵体的组织结构影响的研究报道并不多。Nunes 等研究显示，高血压可以通过减少弹性纤维生成、增加血窦中的胶原纤维以及使阴茎白膜变薄引起 ED，另外还可以损伤 VSM 细胞和使雪旺细胞退化，并使 VSM 和 CSM 增殖纤维化。

⑤ 降低神经元刺激功能亦是高血压致使 ED 发生的一个原因。Gur 等在研究西地那非治疗 NOS 受到抑制的小鼠中发现，长期的高血压可导致阴茎动脉血供不足，进而损害海绵体的传入神经，降低阴茎自主神经和小动脉中 nNOS 的表达。

（4）性激素分泌异常

睾酮对维持阴茎勃起具有重要作用，它可以调节海绵体血液灌注和回流，诱导自发勃起，还能刺激 NOS 的表达，从而增加 NO 在海绵体组织中的活性达到勃起的能力。在睾酮水平低下的人群中，ED 和性欲减退的发生率分别占到了 63% 和 60%。人们发现性腺功能低下症也常见于 MS 患者。有一组统计报道，在 236 例 MS 男性患者中，96.5% 的患者存在 ED，39.6% 发生性欲减退，22.7% 出现早泄，4.8% 存在射精延迟。

由 MS 引起的性腺功能减退症可通过改变睾酮：雌激素水平导致继发性 ED。MS 发生过程中下丘脑-垂体-肾上腺轴（HPAA）受刺激处于高敏状态，导致生长激素轴和性腺轴受抑制并兴奋交感神经系统，表现为皮质醇浓度增高，生长激素水平下降，男性雄激素睾酮水平低下，从而影响勃起功能。同样与 MS 相关的肥胖可以造成体内广泛的内分泌紊乱，例如睾酮水平降低进而影响勃起功能。由 MS 产生的炎症状态和细胞因子水平的提高也与睾丸激素的分泌抑制有关。

（5）肥胖症与 ED

MS 主要特征是肥胖，BMI 作为衡量肥胖症的一个重要指标，已被列入 ED 的危险因素之一。在亚洲人群中，肥胖与 ED 之间的相关指数为 1.62（$OR = 1.62$）。肥胖与 ED 密切相关，尤其是腹型肥胖。有研究发现，每增加 1cm 的腹围就有 3% 的概率增加 ED 的患病风险。

在研究 MS 与 ED 关系的同时，人们发现 MS 患者往往伴有性腺功能减退。大量脂肪组织堆积可导致雄激素被芳香化酶转化为雌激素，即醛-酮还原酶将双氢睾酮转化为无活性的 5α-雄烷-3α 和 17β-二醇，这将会促进局部糖皮质激素的生成与转化，使雌激素水平增加和睾酮水平下降，反馈抑制下丘脑-垂体-肾上腺轴，使促黄体生成素、促卵泡激素释放幅度及频率下降，同时性激素结合球蛋白的能力也随之下降，导致继发性性腺功能减退。睾酮的缺乏也可导致勃起相关的盆底神经功能下降，影响相关神经刺激，并通过影响一氧化氮合酶（nitric oxide synthase，NOS）/环磷酸鸟苷（cyclic guanosine monophosphate，cGMP）途径，降低一氧化氮（nitric oxide，NO）的合成，该途径是阴茎勃起的关键，同时活性增强的磷酸二酯酶终止 NOS/cGMP 途径使阴茎血管平滑肌收缩，阴茎变软弱。睾酮缺乏还能致使阴茎海绵体超微结构发生改变，包括小梁平滑肌减少、脂肪细胞沉积及结缔组织增生，使得海绵体顺应性减退、弹性功能降低，勃起时海绵窦不能充分扩张充血，无法压迫白膜下静脉丛及引流静脉，从而出现静脉漏，血管压力增加幅度不高，阴茎无法达到充分勃起。

其次，肥胖症能促进炎症反应，增强氧化应激，致使血管内皮功能障碍。脂肪细胞可表达大量炎症介质（如肿瘤坏死因子、瘦素、IL-6、血管紧张素原等），迫使机体处于慢性炎症状态，同时脂肪细胞内氧化性代谢产物的大量产生和蓄积，与炎性介质相互作用，进一步加剧血管内皮细胞（vascular endothelial cell，VEC）的损伤，从而导致海绵体内血管功能障碍。VEC 具有内分泌功能，能分泌多种活性物质，包括生长因子、内皮细胞因子、白介素、纤溶酶原激活物抑制物、组织纤溶酶原激活物以及血管性假血友病因子，另外还有内皮依赖性收缩因子，如内皮素-1（endothelin-1，ET-1）、血管紧张素Ⅱ、前列腺素 E2、前列腺素 F2α、血栓素 A2 等，其中 ET-1 是血管收缩作用最强的因子；以及内皮依赖性舒张因子（endothelium-derived relaxing factor，EDRF），如 NO、前列环素、缓激肽、内皮依赖性超极化因子等。在阴茎海绵体血管中，内皮细胞源性舒张和收缩因子之间的相互作用使海绵体血管张力保持动态平衡。肥胖症患者由于血管壁慢性炎症反应，通过细胞因子等一系列反应，间接造成环氧合酶、活性氧

（reactive oxygen species，ROS）增加。沉积的氧自由基可通过脂类过氧化代谢途径将NO清除，生成亚硝酸盐，从而抑制 EDRF 和 NO 的合成，破坏了 EDRF/NO 和 ET 的动态平衡，ET 的分泌释放也明显增加。大量的 ET 与海绵体平滑肌细胞（cavernous smooth muscle，CSM）上的特异性受体结合，提高收缩蛋白敏感度以及增加 Ca^{2+} 内流，平滑肌持久收缩使阴茎海绵体血管内血流减少，血窦无法充分扩张充血而出现 ED。同时，ET 对单核细胞和吞噬细胞具有强烈的化学诱导和激活作用，进一步促进 CSM 增生并加重血管内皮损伤，加剧动脉粥样硬化（artherosclerosis，AS）的进程，与血脂障碍及高血压协同促进阴茎及全身血管动脉粥样硬化。

总的来说，继发性性腺功能减退和氧化应激是使肥胖症患者 ED 发病的主要原因及机制，然而临床上肥胖症患者还常伴发有糖耐量异常、高血压及高血脂等并发疾病，肥胖症亦可协同或促使胰岛素抵抗、AS 等致使 ED 的发生，ED 的发病更多的是多疾病、多因素的总和。

2. MS 与 ED 的治疗

MS 源性 ED 的治疗，可针对 MS 产生的不同症状进行，例如向心性肥胖、高血压，胰岛素抵抗等。但这方面研究还较缺少，且无定论。

目前，没有直接的药物治疗 MS，而治疗的基础是改变生活方式如饮食习惯和体育锻炼等。生活方式的改变已被证实可以改善内皮功能，减少炎症标志物的水平。Espositoet 等对患有 ED 的肥胖患者，通过减少热量和增加体育活动的方式进行疗效评估，发现治疗组男性不仅 BMI 降低，而且勃起功能在性功能评分量表（IIEF）评分也有相应改善，同时其炎症标记物也出现下降。

磷酸二酯酶 5（PDE5）抑制剂是治疗 MS 源性 ED 的常用药物。一项伐地那非治疗MS 源性 ED 的研究显示，单独服用伐地那非可明显改善勃起功能和性交成功率，且药物耐受性良好。睾酮替代疗法可以缓解性腺功能低下症状，对 MS 的各个方面有辅助治疗作用，也有利于勃起功能障碍的治疗。Garcia 等针对 PDE5 治疗无效的 MS 源性 ED患者进行睾酮治疗，给予睾酮治疗 6 周后，性欲及勃起功能开始改善，30 周后达到平稳状态，且 MS 各组分也得到改善。

第五章 代谢综合征的中医治疗

第一节 疾病源流

查阅中医古籍，并没有"代谢综合征"的病名记载，而根据症状特点，可将其归类于"脾瘅、消渴、肥胖、眩晕"等范畴。

一、脾瘅

脾瘅源于《黄帝内经·素问》，指以口甘为主症的一种病证。《素问·奇病论》曰："有病口甘者，此五气之溢也，名曰脾瘅。夫五味入口，藏于胃，脾为之行其精气，津液在脾，故令人口甘也。"现代中医学认为，糖尿病主要参考消渴论治，而可"转为消渴"的脾瘅则类似于糖尿病早期或前期，临床常据此辨治。

1. 汉及以前：脾瘅最早见于《素问·奇病论》："帝曰：有病口甘者，病名为何？何以得之？岐伯曰：此五气之溢也，名曰脾瘅。夫五味入口，藏于胃，脾为之行其精气，津液在脾，故令人口甘也。此肥美之所发也，此人必数食甘美而多肥也，肥者令人内热，甘者令人中满，故其气上溢，转为消渴。治之以兰，除陈气也。"口甘为其临床表现，"此肥美之所发也，此人必数食甘美而多肥也"则点明了本病病因，即过食肥甘厚味。"此五气之溢也……肥者令人内热，甘者令人中满"则道出了病机气溢、中满与内热。"治之以兰，除陈气也"揭示了其治法方药，"转为消渴"则是其预后。

2. 隋唐时期：对于脾瘅的病机，隋代杨上善《黄帝内经太素》进一步解释道："五气，五谷之气。液在脾者，五谷液也。肥羹令人热中，故脾行涎液，出廉泉，入口中"，表明内热蒸迫五谷之气夹五谷之液上溢口中而见口甘；而唐代王焘《外台秘要·杂黄胆方》引《古今录验》提出了新的治疗药物瓜蒌："脾瘅，溺赤出少，心惕惕若恐，栝蒌主之"。但需注意此处脾瘅为黄疸之脾瘅，而非口甘之脾瘅。

3. 宋金元时期：宋代《圣济总录》"夫食入于阴，长气于阳，肥甘之过……则阳气盛矣"强调过食肥甘而致阳盛内热。在方剂方面，《素问》之后治疗脾瘅的方剂也大多出自《圣济总录》，其中包括引自《素问》的兰草汤共 11 首方。在这 11 首方中，多为通腑泄浊、清热凉血之方，除口甘外兼治另一重要症状——口干烦渴，如竹叶汤（淡竹叶、柴胡、犀角、芍药、黄芩、大黄、栀子仁、朴硝）中大黄、朴硝通腑泄浊，犀角、芍药、栀子、淡竹叶凉营透热治疗"脾瘅烦懑口甘，咽干烦渴"。此外，还有辛散透表的葛根汤（葛根、麻黄、桂、石膏、芍药、甘草）及辛以润之的三和饮子（生姜汁、糯米、蜂蜜），其理与下文滑寿的"以辛能发散"而"除陈久甘肥不化之气"正合。金代张从正《儒门事亲》"脾热则四脏不禀，故五气上溢也"解释了气独上溢而四脏不禀的原因，其中之理与《素问·太阴阳明论》中"脾病而四支（肢）不用"甚同。元代滑寿《读素问钞》又对肥甘致内热中满作了解释："肥，腠理密，阳气不得外泄，故内热；甘者，性气和缓而发散迟，故中满"，并认为"兰除陈久甘肥不化之气者，以辛能发散故也"。用药方面，元代徐彦纯《本草发挥》引《主治秘诀》"治脾瘅，非升麻梢不能除"提出了以升麻梢治脾瘅。

4. 明代：明代徐永诚《玉机微义》"消中属脾瘅……多食数溺为消中"认为多食、小便数的消中属于脾瘅。《普济方》在口甘之脾瘅论述下有"此人饮不欲食，甚者则欲吐下"之语，认为脾瘅还有喜饮、不欲食、欲吐下之症。张介宾的《类经》中"弗治，肝传之脾，病名曰脾风发瘅，腹中热、烦心、出黄……在肝弗治，则肝木乘土，风热入脾，病名脾瘅"提出腹中热、烦心、黄疸为脾瘅，病机为肝木乘土、风热入脾，但此处脾瘅为脾风发瘅之简称，恐与口甘之脾瘅有异。对于口甘之脾瘅张介宾则做出了"肥者，味厚助阳，故能生热"的解释，并认为"兰草性味甘寒……可除陈积蓄热之气"。

5. 清及以后：清代钱敏捷《医方絜度》载兰草汤"主脾瘅口甘，湿浊上蒙，胸闷泛恶"。程文囿《医述》亦有"口甘一证，《内经》谓之脾瘅……胸脘必痞，口舌必腻，不饥不食之由，从此至矣"的论述。章虚谷在《灵素节注类编》则认为"厚味浊阴，遏其清阳，变成湿热，津液不得输布而壅于脾，乃上溢而口甘"。在舌象上，叶天士《温热论》认为苔白腻带浊厚涎沫为脾瘅之象："又有舌上白苔粘腻，吐出浊厚涎沫者，其口必甜，此为脾瘅"。在王孟英《温热经纬·叶香岩外感温热》中还有进一步描述："脾瘅而浊泛口甜者，更当视其舌本，如红赤者为热，当辛通苦降以泄浊；如色淡不红，由脾虚不能摄涎而上泛，当健脾以降浊也。苔如碱者，浊结甚，故当急急开泄，恐内闭也"，强调在观察舌苔的基础上不同舌质所体现的不同病机。可见，自清代开始，对脾瘅的认识转向了以胸脘痞闷、泛恶苔腻为主的痰湿内蕴证。

6. 在方药上，清代张璐《张氏医通》较为完整地论述了不同证型脾瘅的不同用方：脾瘅口甘用兰香饮子，属痰火者滚痰丸，属湿热者三黄汤加兰叶、白芍、生地，属肾虚者加减八味丸，脾胃虚热者补中益气汤去升麻、柴胡加兰香、煨葛根。其后沈金鳌热用泻黄散、清胃汤，俞根，初湿热用加减正气散加省头草、神曲，日本浅田宗伯对脾虚用钱氏白术散也做了补充。此外，民国时期吴瑞甫《中西温热串解》中还载有"脾瘅多由痰涎聚于胸脘，甚者如有物凭焉，寒热将发，每从痰食结聚处而出。胸脘冷则肢体渐渐恶寒。胸脘温则肢体翕翕发热"的论述，认为脾瘅病机多为痰聚胸脘，其甚者胸脘如有物阻，胸脘冷则恶寒，温则发热。纵观历史，清代以前脾瘅病机均为中满内热，清代以后则转向以痰湿内蕴为主。在临床表现的认识上，宋代以前均为口甘，之后则逐渐多样化，治法方药也随之而不局限于"兰除陈气"。脾瘅的病因病机主要为过食肥甘厚味，肥令腠理密而阳气不得外泄，郁而化热或厚味助阳生热，甘性缓留中而致中满，中满内热，脉道不利，津液不随谷气禀于四脏，留于脾中，故而随气上溢于口。此外，亦有肝木乘土、风热入脾及痰聚胸脘之认识。临床表现除口甘外，还有口干喜饮，多食或不欲食，小便数或短赤，恶心欲吐，口吐涎沫，心悸，胸脘痞闷或胸脘如有物阻，胸脘冷则恶寒、温则发热，或腹中热，烦心，黄疸，舌质红或淡，苔白黏腻或如碱等；治法以泄浊、清泻、辛散为主。

二、眩晕

眩晕最早见于《内经》，古称之为"眩冒"。《素问·至真要大论》曰："诸风掉眩，皆属于肝……诸暴强直，皆属于风""厥阴之胜，耳鸣头眩，愦愦欲吐……厥阴司天，客胜则耳鸣掉眩"。《素问·脏气法时论》曰："肝病者，气逆则头痛"。《素问·标本病传论》："肝病头目眩"。《素问·脉解》："肝气当治而未得，故善怒，善怒者名曰煎厥"。《素问·生气通天论》："大怒则形气绝，而血菀于上，使人薄厥"。《灵枢·海论》："脑为髓之海"—髓海不足，则脑转耳鸣，胫酸眩冒，目无所见，懈怠安卧"。《灵枢·终始》："阴虚而阳盛，先补其阴，后泻其阳而和之"。《金匮要略·痰饮咳嗽病脉证并治》说："心下有支饮，其人苦冒眩，泽泻汤主之"。对于眩晕病的病因病机，历代医家多有论述。汉代张仲景认为，痰饮是眩晕的重要致病因素之一，而《丹溪心法·头眩》中则强调"无痰则不作眩"，提出了痰水致眩学说。明清时期对于眩晕病又有了新的认识。《景岳全书·眩晕》篇中指出："眩晕一证，虚者居其八九，而兼火兼痰者，不过十中一二耳。"指出"无虚不能作眩"。

1. 因风致眩

风自外受，也可内生。因风致眩理论源于《黄帝内经》。《素问·气交变大论》中有："岁木太过，风气流行……甚则忽忽善怒，眩冒巅疾。"指出外界风气太过，木气独胜，气机逆乱，上扰清阳可致眩晕。内风与肝关系密切，多由于肝木生风而起。《素问·至真要大论篇》曰："诸风掉眩，皆属于肝。"中医"无风不作眩"的经典名言即源于此，后世医家对此说又作了补充，如清·林佩琴《类证治裁》谓："风依于木，木郁则化风，如眩，如晕。"叶天士以"阳化内风"立论，由肝胆之风阳上冒所致，并反复指出慎防瘛疭痉厥、跌仆风扉之类。

2. 因水（饮痰）致眩

因痰致眩说始于张仲景，至元·朱丹溪则认为眩晕"属痰者居多，盖无痰不能作眩也。"明·张三锡《医学准绳六要·头眩》、明·龚廷贤《寿世保元·丙集三卷·痰饮》、清·沈金鳌《杂病源流犀烛·头痛源流·眩晕》、清·秦景明《症因脉治·内伤眩晕》等均强调痰饮与眩晕发病有密切关系。

3. 因火致眩

头为清阳之会，十二经脉之气血皆上荣清窍，故若感受外邪，血气不和，风火相煽则为眩。至金·刘完素在《素问·玄机原病式·五运主病》中言："所谓风气甚而头目眩运者，由风木旺，必是金衰，不能制木，而木复生火，风火皆属阳，多为兼化；阳主乎动，两动相搏，则为之旋转。"明·张三锡《医学准绳》曰："眩晕悉数痰火。"明·王肯堂《证治准绳》曰："脑转目眩者皆由火也。"

4. 因虚致眩

《黄帝内经》首开因虚致眩的先河。《灵枢·海论》曰："髓海不足，则脑转耳鸣，胫酸眩冒，目无所见。"说明肾精暗耗，生髓不足，不能上充于脑，则脑转耳鸣。《灵枢·口问》云："上气不足，脑为之苦鸣，头为之苦倾，目为之眩。"说明中气不足，清阳不升可致眩。宋元以后医家在前人因虚致眩学说的基础上又有很大的发展。严用和认为"疲劳过度，下虚上实，令人眩晕"。李东垣则认为脾胃虚弱、元气不足可致头目昏眩。《证治汇补》有"眩晕生于血虚也"之论。宋·成无己在《伤寒明理论》中说："伤寒头眩，责其虚也，起则头眩与眩冒者，皆发汗吐下后所致，是知阳虚也。"明代张景岳则提出"无虚不作眩"的观点，在《景岳全书·眩运》中指出："眩运一证，虚者居其八九"。明·周慎斋《慎斋遗书》、清·秦景明《症因脉治》、清·周杓元《温证指归》等均有因虚致眩的论述。

5. 因瘀致眩

明·杨仁斋《仁斋直指方》云："瘀滞不行，皆能眩晕。"明·虞抟在《医学正传》中载："外有因坠损而眩运者，胸中有死血迷闭心窍而然，是宜行血清经，以散其瘀结。"对跌仆外伤致眩晕已有所认识，可谓是因瘀致眩说之肇端。《医家必读》则谓："瘀血停蓄，上冲作逆，亦作眩晕。"明·张景岳《景岳全书·妇人规》中提出用失笑散治疗产后血晕，足见《医学正传·眩运》言："大抵人肥白而作眩者，治宜清痰降火为先，而兼补气之药。人黑瘦而作眩者，治宜滋阴降火为要，而带抑肝之剂。"指出眩晕的发病有痰湿及真水亏久之分，治疗眩晕亦当分别针对不同体质及证候，辨证治之。

对于眩晕病的治疗，《黄帝内经》为眩晕病的辨证治疗奠定了理论基础，后世医家不断有所补充与发挥。汉代张仲景据其病机的多个方面，拟定出相应的治法方药。例如，小柴胡汤治疗少阳眩晕；大承气汤治阳明腑实之眩晕；真武汤治疗少阴阳虚水泛之眩晕；小半夏加茯苓汤、泽泻汤等治痰饮眩晕等，为后世论治眩晕奠定了基础。至唐宋时期，诸家方书在张仲景方药的基础上又广泛采集，使之益加丰富，如唐·王焘《外台秘要》载有治风头眩方剂 9 首，治风头旋方剂七首，宋代《圣济总录》载有治风头眩方剂 24 首。金元时期张子和认为本病系由痰实而致，并强调邪祛则正安，治病以攻邪为本的学术思想，临床多运用吐法治疗眩晕，可谓独具慧眼；李东垣《兰室秘藏·头痛》用半夏白术天麻汤治疗脾胃气虚、痰浊上逆之眩晕。朱丹溪则力倡"无痰不作眩"，治疗以祛痰为主。明、清两代许多著作集前人经验之大成，关于眩晕治疗的记载颇为详尽。如《医学六要·头眩》即分湿痰、痰火、风痰、阴虚、阳虚、气虚、血虚、亡血、风热、风寒、死血等证候立方。《证治汇补》亦分为湿痰、肝火、肾虚、血虚、脾虚、气郁、停饮、阴虚、阳虚。叶天士《临证指南医案·眩晕》中认为眩晕有挟痰、挟火、中虚、下虚的不同，并详细介绍其临床治疗。明·虞抟在《医学正传·眩晕》

指出："大抵人肥白而作眩者，治宜清痰降火为先，而建补气之药；人黑瘦而作眩者，治宜滋阴降火为要，而带抑肝之剂。"都是从体质方面阐述了对眩晕的辨证治疗，很有独到见解。

三、消渴

中医对消渴病的认识历史悠久，源远流长。消渴作为病名首见于《黄帝内经》，辨证论治始于《金匮要略》，证候分类始于《诸病源候论》，理论体系形成于唐代。由于消渴病病因的复杂性及涉及多个脏腑，因此，临床表现纷繁复杂，病机也各不相同。

1. 消渴病病名

在《说文解字》中，"消作消耗，消散解；渴本义尽也，同竭，水涸也。"综合分析消渴病诸多称谓的历史，可归纳为4种分类命名。

（1）以病症分类命名

据甲骨文记载，殷商时代即以提出"尿病"这一病种，可能是最早认识消渴病的记载。在先秦时期，《淮南子·说三训》曰："嫁女于病消者，夫死后难复处也。"这里病消即指消疾，为古代最早糖尿病病名。《素问·奇病论篇》"此肥美之所发也，此人必数食甘美而多肥也，肥者令人内热，甘者令人中满，故其气上溢，转为消渴。"既指出肥甘美食为导致消渴的重要诱因，又指出它的病机由于"内热""中满""气上溢"所致。《素问·脉要精微论篇》言："瘅成为消中。"又宋·陈无择《三因极一病证方论》曰："消中属脾，瘅热成则为消中。"可知消中病性为瘅热，病位在脾。隋唐时期甄立言于《古今录验方》云："渴而饮水多，小便数……甜者，皆是消渴病也。"首次提出消渴病人尿中有甜味。宋·王怀隐《太平圣惠方》云："饮水随饮便下，小便味甘而白浊，腰腿消瘦者，消肾也。"明确指出消肾的临床特征。

（2）以病性分类命名

"消瘅"一词出于《灵枢·五变》记载："五脏皆柔弱者，善病消瘅……烈则消肌肤，故为消瘅。"《素问·气厥论篇》曰："心移热于肺，传为鬲消。"金·李东垣《东垣试效方》曰："高消者，舌上赤裂，大渴引饮，心移热于肺，传为膈消者是也"。膈消是指部位而言，是由上焦热甚，消灼津液而成消者。明代医家张景岳分消渴为阳消、阴消，以病机和治法立论。"消证有阴阳，尤不可不察。如多渴者曰消渴……凡此者，多由于火盛则阴虚，是皆阳消之证也"。同时指出《黄帝内经》阴消之义已有明言，但人所未察。

（3）以病因分类命名

明·秦景明以病性与病位相结合的方式将消渴分为外感三消及内伤三消，从消渴的症状特征、病因、病机、治疗等诸多方面进一步补充，丰富了消渴病的内容。此外，还有果木消、虫消等命名，特指多食水果致渴或虫积致渴者。

（4）以病位分类命名

《金匮要略》把消渴主要涉及的脏腑定位在肺、胃、肾，是后世把消渴分为上中下三消的雏形。将三消的部位划分为上中下三焦而言之，始见于宋·黎民寿《简易方·消渴》："若热气上腾，心虚受之，火气散温而不收敛……名曰消中，又曰脾瘅，属于中焦，病在水谷之海也。若热伏于下焦，肾虚受之……名曰消肾，又曰急消，属于下焦，病在本也。"此后，刘完素在《素问病机气宜保命集》，朱丹溪在《丹溪心法》中，根据"三多"症状偏重和部位不同，命名为"上消""中消""下消"，这种划分及命名方法，沿用至今。另外，历代医家在前人立论的基础上，也阐发个人的独到见解。如明·戴思恭首次提出"消脾"一名，曰："消脾，缘脾经燥热，食物易化，皆为小便，转食转饥。"又《名医类案》言："夫消之为名，其名不一，曰食食癰，曰消中，曰宣疾"。一家之言，已废弃不用。其他命名如肾虚渴、病瘥后渴、诸失血及产褥中渴、酒渴等。

2. 消渴病病因病机

（1）外感六淫

邪毒内侵外感六淫，侵袭机体，机体寒热失调，均可导致消渴病的发生。如《素问·风论篇》曰："风者，善行而数变……其热也，则消肌肉。"指出六淫中的风邪与消渴的发生有关。又《素问·气交变大论篇》言："岁水太过，寒气流行，邪害心火，民病身热……渴而妄冒。"李东垣《内外伤辨》中指出："外感风寒之邪，三日已外，谷消水去，邪气传里，始有渴也。"以上均明确指出风雨寒暑皆可导致消渴的发生。

（2）饮食不节

积热伤津《素问·奇病论篇》指出："数食甘美而多肥也"，可以"令人中满""其气上溢"发为消渴。孙思邈《备急千金要方·消渴》曰："凡积久饮酒未有不成消渴。"《太平圣惠方·三消论》云："三消者……或食肥美之所发也。"又如《丹溪心法·消渴》谓："酒面无节，酷嗜炙煿……于是炎火上熏，脏腑生热，燥热炽盛，津液干焦，渴饮水浆，而不能自禁。"可见饮食不节与本病的发生有着密切的关系。

（3）情志失调

郁火伤阴：长期过度的情志刺激，如情志不舒，郁怒伤肝或思虑太过，皆可导致消渴病的发生。如《灵枢·五变》曰："怒则气上逆，胸中蓄积，血气逆留。月宽皮充肌，血脉不行转而为热，热则消肌肤，故为消瘅。"首次提出七情致病，怒而气滞，气滞血瘀，瘀久化热，热耗气阴，津液亏虚发为消渴的病理机制。金·刘河间《三消论》说："消渴者……或耗乱精神，过违其度，而燥热郁盛之所成也"。张从正《儒门事亲·三消之说当从火断》曰："消渴一证……不节喜怒，病已而复作。"说明情志失调可诱发或加重消渴病。《慎斋遗书·渴》篇有："心思过度，此心火乘脾，胃燥而肾无救"发为消渴的认识。这些论述均说明情志失调，五志过极是发生消渴的重要因素。

（4）先天禀赋不足

五脏虚弱《灵枢·本脏》载："心肾肝脾肺等五脏脆则善病消瘅。"但在五脏虚衰证候中，更强调脾肾两脏的重要性。其一、侧重脾虚。《灵枢·邪气脏腑病形》曰："脾脉微小为消瘅。"明·楼英《医学纲目·消渴》在论述该病病机时说："饮食不节，劳倦所伤，以致脾胃虚弱"。《医学衷中参西录》中说："消渴一证……皆起于中焦而极于上下。"其二、侧重肾虚。《灵枢·邪气脏腑病形》曰："肾脉微小为消瘅"。金·刘河间《素问·病机气宜保命集·消渴》曰："肾消者，病在下焦，初发为膏，下如膏油之状，至病成而面色黧黑，形瘦而耳焦，小便浊而有脂。"东汉张仲景首次提出补肾温阳以治消渴，明·赵献可《医贯》中提出："治消之法，无分上中下，先治肾为急"。清·叶天士《临证指南医案·消渴》按语说："考古治法，惟仲景之肾气丸，助真火益化源，上升津液……万世准绳矣。"

（5）房劳过度

耗伤肾精房室不节，劳伤过度，则"火因水竭而益烈，水因火烈而益干，"致肾虚肺燥胃热，发为消渴。《千金方·消渴》云：消渴是由于"盛壮之时，不自慎惜，快情纵欲，极意房中，稍至年长，肾气虚竭……此皆由房室不节所致也。"王焘《外台秘要·消渴消中》及《济生方》中对房劳致消也有明确记述。

（6）过服温燥药物

耗伤阴津《素问·腹中论篇》有"热中消中，不可服膏粱芳草石药"。《诸病源候论》中"内消病者……由少服五石，石热结于肾，内热之所作也。"此外，唐·孙思邈《备急千金要方》、明·张景岳《类经·消瘅热中》及《外台秘要》皆对温燥药物致消有相关论述，在此不再赘述。

消渴病病机，主要在于阴津亏损，燥热偏胜，两者互为因果，病变虽与五脏相关，但主要在肺、胃、肾三脏，以肾为重。其一、肺与消渴。西汉淳于意的诊籍中有"肺消瘅"一案记载，是消渴病最早的医案。早在《素问·气厥论篇》言："肺消者，饮一溲二。"《金匮要略·肺痿肺痈咳嗽上气》篇云："肺痿之病，从何得之？……或从消渴，小便利数……，重亡津液，故得之。"在《丹溪心法》附录中言："肺为津液之脏，自上而下，三焦脏腑皆囿乎天一真水之中。"《医学纲目·消瘅门》说："肺病则津液无气管摄，而精微者亦随溲下，故饮一溲二。"可见肺与消渴的发病有密切联系。其二、脾胃与消渴。《素问·阴阳别论篇》谓："二阳结谓之消"。《素问·气厥论篇》言："大肠移热于胃，善食而瘦。"《灵枢·师传篇》曰："胃中热则消谷，令人悬心善饥。"《金匮要略》针对胃热致消首创白虎加人参汤等治疗方剂，至今为治疗消渴的有效方药。《慎斋遗书·渴》中云："盖多食不饱，饮多不止渴，脾阴不足也。"《类证治裁·三消论治》云："小水不臭反甜者，此脾气下脱症最重。"说明脾胃与消渴的发病关系密切。其三、肾与消渴。首先，肾阴虚为主。《素问·病机气宜保命集·消渴》曰："肾消者，病在下焦，初发为膏，淋下如膏油之状，至病成而面色黧黑，形瘦而耳焦，小便浊而有脂"。明·李梴《医学入门·消渴论》载："热伏下焦，肾亏精竭，引水自救，随即溺下，小便混浊如膏淋然，腿膝枯细，面黑耳焦，形瘦。"此外，赵献可《医贯·消渴论》，马兆圣《医林正印·三消》，林佩琴《类证治裁·三消论治》，陈士铎《石室秘录·内伤门》中均对肾阴虚消渴有较明确的记载。其次以肾阳虚为主。《金匮要略》中用肾气丸治消渴，意义在于补肾温阳以治消。此后，宋·张杲在《医说·消渴》中推崇仲景之肾气丸,张景岳在《景岳全书·三消干渴》,赵献可在《医贯·消渴论》,叶天士在《临证指南医案》中亦对温阳补肾以治消渴这一学说有进一步的探究。消渴病的发生虽以肺、胃、肾为主,但与其他脏腑,如心、肝关系也极为密切。如《素问·气交变大论篇》云:"岁水太过,寒气流行,邪害心火,民病身热……渴而妄冒。"《灵枢·五变篇》:"其心刚,刚则多怒,怒则气上逆……故为消瘅。"《素问·气厥论篇》中记载:"心移寒于肺,肺消……心移热于肺,传为膈消"。以上皆言心火盛可致消渴。然《灵枢·五变》则首次提出怒而气滞,气滞血瘀,瘀久化热,转为消渴。又黄氏在《四圣心源·消渴》说:"消渴者,足厥阴之病也。"《素灵微蕴·消渴解》曰:"消渴之病,则独责肝木,而不责肺金。"皆强调肝与消渴发病有关。

3. 消渴病论治

《素问·奇病论篇》中就对消渴治疗有所记述,"治之以兰,除陈气也"。

(1) 滋阴清热法

唐·孙思邈在《备急千金要方》立清热泻火,生津止渴之大法,创立玉泉丸、黄连丸,建立滋阴清热治疗消渴病的基本法则。同时认识到本病治愈较难,常复发,"服枸杞汤即效,但不能常愈。"收载治疗消渴方剂达52首,其中以花粉、麦冬、地黄、黄连等清热生津之品为多。金元时期,刘河间提出三消治则是"补肾水阴寒之虚,而泻心火阳热之实,除肠胃燥热之甚,济人身津液之衰。"推崇白虎、承气诸方,所创宣明黄芪汤,意在补肺气以布津液。朱丹溪更发展了刘河间三消燥热学说,在《丹溪心法·消渴》中指出治消当"养肺、降火、生血为主。"三消学说自此形成一套以养阴为主的治疗体系。

(2) 补肾法

《金匮要略》言:"男子消渴,小便反多,以饮一斗,小便一斗,肾气丸主之。"以肾气丸治下元不固之消,开辨证论治之先河。明·张景岳《景岳全书·三消干渴》"阴虚之消,治宜壮水,固有言之者矣。"指出下消用大补阴丸、六味地黄丸。《石室秘录·内伤门》谓:"消渴之证,虽有上中下之分,其实皆肾水之不足也。"陈士铎创制引火升阴汤、合治汤等方剂,总以补肾水之不足为主。明·赵献可在《医贯·消渴》中提出命门火衰而致消渴的观点。推崇治肾为本的还有张景岳、喻嘉言等,张景岳言"三消证无不由乎命门者也。"认为消渴多本元亏损,当从根本滋养化源,在养阴基础上补阳,补阳基础上益气。

(3) 健脾益气养阴法

明·戴元礼注重益气,在《证治要诀·消渴》中云:"三消得之气之实,血之虚,久久不治,气尽虚,则无能为力矣。"并专用黄芪饮加减治疗三消,把益气放首位,对后世医家用药颇有影响。李梃主张重视补脾益肾,于《医学入门·消渴》中谓:"心肾皆通乎脾,养脾则津液自生,参苓白术散是也。"周慎斋治消渴强调以调养脾胃为主。如《慎斋遗书》中云:"盖多食不饱,饮多不止渴,脾阴不足也。""专补脾阴不足,用参苓白术散。"

（4）活血化瘀法

《灵枢·五变》指出七情致病，怒而气滞，气滞导致血瘀，瘀而化热发为消渴。这为活血化瘀法治疗消渴提供理论依据。唐容川《血证论》中这样论述"瘀血在里则口渴……是以为渴，名曰血渴，瘀血去则不渴矣。"时至今日，活血化瘀法仍是临床治疗消渴常用法。

（5）化痰利湿法

清·费伯雄补充发展了化痰利湿的治法，在《医醇賸义·三消》中指出"当于大队清润中，佐以渗湿化痰之品"。

（6）其他方法

清代医家既吸收前人精华，亦有所创新，对消渴发病机理，黄坤载、郑钦安认为消渴之病责之于肝，成为本病从肝论治的理论基石。隋·巢元方提出导引和散步是治消良药。唐·孙思邈认为"食物消作小便"，这一认识，为消渴的饮食控制疗法提供支持。《史记·扁鹊仓公列传》记载最早的消渴病灸治病例。《针灸甲乙经》详细记载消渴病的针灸穴位。张锡纯的《医学衷中参西录》在治消渴病的处方内，有猪胰一味，属于古来脏器疗法，与现今西医之内分泌疗法暗合。以上历代医家的论述，不仅确定中医药防治消渴病的理论基础，至今仍影响我们对该病的治疗理念，对临床实践起着重要启迪与昭示作用。

四、肥胖

历代医籍对肥胖病的论述非常多。《灵枢·逆顺肥瘦》记载，"广肩肉腋项，肉薄厚皮而黑色，唇临临然，其血黑以浊，其气涩以迟"。此外，《素问·宣明五气论》有"久卧伤气，久坐伤肉"的记载，说明肥胖的发生与过食肥甘，先天禀赋，劳作运动太少等多种因素有关。后世医家在此基础上认识到肥胖的病机还与气虚、痰湿、七情及地理环境等因素有关，如《景岳全书》认为肥人多气虚，《丹溪心法》《医门法律》认为肥人多痰湿。

1. 肥胖的病因

（1）饮食不节

① 过食肥甘厚味

《素问·通评虚实论》曰："肥贵人，膏粱之疾也"，《灵枢·逆顺肥瘦篇》曰："肥人也……其为人，贪于取也"。过食肥甘厚味之人，膏粱厚味超过脾胃的运化功能，饮食五味不得化生水谷精微营养周身，反而停滞不化聚而为膏脂水湿痰瘀，壅塞于肌肤腠理和皮下，则渐趋肥胖。

② 暴饮暴食

《素问·痹论》曰："饮食自倍肠胃乃伤"，暴饮暴食或过饱易损伤脾胃，影响脾胃的运化功能，使水谷不得化，反为膏脂水湿痰瘀停留，发为肥胖。

③ 饮食五味偏嗜

《素问·生气通天论》曰："味过于酸，肝气以津，脾气乃绝。味过于咸，大骨气劳，短肌，心气抑。味过于甘，心气喘满，色黑，肾气不衡。味过于苦，脾气不濡，胃气乃厚。味过于辛，筋脉沮弛，精神奶央"。饮食偏嗜，会使相应脏腑功能偏盛，久之可损伤脏腑功能，引起水谷精微化生及津液输布异常，停滞不化聚而为痰，发为肥胖。

（2）七情内伤

七情刺激，肝气郁滞，影响肝的升发疏泄功能，而致气机升降失调，以致胆不能正常泌输精汁，净浊化脂，而使浊脂内聚发为肥胖。肝胆疏泄不及或太过，上侮肺金，中克脾土，下竭肾阴，影响津液正常运化及输布。且脾在志为思，"思伤脾"，脾伤则运化失健，水湿痰浊膏脂内生。气郁化火，炼液为痰，亦可发为肥胖。

（3）久卧久坐

《素问·宣明正气论》曰："久卧伤气"。《望诊遵经》曰："富贵者，身体柔脆，肌肤肥白，缘处深闺广厦之间，此居养不齐，作息无度者，易致脂肥停积而成肥人"。脾主四肢肌肉，久坐伤肉，过度安逸则耗气，导致气机虚乏、呆滞，化津运湿无力，痰浊易生。

（4）先天禀赋

《灵枢·卫气失常篇》曰："人有肥，有膏，有肉"。这大抵与现代医学所指出的本病有遗传倾向相吻合。据记载，双方均有肥胖者，子女 70% 肥胖；双亲中有一方肥胖者，子女 40% ~50% 肥胖；双亲均瘦或体型正常者，其子女肥胖约为 10%。若先天禀赋不足，肾气不充，元阳不振，导致肾对水液蒸腾气化不利，则水湿不化，泛溢肌肤为臃肿。先天之本不裕，肾精虚乏，可及肝及脾，导致肝脾功能失调，引起气血津液、脂质代谢输布失常，致使或加重肥胖。

（5）体质差异

《灵枢·阴阳二十五人》将人分为金、木、水、火、土五大类型。其中土型人"其为人黄色，圆面，大头，美肩背，大腹，美股胫小手足，多肉"，水型人"其人为黑色，面不平，圆头，广胸，小肩，大腹，动手足"，《黄帝内经》认为这两种类型的人容易患肥胖。土型人属太阴湿土，阳气容易受损，容易患脾胃方面的疾病。水型人属少阴肾水，易伤肾阳，易患肾和膀胱方面的疾病。脾肾是水湿运化的主要脏腑，脾肾阳气虚弱，脾不能运化水湿，肾不能蒸腾水液，导致痰湿积聚，冲塞于经络分肉之间，发为肥胖。

（6）年老体衰，脏腑功能失调

《黄帝内经》记载，女子七七、男子七八天葵竭，肾藏衰。肾藏元阳，中年以后，肾气由盛转衰，肾中元阳不振，无力蒸腾气化水液，或肾元阳虚衰影响脾阳，则水湿不化，泛溢肌肤为臃肿。肾藏元阴，元阴收藏并濡润五脏六腑，因"乙葵同源"致肝阴不足，阴虚阳亢，肝阳上亢，气机逆乱，气郁、食滞、痰湿停留体内发为肥胖。

2. 肥胖的病机

《素问·经脉别论》曰："食气入胃，散精于肝，淫气于筋，食气入胃，浊气归心，淫精于脉。脉气流经，经气归于肺，肺朝百脉，输精于皮毛……"，"饮入于胃，游溢精气，上输于脾，脾气散精，上归于肺，通调水道，下输膀胱，水精四布，五经并行"。不管是水谷精微的运化散布还是水液的运化转输，都有赖于肺、脾、肾、肝胆的协调统一，若某一脏腑或几个脏腑功能发生异常，则会导致膏脂水湿痰瘀停留，发为肥胖。历代医家认为，肥胖病位多在于脾，可涉及肺、肾、肝胆，致病因素多责之于膏脂、水湿、痰瘀，病性多为本虚标实，名老中医岳美中将肥胖归纳为胃强脾弱的脾约证，大便秘结、小便频数，胃强脾弱，胃强则消谷善饥、摄食过多，脾虚则水湿不化。但也有医家认为尚有脾实证，为过食肥甘厚味，超过脾胃运化能力，加之好逸少动，中焦气机不畅，脾胃升降功能障碍，水谷"精微"和水液停滞，化为痰湿瘀浊，变生肥胖。临床大都表现为能食而肥，多无脾虚之证。脾实证经久不治亦会导致脾虚证。亦有肾实热结，临床多表现为面红、易出汗、怕热、消谷善饥、二便不利，肾为胃之关，开窍于二阴，肾有热上炎及胃，导致胃热之易饥善食。且青少年肥胖多为肾实热结，中老年肥胖多气阴两虚。

（1）脾虚湿阻

《石室秘录》曰："肥人多痰，乃气虚也。虚则气不能运行，故痰生之。"脾主运化，胃为水谷之海，主受纳。脾胃一阴一阳，一升一降，为气机升降之枢纽。若饮食不节、思虑伤脾、久坐伤气，则脾气虚弱升清运化功能减退，水谷肥甘之物无以化生精微气血，反成膏脂痰瘀积聚体内，发为肥胖。脾不升清，清气不升上注于肺，水湿精微不能正常化生输布，水湿内停。此时脾不能为胃行其津液，胃不能正常腐熟水谷，反而与内停聚的水湿酿成痰瘀，发为肥胖。

（2）胃热湿阻

由于长期饮食不洁、摄食肥甘，导致肥脂内聚而酿生湿热，伤耗胃阴则消谷善饥，摄入的水谷精微超过了脾的运化能力，水谷精微不得化而聚为水湿痰瘀，发为肥胖。

（3）肝郁气滞

肝主升发，喜条达恶抑郁，调畅全身气机。肝郁气滞，气机升降转输失常，以致胆不能正常泌输精汁，净浊化脂，而使浊脂内聚发为肥胖。肝气条达，则脾气健运，气血津液输布正常；肝气郁结，木郁土壅，木克脾土，导致脾胃运化及气机升降失常，致使痰湿瘀浊内滞而发为肥胖之症。肝气郁滞，亦会导致气滞络阻而致瘀，张景岳曰："津液者血之余，行乎脉外，流通全身，如天之清露，若血浊气涩，则凝聚不行"，气滞血瘀，水湿不化，凝聚成痰，发为肥胖。气郁化火，肝火犯肺，肥失宣发、肃降，行水功能失常，水液不能正常布散及下输，而聚成痰湿瘀浊内滞而发为肥胖。

（4）脾肾两虚（脾肾阳虚）

肾藏元阴元阳，为先天之本，亦为脏腑之本，温化水饮。若肾阳不足，温化失职，难以化气行水，就会导致水湿痰饮内停，溢于肌肤，形成肥胖。肾阳虚衰损及脾阳，火不暖土，脾运化无力，水谷精微不能化生精气，水液不能正常输布，反而转化为膏脂痰瘀，积聚体内发为肥胖。肝肾阴虚肾阴不足，阴虚则内热，阴不敛阳，虚火上扰，移热它脏，内扰脏腑妄动，腐熟加强，阳气有余，阴气不足，则热中善饥，摄纳倍增。肾精不足，阴液亏虚，不能濡养肝阴，肝阴不足又下劫肾阴，阴虚内热消烁津液，致痰浊膏脂瘀血内生，发为肥胖。

（5）肺脾气虚

肺为"华盖"，主行水，以宣发肃降为基本运行形式。肺气不足，则不能通过宣发作用为脾散清，亦不能通过肃降作用为脾降浊，致使谷气与津液在体内潴留停滞，而形成膏脂痰湿，蓄于肌肤，发为肥胖。若肺气亏虚，子病及母，或素有脾虚，母病及子，母子同病，则水谷不能运化，水液不能正常输布，反而转化为膏脂痰瘀，积聚体内发为肥胖。在治疗方面，《丹溪心法·中湿》认为肥胖应从湿热及气虚两方面论治。《石室秘录·痰病》认为治痰可徒去其湿，必须以补气为先，而佐以消痰之品。此外，前人还认识到肥胖与其他多种病证有关，《黄帝内经》认识到肥胖可转化为消渴，还与仆击，偏枯，痿厥，气满发逆等多种疾病有关。《女科切要》曰，"肥白妇人，经闭而不通者，必是痰湿与脂膜壅塞之故也。"指出肥胖可导致月经稀发。

第二节　病因病机

一、病因

1. 先天禀赋不足

现代流行病学研究发现，代谢综合征是由遗传因素和生活方式综合作用的结果。中医学认为，遗传因素源于先天父母交合的原始之精，而原始精气又与真气密切相关。《灵枢·刺节真邪篇》云："真气者，所受于天，与谷气并而充身者也"。真气是构成人体生命活动的基本物质，真气不足所致的气化失常、气机失调是导致代谢功能紊乱的内因。临床上那些具有家庭遗传背景，真气不足，体质羸弱的人群往往是代谢综合征的易感人群、高危人群。父母肥胖，自幼多脂，阳气不足，运化无力，易聚湿生痰，发为代谢综合征。《医门法律》也云："肥人多湿"，《丹溪心法》曰："肥人多痰饮"。正如汪昂之说"肥人多痰而经阻，气不运也"，皆指出肥胖者的痰湿体质。

2. 肥食少动，劳逸失调

《兰室秘藏》言："伤酒湿面及味厚之物，膏粱之人或食已便卧，使湿热之气不能施化，致令腹胀满"。过食肥甘，又有嗜酒无度，损伤肝胆脾胃，湿热蕴结，即所谓"饮食自倍，肠胃乃伤"，过度安逸，贪睡少动；终日伏案，多坐少走，少动懒动，壅滞气机，津液转输不利，痰浊、膏脂内聚，从而产生代谢综合征。《医学入门》云："终日屹屹端坐，最是生死。人徒知久行久立伤人，而不知久卧久坐之尤伤人也"。活动减少，四肢肌肉懈怠，脾失健运，水谷不化精微，造成体内代谢紊乱。另外，肝藏血，具有调节血量的作用，脉管中的血量随人体活动情况而增减，若缺少运动，气血运行受限，肝的疏泄功能下降，调节血液功能随之减弱，造成机体清除有害物质能力下降，生湿聚毒。痰浊湿热毒堆积体内，从而引起代谢综合征。

3. 情志所伤

《血证论·脏腑病机论》曰："木之性主于疏泄，食气入胃，全赖肝木之气以疏泄之，而水谷乃化"。饮食不节，食积、酒食之浊气壅滞不行，致使肝失疏泄，气血郁滞，脏腑功能失调，水谷不能化生，膏脂输化障碍，进而使一系列代谢障碍发生。另一方面，肝为刚脏恶抑郁，长期精神状态不协调必然致肝气郁滞气机不畅，三焦气化失常，加重机体气血津液的代谢失衡致痰、浊、瘀、水等病理产物潴留停而为患。现代研究表明，代谢综合征的发病以中老年人居多，随着年龄的增长，人体肝脏功能逐渐减退，多易形成"气有余而血不足"，即"阳常有余，阴常不足"的病理特点，肝疏泄功能减退，气机不畅，生痰生瘀可引起一系列代谢失常。

二、病机

1. 脾胃亏虚，痰浊膏脂内生

脾胃是后天之本，主受纳、运化水谷，为气血化生之源；脾脏又担任着布散、转输水谷精微的职责。脾虚气弱、上不能散精于肺以输布全身，下不能散精于肾以制水，湿浊内生，脾喜燥恶湿，湿浊进而阻碍脾气，加重湿浊内生，或脾虚气弱日久，脾阳亏虚，水湿运化无权，加重体内湿浊，精微不布，痰浊膏脂瘀积体内而成。聚于肚腹之中而致腹部胖大。聚于脉中，则是血脂、血糖异常之因。痰浊堆积在肌肤之下，则是形体肥胖之因；脾虚不能统摄，痰浊膏脂溢于管壁之中，以致脉管僵硬变脆，血压升高，其甚者可见血溢脉外。脾虚不能统摄，精微下流，故见尿糖、尿有甜味。

2. 脾肾两虚，痰瘀互阻

脾肾为后天及先天之本，一有亏虚，脏腑失其濡养温煦，痰湿不运，日久成瘀，形成此病。痰浊瘀血与代谢紊乱密切相关，既是病理产物，又是致病因素，并贯彻病程的始终。肾为一身之阴阳之本，肾气亏虚，失其固摄，水谷精微从尿液排出，是消渴的重要原因。阴阳失调，开阖失度，水湿内停，最终聚湿为痰。火不温土，脾阳亦虚，运化水谷失司；水不生木，肝木失于调达，气机失调，水津失于输布。痰瘀本质的现代研究发现，血清胆固醇、低密度脂蛋白、甘油三酯含量的升高是"痰浊"特有的重要生化指标和物质基础。痰证和痰瘀证均表现为血液循环"黏""浓""凝""聚"的异常变化，痰瘀证的变化程度甚于单纯的瘀证，证实了"痰可致瘀"，痰证与瘀证具有共同的病理生理基础。

3. 痰湿瘀浊

痰湿瘀浊均是机体代谢障碍所形成的病理产物，痰湿是人体的津液在输布和排泄过程中发生障碍，停留于体内所致。痰浊壅塞，阻碍气机升降，使肝失疏泄，致气滞血瘀痰阻，脂浊流溢皮下，积于脉道，瘀久化热，久而气血阴阳亏虚，从而出现代谢综合征的一系列病症。可见痰瘀是贯穿代谢综合征主要证候群的中心病理因素，两者互相影响。因痰致瘀，或因瘀致痰，痰瘀互阻也就成了代谢综合征的主要病机。痰瘀产生之后，又可变成致病的病邪，引起多种病理变化，全身各部均可出现，与五脏之病均有关系，留滞于脏腑，如痰浊血淤停滞于心，可痹阻心脉，出现胸闷，心悸等症状。停滞于经络则经络气机阻滞，气血运行不畅，出现肢体麻木，甚至半身不遂。

综上所述，代谢综合征的形成和演变过程可概括为在遗传背景下（先天禀赋不足），长期过食肥甘和少动，生膏生脂，引发肥胖；肥胖生中满，中满生内热，脾失健运，导致枢机不利，大气不转；情志不舒，肝气郁结，血行艰涩，水液代谢受阻，进而化热，化湿，化痰，化浊。病位在脾、肝、肾三脏，病性为本虚标实，脾肾两虚为本虚，痰、浊、瘀、热等病理产物为标实；肝脾肾三脏失调，久之则导致脏腑功能虚损、气血逆乱或衰败，阴阳失调，虚实夹杂病证。病程日久，阴虚燥热灼伤阴液，湿浊痰瘀毒等病理产物闭阻脉络以致双目失养，表现为视瞻昏渺，类似于糖尿病视网膜病变等微血管（络脉）并发症。以高血压、血脂异常为主导的代谢综合征后期则以大血管损害为主。另外，以脂肪肝为主导的代谢综合征后期则可出现肝硬化；以高尿酸血症为主导的代谢综合征后期可以出现高尿酸性肾病等。

第三节 辨证论治

一、脏腑辨证

中医对代谢综合征的认识，从脏腑辨证角度，多考虑为肝、脾、肾三脏功能失调所致。治疗当以疏肝、健脾、补肾为主，疏肝则气血平复；健脾则痰去，水谷精微得以输布；补肾则痰不生，从而诸脏得以濡养，诸症则消。

1. 从肝论治

现代人生活环境压力大，肝气郁结，再加上饮食习惯不健康，肥甘厚味损伤脾胃，脾虚而生痰湿，痰湿之邪阻滞脉道，血行不畅而成瘀，故以肝郁脾虚为基本病机，治以疏肝健脾、化痰利水、活血化瘀（柴胡、枳壳、三七、炙甘草各 6 g，党参、茯苓、白术、山楂各 15 g，赤芍 12 g 等），临床上可明显改善患者的临床症状和血糖、总胆固醇、甘油三酯等生化指标。《血证论·脏腑病机论》中曰："木之性主于疏泄，食气入胃，全赖肝木之气以疏泄之，而水谷乃化。"肝气性喜条达而恶抑郁，肝失疏泄，气滞而血瘀，肝病乘脾，脾失健运，聚湿生痰，气滞而不能化饮为津，津不上乘而出现"上消"。

2. 从脾论治

饮食不节，损伤脾胃，脾胃运化失职，不能受纳、腐熟、运化水谷精微。李艳秋等认为脾胃运化失常是代谢综合征的主要病机，脾胃虚弱，水液代谢失常而成痰湿，湿浊内盛是其主要病理基础，故认为其治疗当从健脾运脾、渗湿祛浊着手，早期脾虚湿困者常用参苓白术散、六君子汤等加减，湿浊内停者常用苍术二陈汤、胃苓汤等加减。《素问·经脉别论》有云："饮入于胃，游溢精气，上输于脾，脾气散精，上归于肺，通调水道，下输膀胱，水精四布，五经并行。"中焦脾胃主升清降浊、运化水谷，"脾为生痰之源"，脾失运化，痰浊内生，不能化为津液，故而不能濡养中焦，而见"中消"，且脾主肉，而见"肥胖"。

3. 从肾论治

患者久病，或针对老年人群体，肾气不足，从而出现多脏腑的气血阴阳之亏虚，高文澜认为其主要病机为肾虚血瘀，肾气不足，多脏亏虚，使行血、化津、祛浊之力下降，从而产生血瘀、痰浊阻滞脉道，故自拟益肾活血方（由制首乌、郁金、当归、丹参、玉竹、生山楂等8味药物组成）补益肾精、行气活血化瘀，使治疗组的患者空腹血糖、低密度脂蛋白胆固醇、总胆固醇皆明显下降；张君波等则根据其发病与肝、脾、肾功能失调及过食肥甘有关、精微物质不能输布而自拟九味茶（丹参、银杏叶、生山楂、金银花、白菊花、枸杞子、黄芪、灵芝、大枣），益气活血、健脾养肝，患者在治疗后体重指数、收缩压、舒张压、总胆固醇、甘油三酯均较治疗前降低，症状也较前有明显好转。肾为先天之本，《素问·上古天真论》中"肾者主水，受五脏六腑之精而藏之。"肾阳是一身阳气的根本，温煦气化，蒸化肾水以滋养五脏之阴，使之阴平阳秘而无消渴之虑。"肾为生痰之本"，若肾气虚弱，则不能蒸津化气上润肺胃，亦生痰饮，不能化液生津而出现"下消"。

综上所述，脾肾功能的失调是代谢综合征产生的内在因素，而肝失疏泄则可以加重代谢综合征，并使其产生更多的病症，故治疗当以疏肝、健脾、益肾为总法，兼以祛湿、化痰、活血等祛除其病理产物。

二、气血津液辨证

气、血、津、液是人体维持生命活动所必需的营养物质和动力，它们的不足、输布的失常，是人体患病的基本病机的重要组成部分。从气血津液辨证角度，各医家对代谢综合征多从气滞、痰湿、瘀血、浊毒等方面进行论治。

1. 从气论治

"百病生于气"，纪少秀等从气病理论论述代谢综合征的发病与治疗，认为其发病可分为气盛、气郁、气耗三种病理状态，总以"调气"为基本原则，分别以清泻平肝、行气疏肝、补气为主要治疗原则，兼以活血化瘀、燥湿化痰、消积导滞、清热散火等方法，并强调这三者病理状态常相兼存在。《素问·六微旨大论篇》曰："出入废则神机化灭，升降息则气立孤危。"气滞、气虚、气逆皆不能气化水液而成湿、成痰；气之运行失常亦使血运行失常而成血瘀，同时痰、湿黏滞于脉管，阻碍血之运行，故而成瘀；痰、湿、瘀邪日久，浊邪内生。

2. 从痰瘀论治

三焦气机失常，或寒湿浸渍，或饮食不洁，或劳欲所伤，或素体阳虚，肥胖湿胜，致肺、脾、肾气化功能失调，水液在体内的运化输布失常，停积而为痰饮；气机升降失常，气滞而为血瘀，或气虚无力推动血之运行，血不行而成瘀，阻于脉络。宋桂叶等认为，针对代谢综合征应从痰湿、热毒、气滞的角度论治，故应清热燥湿、理气化痰，以黄连温胆汤加减进行治疗，均能有效改善代谢综合征的超重、糖代谢紊乱、血脂紊乱、血压异常和临床症状。刘荣东等认为，代谢综合征初期多因饮食不洁、劳逸失调而致脾气虚弱，脾虚生痰，故病理因素以痰浊为主，故临床上针对痰湿壅盛型代谢综合征，以加味半夏白术天麻汤（半夏 9g，天麻 6g，白术、首乌、山楂、草决明、茯苓各 15g，葛根 20g，陈皮 10g，泽泻、黄芪各 30g，丹参 25g）化痰熄风，健脾祛湿，不仅可以降低血压、降糖、减肥、调节脂代谢、改善胰岛素抵抗，同时改善患者的临床症状。葛登奎等对 72 例 60～75 岁老年人进行对照研究，认为其代谢综合征的形成与先天禀赋、过食肥甘、疏于劳作，使痰饮水湿内聚，痰瘀、浊热互结，加之老年人正气亏损，故对治疗组给予口服益气活血降浊方（人参 10g，川芎、僵蚕、淫羊藿各 15g，酒大黄 12g，葛根 30g），益气养阴，活血化瘀，祛痰降浊，在降低空腹血糖、改善血脂、降低血压方面均有明显疗效。《景岳全书·杂证谟·痰饮》中云："无处不到而化为痰者，凡五脏之伤，皆能致之。"任何脏腑功能失调，皆可导致痰邪之生，是机体水液代谢失常而形成的一种病理产物。瘀血，是血液运行障碍，凝聚而成的病理产物。血和津液同源于水谷精微，而且在运行输布过程中相辅相成，"津血同源"，而痰是由津液输布失调而成，故痰和瘀可互相转化，互相渗透，故《血证论》有云："须知痰水之壅，由瘀血使自有消溶之地。"

3. 从浊毒论治

浊毒既是一种致病因素，又是一种病理产物，其病性兼"浊""毒"两者之长，胶固难解，致病更加广泛、凶险，耗气伤血，阻碍气机，使积成形。蔡玲结合西医学思想认为代谢综合征的主要病理机制是痰湿、瘀血在体内不归正化，浊毒与糖毒及脂毒相互交错互为因果，而其中的浊毒是导致发生病变的基本病理因素，在对 40 例代谢综合征患者以化湿解毒类中药（紫苏梗、藿香、苍术、山楂、草决明、水红花子各 15g，白花蛇舌草 30g，丹参 24g，黄芪 20g，玄参、葛根、生地各 12g，泽泻 18g）化湿解毒、去瘀生新，并配以健康教育进行治疗中发现，其有效率（92.5%）明显高于对照组。李振爽等认为代谢综合征整个病程与毒、瘀有密切关系，治疗应以解（排）毒化瘀贯穿于疾病治疗的始终。其中毒有内毒与外毒之分，内毒包括火热毒、糖毒、脂毒、痰浊毒、瘀血毒等；外毒则认为是广泛存在于自然界中，包括噪声干扰、空气污染、水质污染、化学肥料、电磁波等"环境毒"。而毒、瘀的产生，与运动减少、外毒侵袭、脾胃损伤、五志过极有密切关系，正因如此，使得蕴毒泛滥、气血瘀滞、热毒炽盛、火毒内盛，从而发为"消渴"。

从气血津液辨证角度，代谢综合征与痰、瘀之邪的共同作用有关，使精微物质不能正常输布，导致痰、湿、浊、脂堆积体内。宋新安等以脂肥论治代谢综合征，认为本病本虚标实，虚、湿、痰、瘀是其主要的致病因素，故皆以消法、补法为基本治则：湿邪初蕴证用消法、补法，平胃散合香砂六君子汤加减；痰蕴脾胃证在此基础上加以活血，平胃散合六君子汤、二陈汤加减；痰瘀互结证则加破瘀法，久病入络者则需加以理血、调整阴阳，诸法合参，随证辨治。诸多病理因素及病理产物阻滞上、中、下三焦，而见

"上消""中消""下消"及"肥胖"，阻滞于头部而见"眩晕"，阻滞于脉管而见脉管压力增高。基于气血津液辨证，代谢综合征的治疗多以理气、活血、化瘀、祛湿、涤痰、化浊等为主。

三、三焦辨证

三焦主通行元气，主通调水道，是气机升降的枢纽，从中医宏观角度看，部分医家认为，代谢综合征的发病核心为三焦功能障碍。三焦的气机失常，则水谷精微不能输布于全身，气血津液之升降出入亦发生失调，宋新安等从"浊淫三焦"的角度认为其可异化为食浊、湿浊、痰浊、血浊、瘀浊、浊毒等浊邪淫于三焦，诸浊之邪在体内郁而化火，久而入络，终致诸症。张剑对于代谢综合征的认识，三焦功能失调是"内毒"产生、堆积的根本原因，是其发病的基础，三焦功能失调，气、血、水、食代谢紊乱，清浊不分，正常精微物质不能归于正化而为机体所用，反堆集成"毒"，变生出痰浊毒、瘀血毒、火毒、"糖毒""脂毒"等毒害肌体。陈晶等也从三焦功能失调的角度对代谢综合征的病机进行解释，三焦气化失常、水道不利，则水液代谢失常，停而生湿、生痰、生瘀，故自拟调理三焦方（北杏仁 10g，苍术 15g，薏苡仁 20g，兼有气虚者加黄芪 30g，血瘀者加桃仁 15g，痰湿者加法半夏 15g）调理三焦气机。三焦是人体气、血、津、液运行的通路，正如《中藏经·论三焦虚实寒热生死逆顺脉症之法》所言："三焦者……总领五脏六腑、营卫经络、内外左右上下之气也；三焦通，则内外左右上下皆通也，其于周灌体，和内调外，荣左养右，导上宣下，莫大于此者也。"三焦的功能也是相应部位脏腑功能的概括，即"上焦如雾"，主宣发卫气，敷布水谷精微和津液；"中焦如沤"，主消化、吸收水谷精微和津液，化生气血；"下焦如渎"，主泌别清浊，排泄糟粕。它参与了饮食物消化、吸收、输布的全过程，是体内气血津液输布、运行的通道。所以三焦功能失调，可致代谢综合征的发生。

四、分证论治

1. 肝胃郁热证

主症：形体肥胖，腹部胀大，口干口苦，或口中异味，或伴泛酸，多食易饥，烦躁易怒，头目眩晕，或伴胁肋胀闷，小便黄赤，大便干结，舌红苔黄，脉弦数。本证多见于中青年 MS 患者发病早期，平素喜食辛辣油腻，可伴有糖调节受损、高血压、高脂血症，一种或几种兼具。

治法：开郁清热。

方药：大柴胡汤加减（柴胡 20g、黄芩 15g、半夏 9g、枳实 9g、赤白芍各 15g、大黄 6g、鸡内金 15g、生姜 9g）。

加减：若伴寐差加酸枣仁、首乌藤；若泛酸严重者，加瓦楞子、乌贼骨；若食积明显，口有异味者，加炒麦芽、焦山楂；若大便干结甚者，加大大黄用量，另加生白术、厚朴等；头晕明显者，以半夏白术天麻汤加味。

2. 肝郁脾虚证

主症：形体肥胖，倦怠乏力，焦虑抑郁，咽中异物感，食少便溏，脘腹痞胀，或伴心烦失眠，或伴咽中有痰，舌质淡红，苔薄黄而腻，脉滑数。本证亦多见于中青年发病早期，多发为平素嗜食寒凉、生活压力大、心情烦闷之人。

治法：疏肝健脾，行气化痰。

方药：四逆散合六君子汤加减（党参15g，茯苓、白术各15g，陈皮12g，半夏9g，炙甘草6g，柴胡12g，赤芍12g，枳壳6g，三七4g）。

加减：若伴心烦失眠加酸枣仁、制远志、合欢皮；若脘痞腹胀、喜嗳气加甘松、佛手；若纳凉后胃脘疼痛不适者加干姜、小茴香、姜黄。

3. 痰瘀互结证

主症：头身困重，或头目眩晕，四肢倦怠，胸脘腹胀，或伴胸胁刺痛，咽部不适感，局部肿块刺痛，舌质暗、有瘀斑，脉弦或沉涩。本证多见于发病中期，多伴有饮酒史，男性多伴有肝肾囊肿、前列腺增生、痛风等病史，女性多伴有乳腺增生、子宫肌瘤等病史；此期患者多伴有两项及以上代谢疾病，且多伴有血脂紊乱、肝功异常；2型糖尿病患者多伴有眼底病变及周围血管病变。

治法：健脾除湿，活血行滞。

方药：清瘀化痰饮加减（苍术、白术各15g，黄芪15g，炒枣仁30g，茯苓15g，柴胡9g，丹参9g，蒲黄15g，焦山楂30g）。

加减：若咽部异物感明显者以半夏厚朴汤加减；若伴有周围动脉硬化症，症见手脚发麻者，加鸡血藤、桂枝；若肝功受损者，加垂盆草、茵陈；若长期大量饮酒伴有高尿酸血症，湿热中阻明显者，加土茯苓、半边莲、半枝莲；女性若有月经不调、子宫肌瘤等病史者加服桂枝茯苓丸加益母草、茺蔚子；若伴有乳腺增生的患者，加服乳癖散结颗粒。

4. 气阴两虚证

主症：疲倦乏力，气短，自汗或盗汗，平素易于感冒，口干多饮，尿频，大便干结，舌质淡红，少苔，脉沉细无力或细数。本证多见于发病中期，多见于中年人，或失治误治者，多见素体脾虚，长期生活节奏紊乱，熬夜晚睡，此期患者多兼有湿热血瘀，多伴有动脉硬化症，合并2型糖尿病5年以上病史的患者注意蛋白尿的筛查。

治法：益气养阴，化浊行瘀。

方药：参芪地黄汤加减（黄芪、党参各15g，熟地9g，山药15g，山萸肉12g，五味子15g，泽泻15g，牡丹皮12g，陈皮12g，黄连9g，山楂12g，当归9g）。

加减：若伴有头目昏沉者，加石菖蒲、益智仁；心悸不宁加柏子仁、龙骨、牡蛎；大便溏薄加山药、炒薏仁、扁豆；若伴有血尿酸升高的患者，加萆薢、土茯苓、晚蚕沙。

5. 肝肾阴虚证

主症：头晕耳鸣，健忘失眠，腰膝酸软，盗汗，或伴口苦、头晕、视物模糊，五心烦热，舌红少苔，脉细数。此证多见于 MS 晚期，多发为更年期女性及老年患者，此类患者多伴有高血压，2 型糖尿病周围血管病变。

治法：滋补肝肾，活血化瘀。

方药：左归丸加减（熟地 15g，山药 20g，山萸肉 12g，泽泻 12g，牛膝 12g，当归 9g，郁金、鸡血藤、女贞子各 10g）

加减：若伴有多梦者，加酸枣仁、首乌藤；若烘热汗出明显者，加太子参、五味子、丹皮；头晕、口苦甚者加川芎、柴胡；若伴有视物不清者，加石决明、枸杞子。

6. 脾肾气虚证

主症：气短乏力，头昏耳鸣，腰膝酸痛，记忆力减退，或伴畏寒肢冷、面色无华、喜热饮，下肢水肿，小便清长、夜尿频多，尿浊如脂，大便溏泄，多五更泻，舌淡胖，苔薄白或嫩，脉沉细或细弱无力。此证多发于 MS 后期，以老年人多见，多伴有 2 型糖尿病性肾脏疾病，合并有蛋白尿、高血压。

治法：补脾益肾。

方药：六味丸合二仙汤加减（熟地 12g，山药 12g，山萸肉 12g，茯苓 15g，泽泻 9g，丹皮 9g，仙茅 9g，仙灵脾 9g，炮附子 6g，肉桂 3g）。

加减：若伴有五更泄泻者，加补骨脂、肉豆蔻；若蛋白尿明显者，加芡实、金樱子；若下肢水肿明显加车前子、白茅根；若心悸明显，加瓜蒌、薤白、桂枝以温阳通脉；若平素畏寒加黄芪、防风。

除上述辨证复方外，还可辨证使用以下中成药：①天芪降糖胶囊，临床可用于气阴两虚证患者。②天麦消渴片，用于消渴病气阴两虚、阴虚内热证。③六味能消胶囊，临床适用于高脂血症及肥胖症患者。④丹蒌片，用于痰瘀互结证。

五、辨"病"论治

1. 2 型糖尿病合并高脂血症

糖尿病高脂血症患者以体重超标的肥胖者居多，此类患者多为"痰湿之体"，脾肾虚弱酿痰成瘀是糖尿病高脂血症的病理基础。因此，治疗上要重视健脾益肾、化痰行瘀。可在六君子汤等中药复方的基础上辨证加用虎杖、红曲、决明子、茵陈、绞股蓝、泽泻、山楂、三七、姜黄等降血脂的中药。

2. 合并有肝损害

代谢综合征患者常合并有非酒精性脂肪肝（NAFLD）及肝功能异常，研究发现，NAFLD 还可以促使糖脂代谢紊乱，加重胰岛素抵抗。关于此类患者的治疗，在辨证使用中药复方的基础上，可加用茵陈、红曲、大黄等具有降脂作用及赤芍、虎杖、五味子等具有降酶作用的中药。

3. 痛风兼有高尿酸血症

对于痛风明显的患者，可加用：① 四妙丸，药物组成：苍术、牛膝、黄柏（盐炒）、薏苡仁。②通滞苏润红胶囊：源于维吾尔族医学验方，药物组成：秋水仙、番泻叶、诃子肉、西红花、盒果藤、司卡摩尼亚脂、巴旦仁等，具有开通阻滞、消肿止痛的功效，主要用于治疗风湿病、类风湿关节炎等。

本病大致可分为 3 期论治：早期肝胃郁热证、肝郁脾虚证；中期痰瘀互结证、气阴两虚证，后期肝肾阴虚证、脾肾气虚证。中医辨证论治，每一种辨证方法并不是相对孤立的，而是相辅相成的，各医家虽以不同辨证方法来治疗代谢综合征，但大都认为，本病属本虚标实、正衰邪盛之证："本虚"者，或见脾虚，或见肾虚，或见肝阴虚；"标实"者，或是气滞，或是痰湿，或是瘀血，或是浊毒等病理产物。所以，中药治疗代谢综合征也并不是固定从某一种辨证方法、思路中获取疗效，而是多种辨证方法的结合使用，分清标本缓急，攻补结合，疏肝、健脾、益肾、理气、活血、祛湿、化痰、降浊、通利三焦，才能更好地达到对疾病的正确、及时地治疗，收到明显的疗效。

第四节 单验方

一、滋阴清心汤

1. 来源
浙江大学医学院附属第二医院治疗代谢综合征验方。

2. 组成
麦冬、生白芍、赤芍、玉竹、泽泻、党参、茯苓各 15g，丹参、黄芪各 20g，黄连 6g，郁金、女贞子各 10g。

3. 方解
代谢综合征发病涉及中医理论所认识的肝、脾、肾三脏，三脏病久导致脏腑阴阳气血亏虚，调摄功能失调，行血化津祛浊无力，从而变生血瘀痰浊，郁阻血脉络道，而呈本虚标实之证。故在治疗上，当用益气养阴，祛痰化瘀为主，所以本方用生黄芪为君药，益气固表；麦冬、玉竹、女贞子滋补肝肾，赤白芍养血敛阴，丹参、郁金活血化瘀清心除烦，黄连、丹皮、茯苓、泽泻祛痰泻火。

4. 现代药理
麦冬、玉竹、女贞子能提高胰岛素的敏感性，降低血糖，提高糖耐量；泽泻、丹参、玉竹等能降低甘油三酯，提高高密度脂蛋白；生黄芪、丹参能改善心肌缺血状况，缓解动脉粥样硬化，增强心肌耐缺氧能力等。赤芍具有清热凉血、散瘀止痛的作用，其活性成分芍药苷属于丹皮总苷，具有抑制炎症反应及血栓形成的作用，能够使血栓形成时间延长，血栓体积减小，凝血酶原时间延长，对凝血具有显著抑制作用。丹参含有丰富的三萜类化合物、黄酮类和甾醇等成分是许多活血药物的主要成分，能够提高纤溶酶活性，抑制血小板聚集，提高血小板内环磷酸腺苷水平，抑制血栓素 A2 的合成。

5. 临床研究
滋阴清心汤临床上主要用于治疗代谢综合征，王晓丹将 2006 年 1 月 1 日至 2010 年

12 月 1 日其医院内科收治的代谢综合征患者 100 例，用随机数字表法随机分为对照组和治疗组。对照组服用罗格列酮（葛兰素史克公司生产，国药准字 H20020475）4mg，1 次/日；治疗组在此基础上服用滋阴清心汤（由深圳三九药业集团供应的免煎颗粒，每剂相当于原药麦冬 15g、生白芍 15g、赤芍 15g、玉竹 15g、泽泻 15g、丹参 20g、黄芪 20g、黄连 6g、党参 15g、郁金 10g、女贞子 10g、茯苓 15g）1 剂/日，分 3 次冲服，2 周为 1 个疗程，共观察 3 个疗程。结果显示，治疗组显效 20 例（40%），有效 25 例（50%），无效 5 例（10%），总有效率 90%；对照组显效 18 例（36%），有效 19 例（38%），无效 13 例（26%），总有效率 74%。两组疗效比较差异有统计学意义。治疗后两组代谢综合征患者血清胰岛素抵抗指数、CRP、WC 与治疗前比较均有明显改善，差异有统计学意义。总之，滋阴清心汤联合罗格列酮治疗代谢综合征较单用罗格列酮能取得更好的疗效，其机制有可能与滋阴清心汤改善机体慢性炎症反应状态有关，其具体分子机制还有待进一步深入研究。秦光等研究证明，滋阴清心汤和罗格列酮合用可提高代谢综合征的治疗效果，并可以降低代谢综合征的血栓形成风险，他们将 100 例代谢综合征患者按随机数字表法分成两组，两组均服用罗格列酮 4mg，每天 1 次，治疗组在此基础上服用滋阴清心汤。观察治疗前后纤维蛋白原、纤维蛋白溶酶原激活物抑制物-1 及代谢综合征相关指标的变化。结果发现治疗组较对照组能进一步地改善代谢综合征的相关指标，如血压、血脂、糖耐量等；治疗后两组纤维蛋白原、纤维蛋白溶酶原激活物抑制物-1 与治疗前比较均有明显改善；且治疗组比对照组改善更明显。纤维蛋白原、纤维蛋白溶酶原激活物抑制物-1 与腰围、胰岛素抵抗指数、血压呈明显正相关。叶子等发现社区干预与滋阴清心汤治疗代谢综合征有协同作用。他们参照 2002 年美国国家胆固醇教育计划提出的代谢综合征最新诊断标准以及中国肥胖工作组数据汇总分析协作组公布的我国成人腰围切点的研究成果，严格选择 100 例代谢综合征病例，所有病例均在停用影响血糖及胰岛素功能的药物基础上服用滋阴清心汤（由深圳三九药业集团供应的免煎颗粒，每剂相当于原药麦冬 15g，生白芍 15g，赤芍 15g，玉竹 15g，泽泻 15g，丹参 20g，黄芪 20g，黄连 6g）每日 1 剂，分 3 次冲服，2 周为 1 个疗程，共观察 3 个疗程。干预组在此基础上给予社区干预模式干预。结果显示，社区干预后代谢综合征患者知识、社区管理评分方面，客观支持、主观支持、支持利用度方面明显提高，干预组与对照组比较差异有统计学意义；治疗后，两组代谢综合征患者血清胰岛素抵抗指数、瘦素、TNF-α、脂联素与治疗前均有明显改善，在统计学上有显著差异；治疗组在治疗后与对照组在统计学上有明显差异。研究证实，社区干预与滋阴清心汤等联合应用能明显改善代谢综合征患者 TNF-α、瘦素、脂联素水平，减少心脑血管意外，提高整个社区的健康意识。叶子还将 100 例代谢综合征患者随机分为两组，对照组在停用影响血糖及胰岛素功能的药物及在严格控制饮食的基础上服用罗格列酮 4mg，每日 1 次；治疗组在此基础上服用滋阴清心汤。观察治疗前后血压、血脂、血糖、胰岛素抵抗指数、脂联素、瘦素及 TNF-α 的变化。结果发现两组治疗后：治疗组总有效率 90%，对照组总有效率 74%，疗效比较差异有统计学意义；治疗后两组代谢综合征患者血清胰岛素抵抗指数、瘦素、TNF-α、脂联素与治疗前比较均有明显改善，治疗组治疗后优于对照组，比较差异有统计学意义；脂联素与腰围、胰岛素抵抗指数、血压呈明显负相关，瘦素与 WC、胰岛素抵抗指数、甘油三酯呈明显正相关，TNF-α 与血压、胰岛素抵抗指数、瘦素呈明显正相关，与脂联素呈明显负相关。由此可见，滋阴清心汤和罗格列酮治疗代谢综合征疗效肯定，可能与改善脂肪组织所分泌脂联素、瘦素、TNF-α 和胰岛素抵抗有关。

江焱等通过临床研究还发现滋阴清心汤可以改善代谢综合征患者胰岛素抵抗、胰岛素敏感性、血脂异常，且和卡托普利有协同降压作用。

二、柴芪汤

1. 来源
北京中医药大学张立平教授治疗代谢综合征验方。

2. 组成
黄芪 30g、柴胡 10g、白术 10g、枳实 10g、三七粉 3g。

3. 方解
方中补中益气功效的黄芪，疏肝解郁、调畅气机之柴胡，共为君药，使脾土得肝木疏泄，肝木得脾土滋养，升降有序；白术益气健脾，配合黄芪共奏健脾助运化湿之效，为臣药；另以理气解郁之枳实、活血化瘀之三七粉共为佐使。此方补中有疏，调中有养，护脾治肝，使脾运复健，肝郁得疏，标本同治。

4. 现代药理
柴胡有效成分柴胡皂苷 d 可抑制小鼠血清胆固醇/甘油三酯、低密度脂蛋白的升高，抑制小鼠高脂血症的形成。并且柴胡具有显著抗炎作用，对多种炎症过程包括毛细血管通透性升高、炎症介质释放、白细胞游走和结缔组织增生等均有一定的抑制作用。黄芪有效成分具有抗动脉粥样硬化、抗血管内皮损伤、降血糖、多脏器保护等作用，同时对代谢综合征及内皮功能障碍具有保护作用。白术具有利尿、抗炎、抗凝血、保护心血管、减肥、降血糖、抑制炎性因子及血管内皮生长因子的活性。枳实具有抑制脂质过氧化、抗血栓、抗氧化、抗菌、镇痛、护肝和降血糖等作用。

5. 临床研究
孙书焰为观察柴芪汤治疗代谢综合征的临床疗效，将 156 例代谢综合征患者随机分为两组，对照组 78 例予西医常规治疗：对于高血压、高血糖、高血脂患者根据病情给予相应对症支持治疗，同时对患者进行健康教育指导，饮食上应以优质低脂肪、低蛋白食物为主，每日限制饮食，坚持 30 分钟至 2 小时的步行锻炼，治疗组 78 例在对照组治疗基础上应用柴芪汤治疗。两组均治疗 2 个月。比较 2 组疗效，同时记录 2 组患者治疗前后体质量、腰围、空腹血糖、餐后 2 小时血糖、舒张压、收缩压及甘油三酯变化。结果发现两组总有效率比较差异有统计学意义，治疗组疗效优于对照组。两组治疗后体质量、腰围、空腹血糖、餐后 2 小时血糖、舒张压、收缩压及甘油三酯均较本组治疗前降低。治疗组治疗后体质量、腰围、空腹血糖、餐后 2 小时血糖及甘油三酯均低于对照组。所以在西医常规治疗基础上应用柴芪汤治疗代谢综合征，疗效可靠，能够明显降低患者的体质量、腰围、空腹血糖、餐后2小时血糖、舒张压、收缩压及甘油三酯，值得临床推广应用。研究者认为代谢综合征属消渴、肥胖、胸痹、眩晕等范畴，脾失健运、痰湿内生是发生代谢综合征的病理基础，脾胃的主要生理功能是升清降浊，脾脏可以将水谷化为精微并上输肺脏，通过心肺作用化生气血滋养全身；降浊则是胃通过和降功能传输饮食水谷中的浊物到肛肠或膀胱，因此脾升胃降失调是造成病理产物在体内蕴结的主要原因，当浊物如脂肪、血糖、血脂、尿酸等物质沉积在体内就会发病。因此，临床治疗应以促进脾胃运化功能、荡涤痰瘀为主要原则。代谢综合征患病是以胰岛素抵抗作为基础，引发糖类和脂肪代谢发生异常的一组病症，主要包括高胰岛素血症、血脂异常、高血压、高血糖、肥胖等多种疾病，代谢综合征最终会引发动脉粥样硬化从而引发心脑血管疾病，严重危害人们的身体健康。柴芪汤方中柴胡、黄芪为君药，柴胡性微寒，味苦辛，主归肝、胆经，具有疏肝利胆、解郁散火的作用；黄芪甘温，主补脾肺之气，肺气充足可以通调水道，输布津液，脾气旺盛可以将水谷精微输布到周身；四君子汤（药物组成：党参、白术、茯苓、炙甘草）健脾益气；枳壳疏肝气；三七、丹参活血化瘀。现代药理研究表明，柴胡中的柴胡皂苷能增加肝糖原生成，促进肝细胞再生，进而减少肝糖原的分解，使患者血糖逐渐趋于稳定或下降；三七可以保护心肌，避免心肌缺血再灌注损伤，防止动脉粥样硬化，改善脑血流，降血压，调血脂；丹参可以促进脂肪在肝内发生氧化，改善患者血脂的分布转运与清除，同时抑制血小板的凝集和血栓素合成，有效抗动脉粥样硬化。本研究证明，在西医常规治疗基础上应用柴芪汤治疗代谢综合征，疗效可靠，值得推广应用。

6. 实验研究

张立平为柴芪汤干预代谢综合征最佳给药时机的选择提供科学依据，采用高脂高糖高盐饮食喂养方法复制大鼠代谢综合征模型，并分为模型组、中药组、罗格列酮组和正常组。中药组给予柴芪汤，按给药时间不同分为造模开始时给药（中药1组）和造模后第9周给药（中药2组）两组，给药量均为5.71g/(kg·d)；对照组（罗格列酮组）从造模开始即给予罗格列酮，给药量为1.2mg/(k·d)（给药剂量按大鼠的体表面积进行计算）。观察不同组别、不同时间大鼠的一般情况，实验室指标及血管组织学变化。用生化法检测血脂（胆固醇、甘油三酯、高密度脂蛋白胆固醇、低密度脂蛋白胆固醇）、空腹血糖，放免法检测空腹胰岛素，苏木精-伊红染色法观察血管的病理组织学改变。结果显示模型组大鼠一般情况逐渐变差，第8周代谢综合征造模成功。中药1组及罗格列酮组一般情况、血脂、血糖、胰岛素敏感性和血管病理学等指标均优于模型组。中药1组与罗格列酮组相比，在改善总胆固醇、降糖及改善胰岛素敏感性方面无统计学差异，但其余指标改善情况均优。中药1组与中药2组比较，在血脂、胰岛素敏感性和血管病理学等指标均优于中药2组。证明柴芪汤治疗代谢综合征疗效明显，早期连续治疗对于预防并干预代谢综合征的出现和进展十分重要。

刘晶等为进一步探讨柴芪汤干预代谢综合征的作用机制，再次重复上述试验方法，观察并比较不同组别大鼠的一般情况、实验室指标及肝脏组织学变化。用生化法检测丙氨酸氨基转移酶、甘油三酯、空腹血糖，放免法检测空腹胰岛素、硫代巴比妥酸法测定肝匀浆苯二醛、黄嘌呤氧化酶法测定肝匀浆超氧化物歧化酶、苏木精-伊红染色法观察肝脏的病理组织学改变。结果发现，模型组大鼠于第 4 周丙氨酸氨基转移酶升高明显，与正常组比较有统计学差异，肝脏病理组织学出现非酒精性脂肪性肝病；第 8 周出现胰岛素抵抗，但血糖升高一直不明显，提示高脂饮食诱导非酒精性脂肪性肝病的出现早于胰岛素抵抗。其原因可能与游离脂肪酸入肝增加和肝脂肪蓄积引起胰岛素信号通路在胰岛素受体底物蛋白-2 水平受阻，进而限制了胰岛素激活肝脏糖原合成，并抑制肝脏葡萄糖产生的能力，导致胰岛素抵抗；胰岛 β 细胞代偿性分泌胰岛素增加，进一步诱发或加剧高胰岛素血症和胰岛素抵抗。另有研究表明，肝脏甘油三酯异位沉积，在早期胰岛素抵抗起重要作用，可能是机体胰岛素抵抗的早期标志之一，脂代谢调控基因可能在其中起了重要作用。本实验结果与以上研究相一致，提示非酒精性脂肪性肝病是胰岛素抵抗的早期标志，可能作为代谢综合征及 2 型糖尿病早期干预的新指标，即在患者出现非酒精性脂肪性肝病时，临床医师就应监测患者血糖、血胰岛素水平，来评价胰岛素抵抗。有学者认为，非酒精性脂肪性肝病为代谢综合征的组成部分，脂质代谢紊乱为非酒精性脂肪性肝病的始动因素，但脂肪肝的出现又通过胰岛素抵抗加剧代谢紊乱，促进糖尿病和动脉硬化的发生。本实验结果也提示，治疗组与模型组比较，胰岛素抵抗明显降低并延迟出现，证明在早期防治非酒精性脂肪性肝病，可能将胰岛素抵抗、代谢综合征、2 型糖尿病及心脑血管等疾病推迟若干年。检测超氧化物歧化酶的活性可以评价机体抗氧化损伤能力，硫代巴比妥酸法测定肝匀浆苯二醛是判断机体是否发生脂质过氧化反应的指标之一。本研究结果显示，模型组大鼠肝组织硫代巴比妥酸法测定肝匀浆苯二醛含量增多、超氧化物歧化酶活性下降，意味着机体进入失代偿状态。通过模型组与正常组结果的比较显示，抗氧化能力下降是非酒精性脂肪性肝病及血脂紊乱的一个重要发病机制。柴芪汤组大鼠肝组织中超氧化物歧化酶活性均高于模型组，而肝组织硫代巴比妥酸法测定肝匀浆苯二醛含量低于模型组，表明柴芪汤能增强超氧化物歧化酶活性、提高机体抗氧化损伤能力，缓解氧化应激、降低脂质过氧化的反应。由此可推测调节和改善自由基代谢平衡、减少脂质过氧化，可能是柴芪汤防治非酒精性脂肪性肝病的作用机制之一。代谢综合征典型的血脂紊乱表现为甘油三酯升高、高密度脂蛋白降低，其中血甘油三酯升高被认为是胰岛素抵抗的早期表现，能降低胰岛素的生物效应。本研究模型组大鼠甘油三酯升高明显、高密度脂蛋白显著降低，而柴芪汤组甘油三酯升高及高密度脂蛋白降低均不明显，提示柴芪汤有良好的降脂作用。近年来研究表明，胰岛素抵抗及其继发的高胰岛素血症，可导致一系列代谢紊乱和心脑血管疾病。胰岛素抵抗/高胰岛素血症可以使游离脂肪酸、甘油三酯水平升高，高密度脂蛋白水平下降，导致血脂代谢紊乱。本研究模型组大鼠于第 7 周开始血清胰岛素水平明显升高，第 8 周产生明显的胰岛素抵抗；而柴芪汤组大鼠在降糖和改善高胰岛素血症的同时，能降低胰岛素的抵抗，提示增加靶组织对胰岛素的敏感性，使受体环节的胰岛素抵抗减轻，是健脾疏肝法治疗代谢综合征的可能作用机制之一。综上所述，柴芪汤可提高胰岛素抵抗大鼠的胰岛素敏感性指数，改善高血脂状态，这可能是其改善胰岛素抵抗的机制之一。

2015年以来张立平教授科研团队将柴芪汤对代谢综合征模型大鼠糖脂代谢及胰岛素抵抗干预机制；血清 TNF-α、IL-6、ICAM-1 和 VCAM-1 的影响；及血管损伤、肠道损伤与肾损害的预防及治疗反复进行实验研究。

王颖等观察了不同剂量柴芪汤对代谢综合征模型大鼠糖脂代谢及胰岛素抵抗的影响：他们将56只大鼠分为正常组16只，模型组16只，柴芪汤低、中、高剂量组各8只。采用高脂高糖高盐饲料持续喂养方式复制大鼠代谢综合征模型。柴芪汤各组从第9周开始分别灌胃给予不同剂量：低剂量组为 1.90g/（kg·d），中剂量组 5.71g/（kg·d），高剂量组 17.13g/（kg·d）。实验第8周末，模型组与正常组随机选取8只大鼠采血，实验第12周末，各组大鼠均行腹主动脉采血。用生化法检测血脂（甘油三酯、胆固醇、高密度脂蛋白、低密度脂蛋白-C）、空腹血糖，放免法检测空腹胰岛素，公式计算胰岛素抵抗指数。结果治疗4周后，与模型组比较，柴芪汤低剂量组放免法检测空腹胰岛素、甘油三酯明显下降（$P < 0.05$），高密度脂蛋白明显升高（$P < 0.05$）；高、中剂量组放免法检测空腹胰岛素、甘油三酯、胆固醇、胰岛素抵抗指数明显下降，高密度脂蛋白明显升高（$P < 0.05$）。提示柴芪汤可改善代谢综合征大鼠糖脂代谢，并能减轻胰岛素抵抗，以中、高剂量效果明显。实验证明，柴芪汤改善代谢综合征大鼠脂代谢主要是通过降低血清甘油三酯、胆固醇和升高高密度脂蛋白实现的。柴芪汤还能够明显降低代谢综合征大鼠放免法检测空腹胰岛素和胰岛素抵抗指数，但降低空腹血糖作用不明显。并且通过不同剂量柴芪汤治疗效果的比较，柴芪汤中、高剂量组改善脂代谢、降低血清胰岛素，改善胰岛素抵抗效果最佳，且两组间均无统计学差异。两组药效相同，故其认为，最佳用药剂量为中剂量组。综上所述，他们从血清糖脂代谢生化指标及胰岛素抵抗指数方面，证实了中药汤剂柴芪汤对代谢综合征糖脂代谢紊乱的改善作用，并对其调节糖脂代谢的机制进行了初步的探讨。陈丽如等观察了柴芪汤对饮食诱发的代谢综合征模型大鼠血清 TNF-α 及 IL-6 水平的影响，探讨柴芪汤改善代谢综合征的作用机制。他们将32只 SPF 级雄性 SD 大鼠随机分为正常组、模型组、柴芪汤组和罗格列酮组，除正常组外其他各组用高盐高脂高糖饮食喂养8周，用药组从造模第1天开始给予柴芪汤 [5.67g/（kg·d）]、罗格列酮混悬液 [3mg/（kg·d）] 灌胃干预，8周后检测大鼠血清血糖及胰岛素，评价胰岛素抵抗情况，并采用 ELISA 法检测各组大鼠血清中 TNF-α 及 IL-6 的水平。结果显示模型组大鼠血糖（空腹血糖）、胰岛素、胰岛素抵抗指数、血清 TNF-α 及 IL-6 水平明显高于正常组，差异有统计学意义；用药组各项指标低于模型组，差异有统计学意义；大鼠血糖、胰岛素及胰岛素抵抗指数柴芪汤组与罗格列酮组比较，差异无统计学意义，柴芪汤组 TNF-α 及 IL-6 水平较罗格列酮组明显降低，差异有统计学意义。本实验研究结果说明柴芪汤及罗格列酮在调节空腹血糖、放免法检测空腹胰岛素及改善胰岛素抵抗方面均有一定的效果；柴芪汤组3项指标较罗格列酮组偏低，但差异无统计学意义，说明柴芪汤对于空腹血糖、放免法检测空腹胰岛素的调节及胰岛

素抵抗的改善效果与罗格列酮作用相当；2 组药物使用后放免法检测空腹胰岛素与胰岛素抵抗 I 值与正常组无统计学差异，表明使用这 2 组药物均能改善胰岛素抵抗，且使胰岛素抵抗程度接近正常组，从而进一步延缓或者减轻代谢综合征的形成。在炎症因子的检测中，可进一步发现两药物的作用差异，柴芪汤相比罗格列酮可明显降低血清 TNF-α 及 IL-6 含量，差异有统计学意义，说明柴芪汤相比罗格列酮具有更好的改善体内炎性环境的作用。虽然在放免法检测空腹胰岛素与胰岛素抵抗 I 指标上，用药组效果接近正常组，但血清里炎症因子的表达较正常组仍存在明显差异。胰岛素抵抗作为代谢综合征的病理生理基础，是一个慢性亚临床炎症过程，基于本实验的结果，我们考虑空腹血糖、放免法检测空腹胰岛素及胰岛素抵抗 I 值等生化指标并不能有利地揭示代谢综合征病情，对于炎症因子进一步的检测可以更加深入了解代谢综合征情况。实验结果显示，柴芪汤可降低代谢综合征大鼠的空腹血糖和放免法检测空腹胰岛素，改善胰岛素抵抗，对代谢综合征有明显防治作用，从而有利于阻止或减慢疾病的进展，其机制可能部分与其降低代谢综合征大鼠血清 TNF-α 及 IL-6 水平有关。王红梅等观察了柴芪汤对代谢综合征模型大鼠血清细胞间黏附分子 1 和血管细胞黏附分子 1 的动态影响，并探讨柴芪汤防治代谢综合征疗效及抗炎作用机制。他们将 8 周龄的雄性 SD 大鼠随机分为正常组、模型组、中药预防组及中药治疗组，其中中药预防组在造模同时灌服柴芪汤，而中药治疗组大鼠由模型组喂养至第 8 周末时随机抽取并开始给药。于第 8 周末和第 12 周末测定总胆固醇、甘油三酯、低密度脂蛋白、高密度脂蛋白、空腹血糖、空腹胰岛素，计算胰岛素抵抗指数。分别于第 4 周末、第 8 周末及第 12 周末以 ELISA 法测定细胞间黏附分子 1、血管细胞黏附分子 1 血清浓度。本实验中大鼠经高脂高糖高盐饲料喂养 8 周后，与正常组大鼠相比较，模型组大鼠胰岛素抵抗指数升高，血脂胆固醇、甘油三酯、低密度脂蛋白升高，出现典型代谢综合征组分，提示造模成功。第 12 周的中药治疗组、预防组与模型组相比，胰岛素抵抗指数、胆固醇、甘油三酯、低密度脂蛋白均较模型组降低。中药预防组与治疗组相比，胰岛素抵抗指数、胆固醇值均比治疗组低，低密度脂蛋白也降低；再次证实了柴芪汤对于代谢综合征糖脂代谢和胰岛素抵抗的调节作用。模型组血清细胞间黏附分子 1 和血管细胞黏附分子 1 比正常组的高，差异具有统计学意义，进一步证实了代谢综合征的炎性机制。关于柴芪汤对黏附分子的影响作用，实验结果发现：4 周末的模型组大鼠细胞间黏附分子 1 已经开始升高，而中药预防组的升高程度相比模型组较低，但差异不具统计学意义；而 8 周末及 12 周末的中药预防组细胞间黏附分子 1 浓度的升高低于模型组，差异均具有统计学意义，说明柴芪汤对炎症因子具有抑制作用，但中药预防组的浓度相比正常组升高，而且差异具有统计学意义，说明单纯的中药预防可能无法完全祛除病因（高脂高盐高糖饮食）；于第 9 周开始进行中药治疗的中药治疗组大鼠在第 12 周末的细胞间黏附分子 1 浓度的升高相比模型组较低，但差异无统计学意义，并且相比中药预防组升高，差异具有统计学意义。出现这种结果的原因可能是代谢综合征模型大鼠 8 周的造模使得血管内皮功能受损害程度较初期更为严重，后期的干预无法达到和前期预防相同的水平。3 个时间点的模型组大鼠血管细胞黏附分子 1 水平均较正常组升高，差异均具有统计学意义，第 4 周末和第 8 周末的中药预防组的血管细胞黏附分子 1 浓度的升高虽低于模型组，但差异无统计学意义，第 12 周末的中药预防组的血管细胞黏附分子 1 水平则明显低于模型组，考虑可能为本次实验设定的中药汤剂给药浓度不足以在前期（8 周内）对血管细胞黏附分子 1 的表达产生明显抑制。在第 12 周末的中药治疗组出现了和细胞间黏附分子 1 水平相似的结果，他们认为前期预防效果良好正是体现了中医对代谢综合征多种代谢异常聚集的疾病进行未病先治优势所在，其通过调理脾胃运化功能以改善血管功能，延缓重要脏器血管疾病的发生。心脑血管疾病高危人群，应予以高度警惕并根据中医辨证进行适时干预，以延缓或减轻血管内皮病理改变从而达到防治代谢综合征并降低心脑血管疾病风险的目的。总而言之，柴芪汤对于代谢综合征的可能作用机制在于其能降低血清细胞间黏附分子 1、血管细胞黏附分子 1，改善代谢综合征炎性状态。

陈丽如等研究了柴芪汤对饮食诱发的代谢综合征模型大鼠血管损伤的预防及治疗的干预效果，并探讨其血管保护机制。她们将 56 只 SPF 级雄性 SD 大鼠随机分为正常组、模型组、中药预防组和中药治疗组，除正常组外其余各组用高盐高脂高糖饮食喂养。中药预防组从造模第一天开始给予柴芪汤 $[5.67g/(kg \cdot d)]$；中药治疗组前 8 周使用蒸馏水灌胃对照，从第 8 周开始使用柴芪汤灌胃 8 周。分别于 8 周末和 16 周末检测大鼠血清血糖及胰岛素，评价胰岛素抵抗情况，同时采用 ELISA 法检测各组大鼠血清中血管细胞黏附分子-1、细胞间黏附分子-1、TNF-α 及 IL-6 的水平，并取大鼠腹主动脉血管检测 NF-κB 蛋白表达。结果显示模型组大鼠血糖、胰岛素、胰岛素抵抗指数、血脂、血清血管细胞黏附分子-1、细胞间黏附分子-1、TNF-α 及 IL-6 水平、血管 NF-κB 蛋白表达明显高于正常组；使用柴芪汤干预后各项指标均明显低于模型组；但早期预防组的各项指标较治疗组的更具有优势。本实验提示柴芪汤可能通过影响血清血管细胞黏附分子-1、细胞间黏附分子-1、TNF-α、IL-6 的水平及 NF-κB 蛋白从而对代谢综合征血管损伤起到一定的干预效果，同时柴芪汤早期预防用药比治疗给药效果明显。张嘉琰等又观察柴芪汤对饮食诱发的代谢综合征模型大鼠肠道损伤的干预效果。他们将 40 只 SPF 级雄性 SD 大鼠随机分成正常组、模型组、中药组、西药组，除正常组外其余各组用高盐高脂高糖饲料喂养。中、西药组分别在造模同时给予柴芪汤、盐酸吡格列酮混悬液灌胃，正常组和模型组给予生理盐水灌胃做对照，均持续喂养 16 周。第 16 周末大鼠取材，检测血清血糖、血脂、胰岛素，评价胰岛素抵抗，测量大鼠体质量、血压，测量并计算小肠推进率，苏木精-伊红染色观察肠道病理改变，以评价大鼠肠道损伤程度。Westernblot 法检测小肠 NF-κB 蛋白表达。结果显示柴芪汤组血糖、胰岛素、胰岛素抵抗指数、血脂、IL-6、TNF-α、血压水平均明显低于模型组，高于正常组，柴芪汤组小肠 NF-κB 蛋白表达较模型组明显减弱，强于正常组。柴芪汤可提高小肠推进率，改善肠道病理损害。证明柴芪汤可改善代谢综合征大鼠的糖脂代谢紊乱，减轻代谢综合征性肠道损害的程度，延缓其进展。本课题组长期致力于脾胃运化功能和慢性代谢性疾病的相关性研究，通过前期动物实验及大样本临床观察发现，具有健脾功效的柴芪汤对代谢综合征及其血管、肝、肾损害均有一定的干预作用，对代谢性疾病出现的腹胀、腹痛、腹泻等有确切的疗效。脾主运化，脾虚则胃肠推动无力。肝主疏泄，调畅气机，若肝失疏泄，横逆克脾，则不能疏泄水谷，渗泄中满之症在所难免，故胃肠动力改变出现的腹胀、腹痛、腹泻等多以肝脾不和，土虚木乘为基本病机。柴芪汤以黄芪补中益气，柴胡疏肝解郁、调畅气机，合为君药；白术补脾益气，燥湿利水，配合黄芪行补脾燥湿之力，为臣药；枳实行气化痰，消积导滞，三七活血化瘀，共为佐使，共奏活血化瘀，理气导滞之功。现代药理研究显示，黄芪主要生物活性成分黄芪多糖、黄芪甲苷可降低大鼠血糖、改善胰岛素抵抗、降血脂、降压等，有增强小肠运动和平滑肌紧张度的效应，参类有兴奋神经作用，可调节胃肠运动，白术具有抗炎、抗氧化的作用，可双向调节肠管运动，柴胡具有显著的抗炎作用，抑制炎症介质释放、白细胞游走和结缔组织的增生，可促进胃排空。枳实具有抑制脂质过氧化、降血糖、兴奋胃肠道平滑肌，促进胃肠蠕动的作用。三七主要活性成分三七皂苷有抗凝、抑制血小板聚集、改善微循环、降血脂等功能。本研究结果显示，柴芪汤可显著改善代谢综合征大鼠糖脂代谢紊乱，加快小肠推进率，减轻高脂高糖饮食对胃肠动力的影响，抑制肠道炎性反应。在本实验中，模型组大鼠小肠绒毛高度较模型组明显变短，排列疏松有缺失，高低不齐，隐窝深度变大，局部肌层变薄，说明模型组大鼠发生了严重的肠道损伤。柴芪汤组肠道病理损害较模型组显著为轻，说明柴芪汤可显著改善代谢综合征大鼠肠道病理损害。IL-6、TNF-α 是与炎症反应密切相关的炎性介质，正常情况下，体液中 TNF-α 和 IL-6 处于较低水平，当机体发生病理性改变后，两种炎性因子分泌量显著增加，同时引起其他炎症因子瀑布式释放。NF-κB p65 是真核细胞转录因子，可诱导 TNF-α、IL-6 的基因表达，同时 TNF-α 又能诱导 IL-6 的合成。本实验表明，柴芪汤可通过抑制 NF-κB p65 炎性信号通路，调控 IL-6、TNF-α 的表达，减轻机体及肠道的炎性损伤。研究表明，炎性因子对胃肠动力有重要影响，可能机制为炎性介质可损害肠黏膜的上皮屏障功能、免疫系统调节作用，导致肠道炎性细胞及免疫细胞浸润，进而增加炎性介质的释放，引发胃肠道平滑肌功能紊乱，胃肠动力改变。本研究表明，柴芪汤可通过调节炎性信号通路，抑制炎性因子的产生和释放，显著减轻肠道炎性反应，改善肠道动力的损伤。从本研究可看出，盐酸吡格列酮对代谢综合征大鼠糖脂代谢紊乱、血压、肠道动力及病理损害的干预作用与柴芪汤相似，两者的干预效果无明显差异性。盐酸吡格列酮为噻唑烷二酮类胰岛素增敏剂，激活过氧化体增殖子活化受体，增加肝脏及肌肉过氧化体增殖子活化受体-γ 的表达，调节与糖、脂质及脂蛋白代谢相关的多种基因、蛋白的表达以及酶活性，改善胰岛素抵抗，增加对血脂、血糖的清除能力，起到降糖、降脂的作用。但是，长期服用盐酸吡格列酮会产生上呼吸道感染、腹泻、水肿、头痛等不良反应，考虑其可能与噻唑烷二酮类药物具有轻度的血管扩张作用和体液潴留有关。综上所述，具有健脾疏肝功效的柴芪汤可抗炎，改善胰岛素抵抗，调节代谢综合征大鼠糖、脂代谢紊乱，从而减轻机体及肠道炎性反应，提高胃肠动力，改善代谢综合征大鼠的肠道病理损害。

张嘉琰等观察柴芪汤对饮食诱导的代谢综合征大鼠糖脂代谢紊乱及代谢综合征性肾

损害的干预效果。研究者将 40 只 SPF 级雄性 SD 大鼠随机分成正常组、模型组、中药组、西药组，除正常组外其余各组用高盐高脂高糖饲料喂养。中药组从造模第一天开始给予柴芪汤灌胃，西药组从造模第一天开始给予盐酸吡格列酮混悬液灌胃，正常组和模型组给予生理盐水灌胃做对照，共 16 周。第 16 周末检测大鼠血清血糖、血脂、胰岛素，评价胰岛素抵抗。同时检测血清肌酐、尿素氮，比色法检测 24 小时尿蛋白定量，评价肾损害程度，并测量大鼠血压，苏木精-伊红染色观察肾脏病理改变。结果发现模型组大鼠血糖、胰岛素、胰岛素抵抗指数、血脂、肌酐、尿素氮、尿酸、24 小时尿蛋白定量、血压水平均明显高于正常组。中药柴芪汤，西药盐酸吡格列酮干预组各项指标均低于模型组，仍高于正常组，差异有统计学意义。由此可知柴芪汤可改善代谢综合征大鼠的糖脂代谢紊乱，减轻代谢综合征性肾损害的程度，延缓其进展。在本实验中，柴芪汤能够调节大鼠脂质代谢紊乱，降低放免法检测空腹胰岛素、空腹血糖水平，改善胰岛素抵抗，降低模型大鼠血压。高血糖、高血压、血脂异常、胰岛素抵抗均可造成肾脏损害，柴芪汤干预后可显著减轻这些危险因素的侵袭，从而减轻或延缓肾损害的进程。柴芪汤干预后，大鼠 24 小时尿蛋白定量、肌酐、尿素、尿酸均明显低于模型组，中药组肾脏病理改变程度明显轻于模型组，说明柴芪汤干预可延缓代谢综合征大鼠肾损害的病情进展。盐酸吡格列酮对大鼠糖脂代谢紊乱、血压、肾损害的干预作用与柴芪汤相似，两者的干预效果无明显差异性。盐酸吡格列酮为噻唑烷二酮类胰岛素增敏剂，通过与组织细胞过氧化物酶体增殖物激活受体-γ 结合，增强外周组织对葡萄糖的转运，促进组织对葡萄糖的利用增加和减少肝糖输出，显著降低骨骼肌、肝脏和脂肪组织的胰岛素抵抗，改善胰岛素敏感性。盐酸吡格列酮可通过多种途径对代谢性肾病起保护作用，但是，长期服用会产生上呼吸道感染、腹泻、水肿、头痛等不良反应，考虑可能与噻唑烷二酮类药物具有轻度的血管扩张作用和体液潴留有关。脾主升清，运化水谷精微，机体精微物质的化生与敷布均需依赖于脾，若脾气虚弱则升清摄精无权，精微物质失却固摄出现蛋白尿。脾为后天之本，肾为先天之本，肾中精气的充盛与成熟有赖于脾所运化水谷精微的培育和充养。脾主运化功能健旺，则肾气有所充盛。有学者从临床实践中认识到，慢性肾脏病的基本病机是脾气虚弱，由此导致机体免疫功能失调，诱发其异常免疫反应。临床所见肾脏病的发病与愈后复发也大多与气虚、抵抗力低下密切相关，由此认为以健脾论治肾脏疾病，可获良效。肾病与肝相关主要表现在肝的调血、调气功能，"肝主疏泄"，肝藏血，因血运周身，所以肝藏之血必运于诸经，肾之血络受血才得以发挥正常作用。若肝失疏泄，则血行不畅致使肾络瘀血，所以疏肝亦有助于调肾。中药具有毒副作用小、成本低、多靶点作用等优势，使用疏肝健脾的柴芪汤早期干预代谢综合征性肾损害，可显著减轻肾损害程度，延缓肾损害进程，为临床治疗代谢综合征性肾损害提供了可靠的思路和借鉴。

张立平教授科研团队还研究探析了柴芪汤对非酒精性脂肪肝大鼠固醇调节元件结合蛋白-1c/肝组织 LXR 蛋白、血清 TNF-和 IL-6 表达的影响。非酒精性脂肪性肝病是指除外酒精和其他明确的肝损伤因素导致的以弥漫性肝细胞大泡性脂肪变性为主要特征的临床病理综合征，表现为肝细胞肿胀，炎症及气球样变。非酒精性脂肪性肝病的发病机制尚未完全明确，但脂肪代谢障碍与胰岛素抵抗贯穿于始终，胰岛素抵抗引起的肝细胞内脂肪过度积聚及肝细胞对损害因子的敏感性增加是非酒精性脂肪性肝病形成的关键机制。TNF-α 为目前研究较为深入的细胞因子之一，参与多种免疫反应及炎症反应，近年来大量资料显示，TNF-α 在胰岛素抵抗中起核心作用，其可能的作用途径包括：①活化胰岛素受体酪氨酸激酶抑制剂，抑制络氨酸磷酸化，影响胰岛素信号传导；②上调葡萄糖转运因子-1，下调葡萄糖转运因子-4 来增加基础葡萄糖的摄取，抑制胰岛素刺激的葡萄糖转运；③通过促进游离脂肪酸的释放，介导胰岛素抵抗。此外，TNF-α 也被认为是通过破坏肠黏膜机械屏障而促进非酒精性脂肪性肝病的发生发展的。IL-6 也是一种与炎症高度相关的细胞因子，可由免疫细胞、内皮细胞和脂肪细胞分泌。其不仅能介导胰岛素抵抗，还在脂质代谢中发挥重要作用，也可通过介导炎性反应，进一步损伤肝细胞。由此可见，TNF-α 和 IL-6 在非酒精性脂肪性肝病的进程中起到重要作用。相反的，当非酒精性脂肪性肝病发生时，聚积的胆固醇刺激巨噬细胞分泌炎性细胞因子（TNF-α和 IL-6），TNF-α 和 IL-6 高表达。也就是说，TNF-α 和 IL-6 是非酒精性脂肪性肝病发生发展进程中极为重要的靶标。

郭子宁等进一步通过实验研究了柴芪汤对非酒精性脂肪肝大鼠炎症因子 TNF-α 和 IL-6 的影响，并探讨其延缓非酒精性脂肪性肝病进展的作用机制。他们将 SPF 级雄性 SD 大鼠 40 只，随机分为空白组、模型组和治疗组，高脂饲料喂养造模，8 周后，空白组与模型组各取 8 只处死取材，评价模型。造模成功后治疗组每天给予柴芪汤 5.67g/kg 灌胃，8 周后，处死各组动物，检测血清天冬氨酸转氨酶，丙氨酸氨基转移酶，甘油三酯，胆固醇，低密度脂蛋白-C，高密度脂蛋白，TNF-α 及 IL-6 水平，空腹血糖及胰岛素（放免法检测空腹胰岛素）水平，评价胰岛素抵抗指数；取肝组织，镜下观察病理形态。结果：高脂饲养 8 周后，模型组大鼠血清丙氨酸氨基转移酶，天冬氨酸转氨酶，空腹血糖，放免法检测空腹胰岛素及胰岛素抵抗 I 水平高于空白组，差异有统计学意义，可见肝细胞脂肪变性；柴芪汤治疗 8 周后，大鼠血清丙氨酸氨基转移酶、天冬氨酸转氨酶、甘油三酯、胆固醇、低密度脂蛋白-C、TNF-α 及 IL-6 水平低于模型组，差异有统计学意义，肝细胞脂肪变性程度较模型组轻，肝细胞坏死及炎性细胞浸润不明显。实验结果示，高脂饲养 8 周后，非酒精性脂肪性肝病大鼠模型制备成功；柴芪汤可减轻非酒精性脂肪性肝病大鼠模型肝脏炎症反应和肝细胞脂肪变性程度，下调炎性因子 TNF-α 和 IL-6 的表达，降低血清甘油三酯，胆固醇及低密度脂蛋白-C，改善胰岛素抵抗。本实验数据显示：大鼠非酒精性脂肪性肝病造模成功时，模型组 TNF-α 和 IL-6 表达高于空白组，进一步证实了 TNF-α，IL-6 与非酒精性脂肪性肝病的密切关系。而在非酒精性脂肪性肝病进一步发展到 16 周时，肝组织病理显示：此时模型组的肝细胞不但存在脂肪变性，更有大量的炎性细胞浸润，肝细胞炎症明显，此时病情进一步加重，但 TNF-α 和 IL-6 的水平与 8 周造模成功时比，并无显著升高，可能的原因有：①TNF-α，IL-6 与非酒精性脂肪性肝病病变程度可能不是呈线性关系的；②TNF-α 和 IL-6 可能在非酒精性脂肪性肝病早期进展中占据更为重要的地位。本实验结果显示：柴芪汤对大鼠非酒精性脂肪性肝病具有肯定的治疗作用，表现在对肝细胞炎症反应、血脂代谢以及胰岛素抵抗的改善作用等方面。非酒精性脂肪性肝病的发生发展与胰岛素抵抗密切相关，胰岛素抵抗主要通过2种途径导致脂肪在肝细胞内聚积，即高脂血症和高胰岛素血症。本实验结果提示：柴芪汤在非酒精性脂肪性肝病大鼠血清中上述检测指标都体现了良好的治疗效果，但治疗后8周后高密度脂蛋白无显著异常，考虑与用药时间较短有关。此外，在标准体重换算药液柴芪汤作用8周后，治疗组血清TNF-α和IL-6水平较模型组表达下降，提示具有疏肝健脾功效的柴芪汤可能是通过调节TNF-α和IL-6的表达，从而抑制了胰岛素抵抗的发生和高脂血症、肝炎症的加剧，延缓了非酒精性脂肪性肝病的进展。从肝脾论治非酒精性脂肪性肝病是中医理论和临床实践结合的体现，其在非酒精性脂肪性肝病大鼠模型中取得了确切的治疗效果，为非酒精性脂肪性肝病的中医治疗提供借鉴，拓展脏腑辨证的思路，其远期疗效有待后续实验进一步观察。陈丽如等通过动物实验研究柴芪汤对非酒精性脂肪性肝病大鼠肝脏固醇调节元件结合蛋白-1c mRNA及蛋白表达的影响，探讨其防治非酒精性脂肪性肝病的可能机制。他们将32只SPF级雄性SD大鼠随机分为正常组、模型组、柴芪汤组和罗格列酮组，每组8只，采用高脂高糖高盐饮食喂养8周复制非酒精性脂肪性肝病模型，造模第一天开始用药，给予柴芪汤 [5.67g/（kg·d）] 及罗格列酮混悬液 [3mg/（kg·d）] 灌胃干预，8周后检测大鼠血清丙氨酸氨基转移酶、天冬氨酸转氨酶、甘油三酯、胆固醇、高密度脂蛋白、低密度脂蛋白及肝组织中甘油三酯含量；观察肝组织病理形态改变；WesternBlot测定肝脏固醇调节元件结合蛋白-1c蛋白表达；RT-PCR测定肝脏固醇调节元件结合蛋白-1c mRNA表达。结果显示模型组大鼠血清丙氨酸氨基转移酶、天冬氨酸转氨酶、胆固醇、甘油三酯、高密度脂蛋白、低密度脂蛋白-C水平及肝组织中甘油三酯含量明显高于正常组，两用药组各项指标低于模型组，差异有统计学意义；但两组间比较，差异无统计学意义。两用药组肝脏固醇调节元件结合蛋白-1cmRNA及蛋白表达水平较模型组降低，差异具有统计学意义，但两用药组比较差异无统计学意义。实验探析：柴芪汤对大鼠血清血脂及肝功能的影响：低密度脂蛋白-C为极低密度脂蛋白水解后除去部分脂肪及少量蛋白质后的残余部分，主要用于运输体内胆固醇至肝脏，检测低密度脂蛋白-C水平可反映肝脏胆固醇水平。高密度脂蛋白主要由肝脏生成和分泌，用于将肝脏中的磷脂和胆固醇转运出去。模型组血清甘油三酯、胆固醇及低密度脂蛋白-C较正常组明显升高，同时高密度脂蛋白降低，符合非酒精性脂肪性肝病病变模型。柴芪汤干预8周后，可明显降低甘油三酯及低密度脂蛋白-C，并提高高密度脂蛋白含量，但对血清胆固醇含量改善较模型改善无统计学意义。罗格列酮可降低非酒精性脂肪性肝病大鼠血清甘油三酯、胆固醇及低密度脂蛋白-C含量，但对提高高密度脂蛋白无明显效果。丙氨酸氨基转移酶和天冬氨酸转氨酶主要分布于肝及心肌细胞内，血清中含量较少，当肝细胞膜通透性增加或严重受损时丙氨酸氨基转移酶和天冬氨酸转氨酶被释放至血，血清丙氨酸氨基转移酶和天冬氨酸转氨酶水平升高。因此，模型组大鼠经喂养特殊饲料后发生肝脏脂肪病变时肝细胞膜通透性改变，大量细胞受损或坏死，导致血清丙氨酸氨基转移酶和天冬氨酸转氨酶水平升高。利用柴芪汤或罗格列酮干预后均可较模型组降低血清丙氨酸氨基转移酶及天冬氨酸转氨酶含量，且血清中该两项指标与正常组比较差异无统计学意义，表示柴芪汤与罗格列酮有一定保护肝脏功能的作用，且效果相当。研究结果显示，非酒精性脂肪性肝病患者存在脂代谢紊乱，肝细胞内脂质代谢紊乱是引起甘油三酯大量沉积于肝脏的重要原因，甘油三酯是肝细胞正常生理功能的必需物质之一，但当肝组织中沉积大量甘油三酯则会导致脂肪肝变性。本研究发现，柴芪汤及罗格列酮均可改善甘油三酯在肝组织中的沉积，两者比较差异无统计意义。柴芪汤对肝脏固醇调节元件结合蛋白-1c 的影响：肝脏固醇调节元件结合蛋白-s 是一类分布于内质网和核膜上的膜连接蛋白，有 3 种同工型：肝脏固醇调节元件结合蛋白-1a、肝脏固醇调节元件结合蛋白-1c 和肝脏固醇调节元件结合蛋白-2，啮齿类动物和人类的肝脏中以肝脏固醇调节元件结合蛋白-1c 为主，它是一类调控脂肪酸甘油三酯和胆固醇的合成，参与低密度脂蛋白-C 代谢相关基因表达的核转录因子，上调脂肪合成基因的表达，可明显增加游离脂肪酸和甘油三酯的合成，在非酒精性脂肪性肝病的发病过程中具有重要作用。本实验利用特殊饲料诱发非酒精性脂肪性肝病模型，病理形态证实模型成立，RT-PCR 与 WesternBlot 实验结果提示模型组肝脏固醇调节元件结合蛋白-1cmRNA 表达及蛋白含量较正常组明显增加，与文献中报道一致。使用柴芪汤及罗格列酮干预后发现肝脏固醇调节元件结合蛋白-1cmRNA 表达及蛋白含量较模型组降低，且差异具有统计学意义，提示柴芪汤与罗格列酮可能有相似的干预机制，均可以通过抑制肝脏固醇调节元件结合蛋白-1cmRNA 表达和下调肝脏固醇调节元件结合蛋白-1c 的表达，减少脂肪酸和甘油三酯的生成，从而对非酒精性脂肪性肝病具有防治作用。

陈丽如等通过动物实验观察柴芪汤对非酒精性脂肪性肝病大鼠肝脏肝 X 受体 α 蛋白表达的影响，并探讨其防治非酒精性脂肪性肝病的可能机制。将 32 只 SPF 级雄性 SD 大鼠随机分为正常组、模型组、柴芪汤组和罗格列酮组，每组 8 只，采用特殊高脂饲料喂养 8 周复制非酒精性脂肪性肝病模型，造模第 1 天开始用药组分别给予柴芪汤 [5.67g/（kg·d）] 及罗格列酮混悬液 [3mg（kg·d）] 灌胃干预，8 周后检测大鼠血清谷丙转氨酶、天冬氨酸转氨酶、甘油三酯、胆固醇、高密度脂蛋白胆固醇、低密度脂蛋白胆固醇；观察肝组织病理形态改变；Westernblot 及免疫组化法测定肝脏肝 X 受体 α 蛋白表达。结果：模型组大鼠血清丙氨酸氨基转移酶、天冬氨酸转氨酶、胆固醇、甘油三酯、低密度脂蛋白-C 水平明显高于正常组，高密度脂蛋白水平明显低于正常组，两用药组各项指标优于模型组。柴芪汤可更明显地降低肝脏组织中肝脏肝 X 受体 α 蛋白的表达。现代研究表明，过度表达的肝脏肝 X 受体 α 可激活脂肪细胞表达一个动物体内脂肪合成的极重要的调节因子及其相应靶基因，生成大量的脂肪酸，超过体内代谢的能力，从而导致大量脂肪酸堆积于肝脏，引起肝细胞脂肪变性。因此，抑制非酒精性脂肪性肝病动物模型中肝脏肝 X 受体 α 的表达，可以有效地阻止脂质在肝脏中的沉积。与模型组比较，柴芪汤组可明显降低肝脏肝 X 受体 α 蛋白的表达，表明具有疏肝健脾功效的柴芪汤是通过下调肝脏肝 X 受体 α 蛋白的表达水平而改善非酒精性脂肪性肝病大鼠肝脏脂质代谢异常状态，发挥了较好的防治非酒精性脂肪性肝病的作用。同时也提示肝郁脾虚在非酒精性脂肪性肝病发生发展过程中可能具有重要的作用，肝脏肝 X 受体 α 可能是柴芪汤发挥作用的重要靶点之一，其详细机制尚需进一步探讨。柴芪汤能够改善非酒精性脂肪性肝病大鼠肝脏脂肪变，抑制肝脏肝 X 受体 α 蛋白表达，降低非酒精性脂肪性肝病大鼠血清丙氨酸氨基转移酶、天冬氨酸转氨酶、甘油三酯、胆固醇、低密度脂蛋白-C，提高高密度脂蛋白，这可能是柴芪汤治疗非酒精性脂肪性肝病的机制之一。

三、参芪地黄汤

1. 来源

清·沈金鳌《沈氏尊生书·杂病源流犀烛》卷三、卷七中均有记载："大肠痈，溃后疼痛过甚，淋沥不已，则为气血大亏，须用峻补，宜参芪地黄汤""小肠痈，溃后疼痛，淋沥不已，必见诸虚证，宜参芪地黄汤。"原文中治疗气血虚损，因"精血同源"，方中六味地黄汤滋补肾精，加入参芪以增益气之力，为气阴双补的代表方剂。

2. 组成

参芪地黄汤药物组成为人参、黄芪、熟地黄、山萸肉、山药、茯苓、丹皮。即六味地黄汤去泽泻加人参、黄芪。

3. 功能

益气养阴。

4. 主治

原方治疗气血虚损，现多用于治疗代谢综合征合并肾损伤，早期糖尿病肾病、高血压肾病、尿道综合征、更年期综合征（脾肾两虚证）、慢性肾炎、慢性肾功能不全。

5. 用法

每日一剂，水煎 400mL，早晚分两次温服。

6. 加减

心悸者加酸枣仁、龙骨、牡蛎；便溏者加扁豆、薏苡仁、补骨脂；便秘者加火麻仁、玄参、麦冬；浮肿者加车前子、浮萍、大腹皮、泽兰利水渗湿；尿潜血阳性者加白茅根、紫草、紫株草、三七粉活血止血；大量蛋白尿者加防风、蝉蜕、穿山龙、龙葵、水蛭粉等祛风活血。

7. 方解

参芪地黄汤出自清·沈金鳌《沈氏尊生书》。本方以补益为主要功效，主要药物为人参、黄芪加六味地黄汤。"脾为后天之本，肾为先天之本"，先天之本有赖于后天之本的滋养，慢性病日久脾肾两虚，故选用本方加味治疗。方中党参、黄芪健脾益气；六味地黄汤滋补肾阴；仙鹤草、灵芝补益正气；六神曲、炒麦芽健脾和胃，并防补药碍胃。全方共奏补益脾肾之功。

8. 药理研究

黄芪具有双相性调节血糖作用，既可保护低血糖，又能对抗实验性高血糖；能改善糖尿病肾病大鼠的糖代谢，促进蛋白质合成，降低毛细血管通透性，减少尿白蛋白排泄并可预防低血糖发生。大黄能改善氮质血症，保护和修复受损的肾组织。山药能增加胰岛素分泌、改善受损坏的胰岛 B 细胞功能及清除过多自由基。牛膝可以降低胰岛素降解酶基因 mRNA 的表达，从而达到降低血糖的目的。

9. 研究进展

（1）临床研究

1）糖尿病肾病

糖尿病患者如长期血糖控制不佳，体内高血糖状态可增加肾小球滤过，导致肾毛细血管、肾小球滤过膜、基底膜、肾毛细血管系膜胶原蛋白糖基化，继而出现肾小球毛细血管狭窄，最终形成慢性肾功能衰竭。早期糖尿病肾病患者因不同程度的高血糖、胰岛素抵抗，造成机体蛋白质合成减弱，分解加速，导致机体蛋白质不断消耗，同时饮食结构改变及持续蛋白尿造成蛋白质摄入缺乏、排泄增多，最终导致负氮平衡、蛋白质代谢紊乱。目前西医对其的主要方案是给予门冬胰岛素等短期胰岛素以改善胰岛细胞功能，稳定体内血糖浓度，纠正代谢紊乱。国内医家通过大量临床试验证明加味参芪地黄汤配合西药治疗早期 2 型糖尿病肾病疗效确切。

高继宁等为研究参芪地黄汤加味对早期糖尿病肾病患者症状、体征、空腹血糖及24 小时尿蛋白定量的影响，将 2009 年 2 月至 2010 年 3 月山西省中西医结合医院 48 例早期糖尿病肾病患者随机分为治疗组和对照组各 24 例，两组均采用饮食控制和糖尿病常规降糖治疗。对照组：予糖尿病健康教育及优质低蛋白糖尿病饮食，并予美比达15mg/次，3 次/日，或糖适平 30mg/次，3 次/日。治疗组：在对照组治疗方法的基础上予以参芪地黄汤加味。处方：黄芪 30g，太子参 30g，生地黄 24g，山药 12g，山茱萸12g，积雪草 12g，何首乌 12g，茯苓 9g，葛根 15g，大火草 10g，鸡内金 10g，制大黄6g。腰膝酸软明显者加杜仲 12g，巴戟天 12g；舌质紫暗，或有瘀点、瘀斑明显者加桃仁 12g，红花 15g；口干、口苦，苔黄腻明显者加藿香 12g，黄芩 10g；口干唇燥、皮肤瘙痒严重者，加白鲜皮 15g，地肤子 15g；水肿明显者，加猪苓 15g，车前子（包）20g；合并高血压者加夏枯草 15g，决明子 12g，菊花 12g；合并高血脂者加绞股蓝 15g，生山楂 20g。水煎 2 次，分别煎取汁 200mL，早晚口服。两组病例均以 3 个月为 1 个疗程。结果发现治疗组改善 24 小时尿蛋白定量方面、改善疾病症状方面明显高于对照组，而在降低血糖方面无明显改善。高继宁等认为本方黄芪、太子参、生地、山药、山茱萸、何首乌补脾滋肾、益气养阴，积雪草、茯苓、葛根、大火草、鸡内金、制大黄清热利湿，祛瘀化浊，同时佐以具有明显药理作用的中药，力争早期对糖尿病肾病进行积极有效的干预治疗，对延缓病程进展、提高患者生存质量具有积极意义。林跃辉、嵇美霞等用加味参芪地黄汤辅助治疗 2 型糖尿病合并早期肾脏损害 56 例，随机分为治疗组 28 例、对照组 28 例，两组均在糖尿病、低钠、低蛋白饮食及适量活动的基础上继服降糖药和（或）注射胰岛素等治疗，空腹血糖控制在≤7.0mmol/L，餐后 2 小时血糖≤10.0mmol/L，所有患者予以贝那普利 1 次 10mg，1 天 1～2 次，口服，血压控制在 130/80mmHg 以下。治疗组在对照组基础上加用益气养阴活血化瘀治疗，方用加味参芪地黄汤。组方：党参 15g，黄芪 30g，山药 20g，山茱萸 10g，熟地黄、丹皮各 15g，茯苓、泽泻、川芎各 10g，丹参 15g。每日 1 剂，煎煮浓缩取汁 200～300mL，分 2 次温服，30 天为 1 个疗程，治疗 3 个疗程。结果显示，加味参芪地黄汤辅助治疗 2 型糖尿病合并早期肾脏损害可以明显降低糖尿病肾病尿微量白蛋白，使早期微量白蛋白尿得以逆转。

李天虹等从 2008 年 1 月至 2008 年 7 月，采用加味参芪地黄汤治疗气阴两虚型 2 型糖尿病患者 66 例，全部患者均在合理控制饮食，适当运动，定期监测血糖的基础上配合诺和锐 30（丹麦诺和诺德制药有限公司，进口药品注册证号：S20040058）早、晚餐前各 1 次皮下注射，剂量按公斤体重计算 20μ～60μ，根据血糖测定结果调整至满意控制血糖的最小有效剂量。治疗组在此基础上口服加味参芪地黄汤：黄芪 25g，生地黄 20g，山药、山萸肉、茯苓、泽泻、丹皮、太子参、牛膝各 15g 等，每日 1 剂，水煎 150mL 早晚分服。两组均以 12 周为 1 个疗程，治疗 1 个疗程后评定疗效观察指标：①血糖：空腹血糖，餐后 2 小时血糖；②糖化血红蛋白；③血脂：胆固醇、甘油三酯、低密度脂蛋白。结果发现治疗组总有效率为 86.4%，明显高于对照组 68.2%。两组总有效率比较有显著性差异。李天虹等由此分析：加味参芪地黄汤方中太子参、黄芪为君药补气养阴；山药、茯苓健脾益气，生地、丹皮养阴清热，山萸肉平补肝肾之阴血，此五味共为臣药，助君药益气养阴以治其本；加泽泻利水渗湿，并入肾经，泻相火以顾护肾阴，是为佐药。全方以益气养阴为中心，用药轻灵，补而不滞，共奏益气养阴、健脾补肾之效。现代药理研究证明，黄芪具有双相性调节血糖作用，既可保护低血糖，又能对抗实验性高血糖。山药能增加胰岛素分泌，改善受损坏的胰岛 B 细胞功能及清除过多自由基。牛膝可以降低胰岛素降解酶基因 mRNA 的表达，从而达到降低血糖的目的。诸药合用，切中病机，标本兼治，使脾肾得调，气血畅利，故疗效满意。

王兴山观察了参芪地黄汤加味联合西药治疗早期糖尿病肾病疗效。他将 96 例早期糖尿病肾病患者按随机数字表法，分为治疗组和对照组，每组 48 例。对照组给予患者相关的糖尿病健康教育及优质低蛋白糖尿病饮食，同时口服美比达，15mg/次，3 次/日；治疗组在对照组治疗基础上加用参芪地黄汤加味（药用黄芪、太子参、生地黄、山药、山茱萸等），水煎 2 次，分别煎取汁 200mL，早晚口服。观测 24 小时尿蛋白定量、血糖水平。均以 3 个月为 1 个疗程，治疗 1 个疗程判定疗效。结果显示治疗组临床疗效、治疗后 24 小时尿蛋白定量、血糖水平均优于对照组。由此推断参芪地黄汤加味可以有效地阻止早期糖尿病肾病的进展。

刘孝琴等发现参芪地黄汤配合门冬胰岛素能够改善早期 2 型糖尿病肾病负氮平衡。他们将 90 例 2 型糖尿病肾病负氮平衡患者按就诊顺序随机分为对照组和观察组各 45 例，两组均要求控制饮食、改善生活方式并给予控制血压、调整血脂、保护肾功能、营养支持等药物对症治疗。此外，对照组给予门冬胰岛素注射液，根据监测空腹血糖值以

2U/24 小时速率调整剂量，直至空腹血糖控制在 4.4 ~ 6.1mmol/L。观察组在对照组门冬胰岛素治疗基础上加用中药汤剂参芪地黄汤加味配合治疗；方药组成：党参 15g、熟地 15g、山萸肉 15g、黄芪 45g、山药 15g、丹皮 12g、茯苓 12g、泽泻 12g、桂枝 12g、炙附子 9g、坤草 15g、菟丝子 12g、枸杞 12g；随症加减：心悸者加酸枣仁 12g、龙骨 12g、牡蛎 12g；便溏者加扁豆 12g、薏苡仁 12g、补骨脂 12g；便秘者加火麻仁 12g、玄参 12g、麦冬 12g；每日一剂，水煎 400mL，早晚分两次温服。两组均 30 天为 1 个疗程，1 个疗程后对比分析两组治疗结果。结果发现观察组总有效率（86.67%）明显高于对照组的（51.11%），差异有统计学意义；观察组治疗后氮平衡、尿蛋白排泄率均较治疗前明显改善，且较对照组更为显著，差异均有统计学意义；观察组无不良反应，对照组发生率 4.44%，但两组差异无统计学意义。可见参芪地黄汤加味配合门冬胰岛素治疗早期 2 型糖尿病肾病，可有效控制血糖，减少尿白蛋白排泄，纠正负氮平衡，改善营养不良，预防低血糖发生，综合疗效优异，值得临床推广应用。

冯志瑚等将例患者随机分成两组。对照组予基础治疗，口服降糖药或皮下注射胰岛素降糖，口服福辛普利钠片控制蛋白尿；治疗组在对照组治疗基础上加服加味参芪地黄汤，疗程均为 3 个月。观察 2 组治疗前后临床症状、尿白蛋白排泄率、凝血功能、肝肾功能等变化。结果：治疗组临床疗效、中医证候疗效均优于对照组，差异有显著性意义。治疗后 2 组证候总积分、气阴两虚、血瘀证候积分均较治疗前下降，差异有显著性或非常显著性意义；治疗组各项积分差值均明显高于对照组；治疗后 2 组尿白蛋白排泄率、气阴两虚夹瘀证候积分、血浆纤维蛋白原均较治疗前减少，差异有显著性或非常显著性意义；治疗组各项指标改善较对照组更为显著。由此可见在西药治疗的基础上加服加味参芪地黄汤能提高早期型糖尿病肾病气阴两虚夹瘀证患者的临床疗效，降低患者尿蛋白含量，改善患者临床症状。两位学者分析加味参芪地黄汤是在经方六味地黄丸的基础上，根据辨证论治的原则，结合现代中药药理研究而组成的治疗 2 型糖尿病肾病，气阴两虚夹瘀证的方药。方中黄芪补气升阳、利水消肿；太子参益气养阴，二者共为君药。配伍熟地黄滋阴补肾、填精补血，山萸萸滋阴涩精，山药滋肾补脾；泽泻清泻肾火，并防熟地黄之滋腻；牡丹皮清泻肝火，并制山萸萸之温；茯苓、白术健脾益气，渗湿利水，以助山药之健运，女贞子补益肝肾；佐以丹参、桃仁活血祛瘀。在补益药物之中配以活血祛瘀药，可使补益药物无滋腻壅满之弊，使其充分发挥其作用。全方共奏益气养阴、活血祛瘀之功。本临床治疗观察运用加味参芪地黄汤治疗早期型糖尿病肾病 3 个月后，可明显改善患者的气阴两虚夹瘀症状、尿白蛋白排泄率和血浆纤维蛋白原，提示针对早期型的病因病机施以益气养阴，健脾补肾，活血化瘀治法，对早期干预的症状和发展有一定的作用。

于昌海等临床观察参芪地黄汤加味治疗糖尿病肾病疗效，将该院 2012 年 4 月收治的 80 例糖尿病肾病随机分为观察组与参考组，各为 40 例，两组患者入院后均改变饮食习惯，以低磷、低蛋白为基础，利尿，对水电解质紊乱、酸中毒等进行纠正，严格控制高血糖、高血压等基础疾病，改善心力衰竭及贫血等。观察组在此基础上采用参芪地黄汤加味治疗，主要药方：人参、茯苓、泽泻、牡丹皮、炒杜仲、大黄各为 10g，黄芪 25g，生地黄 15g，山茱萸、山药、芡实、金樱子各为 12g，甘草 3g；加减治疗：纳差、恶心者加砂仁、黄连各为 6g；血压高，阴虚阳亢者加天麻 10g、菊花 30g；肺阴不足者加百合、玄参、麦门冬各 10g，沙参 15g；明显血瘀者加水蛭粉 3g；夜尿频多、腰膝酸痛、肾气不足者加巴戟天 8g、制附子 6g；兼心悸失眠者加柏子仁 10g、炒酸枣仁 12g，容易感冒者采用玉屏风散辨证加减治疗：五心烦热者加鳖甲 10g、地骨皮 10g。每日 1 剂，清水煎后取汁 300mL，分别在早晚服用 1 次，连续治疗 1 个月为一个疗程，患者共接受 3 个月的治疗。疗程结束后对两组患者 24 小时尿蛋白定量、临床治疗效果及不良反应发生情况进行观察。结果发现观察组治疗后 24 小时尿蛋白定量指标明显优于参考组；观察组中医证候治疗总有效率及西医治疗总有效率均明显大于参考组；两组患者不良反应发生率比较无统计学意义。从而得出结论：在常规西医治疗的基础上参芪地黄汤加味治疗糖尿病肾病具有显著效果，可有效促进患者肾功能恢复，不良反应发生率低。

王才对 2017 年 1 月至 2018 年 2 月接受诊疗的 52 例糖尿病肾病患者做随机非盲实验，同时划分患者为两组，Ⅰ组仅接受基础治疗，包括限盐限糖饮食、加强锻炼，遵医嘱使用他汀类药物及血管紧张素转移酶抑制剂等。Ⅱ组同时接受加味参芪地黄汤（黄芪 30g，太子参 25g，丹参、生地及山药各 15g，山茱萸、天花粉、红花及麦门冬各 12g，黄连 3g）温服，随证加减：①阴虚热甚者，加用知母、葛根；②夹水湿甚者，加防己、泽泻；③痰湿甚者，给予藿香加服。每日水煎上述汤剂 1 剂，分 3 次服，持续治疗 6 周。观察评估两组的施治效果并研讨糖尿病肾病患者接受中药加味参芪地黄汤辅助治疗的临床价值。结果发现施治前，两组在尿素氮、肌酐及胆固醇等各项指标上对比，无统计学意义；施治后，Ⅱ组相对Ⅰ组在上述各项肾功能指标及血脂指标的检测结果上均有明显改善，比较有统计学意义。证明糖尿病肾病患者提供加味参芪地黄汤温服是一种可行的辅助疗法，能够有效改善患者的肾功能，并且对调节其血脂水平也具有一定作用。

吴阔见用加味参芪地黄汤治疗社区老年糖尿病，将 76 例老年糖尿病患者按随机数字表法分为对照组与观察组各 38 例。对照组给予糖尿病基础治疗，常规饮食控制，健康教育，做运动指导，规范服用降糖药物；观察组在常规治疗基础上加用加味参芪地黄汤治疗。组方：生地黄、生黄芪、泽泻、党参、茯苓各 15g，山茱萸、牡丹皮、山药各 9g，炙附子 8g，桂枝 6g。视物模糊者加女贞子、枸杞子、蝉蜕、密蒙花；心悸失眠者去茯苓，加茯神、远志；肢体麻木者加威灵仙、川牛膝、木瓜、僵蚕；出汗甚者加煅牡蛎、龙骨。每日 1 剂，水煎取汁，早晚 2 次温服。8 周为 1 疗程，共治疗 1 疗程。研究结果显示，观察组患者的血糖控制效果明显优于对照组，且临床治疗总有效率高于对照组，不良反应发生率较低，上述指标与对照组相比，差异均有统计学意义，提示在常规西药干预的基础上加用中药参芪地黄汤加减治疗社区老年糖尿病患者，可优化患者的治疗效果，改善血糖、糖化血红蛋白水平，且不良反应发生率低，安全性高，应用价值高。

2）高血压肾病

肾脏是人体非常重要的器官，由毛细血管围绕而成，担负着新陈代谢的重要功能，长期高血压可使血管内血压长期处于较高水平，破坏肾脏滤网系统使得蛋白漏出，如果不及时加以治疗，随着破坏的时间增加这种破坏难以逆转，引起肾脏的代偿增大，直至提前衰竭。高血压所致肾小动脉硬化即良性高血压肾硬化症被称之为高血压肾病，它已经成为西方国家终末期肾脏疾病的第 2 大因素。

1999 年我国透析移植登记报告指出，慢性肾衰竭透析患者原发病中高血压肾病已经升至第 3 位，2011 年南京军区南京总医院肾脏病研究所对 13 519 例肾活检病例分析发现，良性/恶性高血压肾硬化占到 0.46%，高血压肾硬化发生率随着疾病谱的变化逐渐上升。很多医家研究发现，通过改良六味地黄丸组方而来的加味参芪地黄汤能够改善高血压肾病肾功能。

杨麟祥为探讨高血压病早期肾损伤的有效治疗途径，自 2009 年 5 月至 2010 年 5 月，将 74 例高血压病早期肾损伤患者随机分为观察组和对照组各 37 例，对照组予以卡托普利 25mg 口服每 8 小时 1 次；硝苯地平缓释片 20mg 口服每日 1 次。观察组在对照组基础上加味参芪地黄汤（熟地黄 24g、山茱萸 12g、山药 12g、泽泻 9g、茯苓 9g、丹皮 9g、党参 15g、黄芪 12g、丹参 12g、牡蛎 15g、枸杞 12g），每日 1 剂，以文火煎煮，头煎加水 500mL 取汁 150mL，二煎加水 300mL 取汁 150mL，两煎混匀早晚分服。2 组均治疗 3 个月，参照 2002 年版《中药新药临床研究指导原则》和魏氏疗效评定标准进行对比分析。结果发现观察组总有效率 89.19%；对照组 67.57%；2 组比较，差异有显著性。观察组肾功能改善优于对照组，2 组比较，差异有显著性。杨麟祥认为加味参芪地黄汤是在六味地黄丸基础上加味（党参、黄芪、丹参、牡蛎、枸杞）而成，现代研究发现六味地黄丸具有诸多功效，能降低实验性高脂动物血清胆固醇、甘油三酯和肝中脂肪含量，升高高密度脂蛋白，减少脂质在血管壁的沉着；亦能对抗超氧化物歧化酶活性的降低和丙二醛含量的增高，清除自由基，具有降低血液中过氧化脂质和脂褐质的作用，对肾功能改善有明显作用。加参芪补中益气，药理研究证实黄芪可通过提高血浆白蛋白水平、调节脂质代谢、减轻肾损伤、保护肾功能等作用以治疗肾病。加丹参活血化瘀，改善微循环，促进组织修复与再生，抑制过度增生的纤维母细胞；加枸杞补肾滋阴；加牡蛎潜阳固阴，扩血管。从本研究看出，在使用硝苯地平缓释片及卡托普利治疗高血压病早期肾损伤同时加用加味参芪地黄汤，充分发挥中西医结合优势，可有效地保护肾脏功能，达到制止或延缓肾脏损害的作用。综上所述，加味参芪地黄汤辅助治疗高血压病早期肾损伤的疗效确切，可有效保护肾脏功能，达到制止或延缓肾脏损害的作用。

赵永昶等研究加味参芪地黄汤联合缬沙坦对高血压肾病患者的临床治疗效果，他们选取 2015 年 12 月至 2017 年 12 月在其医院中医科进行诊治的 160 例高血压肾病患者，随机分为两组。对照组口服缬沙坦胶囊治疗，每次 80mg，每天 1 次；观察组联合服用加味参芪地黄汤治疗，成分组成包括如下：熟地黄 24g、牡蛎 15g、党参 15g、丹参

12g、山药 12g、枸杞 12g、黄芪 12g、山茱萸 12g、茯苓 9g、泽泻 9g、丹皮 9g，每天服用 1 剂，分早上以及晚上两次服用。分别于治疗前后对两组高血压肾病患者开展肾功能（尿素氮、24 小时尿蛋白定量以及肌酐）检测。结果：观察组高血压肾病患者的治疗有效率为 91.25%，明显高于对照组的 76.25%；两组治疗后的尿素氮、24 小时尿蛋白定量以及肌酐均明显改善，且观察组明显优于对照组。可以看出加味参芪地黄汤联合缬沙坦对高血压肾病患者的临床治疗效果明显优于单独口服缬沙坦胶囊治疗，可以显著改善患者的肾功能。赵永昶等认为本研究采用的加味参芪地黄汤中，熟地黄具有强心、利尿、增强免疫功能、降血糖和升高外周白细胞之功效，党参具有扩张血管、增强免疫力、降低血压、增强造血功能、改善微循环之功效，丹参具有活血祛瘀，通经止痛，清心除烦，凉血消痈之功效，山药具有滋养强壮，助消化，敛虚汗，止泻之功效，黄芪具有增强机体免疫功能、保肝、利尿之功效，山茱萸具有补肝肾、止汗之功效，茯苓具有利水渗湿，健脾，宁心之功效，泽泻具有利水，渗湿，泄热之功效，丹皮具有抗动脉粥样硬化、利尿、抗溃疡之功效。诸药合用，共奏滋补肝肾、兼养脾阴之功效。所以加味参芪地黄汤联合缬沙坦对高血压肾病患者的临床治疗效果明显优于单独口服缬沙坦胶囊治疗。

黄向阳等选择 2015 年 1 月至 2016 年 6 月梅州市人民医院确诊为高血压肾病的患者 180 例，随机分为试验组和对照组，每组 90 例，试验组和对照组患者给予基础降压治疗方案（口服硝苯地平缓释片和卡托普利），治疗周期 3 个月。试验组患者治疗方案包括基础降压治疗方案和加味参芪地黄汤。加味参芪地黄汤组方为党参、丹参、枸杞、丹皮、熟地黄和牡蛎各 15g，黄芪 30g，山药 20g，茯苓、川芎、泽泻和山茱萸各 10g，每剂配以 1000mL 清水用文火煎煮浓缩至 300mL 左右，每天分早晚服用 1 剂，30 天为 1 个疗程，共服用 3 个疗程。检测患者治疗前后血压及尿微量白蛋白浓度水平。研究显示，在控制了基线水平混杂因素（包括年龄、性别、体质量、病程等）后，治疗前后试验组和对照组患者收缩压与舒张压差异无统计学意义，治疗后试验组和对照组患者的收缩压与舒张压均低于患者治疗前，说明两种治疗方案对于患者的血压改善均有明显效果，使病情得到缓解；治疗前试验组和对照组患者之间的尿微量白蛋白浓度水平差异无统计学意义，治疗后试验组和对照组患者尿微量白蛋白的浓度水平低于治疗前，患者病情在治疗后均有所缓解，说明两种治疗方案对于患者尿微量白蛋白浓度水平均有修补调节作用，通过观察尿微量白蛋白浓度水平变化对于患者病情监测和预后效果判断具有一定的帮助；治疗后试验组患者尿微量白蛋白的浓度水平低于对照组，试验组患者的病情改善更加明显，说明加味参芪地黄汤对于患者治疗作用更加明显，效果更加好，能有效改善患者尿微量白蛋白含量。

胱抑素 C 是一种小分子蛋白，在肾小管重吸收和分解，正常情况下在人体中的含量是稳定的，目前被普遍认可为是一种反映肾小球过滤率较为理想的内源性标志物，当患者出现早期肾损伤时就会有明显的浓度变化，适用于辅助诊断早期肾损害。马丽研究发现，加味参芪地黄汤对于高血压肾病患者血清胱抑素 C 的指标修复具有良好的作用。

她选择 2013 年 1 月至 2014 年 5 月确诊为高血压肾病的患者 160 例，按照完全随机方法分为两组（实验组和对照组），两组患者均给予一致的硝苯地平缓释片和卡托普利的基础降压治疗方案，治疗时间为 3 个月。治疗组另外增加服用加味参芪地黄汤，密切观察临床表现。加味参芪地黄汤组方为黄芪 30g，山药 20g，党参 15g，丹皮 15g，丹参 15g，牡蛎 15g，枸杞 15g，熟地黄 15g，茯苓 10g，山茱萸 10g，川芎 10g，泽泻 10g，1000mL 清水以文火煎煮浓缩为 300mL 左右，每天 1 剂，分早晚服用，30 天为 1 个疗程，行 3 个疗程后。分别检测患者治疗前和治疗后血清胱抑素 C 和尿微量白蛋白的浓度水平。研究结果：整个过程中控制了基线水平混杂因素后显示，治疗后患者收缩压和舒张压均有明显下降，实验组和对照组间无明显差异，说明患者经过两种方式的治疗病情都能得到有效缓解，血压得到明显改善；治疗前实验组和对照组患者之间的血清胱抑素 C 和尿微量白蛋白浓度水平无明显的差异，治疗后实验组和对照组患者的血清胱抑素 C 和尿微量白蛋白的浓度水平较之治疗前均有明显的下降，差异具有统计学意义，治疗后患者病情均有所缓解，说明患者血清中胱抑素 C 和尿微量白蛋白的浓度水平变化能够对病情监控和疗效起到一定的辅助判断作用。治疗后实验组患者血清胱抑素 C 和尿微量白蛋白的浓度水平明显低于对照组，差异具有明显的统计学意义，实验组患者的病情较之对照组改善更为明显，证实了加味参芪地黄汤对于高血压肾病患者肾功能的治疗作用比较良好，能够更加有效地修复胱抑素 C 指标。

（2）实验研究

李春芳等研究参芪地黄汤对 2 型糖尿病大鼠肾脏的保护作用及其机制，以低剂量链脲佐菌素注射，制作 2 型糖尿病动物模型。将 SD 大鼠分为对照组、模型组和治疗组，治疗组用参芪地黄汤灌胃；对照组及模型组给予同等剂量的饮用水。24 周后进行肾脏形态学和生化指标的检测，用放免法检测血清血管紧张素 Ⅱ、血清和肾组织内皮素的水平，用免疫组织化学方法测量肾组织局部转化生长因子 βl 的表达。结果发现与模型组比较，治疗组大鼠的肾功能及肾脏病变明显改善；血清血管紧张素-Ⅱ、血清和肾组织内皮素水平降低；肾组织局部甘油三酯 $F-\beta_1$ 表达减少。本研究证明，参芪地黄汤对 2 型糖尿病大鼠的肾脏有保护作用，其机制可能与降低血清血管紧张素-Ⅱ、内皮素、肾组织内皮素和甘油三酯 F-B1 水平有关。

四、六郁汤

1. 来源

明·虞抟《医学正传》。

2. 组成

陈皮（去白）3g，半夏、苍术（米泔浸）、川芎各 3g，赤茯苓、栀子（炒）各 2.1g，香附 6g，甘草（炙）1.5g，砂仁（研细）1.5g。

3. 功能

理气解郁，宽中除满。

4. 主治

治诸郁，现多用于代谢综合征合并抑郁者。

5. 用法

上细切，作一服。加生姜 3 片，用水 300mL，煎至 150mL，温服。每日一剂，水煎 400mL 早晚分两次温服。

6. 加减

如气郁，加乌药、木香、槟榔、紫苏、干姜，倍香附、砂仁；如湿郁，加白术，倍苍术；如热郁，加黄连，倍栀子；如痰郁，加南星、枳壳、小皂角；如血郁，加桃仁、红花、牡丹皮；如食郁，加山楂、神曲。

7. 方解

方中法半夏渗湿利水、健脾和胃、宁心安神，可消除或改善患者的胸胁脘腹胀闷窜痛、恶心欲吐、肢体困重、头晕嗜睡等症状；茯苓利水渗湿、健脾、宁心，临床多用于痰饮眩晕、脾虚食少等治疗；栀子清热、泻火、凉血，多用于治疗热病虚烦不眠、口渴、目赤、热毒疮疡等；香附疏肝解郁、理气宽中；砂仁化湿开胃、温脾止泻；苍术燥湿健脾；陈皮理气降逆、调中开胃、燥湿化痰；川芎活血化瘀；炙甘草调和诸药。全方合用共奏理气解郁，宽中除满之功。

8. 临床研究

据已有文献表明，精神分裂症患者发生代谢综合征的概率约为 38%，代谢综合征又进一步导致心血管疾病和糖尿病等发生率增高，严重危害患者的正常生活与生命健康。多数非典型抗精神病药可导致血糖升高和血脂紊乱，增加了患者罹患糖尿病及其他代谢综合征的风险，但其作用机制尚未完全阐明。有研究认为，可能是通过 5-羟色胺受体，对胰腺 β 细胞产生直接抑制作用，导致胰岛素抵抗增加或胰岛素分泌减少，进而导致高血糖和血脂紊乱，很多医者用六郁汤加减治疗代谢综合征合并精神障碍或抗精神病药物导致的代谢综合征，取得较好疗效。

2015 年余珊珊等观察了六郁汤辅助治疗非典型抗精神病药所致高血糖和血脂紊乱的疗效。他们选取 2015 年 6 月至 2016 年 12 月治疗的 90 例非典型抗精神病药所致高血糖和血脂紊乱患者，采用随机数字表法分为观察组与对照组，每组 45 例。对照组嘱患者控制饮食、适量运动，并给予高血糖和血脂紊乱的对症处理，如采用盐酸二甲双胍缓释片控制高血糖，采用辛伐他汀片治疗血脂紊乱。依据药品说明书指导用药，4 周为 1 疗程，治疗 3 疗程。观察组在对照组基础上辅以六郁汤治疗。处方：川芎、茯苓、砂仁各 15g，栀子、法半夏、香附、枳实、苍术、厚朴、陈皮各 12g，炙甘草 6g。每天 1 剂，常规方法水煎至 200mL，分早晚 2 次温服。先连续使用 2 周，停服 1 周，再继续服用 1 周为 1 疗程，共治疗 3 疗程。后观察 2 组治疗前后的、血糖及血脂相关指标的变化，计算胰腺 β 细胞功能指数、胰岛素抵抗指数，分析临床疗效。经过 3 疗程的治疗，2 组阳性症状、阴性症状、一般病理症状评分及阳性与阴性症状量表评分总分均降低，空腹血糖、餐后 2 小时血糖、糖化血红蛋白、总胆固醇、甘油三酯、低密度脂蛋白胆固醇水平均降低，高密度脂蛋白胆固醇及脂蛋白 A 水平均升高，提示 2 组方法在改善精神分裂症症状、降低血糖和调节血脂水平等方面均具有一定的作用。观察组胰腺 β 细胞功能指数增高，胰岛素抵抗指数降低，表明观察组所用治疗方法还具有提高胰岛 β 细胞功能和改善胰岛素抵抗的效果。治疗 3 疗程后组间比较，观察组上述症状及实验室指标的改善情况均较对照组更明显，表明观察组的治疗效果优于对照组。分析组间治疗效果差异的原因，主要的原因可能在于中西医的协同增效机制，且中药作用较为温和持续。在不良反应方面，主要为药物常见的轻微、非特异性不良反应，表明这 2 种方法临床用药安全性均较高。

杨玲在临床上观察了六郁汤对奥氮平致精神分裂症患者代谢综合征的改善作用。她选取 2015 年 1 月至 2017 年 1 月恩施州精神卫生中心收治的精神分裂症合并代谢综合征患者 120 例，随机分为观察组与对照组，每组 60 例，2 组患者均继续抗精神病治疗，口服奥氮平，起始剂量为 10mg/d，此后酌情调整至 5 ~ 10mg/d。对照组患者控制日常饮食，保持适度的运动。观察组在对照组的基础上服用六郁汤治疗：取川芎、茯苓、砂仁各 15g，半夏、栀子、枳实、香附、苍术、陈皮、厚朴各 12g，甘草 6g，加水 500mL，煎 30 分钟，滤后取汁 300mL，1 剂/天，早晚各服 1 次。所有患者治疗时间均为 12 周。后比较 2 组患者治疗前后临床疗效、糖脂代谢指标、体重指数、血压变化及精神症状改善情况；并统计 2 组患者治疗期间不良反应发生情况。最后发现与治疗前比较，观察组舒张压、收缩压均降低，且低于对照组，对照组各指标治疗前后无差异；提示六郁汤通过调节糖脂代谢，使患者血压水平恢复正常；与治疗前比较，2 组患者阳性和阴性症状量表评分均下降，且观察组低于对照组；治疗后观察组不良反应量表评分较治疗前下降，且低于对照组，对照组治疗前后不良反应量表评分比较无显著差异；提示六郁汤治疗奥氮平致精神分裂症代谢综合征的同时不影响奥氮平治疗精神分裂的疗效，同时减轻了奥氮平引起的不良反应，弥补了其治疗的缺陷，使用安全性良好。六郁汤对奥氮平致精神分裂症代谢综合征的改善作用显著，可有效调节患者的糖脂代谢功能，抑制肥胖、高血压等疾病的发生，降低奥氮平引起的不良反应的同时不干扰其疗效。

文璐等临床观察六郁汤对第二代抗精神病药物所致气滞湿阻代谢综合征患者体重、腰围、臀围以及体重指数治疗效果以及对精神症状的影响。他们将 154 例符合精神分裂症标准的患者而且符合代谢综合征气滞湿阻的诊断标准，且此代谢综合征与所使用第二代抗精神病药物有关，按照 2:1 进行随机分组。结果在气滞湿阻 154 例中，治疗组 102 例，对照组 52 例。治疗组用六郁汤：半夏、栀子、香附、枳实、苍术、厚朴、陈皮各 12g，川芎、茯苓、砂仁各 15g，甘草 6g。上方加水 500mL，煎 30 分钟，取汁 300mL，分 2 次口服，日 1 剂。对照组予中药安慰剂。而且体重在治疗结束时研究组明显低于对照组，腰围也明显低于对照组，体重指数也显著低于对照组。气滞湿阻代谢综合征治疗组的阳性症状在治疗前比对照组明显，经过治疗后两组比较无显著性差异，而阴性症状、一般普通症状和阳性与阴性症状量表总分都明显低于对照组。观察结束后，气滞湿阻研究组副作用评分明显少于对照组。由此可见第二代抗精神病药物相关气滞湿阻代谢综合征用六郁汤剂治疗后，其体重质量有明显变化，而且有利于精神症状的改善，不良反应较轻。

顾钟忠等用六郁汤治疗非典型抗精神病药所致代谢综合征 32 例效佳。他们选择 2010 年 9 月至 2011 年 12 月在湖州市第三人民医院精神科住院治疗的 64 例患者，随机分为中药治疗组（研究组）及对照组。其中，研究组 32 例，对照组 32 例，符合入组标准的所有患者继续原来的抗精神病治疗，药物剂量依病情需要进行调整。在治疗过程中对于睡眠障碍者用氯硝西泮片，心动过速者给予普萘洛尔片，也可以酌情加用苯海索片及护肝药等对症处理。研究组患者在原来治疗的基础上给予自拟中药六郁汤免煎剂（组成为川芎、茯苓、砂仁各 15g，栀子、半夏、香附、枳实、苍术、厚朴、陈皮各 12g，甘草 6g）日一剂，分两次服；对照组给予安慰剂分两次服。观察时间为 12 周，每半月停服中药及安慰剂 1 周。于第 0、12 周末分别测血常规、血糖、血脂、糖化血红蛋白、肝肾功能。并记录血压、体重、腰围。用阳性和阴性症状量表对精神症状进行评定，用治疗中副反应量表对副反应进行评定。对所得数据进行统计学处理。通过本研究 12 周的临床观察，我们发现服用抗精神病药所致代谢综合征的精神分裂症患者经过六郁汤免煎剂的治疗，血糖、糖化血红蛋白、胆固醇、收缩压及舒张压均明显下降，而对照组患者通过安慰剂处理，血糖血脂及血压均无明显变化。本研究同时还发现 12 周末，研究组糖化血红蛋白及舒张压明显低于对照组，这些表明六郁汤能够改善服用抗精神病药所致的气滞湿阻中医证型代谢综合征的作用。顾钟忠等认为，代谢综合征的病机是本虚标实，脾失健运，肝失疏泄，脾肾不足导致水湿内生，痰浊停滞，瘀血内阻，病久郁积化热，耗气伤阴。在六郁汤中，半夏具有渗湿利水、健脾和胃、宁心安神的功效；砂仁有化湿开胃、温脾止泻的功效；苍术有燥湿健脾的功效；陈皮有理气降逆、调中开胃、燥湿化痰之功，主治脾胃气滞湿阻、胸膈满闷等；川芎具有活血化瘀、扩管降压的作用。因此，通过多味中药组合成六郁汤，具有良好的治疗代谢综合征的作用。在本研究中特别是研究组糖化血红蛋白在 12 周末明显低于对照组，表明六郁汤的降糖功效确切。在观察代谢综合征各项指标的同时，他们还观察了精神分裂症患者在本研究中精神症状的变化情况，通过观察结果发现，治疗前后研究组与对照组阳性和阴性症状量表评分均明显下降，而治疗前后两组间的评分均无差异，提示在使用六郁汤治疗代谢综合征的过程中，对精神疾病无影响。另外，从副反应量表评分及记录的治疗过程中的不良事件来看，两组患者间均无差异，并且通过对症处理患者均能够耐受，表明六郁汤在临床使用中安全性较好。

蒋永红等用六郁汤或二陈汤合桃红四物汤对精神分裂症患者伴发代谢综合征亦得到较好的疗效。他们选择 2010 年 5 月至 2012 年 1 月在其医院精神科男病区住院患者 30 例。全部病例经中医会诊，根据气滞湿阻中医诊断，予六郁汤治疗；痰瘀互结中医诊断，则予二陈汤合桃红四物汤治疗。六郁汤组成为半夏 12g，川芎 15g，茯苓 15g，栀子 12g，香附 12g，砂仁 15g，枳实 12g，苍术 12g，厚朴 12g，陈皮 12g，甘草 6g。二陈汤合桃红四物汤组成为陈皮 12g，半夏 12g，茯苓 15g，桃仁 12g，红花 12g，川芎 15g，当归12g，赤芍15g，生地黄15g，乌梅6g，上方加水500mL，煎30分钟，取汁300mL，分2次口服，日1剂。治疗8周后患者空腹血糖、收缩压、舒张压、甘油三酯均有明显下降，高密度脂蛋白明显升高，与治疗前比较差异显著，体重指数在12周内虽然也呈现下降趋势，但差异无统计学意义，未发现明显不良反应。证实六郁汤或二陈汤合桃红四物汤能有效改善精神分裂症患者代谢综合征的糖代谢紊乱、血脂紊乱、血压异常。

五、六味地黄丸

1. 来源
宋代医学家钱乙的《小儿药证直诀》。

2. 组成
熟地黄八钱，山萸肉、干山药各四钱，泽泻、牡丹皮、白茯苓（去皮）各三钱。

3. 功能
滋补肝肾。

4. 用法
上为末，炼蜜为丸，如梧桐子大。每服三丸，空心温水化下。

5. 主治
肝肾阴虚，头目眩晕，骨蒸劳热，齿龈出血，羸瘦骨蒸。

6. 加减
在本方的基础上加知母、黄柏，则名知柏地黄丸，功偏滋阴降火，适用于阴虚火旺，骨蒸潮热，盗汗遗精之证；如在六味地黄丸的基础上加枸杞子、菊花，则名杞菊地黄丸；如在六味地黄丸的基础上加五味子，则名七味都气丸，功偏滋肾纳气，适用于肾虚气喘之证；如在六味地黄丸的基础上加五味子、麦冬，则名麦味地黄丸，功偏滋肾敛肺，适用于肺肾阴虚之咳嗽、气喘。

7. 方解
本方重用熟地为君，滋阴补肾，填精益髓；配伍山茱萸养肝涩精，山药补脾固精，两药都可协助熟地以充复肾中阴精，共为臣药。又配泽泻泻肾利湿，并防熟地之滋腻；丹皮清泻肝火，并制山茱萸之温涩；茯苓健脾渗湿，以助山药之补脾，共为主药。六药合用，补中有泻，寓泻于补，以补为主，肾肝脾三阴并补，为补肾阴为主，构成通补开合之剂，共奏滋肾益精之功。

8. 药理研究
六味地黄丸具有显著的增强免疫、抗衰老、抗疲劳、抗低温、耐缺氧、降血脂、降血压、降血糖、改善肾功能、促进新陈代谢及较强的强壮作用。

（1）抗疲劳、抗低温、耐缺氧作用与人参相似。

（2）对免疫功能的影响：能激活细胞免疫及抗体生成反应，提高细胞免疫功能，促进扁桃体细胞诱生干扰素，提高血清干扰素水平。

（3）扩张血管，对动脉狭窄性高血压有明显的降压和改善肾功能作用。

（4）减少心肌胶原的沉着，防治高血压心血管损害。

（5）改善血液流变性，降低全血黏度、血浆黏度、纤维蛋白原，抑制梗死心脏中氧自由基的生成，缩小梗死面积，防治冠心病、心肌梗死。

（6）对血脂的影响，可明显降低胆固醇、甘油三酯和磷脂，增加高密度脂蛋白，提高 HDL-C/TC 的比值，促进脂质代谢，长期服用有防止动脉粥样硬化的作用。

（7）改善自主神经系统功能紊乱。

（8）改善性腺功能障碍，通过作用于下丘脑-垂体-性腺轴而改善性激素分泌，促进精子生成，提高精子活动率，增强性功能。

（9）促进肾脏对体内代谢产物尿素的排泄，保护肾排泄功能。

（10）对肝损伤有保护作用：对正常的 ALT 活性无明显影响，但对四氯化碳、硫代乙酰胺及强的松龙所致的 ALT 活性升高有显著的降低作用。

（11）增加小鼠体重，增强体力，延长游泳时间，使接受化学致癌物的动物脾脏淋巴小结发生中心活跃。

（12）增强单核巨噬系统的吞噬活性，提高存活时间，提高腹水型宫颈癌 U14 细胞内的 cAMP，提高癌细胞增殖抑制率。

（13）能抑制氨基甲酸乙酯、亚硝胺的肿瘤诱发率。

（14）对于食管上皮细胞增生证，有阻断癌变作用，可预防食管癌发生，减低发病率。

（15）六味地黄丸中泽泻含锌量高，山茱萸含铬量高，对动脉粥样硬化和糖尿病有预防作用，故六味地黄丸对预防老化和早衰有一定作用。

（16）使红细胞糖代谢恢复正常。

（17）抗化疗药物毒副作用，延长生存率，保护红细胞、白细胞、血小板功能，防止心、肝、肾功能的损害，保护 NK 细胞活性，增强 T、B 淋巴细胞转化功能。

9. 临床研究

（1）糖尿病

随着传统医学的发展与进步，将六味地黄丸应用于糖尿病的临床治疗，对改善患者的临床症状具有积极作用，且就治疗结果来看，加用六味地黄丸可降低 FPG、2hPG、糖化血红蛋白水平。吴正等为观察六味地黄丸对 IGT 血糖及血脂的影响，根据 1999 年 WHO 与国际糖尿病联盟糖尿病专家委员会公布的诊断标准选择 IGT 患者 30 例，随机分为治疗组和对照组，治疗组给予药物治疗：口服六味地黄丸，每次 8 粒，每日 3 次。饮食治疗：鼓励患者根据"中国营养学会推荐的每天膳食中营养素供给量"，限制饮食摄入，限制饮酒及食糖，鼓励多吃蔬菜。对肥胖的患者则鼓励减少饮食摄入，并逐渐减轻体重。运动治疗：鼓励并指导患者根据工作性质、家庭及身体健康具体情况，适当参加业余体力劳动和运动。教育及监测：定期进行糖尿病防治知识学习；对照组除不使用六味地黄丸治疗外，其他如运动、饮食、教育及监测等干预均和治疗组相同，治疗 12 周后，观察两组血糖、血脂状况。结果显示治疗组患者经干预治疗后治疗组的血糖、血脂状况有所改善，对照组干预前后各指标差异不显著，说明早期生活方式干预同时服用六味地黄丸，在降低患者的血糖、血脂方面均较单纯生活方式干预组有明显的优势，证明六味地黄丸能明显减少引起糖尿病的高危因素，减少糖耐量异常患者转化为糖尿病患者，可以延缓或预防 2 型糖尿病的发生。黄海波等运用循证医学的方法，系统评价六味地黄丸治疗 2 型糖尿病的疗效和安全性，检索六味地黄丸治疗 2 型糖尿病相关文献。对符合标准的试验进行质量评价。运用异质性检验、Meta 分析、漏斗图分析及敏感性分析统计相关数据。结果评价指标除空腹血糖外，临床疗效上中药复方组均优于对照组。Meta 分析结果提示，纳入的 8 个研究存在同质性，故使用固定效应模型，具有统计学意义。从而推断六味地黄丸中药复方组与纯西医组对临床症状的改善存在显著性差异，六味地黄丸治疗 2 型糖尿病有效、安全，敏感性分析提示该结果有较好的稳定性。蔡柳青将 100 例 2 型糖尿病门诊患者作为观察对象，随机分成对照组和观察组，各 50 例。对照组门诊患者给予二甲双胍片治疗，观察组门诊患者给予六味地黄丸联合二甲双胍片治疗，对比两组门诊患者的治疗效果。发现观察组门诊患者经治疗后，平均空腹血糖为（6.31 ± 0.79）mmol/L，平均餐后 2 小时血糖为（6.29 ± 0.86）mmol/L，平均糖化血红蛋白为（6.01 ± 0.69）%，治疗总有效率为 96.0%；对照组门诊患者经治疗后，平均空腹血糖为（6.89 ± 0.82）mmol/L，平均餐后 2 小时血糖为（7.10 ± 0.94）mmol/L，平均糖化血红蛋白为（6.86 ± 0.92）%，治疗总有效率为 82.0%。观察组平均空腹血糖、平均餐后 2 小时血糖、平均糖化血红蛋白水平、治疗总有效率均显著优于对照组，差异有统计学意义（$P < 0.05$）。提示治疗 2 型糖尿病门诊患者的过程中以六味地黄丸联合二甲双胍片治疗，能够取得良好的临床效果。刘红艳等选取 2 型糖尿病患者 140 例，随机分为观察组和对照组各 70 例。对照组仅予二甲双胍片治疗，观察组加用六味地黄丸治疗，结果观察组治疗总有效率为 95.71%；对照组总有效率 77.14%。表明六味地黄丸联合二甲双胍片治疗 2 型糖尿病患者的效果确切，具有积极的临床意义。王俊超以六味地黄丸加减治疗糖尿病患者 40 例，疗效明显高于达美康缓释片组。莫惠斌以本方联合二甲双胍，治疗气阴两虚型 2 型糖尿病患者 36 例，总有效率达 97.22%。

（2）糖尿病并发症

糖尿病常伴随有一系列的并发症，针对并发症的治疗，采取的多是控制血糖及对症治疗，大多治标不治本。近年来，随着中医药的大力开展，有研究者采用六味地黄丸治疗其并发症取得良效。霍瑞芝对六味地黄丸联合甲钴胺应用于糖尿病周围神经病变患者进行治疗的临床疗效观察。结果联合组总有效率 88%，明显高于甲钴胺对照组 60%。且在治疗后神经传导速度的提高上也有明显优势。该学者认为六味地黄丸联合甲钴胺治疗糖尿病周围神经病变能够有效发挥作用，改善患者临床症状。陈启新则探析了联合应用银杏叶片和六味地黄丸对糖尿病患者早期视网膜病变的预防效果。结果表明，对 2 型糖尿病患者进行六味地黄丸及银杏叶片联合干预，可以有效预防糖尿病视网膜病变的发生，延缓其进展，有助于改善患者的临床结局。解其华应用补肾益气汤合六味地黄丸合用治疗糖尿病肾病患者 24 例，实验组患者在对照组的治疗基础上加入补肾益气汤合六味地黄丸，用药方法：六味地黄丸 8 粒/次，3 次/日，饭后服用。补肾益气汤成分有熟地、生黄芪、当归、肉苁蓉、何首乌、党参、芡实、白术、核桃仁等中药，水煎服，1 剂/日，连续服用 4 周为一个疗程。结果发现观察组治疗有效率明显高于对照组，不良反应发生率明显低于对照组。

（3）糖尿病伴有合并病

当糖尿病合并冠心病、高脂血症、骨质疏松症等多种急慢性合并疾病，往往会给治疗增加难度和复杂性。郑晓梅等选择 2008 年 7 月 1 日至 2010 年 7 月 1 日在成都市第五人民医院住院部及门诊就诊的 120 例糖尿病合并高血压病患者相关资料，随机分为对照组和治疗组各 60 例，两组患者均进行糖尿病和高血压基础治疗。全部患者空腹血糖 < 7mmol/L，使用口服降糖药和（或）注射胰岛素控制血糖，即餐前 30 分钟皮下注射赖浦胰岛素；或餐后服用阿卡波糖；或餐前服用那格列奈。全部患者血压 < 130/80mmHg，服用 1 种或 2 种降压药物，即贝那普利（商品名：洛丁新），治疗组在西医治疗的基础上加用六味地黄丸，12 周为 1 个疗程。观察治疗前后尿白蛋白/尿肌酐，内生肌酐清除率及胰岛素抵抗指数、C 反应蛋白、血脂等指标的变化。结果发现治疗后治疗组与对照组比较，尿白蛋白/尿肌酐（$P = 0.012$）、血清 CRP（$P = 0.000$）和低密度脂蛋白（$P = 0.014$）差异有统计学意义。胰岛素抵抗指数治疗前后结果差异有统计学意义（$P < 0.05$），但与对照组比较，差异无统计学意义（$P > 0.05$）。可见六味地黄丸可改善肾损害实验室指标，改善胰岛素抵抗，减轻体内炎性反应，改善脂代谢异常。楼建梅选取 2010 年 1 月至 2013 年 4 月收治的 120 例合并高血压糖尿病肾病患者，按照随机数字表法分为对照组和观察组，每组 60 例。对照组患者单独使用替米沙坦治疗，观察组患者给予替米沙坦联合六味地黄丸治疗。对两组患者经过治疗脉压和尿蛋白定量下降程度以及产生的不良反应进行对比观察，并做好记录。结果显示观察组患者经过治疗，在脉压和尿蛋白定量下降程度上优于对照组，差异有统计学意义；两组患者经过治疗肾功能稳定，没有出现高血钾等不良反应。由此可知替米沙坦联合六味地黄丸应用于治疗合并高血压糖尿病肾病效果显著，值得广泛推广和使用。刘涛将 82 例 2 型糖尿病合并高脂血症患者随机分为对照组和实验组各 41 例，对照组患者采用常规西医治疗，即指导患者合理饮食，加强运动锻炼，同时口服二甲双胍缓释片。实验组患者在此基础上加用六味地黄丸治疗，治疗 3 个月后，观察比较两组患者的治疗效果。结果：实验组患者总有效率（95.1%）显著高于对照组患者（78.0%），组间临床疗效比较差异具有统计学意义；两组患者治疗后血糖指标、血脂指标与治疗前比较，差异均具有统计学意义；实验组患者治疗后血糖指标、血脂指标改善情况均优于对照组，差异具有统计学意义。证明采用六味地黄丸治疗 2 型糖尿病合并高脂血症患者疗效确切，可有效改善患者血糖、血脂水平。陈建鸿等选取糖尿病性骨质疏松患者 60 例，随机分为 A 组与 B 组各 30 例；另选取同期收治的糖尿病未合并骨质疏松患者 30 例作为 C 组。A 组予六味地黄丸治疗，B 组予六味地黄丸联合西格列汀治疗，C 组予西格列汀治疗。结果治疗后，B 组骨密度明显高于 A 组，低于 C 组；B 组骨钙素、胰高血糖素样肽-1 水平均高于 A 组和 C 组，C 反应蛋白、空腹血糖、糖化血红蛋白、低密度脂蛋白胆固醇水平均低于 A 组和 C 组（$P < 0.05$）。因此，西格列汀联合六味地黄丸治疗糖尿病性骨质疏松，能改善糖脂代谢水平，控制血糖水平，降低骨折发生率，提高临床疗效。熊翼等观察六味地黄丸对 2 型糖尿病合并冠心病血糖控制及心血管事件的影响。具体方法是在糖尿病合并冠心病的常规治疗基础上，对照组予以胰岛素注射治疗，观察组予以胰岛素合并六味地黄丸治疗，根据患者个人情况辨证加减。结果显示，治疗后，观察组空腹血糖、餐后 2 小时血糖及心血管事件发生率均显著低于对照组。结论：将六味地黄丸应用到 2 型糖尿病合并冠心病的治疗中，能够显著降低和有效控制血糖水平，明显降低心血管事件的发生率。余环星对在 60 例糖尿病合并失眠进行六味地黄丸加减干预治疗。结果显示，与对照组（阿普唑仑）相比，治疗组远期疗效显著，不但能增加睡眠时间，提高睡眠质量，更能平稳地控制血糖，不良反应发生率低。另外，檀雪松等以六味地黄丸联合中药穴位敷贴治疗 2 型糖尿病便秘获得良好疗效。

10. 实验研究

（1）抗氧化损伤

人体中过量的自由基是糖尿病等多种疾病的关键致病物质之一。持续的高血糖情况诱发机体的氧化应激，导致氧自由基产生过多。自由基对机体组织产生损害，与 MDA 含量及 SOD 活性的变化密切相关。马健等探究"滋阴代表方对小鼠脑、免疫器官及其 SOD、MDA 的影响"，结果表明六味地黄丸治疗可使动物免疫器官中清除自由基能力增强，能降低试验动物的受损程度。孙琳林等学者在"补泻不同配伍补阴方对衰老大鼠免疫相关因子含量影响的比较研究"发现六味地黄丸可以通过抑制致炎因子和促进保护作用来调整亚急性衰老模型大鼠的免疫功能，抑制炎症损伤，延缓衰老。与另外两组试验药物相比，六味地黄丸在对免疫炎症损伤的抑制作用方面效果更显。

（2）降低血糖和改善胰岛素抵抗

六味地黄丸滋阴补肾，具有良好的降低血糖的作用，方中各药均有降糖的功效，疗效明确，亦可用于改善胰岛素抵抗。张佳琪等在整合药理学平台基础上对六味地黄丸治疗糖尿病的作用物质及其分子机制进行研究发现，多种成分的靶点如 PRKCB、GAA、GCK 等与糖尿病均有所相关，推测其可能通过调节丙氨酸、谷氨酸等氨基酸代谢、能量代谢及糖脂代谢等多种代谢紊乱治疗糖尿病。吕璐等通过探讨六味地黄丸对自发性 2 型糖尿病模型大鼠胰岛素表达水平的影响，结果表明六味地黄丸有助于控制血糖、降低胰岛素表达，可能具有促进胰岛素与脏器作用，增加脏器对胰岛素的敏感性，从而减轻试验小鼠高胰岛素血症样症状。杜华等研究结果也提示，六味地黄丸能够改善 OLEFT 大鼠肝脏胰岛素抵抗。

（3）改善糖尿病并发症

糖尿病肾病、糖尿病视网膜病变、糖尿病周围神经病变是糖尿病常见三大并发症，发病机制复杂。六味地黄丸广泛应用于糖尿病及其并发症中，尤其在 DKD 治疗的应用中尤为广泛。贾评评等探讨六味地黄丸对糖尿病肾病大鼠肾脏组织 RhoA/ROCK1 表达的影响时发现，与空白组及模型组相比较，六味地黄丸治疗组糖尿病肾病大鼠 RhoA/ROK1 表达水平、24 小时尿蛋白定量显著下降，ALB、体质量升高，肥大指数降低，表明六味地黄丸可能通过影响 DKD 大鼠肾脏组织 RhoA、ROCK1 的表达，降低蛋白尿，减轻肾脏病理损害。赵陆斌对 DN 大鼠进行六味地黄丸联合治疗，得出药物对 DN 大鼠肾损害保护作用与细胞 MCP-1、NF-kB 表达一致，认为六味地黄丸保护肾脏的机制或许与其抑制炎症反应有关。

（4）对血管系统的保护作用

血管内皮细胞功能不全现已成为 2 型糖尿病及其血管并发症发生发展的关键因素及主要病理基础，并贯穿于疾病发展的始终。于洋等通过对六味地黄丸对糖尿病大鼠血管功能的影响及抗氧化应激机制探讨，认为六味地黄丸可显著改善 T_2DM 大鼠的血管内皮舒张功能障碍，通过调节 MDA/PRMT1/NO 的表达，抑制氧化应激损伤而保护血管内皮。吴颂希等研究表明，使用六味地黄丸能够明显降低 I 期、II 期原发性高血压病患者 VWF 水平，从而延缓动脉硬化，改善高血压病预后。严璐佳通过研究发现，对高血脂大鼠加用六味地黄丸，能降低大鼠血脂水平，保护血管内皮功能及主动脉。其机制可能与提高血清脂联素水平或上调脂联素受体（AdipoR1 和 AdipoR2）的表达等有关，进而起到保护血管的作用。

六、大柴胡汤

1. 来源
汉代医学家张仲景的《金匮要略》。

2. 组成
柴胡 12g，黄芩、芍药、半夏、枳实各 9g，生姜 15g，大枣 4 枚，大黄 6g。

3. 功能
和解少阳，内泻热结。

4. 用法
上八味，以水一斗二升，煮取六升，去滓，再煮，温服一升，日三服。

5. 主治
少阳阳明合病。往来寒热，胸胁苦满，呕不止，郁郁微烦，心下痞硬，或心下满痛，大便不解，或协热下利，舌苔黄，脉弦数有力。

6. 加减
兼黄疸者，可加茵陈、栀子以清热利湿退黄；胁痛剧烈者，可加川楝子、延胡索以行气活血止痛；胆结石者，可加金钱草、海金沙、郁金、鸡内金以化石。

7. 方解
主证多由病邪已入阳明，化热成实所致，治疗以和解少阳，内泻热结为主。往来寒热、胸胁苦满，表明病变部位仍未离少阳；呕不止与郁郁微烦，则较小柴胡汤证之心烦喜呕为重，再与心下痞硬或满痛、便秘或下利、舌苔黄、脉弦数有力等合参，说明病邪已进入阳明,有化热成实的热结之象。方中重用柴胡为君药,配臣药黄芩和解清热,以除少阳之邪;轻用大黄配枳实以内泻阳明热结,行气消痞,亦为臣药。芍药柔肝缓急止痛,与大黄相配可治腹中实痛,与枳实相伍可以理气和血,以除心下满痛;半夏和胃降逆,配伍大量生姜,以治呕逆不止,共为佐药。大枣与生姜相配,能和营卫而行津液,并调和脾胃,功兼佐使。

8. 药理研究

柴胡主要成分柴胡皂苷可明显降低 TG,加速使 TC 随粪便排出,降低 TC 浓度,抑制小鼠血清中总胆固醇、甘油三酯以及低密度脂蛋白升高,有效防治高脂血症形成发展。白芍可抑制血小板聚集,配伍柴胡显著降低血液黏稠度。黄芩提取物可明显降低小鼠 TG 和 LDL-C 水平,其中黄酮类化合物已被证实有较好降脂作用,黄芩素和黄芩苷可降低实验性高脂大鼠的血清游离脂肪酸和甘油三酯及肝甘油三酯水平;汉黄芩素通过抑制 HL 中甘油三酯脂肪酶、甘油一酯脂肪酶、磷脂酶等活性起到降脂的作用;黄芩新素能降低血清甘油三酯和肝甘油三酯含量。枳实中的辛弗林可促进脂肪分解、降低血脂,黄酮苷类具有抗氧化,清除自由基药理作用。半夏可阻止或延缓食饵性高脂血症形成,并对高脂血症亦有一定治疗作用,尤其对降低 TC 和 LDL-C 作用较明显。大黄酚可降低肝细胞内甘油三酯和胆固醇水平,制止细胞脂质沉积,调节血脂。

9. 临床研究

(1) 代谢综合征

张晗等选择 2011 年 1 月至 2013 年 5 月接收的、确诊为代谢综合征的 86 例患者为研究对象,随机均分为观察组和对照组,每组 43 例。所有患者均参照美国胆固醇教育计划成人治疗指南Ⅲ给予基础治疗,包括饮食控制、适量运动、减轻体重等,对照组在此基础上给予盐酸二甲双胍肠溶片;观察组在对照组的基础上给予二陈汤合大柴胡汤,方药组成:半夏 15g,陈皮 15g,柴胡 15g,枳实 9g,茯苓 9g,黄芩 9g,芍药 9g,大黄 6g,生姜 6g,大枣 4 枚。治疗 3 个月后,比较两组患者血糖指标(空腹血糖;餐后 2 小时血糖)、血脂指标(甘油三酯;低密度脂蛋白胆固醇)、血压指标(收缩压;舒张压)和体重指数。结果治疗前两组患者血糖指标、血脂指标、血压指标和体重指数比较差异无统计学意义($P > 0.05$);治疗 3 个月后,观察组患者空腹血糖为(7.41 ± 0.1)mmol/L,餐后 2 小时血糖为(10.23 ± 1.1)mmol/L、甘油三酯为(2.03 ± 0.7)mmol/L,低密度脂蛋白胆固醇为(2.56 ± 0.4)mmol/L,收缩压为(100.9 ± 2.5)mmHg,舒张压为(69.1 ± 2.3)mmHg 和体重指数为(25.1 ± 0.5)kg/m²,与对照组相比较差异有统计学意义($P < 0.05$)。说明从痰湿淤论组方的大柴胡汤合二陈汤能够明显改善代谢综合征患者的高血糖、高血脂、高血压和肥胖等症状,具有良好的临床效果。古剑将 120 例符合标准的代谢综合征患者随机分为两组,每组 60 例,两组患者无显著差异,具有可比性。两组都给予合理饮食、增加运动及戒烟、戒酒等基础治疗,在此基础上,对照组血脂紊乱者给予阿托伐他汀钙片,联合非诺贝特胶囊口服;高血压者给予卡托普利片,或氯沙坦钾氢氯噻嗪片,或硝苯地平控释片口服,或视患者血压情况进行联合用药;高

血糖者给予盐酸二甲双胍片随餐服用，同时给予阿卡波糖片餐前即刻整片吞服或与前几口食物一起咀嚼服用。治疗组：在对照组治疗上给予口服黄连温胆汤合大柴胡汤加减的中药方剂，组成为半夏10g，黄连15g，竹茹10g，陈皮15g，枳实10g，柴胡25g，黄芩10g，大黄5g，白芍10g，丹参15g，三七5g，炙甘草10g，由煎药室统一煎煮，每次100mL，日2次口服，每日1剂。治疗12周，观察治疗前后两组患者的BMI、血压、空腹血糖、餐后2小时血糖、血甘油三酯、血高密度脂蛋白胆固醇以及临床疗效。结果表明，治疗后两组患者的BMI、血压、空腹血糖、餐后2小时血糖、血甘油三酯均显著降低，血高密度脂蛋白胆固醇均显著升高，说明二者都可以针对代谢综合征的各组成部分进行综合治疗。而本试验治疗组在加入两个中药方剂后，各项指标显著低于对照组说明中医辨证结合西医治疗代谢综合征可以有效提高临床疗效。而总体看来治疗组的显效率显著优于对照组。在临床上可以使用口服黄连温胆汤合大柴胡汤加减联合西医治疗方法治疗痰热互结型的代谢综合征患者。

（2）糖尿病

王竹风等将120例T_2DM患者随机平分为2组，每组60例。对照组采用精蛋白生物合成人胰岛素注射液30R治疗，分别在早晚餐前的30分钟注射，根据血糖情况，调整使用剂量。治疗组采用大柴胡汤联合甘精胰岛素治疗：甘精胰岛素每晚睡前注射，起始量为10U，根据血糖调整胰岛素用量（空腹血糖<7mmol/L，每次调整2u胰岛素）。大柴胡汤配方组成：柴胡15g、黄芩9g、芍药9g、半夏9g，枳实9g、大黄6g、生姜15g、大枣5个。每天1剂，分早晚2次服用。治疗2月后，观测有效性分析、前后证候积分比较、24小时胰岛素的使用剂量、夜间低血糖发作次数、血糖达标时间及生化指标的变化情况。结果：治疗2月后，24小时胰岛素的使用剂量，低血糖发作次数少于对照组。治疗2周后观察组三餐前后血糖下降，均优于对照组。结论是甘精胰岛素联合大柴胡汤能有效控制T_2DM血糖，减少低血糖次数，提示大柴胡汤联合甘精胰岛素对2型糖尿病患者血糖控制效果显著。

（3）高脂血症

姜丹选择2009年1月至2010年1月就诊于其医院心内科门诊的混合性高脂血症患者80例，随机分为对照组和观察组各40例，对照组予以每晚口服阿托伐他汀10mg，观察组予以每晚阿托伐他汀10mg，同时加服中药降脂汤（组方：柴胡15g，枳实15g，黄芩15g，大黄15g，半夏15g，白芍15g，丹参20g，茯苓20g，陈皮20g，甘草10g，金樱子30g，泽泻30g，制何首乌20g，虎杖20g，山楂30g）治疗，每日1剂，水煎服，每日2次。治疗4周。观察两组患者治疗前后血脂指标及安全性指标：血常规、尿常规、肝功能、肾功能、CK。结果发现观察组血脂水平较对照组明显下降，且有效率优于对照组。提示大柴胡汤辅助治疗高脂血症能显著降低甘油三酯和胆固醇水平，从而达到标本兼治的临床疗效。赵翠芳等随机对照治疗2型糖尿病伴高脂血症患者120例，对照组60例予二甲双胍口服。治疗组60例予大柴胡汤去姜枣，加生山楂、龙胆草、茵陈、泽泻、丹参治疗，水煎服，日1剂；治疗期间均维持原降糖降压调脂等基础治，2

组均治疗 12 周，观察治疗前后的血糖、血脂、糖化血红蛋白等的变化，探讨中医药对糖尿病合并高脂血症的疗效机制。结果显示：治疗组空腹血糖、餐后 2 小时血糖、糖化血红蛋白、血清总胆固醇、低密度脂蛋白胆固醇均明显下降，与治疗前比较，差异有统计学意义。对照组治疗后比较，差异有显著性或非常显著性意义。提示大柴胡汤化湿降浊活血法对糖尿病合并非酒精性脂肪肝有较好的调节作用，能有效地改善患者胰岛素抵抗状态，降低血清总胆固醇，且能明显减轻患者临床症状，无明显不良反应，效果优于单纯服用二甲双胍。杨湘跃随机对照治疗高脂血症性急性胰腺炎，对照组 23 例西药常规治疗，治疗组 22 例加用大柴胡汤胃管注入，1 剂/日，2 次/日；连续治疗 7 天，TG恢复正常时间治疗组快于对照组（$P < 0.05$）。刘博等用大柴胡汤联合西药空肠营养管注入治疗高脂血症急性胰腺炎，连续 7 天，TG 明显降低（$P < 0.05$）。黄牛随机对照治疗脂肪肝，对照组 40 例西医常规治疗；治疗组 40 例大柴胡汤，2 次/日，早晚各服300mL，连续 14 天；对照组显效 26 例，有效 10 例，无效 4 例，总有效率 90%，治疗组显效 33 例，有效 6 例，无效 1 例，总有效率 98%，总有效率治疗组明显高于对照组（$P < 0.05$）。

（4）肥胖

周珊等对大柴胡汤治疗肥胖病机制探讨，他们认为肥胖是由多种原因引起进食调控和能量代谢紊乱导致体内脂肪堆积过多造成体重过度增长并引起人体病理、生理改变的一种慢性代谢疾病，是现代人类多种慢性疾病的危险因素。根据中医辨证体系认为，肝郁脾虚热结是肥胖的致病关键，运用大柴胡汤和解枢机，疏肝解郁，通腑泄热，使痰湿运化、气机畅通，从而使水谷精微正常输布，痰湿热邪尽去，故肥胖得以消减。邓鑫等治疗 60 例患者符合肥胖 2 型糖尿病，随机分为治疗组 39 例，对照组 21 例。两组患者均糖尿病饮食、运动、自我监测。治疗组服用大柴胡汤（方剂组成：柴胡、黄连各10g，黄芩、玄参各20g，枳实、清半夏、茯苓各15g，大黄6g），水煎服，1 日 1 剂，水煎400mL，分 2 次服用联合二甲双胍0.25g，3 次/日；对照组二甲双胍0.5g，3 次/日。治疗 2 周为 1 疗程。结果显示治疗组治疗后体重、糖脂代谢、胰岛素抵抗明显改善，优于对照组；治疗组治疗前后体重指数、血糖、血脂差异有显著性。结论是大柴胡汤对本病有清热利湿，降糖降浊的功效；可缓解症状，有改善体重指数、血糖、血脂的作用。

高尿酸血症：邸彦宽将 2012 年 5 月至 2014 年 5 月收治的 80 例 2 型糖尿病合并高尿酸血症患者随机分为观察组和对照组，每组各有 40 例患者。观察组患者的治疗方法是联合使用大柴胡汤和降尿酸汤对观察组患者中存在肝胃郁热症状的患者进行治疗。大柴胡汤的药物组成和制用法为：柴胡15g、大黄6g、生姜15g、枳实9g、芍药9g、半夏9g、黄芩9g、大枣12颗。将上述药物一起入锅加适量的清水煎煮后去渣取汁，每天服1 剂，分 2 次服下。降尿酸汤的药物组成和制用法为：土茯苓30g、薏苡仁30g、山慈菇15g、车前子20g、草薢20g、怀牛膝15g、川杜仲10g、大黄5g、威灵仙10g。将上述药物一起入锅加适量的清水煎煮后去渣取汁，每天服 1 剂，分 2 次服下。我院联合使用六

味地黄汤和降尿酸汤对观察组患者中存在阴虚燥热症状的患者进行治疗。六味地黄汤的
药物组成和制用法为：淮山药 10g、熟地 20g、茯苓 20g、姜汁炒僵蚕 15g、麦冬 10g、
炙甘草 10g、泽泻 10g、丹皮 10g、桂圆 3 颗。将上述药物一起入锅加适量的清水煎煮后
去渣取汁，每天服 1 剂，分 2 次服下。降尿酸汤的药物组成和制用法同上。应连续治疗
21 天。观察并记录两组患者治疗的效果和治疗前后 BUA 水平、BUN 水平、Cr 水平的变
化情况。本次研究的结果显示，联合使用大柴胡汤和降尿酸汤或六味地黄汤和降尿酸汤
进行治疗的观察组患者治疗的总有效率明显高于使用别嘌呤片进行治疗的对照组患者，
其治疗后 BUA 的水平、BUN 的水平和 Cr 的水平均明显低于对照组患者。这说明，联合
使用大柴胡汤和降尿酸汤或六味地黄汤和降尿酸汤对 2 型糖尿病合并高尿酸血症患者进
行治疗的效果显著，可有效地降低其血尿酸的水平。彭悦华随机对照治疗 2 型糖尿病合
并高尿酸血症，对照组 49 例降糖降脂加吡格列酮 15mg/d，观察组 49 例加服大柴胡汤，
水煎服，1 剂/d，2 次/d，连续 12 周，TC、TG 降低观察组疗效明显优于对照组（$P <$
0.05）。

10. 实验研究

常一川观察不同剂量大柴胡汤对高脂高胆固醇大鼠血脂的调节，探讨大柴胡汤对大
鼠高血脂高胆固醇的作用机制。首先建立对照组，正常饮食并每日给予生理盐水灌胃；
高脂组与模型组以高脂饲料喂饲大鼠造模；治疗组在高脂饲喂同时予大柴胡汤制剂，并
根据给药剂量分为低剂量组（1.5g/10mL）、中剂量组（3g/10mL）、高剂量组（6g/
10mL）干预。每日观察大鼠的生存状态，分别在造模后 10 天、20 天、30 天，测量体
重并统计，并于实验后第 30 天取血测定血清总胆固醇、甘油三酯及高密度脂蛋白胆固
醇水平、低密度脂蛋白胆固醇水平。结果显示治疗组在高脂造模后第 10 天、20 天、30
天体重增加；治疗组与高血脂模型组对比，大柴胡汤的高、中、低剂量均能显著降低高
血脂模型大鼠血清中血清总胆固醇、甘油三酯及高密度脂蛋白胆固醇水平、低密度脂蛋
白胆固醇水平，作用效果呈剂量依赖关系。从而得出结论：大柴胡汤对高血脂模型大鼠
具有较好的降血脂治疗作用，有望进一步应用于临床试验。姜楠大柴胡汤干预糖代谢异
常综合征模型大鼠，HDL-C 水平明显升高（$P < 0.05$），并呈浓度依赖性关系。

七、苓桂术甘汤

1. 来源

汉代医学家张仲景的《金匮要略》。

2. 组成

茯苓 12g，桂枝（去皮）9g，白术、甘草（炙）各 6g。

3. 功能

温阳化饮，健脾利湿。

4. 用法

上四味，以水六升，煮取三升，去滓，分温三服。现代用法：水煎服。

5. 主治

治疗中阳不足痰饮病之代表方。临床应用以胸胁支满，目眩心悸，舌苔白滑为辨证要点。

6. 加减

咳嗽痰多者，加半夏、陈皮以燥湿化痰；心下痞或腹中有水声者，可加枳实、生姜以消痰散水。

7. 方解

本方所治痰饮乃中阳素虚，脾失健运，气化不利，水湿内停所致。盖脾主中州，职司气化，为气机升降之枢纽，若脾阳不足，健运失职，则湿滞而为痰为饮。而痰饮随气升降，无处不到，停于胸胁，则见胸胁支满；阻滞中焦，清阳不升，则见头晕目眩；上凌心肺，则致心悸、短气而咳；舌苔白滑，脉沉滑或沉紧皆为痰饮内停之征。仲景云：病痰饮者，当以温药和之。故治当温阳化饮，健脾利水。本方重用甘淡之茯苓为君，健脾利水，渗湿化饮，既能消除已聚之痰饮，又善平饮邪之上逆。桂枝为臣，功能温阳化气，平冲降逆。苓、桂相合为温阳化气，利水平冲之常用组合。白术为佐，功能健脾燥湿，苓、术相须，为健脾祛湿的常用组合，在此体现了治生痰之源以治本之意；桂、术同用，也是温阳健脾的常用组合。炙甘草用于本方，其用有三：一可合桂枝以辛甘化阳，以襄助温补中阳之力；二可合白术益气健脾，崇土以利制水；三可调和诸药，功兼佐使之用。

8. 药理研究

茯苓主要成分含 β-茯苓聚糖，具有利尿、镇静、降血糖、增加心肌收缩力等作用；泽泻主要含泽泻萜醇 A、B、C 及生物碱等，具有降压、降血糖、抗脂肪肝等作用；白术被誉为"脾脏补气健脾第一要药"，具有利尿、降血糖、抗血凝、提升白细胞等作用；甘草调和诸药，具有降脂、平喘、保肝、抗心律失常等作用。现代实验研究表明，苓桂术甘汤联合热量限摄能降低胰岛素抵抗模型大鼠体质量、空腹血糖及胰岛素抵抗 I，其改善胰岛素抵抗作用可能与过氧化酶体增殖物激活受体-γ 的活性有关，并可能同时具有抑制脂肪细胞分化的作用。本方还能降低 MS 模型大鼠血清抵抗素、升高脂联素含量，降低激素胰岛素水平及胰岛素抵抗指数；降低 MS 模型大鼠血糖、瘦素、胰岛素水平，并能调节胰岛素抵抗指数；降低 MS 模型大鼠体重、血压、TC、甘油三酯、LDL，升高高密度脂蛋白。加味苓桂术甘汤能显著改善 MS 模型大鼠糖、脂代谢。

9. 临床研究

欧阳华等选择新乡医学院第二附属医院住院治疗的 60 例符合抗精神病药物引起的 MS 患者为研究对象，同时满足痰瘀阻证型诊断标准，随机分为观察组和对照组，每组 30 例。对照组患者给予抗精神病药物治疗，同时给予常规饮食和基础锻炼。观察组患者在对照组治疗的基础上，服用苓桂术甘汤加减，每日 2 次，煎服。方剂组成：茯苓 15g，白术 15g，甘草 10g，桂枝 9g，泽泻 20g，半夏 10g，陈皮 10g，枳实 10g，大黄 10g。心烦、失眠者加远志、枣仁、栀子；消化不良者加焦三仙；大便干结者大黄加倍。

2 组患者均治疗 4 周；比较 2 组患者治疗前后甘油三酯、高密度脂蛋白、空腹血糖、胰岛素、C 肽水平及胰岛素抵抗指数。结果与治疗前比较，对照组患者治疗 2 周、4 周后甘油三酯、空腹血糖、胰岛素、C-肽水平及胰岛素抵抗指数升高，高密度脂蛋白降低，观察组患者治疗 2 周、4 周后甘油三酯、空腹血糖、胰岛素、C-肽水平及胰岛素抵抗指数降低，高密度脂蛋白升高；对照组患者治疗 4 周后血浆胰岛素、C-肽水平及胰岛素抵抗指数较治疗 2 周时升高，观察组患者治疗 4 周后血浆胰岛素、C-肽水平及胰岛素抵抗指数较治疗 2 周时降低；与对照组比较，观察组患者治疗 2 周、4 周后甘油三酯、空腹血糖、胰岛素、C-肽水平及胰岛素抵抗指数降低，高密度脂蛋白升高。观察组患者治疗 4 周后毒副作用量表评分低于对照组。结论：苓桂术甘汤能够改善抗精神病药物所致 MS，且具有较好的安全性。张彦卿等将 82 例代谢综合征患者随机分成治疗组和对照组，给予常规治疗方案。通过健康教育讲座进行常规生活方式干预，控制饮食及适当运动配合口服药物（苯磺酸氨氯地平片、阿托伐他汀钙片、罗格列酮片）治疗；治疗组在对照组的基础上加服苓桂术甘汤加味。方药组成：茯苓 15g，白术 15g，桂枝 9g，党参 30g，法半夏 10g，陈皮 6g，大黄 6g，山楂 15g，炙甘草 6g。中药由该院制剂室煎制。每剂煎成 2 袋，每袋治疗 3 个月后，观察 2 组患者治疗前后体质量、腹围、BMI、BP、空腹血糖、2hPG、糖化血红蛋白、TC、TG、HDL-C、LDL-C 的变化。结果显示，与对照组常规治疗相比，治疗组对患者体质量、腹围、BMI、空腹血糖、2hPG、糖化血红蛋白、TC、TG、HDL-C、LDL-C 均有明显改善作用，显示健脾化痰方在改善患者血糖、血脂代谢方面有显著疗效。对患者 BP 改善无统计学差异，考虑合并血压升高的代谢综合征患者，辨证类型以肝阳上亢证多见，因此，运用健脾化痰法对血压改善不明显。健脾化痰方对 MS 患者在降脂、降糖、减重方面疗效颇佳，值得临床推广。

10. 实验研究

黄江荣等将 70 只大鼠随机分为正常对照组，高脂高盐（模型）组，二甲双胍组，阿托伐他汀组，加味苓桂术甘汤大、中、小剂量组。除正常对照组外，其他各组大鼠均以高脂高盐饲料喂养。并于模型制作当日各给药组大鼠分别静脉给予药物治疗，每日 1 次，连续 8 周。其中降脂组给予阿托伐他汀 8mg/kg，降糖组给予二甲双胍 670mg/kg，大、中、小剂量组给予加味苓桂术甘汤浓缩液 18g/kg、12g/kg、6g/kg；正常对照组、模型组给予同样量的生理盐水。每 10 天称量各组动物体重 1 次；给药最后一天眼球取血测定空腹血糖；采用酶联免疫吸附分析方法测定血清瘦素、胰岛素水平，计算胰岛素抵抗指数。结果：加味苓桂术甘汤能降低代谢综合征模型大鼠体重，能调节血糖水平，其瘦素含量与模型组比较，均显示有非常显著性的差异。能调节胰岛素水平。结论：加味苓桂术甘汤对代谢综合征所致体重增加有降低作用，对由此所致血糖、瘦素、胰岛素含量变化能调节到正常水平，提示加味苓桂术甘汤对代谢综合征所致糖代谢紊乱有调节糖代谢，治疗糖代谢障碍性疾病的作用；他们又取 SPF 级雄性大鼠，随机分为正常对照组，高脂高盐模型（模型）组，二甲双胍（降糖）组，阿托伐他汀（降脂）组，加味苓桂术甘汤（试药）大、中、小剂量组。除正常对照组外，各组大鼠均以高脂高盐饲料喂养，并于模型制作当日各给药组大鼠分别静脉给予药物治疗，每日一次，连续 8 周。其中降脂组给予阿托伐他汀 8mg/kg，降糖组给予二甲双胍 670mg/kg，试药大、中、小剂量组给予加味苓桂术甘汤浓缩液 18g/kg、12g/kg、6g/kg，正常对照组、高脂高盐组给予同样量的生理盐水。每 10 天称大鼠体重一次；于第 9 周第 1 天用 RM6240B/C 生物信号采集处理系统测量禁食 12 小时后大鼠血压；取血测量血浆血脂及脂蛋白水平。结果：加味苓桂术甘汤治疗 40 天后，大、中、小 3 个剂量组体重与模型组比较，均有显著性差异，而治疗 50 天后大剂量组体重（BW）有非常显著性差异。与模型组比较，加味苓桂术甘汤大、中、小剂量组收缩期 BP 有非常显著性差异，舒张期 BP 也有显著性差异。与模型对照组比较，加味苓桂术甘汤小剂量组 TC、TG、HDL、LDL 有显著性差异，大、中两个剂量组有非常显著性差异。结果表明，加味苓桂术甘汤的起效剂量为 6g/kg，其有效剂量范围在 6~8g/kg。由此可见加味苓桂术甘汤对代谢综合征模型大鼠 BW、BP、TC、TG、HDL 和 LDL 均有一定调节作用，提示加味苓桂术甘汤有调节脂肪代谢作用。2012 年他们取 SPF 级雄性大鼠，随机分为正常对照组，高脂高盐（模型）组，二甲双胍（降糖）组，阿托伐他汀（降脂）组，加味苓桂术甘汤（试药）高、中、低剂量组，每组动物 10 只。除正常对照组外，各组大鼠均以高脂高盐饲料喂养。并于模型制作当日分别静脉给予药物治疗，每日 1 次，连续 8 周。正常对照组、模型组给予同样量的生理盐水。采用酶联免疫吸附分析方法测定血清抵抗素、脂联素、胰岛素水平，计算胰岛素抵抗指数。结果：模型组抵抗素、脂联素、胰岛素水平及胰岛素抵抗指数与正常组比较均有显著性差异。加味苓桂术甘汤高、中、低剂量组均能显著降低代谢综合征模型大鼠血清抵抗素、升高脂联素含量；均能显著降低代谢综合征模型大鼠胰岛素水平及降低胰岛素抵抗指数。结论：加味苓桂术甘汤对代谢综合征模型大鼠抵抗素、脂联素、胰岛素水平及胰岛素抵抗均有调节作用。进一步提示加味苓桂术甘汤有调节脂肪和糖代谢的作用。汪园园等为探讨苓桂术甘汤联合热量限摄对胰岛素抵抗模型大鼠空腹血糖、胰岛素抵抗及过氧化物酶体增殖物激活受体-γ 的影响。将 48 只雄 Wistar 大鼠随机分为对照组、模型组、限摄组和中药限摄组，每组 12 只。对照组喂以普通饲料，其他 3 组以高脂饮食喂养 12 周建立胰岛素抵抗模型。造模成功后，对照组和模型组继续原饲料喂养 4 天，并灌胃生理盐水 20mL/（kg·d）；限摄组给予热量限摄 4 天及生理盐水 20mL/（kg·d）灌胃；中药限摄组给予热量限摄 4 天联合苓桂术甘汤 20mL/（kg·d）灌胃。比较各组大鼠体重、空腹血糖、血清空腹胰岛素、胰岛素抵抗指数和大网膜脂肪组织过氧化物酶体增殖物激活受体-γ 蛋白表达。结果热量限摄 4 天后，与模型组比较，限摄组和中药限摄组大鼠体重明显下降，两限摄组间比较，差异无统计学意义；限摄组大鼠血清空腹胰岛素、胰岛素抵抗Ⅰ明显降低，中药限摄组大鼠空腹血糖、血清空腹胰岛素和胰岛素抵抗Ⅰ均显著降低；两限摄组大鼠过氧化物酶体增殖物激活受体-γ 蛋白表达均明显下降，痰湿状态均得到改善，以中药限摄组作用更显著。从而推断苓桂术甘汤联合热量限摄能降低胰岛素抵抗模型大鼠体重、空腹血糖及胰岛素抵抗Ⅰ，且较单纯热量限摄效果更佳，其改善胰岛素抵抗作用可能与抑制过氧化物酶体增殖物激活受体-γ 的活性有关，并可能同时具有抑制脂肪细胞分化的作用。

八、黄连温胆汤

1. 来源

首见于清代陆廷珍编撰的《六因条辨》，即由宋代陈言所著《三因极一病症方论》的温胆汤化裁而来。

2. 组成

黄连、半夏、茯苓、陈皮、枳实、竹茹、炙甘草、生姜。

温胆汤出自《三因极一病证方论》，由《备急千金要方》温胆汤变化而成，原方较本方少茯苓、大枣，而生姜则重用四两，治"大病后虚烦不得眠"。后世减生姜用量而治痰热，方名仍称温胆，但功用实为清胆。黄连温胆汤出自《六因条辨》，乃温胆汤去大枣、加黄连而成。

3. 功能

理气化痰，清胆和胃。

4. 用法

水煎服。

5. 主治

胆胃不和，痰热内扰证。

6. 加减

若心热烦甚者，加黄连、山栀、豆豉以清热除烦；失眠者，加琥珀粉、远志以宁心安神；惊悸者，加珍珠母、生牡蛎、生龙齿以重镇定惊；呕吐呃逆者，酌加苏叶或梗、枇杷叶、旋覆花以降逆止呕；眩晕，可加天麻、钩藤以平肝熄风；癫痫抽搐，可加胆星、钩藤、全蝎以熄风止痉。

7. 方解

方中黄连为君取其苦寒清热，燥湿泻火之功；半夏为臣取其辛温燥湿，化痰和胃之效；配以竹茹，取其甘淡之性，行清热化痰，除烦止呕之效；陈皮辛苦温，枳实辛苦微寒，陈皮与枳实相合，共行化痰顺气和胃之效。佐甘淡之茯苓健脾以利水；取生姜辛温和胃之性，使以甘草调和全方。

8. 药理研究

现代药理学研究亦表明，黄连温胆汤中主要药味黄连、陈皮、半夏的主要成分黄连素、橙皮苷均具有改善胰岛素抵抗、降压、调糖作用。黄连还具有改善胰岛素抵抗的作用，其机制可能与降低脂肪细胞炎性因子分泌有关；半夏中含有生物碱等有效成分，具有降血脂等作用；茯苓主要成分茯苓多糖具有降血糖和抗脂质过氧化作用；现代药理研究表明，黄连、半夏的有效成分能明显降低 TG、TC、LDL-C 的水平。其机制与提高机体的抗氧化能力及促进脂类代谢有关。决明子有效成分在降血压、降血脂、增强免疫力、消炎杀菌等方面均有较好疗效。丹参主要化学成分丹参酮、隐丹参酮能降低血中

TC、TG 的含量，抑制机体生成 LDL-C，达到抗动脉粥样硬化、抗血栓和改善微循环的作用。葛根的有效成分葛根总黄酮降低血糖作用。茯苓提取茯苓醇提取物能够使小鼠的血清 TC、TG、LDL-C 以及一氧化氮（NO）水平显著降低，并能够使超氧化物歧化酶（SOD）的活性显著提高。李月碧等对 2 型糖尿病大鼠进行黄连温胆汤干预治疗，实验结束后对相关脂代谢指标进行测定分析，得出结论；黄连温胆汤能降低大鼠空腹血糖、糖化血红蛋白，降低血清中甘油三酯、总胆固醇的含量，减轻了胰腺细胞变性，进一步明确黄连温胆汤具有改善 2 型糖尿病引起的糖脂代谢紊乱的功效。仲维莉等通过膳食诱导的方式建立代谢综合征大鼠模型，并对其进行黄连温胆汤加减方干预治疗，实验结果表明，黄连温胆汤加减方可减轻代谢综合征大鼠骨骼肌损伤，上调骨骼肌细胞葡萄糖转运蛋白（GLUT-4）的表达。GLUT-4 作为葡萄糖转运因子主要负责转运葡萄糖，该实验结果进一步验证 GLUT-4 是黄连温胆汤治疗代谢综合征大鼠骨骼肌损伤机制中的重要因子，由此可见本方在降糖方面具有一定作用。张卫华等通过实验证明，黄连温胆汤可显著降低链脲佐菌素诱导的 2 型糖尿病小鼠空腹血糖和糖耐量水平，进一步验证该方的降血糖作用。大脑是胰岛素敏感器官，长期的高血糖刺激使得脑内胰岛素敏感性降低，发生胰岛素抵抗，使学习记忆功能下降，诱发神经元受损，最终引起脑病的发生。刘舟等通过实验证实，黄连温胆汤可有效改善糖尿病大鼠血糖调节能力，降低海马区 β 分泌酶（BACE1）mRNA 表达，保护海马齿状回（DG）区神经元，进一步印证黄连温胆汤对糖尿病大鼠脑损伤的治疗作用。

9. 临床研究

临床研究证明，黄连温胆汤是治疗痰热蕴结型代谢综合征的有效方药，而且它不但能在一定程度上降低 MS 患者血小板活化程度，降低发生血栓性疾病的风险；还可以降低 MS 患者的尿微量白蛋白系列，改善临床症状，防治肾脏早期损害。

戴其军选取 2003 年 9 月至 2005 年 1 月间住院代谢综合征患者 58 例，随机分为两组（对照组、观察组），两组患者均在运动减肥、饮食控制的基础上，给予二甲双胍控制血糖，ACEI 控制血压，力平脂（或加辛他汀）降血脂。治疗组加用黄连温胆汤加味治疗。方药；黄连 8g，黄芩 10g，半夏 10g，陈皮 8g，茯苓 10g，甘草 6g，竹茹 10g，莱菔子 10g，生山楂 10g，川芎 10g，天麻 10g，天花粉 20g。失眠、心悸加丹参、远志，头昏加龙骨、牡蛎，心烦口苦加夏枯草、龙胆草，多饮多食加玉竹、石斛。15 天为 1 个疗程。治疗组 32 例，显效 21 例（65.6%），有效 8 例（25%），无效 3 例（9.4%），总有效率 90.6%；对照组 26 例中，显效 12 例（46.2%），有效 7 例（26.9%），无效 7 例（26.9%），总有效率 73.1%。两组总有效率对比差异有显著性（$P < 0.05$）。黄连温胆汤加味治疗代谢综合征，在缓解症状，控制血糖、血脂、血压方面明显优于对照组，两者差异有显著性。隋艳波等选择 76 例代谢综合征痰热蕴结患者随机分两组，对照组予常规治疗（合理膳食、适量运动等生活方式干预、福辛普利、二甲双胍、阿托伐他汀）。治疗组在常规治疗基础上予黄连温胆汤水煎剂 100mL（黑龙江中医药大学附属第一医院煎药室统一煎制），早晚两次口服，疗程 4 周。方药：黄连 10g，半夏 15g，

竹茹 15g，枳实 15g，陈皮 15g，茯苓 20g，甘草 10g，治疗 4 周后观察两组患者中医症候积分、BMI、空腹血糖、血脂、血压等指标变化情况。本研究结果表明，黄连温胆汤可以改善 MS 痰热蕴结证患者中医症候，明显降低 MS 患者 BMI、Tg、TC、LDL-C、FBg、SBP 等指标，改善肥胖、高血糖、高血压及脂代谢异常，对 MS 各代谢异常组分具有综合干预作用。可见黄连温胆汤是治疗痰热蕴结型代谢综合征的有效方药。宋桂叶等将 48 例代谢综合征患者，随机分为对照组与治疗组各 24 例，所有受试者均接受健康教育，采用低盐低脂糖尿病饮食，戒除烟酒，每日有氧运动 1 小时以上。对照组：在基础治疗的同时服用盐酸二甲双胍（中美上海施贵宝制药有限公司），每次 500mg，每日 3 次，疗程为 3 周。治疗组：在对照组基础上合用加味黄连温胆汤治疗，药物组成（黄连 10g，茯苓 20g，半夏 15g，陈皮 15g，竹茹 10g，佩兰 10g，葛根 15g，甘草 10g）。本药由黑龙江中医药大学附属第一医院制剂室熬制，每次服用 150mL，早晚各 1 次，治疗周期为 3 周。两组患者分别在治疗前后测量以下指标疗程为 2 周。治疗前后测量形体学指标；检测空腹血糖（FPG）和餐后 2 小时血糖（2hPG）、糖化血红蛋白、空腹胰岛素（FINS）、稳态模型胰岛素抵抗指数（HOMA-IR），血脂和白介素-6（IL-6）、白介素-10（IL-10）等。治疗组治疗后在 BMI、腰臀比（WHR）、FPG、2hPG、糖化血红蛋白、FINS 和 HOMA-IR 方面低于对照组（$P < 0.05$）；与对照组比较，治疗组治疗后甘油三酯（TG）、总胆固醇（TC）、低密度脂蛋白（LDL-C）水平明显降低（$P < 0.05$）、高密度脂蛋白（HDL-C）水平明显升高（$P < 0.05$）；治疗后，治疗组 IL-6 水平明显降低，IL-10 水平明显增高（$P < 0.05$）。治疗全程，治疗组及对照组均未见不良反应发生。本研究结果显示，治疗组、对照组中医症候有效率分别为 87.5%、62.5%，治疗组临床疗效优于对照组；治疗组 BMI、WHR、血糖、胰岛素、HOMA-IR 及血脂水平、炎症因子的改善均优于对照组。此临床观察的结果证实，加味黄连温胆汤联合二甲双胍治疗MS 效果突出，不良反应较少，在临床的开发及使用中前景广阔。刘赟通过临床观察发现温胆汤联合奥氮平治疗精神分裂症与单用奥氮平治疗相比可减少代谢综合征的发生。他选择 100 例服用奥氮平的精神分裂症患者，随机分成 2 组。2 组均服用奥氮平（欧兰宁，江苏豪森药业股份有限公司，生产批号：160106），初始剂量为 5mg/d，1 周内加至治疗剂量（10~20mg/d），用法均为睡前服用。试验组加用温胆汤治疗（广州采芝林药业有限公司生产，中药饮片）。温胆汤组成：竹茹 10g，枳实 15g，法半夏 15g，陈皮 10g，茯苓 25g，炙甘草 5g，生姜 10g，大枣 10g。水煎服，1 剂/日，早晚分服。治疗周期为 3 个月。2 组分别在治疗前及治疗后 1 月、2 月、3 月采集清晨 6：00 空腹肘静脉血液 5mL，离心后取血清在-20℃低温保存，采用 HA-8160 糖化血红蛋白仪及 I4000 糖尿病二项仪（雅培生产）对患者的糖代谢指标（包括空腹血糖、糖化血红蛋白、糖化血清蛋白、血清胰岛素、C 肽），AU-5800 全自动生化分析仪（贝克曼公司生产）对脂代谢指标（包括总胆固醇、甘油三酯、高密度脂蛋白、低密度脂蛋白）及安全性指标（血常规、肝肾功能）进行检测，早饭后检测餐后 2 小时指尖血糖。清晨 7：00 时采用同一个电子秤及软尺对 2 组患者肥胖指标（包括体质量、腰围、臀围、BMI 值）进行

检测，当场有另 1 名研究者进行现场核对，同时进行心电图检测，记录不良事件。连续观察 3 个月。结果治疗前后比较对照组 BMI 值较治疗前显著升高（$P<0.05$），对照组高密度脂蛋白较治疗前显著降低（$P<0.01$）。比较 2 组空腹血糖、餐后 2 小时血糖、血清胰岛素、总胆固醇、甘油三酯、高密度脂蛋白、低密度脂蛋白、体质量、腰围、腰臀比及 BMI 值，治疗 3 个月后 2 组差异比较有统计学意义（$P<0.05$ 或 $P<0.01$）。刘洪双等发现加减黄连温胆汤治疗 MS（痰湿蕴结证）患者疗效显著。他们将 84 例 MS 患者按随机数字表法分为治疗组、对照组各 42 例，对照组给予基础治疗，生活方式干预，低盐低脂糖尿病饮食，同时配合运动，其中伴有高血压、高血脂、高血糖的患者分别给予常规对症治疗，疗程为 4 周。治疗组在对照组的基础上配合中药加减黄连温胆汤：黄连 10g，姜半夏 15g，陈皮 15g，竹茹 20g，茯苓 15g，葛根 15g，决明子 30g，黄芪 30g，丹参 15g，甘草 10g。由黑龙江中医药大学附属第一医院煎药室统一煎煮。每日 1 剂，300mL 分 2 次温服，疗程为 4 周，4 周后进行系统评价中医症候总积分、腰围、血压、BMI、血脂、血糖、HOMA-IR 的变化情况，并收集整理数据资料，进行统计分析。结果两组 MS 患者治疗前后中医症候总积分、腰围、血压、BMI、血脂、血糖、HOMA-IR 均得到明显改善，差异有统计学意义；并且治疗组的中医症候总积分、TG、HDL-C、血糖、HOMA-IR 的改善程度均明显优于对照组，差异具有统计学意义。通过上述研究结果发现，加减黄连温胆汤对（痰湿蕴结证）MS 患者 TG、HDLC、血糖、HOMA-IR 的改善有明显疗效（中国中医急症 2016 年 10 期）。娄宏君等遴选 2017 年 9 月至 2017 年 12 月符合 MS 诊断标准的黑龙江中医药大学第一附属医院心血管一科住院患者 60 例。按患者自愿原则将其均分为对照组和治疗组，对照组给予常规降糖、降脂药物对症治疗，病程中嘱患者严格遵循饮食指南，并且每天保持适度运动，连续治疗 12 周，结束疗程。治疗组在对照组治疗方案基础上，加服黄连温胆汤（由黑龙江中医药大学附属第一医院制剂室制备，该方由黄连 15g，姜半夏 12g，陈皮 15g，竹茹 18g，茯苓 30g，枳实 18g，炙甘草 9g 组成），日一剂水煎 300mL，每次剂量 150mL，日 2 次早晚温服，连续治疗 12 周，结束疗程。用药 12 周后，检测各项指标并进行对比分析。结果：用药 12 周后，治疗组 FIB、β-TG 两项指标明显降低，PAI-1 显著上升，和对照组比较差异性显著（均 $P<0.05$）。证实黄连温胆汤可以改善代谢综合征患者的凝血功能，降低血小板释放活性，减轻患者体内氧化应激反应，一定程度上抑制了血栓的形成。赵娜等选择符合纳入标准的患者 80 例，随机分为治疗组 40 例和对照组 40 例，治疗组给予黄连温胆汤加减口服，分别比较治疗前后治疗组和对照组血小板计数（PLT）、血小板分布宽度（PDW）、血小板平均体积（MPV）、大型血小板比率（P-LCR），观察治疗前后血小板参数的变化。结果治疗前治疗组与对照组血小板参数无差异（$P>0.05$），治疗后治疗组 PLT 高于对照组，差异具有统计学意义（$P<0.05$）；治疗组 PDW、MPV、P-LCR 低于对照组，差异具有统计学意义（$P<0.05$）。结论是黄连温胆汤加减能在一定程度上降低 MS 患者血小板活化程度，降低发生血栓性疾病的风险。刘莉等选择 40 例 MS 痰瘀互结证患者，随机分为两组，对照组给予基础治疗，均改善生活方式，增加运动，其

中有高血糖、高血压、高血脂的患者分别对症给予控制血糖、血压、调脂治疗，连续治疗6周。治疗组在基础治疗的基础上加用加味黄连温胆汤，组方：黄连15g，陈皮15g，茯苓20g，半夏15g，白术15g，葛根15g，佩兰10g，金樱子20g，乌药15g，桑螵蛸15g。疗程为6周。药剂统一由黑龙江中医药大学附属第一医院煎药室煎煮制备，每日1剂，水煎服，早晚饭后150mL分服。治疗6周后分别于治疗前后取晨起中段尿10mL，用散色比浊法测定α1-微球蛋白（AIM），尿转铁蛋白（TRU），尿微量白蛋白（MA），尿免疫球蛋白（IGU）。结果：两组患者治疗后中医证候积分较治疗前明显下降，且治疗组优于对照组（$P < 0.05$）；临床疗效方面，治疗组总有效率达95.0%（19/20），对照组总有效率85.0%（17/20），治疗组优于对照组（$P < 0.05$）；两组患者治疗后AIM、TRU、MA均较治疗前明显改善（$P < 0.05$），且治疗组优于对照组；对照组治疗后与治疗前比较IGU无统计学意义（$P > 0.05$），治疗组治疗后IGU较治疗前明显改善（$P < 0.05$）。证明加味黄连温胆汤可有效降低MS患者的尿微量白蛋白系列，改善临床症状，防治肾脏早期损害。

10. 实验研究

大量流行病学调查及实验结果提示，MS是低度的炎症状态，炎症参与代谢综合征各组分的发生发展，炎症发生的机制已为MS重要致病机制之一。血管黏附分子（VCAM-1）定位于细胞膜上，VCAM-1早期表达促进对血管内皮的损伤。而脂肪细胞分泌的炎性因子如脂联素（ADPN）、白介素-6（IL-6）等参与了肥胖、胰岛素抵抗（IR）、动脉硬化及MS的发生发展过程，并在其中发挥了重要的作用。刘莉等通过膳食喂养建立MS大鼠模型，将成模的MS大鼠随机分成模型组，中药高、低剂量组，格华止组，灌胃4周后，检测主动脉HE染色、炎性因子及血管黏附因子。结果发现：与空白组比较，模型组血清ADPN、IL-6具有统计学意义，中药高、低剂量组及格华止组血清ADPN、IL-6水平与模型组相比，有统计学意义，中药高、低剂量组及格华止组大鼠血管VCAM-1表达均明显降低。证明黄连温胆汤可调控MS大鼠血清ADPN、IL-6水平，且可抑制VCAM-1过度表达。刘莉等将8周龄雄性SD大鼠分组采用膳食饲料喂养，建立MS大鼠模型后将MS大鼠随机分为模型组、格华止组，黄连温胆汤高、低剂量组，灌胃4周后，检测体质量、血压、血糖、血清胰岛素、血脂、TNF-α，计算lee's指数和胰岛素敏感指数，测定大鼠主动脉NF-κB的表达。结果：与空白组比较，MS组大鼠体质量、空腹血糖、血脂等差异均有统计学意义（$P < 0.05$）。黄连温胆汤高剂量组体质量、血脂、Lee's指数、HOMA-IR、TNF-α，与MS组大鼠比较均有统计学意义（$P < 0.05$），并且三组大鼠主动脉NF-κB表达均有统计学意义（$P < 0.05$）。证实黄连温胆汤对MS大鼠各组有治疗作用，并且可以降低MS大鼠血清TNF-α，改善主动脉NF-κB的表达，其机制可能与核转录因子分子通路有关。刘莉等采用高盐高脂高糖饲料喂养，诱导实验性MS大鼠模型；随机分为模型组、黄连温胆汤加减高剂量组、黄连温胆汤加减低剂量组、盐酸二甲双胍对照组和空白组。生物化学法检测血糖、血清胰岛素的水平，放免法检测血浆TNF-α、IL-6水平。结果模型组血浆血清TNF-α、IL-6和胰岛素抵抗指

数水平显著增加（$P < 0.01$）；黄连温胆汤加减高剂量组血清 TNF-α、IL-6 和胰岛素抵抗指数水平降低（$P < 0.05$）。结论：黄连温胆汤加减对 MS 大鼠胰岛素抵抗指数具有降低作用，其机制可能与降低 TNF-α、IL-6 水平有关。温胆汤能降低饮食诱导所致营养性肥胖大鼠体质量和脏器质量的增加，降低体质量指数和血清 TC、TG、LDL-C 水平，对抗大鼠因长期高脂饮食所致 GLU、HDL-C 水平的下降。很多研究发现，温胆汤对一些脂肪细胞因子的表达具有调控作用，如黄连温胆汤对饮食诱导的肥胖代谢综合征大鼠干预后，瘦素、TNF-α 等均有明显下降。其他研究也证实了温胆汤对瘦素和 TNF-α 的下调作用。另外，黄连温胆汤能提升饮食诱导的肥胖代谢综合征大鼠脂联素 mRNA 的表达水平，减轻体质量。张福利等研究表明；化瘀温胆汤对饮食诱导的代谢综合征模型大鼠血压、血脂异常有较好的疗效，其机制可能与其调节脂肪细胞因子脂联素、瘦素、TNF-α、IL-6 水平有关。可见，温胆汤干预肥胖及相关疾病的作用机制与调理代谢相关的脂肪细胞因子如瘦素、脂联素、TNF-α 等有关。

国外学者亦认为，MS 是由于 IR 引发的一系列临床、生化、体液代谢失常，从而引起多种物质代谢异常的综合征，常包括肥胖、高血压、高血糖、胰岛素抵抗、血脂异常等，涉及糖调节异常、血脂代谢紊乱、高血压、肥胖或超重、高尿酸血症、高凝血低纤溶血症、高同型半胱氨酸血症、血管内皮功能障碍以及微量白蛋白尿等多种危险因素。IR 在 MS 发病的核心作用已得到广泛认可。目前的研究表明，低度炎症水平高低是 IR 发生与否的关键因素，低度炎症分子是联系 MS 与 IR 的纽带。IL-6、TNF-α 是重要的炎症因子。

葡萄糖转运体（glucose transporter，GLUT）是胰岛素诱导葡萄糖吸收的后期效应蛋白，在哺乳动物细胞中目前共发现六种葡萄糖转运子。其中 GLUT-4 主要分布于肌肉和脂肪组织中，负责转运葡萄糖。有实验证明敲除小鼠肌肉中的 GLUT-4 基因后，可导致葡萄糖耐量升高和严重的胰岛素抵抗，而过表达 GLUT-4 基因的 db/db 小鼠能改善高血糖的症状。仲维莉等采用膳食诱导建立代谢综合征大鼠模型，将符合成模标准的代谢综合征大鼠随机分为模型组、二甲双胍组、黄连温胆汤低、高剂量组，并给予相应方法干预 4 周后，检测大鼠骨骼肌细胞 HE 染色，免疫组化法观察骨骼肌细胞 GLU-4 的表达。结果；HE 染色结果显示模型组大鼠骨骼肌细胞排列紊乱，部分充血水肿，间隙增宽。药物干预组较模型组明显好转，其中黄连温胆汤高剂量组骨骼肌细胞排列较规整，无明显水肿。免疫组化结果显示各组大鼠骨骼肌细胞均可见 GLU-4 的表达，其中黄连温胆汤高剂量组与其他组比较差异具有统计学意义（$P < 0.05$）。证明黄连温胆汤可减轻代谢综合征大鼠骨骼肌损伤，上调骨骼肌细胞 GLU-4 的表达。

脂联素是近年发现的由白色脂肪组织特异性分泌的细胞因子，也被称为 Acrp30，apM-1，AdipoQ 或 GBP28，位于染色体 3q27，全长 17kb，属于 collection 家族，占循环中总血浆蛋白的 0.01%。研究表明，MS、肥胖、2 型糖尿病、动脉粥样硬化患者血浆脂联素水平较健康人明显降低。已有的多项研究表明，噻唑烷二酮-PPARγ 激动剂能增加人和鼠中的血浆 ADPN 水平，噻唑烷二酮通过增加脂肪细胞中 ADPNmRNA 水平来增加 ADPN 的生成和分泌。

近几年来，关于 MS 发病机制及防治的研究较为深入的是 *obese* 基因（*ob* 基因），其蛋白产物称为 Leptin，是潜在可用于 MS 治疗的靶基因。Leptin 的中枢作用通过 NPY 介导，Leptin 降低下丘脑 Leptin 的浓度，或小调 NPY 的表达，进而降低摄食。在脑内的有关代谢、食欲、IR 等信号分子相互作用，Leptin 处于 NPY 的上游。脑内给予 Leptin 增加腰部交感神经的兴奋性，升高评价动脉压血压。给正常大鼠脑室内灌注 Leptin，能降低 NPY 水平，Leptin 和 NPY 一同保持人体的能量平衡。马育轩等通过针灸配合中药汤剂黄连温胆汤干预 MS 大鼠，观察针刺配合黄连温胆汤加减对膳食诱导 MS 大鼠胰岛素抵抗及脂肪细胞因子、Leptin、下丘脑 Leptin 受体和 NPY 蛋白表达的影响，探讨相关作用机制。他们以高脂高糖高盐饲料喂养建立 MS 大鼠模型，选择符合标准的 MS 大鼠随机分为模型对照组、针刺组、黄连温胆汤组、针刺加黄连温胆汤组。针刺及给药后 4 周检测大鼠空腹血糖、血清 TC、TG、血清胰岛素、瘦素、血脂、丘脑 Leptin 受体与神经肽 Y（NPY），计算胰岛素敏感性指数和 Lee's 肥胖指数。结果显示针刺组、黄连温胆汤组、针刺加黄连温胆汤组大鼠体质量、Lee's 肥胖指数、血压、空腹血糖（FBG）、血清胰岛素（FINS）、HOMA-IR、TG、TC 较模型组水平均下降（$P < 0.05$）；针刺加黄连温胆汤组大鼠脂肪细胞因子蛋白表达较单纯针刺组和黄连温胆汤组 Leptin、Leptin-R 下降程度更大，NPY 升高程度更大（$P < 0.05$）。证明通过针刺结合黄连温胆汤的治疗方案，可以通过调控 JAK-STAT 途径中 Leptin、Leptin-R 及 NPY 的表达改善脂类代谢的表达，从而有效抑制胰岛素抵抗，起到对 MS 的治疗作用。

九、泽泻汤

1. 来源

汉代张仲景《金匮要略》。

原文：《金匮要略·痰饮咳嗽病》第 25 条：心下有支饮，其人苦冒眩，泽泻汤主之。注解：心下有支饮，即胃中有水饮，谓为支饮者，以头冒眩，为水上迫的症候也，泽泻汤主之。

2. 组成

泽泻 45g，白术 18g。

3. 功能

健脾利水、燥湿除饮。

4. 用法

以水三杯煮取一杯半，分温再服。

5. 主治

治水停心下，清阳不升，浊阴上犯，头目昏眩。

6. 方解

泽泻与白术虽均属利尿健胃药，但泽泻性寒，宜于热证，而白术性温，宜于寒证。

泽泻较白术尤长于治水毒性的头冒眩，今取二药合用，故治胃中有水饮，小便不利而冒眩者。

7. 临床及实验研究

（1）泽泻汤对老年代谢综合征所致血脂升高的调节作用

祖国医学无高脂血症之病名，故将其归为"血瘀""痰浊"之范畴，主本病之根本乃肝、脾、肾失调理，痰浊及血瘀为本病之表象，其中痰饮而浊湿为本病之发病基础，加之脾胃运作失常，导致机体高脂增高。治以补肾、益气、清肝、健脾、清热、除湿、活血、化瘀、通便、消食化痰之药剂为上选。泽泻汤乃消饮利水，调补脾肾之良药，用于高脂血症治疗，实为对症下药，可取事半功倍之效。研究证实，泽泻汤之有效成分为泽泻汤总提取物及其100%与50%乙醇部位，主要通过增加肝脏脂蛋白代谢酶活性，进而对体内总胆固醇、甘油三酯、低密度脂蛋白以及极低密度脂蛋白代谢造成影响，发挥调节体内血脂水平的作用。另有研究称，泽泻中的三萜类化合物能显著抑制人体对外源性胆固醇以及甘油三酯吸收，同时影响内源性胆固醇的代谢，通过促进三酰甘油酸的水解减少其在肝脏的合成，进而提高机体高密度脂蛋白水平，加快总胆固醇及甘油三酯在体内清除以及肝脏排泄。而且泽泻还可增加腹膜孔的开放数量及分布密度，加大腹膜孔通透性，减少机体对脂肪酸的吸收。方中白术则可增强腹膜通过性，增加对水的吸收能力，加快腹腔内淋巴液及血液循环速度，增加机体血容量，从而间接达到利尿效果。而且白术同样能有效地增加腹膜孔直径，亦对腹膜孔数量的增加与分布密度有正反馈作用，进而利于津液之转运。泽泻汤方中泽泻与白术两药联用，达到有效的降血脂效果。有研究称其用于治疗高脂血症，一般于治疗后两周开始，机体血脂开始下降，连续治疗8周后，内总胆固醇、甘油三酯、低密度脂蛋白显著降低，高密度脂蛋白显著上升。

（2）泽泻汤对老年代谢综合征所致血糖升高的调节作用

糖尿病属于中医"消渴"范畴。患者多因饮食不节及先天禀赋不足，结合情志失调，劳倦之内伤出现阴虚而内热发病。临床以多饮、多食、多尿及消瘦为主要症状，患者多因乏力、消瘦、尿带甜味就诊。尤其是老年患者，其年龄大，多数病程较长，因久病而入经络，损及精血致脏腑俱损，尤以脾肾为甚。本病乃本虚标实之证，治疗上以益气养阴清热，化痰泄浊通络为法。泽泻汤中白术具益气健脾之功效，泽泻可清热渗湿。且现代药理学已经证实，泽泻可降低患者血清总胆固醇、甘油三酯及低密度脂蛋白，同时还能升高体内高密度脂蛋白水平，并起到抑制动脉粥样斑块形成的作用。研究提示，泽泻汤对α-葡萄糖苷酶的抑制作用亦是临床用于降血糖的作用机制。α-葡萄糖苷酶抑制剂是目前临床较为常用的一种降血糖药物，其通过与小肠中α-葡萄糖苷酶活性中心相结合，达到抑制葡萄糖苷酶活性，减少双糖水解为单糖比例，并延缓血糖吸收，有效降低餐后血糖。研究称泽泻汤能有效降低糖尿病模型小鼠血糖，尤其是泽泻汤中有效成分泽泻正丁醇部位，减轻高血糖对胰岛的损伤，其机制可能是减少刷状缘囊泡释放作用，从而抑制葡萄糖在小肠中的吸收。泽泻汤在降血糖的临床应用上，杨新波等使用泽泻提取物处理链脲佐菌素所致1型糖尿病模型大鼠，其表现为较好的降糖作用。

（3）泽泻汤对老年代谢综合征所致血压升高的调节作用

祖国医学将原发性高血压纳为"眩晕""头痛"之范畴，本病病根本乃肾气不足、气血亏虚，风盛、痰火、湿浊、血瘀为表象，故脾虚而痰湿为原发性高血压之主要致病因素。代谢综合征致血压升高，多因患者嗜食甘肥，情志失常，久积于脾胃而伤及中焦，致津液失调，水不液化及输布异常，体内聚湿而生痰，痰阻则血瘀，久之气机可降而少阳之枢欠佳。患者以清阳不升，浊阴不降为主症，多存有眩晕，头蒙，胸闷及纳差、宿醉等。张仲景之泽泻汤证痰饮而咳嗽为本病之脉证，如心下存支饮且头晕而冒眩，以泽泻汤可治。其中冒眩乃头目昏眩之重症，因中焦水湿所致阴虚上串，头蒙而窍难清。泽泻汤方中之泽泻可利水除湿，利水增尿，辅以白术，兼具健脾清热，化痰渗湿之功效。去湿后则脾旺而阳升，本方首重祛湿，利于机体停留之水由小便去，次之为健脾补肾，促水湿之运化，避免体内水之复聚。目前泽泻汤治疗血压升高多以《金匮要略》泽泻汤之原方以治疗头晕目眩之病证，针对单纯原发性高血压者则多以泽泻汤加味或联用半夏白术天麻汤，而以泽泻汤治疗代谢综合征之高血压者，多以泽泻为主，结合自拟之方剂进行。现代医学认为，泽泻汤治疗高血压患者，能保持患者心功能稳定，降低左心室压力，提高心肌收缩力，逆转高血压导致的心室重构。另外，泽泻汤还能改善心肌缺血再灌注损伤后大鼠的左心室顺应性，提高心肌收缩与舒张能力，改善和维持心脏泵血功能。研究称泽泻汤能有效降低血液黏度，改善血流动力学指标，降低血管阻力，并对已损伤的血管内皮起到一定的修复作用。如合并高脂血症、高血糖等多痰湿热体质，尤以多食甘美、酯酪之食者，膏粱厚味过于脾胃之消化运输功能，则糖脂积聚而成痰湿，壅塞而至肥胖。故针对代谢综合征者，运用泽泻汤，方中泽泻利湿除饮，白术健脾燥湿，祛渗化痰，两药联用具健脾、化痰、降浊之功效。

（4）泽泻汤对老年代谢综合征综合作用

代谢综合征以体内葡萄糖及血脂代谢障碍为核心，并伴有血压升高的一组临床症候群。作为心脑血管疾病以及多种代谢性疾病的独立高危因素而越来越受到临床重视，祖国医学将其归为"消渴""肥胖""眩晕"及"胸痹"范畴。根据中医辨证分型，将其分为脾湿中阻、心肾不交、胃强脾弱、肝肾阴虚、阴阳两虚及血脉瘀阻6大证型。亦有医家将其分为肝火亢盛、痰浊壅盛、阴虚阳亢及阴阳两虚4个主要证型，各型中又以气阴两虚及痰瘀阻络为多见。鉴于各家对本病之不同认知，其证名之繁杂、表述之多样，在一定程度上对本病的临床医治造成一定影响。根据证候之不同，作为疾病之佐证，根据不同脏腑损伤程度及症状、体征及气候、体质之内在联系。如有脾、肝、肾损伤者，其病理产物主要是痰湿及瘀血。在辨证论治的基础上，针对本病涉及的脏腑，可应用健运脾胃、疏肝理气、益肾的治法；活血化瘀、祛湿化痰并举；在组方时，可选药理研究显示具有减肥降脂、降压、降糖等作用的中药。泽泻在古医籍上的记载很多，被《神农本草经》列为上品，临床上用于调脂、化浊、利尿等。对于高脂血症合并高血糖者，患者同时存在胰岛素抵抗以及动脉粥样硬化始动因素，同时游离脂肪酸增多又是肥胖与2型糖尿病的高位因素，因游离脂肪酸增多导致肝脏对于葡萄糖代谢出现障碍，其中肝糖原输出增多，出现血糖升高。临床治疗已经证实，泽泻汤治疗后能显著降低患者血糖，同时改善血脂代谢，其机制可能是通过促使津液运行，从而达到降血脂与降血糖双重效果。而高脂血症作为动脉粥样硬化的独立危险因素，其在动脉内皮损伤，以及机体氧自由基产生方面有不可忽视的作用，高胆固醇血症直接作用于动脉内壁，抑制其抗氧化能力，导致动脉调节功能降低，使动脉壁内超氧化物歧化酶活性降低，出现对脂质过氧化物的清除障碍，加剧局部血管内皮细胞损伤，出现血管调节功能障碍。泽泻汤在降血脂的同时，对血糖及血压同样起到一定调节作用。泽泻汤治疗老年代谢综合征，通过促进患者体内脂肪酸代谢，降低血脂，影响 α-葡萄糖苷酶作用效果，降低血糖，作用于血管内皮细胞，调节血管弹性，促使血压平稳，故泽泻汤单用能有效治疗老年代谢综合征。

（5）其他研究

血浆神经肽 Y（NPY）作为一种很强的食欲刺激剂，主要分布于下丘脑弓状核神经元，少部分分布于室旁核、背中核等区域，并形成相互投射的神经环路，对机体能量摄入、贮存、消耗起重要作用。在正常情况下，脑 NPY 水平增加一方面促进食欲，增加进食；另一方面，NPY 可降低交感神经对棕色脂肪的作用，使机体产热减少，同时 NPY 可以增加白色脂肪的脂蛋白脂肪酶的 mRNA 水平，提高脂肪组织中乙酰辅酶 A 羧化酶活性，刺激脂肪的生成和堆积，而产生肥胖。NPY 共有 6 种受体（Y1-Y6）同其结合，但同饮食关系最密切的是 Y1 和 Y5。Y1 受体少量分布在下丘脑，运用其激动剂能有效刺激进食，拮抗剂则抑制进食，提示 NPY 的促食欲作用至少部分通过 Y1 受体介导。王重建等研究发现，饮食诱导肥胖大鼠下丘脑 NPY 及其受体 Y1、Y2、Y5mRNA 的表达水平显著高于对照组，提示 NPY 及其受体的高水平表达可能是导致肥胖大鼠摄入热量过多的原因之一。吴智春等观察泽泻汤对 MS 大鼠血浆神经肽（NPY），下丘脑 NPY 及其 Y1R 表达的影响，探讨其可能机制。他们用高糖高脂饲料喂饲建立 MS 大鼠。将 23 只 MS 大鼠分为 3 组，分别给盐水、泽泻汤、盐酸西布曲明。4 周后，测体重、血糖、甘油三酯，放免法检测血浆 NPY；免疫组化法检测下丘脑 NPY 及其 Y1R 表达。结果发现与盐水组相比，泽泻汤组大鼠体重、血糖、TG、血浆 NPY 水平、下丘脑 NPY 及其 Y1R 表达的平均光密度均显著降低（$P < 0.05$）。本研究结果提示，泽泻汤可能通过减少下丘脑 NPY 及其 Y1R 表达抑制摄食，减少热量的摄入，促进机体产热而发挥治疗 MS 的作用。总之，泽泻汤可以减轻体重、降低血糖、TG，发挥较好的治疗 MS 的作用，其作用可能与降低摄食促进因子 NPY 水平，减少下丘脑 NPY 及其 Y1R 表达等方面有关。

1994 年，Zhang 等成功克隆出肥胖基因（obesegene，ob 基因），并进一步鉴定出人类的肥胖基因和它所表达的蛋白产物——瘦素（leptin）。正常机体中的瘦素一方面跨越血脑屏障作用于下丘脑的瘦素受体，发挥中枢效应，直接引起食欲下降，能量消耗增加；另一方面作用于其他组织的瘦素受体，从而促进外周去甲肾上腺素的释放，增加能量消耗。大量实验研究提示，瘦素与体质量指数呈正相关，在一些啮齿类先天肥胖动物和过量摄食所导致的肥胖动物中，血清瘦素水平提高，临床观察也发现多数人类肥胖患者瘦素水平显著高于正常体重者，均提示肥胖者存在瘦素抵抗。纠正瘦素抵抗是提高瘦素生物学效应的有效方法。吴智春等研究发现，泽泻汤显著降低大鼠血清瘦素水平，提示泽泻汤可能纠正 MS 大鼠的瘦素抵抗。

NPY 是一个含 36 个氨基酸片段的神经肽，广泛分布于中枢神经系统和外周组织器官，是摄食的强有力刺激因子。而瘦素的中枢效应与下丘脑产生的 NPY 密切相关。吴智春等研究发现，泽泻汤显著降低大鼠血浆 NPY 水平，提示泽泻汤可能通过降低 NPY 实现抑制摄食，影响瘦素的中枢效应，以控制体重，调整机体的能量平衡。由此可见泽泻汤可以减轻体重、降低血糖、血脂，发挥较好的治疗 MS 的作用，其作用可能通过纠正瘦素抵抗，降低摄食促进因子 NPY 水平等方面实现。

十、柴胡疏肝散

1. 来源
元末明初医家赵良仁《医学宗旨》。

2. 组成
柴胡 6g，白芍 10g，枳壳 6g，炙甘草 3g，陈皮 6g，川芎 6g，香附 6g。

3. 功能
疏肝行气，活血止痛。

4. 用法
水煎服。

5. 主治
肝气郁结而致气机不畅的一切内外障眼病，目系、视衣及其血管疾病，瞳神干缺、绿风内障、青风内障、视力疲劳等，眼目胀痛，视物昏矇，突然失明，或视物变色，伴胁肋疼痛，善太息，或寒热往来，脘腹胀满，纳呆食少。

6. 方解
肝喜条达，主疏泄而藏血，其经脉布胁肋，循少腹。因情志不遂，木失条达，肝失疏泄，而致肝气郁结。气为血帅，气行则血行，气郁则血行不畅，肝经不利，故见胁肋疼痛，往来寒热。《黄帝内经》曰："木郁达之"。治宜疏肝理气之法。方中以柴胡疏肝解郁为君药。香附理气疏肝，助柴胡以解肝郁；川芎行气活血而止痛，助柴胡以解肝经之郁滞，二药相合，增其行气止痛之功，为臣药。陈皮、枳壳理气行滞；白芍、甘草养血柔肝，缓急止痛，为佐药。甘草兼调诸药，亦为使药之用。诸药相合，共奏疏肝行气，活血止痛之功。肝气条达，血脉通畅，营卫自和，痛止而寒热亦除。

7. 基础研究
柴胡疏肝散治疗代谢综合征临床研究较少，很多学者通过实验研究探讨其疗效及原理。林黄果等将 40 只大鼠随机分为普通饲料空白组和高脂饲料造模组，每组各 20 只。高脂饲料造模组给予高脂饲料喂养，采用束缚情志应激法造模。造模成功后，将普通饲料空白组随机分为普通饲料生理盐水组和普通饲料药物干预组，每组各 10 只；将高脂饲料造模组随机分为造模生理盐水组和造模药物干预组，每组各 10 只。高脂饲料造模组继续予高脂饲料喂养。普通饲料生理盐水组和高脂造模生理盐水组予 0.01mL/g 生理盐水灌胃；普通饲料药物干预组和高脂饲料造模药物干预组予柴胡疏肝散，按 0.01mL/g 灌胃，每日 2 次，连续 4 周。大鼠禁食 12 小时后，从眼眶静脉采血，离心取上清，测定 TG、TC、LDL-C 和 HDL-C、空腹血糖（FBG）、空腹胰岛素（FIN）。观察柴胡疏肝散对肝郁型代谢综合征大鼠糖脂代谢及胰岛素抵抗的影响。结果显示高脂饲料造模组与空白组比较，HDL-C、TC、TG、FBG、FIN、胰岛素抵抗指数、体质量及腹围差异有统计学意义（$P < 0.05$）。造模药物干预组与造模生理盐水组大鼠比较，LDL-C、TC、FBG、FIN、胰岛素抵抗指数差异有统计学意义（$P < 0.05$）。证明柴胡疏肝散能改善肝郁型代谢综合征大鼠的糖脂代谢紊乱与胰岛素抵抗。林黄果等采用高脂高糖高盐喂养方法建立大鼠代谢综合征模型（8 周），造模成功后给予药物灌胃 4 周。实验第 8 周及 12 周检测各组大鼠的体质量、血脂、SBP、FBG、SOD、MDA、MMP-9、TIMP-1 的水平，苏木素-伊红（HE）染色观察大鼠胸主动脉组织形态学变化。探讨柴胡疏肝散对代谢综合征大鼠抗动脉粥样硬化的作用及机制。结果显示与空白组比较，模型组在第 8 及 12 周的体质量、血脂、SBP、FBG、MMP-9、MDA 的水平均明显升高，SOD、TIMP-1 水平明显降低，动脉硬化形成；与模型组比较，柴胡疏肝散组第 12 周的体质量、血脂、SBP、FBG、MMP-9、MDA 的水平明显降低，SOD、TIMP-1 水平明显升高，动脉硬化减轻。研究证明，柴胡疏肝散可能通过抑制 MMP-9、MDA 的表达和促进 SOD、TIMP-1 的表达从而延缓代谢综合征-动脉粥样硬化的进展，发挥治疗代谢综合征和抗动脉粥样硬化的作用。赵帅等将 20 只 SD 雄性自发性高血压（SHR）大鼠随机分为对照组和柴胡疏肝组，柴胡疏肝组采用高脂喂养联合束缚刺激法制备代谢综合征肝气郁结病证结合大鼠模型。4 周后，两组大鼠分别给予生理盐水或柴胡舒肝散 [16g/(kg·d)] 灌胃共 4 周。分别在实验第 4 周和第 8 周采用生化分析仪测定血脂、空腹血糖、空腹胰岛素水平，并计算胰岛素抵抗指数。在实验第 8 周运用荧光定量聚合酶链式反应（Real-time PCR）法测定脂肪细胞 GLUT-4 mRNA 的表达水平，观察柴胡舒肝散对代谢综合征大鼠胰岛素抵抗及 GLUT-4 的影响。结果示造模第 4 周，柴胡舒肝组腹围、体重、血脂、空腹血糖、空腹胰岛素水平均明显高于对照组（$P < 0.05$），代谢综合征大鼠造模成功；实验第 8 周，柴胡疏肝组空腹血糖、空腹胰岛素、胰岛素抵抗指数水平均明显低于对照组（$P < 0.05$），而 GLUT-4 mRNA 的表达水平明显高于对照组（$P < 0.05$）。结果表明，胰岛素抵抗存在高血糖、高血脂、高胰岛素和胰岛素抵抗的现象，而柴胡疏肝散可以降低胰岛素抵抗大鼠血糖、胰岛素和胰岛素抵抗指数水平，可能与提高脂肪组织 GLUT-4 的表达，并促进 GLUT-4 从细胞内向细胞膜转位。这可能是柴胡舒肝散改善胰岛素抵抗的机制之一。黄玉萍等通过高脂高糖高盐饲料喂养法建立代谢综合征大鼠模型（8 周），将 28 只造模成功大鼠随机分为模型组（3mL/kg）、他汀组（15mg/kg）和柴胡疏肝组（18g/kg），10 只未造模大鼠为对照组（3mL/kg），共灌胃 4 周。检测各组大鼠的腹围、

体重、血脂、空腹血糖（FBG）、胰岛素水平（Fins）、GLUT-4 mRNA 水平，并计算胰岛素抵抗指数（IRI）。探讨柴胡舒肝散对代谢综合征大鼠血脂、血糖、胰岛素、胰岛素抵抗和 gLUT-4 水平的影响。结果表明，与对照组比较，模型组腹围、体重、血脂、FBG、Fins 和 IRI 显著升高（$P < 0.05$），GLUT-4 mRNA 显著降低（$P < 0.05$）；与模型组比较，柴胡疏肝组血脂、FBG、Fins 和 IRI 显著降低（$P < 0.05$），而 GLUT-4 mRNA 显著升高（$P < 0.05$）。本实验说明柴胡疏肝散能有效治疗代谢综合征，其机制可能与降低血脂、FBG、Fins、IRI，上调 GLUT-4 mRNA 的表达有关。

LXRs 是机体保持胆固醇相对稳定的关键感受器，可被胆固醇的氧化衍生物激活。LXRs 通过调节胆固醇的输出、胆汁酸的产生、脂肪酸的合成及几种脂质转运蛋白从而调控脂质的动态平衡。研究表明，LXRs 可通过促进胰岛素分泌，改善胰岛素敏感性及减少肝糖合成等多个环节调节体内血糖代谢。有研究又表明，LXR 可通过下调 11β-羟化甾醇脱氢酶-1（11β-HsD-1）的表达，减少无活性的皮质类固醇向有生物活性的皮质类固醇转化，从而减轻内脏肥胖和胰岛素抵抗。夏晓莉等采用高脂饲料喂养自发性高血压大鼠造成 ms 模型，将 12 只 ms 模型大鼠随机分为 ms 组和中药 1 组各 6 只。另选 ms 造模成功的大鼠采用束缚刺激造成 ms 肝气郁结证模型，将 16 只 ms 肝气郁结证造模成功大鼠随机分为 ms 肝气郁结证组和中药 2 组各 8 只。ms 组和 ms 肝气郁结证组给予生理盐水灌胃，中药 1 组和中药 2 组给予柴胡疏肝散灌胃，各组造模结束后大鼠均按 1mL/100g 灌胃，每日 1 次，连续 3 周。检测各组大鼠空腹血糖、血脂（包括 TG、TC、LDL-C、HDL-C）；并开腹取大鼠的肝脏组织，行免疫组织化学染色，光镜下观察大鼠肝脏组织中 LXRs 的表达情况。结果 ms 组与中药 1 组比较，空腹血糖、TG、TC、HDL-C 差异有统计学意义（$P < 0.05$）；ms 肝气郁结组与中药 2 组比较，空腹血糖、TG、TC、HDL-C 差异有统计学意义（$P < 0.05$）。ms 组、ms 肝气郁结证组肝脏免疫组化染色均计 9 分为强阳性（＋＋＋），中药 1 组计 2 分为弱阳性（＋），中药 2 组计 3 分为弱阳性（＋）。结论：ms 大鼠肝组织存在 LXRs 的高表达，柴胡舒肝散可降低 ms 模型大鼠 LXRs 的表达，其可能是治疗 MS 机制之一。

十一、其他单验方

1. 二陈汤

出处：《太平惠民和剂局方》。

组成：半夏、橘红各 150g，白茯苓 90g，甘草（炙）45g。

制法：上药为粗散。

功能主治：燥湿化痰，理气和中。主痰湿内阻，脾胃不和，胸膈痞闷，呕吐恶心，或头眩心悸，或咳嗽痰多。

用法用量：每服 12g，用水 150mL，生姜 7 片，乌梅 1 个，同煎至 90mL，去滓热服，不拘时候。

方解：本方是治疗湿痰的要方。湿痰之成，多因饮食生冷，脾胃不和，运化失健，以致湿聚成痰。方中半夏燥湿化痰，和胃止呕；橘红理气化痰，使气顺则痰降。气行则痰化；痰由湿生，故以茯苓健脾渗湿；甘草和中益脾。煎加生姜，既制半夏之毒，又协同半夏、橘红和胃祛痰止呕；少用乌梅，味酸收敛，配半夏散中有收，使其不致辛散太过。凡是痰湿为患，均可用本方增损治之。

临床研究：洪小平将120例门诊MS患者随机分为2组，对照组、治疗组各60例，对照组采用降血压、控制血糖、调节血脂、控制体重常规治疗，结合饮食控制及锻炼。治疗组在对照组的基础上加用中药二陈汤加味，药物组成：陈皮10g，泽泻、制半夏各12g，茯苓20g，甘草5g，生山楂、绞股蓝、决明子各30g。血压控制欠佳，眩晕舌红面赤加天麻、钩藤各15g，夏枯草20g；大便溏薄，气短乏力，舌胖苔滑加炒党参、炒白术各15g，生米仁30g；腹胀便秘加生军10g，莱菔子15g。6周为1个疗程。观察治疗前后症状、体征及低密度脂蛋白、高密度脂蛋白、糖基化血红蛋白、血糖变化。结果对照组总有效率56.7%，治疗组总有效率83.3%，二者比较有显著差异，疗效显著。张怡清等收集门诊及住院部代谢综合征患者180例，随机平均分为治疗组和对照组，在对两组患者进行常规治疗的同时，对治疗组的患者加服二陈汤中药汤剂，两组治疗周期均为12周；以体重指数、C肽、胰岛素抵抗指数（HOMA-IR）、血糖、血压为研究指标，将二陈汤作为底方来研究其对代谢综合征的临床疗效。利用SPSS17.0软件来测量治疗组与对照组的研究指标，并分析各指标的治疗前后差异与组间差异。结果发现治疗组与对照组的代谢综合征患者在经过治疗后，均呈现改善效果，且加服二陈汤后的治疗组患者在各项指标的改善程度上均好于对照组，疗效更加明显。

2. 丹参饮

出处：《时方歌括》。

组成：丹参30g，檀香4.5g，砂仁4.5g。

功效：活血祛瘀，行气止痛。

主治：心痛，胃脘诸痛。

用法：以水一杯，煎七分服。

原文：《时方歌括》：丹参饮，治心痛胃脘诸痛多效。妇人更效。心腹诸疼有妙方，丹参十分作提纲。檀砂一分聊为佐，入咽咸知效验彰。

各家论述：《谦斋医学讲稿》：本方原治气瘀郁结的心胃痛，我用于胁痛入络，影响肠胃，效果亦佳。取其丹参和血，檀香调气，砂仁和中，痛剧者可酌入郁金、乳香。朱良春：丹参活血去瘀，可治血瘀腹痛、月经不调；檀香、砂仁理气温中，疏通气滞，檀香尤能治气滞脘腹作痛。正因三药相协，能调气和血，使气血运行通畅，临床不但用它治疗心腹、胃脘气痛，还常用它治疗血瘀气滞的痛经以及肝肿大而胁肋疼痛的症候。

临床研究：姜微等研究观察复方丹参饮对代谢综合征患者颈动脉血管的影响。他们将60例符合纳入标准的代谢综合征患者随机分为治疗组30例和对照组30例。两组患者均给予常规治疗，低脂、低糖、低盐饮食，常规服用阿司匹林、立普妥，其药物剂量按个体化选择。治疗组在常规治疗的基础均给予复方丹参饮：丹参30g，砂仁、檀香各

10g，半夏、苍术各20g等组成，水煎服，早晚服药1次，每日1剂。疗程为12周。治疗前后分别进行颈动脉彩超检查，观察比较两组患者治疗前后颈动脉血管变化，包括收缩期峰值血流速度（SPV）、舒张末流速（EDV）及颈动脉内中膜厚度。结果：与对照组比较，口服复方丹参饮，治疗后颈动脉血管有不同程度改善。证实复方丹参饮对代谢综合征患者颈部血管有一定的治疗作用。

3. 降脂方

出处：验方。

组成：瓜蒌15g，半夏12g，陈皮9g，虎杖20g，海藻30g，郁金15g，当归15g，川芎15g，赤芍15g，知母10g，黄芩12g，三七粉3g（冲服）。

功效：活血化瘀、化痰排浊。

主治：痰瘀互结型代谢综合征。

用法：水煎400mL，分2次服，早晚各1剂。

方解：方中桃仁破血行滞，善治日久之瘀血；半夏化痰散结消痞满，除脏腑之湿痰，共为君药。赤芍、川芎助君药以活血化瘀，陈皮行气助痰消，共为臣药。当归甘温质润，用以补血活血，以防耗血动血；瓜蒌既能化痰湿，又可散瘀结；知母、黄芩、虎杖、海藻清热利湿消肿；加以三七粉更添活血之效，化瘀又不伤正，既祛除痰浊之病因，也可消除瘀血之病理变化，均为佐药。全方合用，共奏清热化痰、行气活血、排浊通腑之效。

药理研究：桃仁活血化瘀的作用体现在改善血流动力学上，其对心脑血管系统的药理作用主要是抗凝血、抗血栓、预防心肌梗死等；半夏能预防和延缓 TC、LDL-C 的升高；赤芍、川芎等活血化瘀药有降低血脂、抗凝的作用，同时能消解血栓形成，并能促进已成血栓的溶解，以预防动脉粥样硬化；三七对血糖、血脂都有明显的调节作用，能使葡萄糖性高血糖降低，拮抗胰高血糖素升高血糖的作用，同时还能降低血中胆固醇和血脂类，在血脂代谢中，能降低总脂质的水平，尤其是甘油三酯含量。

临床研究：许然等将2015年7月至2016年8月在山东中医药大学附属医院就诊的54例代谢综合征患者随机分为2组，对照组26例采用西医常规治疗。①行为干预：合理膳食、适当运动、戒烟、减少精神压力和抑郁。②西药：盐酸二甲双胍片（中美上海施贵宝制药公司生产，规格：850mg/片）口服，0.25mg/次，3次/日。治疗组在对照组治疗的基础上加用降脂方治疗。药物组成：瓜蒌15g，半夏12g，陈皮9g，虎杖20g，海藻30g，郁金15g，当归15g，川芎15g，赤芍15g，知母10g，黄芩12g，三七粉3g（冲服）。水煎400mL，分2次服，早晚各1剂。2组疗程均为4周。疗程结束后观察2组的综合疗效及中医症候积分情况。结果显示总有效率治疗组为89.3%，优于对照组的57.7%（$P<0.05$）；2组中医症候积分治疗前后组内比较及治疗后组间比较，差异均有统计学意义（$P<0.05$）。说明降脂方能有效改善代谢综合征患者的代谢功能，比单纯使用二甲双胍更有效且安全。本临床观察结果显示，在改善生活方式、应用二甲双胍的基础上加用降脂方能有效地改善代谢综合征患者的临床症状，对血压、血糖、血

脂、体质量的控制也具有较好的效果，并且在临床应用中未出现明显的不良事件，安全可靠。

第五节　中成药

一、金匮肾气丸

金匮肾气丸，又名八味肾气丸、崔氏八味丸。本方在《金匮要略》共出现5次，分别在：中风历节病篇（崔氏八味丸），主治脚气上入，少腹不仁；血痹虚劳病篇（八味肾气丸），主治虚劳腰疼，少腹拘急，小便不利；痰饮咳嗽病篇（肾气丸），主治短气有微饮；消渴小便不利淋病篇（肾气丸），主治男子消渴；妇人杂病篇（肾气丸），主治妇人转胞。上述5种虽分属不同病症，但病机均为肾气虚弱、气化不利、开阖失司，所以均用肾气丸以温化肾气。本方是东汉张仲景在《金匮要略》中记载的名方之一，其治疗病种之多，对后世影响之大，可称得上是仲景诸方之冠，虽不为原创，但功不可没，后世多遵此方为补肾阳之主方。

1. 金匮肾气丸的组成及用药方法、方义及功效

金匮肾气丸由干地黄八两（24g），薯蓣（即山药）、山茱萸各四两（各12g）、泽泻、茯苓、牡丹皮各三两（各9g），桂枝、制附子各一两（各3g）组成。用法：上为细末，炼蜜合丸，如梧桐子大，酒下十五丸，日再服（现代用法：蜜丸，每服6g，每日2次，白酒或淡盐汤送下）。值得注意的是，现代中成药"金匮肾气丸"组成较原方加车前子、牛膝而成，温阳利水之力更强。

仲景之金匮肾气丸的立方依据是，风木盗泻，水寒土湿，肾水盗泻于风木，肾水耗散于己。因风木盗泻为主，故重用生地黄凉血清风，并以山药、茱萸封藏脾肾。因有水寒土湿，故加茯苓、泽泻。再者因其是寒湿，加用温药，附子暖水土，桂枝疏木。

本方的方名取义，以肾为水火之脏，有调和阴阳之功，阳动则气化，阴静则精生，阴阳协调以化生肾气。方中以大队补精水之品为主，温补之品，药少量轻，意在以辛热之桂附化其阴精以益肾气。正如柯琴之论："肾气丸纳桂、附于滋阴剂中十倍之一，意不在补火，而在微微生火，即生肾气也，故不曰温肾，而名肾气"。（吴谦等《医宗金鉴·删补名医方论》卷2引）后世对金匮肾气丸功效之认识则颇有歧义，主要有以下几种观点：吴山昆认为，本方为并补水火之剂，宜于"肾间水火俱虚者"，谓"熟地、山萸、丹皮、泽泻、山药、茯苓，前之地黄丸也，所以益少阴肾水。肉桂、附子辛热物也，所以益命门相火。水火得其养，则二肾复其天矣"（《医方考·虚损劳瘵门》）。王子接则认为，本方为补泻相兼，纳气归肾之剂，曰"肾气丸者，纳气归肾也。地黄、萸肉、山药补足三阴经，泽泻、丹皮、茯苓补足三阳经。脏者，藏精气而不泄，以填塞浊阴为补，腑者，如府库之出入，以通利清阳为补，复以肉桂从少阳纳气归肝，复以附子从太阳纳气归肾"。荣震则谓：该方囊括乾坤天地之道，阴阳气血升降之机，脏腑气化之理，五行制化之妙，凡肾之阴阳不足，水火不交诸证均可选用。

2. 金匮肾气丸的配伍特点

（1）阴阳平衡

金匮肾气丸的最显著特点是符合肾脏特点的阴阳配伍。肾为先天之本，其特点是水火同居，肾中阴阳互相制约，互为依附，互相转化。阴没有阳不能化，是死阴，同样，阳没有阴不能长，也不能安于下焦起到蒸化、温养的作用，不能起到气化的作用。即所谓：孤阴不生，独阳不长。由于肾中阴阳相互维系，因此在补阳的时候，必须考虑到在补阴的基础上补阳，从而使阳气温温而生，如此便可使阴阳相合，少火生气，阳也不会暴生而成壮火以食气。肾脏内藏阴阳，其阴阳平衡特别重要。肾藏五脏之精，主要靠后天脾胃来补养，五脏之精有余则下藏于肾，从而使肾中精气保持旺盛。反之，五脏精气不足，则必然消耗肾精，造成肾精亏损，所谓"久病及肾"，因此，肾兼有储藏和调节精气的作用。

（2）五脏同调

金匮肾气丸用药仅八味，方中除了补肾之外，同时补充了脾、肺、肝、心之精，有五脏同调之寓意。方中生地黄补肝肾之阴，山茱萸补心、肝之气，山药补气养阴、涩精，补中兼涩，补脾肺肾之精气，具有收摄阴阳，以成冲和之气的功能；牡丹皮清热泻火，茯苓甘淡利水，泽泻淡渗利水，分消三焦之邪水；妙在用少量附子、桂枝，温五脏之阳，宣通十二经，纳五脏之气归于肾，化阴精为肾气，再布于周身，而成阴阳相济，气化氤氲之妙。后世有桂枝、肉桂之争，但二者有所差异。钱伯文说为善：桂枝善于通阳，温经通脉，性较行散，其性走而不守，故对水饮停聚，水湿泛滥，气血凝滞等症，以桂枝为宜；肉桂长于纳气，引火归源，暖脾胃，除冷积，补元阳，其性守而不走，故对命门火衰，虚火上浮，肾不纳气而喘急欲脱以及下焦虚寒等症，以肉桂为佳。

（3）补泻结合

传统观点认为，肾气丸中有三补三泻三组药对，即地黄与泽泻、山茱萸与牡丹皮、山药与茯苓。这其中蕴含着中医最基本的阴阳脏腑补泻理论，有补有泻，反过来再玩味王子接之论"地黄、萸肉、山药补足三阴经，泽泻、丹皮、茯苓补足三阳经。脏者藏精气而不泄，以填塞浊阴为补，腑者如府库之出入，以通利清阳为补"，因角度的不同，阴阳与补泻的概念也相应出现变化与变通。

该方有凉有温，有涩有清，从而使阴阳得到更好的协同，实寓有阴阳的相互对立，相互制约，相互协同、相互依附、相互转化的完整概念在内。

（4）平补方

金匮肾气丸的另一个特点是平补。王绵之教授："正因为它是一个平补方，所以它是一个基础方，掌握了这个方剂的这一特点，在病不急的情况之下用它，在病有变化的时候，就得随着变化加减用药。"也因为如此，笔者认为，通过其配伍特点去认识从金匮肾气丸，并进而认识本方的临床指导意义是十分重要的。

综上所述，金匮肾气丸是一张符合肾的生理病理特点、五脏同调、补泻结合的平补方，其配伍特点不单在治疗肾病方面，在其他病的治疗方面均有较高的指导价值。

3. 金匮肾气丸临床应用与研究

西医学的多种疾病，如高血压病、肝硬化、慢性咳喘、肾炎水肿、尿崩症、尿潴留、胃炎、糖尿病等；月经不调、不孕症、滑胎小产、白带增多、崩漏结扎术后腰痛等；阳痿早泄、遗精等；老年白内障、耳鸣耳聋、慢性中耳炎、牙周脓肿、牙痛、口舌生疮、喉痹、失音及黑变病前额及颞侧黑斑等。凡表现为肾阴阳两虚者皆可以肾气丸原方或适当加减治之。肾气丸对整个机体具有综合效应。主要表现为：①调节神经中枢细胞代谢，降低副交感神经兴奋性；②改善肾功能，影响垂体-肾上腺皮质功能，利尿消肿；③降血脂、抗动脉硬化、降低血压；④改善糖代谢；⑤抑制血清脂质过氧化反应，从而具有抗衰老作用。此外，本方还有调节和增强机体免疫功能，改善性功能等多种作用。因此，金匮肾气丸可通过调节糖脂代谢、降血压等作用来改善代谢综合征。

（1）金匮肾气丸降低血压

1）中医如何看待高血压？

原发性高血压属于中医"眩晕""头痛"的范畴，《黄帝内经》认为眩晕、头痛的常见病因主要有：肝阳上亢、痰浊、瘀血、气血亏虚、髓海亏虚等。在名医张景岳的《景岳全书·眩运》篇中曾指出："眩运一证，虚者居其八九，而兼火兼痰者，不过十中一二耳。"而且强调指出"无虚不能作眩"。如《灵枢·海论》指出："髓海不足，则脑转耳鸣，胫酸眩冒，目无所见，懈怠安卧"，故笔者认为其中髓海亏虚为眩晕、头痛的主要原因。肾为先天之本，肾主藏精，精化生髓，而脑为髓海，髓海有余则轻劲有力，故肾精不足可导致髓海亏虚、不能濡养头目，从而引发眩晕。同样，髓海亏虚也可表现为肾气虚、肾阳虚、肾阴虚等。肾主纳气，为气之根，若真气不固、清窍失养，可导致"脑为之不满，耳为之苦鸣，头为之苦倾，目为之眩"，但气属阳，故肾气虚属肾阳虚的范围，而阳气虚衰久致阳损及阴，属于阴随阳消。肾者水脏，主津液，体内津液的输布和排泄、代谢的平衡都依赖肾阳的温煦、蒸腾作用来推动；若肾阳虚衰、水液气化失司、上犯清窍，可致"头眩身瞤动，振振欲擗地"。五脏之伤，久必伤肾，肾阴受损，则命门火衰、虚阳外越而上扰，引发眩晕之症；而肾阴亏虚久之终会导致真阳亏虚，最后发为肾阴阳两虚。因此无论是阳损及阴还是阴损及阳，都属于为阴阳互损，故肾阴阳两虚也属于眩晕、头痛的主要病因之一。杜峰等认为高血压患者出现头晕头痛、耳聋耳鸣、腰部酸软、不耐寒热、精神倦怠、尿频等，舌少苔或无苔，脉细、沉、弱、虚，可辨证为阴阳两虚型高血压。

金匮肾气丸凡肾之阴阳不足，水火不交诸证均可选用，被世代医家称为"温补肾阳"的代表方，除了能温补肾中阳气，还能够化气行水。而在现代西医治疗原发性高血压的降压药里就有利尿剂，同金匮肾气丸的利水作用同出一辙。由此可知，金匮肾气丸不仅对肾阴阳两虚型高血压有着一定的疗效，还对于由高血压引起的阳虚水泛也有一定作用。

2）金匮肾气丸治疗高血压的临床报道

刘旭东等研究发现，金匮肾气丸联合硝苯地平控释片治疗老年脾肾阳虚型高血压可增强治疗效果，显著减轻患者的中医症候水平，还能改善患者的血脂水平，具有较高的临床价值。门靖洎等研究观察应用金匮肾气丸、杞菊地黄丸治疗阴阳两虚型高血压患者50例，结果显示其中显效37例，有效12例，无效1例，总有效率达到98%。李秉涛等以仲景牌浓缩金匮肾气丸治疗慢性高血压病68例，结果显示显效62例，无效6例，有效率91.25%。另外，也有医家针对金匮肾气丸治疗高血压的相关机制开展了一系列研究。秦瑞君等观察血压正常高值患者60例，发现金匮肾气丸能有效治疗正常高值血压，并改善颈动脉内膜中层厚度。刘远林等研究观察金匮肾气丸联用西药治疗原发性高血压患者73例，结果表明通过改变肾脏血流动力学、动脉弹性等方面，金匮肾气丸在降低血压的同时还可以显著减少尿微量白蛋白含量，保护肾功能。从当代医家运用金匮肾气丸治疗高血压的经验和实验报道中，可以明确金匮肾气丸对于原发性高血压有一定疗效。

3）金匮肾气丸治疗高血压的药理研究

① 金匮肾气丸与下丘脑-垂体-靶腺轴

有研究显示，金匮肾气丸温补肾阳的相关机制与下丘脑-垂体-靶腺轴主要有性腺轴、肾上腺轴、甲状腺轴等有关。许翠萍等研究观察金匮肾气丸对肾阳虚小鼠模型下丘脑-垂体-肾上腺轴激素水平的影响，研究发现金匮肾气丸可以调节肾阳虚小鼠模型的皮质类固醇激素、促肾上腺皮质激素（ACTH）、促肾上腺皮质激素释放激素（CRH）、皮质酮的激素水平，证明了金匮肾气丸可调控下丘脑-垂体-肾上腺轴。付正丰研究观察金匮肾气丸通过对下丘脑-垂体-性腺轴的调控从而达到温补肾阳的功效，研究表明，金匮肾气丸可通过调节肾阳虚大鼠的下丘脑-垂体-性腺轴CaM的表达，控制肾阳虚大鼠的部分激素（E2、T）水平表达，从而改善肾阳虚大鼠的病理状态。金蓉家等研究金匮肾气丸对肾阳虚大鼠下丘脑-垂体-甲状腺轴的调节作用，结果表明，金匮肾气丸可提高肾阳虚模型大鼠的促甲状腺激素释放激素（TRH）、四碘甲状腺氨酸（T4）、三碘甲状腺氨酸（T3）的激素水平，使促甲状腺激素（TSH）的激素水平下降，从而改善由肾阳虚引起的下丘脑-垂体-甲状腺轴异常。由此可知，金匮肾气丸的相关药理实验证实了该方既能达到温补肾阳的功效，同时又能达到阴阳双补的功效。而原发性高血压的病因为多因素，当代研究认为是在遗传因素与环境因素共同作用下的结果。其发病机制与现已知的神经机制、肾脏机制、激素机制（肾素-血管紧张素-醛固酮系统激活）、血脂相关机制、胰岛素抵抗有密切关系。

② 金匮肾气丸的成分研究

在现代研究中，金匮肾气丸治疗高血压可能与以下成分的药理作用有关：①附子可以使血管扩张、增加血流量，从而改善血液循环，这跟它的有效成分——甲乌头碱有关，甲乌头碱可以阻断α受体，兴奋β受体，从而达到降低血压的作用；②桂枝和肉桂的主要药用成分——桂皮醛，它降低血压的相关机制跟其具有心脏抑制反应，即负性变力、变时效应，以及不依赖内皮的血管舒张作用有关；③泽泻中的成分——泽泻醇，其提取物泽泻醇 A 和泽泻醇 B 可以舒张主动脉的收缩，从而降低收缩压。而且，泽泻醇还对由血管紧张素引起的血管收缩有抑制作用，从而达到降低血压的效果。

（2）金匮肾气丸与糖尿病

1）中医如何认识糖尿病？

2 型糖尿病在中医辨证中属于"消渴"范畴，是本虚标实之证，而重在阴虚。而《金匮要略·消渴小便不利淋病脉证并治》曰"男子消渴，小便反多，以饮一斗，小便一斗，肾气丸主之。"唐代名医孙思邈《千金要方》论消渴病发病机理时也认为是"肾气虚冷，谷气下流"，所以消渴中阴阳同调是可以采取的治疗大法。《医宗金鉴·删补名医方论》："消渴病，饮水一斗，小便亦一斗，此肾气不能摄水，小便恣出，源泉有立竭之势，故急用以逆折其水也。夫肾水下趋之消证，肾气不上升之渴证，非用是以蛰护封藏，蒸动水气，舍此曷从治哉！后人谓八味丸（肾气丸）为治消渴之圣药。"

2）金匮肾气丸治疗糖尿病的临床报道

王泽军应用金匮肾气丸加西药治疗为试验组对比观 186 例 2 型糖尿病患者，结果显示试验组患者的治疗有效率达 93.75%，而对照组仅为 84.44%。杨晓明等采用金匮肾气丸治疗 240 例 2 型糖尿病患者，采用随机双盲对照法观察两组口服用药，1 个月后治疗组和对照组比较，能明显提高血糖控制水平，降低 FBG、24 小时尿糖、胰岛素，并能改善 HbA1C、血脂及血液流变性等指标。吴红专等观察肾气丸治疗 2 型糖尿病效果，将 120 例患者随机分为 2 组，对照组口服二甲双胍和消渴丸；治疗组采用金匮肾气丸治疗，疗程 2 个月，治疗组治疗后比较治疗前 FPG、PBG（餐后 2 小时血糖）、HbA1C、TC、TG、LDL-C 水平均明显降低（$P < 0.05$），HDL-C 水平明显升高（$P < 0.05$）。杨爱华等采用肾气丸治疗阴阳两虚型 2 型糖尿病，根据前瞻性随机对照原则进行试验，将符合条件的 90 例患者进行简单随机分组，对照组口服诺和龙和二甲双胍片；治疗组在此基础上加用金匮肾气丸改丸剂为汤剂口服，3 个月后，两组治疗前后组内血糖值（FPG、2hPG、HbA1c）比较有显著性差异，有统计学意义（$P < 0.01$）；在改善糖代谢、中医症状方面治疗组优于对照组，能降低糖化血红蛋白。李银忠对 39 例新诊断 2 型糖尿病患者研究发现，甘舒霖联合金匮肾气丸治疗组能更好地控制血糖，改善和恢复胰岛 β 细胞功能，有一定的改善血脂、血压异常等作用。也有医家进行了相关动物实验，刘仙菊等研究金匮肾气丸对 2 型糖尿病胰岛素抵抗大鼠脂肪代谢和胰岛素敏感性的影响，发现金匮肾气丸可改善大鼠血脂代谢，增强胰岛素的敏感性。刘如玉等观察到肾气丸能降低糖尿病大鼠的血糖与血脂，下调 C 反应蛋白（CRP），减轻炎症反应。李美红研究发现，经过肾气丸的治疗后，2 型糖尿病阳虚证大鼠血糖、血脂水平明显降低，胰岛素抵抗指数有所改善，骨骼肌线粒体超微结构的病理变化得以改善，从而调节了大鼠骨骼肌线粒体功能及机体能量代谢。从当代医家对金匮肾气丸治疗糖尿病的研究中我们发现，金匮肾气丸治疗糖尿病具有一定的疗效。

3）金匮肾气丸治疗糖尿病的药理研究

现代药理实验证实了肾气丸有降血糖作用，能改善胰岛分泌胰岛素，降低实验动物饮水量、尿量及尿糖量。2 型糖尿病肾病大鼠经过金匮肾气丸的治疗后血糖、尿白蛋白排泄率及血清 CTGF、TGF-B1 含量均降低，说明金匮肾气丸具有降低血糖，保护肾功能的作用。刘如玉等研究发现，经过金匮肾气丸 4 周治疗，糖尿病模型大鼠的血脂 TG、TC、LDL 等出现一定程度的下调，提示金匮肾气丸能纠正糖尿病的脂代谢紊乱；同时血清 hs-CRP 也随血脂呈现同步降低，提示该方药能减轻模型大鼠体内的炎性反应，这可能对减少血管病变的发生有重要调节作用。姚晓渝等发现金匮肾气丸对氢化可的松致肾阳虚小鼠血液和脑中降低的超氧化物歧化酶活力明显提高，说明本方有抗氧化作用。还有学者认为金匮肾气丸可能通过升高 α-甘露糖苷酶活性改善缺陷的 N-糖链，减轻胰腺病理损害，以治疗非凋亡性的胰腺细胞坏死。另外，研究发现金匮肾气丸组方中的地黄、山药、山茱萸、泽泻、茯苓、丹皮等部分药物，能保护胰腺组织形态结构上调胰腺凋亡相关基因 bcl-2mRNA 的表达，下调 Bax mRNA 的表达，具有抗 β 细胞凋亡的作用。

（3）金匮肾气丸与脂代谢异常

1）中医对脂代谢异常的认识

脂代谢异常主要表现为高血脂、肥胖等，中医学并无其专属对应病名，当属"虚劳""痰湿""脂浊"等范畴。如果肾阳亏虚，虚寒内生，痰浊、血瘀等阴邪易于产生，一旦痰瘀形成，不得温化，又无力推动，难以消散，胶结脉中，凝聚为脂，引起津血稠厚，脂代谢异常。金匮肾气丸能够温补肾阳，助阳化气，同时兼补脾气，脾健则痰消，适用于脾肾阳虚之高脂血症。

2）金匮肾气丸治疗脂代谢异常的临床报道

王宜健等观察金匮肾气丸合血脂康胶囊治疗脾肾阳虚型老年高脂血症的疗效结果显示，总有效率治疗组 92.77%、对照组 80.72%，提示金匮肾气丸合血脂康胶囊治疗老年高脂血症血脂效果好。郑晓梅等观察西药联合金匮肾气丸治疗代谢综合征肾损害的临床疗效，发现金匮肾气丸可改善脂代谢异常。刘如玉等观察到肾气丸能降低糖尿病大鼠的血糖与血脂，下调 C 反应蛋白，减轻炎症反应。

3）金匮肾气丸治疗脂代谢异常的药理研究

肾气丸对实验动物具有降低血清甘油三酯及胰岛素的作用，对过氧化酯也具有降低作用，并可提高高密度脂蛋白。肾气丸对肾上腺素与 ACTH 诱发的脂肪分解具有抑制作用。其中地黄、芍药、山萸肉、肉桂的水溶液均具明显的抑制作用。肾气丸对脂肪合成具有促进作用。其中芍药、山萸肉与肉桂的水溶液均有明显的作用。芍药对于促进胰岛素诱发的葡萄糖转化成脂肪过程具有重大作用。

余美娟等研究表明，金匮肾气丸通过升高动物模型的高密度脂蛋白（HDL-C）和α-脂蛋白的含量，减少动物模型的高胆固醇症和高 TC 血症的发生率，且该方还有抗氧化作用。有研究显示，茯苓醇提取物可以通过降低高脂饮食的小鼠体内 NO 的含量，提升 SOD 活性，降低血脂聚集，从而改善脂质代谢功能。刘晓梅研究表明，用山药提纯的淀粉喂养高脂饮食小鼠，可使小鼠模型体内的脂类浓度降低；甚至对于有高胆固醇的小鼠也有作用，可以降低其体内的胆固醇浓度。郑婧等研究显示，肉桂皮的提纯物肉桂多酚通过调控高脂饮食小鼠体内的脂肪酸从头合成以及 β 氧化相关基因的表达，从而影响小鼠模型的肝脏脂质代谢作用。因此，不仅金匮肾气丸有调脂作用，该方各组成也在不同的血脂代谢机制中发挥了中医药多靶点、多层次的治疗优势，在改善血脂异常的同时也进一步改善了代谢综合征。

总之，金匮肾气丸可以通过调节下丘脑-垂体-靶腺轴，抗氧化应激，抗炎性反应，改善胰岛素抵抗等作用来调节糖脂代谢，降低血压，进而能够有效地控制代谢综合征。

二、参芪降糖颗粒

1. 参芪降糖颗粒的药物组成、方义与功效

参芪降糖颗粒（鲁南厚普制药有限公司）由人参（茎叶）皂苷、五味子、黄芪、山药、覆盆子、麦冬、茯苓、天花粉、泽泻、枸杞子组成，具有益气养阴、滋脾补肾的作用，主治消渴症，用于 2 型糖尿病。

祖国医学将糖尿病归属于"消渴病"范畴，其发病病机为饮食不节，喜食肥甘厚味，或先天不足，外感六淫，或情志失调导致气阴两伤、阴津亏损，气血不畅，瘀血阻滞；久病伤及脾胃，脾失健运，脾主运化水湿功能紊乱，湿郁化热，邪热伤阴，日久而发为消渴。糖尿病病机总结起来属于本虚标实之证，本虚为气阴两伤，湿热、湿浊、血瘀为标，且贯穿于该病发生发展的整个病理生理过程。临床中糖尿病患者多为气阴两虚兼具湿热瘀阻证，其治疗应当以滋阴生津、清热除湿、益气化瘀疏络为主。参芪降糖颗粒方中黄芪益气补虚升阳；人参生津养血、补脾益肺、健脾益胃；山药健脾补肺，固肾益精；枸杞子、五味子、覆盆子滋补肝肾，补气强精；地黄养血补血、滋阴补肾；天花粉清热泻火，生津止渴；麦冬益胃生津，养阴润肺；茯苓渗湿健脾；泽泻利水渗湿泻热。诸药合用共奏益气养阴、滋脾补肾。临床用于治疗 2 型糖尿病及其并发症、脂代谢异常、代谢综合征等证属脾肾不足，气阴两虚者，具有良效。

2. 参芪降糖颗粒临床应用报道

（1）单药治疗疗效好

任广来等以参芪降糖颗粒治疗 2 型糖尿病 81 例结果显示，显效 42 例（51.9%），有效 30 例（37%），无效 9 例（11.1%），总有效率为 88.9%。杨桂云等参芪降糖颗粒与西药对照观察治疗 2 型糖尿病，结果显示参芪降糖颗粒治疗组 152 例，总有效率98.0%；对照组 134 例中，总有效率86.6%。顾浩初以此药治疗 2 型糖尿病 235 例，显效 164 例（70%），有效 50 例（21%），无效 21 例（9%），总有效率91%。饶线明以该药治疗糖尿病 32 例，总有效率90.62%，并发现该药能够改善 2 型糖尿病患者的脂代谢，其中尤以甘油三酯改善最为明显。还有众多临床报道，都显示参芪降糖颗粒对于2 型糖尿病的血糖、血脂控制具有显著疗效，除此之外，许多研究发现，参芪降糖颗粒可以有效治疗或改善胰岛素抵抗、早期糖尿病肾病、糖尿病阴茎勃起功能障碍，糖尿病

患者心率变异性（HRV）、神经传导功能及认知功能等糖尿病并发症与合并症。

（2）西药联用效更强

李红君等以参芪降糖颗粒联合吡格列酮治疗 2 型糖尿病可有效控制患者血糖水平，降低机体炎症反应，改善胰岛素抵抗及提高胰岛素敏感性，联用效果优于吡格列酮单药。刘慧萍等以二甲双胍、参芪降糖颗粒联用治疗新诊断 2 型糖尿病，治疗后观察组患者的空腹血糖、糖化血红蛋白、空腹胰岛素、胰岛素抵抗指数（HOMA-IR）及总胆固醇、甘油三酯、低密度脂蛋白较对照组明显降低、高密度脂蛋白明显升高（$P < 0.05$），且观察组总体有效率显著高于对照组（$P < 0.05$）。杨华等以参芪降糖颗粒联合阿托伐他汀治疗 2 型糖尿病合并代谢综合征患者，结果显示参芪降糖颗粒联合阿托伐他汀能够显著改善 2 型糖尿病合并代谢综合征患者血脂血糖代谢紊乱，调节胰岛 β 细胞功能和血管内皮细胞功能，具有显著的心、肾等重要脏器功能保护效应。张伟以参芪降糖颗粒联合格列美脲治疗糖尿病也显示疗效优于格列美脲单药；吕歌研究发现，通过参芪降糖颗粒联合胰岛素治疗 2 型糖尿病，可以明显提高患者的治疗效果，降低患者并发症的出现。宋长虹以利拉鲁肽联合参芪降糖颗粒治疗 2 型糖尿病肥胖患者，结果显示治疗后观察组患者的餐后 2 小时血糖、空腹血糖、糖化血红蛋白、急性时相血清淀粉样蛋白 A 水平及 BMI 值均较对照组低。武柳翠研究发现，参芪降糖颗粒联合厄贝沙坦片治疗早期糖尿病肾病的效果相比厄贝沙坦单独用药疗效显著。程灿等研究发现，参芪降糖颗粒联合磷酸西格列汀片可明显改善 2 型糖尿病伴代谢综合征患者的血糖、血脂紊乱，能明显调节 2 型糖尿病伴代谢综合征患者的胰岛 β 细胞功能和血管内皮细胞功能。陈丽丽以参芪降糖颗粒联合甲钴胺片治疗气阴两虚型糖尿病周围神经病变，结果显示观察组患者的疗效、周围神经病变 TCSS 评分均优于对照组患者。

从众多医家的临床研究中我们发现，参芪降糖颗粒单药应用可以有效地降糖、降脂，并改善糖尿病并发症，联合西药应用效果更加，减毒增效，能够有效地治疗气阴两虚型糖尿病及其并发症、代谢综合征等疾病，也有学者对其机制进行了进一步研究。

3. 参芪降糖颗粒的实验研究

（1）动物实验

高慧等研究发现，给药 3 个月后，参芪降糖颗粒各剂量组大鼠 TC、TG、LDL-C 水平均呈现出降低的趋势，并且随着剂量增加，降低效果越显著。康学等通过研究高糖环境下大鼠施万细胞氧化应激的调节作用，结果显示参芪降糖颗粒能显著提高细胞总抗氧化能力（T-AOC）和超氧化物歧化酶（SOD）含量，明显下调活性氧分子（ROS）和丙二醛（MDA）水平，提示药物可通过提高抗氧化能力物质，清除有害代谢产物，减少氧化应激损伤，最终发挥对糖尿病周围神经病变的保护作用。胡正远研究发现，参芪降糖颗粒能通过降低早期糖尿病肾病（DN）气阴两虚证的大鼠的血清纤维蛋白（FN）、血糖和糖化血红蛋白，降低尿蛋白、抑制肾脏组织 ERK 信号通路蛋白 ERK、p-ERK 及 MKP-1 表达，从而达到控制早期 DN 气阴两虚证大鼠的肾小球系膜增生，控制气阴两虚证大鼠肾小球纤维化，保护气阴两虚证大鼠的肾功能，延缓大鼠 DN 气阴两虚证的发生发展。狄灵研究发现，参芪降糖颗粒能使链脲霉素诱导的高血糖大鼠血糖水平明显降低，且能增加 c 肽水平，促进胰岛素的分泌，提高糖尿病大鼠血浆中胰岛素含量，降低血清中 MDA 水平，增加胰腺 SOD 活力。

（2）药理实验

现代药理学研究表明，人参含有的活性成分人参皂苷可增加外周组织对胰岛素的敏感性，改善胰岛 β 细胞功能，可以抑制 TNF-α 和脂联素的合成，减轻胰岛素抵抗，改善血脂血糖紊乱；还可以通过抗氧化应激，抑制炎症反应，保护血管内皮功能，保护心肌细胞钙、钾等多种离子通道，稳定细胞膜，促进心肌能量代谢，增强心肌收缩力，抑制心肌纤维化和心室肥厚，具有显著的心血管系统保护功效。黄芪则能改善机体免疫功能，抗氧化应激，调节胰岛素样生长因子-1 表达，减轻胰岛素抵抗，改善血糖异常，保护血管内皮，降低颈动脉内膜中层厚度（IMT），抑制颈动脉硬化；还可以提高心肌细胞对缺氧缺血耐受性，调节自主神经功能紊乱，改善 HRV，具有心脏保护效应。也有研究表明，黄芪不仅可以降低血糖，而且还具有降血脂，降低血液黏稠度，改善人体微循环等作用。

综上所述，参芪降糖颗粒可以有效地通过降糖、降脂，抗氧化应激，抑制炎症反应，改善胰岛 β 细胞功能，来改善糖尿病、糖尿病肾病、糖尿病周围神经病变，同时对气阴两虚型代谢综合征也有较好的疗效，值得推广。

三、柏艾胶囊

1. 柏艾胶囊的成分与功效

柏艾胶囊，由侧柏叶、地黄、艾叶、荷叶组成。具有滋阴凉血，泻火平肝的功效。用于原发性高血压 1 级、2 级，中医辨证为阴虚阳亢、肝火上炎证者，症见眩晕、头痛、腰膝酸软。

2. 柏艾胶囊与代谢综合征

（1）柏艾胶囊的降压作用

柏艾胶囊是在多年临床应用的基础上开发研制，主治阴虚阳亢，肝火亢盛之高血压症。临床研究资料显示，其对原发性高血压总有效率为 87%。动物实验也表明，其对自发性高血压大鼠、肾动脉狭窄性高血压大鼠的收缩压均有显著的降压作用，对犬收缩压、舒张压和总外周血管阻力均有不同程度降低作用，对犬左心室内压、左心室舒张末压、平均动脉压、心率及心输出量无明显影响。而最新研究发现，柏艾胶囊在降压的同时，还能够针对胰岛素抵抗、糖脂代谢、肥胖等进行多靶点综合治疗，不仅可以提高降压疗效，还能治疗高血压的危险因素，进而达到预防或减缓高血压靶器官损害的发生与发展，因此，对于高血压伴代谢综合征的患者，加用柏艾胶囊治疗效果更佳。

（2）中医对代谢综合征的认识

代谢综合征，中医文献中无此病名，传统中医对代谢综合征亦无完整的认识。消渴、眩晕、湿证、瘀证等虽与代谢综合征的临床表现密切相关，但均不能作为代谢综合征共同的病因、病机，不能完全据此辨证施治。但从代谢综合征的定义和以肥胖为基础的特点看，中医则有"肥人多痰"（《石室秘录》）之说与之对应。痰为阴邪，其性黏滞，阻碍气机，血行不畅而生瘀，致痰瘀互结。所以，多以痰瘀为辨。王文健教授认为代谢综合征可视为典型之"脾虚不化证"，其基本病理环节是 IR。代谢综合征正是由于"脾虚不化"造成化生障碍，水液运化代谢失司，水谷不能转化为人体所需的精微物质，从而酿湿成痰成瘀，堆积于血脉，造成血管粥样硬化，引起血压增高。有研究发现，痰浊、血瘀等均可致高血压胰岛素抵抗，其实象越明显胰岛素抵抗越严重，而中心性肥胖高血压患者多兼有"痰浊"和"血瘀"，脾虚不化则酿湿成痰成瘀，因此伴有代谢综合征的高血压患者可从"脾"论治。

亦有医家认为，作为一个于社会现代化进程密切相关的心身疾病，代谢综合征与交感神经的关系非常密切，而中医学认为肝主疏泄，其调畅气机、调节情志的作用在心身疾病的防治中有积极意义，肝为罢极之本，其在植物自主的调节中起着非常重要的作用，大量临床及动物实验也初步证实了疏肝治疗可以改善代谢综合征，因此，代谢综合征亦可从"肝"论治。

（3）柏艾胶囊如何改善代谢综合征

柏艾胶囊是由生侧柏叶、生地黄、荷叶、艾叶四种中药制成的中成药颗粒剂，整方滋阴凉血，泻火平肝，从疏泄肝火角度对于肝阳上亢型代谢综合及高血压具有良效。而另一个角度，其中生侧柏叶、荷叶、艾叶均入脾经，以健脾功，使脾气得以运化，水谷化生精微物质，气血调达，痰湿瘀阻不得内停，则脉管通畅。现代药理研究表明，侧柏叶含有的醇提取物、杨梅苷、黄酮化合物、鞣质和槲皮素有抗氧化、抗炎、清除氧自由基的作用，因此有助于改善血脂、血糖。地黄中含有低聚糖，这种化学成分对于调节生理性和病理性高血糖都具有重要作用，同时药理研究表明，地黄具有降压、镇静、抗炎的作用。荷叶最重要的两种有效成分生黄酮类和生物碱，对于调节血脂有较为显著的作用。艾叶多糖有助于恢复胰岛 β 细胞的功能，从而提高血液中胰岛素含量，起到降糖作用。韩亚楠等研究结果显示，在常规西药治疗基础上加用柏艾胶囊可明显降低患者的胰岛素抵抗，改善糖脂代谢以更有效地控制血压，且能进一步改善中心性肥胖，调节脂肪再分布，从而改善代谢综合征。此外，赵荣华通过研究柏艾胶囊对麻醉犬血流动力学的影响发现，柏艾胶囊具有明显降压作用，作用与收缩压、总外周血管阻力、舒张压显著降低有关。

综上所述，柏艾胶囊可以通过降压、改善糖脂代谢、改善血液循环等途径来治疗高血压及 MS。

第六节　单味药

一、姜黄

1. 姜黄概述

姜黄是姜科植物姜黄的干燥根茎。性辛、苦，温。归肝、脾经。具有活血行气、通经止痛的功效，主治气滞血瘀痛证、风湿痛证。《新修本草》："姜黄主心腹结积，瘕忤，下气，破血，除风热，消痈肿，功力烈于郁金。"《本草纲目》："治风痹臂痛。""姜黄、郁金、莪药（莪术）三物，形状功用皆相近。但郁金入心治血，而姜黄兼入脾，兼治气；莪药则入肝，兼治气中之血，为不同耳。"其化学成分含有挥发油，主要成分为姜黄酮、芳姜黄酮、姜烯、水芹烯、香桧烯、桉油素、莪术酮、莪术醇、丁香烯龙脑、樟脑等；色素物，主要为姜黄素、去甲氧基姜黄素；以及胭脂树橙和降胭脂树素和微量元素等。其中主要有效成分为姜黄素。

2. 药理作用

姜黄素能抑制血小板聚集，降低血浆黏度和全血黏度；水煎剂、姜黄粉石油醚、乙醇和水提物有抗早孕作用；姜黄素、水提物及有效成分有抗肿瘤作用；姜黄素、醇或醚提取物和挥发油能降血脂；姜黄素又有抗炎作用；姜黄素对细菌有抑制作用，而挥发油则对真菌有强力的抑制作用；姜黄提取物、姜黄素、挥发油、姜黄酮以及姜烯、龙脑和倍半萜烯等都能利胆；姜黄素有短而强烈的降压作用，对离体豚鼠心脏有抑制作用；姜黄素能保护胃黏膜，保护肝细胞。近年研究发现，姜黄素的抗氧化及抗炎活性可产生多种生物学效应，改善与代谢综合征相关的一系列并发症。

3. 姜黄素与代谢综合征

姜黄素是一种存在于传统香料姜黄根部的多酚类物质，其通过多种机制在代谢综合征中发挥抗氧化和抗炎活性。在临床运用中，姜黄素具有减少炎症因子、改善糖代谢紊乱、调节肥胖人群的心理状态以及延缓非酒精性脂肪性肝病进展等多种作用，但其对脂质代谢的影响具有争议，仍需进一步探讨。姜黄素的上述作用使其在临床治疗代谢综合征中发挥重要作用。

（1）姜黄素与脂质代谢异常

1）临床试验

脂质代谢异常常见于高血压、肥胖、糖尿病、非酒精性脂肪性肝病及代谢综合征。研究发现，姜黄素通过下调脂肪合成基因的表达，从而降低血清甘油三酯及胆固醇。在临床研究中，姜黄素对血脂的影响具有一定争议。一项纳入 5 项随机对照试验共计 509例患者的 META 分析表明，姜黄素不具有降脂作用，其有关心血管疾病高危患者（即：糖尿病、肥胖和急性冠脉综合征）的亚组分析结果仍无统计学意义，并且该结果存在明显异质性。原因可能是该研究纳入文献数目有限、样本量较小并包含多种人群。但又有大量的随机对照试验均报道姜黄素具有降脂作用。

① 姜黄素在糖尿病患者中发挥降脂作用

一项临床研究将 60 名 2 型糖尿病患者随机分成两组，对照组给予二甲双胍（一种口服降糖药物）治疗，治疗组在该药物的基础治疗上追加姜黄 2g/d 治疗 4 周后，其血清 LDL-C、非高密度脂蛋白（non-HDL）、LDL/HDL 比率均有所下降。再者，另一项随机临床试验纳入 70 名 2 型糖尿病患者，并将其随机均分为两组，实验组连续 3 个月每日服用纳米姜黄素（一种具有更高生物利用度的新型共轭制剂）80mg 后，该组 TG 水平显著下降，不仅如此，与安慰剂组相比，该药物仍具有显著降低血清 LDL-C 的作用。

② 姜黄素在肥胖患者中发挥降脂作用

一项随机双盲交叉试验表明，伴有血脂代谢异常的肥胖患者持续 30 天每日服用 1000mg 姜黄素类化合物后，其血清 TG 浓度显著下降。肥胖是由于脂肪储存过多而危害个人健康的全球性公共问题。流行病学发现，肥胖患者更容易伴发焦虑和（或）抑郁。一项随机交叉临床研究纳入 30 名肥胖患者，并对其持续 30 天每日补充 1g 姜黄素，上述患者的贝克焦虑量表评分明显降低。

③ 姜黄素在非酒精性脂肪性肝病患者中发挥降脂作用

Rahmani 等将 83 例非酒精性脂肪性肝病（NAFLD）的患者随机分成两组，相对于安慰剂对照组实验组在服用非晶态固体分散姜黄素（500mg/d 等价于 70mg 姜黄素）8 周后有更低的血清 TC、LDL-C、TG 水平。此外，Panahi 等开展的一项纳入 87 例 NAFLD 患者的随机试验发现，相对于安慰剂对照组，实验组持续 8 周服用姜黄素 1000mg/d，该药物能显著降低血清中的 TC、LDL-C、TG 以及 non-HDL 浓度（$P < 0.001$）。

2）动物实验与降脂机制研究

姜黄素抑制大鼠 LDL 氧化，体外研究发现这种作用与姜黄素抑制乙酰转移酶蛋白 P300 有关。姜黄素降低实验性高脂血症大鼠、小鼠和兔血浆总胆固醇（TC）、甘油三酯（TG）和 FFA、载脂蛋白 B（Apo B），尤以 TG 的下降更为显著，载脂蛋白 A（Apo A）水平升高同时肝脏 CH，TG 及 LDL 颗粒中 TG 含量也下降。口服姜黄乙醇提取物（主要成分为姜黄素）能够抑制动脉粥样硬化家兔 LDL 氧化及肝微粒体和线粒体脂质过氧化，并降低血浆 CH、TG、磷脂水平。

Suresh Babu 发现姜黄素增加肝 CH 分解代谢限速酶胆固醇-7α-羟化酶（CYP7A1）和 3-羟基-3-甲基戊二酰辅酶 A（HMG-CoA）活性，而肝 LDL 受体数目与 HMG-CoA 还原酶活性呈正比。胆固醇的清除依赖 LDL 受体，姜黄素引起该酶活性增加可能意味着肝 LDL 受体数目增加，利于清除肝脏组织中的 CH，降低血脂。姜黄素抑制 FFA 合成酶 FAS 活性，增加 FFA 氧化酶-酯酰辅酶 A 氧化酶（ACO）的活性，减少 FFA 水平，与降脂作用有关。有研究发现，姜黄素还可能通过促进肝和肾上腺对 LDL 和脂蛋白（a）的代谢，增加胆囊对 LDL 排泄，抑制脾脏 LDL 摄取，使血中 LDL 和脂蛋白（a）的含量降低，从而起到降脂作用。

（2）姜黄素与 2 型糖尿病

2 型糖尿病是由于胰岛素分泌相对不足和利用障碍引起的临床代谢性疾病，其表现为高血糖以及碳水化合物、蛋白质和脂肪等代谢紊乱。研究发现，姜黄素对于 2 型糖尿病具有一定的治疗作用。一项基于 2 型糖尿病患者的临床研究表明，相对于单用二甲双胍，连续 4 周使用姜黄素联合二甲双胍的实验组，该组具有更低的空腹血糖以及糖化血红蛋白（HbA1c）水平。最新的基于 2 型糖尿病患者的随机双盲临床研究中也发现，相对于安慰剂对照组，服用纳米姜黄素 3 个月的实验组具有更低的 HbA1c 水平。姜黄素可激活体内多条细胞信号通路，发挥抗炎和抗氧化作用，从而保护胰岛 β 细胞、改善糖代谢和胰岛素抵抗，进而治疗 2 型糖尿病。

1）姜黄素的降糖作用

① 姜黄素可能通过增加糖尿病模型能量代谢，促进糖原合成，减少肝糖异生达到降糖作用。SEO 等发现经过六周姜黄素喂养，糖尿病小鼠的血浆胰岛素水平和肝脏糖酵解限速酶葡萄糖激酶活性上升，肝脏糖异生限速酶 PEPCK、G6pase 表达下降，肝糖原和骨骼肌脂蛋白脂酶（LPL）增加。LPL 是甘油三酯降解为甘油和 FFA 反应的限速酶，骨骼肌的 LPL 活性升高有利于机体利用能量。Babu 等发现姜黄素改善 DM 的代谢状况，可能与其抗氧化、降低胆固醇及清除自由基等特性有关，姜黄素显著降低过氧化脂质丙二醛（MDA）、琥珀酸脱氢酶（SDH）、过氧化氢酶（CAT）水平，同时提高谷胱甘肽过氧化物酶（GSH-Px）。

② 姜黄素可通过改善 β 细胞功能，并提高稳态模型胰岛 β 细胞功能指数（HOMA-β），从而延缓糖尿病前期患者进展为 2 型糖尿病。Chuengsamarn 等将 240 例 2 型糖尿病前期（糖耐量异常和空腹血糖受损）患者随机分为两组，实验组连续 9 个月服用姜黄素每日 1500mg，该组具有更好的胰腺 β 细胞功能、更高的 HOMA-β 和更低的 CRP 水平，相对于安慰剂对照组，其仍具有更低的稳态模型胰岛素抵抗指数（HOMA-IR）以及更高的脂联素（一种胰岛素增敏激素）水平。另外，体积调节性阴离子通道（VRAC）在调节胰岛 B 细胞内分泌活动中具有重要作用。VRAC 是氯离子通道的一种，它普遍表达于各种哺乳动物细胞，与调节细胞电活动密切相关。姜黄素可以通过激活 VRAC，诱导 SD 大鼠模型胰岛 B 细胞活动，促进胰岛素释放，达到降糖作用。

2）姜黄素不但能降糖，对 DM 并发症亦有改善作用。

① 改善糖尿病神经系统并发症

姜黄素具有强大的抗氧化活性，能够显著降低 DM 脑病大鼠脑部 P-AMPKα1，TAK1，GLUT4，NADPH 氧化酶亚单位等的蛋白表达，减轻脂质过氧化水平，阻止疾病进展。Peevush 等证明姜黄素能够调节胆碱能活性和胰岛素受体，并通过葡萄糖转运蛋白 3（GLUT3）影响葡萄糖转运机制，使行为和自主活动减少等神经系统并发症得到改善。此外，姜黄素能够调节 DM 引起的大脑皮层和小脑的多巴胺信号、CREB 和磷脂酶 C 表达异常，以预防或治疗 DM 中枢神经系统并发症。

② 改善糖尿病肾病

Khajehdehi 等纳入了 40 例糖尿病肾病患者，连用姜黄素 2 个月有助于降低蛋白尿、TGF-β 以及白介素-8（IL-8）的水平。另一项随机双盲试验同样发现 T_2DM 肾病患者予以姜黄素 2 个月后，血清 $TGF-β_1$、IL-8 和尿蛋白排泄率均明显下降。另外，姜黄素抑制 STZ 诱导 DM 大鼠肾脏 NF-κB 活化和巨噬细胞浸润，延缓病程进展。

③ 改善糖尿病眼病

姜黄素降低 DM 大鼠视网膜 TNF-α 和血管内皮生长因子（VEGF）水平，阻止内皮细胞器结构变性和视网膜毛细血管基底膜增厚，防止 DM 视网膜病变的发生和进展。姜黄（0.5%）和姜黄素（0.01%）延缓 STZ 诱导 DM 大鼠白内障进展，这与另一研究中姜黄素减轻半乳糖性白内障具有一致性。

（3）姜黄素与非酒精性脂肪肝

非酒精脂肪肝病（NAFLD）是与肥胖、糖尿病、血脂异常、代谢综合征、心血管疾病密切相关的最常见的慢性肝病。NAFLD 的特点是甘油三酯在肝细胞中积累，逐步发展为单纯性脂肪变、非酒精性脂肪性肝炎，最终进展为肝纤维化、肝硬化，甚至肝细胞癌。姜黄素可通过抑制炎症因子释放、抗氧化应激、改善胰岛素抵抗和调节脂质代谢从而延缓非酒精性脂肪肝的进展。

1）动物实验已经证明姜黄素对 NAFLD 有治疗作用

① 减轻 NAFLD 肝脏脂肪浸润

姜黄素降低 NAFLD 动物模型血脂，减轻肝脏脂质合成，并改善大鼠肝功能、升高脂联素水平，从而对 NAFLD 起到治疗作用，其机制可能是通过抑制 c-Jun 氨基末端激酶（JNK）的活性实现的。高脂饮食激活 JNK1，影响胰岛素信号蛋白的磷酸化从而引起 IR，导致 NAFLD 的发生和发展，姜黄素抑制 JNK 活性，有效改善 NAFLD。姜黄素干预后肝组织超氧化物歧化酶和谷胱甘肽活性明显升高，这种抗氧化作用有助于改善大鼠 NAFLD。姜黄素上调肝组织中过氧化物酶增殖物受体-α（PPARα）、PPAR-γ 表达，进而上调其下游靶基因 CYP7A1 和肝脏脂肪酸结合蛋白（L-FABP）表达，下调二酰甘油酰基转移酶（DGAT）表达，通过促进胆固醇和 FFA 代谢、抑制肝脏 TG 合成等途径减轻肝细胞脂肪变性。

② 预防 NASH 进展为肝纤维化

肝星状细胞（HSC）活化在非酒精性脂肪肝性肝炎（NASH）进展为肝纤维化中发挥重要作用，姜黄素增加 PPAR-γ 活性，抑制 HSC 活化，阻断 Wnt3a 介导的 LOX-1 基因表达，减少 OX-LDL 对 HSC 的诱导激活。减少 PPAR-γ 介导的 HSC 中 TGF-β_1、血小板衍生生长因子（PDGF）、结缔组织生长因子（CT-GF）及表皮生长因子（EGFR）基因表达。这些因子使肝脏Ⅳ型胶原和层粘连蛋白（LN）增多，肝窦内皮细胞和毛细管内皮细胞增殖，造成肝组织微循环障碍，并促进 HSC 继续增殖、活化，促成肝纤维化。姜黄素还能抑制瘦素诱导的高血糖对 HSC 的促增殖作用。姜黄素抑制大鼠 HSC 细胞增殖呈剂量依赖性。与传统姜黄素相比，水溶性姜黄素衍生物能更明显改善脂质代谢，延缓大鼠 NAFLD 实验性脂肪肝的纤维化进程。

2）也有临床研究报道姜黄素对 NAFLD 的治疗作用

最新基于 NAFLD 患者的随机双盲研究表明，相对于安慰剂对照组，实验组服用姜黄素 8 周能显著改善天冬氨酸转氨酶（AST）和丙氨酸转氨酶（ALT）的水平。同时，对上述患者超声下评估其肝脏脂肪变性发现，姜黄素组中 78.9% 患者的脂变性程度得以改善，而安慰剂组中仅有 27.5% 的改善率。姜黄素组中没有一例患者肝脏脂肪变性程度加重，而安慰剂组中有 17.5% 的患者加重。此外，在调整混杂因素之后发现，姜黄素缓解肝脏脂肪病变的作用仍具有统计学意义（$P = 0.001$）。由此可见，姜黄素不但能降低 NAFLD 患者转氨酶水平，还能减轻肝脏脂肪变性程度，从而延缓 NAFLD 进展，这与动物实验研究结果一致。

综上所述，姜黄素对代谢综合征有治疗作用，有效改善糖脂代谢紊乱，防止 NAFLD 发生和进展，减轻动脉粥样硬化发生风险。

二、黄芪

1. 黄芪概述

黄芪为豆科植物蒙古黄芪或膜荚黄芪的根。性甘，微温。归脾、肺经。具有补气健脾，升阳举陷，益卫固表，利尿消肿，脱毒生肌等功效。主要用于脾气虚证、肺气虚证、气虚自汗、气血亏虚，疮疡难溃难腐，或溃久难敛。主要化学成分有苷类、多糖、黄酮、氨基酸、微量元素等。其中黄芪多糖具有免疫调节、抗氧化、保护心血管及抗肿瘤以及抗炎等作用；黄芪甲苷（黄芪皂苷Ⅳ）是黄芪皂苷类的有效成分，黄芪皂苷主要有免疫调节、抗病毒、抗真菌以及抗真菌活性、抗氧化、抗心律失常、神经保护作用及抗肿瘤等多种作用，黄芪黄酮类主要具有防止动脉粥样硬化、增强免疫水平、氧化保护、阻滞细胞凋亡以及抗肿瘤等作用。

2. 药理作用

黄芪能促进机体代谢、抗疲劳、促进血清和肝脏蛋白质的更新；有明显的利尿作用，能消除实验性肾炎尿蛋白；能改善贫血动物现象；能升高低血糖，降低高血糖；能兴奋呼吸；能增强和调节机体免疫功能，对干扰素系统有促进作用，可提高机体的抗病力；对流感病毒等多种病毒所致细胞病变有轻度抑制作用，对流感病毒感染小鼠有保护作用；有较广泛的抗菌作用；黄芪在细胞培养中，可使细胞数明显增多，细胞生长旺盛，寿命延长；能增强心肌收缩力，保护心血管系统，抗心律失常，扩张冠状动脉和外周血管，降低血压，能降低血小板黏附力，减少血栓形成；还有降血脂、抗衰老、抗缺氧、抗辐射、保肝等作用。

（1）抗癌抗肿瘤

黄芪总苷对人肝癌（Be-7404）细胞、人乳腺癌 MCF-7 细胞和人宫颈肿瘤（HeLa）细胞有明显的抑制作用。黄芪多糖能够抑制乳腺癌 MCF-7 细胞和乳腺癌 MDA-MB-468 细胞的增长。黄芪多糖还能够有效抑制 MDA-MB-231 细胞的转移和侵袭。可见，黄芪可以抑制癌细胞增殖的同时，促进肿瘤细胞自身的凋亡，并抑制癌细胞的迁移和侵袭，具有明显的抗癌作用。

（2）调节血糖

研究显示，黄芪对糖代谢呈双向调节作用，可以对抗肾上腺素导致的小鼠血糖升高，同时也能对抗苯乙双胍导致的血糖降低，并能显著降低小鼠葡萄糖负荷后的血糖水平，而对正常血糖无明显作用。黄芪多糖可通过抑制和清除活性氧自由基，有效保护胰岛细胞结构，直接降低血糖；也可通过影响受体后信号传导来发挥调节血糖作用。

（3）免疫调节作用

黄芪可提高 T 淋巴细胞亚群水平，防止化学治疗药物对人体免疫功能的损害，从而增强机体的免疫功能，提高治疗效果。黄芪能调节哮喘小鼠辅助性 T 细胞 1 和辅助性 T 细胞 2 之间的免疫平衡，激活过氧化物酶体增殖物，抑制哮喘小鼠气道炎症反应。黄芪对正常机体的抗体生成功能有明显的促进作用，能促进健康人和肿瘤患者的淋巴细胞转化率，提高机体细胞免疫功能。黄芪多糖可增加淋巴系统和骨髓中干细胞的数量，促进其转化为有活性的免疫细胞。还可以提高巨噬细胞的吞噬功能，增加自然杀伤细胞（NK）的活性，促进免疫细胞的形成，增强免疫力；黄芪中所含有的黄酮也有增加抗体形成、提高单核巨噬细胞吞噬功能、增强免疫力的作用。黄芪还可升高机体抗体和补体含量，增强机体的体液免疫作用。

（4）保护心脑血管

黄芪可改善具有代谢综合征的绝经后高血压妇女无症状性左心室舒张功能不全，可通过加强心肌收缩、舒张功能起到强心作用，其发挥作用的主要活性成分为黄芪皂苷。黄芪皂苷Ⅳ是正性肌力作用的有效成分，通过激活磷酸化酶促进糖原分解，提高红细胞葡萄糖耗氧率，增强心肌收缩能力；黄芪中的总黄酮成分可以增加心室肌细胞的幅度，增加心肌收缩力，显著减轻心肌缺血患者的血流动力。黄芪总黄酮可通过阻止 mRNA 和 Calumenin 蛋白水平的损失，减低该蛋白与萨尔科/内质网 Ca^{2+}-ATP 酶 2 结合对病毒性心肌炎起到心脏保护作用。黄芪可以通过抑制脑缺血再灌注损伤后的炎症反应，清除氧自由基，增加脑组织血流量，保护血管内皮细胞，降低微血管通透性，维持神经胶质细胞的正常表达，减少兴奋性氨基酸的生成，降低热休克蛋白 70 的表达，抑制凋亡相关基因表达等途径抗脑缺血再灌注损伤。另外，动物实验发现，注射黄芪皂苷后，老年大鼠的血液指标发生改变，其全血比黏度和血浆比黏度降低。这一改变能够缩短红细胞的电泳时间，进而降低红细胞压积，具有抗血栓形成作用。

（5）抑菌抗炎

研究表明，黄芪提取物对痢疾杆菌、肺炎双球菌、溶血性链球菌及金黄色葡萄球菌、白色葡萄球菌、口腔病毒及流感病毒等均有不同程度的抑制作用。黄芪多糖可降低 NF-KB 的磷酸化活性、下调 TNF-α，IL-1β，IL-6，IL-17 的表达和过氧化物酶的活性，对肠炎性疾病有较好的治疗效果。此外，黄芪总黄酮亦可通过调节核因子 NF-κB 信号通路抑制炎症反应。

（6）抗氧化、抗衰老

氧化应激是机体遭受各种有害刺激时，体内高活性分子产生过多，氧化系统和抗氧化系统失衡，从而导致组织损伤。自由基产生的脂质过氧化反应而导致的疾病已经成为较严重的问题，防止脂质过氧化对细胞内生物大分子破坏作用一直被高度重视。黄芪多糖能提高 SOD 的活力，降低血浆中脂质过氧化物含量，并提高过氧化氢酶的活性，减少自由基生成和增加自由基清除，而发挥良好的抗氧化、抗衰老作用。

（7）抗辐射

黄芪水煎液对辐射引起的免疫系统、造血系统和淋巴系统等损伤具有一定的防护作用。实验研究显示，与接受^{60}Co γ 射线照射 7 天后的模型组小鼠相比，黄芪水煎液给药组小鼠外周血白细胞和血小板计数显著升高，表明黄芪对辐射引起的外周血白细胞、血小板损伤有较好的防治作用；另外，黄芪使受辐射小鼠的脾脏和胸腺指数显著升高，表明黄芪对脾脏、胸腺的辐射损伤有一定的保护作用。此外，黄芪可以提高淋巴细胞转化率和 SOD 活性，清除辐射产生的自由基，从而降低 MDA 水平，提高机体的防御能力，因此，黄芪具有良好的抗辐射作用。

（8）调节血压

黄芪对血压具有正负双向调节作用，可以扩张周围血管，降低动脉压及右心前负荷，从而改善心功能，其作用机制可能是通过一氧化氮-可溶性鸟苷酸环化酶-环磷酸鸟苷（NO-SGC-cGMP）介导的信号通道的转换，调节血管平滑肌细胞的功能，对冠状动脉也有直接扩张的作用。

（9）护肝作用

黄芪可以抑制肝细胞中 ICAM-1 的表达，有效降低因为毒性代谢而造成的肝损伤，改善肝损伤；并能抑制脂氧化酶，减少脂多糖的生成，提高肝脏谷胱苷肽含量，具有良好的抗肝纤维化作用。实验研究显示，糖尿病肾病小鼠后期会出现肝脏损伤现象，黄芪水煎液可以调控细胞外基质降解酶系 MMP-9/TIMP-1 蛋白及 mRNA 的表达，从而减少肝组织与肾组织中细胞外基质沉积，保护肝肾功能。

（10）保护肾脏

黄芪可提高血浆白蛋白，降低蛋白尿、胆固醇及甘油三酯的含量，减轻炎症细胞对肾脏的损害，有效提高原发性肾病综合征（PNS）的疗效，达到对肾脏保护作用。黄芪能上调 IgA 肾病患者的特异性分子伴侣 Cosmc 表达，并逆转 IgA 的异常糖基化。通过对Ⅲ期和Ⅳ期糖尿病肾病的随机对照试验结果进行 Meta 分析发现，黄芪对糖尿病肾病患者的巨噬细胞具有刺激作用，可诱导静息状态下正常巨噬细胞产生一氧化氮和 TNF，并激活诱导型一氧化氮合酶；抑制正常脂多糖激活的巨噬细胞产生一氧化氮，增强脂多糖诱导的肾衰竭患者巨噬细胞产生一氧化氮。因此，黄芪能调控不同阶段巨噬细胞中诱导型一氧化氮合酶活性，适用于治疗不同阶段的糖尿病肾病。黄芪甲苷可通过 Toll 样受体 4 和 NF-κB 来抑制炎症反应，改善肾间质纤维化。黄芪注射液可有效缓解原发性肾病综合征，减轻激素不良反应，改善肾组织病理变化，减轻炎性细胞对肾脏的损害，从而发挥对肾脏的保护作用。

（11）其他作用

此外，黄芪及其有效成分还具有很多其他方面的药理作用。如黄芪多糖的水溶性部分对临床分离的多药耐药菌具有明显的抗菌活性，对流感病毒、腺病毒、乙肝病毒、柯萨奇病毒等有抑制或直接灭活作用，并随着其浓度的升高，灭活作用增强，其机制可能是抑制病毒核酸复制或阻止病毒蛋白质合成；黄芪总提取物可通过抑制体内血栓形成和体外直接溶解血凝块发挥抗血栓作用；黄芪利尿作用效果好，且持久稳定，对电解质的影响较小，不容易造成电解质紊乱，在高剂量长疗程的治疗中较为适用。黄芪可有效减轻氧自由基对肺造成的损伤，可抑制肺组织巨噬细胞和中性粒细胞中白细胞介素-1βmRNA 表达，减轻内毒素性急性肺损伤，从而起到保护肺脏的作用。

3. 黄芪防治 MS

（1）中医辨证基础

中医理论认为 MS 发病的病位在肝、脾、肾三脏。三脏病久均可导致脏腑阴阳气血亏虚，调摄功能失调，行血化津祛浊无力，从而变生血瘀痰浊，郁阻血脉络道，从而夹生血瘀痰浊。黄芪在本病应用具有坚实的药效学基础，它不仅补气作用较强，而且通过补气以促进血行，故有"逐五脏间恶血"（《别录》），"通调血脉，流行经络"（《本经逢原》）的活血祛瘀之功。而 MS 的形成归根是因三焦运行不畅，损脾及肾，致气虚血瘀，黄芪正如《本经疏证》云："一源三派，浚三焦之根，利营卫之气，故凡营卫间阻滞，无不尽通。所谓源清流自治也。"

（2）黄芪在 MS 防治的研究进展

1）对糖尿病的影响

据统计在中医治疗 DM 的处方中黄芪使用频率最高。祁忠华等观察到黄芪注射液可降低糖尿病大鼠血糖。李志荣发现黄芪多糖冲剂能够降低血糖，改善临床症状，疗效与消渴丸相当。鲁瑾等发现黄芪能预防 TNF-α 所致的胰岛素抵抗状态，改善高胰岛素血症。江清林等观察到黄芪具有促进糖尿病大鼠胰岛素和 C 肽分泌作用，并随作用时间延长，分泌作用增长。可以认为黄芪的降糖机制是增强胰岛 β 细胞对糖负荷的反应性或增加胰岛素的敏感性，改善胰岛素外周抵抗等机制改善糖代谢。

2）对靶器官的影响

MS 患者的 IR 抵抗加剧能刺激血管内皮和平滑肌细胞增生，内皮素（ET）与一氧化氮（NO）分泌失衡，总外周阻力提高。而黄芪水提物能通过血管平滑肌细胞（VSMC）诱导 NO 合成酶（NOS）的产生，而促进 NO 的生成，介导血管的扩张，抑制 VSMC 的增殖。邓刚等也已证实，黄芪对肥胖大鼠血管内皮细胞的保护作用主要是通过促使内皮细胞合成/释放 NO 增多而实现的。

ET 是目前已知最强的缩血管物质，能调节肾血管和系膜细胞（MC）的张力，促进细胞增生及基质形成，抑制肾髓质水钠重吸收。研究发现，黄芪通过扩张血管改善血小板功能，改善微循环等作用使内皮细胞受损功能恢复，减少 ET 分泌。

Mas 受体是 7 个跨膜结构组成的 G 蛋白耦联受体，血管紧张素 1~7（Ang1~7）是 Mas 受体的内源性结合物。研究证实 MS 的发生、发展与氧化应激以及机体内抗氧化能力的降低密切相关。近年研究发现，黄芪可以提高心肌组织血管紧张素转换酶 2（ACE2）、Mas 的表达，降低 ACE 表达，改善心脏局部 ACE2、Mas 的水平，从而对损伤的心肌细胞起保护作用。

IR 能激活细胞 Na^+-K^+-ATP 酶使胞内 Na^+ 浓度升高，机体钠潴留，降低 Ca^{2+}-ATP

酶活性，增加细胞内 Ca^{2+} 浓度，促使血管阻力上升。周吉燕报道黄芪提取物能减轻心肌缺血、再灌注引起的左心室内最大值上升与速率、振幅的下降，并能使缺血心肌组织中 Na^+-K^+-ATP 酶活性降低。ET 与 NO 分泌失衡，Na^+-K^+-ATP 酶活性改变以及交感神经的兴奋均可致引起血管阻力上升，血压升高。研究发现，黄芪降压机制还与扩张血管、中枢脑神经等有关。

高糖时，葡萄糖引起细胞内甘油二酯（DAG）合成增多，使蛋白激酶 C（PKC）激活，PKC 激活后可启动或增强细胞外基质 mRNA 的转录水平，使细胞外基质合成增加。PKC 信号传导系统还可通过调节细胞通透性、收缩力、血管收缩等改变在 MS 的早期发生发展中起重要作用。黄芪对 IR 时 PKC 活性有抑制作用，从而使尿蛋白、内生肌酐清除率等指数下降。周钦等报道黄芪具有持久的降脂功效，提高血浆蛋白水平，降低尿蛋白排出量，增加肌肉蛋白贮备，从整体改善物质代谢紊乱。

近年研究发现，黄芪可以提高肾脏组织 Mas 的表达，降低 ACE 表达，改变肾脏局部的 Ang Ⅱ、MDA、NO 和 SOD 水平，从而对早期受损伤的肾组织起保护作用。李秀丽等对 119 例高血压合并代谢综合征的患者研究发现，黄芪治疗半年及 1 年后黄芪高、低剂量组 MAU 较治疗前及对照组均有所降低（$P < 0.05$），小剂量黄芪降低 MAU 效果并不劣于高剂量组，提示小剂量长期服用黄芪可能会更好地发挥其对高血压合并 MS 患者肾脏损害的保护作用。大剂量黄芪明显降低了患者的收缩末期容量（ESV），并且加用黄芪可延缓患者左心室收缩末期内径（LVESD）的进一步扩大，同时在左心室舒张功能方面则明显升高了患者的二尖瓣血流速度（V_p），而在肾脏功能早期损害方面，降低了尿微量白蛋白（MAU）水平，且大剂量黄芪的降低疗效更明显，进一步提示，黄芪对心脏及肾脏的保护作用。

综上所述，黄芪对 MS 的效应是多方面、多环节的，但目前黄芪抗 MS 的研究尚缺乏系统性以及循证医学对其研究。

三、葛根

1. 葛根概述

葛根为豆科植物野葛的干燥根。性甘、辛，凉。归脾、胃经。有解肌退热，透疹，生津止渴，升阳止泻之功效。常用于表证发热，项背强痛，麻疹不透，热病口渴，阴虚消渴，热泻热痢，脾虚泄泻。《神农本草经》："主消渴，身大热，呕吐，诸痹，起阴气，解诸毒。"《名医别录》："疗伤寒中风头痛，解肌发表，出汗，开腠理，疗金疮，止痛，胁风痛。""生根汁，疗消渴，伤寒壮热。"

由其功效不难看出，葛根其性轻扬生散，其核心功能是可以升提脾之清阳之气。脾主升清是脾的运化功能的重要体现，而代谢综合征的根本病机即为脾气亏虚，不能升清布散津液水谷，痰湿瘀血内蕴。因此，葛根是治疗该病的绝佳中药。

2. 有效成分

本品主要含黄酮类物质如大豆苷、大豆苷元、葛根素等，还有大豆素 4，7-二葡萄糖苷、葛根素-7-木糖苷，葛根醇、葛根滕素及异黄酮苷和淀粉。其中又以葛根素含量最高，为主要活性物质。葛根素（puerarin），化学名为 4，7 二羟基-8-β-D-吡喃葡萄糖醛基异黄酮，分子式为 $C_{21}H_{20}O_9$。

3. 药理作用

葛根煎剂、醇浸剂、总黄酮、大豆、葛根素均能对抗垂体后叶素引起的急性心肌缺血。葛根总黄酮能扩张冠脉血管和脑血管，增加冠脉血流量和脑血流量，降低心肌耗氧量，增加氧供应。葛根能直接扩张血管，使外周阻力下降，而有明显降压作用较好缓解高血压患者的"项紧"症状。葛根有广泛的 β 受体阻滞作用。对小鼠离体肠管有明显解痉作用，能对抗乙酰胆碱所致的肠管痉挛，葛根还具有明显解热作用，并有轻微降血糖作用。

4. 实验研究

近年对葛根素的研究较为深入，研究发现，葛根以其多靶点的作用对代谢综合征的各主要组分均有改善作用。

（1）2 型糖尿病

1）葛根素具有降糖作用

研究发现，葛根素对 2 型糖尿病患者有较好的疗效。茅彩萍等观察以 STZ 诱导 DM 大鼠模型，不同剂量葛根素治疗 12 周后，大鼠血糖、血清果糖胺含量明显降低。葛根素还可显著降低 STZ 组小鼠血糖和胰岛素水平，提高胰岛素敏感指数。临床上，张洪梅等观察了葛根素对 20 例 T_2DM 患者 IR 的影响，结果说明葛根素具有明显的降低血糖改善胰岛素抵抗作用。赵慧娟等通过观察经过葛根素治疗后的 80 例 2 型糖尿病患者，结果表明葛根素可降低空腹血糖、糖化血红蛋白及红细胞山梨醇，从而减轻糖尿病患者的临床症状，起到治疗 2 型糖尿病的作用。

葛根素降糖的作用机制可能为：

Ⅰ. 通过扩张血管，改善微循环，增加血流增强血液循环的能力而促进胰岛素的生物效能，即改善胰岛素的敏感性。

Ⅱ. 通过有效降低全血黏度，增强红细胞的变形能力，提高红细胞膜弹性，使其结构和物理性能改善，进而加快物质运输即使葡萄糖和胰岛素跨膜能力的提高，进一步改善 2 型糖尿病患者的胰岛素敏感性而起到降糖作用。

Ⅲ. 通过增加骨骼肌脂肪的蛋白激酶 B（PKB）表达，从而影响细胞内胰岛素信号传导，使 GLUT4 转位至细胞膜增加，其在膜上的含量也增加，发挥快速转运葡萄糖的作用。

Ⅳ. 葛根素可通过阻止蛋白糖基化的进程，减少血清 AGEs 的形成，抑制 H_2O_2 诱导的自由基生成，减少胰岛细胞的氧化损伤，有效调控血糖水平。

Ⅴ. 有效阻断 β 肾上腺受体，改善 IR，还可拮抗肾上腺素升高血糖的作用。

Ⅵ. 葛根素可抑制 α-葡萄糖苷酶活性，增加葡萄糖消耗和糖原合成，调控机体血糖水平。

2）葛根素可以改善糖尿病并发症

最新动物实验及临床研究发现，葛根素对糖尿病视网膜病变、糖尿病周围神经病变、糖尿病肾病等糖尿病并发症也有一定疗效。

① 糖尿病视网膜病变（DR）

张启明等通过研究葛根素对大鼠糖尿病视网膜病变的抑制作用发现，葛根素可有效减缓 2 型糖尿病大鼠视网膜神经节细胞的凋亡，改善 2 型 DR 的进程，其机制可能与抑制 Nrf2/ERK 通路的激活，减轻视网膜组织的炎性反应及氧化应激损伤有关。另有研究发现，葛根素干预可以改善糖尿病大鼠视网膜的病理损害，其机制可能与葛根素抑制 AGEs 修饰蛋白的生成、减少 AGEs 修饰蛋白在视网膜组织中蓄积有关，但其强度与作用时间相关。临床研究也表明，葛根素治疗糖尿病视网膜病变，可对患者血液黏度起到积极的影响，并且对临床疗效方面也有促进作用。

② 糖尿病周围神经病变（DPN）

部分动物实验研究发现，葛根素可抑制 D-半乳糖诱导的蛋白糖基化反应，有效提高糖尿病小鼠胰岛素敏感性，抑制胰岛素抵抗，降低血糖水平以及纠正糖耐量异常，减少血糖过高引起的神经功能障碍，促进神经细胞修复。谭云霞认为葛根素一定程度上能促进高糖环境下 RSC96 细胞增生，使细胞线粒体膜电位和 NGF 蛋白的表达抬高，阻滞死亡相关蛋白 Caspase-3 的酶活性，对雪旺细胞损伤发挥庇护作用，对 DPN 的治疗有了清晰的药理功用机制。临床研究方面，李俊华通过观察 200 例 DNP 患者的治疗效果，发现葛根素治疗观察组正中神经和腓神经运动神经传导速度（MNCV）和感觉神经传导速度（SNCV）明显高于对照组（$P < 0.05$），提示葛根素注射液治疗糖尿病周围神经病变疗效显著。张丽玮观察葛根素注射液治疗 62 例糖尿病周围神经病变的临床疗效。结果表明，联用葛根素治疗组的总有效率为 90.6%，而对照组为 53.3%。可见葛根素明显改善糖尿病周围神经病变的症状，疗效显著。

③ 糖尿病肾脏疾病

孙尧等研究发现，葛根素可能通过增加大鼠肾组织基质金属蛋白酶-9（MMP-9）的表达水平，保护肾脏组织的高糖损害，减缓糖尿病肾病的发生及发展。张嬿等研究发现，葛根素可拮抗糖尿病肾病大鼠足细胞 podocalyxin 降低，对足细胞有一定的保护作用。汤岚观察葛根素对 58 例糖尿病肾病患者的治疗效果，结果显示，观察组治疗糖尿病肾病的总有效率为 72.4%，显著高于对照组的 58.6%，且观察组患者血清 IL-6、TNF-α 水平较使用前显著降低，提示葛根素注射液有效地抑制了糖尿病肾病的炎症因子水平，并通过此作用改善了糖尿病肾病患者的 24 小时尿微量白蛋白水平。

通过众多动物实验及临床研究发现，葛根素可以通过改善胰岛素抵抗、抗炎、抗氧化应激、改善血液流变性等，多途径、多靶点地改善糖尿病血糖水平以及并发症的进展。

（2）高血压

葛根素能够降低正常和高血压动物的血压。葛根素作为 β 受体阻滞剂，与 β 受体结合，抑制肾素-血管紧张素系统，降低儿茶酚胺含量，降低肾素分泌，从而扩张血管，降低血压。

吴文华等观察了葛根素对自发性高血压的影响，发现葛根素可以通过促进一氧化氮合酶（NOS）和抑制内皮素-1（ET-1）在肝脏、肾脏表达起到降压作用。同时葛根素还通过激活肾素-血管紧张素-醛固酮系统（RAA）S和花生四烯酸轻化代谢途径拮抗其引发的降压作用。黄帧桧等采用两肾一夹（2K1C）法制造肾性高血压大鼠模型，观察葛根素与非洛地平、卡托普利对模型肾脏孤儿G蛋白偶联受体APJ及其内源性配体（Apelin）组成的Apelin-APJ血压调节系统的影响。发现葛根素能通过下调缺血肾与非缺血肾中Apelin的表达，上调非缺血肾中APJ的表达起到调节血压、保护靶器官的作用，且同非洛地平联用后可起到与非洛地平、卡托普利联用相似的效果。提示葛根素具有通过Apelin-APJ，这一RAAS系统之外的血压调节系统，控制血压的潜在药理作用。张年宝等发现葛根素可降低2K1C高血压大鼠血压，并通过减少肾脏组织中血管紧张素的表达起到抗肾脏纤维化的作用，且高剂量组效果最显著。以上实验研究及临床观察从多个角度证明了葛根素对高血压的治疗作用。

（3）脂代谢紊乱

王金红等用喂饲法建立高脂血症家兔病理模型，随机分为葛根素组（Pur），磷脂组（Pl），乳化葛根素（Ep）高、中、低3个剂量组，模型组（C）及正常对照组（N）分别给药后，测定血脂及自由基指标变化，结果发现葛根素具有调血脂作用，乳化葛根素也有调血脂作用，比单用葛根素效果更好。方新华等取妊娠1天的SD大鼠通过ip链脲佐菌素（35mg/kg）制备妊娠期糖尿病大鼠模型，观察葛根素对其调节血脂和抗氧化的作用，检测各组大鼠血脂指标TC、TG、LDL-C、HDL-C水平，检测血清中T-AOC以及转氨酶（ALT、AST）、碱性磷酸酶（ALP）活性，测定肝脏组织中SOD、GSH-Px、CAT的活性以及MDA的量；通过HE染色观察肝脏组织病变状况。结果表明，葛根素能够剂量依赖性地降低妊娠期糖尿病大鼠血糖，增强机体抗氧化酶系统活性、抑制氧化应激损伤、改善肝功能、抑制肝脏组织病理学改变、调节血脂。路广秀等通过观察葛根素对100例高脂血症患者的治疗作用，发现葛根素组治疗后TC、TG、LDL-C水平较治疗前均显著降低，与阿托伐他汀组治疗效果相当，并能够显著提高高脂血症患者冠状动脉血流量。

综上所述，葛根以其多靶点的作用对代谢综合征的各主要组分均有改善作用。在临床实践中，许多医家应用葛根治疗代谢综合征已取得明显的效果。应用从葛根中提取出的有效成分——葛根素制成的葛根素注射液具有提高免疫力、增强心肌收缩力、保护心肌细胞、降低血压、抗血小板聚集等多种药理作用。向方等应用葛根素注射液治疗代谢综合征，发现葛根素注射液静点15天后，空腹血糖、餐后2小时血糖、血压、血脂等代谢指标均有不同程度的改善。

四、丹参

1. 丹参概述

丹参为唇形科植物丹参 Salvia miltiorrhiza bge 的干燥根和根茎。性苦，微寒。归心、心包、肝经。具有活血调经，祛瘀止痛，凉血消痈，除烦安神之功效。用于月经不调，经闭痛经，产后瘀滞腹痛，血瘀心痛，脘腹疼痛，癥瘕积聚，跌打损伤，风湿痹症，疮痈肿毒，热病烦躁神昏，心悸失眠等症。《日华子本草》："养血定志，通理关节，治冷热劳，骨节烦痛，四肢不遂；排脓止痛，生肌长肉；破宿血，补新生血；安生胎，落死胎；止血崩带下，调妇人经脉不匀，血郁心烦；恶疮疥癣，瘿赘肿毒，丹毒；头痛、赤眼；热病烦闷。"《本草便读》："丹参，功同四物，能祛瘀以生新，善疗风而散结，性平和而走血，……味甘苦以调经，不过专通营分。丹参虽有参名，但补血之力不足，活血之力有余为调理血分之首药。其所以疗风痹去结积者，亦血行风自灭，血行则积自行耳"。

2. 化学成分

丹参含有多种化学成分，主要有丹参酮类、丹酚酸类、挥发油及无机元素等。

（1）丹参酮类

丹参酮类化合物是丹参中的脂溶性有效成分，对光不稳定，属于二萜类化合物，在丹参中含量最高，主要包括丹参酮Ⅰ、丹参酮ⅡA、丹参酮ⅡB，丹参酮Ⅴ，丹参酮Ⅵ，隐丹参酮，丹参醇Ⅰ，丹参醇Ⅱ，丹参二醇A、B、C，紫丹参甲素、乙素、丙素，异隐丹参酮等。其中活性较强、含量较多的是丹参酮ⅡA和隐丹参酮。但丹参酮类化合物具有脂溶性高、半衰期短和生物利用度低等缺点，临床应用受到限制。

（2）丹酚酸类

丹参中水溶性主要成分为酚酸类物质，是丹参抗心血管疾病的活性成分之一。丹酚酸B经加热后降解为丹酚酸A、丹酚酸C、丹参素、咖啡酸、原儿茶醛、紫草酸、迷迭香酸、丹酚酸F甲酯等。这些降解得到的产物可作为以丹酚酸B为指标对含有丹参成分的中药制剂进行质量分析的物质基础。丹酚酸类化合物具有抗血小板聚集、抗血栓形成及抗氧化的药理作用，是丹参在临床应用中发挥药理作用的重要化学成分。

（3）挥发油

主要包括萜类、烷烃类、酯类、酸类、芳香烃类、醛类和醇酮类等化合物，其中萜类化合物含量最高。通过水蒸气蒸馏法提取得到的丹参地下部分挥发油进行分析，结果显示，其主要含有正十六酸、正二十烷、邻苯二甲酸二异丁酯等有机化合物。

（4）无机元素

中药材中所含有的微量元素是划分中药归经、药性的物质基础，在人体内起着调控生物分子活性的作用。丹参中含有丰富的无机元素，主要为 Ca、Mg、Fe、Mn、Cu、Zn，其中以 Ca 含量最高。丹参可为骨组织修复过程提供必要的锌、铜、钙等元素。另外，铜、锌、锰能预防心血管疾病和中风，用富硒土培养的丹参因富含锌和硒而具有较强的防癌作用。

3. 药理作用

现代药理学研究表明：丹参能扩张冠脉，增加冠脉血流量，改善心肌缺血，促进心肌缺血或损伤的恢复，缩小心肌梗死范围；能提高耐缺氧能力，对缺氧心肌有保护作用；能改善微循环，促进血液流速；能扩张血管，降低血压。能改善血液流变性，降低血液黏度，抑制血小板聚集和凝血功能，激活纤溶，对抗血栓形成；能保护红细胞膜。能调节血脂，抑制动脉粥样硬化斑块的形成。能保护肝细胞损伤，促进肝细胞再生，有抗肝纤维化作用。能促进骨折和皮肤切口的愈合。能保护胃黏膜、抗胃溃疡。对中枢神经有镇静和镇痛作用。具有改善肾功能保护缺血性肾损伤的作用。具有抗炎、抗过敏的作用。对金黄色葡萄球菌、多种杆菌、某些癣菌以及钩端螺旋体等有不同程度的抑制作用。

4. 丹参与代谢综合征

（1）中医基础认识

祖国医学对代谢综合征的症状有很详细的描述，认为其主要病因是脾失健运，水谷精微运化失司，以气、血、痰、火、湿、食六郁为临床表现。其中脾气郁结，血行不畅，脉络瘀阻所致的血瘀证尤其受到重视，同时也是临床心血管疾病最常见的中医病理基础。丹参是一味活血化瘀的常用中药，具有扩张血管、降脂、降压及降糖作用，能改善微循环，减轻血液的黏稠度，大量动物实验及临床研究均证实，丹参对于 MS 确有疗效。

（2）临床与基础研究

1）丹酚酸 A

实验显示，丹酚酸 A 在 DM 持续高糖状态下体内氧化应激反应活跃，而抗氧化能力下降，氧化应激 DM 在血管病变的发生过程中扮演着重要的角色。DM 模型组大鼠的抗氧化酶 SOD 显著降低，而脂质过氧化物 MDA 显著升高，说明 DM 大鼠在葡萄糖氧化过程中产生氧自由基过多。丹酚酸 A 给药组能够显著升高 DM 模型组的 SOD，降低 MDA 水平，提示丹酚酸 A 具有减轻氧自由基损伤、提高机体抗脂质过氧化的作用。

2）丹酚酸 B

Lee 等研究了丹酚酸 B 对动脉粥样硬化的影响，实验显示血小板衍生生长因子（platelet-derived growth factor，PDGF）诱导的细胞迁移可被用丹酚酸 B 处理过的血管平滑肌细胞抑制，也能促使血红素氧合酶-1（heme oxygenase1，HO-1）的表达。丹酚酸 B 还可以通过抗脂质过氧化作用提高细胞的耐缺氧能力，抑制活性氧簇（ROS）的生成来保护晶状体上皮细胞进而降低糖尿病大鼠晶状体混浊程度。

3）丹参酮ⅡA

张妮等研究发现，丹参酮ⅡA 可能通过调节 EA. hy926 细胞自噬小体形成信号通路即 Atg12-Atg5 通路和 LC3-PE 通路相关蛋白，发挥其保护 EA. hy926 细胞抗氧化应激损伤的生物学活性，进而防治动脉粥样硬化的发生发展。万强等研究发现，丹参酮ⅡA 可通过降低脂质运载蛋白-2（LCN-2）表达，抑制炎症反应，显著减轻载脂蛋白 E 基因敲除（Apo $E^{-/-}$）小鼠动脉粥样硬化病变。王俏等研究丹参酮ⅡA 对糖尿病肾病（DN）大鼠肾组织氧化应激的影响发现，DN 大鼠肾脏存在明显氧化应激反应，丹参酮ⅡA 具有抗氧化活性，进而起到保护肾脏和延缓 DN 发生、发展的作用。潘险峰等通过观察丹参酮ⅡA注射液联合前列地尔治疗糖尿病肾病的临床疗效，结果显示：研究组患者 TC、TG、LDL-C、Cre、BUN、24 小时尿蛋白定量均低于对照组，HDL-C 高于对照组，提示丹参酮ⅡA注射液联合前列地尔治疗糖尿病肾病可以改善患者的血脂水平，降低肌酐、尿蛋白，缓解肾脏损伤，具有明显的临床疗效。毕晓菊等观察不同治疗方案对高血压合并肾损伤患者的疗效研究及对血清足细胞标志蛋白（PCX）和血清Ⅰ型前胶原羧基端肽（PICP）的影响，结果显示，丹参酮ⅡA磺酸钠联合厄贝沙坦治疗有高血压的肾损伤患者具有良好的疗效，既改善了血管状态，又保护了肾脏，比单独使用厄贝沙坦的效果更好。单玉民观察 128 例糖尿病周围神经病变患者的治疗效果，丹参酮-ⅡA联合甲钴胺治疗糖尿病周围神经病变，总有效率 93.75%，明显高于对照组 40.63%。

4）其他丹参制剂

丹参片作为活血化瘀的代表药物，它在糖尿病领域的研究与运用也越来越得到重视。傅晓东等观察雷氏丹参片对代谢综合征患者血液流变学、血脂、血糖及胰岛素水平的影响，结果发现，雷氏丹参片（经过提纯包含了丹参中的丹参酚酸类和丹参酮等有效成分）可以改善代谢综合征患者的血液流变学指标、血脂及餐后血糖水平，其可能机制是增强了患者胰岛素敏感性。杨红等发现服用雷氏丹参片对改善糖尿病患者血脂及高凝状态有着明显的改善作用。吕勇等观察了雷氏丹参片对糖尿病肾病肾损害实验指标影响，采用丹参片合降糖西药对早期和临床期肾病进行了观察，并与单纯降糖西药治疗组作对照，共观察 16 周，结果发现丹参片治疗组尿 UAE、尿 α_1-MG、尿 NAG 酶、血 β_1-MG、血肌酐治疗后均较本组治疗前和对照组治疗后有明显下降（$P < 0.01$ 或 $P < 0.05$），肌酐清除率（Ccr）和尿 NO 有明显上升（$P < 0.05$），研究表明，丹参片可以明显改善糖尿病肾病患者各项肾损害实验指标。

李雅丽等研究发现代谢综合征患者经丹参多酚酸盐治疗后，患者全血高切黏度、全血低切黏度、血浆黏度、红细胞聚集指数、纤维蛋白原明显降低，红细胞变形指数增加，可能与丹参多酚酸盐抑制血小板聚集和活化、抗血栓形成、改善微循环、抗氧化损伤和多途径发挥血管保护的作用，以及促进内皮细胞迁移、血管生成、活血、化瘀、通脉作用相关。

席伟等研究发现，在常规治疗基础上应用丹参川芎嗪注射液治疗对妊娠期高血压（HDCP）患者血管内皮细胞损伤具有较好的修复作用。陈小明等研究表明，丹参粉针剂有助于改善高血压患者的凝血功能障碍。何庆璋报道复方丹参注射液和葛根素之间有正性协同作用，联合应用可以更好地促进急性高血压脑出血患者的神经功能恢复。

综上所述，丹参及其有效成分制剂可能通过能改善微循环，降低血液黏度，抑制血小板聚集和凝血功能，调节血脂，抗氧化应激，抗炎，抑制动脉粥样硬化斑块的形成等途径，直接或间接影响代谢综合征及其组分的发生与发展。

第七节　中医外治法

中医外治法来源于长期的医疗实践，方式方法多种多样，手法、器械、药物并用，施治部位比较广泛，疗效迅速而适应证广，安全稳妥而不良反应少，操作简便而取材容易，强调因人制宜、因地制宜、因时制宜，以中医理论为基础，重视辨证论治。大量文献研究证明，外治法治疗代谢综合征有一定疗效。

中医外治法是与内服药物治病相对而言的一种治疗方法，泛指除口服药物以外施于体表或从体外进行治疗的方法。古今医学文献记载外治法能迅速而有效地控制和消除许多病症。清代名医徐灵胎有"汤药不足尽病"之论，他认为"病各有宜；缺一不可""若其病既有定所，在皮肤筋骨之间，用膏贴之，或提而出之，或攻而散之较服药尤捷。"针刺、灸疗、推拿、外科手术及药物熏、熨、敷、贴、穴位埋线等法，均属于中医外治法。本章介绍仅为依据现有临床研究相关文献内容。

一般认为中医外治法是用器械、手法、药物作用于体外某一局部或腧穴，通过经络以调整人体脏腑气血功能，从而达到扶正祛邪、调整阴阳、治愈疾病的目的。经络腧穴是中医外治法理论依据和治疗基础。

经络是运行气血、联系脏腑和体表及全身各部的通道。经络系统包括十二经脉、奇经八脉、十二经别、十二络脉、十二经筋和十二皮部，十二经脉是经络系统主干，"内属于府藏，外络于支节"，将人体内外联系成一个有机的整体。

腧穴是人体脏腑经络气血输注于体表的特殊部位，又是邪气所犯的处所，也是针灸治疗疾病的刺激点。腧穴治疗通其经脉，调其气血，使阴阳归于平衡，脏腑趋于和调，从而达到祛除病邪的目的。针灸施术必须遵照补与泻基本法则，在治疗时，腧穴处方既成，适应结合病情适当运用不同的补泻手法，才能提高治疗效果，并且腧穴间的相互配伍加减可明显改变处方的治疗效应。"病有增减，穴有抽添，方随症移，效从穴转"讲的就是这个道理。

一、十四经络循行及腧穴定位

1. 手太阴肺经

"起于中焦，下络大肠，还循胃口，上膈，属肺，从肺系，横出腋下，下循臑内，行少阴、心主之前，下肘中，循臂内上骨下廉，入寸口。上鱼，循鱼际，出大指之端；其支者：从腕后直出次指内廉，出其端。"

太阴肺经经络循行及腧穴图（图 5 - 1）

手太阴肺经：

中府：平第 1 肋间隙，距前正中线 6 寸。

云门：锁骨下窝凹陷处，距前正中线 6 寸。

天府：在臂内侧面，肱二头肌桡侧缘，腋前纹头下 3 寸处。

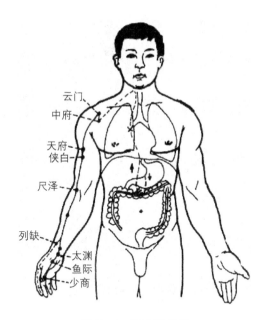

图 5-1 手太阴肺经

侠白：在臂内侧面，肱二头肌桡侧缘，腋前纹头下 4 寸，或肘横纹上 5 寸处。

尺泽：在肘横纹中，肱二头肌腱桡侧凹陷处。

孔最：在前臂掌面桡侧，当尺泽与太渊连线上，腕横纹上 7 寸。

列缺：在前臂桡侧缘，桡骨茎突上方，腕横纹上 1.5 寸处。当肱桡肌与拇长展肌腱之间。

经渠：在前臂掌面桡侧，桡骨茎突与桡动脉之间凹陷处，腕横纹上 1 寸。

太渊：在腕掌侧横纹桡侧，桡动脉搏动处。

鱼际：在手拇指本节（第 1 掌指关节）后凹陷处，约当第 1 掌骨中点桡侧，赤白肉际处。

少商：在手拇指末节桡侧，距指甲角 0.1 寸。

2. 手阳明大肠经

起于大指次指之端，循指上廉，出合谷两骨之间，上入两筋之中，循臂上廉，入肘外廉，上臑外前廉，上肩，出髃骨之前廉，上出于柱骨之会上，下入缺盆，络肺，下膈，属大肠；其支者：从缺盆上颈，贯颊，入下齿中，还出挟口，交人中，左之右，右之左，上挟鼻孔。

手阳明大肠经经络循行及腧穴图（图 5-2）

商阳：在手食指末节桡侧，距指甲角 0.1 寸。

二间：微握拳，在手食指本节（第 2 掌指关节）前，桡侧凹陷处。

三间：微握拳，在手食指本节（第 2 掌指关节）后，桡侧凹陷处。

合谷：在手背，第 1、第 2 掌骨间，当第 2 掌骨桡侧的中点处。

阳溪：在腕背横纹桡侧，手拇指向上翘起时，当拇短伸肌腱与拇长伸肌腱之间的凹

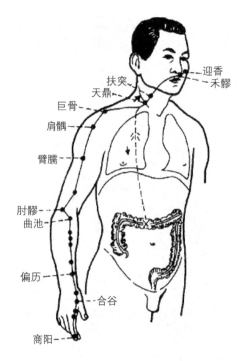

图 5-2　手阳明大肠经

陷中。

偏历：屈肘，在前臂背面桡侧，当阳溪与曲池连线上，腕横纹上 3 寸。

温溜：屈肘，在前臂背面桡侧，当阳溪与曲池连线上，腕横纹上 5 寸。

下廉：在前臂背面桡侧，当阳溪与曲池连线上，肘横纹下 4 寸。

上廉：在前臂背面桡侧，当阳溪与曲池连线上，肘横纹下 3 寸。

手三里：在前臂背面桡侧，当阳溪与曲池连线上，肘横纹下 2 寸。

曲池：在肘横纹外侧端，屈肘，当尺泽与肱骨外上髁连线中点。

肘髎：在臂外侧，屈肘，曲池上方 1 寸，当肱骨边缘处。

手五里：在臂外侧，当曲池与肩髃连线上，曲池上 3 寸处。

臂臑：在臂外侧，三角肌止点处，当曲池与肩髃连线上，曲池上 7 寸。

肩髃：在肩部，三角肌上，臂外展，或向前平伸时，当肩峰前下方凹陷处。

巨骨：在肩上部，当锁骨肩峰端与肩胛冈之间凹陷处。

天鼎：在颈外侧部，胸锁乳突肌后缘，当结喉旁，扶突穴与缺盆连线中点。

扶突：在颈外侧部，结喉旁，当胸锁乳突肌的前、后缘之间。

禾髎：在上唇部，鼻孔外缘直下，平水沟穴。

迎香：在鼻翼外缘中点旁，当鼻唇沟中。

3. 足阳明胃经

起于鼻，交頞中，旁约太阳之脉，下循鼻外，入上齿中，还出挟口，环唇，下交承浆，却循颐后下廉，出大迎，循颊车，上耳前，过客主人，循发际，至额颅；其支者：从大迎前下人迎，循喉咙，入缺盆，下膈，属胃络脾；其直者：从缺盆下乳内廉，下挟脐，入气街中；其支者：起于胃下口，循腹里，下至气街中而合，以下髀关，抵伏兔，下膝膑中，下循胫外廉，下足跗，入中指内间；其支者：下膝三寸而别，下入中指外间；其支者：别跗上，入大指间，出其端。

足阳明胃经经络循行及腧穴图（图5-3）

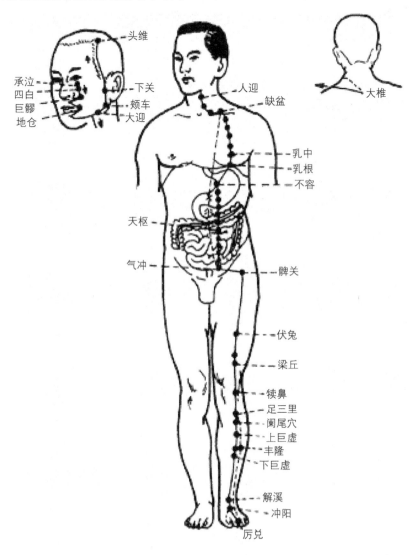

图5-3　足阳明胃经

承泣：瞳孔直下，当眼球与眶下缘之间。

四白：瞳孔直下，当眶下孔凹陷处。

巨髎：瞳孔直下，平鼻翼下缘处，当鼻唇沟外侧。

地仓：瞳孔直下，口角外侧。

大迎：在下颌角前方，咬肌附着部的前缘，当面动脉搏动处。

颊车：在下颌角前上方约一横指（中指），当咀嚼时咬肌隆起，按之凹陷处。

下关：在面部耳前方，当颧弓与下颌切迹所形成的凹陷中。

头维：在头侧部，当额角发际上0.5寸，头正中线旁开4.5寸。

人迎：结喉旁，胸锁乳突肌的前缘，颈总动脉搏动处。

水突：胸锁乳突肌的前缘，当人迎与气舍连线的中点。

气舍：当锁骨内侧端的上缘，胸锁乳突肌的胸骨头与锁骨头之间。

缺盆：在锁骨上窝中央，距前正中线4寸。

气户：当锁骨中点下缘，距前正中线4寸。

库房：当第1肋间隙，距前正中线4寸。

屋翳：当第2肋间隙，距前正中线4寸。

膺窗：当第3肋间隙，距前正中线4寸。

乳中：当第4肋间隙，距前正中线4寸。

乳根：当第5肋间隙，距前正中线4寸。

不容：当脐中上6寸，距前正中线2寸。

承满：当脐中上5寸，距前正中线2寸。

梁门：当脐中上4寸，距前正中线2寸。

关门：当脐中上3寸，距前正中线2寸。

太乙：当脐中上2寸，距前正中线2寸。

滑肉门：当脐中上1寸，距前正中线2寸。

天枢：脐中旁开2寸。

外陵：当脐中下1寸，距前正中线2寸。

大巨：当脐中下2寸，距前正中线2寸。

水道：当脐中下3寸，距前正中线2寸。

归来：当脐中下4寸，距前正中线2寸。

气冲：当脐中下5寸，距前正中线2寸。

髀关：当髂前上棘与髌底外侧端的连线上，屈股时，平会阴，居缝匠肌外侧凹陷处。

伏兔：当髂前上棘与髌底外侧端的连线上，髌底上6寸。

阴市：当髂前上棘与髌底外侧端的连线上，髌底上3寸。

梁丘：屈膝，在大腿前面，当髂前上棘与髌底外侧端的连线上，髌底上2寸。

犊鼻：屈膝，在膝部，髌骨与髌韧带外侧凹陷中。

足三里：在小腿前外侧，当犊鼻下3寸，距胫骨前缘一横指（中指）。

上巨虚：在小腿前外侧，当犊鼻下6寸，距胫骨前缘一横指（中指）。

条口：在小腿前外侧，当犊鼻下8寸，距胫骨前缘一横指（中指）。

下巨虚：在小腿前外侧，当犊鼻下9寸，距胫骨前缘一横指（中指）。

丰隆：在小腿前外侧，当外踝尖上8寸，条口外，距胫骨前缘二横指（中指）。

解溪：在足背与小腿交界处的横纹中央凹陷中，当拇长伸肌腱与趾长伸肌腱之间。

冲阳：在足背最高处，当拇长伸肌腱与趾长伸肌腱之间，足背动脉搏动处。

陷谷：在足背，当第2、第3跖骨结合部前方凹陷处。

内庭：在足背，当第2、第3趾间，趾蹼缘后方赤白肉际处。

厉兑：在足第2趾末节外侧，距趾甲角0.1寸（指寸）。

4. 足太阴脾经

起于大指之端，循指内侧白肉际，过核骨后，上内踝前廉，上腨内，循胫骨后，交出厥阴之前，上循膝股内前廉，入腹，属脾络胃，上膈，挟咽，连舌本，散舌下；其支者：复从胃别上膈，注心中。

足太阴脾经经络循行及腧穴图（图5-4）

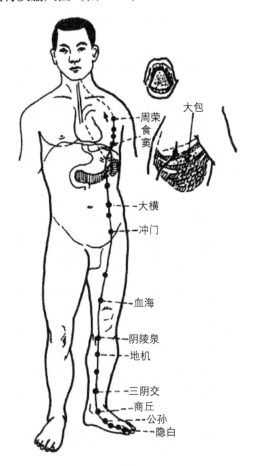

图5-4 足太阴脾经

隐白：在足大趾末节内侧，距趾甲角0.1寸（指寸）。

大都：在足内侧缘，当足大趾本节（第1跖趾关节）前下方赤白肉际凹陷处。

太白：在足内侧缘，当足大趾本节（第1跖趾关节）后下方赤白肉际凹陷处。

公孙：在足内侧缘，当第1跖骨基底的前下方。

商丘：在足内踝前下方凹陷中，当舟骨结节与内踝尖连线的中点处。

三阴交：在小腿内侧，当足内踝尖上3寸，胫骨内侧缘后方。

漏谷：在小腿内侧，当内踝尖与阴陵泉的连线上，距内踝尖6寸，胫骨内侧缘后方。

地机：在阴陵泉直下3寸，当内踝尖与阴陵泉的连线上。

阴陵泉：在小腿内侧，当胫骨内侧髁后下方凹陷处。

血海：屈膝，在大腿内侧，髌底内侧端上2寸，当股四头肌内侧头的隆起处。

箕门：在大腿内侧，当血海与冲门连线上，血海上6寸。

冲门：在腹股沟外侧，距耻骨联合上缘中点3.5寸，当髂外动脉搏动处的外侧。

府舍：当脐中下4寸，冲门上方0.7寸，距前正中线4寸。

腹结：大横下1.3寸，距前正中线4寸。

大横：距脐中4寸。

腹哀：当脐中上3寸，距前正中线4寸。

食窦：当第5肋间隙，距前正中线6寸。

天溪：当第4肋间隙，距前正中线6寸。

胸乡：当第3肋间隙，距前正中线6寸。

周荣：当第2肋间隙，距前正中线6寸。

大包：腋中线上，当第6肋间隙处。

5. 手少阴心经

起于心中，出属心系，下膈，络小肠；其支者：从心系上挟咽，系目系；其直者，复从心系，却上肺，下出腋下，下循臑内后廉，行太阴、心主之后，下肘内，循臂内后廉，抵掌后锐骨之端，入掌内后廉，循小指之内，出其端。

手少阴心经经络循行及腧穴图（图5-5）

极泉：在腋窝顶点，腋动脉搏动处。

青灵：在臂内侧，当极泉与少海的连线上，肘横纹上3寸，肱二头肌的内侧沟中。

少海：屈肘，在肘横纹内侧端与肱骨内上髁连线的中点处。

灵道：在前臂掌侧，当尺侧腕屈肌腱的桡侧缘，腕横纹上1.5寸。

通里：在前臂掌侧，当尺侧腕屈肌腱的桡侧缘，腕横纹上1寸。

阴郄：在前臂掌侧，当尺侧腕屈肌腱的桡侧缘，腕横纹上0.5寸。

神门：在腕部，腕掌侧横纹尺侧端，尺侧腕屈肌腱的桡侧凹陷处。

少府：在手掌面，第4、第5掌骨之间，握拳时，当小指尖处。

少冲：在手小指末节桡侧，距指甲角0.1寸。

6. 手太阳小肠经

起于小指之端。循手外侧上腕，出踝中。直上循臂骨下廉，出肘内侧两骨之间，上

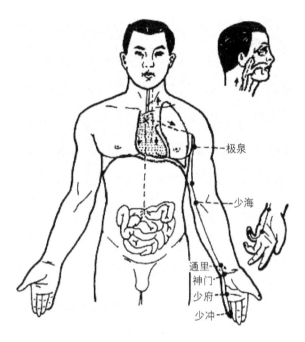

图 5 - 5　手少阴心经

循臑外后廉，出肩解，绕肩胛，交肩上，入缺盆，络心，循咽下膈，抵胃，属小肠；其支者：从缺盆循颈，上颊，至目锐眦，却入耳中；其支者，别颊上䪼，抵鼻，至目内眦，斜络于颧。

手太阳小肠经经络循行及腧穴图（图 5 - 6）

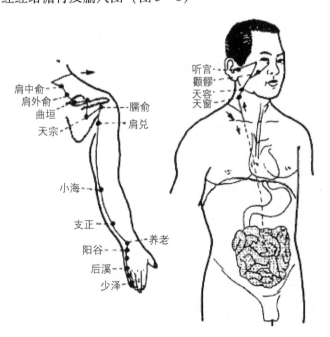

图 5 - 6　手太阳小肠经

少泽：在手小指末节尺侧，距指甲角0.1寸。

前谷：在手指尺侧，微握拳，当小指本节（第5掌指关节）前的掌指横纹头赤白肉际。

后溪：在手掌尺侧，微握拳，当手太阳小肠经穴。小指本节（第5掌指关节）后的远侧掌横纹头赤白肉际。

腕骨：在手掌尺侧，当第5掌骨基底与钩骨之间的凹陷处，赤白肉际。

阳谷：在手腕尺侧，当尺骨茎突与三角骨之间的凹陷中。

养老：在前臂背面尺侧，当尺骨小头近端桡侧凹陷中。

支正：在前臂背面尺侧，当阳谷与小海的连线上，腕背横纹上5寸。

小海：在肘内侧，当尺骨鹰嘴与肱骨内上髁之间的凹陷处。

肩贞：在肩关节后下方，臂内收时，腋后纹头上1寸。

臑俞：在肩部，当腋后纹头直上，肩胛冈下缘凹陷中。

天宗：在肩胛部，当冈下窝中央凹陷处，与第四胸椎相平。

秉风：在肩胛部，冈上窝中央，天宗直上，举臂有凹陷处。

曲垣：在肩胛部，冈上窝内侧端，当臑俞与第2胸椎棘突连线的中点处。

肩外俞：当第1胸椎棘突下，旁开3寸。

肩中俞：当第7颈椎棘突下，旁开2寸。

天容：在颈外侧部，当下颌角的后方，胸锁乳突肌的前缘凹陷中。

天窗：在颈外侧部，胸锁乳突肌的后缘，扶突后，与喉结相平。

颧髎：目外眦直下方，颧骨下缘凹陷处。

听宫：在面部，耳屏前，下颌骨髁状突的后方，张口时呈凹陷处。

7. 足太阳膀胱经

起于目内眦，上额，交巅；其支者：从巅至耳上角；其直者：从巅入络脑，还出别下项，循肩膊内，挟脊抵腰中，入循膂，络肾，属膀胱；其支者：从腰中下挟脊、贯臀入腘中；其支者：从膊内左右别下贯胛，挟脊内，过髀枢，循髀外后廉下合腘中，以下贯腨内，出外踝之后，循京骨，至小指外侧。

足太阳膀胱经经络循行及腧穴图（图5-7）

睛明：目内眦角稍上方凹陷处。

攒竹：当眉头陷中，眶上切迹处。

眉冲：当攒竹直上入发际0.5寸，神庭与曲差连线之间。

曲差：当前发际正中直上0.5寸，旁开1.5寸。

五处：当前发际正中直上1寸，旁开1.5寸。

承光：当前发际正中直上2.5寸，旁开1.5寸。

通天：当前发际正中直上4寸，旁开1.5寸。

络却：当前发际正中直上5.5寸，旁开1.5寸。

玉枕：当后发际正中直上2.5寸，旁开1.3寸，平枕外隆凸上缘的凹陷处。

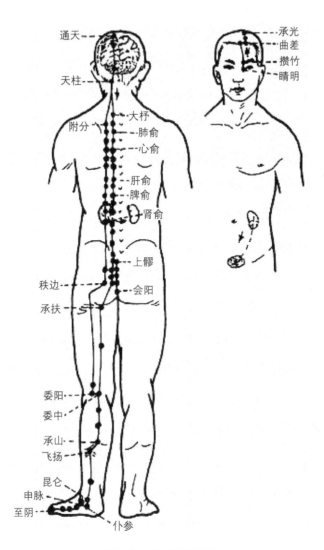

图 5-7 足太阳膀胱经

天柱：斜方肌外缘之后发际凹陷中，约当后发际正中旁开 1.3 寸。

大杼：当第 1 胸椎棘突下，旁开 1.5 寸。

风门：当第 2 胸椎棘突下，旁开 1.5 寸。

肺俞：当第 3 胸椎棘突下，旁开 1.5 寸。

厥阴俞：当第 4 胸椎棘突下，旁开 1.5 寸。

心俞：当第 5 胸椎棘突下，旁开 1.5 寸。

督俞：当第 6 胸椎棘突下，旁开 1.5 寸。

膈俞：当第 7 胸椎棘突下，旁开 1.5 寸。

肝俞：当第 9 胸椎棘突下，旁开 1.5 寸。

胆俞：当第 10 胸椎棘突下，旁开 1.5 寸。

脾俞：当第 11 胸椎棘突下，旁开 1.5 寸。

胃俞：当第 12 胸椎棘突下，旁开 1.5 寸。

三焦俞：当第 1 腰椎棘突下，旁开 1.5 寸。

肾俞：当第 2 腰椎棘突下，旁开 1.5 寸。

气海俞：当第 3 腰椎棘突下，旁开 1.5 寸。

大肠俞：当第 4 腰椎棘突下，旁开 1.5 寸。

关元俞：当第 5 腰椎棘突下，旁开 1.5 寸。

小肠俞：平第 1 骶后孔，骶正中嵴旁 1.5 寸。

膀胱俞：平第 2 骶后孔，骶正中嵴旁 1.5 寸。

中膂俞：平第 3 骶后孔，骶正中嵴旁 1.5 寸。

白环俞：平第 4 骶后孔，骶正中嵴旁 1.5 寸。

上髎：适对第 1 骶后孔处，当髂后上棘与后正中线之间。

次髎：适对第 2 骶后孔处，当髂后上棘内下方。

中髎：适对第 3 骶后孔处。

下髎：适对第 4 骶后孔处。

会阳：尾骨端旁开 0.5 寸。

承扶：在大腿后面，臀下横纹的中点。

殷门：当承扶与委中的连线上，承扶下 6 寸。

浮郄：在腘横纹外侧端，委阳上 1 寸，股二头肌腱的内侧。

委阳：在腘横纹外侧端，当股二头肌腱的内侧。

委中：委中穴位于腘横纹中点，股二头肌腱与半腱肌腱之间。

附分：第 2 胸椎棘突下，旁开 3 寸。

魄户：第 3 胸椎棘突下，旁开 3 寸。

膏肓：第 4 胸椎棘突下，旁开 3 寸。

神堂：第 5 胸椎棘突下，旁开 3 寸。

噫嘻：第 6 胸椎棘突下，旁开 3 寸。

膈关：第 7 胸椎棘突下，旁开 3 寸。

魂门：第 9 胸椎棘突下，旁开 3 寸。

阳刚：第 10 胸椎棘突下，旁开 3 寸。

意舍：第 11 胸椎棘突下，旁开 3 寸。

胃仓：第 12 胸椎棘突下，旁开 3 寸。

肓门：第 1 腰椎棘突下，旁开 3 寸。

志室：第 2 腰椎棘突下，旁开 3 寸。

胞肓：平第 2 骶后孔，骶正中嵴旁开 3 寸。

秩边：平第 4 骶后孔，骶正中嵴旁开 3 寸。

合阳：委中与承山的连线上，委中下 2 寸。

承筋：委中与承山的连线上，腓肠肌肌腹中央，委中下 5 寸。

承山：委中与昆仑之间，当伸直小腿或足跟上提时腓肠肌肌腹下出现尖角凹陷处。

飞扬：昆仑穴直上 7 寸，承山外下方 1 寸处。

跗阳：昆仑穴直上 3 寸。

昆仑：在足部外踝后方，当外踝尖与跟腱之间的凹陷处。

仆参：外踝后下方，昆仑直下，跟骨外侧，赤白肉际处。

申脉：外踝直下方凹陷中。

金门：外踝前缘直下，骰骨下缘处。

京骨：第 5 跖骨粗隆下方，赤白肉际处。

束骨：足小趾本节（第 5 跖趾关节）的后方，赤白肉际处。

足通谷：足小趾本节（第 5 跖趾关节）的前方，赤白肉际处。

至阴：在足小趾末节外侧，距趾甲角 0.1 寸。

8. 足少阴肾经

起于小趾之下，邪（斜）走足心，出于然谷之下。循内踝之后，别入跟中，以上腨内，出腘内廉，上股内后廉。贯脊，属肾络膀胱；其直者：从肾上贯肝、膈，入肺中，循喉咙，挟舌本；其支者，从肺出，络心，注胸中。

足少阴肾经经络循行及腧穴图（图 5 - 8）

涌泉：约当足底 2、3 趾趾缝纹头端与足跟连线的前 1/3 与后 2/3 交点上。

然谷：足舟粗隆下方，赤白肉际。

太溪：内踝后方，当内踝尖与跟腱之间的凹陷处。

大钟：内踝后下方，当跟腱附着部的内侧前方凹陷中。

水泉：内踝后下方，当太溪直下 1 寸，跟骨结节的内侧凹陷处。

照海：内踝尖下方凹陷处。

复溜：太溪直上 2 寸，跟腱的前方。

交信：当太溪直上 2 寸，复溜前 0.5 寸，胫骨内侧缘的后方。

筑宾：当太溪与阴谷的连线上，太溪上 5 寸，腓肠肌肌腹的内下方。

阴谷：在腘窝内侧，屈膝时，当半腱肌肌腱与半膜肌肌腱之间。

横骨：当脐中下 5 寸，前正中线旁开 0.5 寸。

大赫：当脐中下 4 寸，前正中线旁开 0.5 寸。

气穴：当脐中下 3 寸，前正中线旁开 0.5 寸。

四满：当脐中下 2 寸，前正中线旁开 0.5 寸。

中注：当脐中下 1 寸，前正中线旁开 0.5 寸。

肓俞：当脐中旁开 0.5 寸。

商曲：当脐中上 2 寸，前正中线旁开 0.5 寸。

石关：当脐中上 3 寸，前正中线旁开 0.5 寸。

阴都：当脐中上 4 寸，前正中线旁开 0.5 寸。

腹通谷：当脐中上 5 寸，前正中线旁开 0.5 寸。

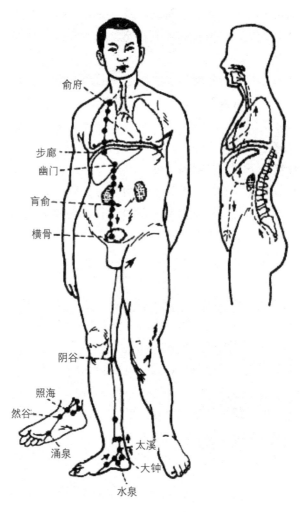

图 5 - 8 足少阴肾经

幽门：当脐中上 6 寸，前正中线旁开 0.5 寸。

步廊：当第 5 肋间隙，前正中线旁开 2 寸。

神封：当第 4 肋间隙，前正中线旁开 2 寸。

灵墟：当第 3 肋间隙，前正中线旁开 2 寸。

神藏：当第 2 肋间隙，前正中线旁开 2 寸。

彧中：当第 1 肋间隙，前正中线旁开 2 寸。

俞府：当锁骨下缘，前正中线旁开 2 寸。

9. 手厥阴心包经

起于胸中，出属心包，下膈，历络三焦；其支者：循胸出胁，下腋三寸，上抵腋下，循臑内，行太阴、少阴之间，入肘中，下臂，行两筋之间，入掌中，循中指，出其端；其支者：别掌中，循小指次指出其端。

手厥阴心包经经络循行及腧穴图（图 5 - 9）

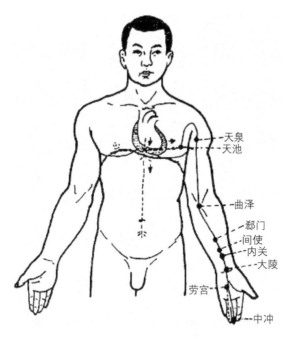

图 5-9　手厥阴心包经

天池：当第 4 肋间隙，乳头外 1 寸，前正中线旁开 5 寸。

天泉：在臂内侧，当腋前纹头下 2 寸，肱二头肌的长、短头之间。

曲泽：在肘横纹中，当肱二头肌腱的尺侧缘。

郄门：在前臂掌侧，当曲泽与大陵的连线上，腕横纹上 5 寸。

间使：在前臂掌侧，当曲泽与大陵的连线上，腕横纹上 3 寸，掌长肌腱与桡侧腕屈肌腱之间。

内关：在前臂掌侧，当曲泽与大陵的连线上，腕横纹上 2 寸，掌长肌腱与桡侧腕屈肌腱之间。

大陵：在腕掌横纹的中点处，当掌长肌腱与桡侧腕屈肌腱之间。

劳宫：在手掌心，当第 2、第 3 掌骨之间偏于第 3 掌骨，握拳屈指时中指尖处。

中冲：在手中指末节尖端中央。

10. 手少阳三焦经

起于小指次指之端，上出两指之间，循手表腕，出臂外两骨之间，上贯肘，循臑外上肩，而交出足少阳之后。入缺盆，布膻中，散络心包，下膈，遍属三焦；其支者：从膻中上出缺盆，上项，系耳后，直上出耳上角，以屈下颊至䪼；其支者，从耳后入耳中，出走耳前，过客主人，前交颊，至目锐眦。

手少阳三焦经经络循行及腧穴图（图 5-10）

关冲：在手环指末节尺侧，距指甲角 0.1 寸。

液门：当第 4、第 5 指间，指蹼缘后方赤白肉际处。

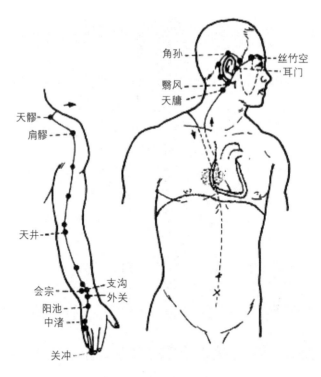

图 5 – 10　手少阳三焦经

中渚：当环指本节（掌指关节）的后方，第 4、第 5 掌骨间凹陷处。

阳池：在腕背横纹中，当指伸肌腱的尺侧缘凹陷处。

外关：当阳池与肘尖的连线上，腕背横纹上 2 寸，尺骨与桡骨之间。

支沟：当阳池与肘尖的连线上，腕背横纹上 3 寸，尺骨与桡骨之间。

会宗：当腕背横纹上 3 寸，支沟尺侧，尺骨的桡侧缘。

三阳络：腕背横纹上 4 寸，尺骨与桡骨之间。

四渎：当阳池与肘尖的连线上，肘尖下 5 寸，尺骨与桡骨之间。

天井：屈肘，当肘尖直上 1 寸凹陷处。

清冷渊：屈肘，当肘尖直上 2 寸，即天井上 1 寸。

消泺：当清冷渊与臑会穴连线的中点处。

臑会：当肘尖与肩髎的连线上，肩髎下 3 寸，三角肌的后下缘。

肩髎：肩髃后方，当臂外展时，于肩峰后下方呈现凹陷处。

天髎：在肩胛部，肩井与曲垣的中间，当肩胛骨上角处。

天牖：在颈侧部，当乳突的后方直下，平下颌角，胸锁乳突肌的后缘。

翳风：在耳垂后方，当乳突与下颌角之间的凹陷处。

瘛脉：当角孙至翳风之间，沿耳轮连线的下、中 1/3 的交点处。

颅息：当角孙至翳风之间，沿耳轮连线的上、中 1/3 的交点处。

角孙：折耳郭向前，当耳尖直上入发际处。

耳门：当耳屏上切迹的前方，下颌骨髁突后缘，张口有凹陷处。

耳和髎：当鬓发后缘，平耳郭根之前方，颞浅动脉的后缘。

丝竹空：当眉梢凹陷处。

11. 足少阳胆经

起于目锐眦，上抵头角，下耳后，循颈，行手少阳之前，至肩上，却交出手少阳之后，入缺盆；其支者：从耳后入耳中，出走耳前，至目锐眦后；其支者，别锐眦，下大迎，合于手少阳，抵于顿，下加颊车，下颈合缺盆，以下胸中，贯隔，络肝属胆，循胁里，出气街，绕毛际，横入髀厌中；其直者：从缺盆下腋，循胸，过季胁，下含髀厌中，以下循髀阳，出膝外廉，下外辅骨之前，直下抵绝骨之端，下出外踝之前，循足跗上，入小趾次趾之间；其支者：别跗上，入大趾之间，循大趾歧骨内出其端，还贯爪甲，出三毛。

足少阳胆经经络循行及腧穴图（图5-11）

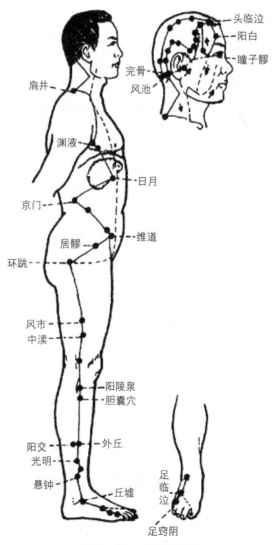

图5-11 足少阳胆经

瞳子髎：目外眦旁，当眶外侧缘处。

听会：当屏间切迹的前方，下颌骨髁突的后缘，张口有凹陷处。

上关：下关直上，当颧弓的上缘凹陷处。

颔厌：当头维与曲鬓弧形连线的上 1/4 与下 3/4 交点处。

悬颅：当头维与曲鬓弧形连线的中点处。

悬厘：当头维与曲鬓弧形连线的上 3/4 与下 1/4 交点处。

曲鬓：当耳前鬓角发际后缘的垂线与耳尖水平线交点处。

率谷：当耳尖直上入发际 1.5 寸，角孙直上方。

天冲：当耳根后缘直上入发际 2 寸，率谷后 0.5 寸处。

浮白：当耳后乳突的后上方，天冲与完骨的弧形连线的中 1/3 与上 1/3 交点处。

头窍阴：当耳后乳突的后上方，天冲与完骨的中 1/3 与下 1/3 交点处。

完骨：当耳后乳突的后下方凹陷处。

本神：当前发际上 0.5 寸，神庭旁开 3 寸，神庭与头维连线的内 2/3 与外 1/3 的交点处。

阳白：当瞳孔直上，眉上 1 寸。

头临泣：当瞳孔直上入前发际 0.5 寸，神庭与头维连线的中点处。

目窗：当前发际上 1.5 寸，头正中线旁开 2.25 寸。

正营：当前发际上 2.5 寸，头正中线旁开 2.25 寸。

承灵：当前发际上 4.0 寸，头正中线旁开 2.25 寸。

脑空：当枕外隆凸的上缘外侧，头正中线旁开 2.25 寸，平脑户。

风池：当枕骨之下，与风府相平，胸锁乳突肌与斜方肌上端之间的凹陷处。

肩井：当大椎与肩峰端连线的中点上。

渊腋：当腋中线上，腋下 3 寸，第 4 肋间隙中。

辄筋：渊腋前 1 寸，平乳头，第 4 肋间隙中。

日月：当乳头直下，第七肋间隙，前正中线旁开 4 寸。

京门：当第十二肋骨游离端的下方。

带脉：当第十一肋骨游离端下方垂线与脐水平线的交点上。

五枢：当髂前上棘的前方，横平脐下 3 寸处。

维道：当髂前上棘的前下方，五枢前下 0.5 寸。

居髎：当髂前上棘与股骨大转子最凸点连线的中点处。

环跳：在股外侧部，侧卧屈股，当肌骨大转子最凸点与骶管裂孔连线的外 1/3 与中 1/3 交点处。

风市：在大腿外侧部的中线上，当腘横纹上 7 寸，或直立垂手时，中指尖处。

中渎：当风市下 2 寸，或在横纹上 5 寸，股外侧肌与股二头肌之间。

膝阳关：在膝外侧，当阳陵泉上 3 寸，股骨外上髁上方的凹陷处。

阳陵泉：当腓骨头前下方凹陷处。

阳交：当外踝尖上 7 寸，腓骨后缘。

外丘：当外踝尖上 7 寸，腓骨前缘。

光明：当外踝尖上 5 寸，腓骨前缘。

阳辅：当外踝尖上 4 寸，腓骨前缘。

悬钟：当外踝尖上 3 寸，腓骨前缘。

丘墟：在足外踝的前下方，当趾长伸肌腱的外侧凹陷处。

足临泣：当第 4、第 5 趾间，趾蹼缘后方赤白肉际处。足 4 趾本节（第 4 跖趾关节）的后方，小趾伸肌腱的外侧凹陷处。

地五会：当足 4 趾本节（第 4 跖趾关节）的后方，第 4、第 5 跖骨之间，小趾伸肌腱的内侧缘。

侠溪：当第 4、第 5 趾间，趾蹼缘后方赤白肉际处。

足窍阴：在足第 4 趾末节外侧，距趾甲角 0.1 寸。

12. 足厥阴肝经

起于大趾丛毛之际，上循足跗上廉，去内踝一寸，上髁八寸，交出太阴之后，上腘内廉，循股阴，入毛中，过阴器，抵小腹，挟胃，属肝络胆，上贯膈，布胁肋，循喉咙之后，上入颃颡，连目系，上出额，与督脉会于巅；其支者，从目系下颊里，环唇内；其支者：复从肝别贯膈，上注肺。

足厥阴肝经经络循行及腧穴图（图 5 - 12）

大敦：在足大趾末节外侧，距趾甲角 0.1 寸。

行间：当第 1、第 2 趾间，趾蹼缘的后方赤白肉际处。

太冲：当第 1 跖骨间隙的后方凹陷处。

中封：当足内踝前，商丘与解溪连线之间，胫骨前肌腱的内侧凹陷处。

蠡沟：当足内踝尖上 5 寸，胫骨内侧面的中央。

中都：当足内踝尖上 7 寸，胫骨内侧面的中央。

膝关：当胫骨内上髁的后下方，阴陵泉后 1 寸，腓肠肌内侧头的上部。

曲泉：屈膝，当膝关节内侧面横纹内侧端，股骨内侧髁的后缘，半腱肌、半膜肌止端的前缘凹陷处。

阴包：当股骨内上髁上 4 寸，股内肌与缝匠肌之间。

足五里：当气冲直下 3 寸，大腿根部，耻骨结节的下方，长收肌的外缘。

阴廉：当气冲直下 2 寸，大腿根部，耻骨结节的下方，长收肌的外缘。

急脉：在耻骨结节的外侧，当气冲外下方腹股沟股动脉搏动处，前正中线旁开 2.5 寸。

章门：当第十一肋游离端的下方。

期门：当乳头直下，第 6 肋间隙，前正中线旁开 4 寸。

13. 任脉

起于胞中，出于会阴，上循毛际，循腹里，上关元，至咽喉，上颐，循面，入目。

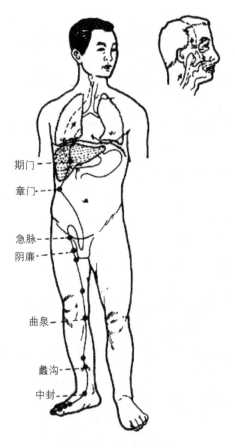

图 5 – 12　足厥阴肝经

任脉行于胸腹正中，上抵颏部。任脉与六阴经有联系，称为"阴脉之海"，具有调节全身诸阴经经气的作用。

任脉经络循行及腧穴图（图 5 – 13）

会阴：男性当阴囊根部与肛门连线的中点，女性当大阴唇后联合与肛门连线的中点。

曲骨：当前正中线上，耻骨联合上缘的中点处。

中极：当前正中线上，当脐中下 4 寸。

关元：当前正中线上，当脐中下 3 寸。

石门：当前正中线上，当脐中下 2 寸。

气海：当前正中线上，当脐中下 1.5 寸。

阴交：当前正中线上，当脐中下 1 寸。

神阙：脐正中央。

水分：当前正中线上，当脐中上 1 寸。

下脘：当前正中线上，当脐中上 2 寸。

建里：当前正中线上，当脐中上 3 寸。

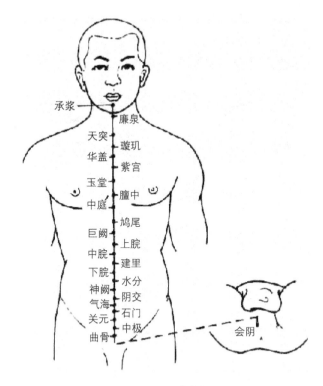

图 5-13　任脉穴位图

中脘：当前正中线上，当脐中上 4 寸。

上脘：当前正中线上，当脐中上 5 寸。

巨阙：当前正中线上，当脐中上 6 寸。

鸠尾：当前正中线上，当胸剑结合部下 1 寸。

中庭：当前正中线上，平第 5 肋间，即胸剑结合部。

膻中：当前正中线上，平第 4 肋间，两乳头连线的中点。

玉堂：当前正中线上，平第 3 肋间。

紫宫：当前正中线上，平第 2 肋间。

华盖：当前正中线上，平第 1 肋间。

璇玑：当前正中线上，天突下 1 寸。

天突：当前正中线上，胸骨上窝中央。

廉泉：当前正中线上，结喉上方，舌骨上缘凹陷处。

承浆：当颏唇沟的正中凹陷处。

14. 督脉

起于少腹，以下骨中央，下出会阴，经长强，行于后背正中，上至风府，入属于脑，上巅，循额，至鼻柱，经素髎、水沟，会手足阳明，至兑端，入龈交。

督脉起于小腹内胞宫，下出会阴部，向后行于腰背正中至尾骶部的长强穴，沿脊柱上行，经项后部至风府穴，进入脑内，沿头部正中线，上行至巅顶百会穴，经前额下行鼻柱至鼻尖的素髎穴，过人中，至上齿正中的龈交穴。

督脉经络循行及腧穴图（图 5 - 14）

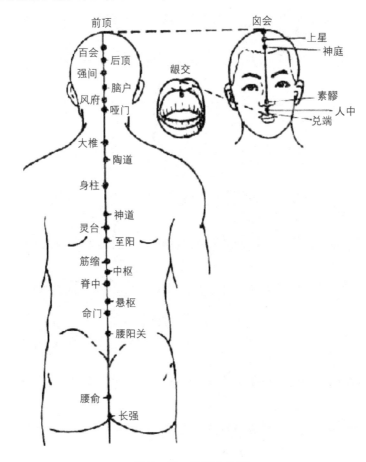

图 5 - 14　督脉穴位图

长强：当尾骨端与肛门连线的中点处。

腰俞：当后正中线上，适对骶管裂孔。

腰阳关：当后正中线上，第 4 腰椎棘突下凹陷中。

命门：当后正中线上，第 2 腰椎棘突下凹陷中。

悬枢：当后正中线上，第 1 腰椎棘突下凹陷中。

脊中：当后正中线上，第 11 胸椎棘突下凹陷中。

中枢：当后正中线上，第 10 胸椎棘突下凹陷中。

筋缩：当后正中线上，第 9 胸椎棘突下凹陷中。

至阳：当后正中线上，第 7 胸椎棘突下凹陷中。

灵台：当后正中线上，第 6 胸椎棘突下凹陷中。

神道：当后正中线上，第 5 胸椎棘突下凹陷中。

身柱：当后正中线上，第 3 胸椎棘突下凹陷中。

陶道：当后正中线上，第 1 胸椎棘突下凹陷中。

大椎：在后正中线上，第 7 颈椎棘突下凹陷中。

哑门：当后发际正中直上 0.5 寸，第一颈椎下。

风府：当后发际正中直上 1 寸，枕外隆凸直下，两侧斜方肌之间的凹陷中。

脑户：当后发际正中直上 2.5 寸，风府上 1.5 寸，枕外隆凸的上缘凹陷处。

强间：当后发际正中直上 4 寸（脑户上 1.5 寸）。

后顶：当后发际正中直上 5.5 寸（脑户上 3 寸）。

百会：当前发际正中直上 5 寸，或两耳尖连线的中点处。

前顶：当前发际正中直上 3.5 寸（百会前 1.5 寸）。

囟会：当前发际正中直上 2 寸（百会前 3 寸）。

上星：当前发际正中直上 1 寸。

神庭：当前发际正中直上 0.5 寸。

素髎：当鼻尖的正中央。

水沟：当人中沟的上 1/3 与中 1/3 交点处。

兑端：当上唇的尖端，人中沟下端的皮肤与唇的移行部。

龈交：在上唇内，唇系带与上齿龈的相接处。

二、针灸治疗代谢综合征

中医认为本病病因，涉及脾、肝、肾三脏，三个脏器的功能失调导致了机体郁热、痰浊、瘀血及气血阴阳失调，痰浊、瘀血与代谢紊乱密切相关，既是致病因素，又是病理产物。痰瘀互阻是其主要病机，肝脾功能失调为核心的代谢紊乱是基本病机。针对其病机，采取针灸辨证选穴配合药物用以治疗代谢综合征，同时调节内分泌功能，逆转异常代谢，改善胰岛素抵抗状态，在减低血糖，调节血脂，降压、改善症状等多方面取得了初步疗效。

临床实践工作发现，针灸干预代谢综合征具有减肥效果，对血压，脂质水平、血黏稠度及胰岛素水平等均具有调节作用，确有助于降低血糖，调节血脂，改善血压，改善代谢综合征患者胰岛素抵抗等。大量的研究证明，针灸在治疗代谢综合征方面有着确定的疗效。

动物实验研究发现，针灸对于代谢综合征的可靠疗效，针刺能改善代谢综合征模型动物的胰岛素抵抗，并改善血糖、血脂、血压等代谢综合征组分指标，并有工作初步探究其相关机制。

胰岛素抵抗是代谢综合征的核心，并且与脂肪组织慢性低度炎症密切相关，而肥胖的发生与发展可引起胰岛素抵抗的产生与加重，最终进展为代谢综合征。研究发现针刺对肥胖患者脂肪组织慢性炎症及脂联素表达等的干预即可减轻胰岛素抵抗，从而达到防治代谢综合征作用。谌剑飞等研究表明，通过针刺可上调大鼠脂肪组织的胰岛素受体基因表达的数目，改善空腹胰岛素水平。

黄振等研究表明，对大鼠注射链脲佐菌素和喂养高热量食物进行造模后，电针刺激肥胖大鼠的后三里、胰俞，结果发现针刺后大鼠血液中瘦素水平与胰岛素水平呈正相关，由此认为可通过调节瘦素，改善胰岛素状况；调节血糖，改善岛素抵抗。

严志康等通过电针高血脂模型大鼠的后三里、中脘，发现大鼠的血脂水平明显下降，脂联素水平上升，因此达到对脂代谢的调节作用。陈蓉等研究发现，通过针刺高血脂模型大鼠的涌泉穴，可明显降低大鼠血液中的甘油三酯、胆固醇水平，提高高密度脂蛋白，进而调节脂代谢。

冯军等通过对高血压家兔、大鼠的实验研究，结果显示，通过针刺高血压动物的曲池穴、新奇穴可调节高血压动物的肾素、血管紧张素、醛固酮水平，对高血压动物产生迅速且持久的降压效果。研究认为其降压作用与调节肾素-血管紧张素-醛固酮系统有关。黄丹等通过电针刺激高血压大鼠的曲池、足三里，结果显示电针可降低大鼠的收缩压和舒张压。

针灸干预代谢综合征的治疗起步晚，发展迅速。临床医家根据代谢综合征的个体表现结合临床经验，采用针刺方法，综合运用电针温针等针灸治疗技术或中西药物应用于代谢综合征的临床和资料取得了肯定的疗效，值得临床推广。

1. 取穴：气海、中脘、下脘及双侧天枢、大横、足三里、阴陵泉、三阴交、合谷穴。

针刺方法：常规消毒上述穴位，选用 0.25mm×40mm 毫针，采用夹持法进针，直刺，深度为 0.5~1 寸，采用提插捻转平补平泻手法，每穴持续刺激 1 分钟，局部酸胀感，以有传导为最佳，留针 30 分钟。每日 1 次，每周 5 次，10 次为 1 个疗程。

适应证：代谢综合征。

2. 取穴：太冲、合谷、阴陵泉、阳陵泉、三阴交、内庭、丰隆、内关、气海、曲池。

针刺方法：穴位常规消毒，缓慢刺入，太冲直刺 0.5~0.8 寸，合谷直刺 0.5~1.0 寸，阴陵泉直刺 0.5~1.0 寸，阳陵泉直刺 0.5~1.0 寸，上述采用捻转提插结合泻法，施术 1 分钟；三阴交：沿胫骨内侧缘与皮肤呈 45°角斜刺，进针 1~1.5 寸，用提插补法；内庭直刺或斜刺 0.5~0.8 寸，丰隆直刺 1~1.5 寸，采用捻转提插结合泻法，施术 1 分钟；内关直刺 1~2 寸，气海直刺 1~2 寸，采用捻转提插结合补法，施术 1 分钟；曲池直刺 0.8~1.5 寸，采用提插捻转泻法。每日 1 次，每次留针 40 分钟。

适应证：代谢综合征。

3. 取穴：主穴取足三里、内庭、太白、三阴交、丰隆、天枢、阴陵泉及脾胃脏腑之俞、募穴（脾俞、胃俞、章门、中脘）。

随证配穴：脾虚湿阻加足三里、阴陵泉；

胃热湿阻加阴陵泉、内庭、曲池；

肝郁困脾加阳陵泉、太冲、合谷；

脾肾阳虚加太溪；

阴虚内热加太冲、合谷、三阴交。

针刺方法：穴位常规消毒，选用华佗牌 1.5 寸毫针快速刺入皮下，行提插捻转手法，要求有酸胀麻重感，留针 30 分钟，每 10 分钟行针 1 次，隔日 1 次。

适应证：代谢综合征。

4. 主穴为：肺俞、肝俞、胰俞、脾俞、肾俞、三焦俞、胃俞；

配穴为：内关、足三里、三阴交。

针刺方法：使用 1.5 寸毫针对患者施针，使用常规操作的流程，辅助平补平泄法，留针时间为 30 分钟，每天 1 次，10 天 1 疗程，每个疗程患者可休息两天。

适应证：代谢综合征。

5. 取穴：中脘、下脘、关元、气海及双侧天枢、大横、滑肉门、外陵。

针刺方法：局部消毒，管针进针，并且局部用红外线灯照射。每次留针时间为 20 分钟。每周治疗 1 次，4 周为 1 个疗程。

适应证：代谢综合征痰湿体质者。

6. 主穴为脾俞、胃俞、肝俞、肾俞、足三里、中脘、合谷。

气阴两虚型穴：气海、关元、三阴交；

肝肾阴虚型配穴：三阴交、太冲；

脾肾阳虚配穴：关元、气海；

痰湿壅盛型配穴：丰隆、阴陵泉、三阴交；

瘀血阻络型配穴：血海、关元、气海；

瘀热互结型配穴：血海、内庭、太冲。

操作方法：十二经穴位均取用双侧，选用直径为 0.30mm 毫针针刺，穴位及针具均常规消毒，背俞穴均采用平补平泻法，得气后行针 2 分钟，使针感向周围扩散，即起针不留针；其他穴位采用呼吸、捻转、深浅补泻方法，足三里、血海、三阴交、关元、中脘采用补法，内庭、太冲、丰隆采用泻法，使针感向周围扩散，得气后留针 20 分钟，针刺 10 次为 1 疗程。

适应证：代谢综合征，证属上述证型者。

7. 取穴：中脘、下脘、天枢、大横、气海、带脉、足三里、水道、三阴交、膈俞穴。

配穴：脾虚湿阻者加脾俞、水分、三焦俞；

肝郁气滞者加太冲、内关；

胃热湿阻者加内庭、合谷、支沟、四满、曲池；

脾肾阳虚者加肾俞、关元、太溪。

针刺手法：穴位皮肤进行常规消毒，用一次性针灸针（苏州医疗用品有限公司出品的华佗牌无菌针灸针，规格 0.30mm×40mm）缓慢直刺入 1 寸左右，腹部穴位以患者自觉腹肌向脐中收缩及有明显肠蠕动为佳，其他部位以得气为度，留针 30 分钟。隔日 1 次，15 次为 1 个疗程。

适应证：代谢综合征，证属上述证型者。

8. 取穴：膻中、中脘、天枢、关元、支沟、足三里、脾俞、肝俞、肾俞。

针刺方法：嘱患者首先采用俯卧位，暴露背部皮肤，穴位及针具均常规消毒，选用 0.3mm×25mm 一次性无菌不锈钢毫针。针刺双侧脾俞、肝俞、肾俞，向脊柱方向斜刺 10~15mm，诸穴得气后各施予平补平泻法 30 秒，即出针不留针。之后嘱患者仰卧位，暴露选用穴位处皮肤，膻中、中脘、关元及双侧天枢、支沟、足三里选用 0.3mm× 40mm 一次性无菌不锈钢毫针针刺，穴位及针具均常规消毒，直刺 15~20mm，除支沟穴外均采用平补平泻法，支沟穴采用泻法，得气后留针 20 分钟。每日针刺次 1 次，10 次为一疗程，疗程间休息 3~5 天。

适应证：代谢综合征。

9. 主穴：中脘穴，双侧梁门穴，双侧天枢穴，双侧大横穴，双侧水道穴，气海穴，双侧上巨虚穴。

辨证配穴：脾虚湿盛配穴为三阴交穴和阴陵泉穴。

胃肠实热者配穴为曲池穴、内庭穴以及支沟穴。

肝郁气滞配穴为蠡沟穴以及太冲穴。

脾肾阳虚配穴为复溜穴以及三阴交穴。

阴虚内热配穴为太溪穴。

月经失调配穴为三阴交穴以及血海穴。

操作方法：患者在针刺过程中取仰卧、患者感觉舒适的体位，选择 0.35mm×（40~ 50）mm 的毫针进行针刺，快速刺入皮肤，得气后，实证的患者采用泻法，虚证的患者采用补法。

适应证：代谢综合征，证属上述证型者。

10. 主穴：曲池、合谷、足三里、丰隆、三阴交、太冲；

配穴：脾虚湿阻者加脾俞、阴陵泉；

肝郁气滞者加太冲、内关；

胃热湿阻者加内庭、四满、曲池；

脾肾阳虚者加肾俞、腰阳关。

操作方法：穴位常规消毒，用一次性针灸针，规格 0.25mm×50mm 缓慢直刺入 1~ 1.5 寸左右，进针后采用平补平泻手法得气后留针 30 分钟，每日 1 次，10 次为 1 个疗程。

适应证：代谢综合征，证属上述证型者。

11. 取穴：天枢、水分、水道、关元、气海、带脉、足三里、手三里、丰隆、梁丘、曲池、合谷。

针刺方法：针灸日 1 次，每周 6 次，3 个月为 1 个疗程。

适应证：代谢综合征。

12. 针刺方案：丰隆、阴陵泉、足三里、脾俞、三焦俞。

针刺，平补平泻法，留针 20 分钟，每日 1 次。

适应证：代谢综合征。

13. 针刺选穴主穴：足三里、丰隆、天枢、中脘、关元、三阴交、水道、大横。

辨证配穴，肝胃郁热证：上巨虚、内庭、曲池；

痰湿壅盛证：阴陵泉、阳陵泉、脾俞；

瘀血阻络证：血海、膈俞；

肝肾阴虚证：肝俞、肾俞、太溪；

心脾两虚证：心俞、脾俞。

治疗方法：取 75% 酒精棉球常规消毒穴位，选用 0.25mm×40mm 毫针以夹持法进针，直刺 0.5~1 寸，当患者感觉"得气"后施以提插捻转平补平泻手法，各穴位持续刺激 1 分钟，每次留针 30 分钟，隔日 1 次，10 次为 1 个疗程。

适应证：抗精神病药物的临床应用所诱发的代谢综合征。

14. 针刺治疗取穴：内关、足三里、三阴交、合谷、天枢。

常规消毒穴位后选用一次性针灸针，定位穴位进行针刺治疗。

肝胃郁热型患者加曲池穴及内庭穴；

肝肾阴虚型加肝俞及肾俞；

血癖阻络型加血海及膈俞；

心脾两虚型加心俞及脾俞，

痰湿奎盛型加阳陵泉及阴陵泉。

治疗方法：常规消毒穴位后选用一次性针灸针，定位穴位进行针刺治疗。结合捻转提插手法，至患者有酸麻胀感。其中内关及三阴交捻转提插结合补法行针，其他穴位捻转提插结合泻法行针。施针治疗 1 分钟后留针 30 分钟，留针期间每隔 10 分钟进行 1 次行针治疗。隔天进行 1 次治疗，7 天为 1 个疗程。

适应证：抗精神病药物的临床应用所诱发的代谢综合征。

15. 针刺取穴，主穴：中脘、期门、天枢、大横、气海、关元、足三里、三阴交、膈俞。

配穴：虚湿阻者加脾俞、阴陵泉；

肝郁气滞者加太冲、内关；

胃热湿阻者加内庭、四满、曲池；

脾肾阳虚者加肾俞、腰阳关。

操作方法：穴位常规消毒，用一次性针灸针（江苏无锡佳健医疗用品厂有限公司，规格 0.30mm×50mm）缓慢直刺入 1.5 寸左右，腹部穴位以患者自觉腹肌向脐中收缩及有明显肠蠕动为佳，其他部位以得气为度，每 10 分钟行针 1 次，留针 30 分钟，隔日 1 次，15 次为 1 个疗程。

适应证：代谢综合征。

16. 基础选穴：中脘、梁门（双侧）、下脘、天枢（双侧）、大横双侧）、气海、关元、水道（双侧）、丰隆（双侧）、阴陵泉（双侧）。

针刺方法：针具选择苏州医疗用品厂有限公司生产的华佗牌一次性使用无菌针灸针。穴位常规消毒后，按先上后下，先左后右的顺序，选用直径 0.30mm，长度 40mm 的毫针，直刺，针刺深度 0.6~1.2 寸，进针后，以有酸麻胀重感为佳，予以留针 30 分钟。按压激发经气留针法：在上述操作基础上，将针柄用衣物压倒，留针 30 分钟。

适应证：代谢综合征。

17. 取穴：取脾俞、胃俞、三焦俞、肾俞、胰俞、上脘、中脘、下脘、关元、气海、天枢、足三里、三阴交预穴。

采用补法或温针法。隔日 1 次。

18. 取穴：中脘、下脘、气海及双侧天枢、大横、足三里、三阴交、阴陵泉、合谷穴。

针刺方法：选用 0.30mm × 40mm 毫针，采用夹持法进针，深度为 0.5~1 寸，施以小幅度提插捻转手法，每穴刺激 1 分钟，留针 30 分钟。每日 1 次，每星期 5 次，10 次为 1 个疗程。

适应证：代谢综合征。

19. 电针治疗取穴：中脘、外关、丰隆、曲池、水分、水道、气海、太冲、足三里、合谷、阴陵泉、三阴交、天枢。

治疗方法：以上穴位采用通针刺法，以捻转泻法为主，针刺穴位后接通电针治疗仪，设置频率为 60 次／分，使用连续波，留针时间 30 分钟，每日 1 次，每周 5 次，1 个月为 1 个疗程。

适应证：代谢综合征。

20. 电针治疗取穴：脾俞、胃俞、肝俞、肾俞、足三里、中脘、三阴交、合谷。

郁热明显者配内庭、太冲、期门、丰隆、外关。

本虚标实明显者配中极、血海、关元。

治疗方法：穴位常规消毒，选用华佗牌 0.35mm × 40mm 针灸针。脾俞、胃俞、肝俞、肾俞用平补平泻法，使针感向下或沿肋骨向前放散，得气后捻转 3~5 分钟，不留针；足三里、三阴交用捻转补法，使针感向小腿及足部放射；中脘用捻转补法，使针感向腹部放射；合谷用平补平泻法，使针感向双手明显放射；内庭、太冲、期门、丰隆、外关均采用捻转泻法，中极、血海、关元均采用捻转补法。足三里、中脘、三阴交、合谷针刺得气后，行针 2 分钟，然后接通 G6805-2A 型电针仪（上海医疗器械高技术公司生产），选择疏密波，强度为Ⅲ档。留针 20 分钟，每日 1 次，连续 10 次为 1 个疗程。停 3~5 天，再针刺下 1 个疗程。

适应证：代谢综合征。

21. 电针治疗取穴：合谷、外关、曲池、内关、阳陵泉、阴陵泉、三阴交、太冲、天枢、大横、下脘。

针刺方法：平补平泻法。天枢、大横用电针刺激，连续波，频率80~90次/分，留针40~50分钟，每周针刺2次。

适应证：代谢综合征。

22. 电针治疗取穴：中脘、关元、阴陵泉、足三里、三阴交、太冲、太白、太溪、肝俞、脾俞、胃俞、肾俞。

针刺方法：十二经穴均双侧选穴，选用华佗牌0.35mm×25mm、0.35mm×40mm、0.35mm×50mm针灸针，穴位及针灸用具常规消毒。肝俞、脾俞、胃俞、肾俞用平补平泻手法，获得针感，得气后捻转3~5分钟，不留针。太冲、太白、太溪，用平补平泻法，获得针感。阴陵泉、足三里、三阴交，用捻转补法，获得针感。中脘、关元，用捻转补法，获得针感。以上4穴：三阴交、足三里、关元、中脘，针刺得气后，行针2分钟，然后接通G6805-2A型电针仪，选择频率为30Hz，强度以患者能耐受为度，疏密波。留针20分钟，1次/d，连续10次为1个疗程。1个疗程结束后，停针3~5天，再针刺下一个疗程。

适应证：代谢综合征，脾虚痰湿证型：形体肥胖、脘腹胀满、倦怠乏力、少气懒言、大便不爽、舌淡胖、苔腻、脉滑。

23. 电针治疗取穴主穴：脾俞、胃俞、肝俞、肾俞、足三里、中脘、合谷。

配穴：胃肠腑热型配内庭、太冲穴；

脾虚湿盛型配期门、丰隆、血海穴；

脾肾阳虚型配气海、中极、三阴交、关元穴。

针刺方法：十二经穴位均取用双侧，常规消毒，0.5~1.5寸30号毫针，针刺得气后，行温补清泻手法5分钟，脾俞、胃俞、肝俞、肾俞、足三里、中脘、合谷，采用温补清泻手法；内庭、太冲、期门、丰隆，采用清泻手法；气海、血海、中极、三阴交、关元，采用温补手法。针刺脾俞、胃俞、肝俞、肾俞，使针感向下或沿肋骨向前放散，针刺足三里、血海、三阴交，使针感向小腿和足部放射；针刺关元、中脘，使针感在腹部放散；然后接通G6805-2A型电针仪，选择疏密波，频率为30Hz，强度以患者耐受为宜，电针20分钟后停针，每日针刺1次，连续10次1个疗程。1个疗程结束后，休息3天，行第2个疗程。

适应证：代谢综合征，证属胃肠腑热、脾虚湿盛、脾肾阳虚之证者。

① 胃肠腑热：辨证要点为头昏头胀，消谷善饥，口渴喜饮，便秘口臭，舌红，苔黄腻，脉滑数。

② 脾虚湿盛：辨证要点为肥胖浮肿，肢体困重，腹满纳差，口不渴或渴不欲饮，舌淡，苔白腻，脉沉细；

③脾肾阳虚：辨证要点为腰膝酸软，精神倦怠，四肢厥冷，性欲减退，舌淡苔薄，脉细无力。

24. 电针治疗取穴主穴：中脘、梁门（双）、天枢（双）、大横（双）、水道（双）、气海、上巨虚（双）。

配穴：脾虚湿盛加阴陵泉、三阴交；

胃肠实热加曲池、支沟、内庭；

肝郁气滞加太冲、蠡沟；

脾肾阳虚加三阴交、复溜；

阴虚内热加太溪；

月经失调加血海、三阴交。

操作方法：患者仰卧，舒适体位，穴位常规消毒，用 0.35mm ×（40～50）mm 毫针，快速进针，得气后，实证用泻法，虚证用补法。补泻完毕后，电针组于双侧天枢、上巨虚穴接 G6805 型电针治疗仪两组线，用连续波，频率为 20 次/秒，强度以患者能耐受的最大值为度。留针 30 分钟。每 2 天治疗 1 次，1 个月为 1 个疗程。

适应证：代谢综合征，证属上述证型者。

25. 电针治疗取穴：中脘、上脘、天枢、足三里、气海、丰隆。

脾虚痰湿证加脾俞、胃俞；

胃热湿阻证加内庭、阴陵泉；

肝郁气滞证加太冲、百会；

脾肾阳虚证加脾俞、命门；

肝肾阴虚证加肾俞、太溪。

治疗方法：常规消毒后，选用 0.30mm × 50mm 毫针直刺，针刺深度以肥胖程度及穴位所在部位而定，一般腹部刺 25～35mm，得气后行平补平泻手法，接 G6805-2B 低频电子脉冲治疗仪，电流强度以患者耐受为限，留针 20 分钟。每星期治疗 3 次。24 次为 1 个疗程。

适应证：代谢综合征。中医证型：①脾虚痰湿证为疲乏无力，肢体困重，纳差，腹胀，咳痰，舌淡红，苔薄腻，脉沉细或细滑；②胃热湿阻证为头胀，眩晕，消谷善饥，肢体沉重，困倦乏力，口渴喜饮，舌红苔黄腻，脉弦滑或滑数；③肝郁气滞证为胸胁苦满，胃脘痞闷，月经不调，失眠多梦，舌苔白或薄腻，脉弦细；④脾肾阳虚证为神疲乏力，腰膝酸软，宫寒不孕，或性欲淡漠，舌淡红苔白，脉沉细无力；⑤肝肾阴虚证为目眩眼花，头胀头痛，腰酸腿软，五心烦热，舌边尖红，少苔，脉弦细或细数。

26. 温针治疗取穴：主穴：中脘、水分、气海、关元、神阙、天枢、足三里、丰隆等。

治疗方法：在中脘、天枢、关元、足三里等穴上施以补法针刺，得气后在针柄上加艾柱一桩，神阙穴在艾绒燃烧时得以温阳刺激，发挥其益气补肾固本的作用。其他腧穴以泻为主。时间 15 分钟左右每周 3 次，3 个月为 1 个疗程。

27. 温针灸任脉穴疗法。

基础取穴：神阙、中脘、关元、三阴交、脾俞。

针刺方法：穴位经常规消毒，选用毫针，针刺深度 1 寸，进针后，以有酸麻胀重感为佳。有针感时停止行针，予以留针 30 分钟，每 10 分钟行针 1 次。神阙禁针。

艾灸每次在神阙、中脘、关元中选择 1~2 穴交替进行温灸，每次 1 壮，时间约 30 分钟。神阙隔姜灸，其余穴位温针灸。具体操作方法如下：

神阙隔姜灸：将新鲜的姜块切成约 2530mm 大小、厚约 4mm 的姜片，用 30 号 1 寸毫针扎约 10~15 个小孔，将约长 1.5cm 的艾条制成底面直径约 15mm，高约 15mm 的圆锥形艾灶备用。取神阙穴，常规消毒后，将准备好的姜片放于脐上，而后取一艾灶放于姜片上施灸。以患者局部皮肤潮红为度。当患者感到烧灼难以忍受时，另取一同样大小姜片置于其下即可。

温针灸将清艾条截成约 2cm 的长度作为温灸热源，在留针过程中，将其套在针柄之上，距皮肤 2~3cm，再从其下端点燃施灸，让热量循针刺的穴位导入肌肉深层组织。在燃烧过程中，如患者觉灼烫难忍，可在该穴区置一硬纸片，以稍减火力。

针灸隔日治疗一次，一个月为一疗程。

适应证：代谢综合征。

28. 孙氏腹针疗法：国家级名中医孙申田教授依据大脑皮层功能定位与现代解剖学选穴用方，以腹部是人类的第二大脑为理论基础，提出"孙氏腹针"这种全新的微针疗法，治疗代谢综合征的方法如下。

主穴：足运感区（双侧）、腹六区。配穴：气海、关元、中级、水道（双侧）、外关（双侧）、三阴交（双侧）。

针刺方法：取穴处常规皮肤消毒，采用 0.35mm×40mm 毫针，足运感区施以经颅重复针刺法，手法要求捻转稍加提插，由徐到疾，捻转速度达 200 转/分以上，连续 3~5 分钟。腹六区、气海、关元、中极、水道穴针刺时要求与皮肤表面呈 15°角沿经脉循行向下方平刺入腧穴，手法以小幅度捻转为主，不提插，得气为度。其余腧穴常规针刺，施以补法。诸穴得气后使用 G6805-Ⅱ型电针仪，连续波刺激 20 分钟，强度以患者耐受为度，每日 1 次，每次 40 分钟，嘱足运感区长时间留针，达 8 小时以上，晚睡前起针。2 周为 1 个疗程。

适应证：代谢综合征合并神经源性膀胱。

29. 薄氏腹针疗法：我国著名的薄智云教授创立的通过刺激以神阙为中心的腹部穴位，调节脏腑失衡来治疗全身疾病的一个微针系统。

薄氏腹针腹部灵龟图穴位取穴：

主穴为引气归元穴：中脘、下脘、气海、关元；

配穴：商曲（双）、天枢（双）、气穴（双）、水道（双）、气旁。

针刺方法：患者平卧位，暴露腹部，上述腧穴的皮肤进行常规消毒，避开毛孔及血管，将 0.25mm×50mm 规格的薄氏腹针通过针管迅速进入腧穴皮下，针尖抵达预计的深度后，留针 20 分钟，每周 3 次，1 月为 1 个疗程。

适应证：代谢综合征。

30. 傅杰英教授针灸治疗代谢综合征经验：根据代谢综合征的病因病机，制定出一套有的放矢，靶向明确的针灸治疗框架。主要包含以下 3 个方面。

1）补原气，鼓舞肾间动气，选穴范围：神阙、气海、关元、中极、命门、肾俞（双侧）。

操作方法：神阙：纯净干燥的食盐填平脐窝，上置大艾炷施灸。气海、关元、中极、命门、肾俞（双侧）：灸取长度在1.5寸（0.30mm×40mm）的毫针，刺入得气。取长约2cm艾条，套在针柄上，距离皮肤约2～3cm，从其下端点燃施灸。注：补原气中选穴注重艾灸，神阙穴不能针刺，故隔盐灸，余穴位除上述温针灸外，可采用悬灸、艾盒灸、艾箱灸等形式。每次选穴无需全部选取，原则上1～2个穴位，更替使用。

2）助运化，通畅三焦气化促进"上焦如雾"功能选穴范围：膻中、中府、内关（双侧）。具体操作方法：膻中：平刺0.3～0.5寸。或取合适大小的玻璃罐拔罐。中府：向外斜刺或平刺0.5～0.8寸，不可向内深刺。或取合适大小的玻璃罐拔罐。内关：直刺0.5～1寸。

促进"中焦如沤"功能选穴范围：中脘、天枢（双侧）、大横（双侧）、带脉（双侧）。具体操作方法：直刺1～1.5寸或艾灸。

促进"下焦如渎"功能选穴范围：水分、阴交、水道（双侧）和阴陵泉（双侧）、气海、归来（双）、三阴交（双）。具体操作方法：直刺1～1.5寸或艾灸。

注：以上穴位不一定全部选取，应根据患者上焦、中焦、下焦不同情况加减穴位。上焦穴位无需艾灸，中焦、下焦穴位可视情况艾灸。

3）调食欲，减少过多摄入选穴范围：足三里（双侧）、上巨虚（双侧）、下巨虚（双侧）。

具体操作方法：针刺1～1.5寸。注：针刺以上穴位时，手法以泻法为主。如食欲亢进为压力型，则随症增加印堂、阳白（双侧）、鱼际（双侧）、神门（双侧）。

31."通督温阳法"治疗代谢综合征。

吴旭教授是江苏省名中医，国务院政府特殊津贴获得者，国家第四批名老中医学术继承人导师，作为邱茂良教授第一批全国老中医师承徒弟，系属针灸大师承淡安大师所创"澄江针灸学派"。吴旭教授以"综合激荡"为指导理论，创立"通督温阳"法。以经络学说为指导，并结合藏象理论，通过刺激督脉、足太阳经为主的相关穴位，以疏通督脉及诸阳经经气，激发和加强阳气的温煦，推动气血在体内的运行，从而畅通气机，调和气血，恢复机体生理功能。运用"通督温阳法"开展个体化针刺治疗以调节血脂异常、单纯性肥胖、血糖异常、高血压病等代谢功能紊乱的临证经验。

1）血脂代谢异常的诊治经验："通督温阳法"以温阳固本、行气健脾、利水消脂，以背俞穴为主，取脾俞、肾俞穴用温针灸以温阳健脾，膈俞以统治血病、调整血液功能，肝俞、胆俞以调畅气机、清泻肝胆，大肠俞主津液以利二便。

2）糖耐量异常的诊治经验："通督温阳法"结合背俞穴、督脉、膀胱经穴，以通调为主，辨证加减，针刺背俞穴可激发调整对应脏腑之功能，针对上消、中消、下消，分别选用肺俞养肺阴清燥，脾俞、胃俞、三焦俞调理中焦，健脾胃促运化；胰俞为经验效穴治消渴降血糖，肾俞、命门补肾壮阳滋阴；身柱为督脉经穴，内与心肺相应，主一身之气；意舍可清散脾之燥热，与胰俞相配其效更彰。

3）高血压病的诊治经验："通督温阳法"补泻结合、通调气血，选取百会、风池、天柱、大椎以清泻虚火，配合命门、心俞、膀胱俞温补下元阳气，引火归元使虚火得到平抑，选取肝俞、肾俞益肝肾之阴，脾俞健脾胃助运化，大补气虚以治本，阴阳两虚皆得补益，则诸症自除。其中颈源性高血压病可在风池、大椎的基础上加用颈部夹脊穴，而原发性高血压病多加用百会穴温针灸。

32."通经调脏法"治疗代谢综合征。

1）中药治疗肝胃郁热型采用大柴胡汤加减，胃肠实热型采用消膏降浊方加减，气阴两虚型采用生脉饮加减。

2）针灸治疗：

肝胃郁热型：足三里、中脘、太冲、期门；

胃肠实热型：上巨虚、天枢、曲池、内庭；

气阴两虚型：中脘、足三里、三阴交、太溪。

针刺方法：各穴操作均采用虚补实泻的原则。与推拿结合隔日一次。

3）推拿治疗操作手法：

① 摩腹法：以手掌覆于腹部，以脐部为中心，沿顺时针方向施以摩法，至局部发热为度，大约操作3分钟。操作时腕关节放松，整个手掌贴于腹部，动作轻快灵活，速度适中，不带动皮下组织。

② 运腹法：以手掌覆于腹部，以脐部为中心，以掌根部重点发力，沿顺时针方向施以运法，至局部发胀为度，操作约3分钟。操作时掌根部发力，动作沉稳着实，速度适中，带动皮下组织一起运动。

③ 推腹法：以拇指指腹或大鱼际部位置于腹部任脉、足太阴脾经、足阳明胃经、足少阴肾经、足厥阴肝经的经脉循行路线上，从头向足方向施以推法，每条经脉循经推动10~20遍。操作时施术部位发力平稳，速度适中，带动皮下组织一起运动。可将双手拇指或鱼际叠加到一起以加强手法效果。

④ 点腹法：以拇指指腹置于腹部脐上5寸至脐下5寸之间的穴位处，循任脉、肾经、胃经、脾经、肝经依次施以点按法，至局部有微胀感为度，每个穴位大约点按308次。操作时力度以患者能够耐受为度，点按结束时可施以揉法缓解刺激。

⑤ 拿腹法：以双手拇指并置于腹部一侧，其余手指并置于腹部另一侧，提捏住腹部肌肉与脂肪，施以拿法，至局部酸胀感为度，大约操作3分钟，操作时频率适中，力度以患者能够耐受为度，可配合捻法共同操作。

⑥ 拍腹法：以双手空掌交替拍打腹部，大约操作1分钟，至局部发红微热为度。操作时频率适中，力度以患者能够耐受为度。

肝脾郁热证：点按太冲、期门，揉足三里、中脘；胃肠实热证：点按内庭、曲池，揉天枢、滑肉门；气阴两虚证：点按气海、三阴交，揉足三里、太溪。

上述治疗方法，中药每日2次，针灸推拿隔日1次，每次20分钟。

三、耳穴治疗代谢综合征

耳廓的神经、血管最为丰富，与经脉是有着密切关系，与五脏六腑的关系十分密切，是机体体表与内脏联系的重要部位。刺激耳部特定部位，有调整机体内分泌系统以及内脏功能的作用。

1. 耳穴压贴：选取耳穴缘中、内分泌、胰俞、脾俞，交替压贴王不留行籽，每3天更换1次。1个月为1个疗程。

2. 耳穴选取，主穴：口、食道、胃、十二指肠、肝、脾、小肠、大肠；配穴：神门、交感、三焦、皮质下、内分泌、肾上腺。

治疗方法：选取耳穴后取王不留行籽胶布用止血钳送至耳穴，贴紧后加压，感到局部有酸麻胀痛或发热感，每次只贴单侧耳穴，两耳每周交替更换1次，嘱患者每日晨起、睡前各1次，三餐前15~20分钟各1次，用拇指、示指对压按至发红或有酸麻胀痛感。按压时聚精会神，心无旁骛，安静环境下5~10分钟均可。

3. 取穴：主穴为身心穴（焦虑穴）、快活穴、神经系统皮质下、神门、枕、交感；配穴为肝、心。

耳贴方法：

（1）操作者先行为患者耳朵按摩至双耳发热发红，再用75%乙醇消毒耳朵，待干。

（2）用探棒在耳穴处寻找敏感点，将贴有王不留行籽的0.7cm×0.7cm的胶布贴在双侧耳朵穴位上。

（3）以示指和拇指置于患者耳廓的正面和背面进行对压，手法由轻到重，至患者出现酸、麻、胀、痛为"得气"。

每次每穴按压100次以上，每天按压3次，7天后更换1次王不留行籽。以更换5次即35天为1个疗程。

4. 取穴：大肠、饥点、三焦、脾、内分泌五个穴位。

耳穴压豆，具体方法为：

① 将胶布剪成0.5cm×0.5cm的小方块，将王不留行籽贴在胶布中央备用。

② 用75%酒精棉球消毒耳廓，将贴有药子的胶布对准穴位贴压。

③ 贴压后用手指按压穴位半分钟，要求每日三餐前30分钟、睡前、饥饿时对穴位按压，每次10分钟，局部微热微痛为宜。

④ 穴位贴敷每周一至周五贴敷，周末休息。

5. 耳穴贴压取穴：双侧胃、神门、皮质下。

治疗方法：以精选王不留行籽贴压，嘱患者每日自行按压不少于5次，每次2分钟，尤其在饭前或患者有饥饿感时。每星期更换1次，8次为1个疗程。

6. 耳穴疗法：选穴：胃、脾、腹、内分泌、神门、三焦。

操作：双侧耳廓消毒并探棒选穴。每次单侧耳穴用管针针刺，另一侧用耳穴压丸法。进针：操作者用一手拇指、示指固定耳郭，中指托着针刺部位的耳背，另一手拇指、示指持针，在选好的穴位处进针。刺入深度应视耳郭局部的厚薄灵活掌握，以不刺穿耳郭为度。刺入耳穴后，若局部无针感，应调整针刺的方向、深度和角度以增强针感。贴压：根据服务对象的情况选择不同的贴压材料，操作者一手固定耳郭，另一手用镊子将有王不留行籽的胶布对准穴位贴压。

治疗时间与疗程：耳穴管针每周治疗 1 次，每次留针时间为 15 分钟；耳穴压丸每周贴 1 次，5 天后脱下。贴压期间，每天按压 4 次，每次每穴 30~60 秒。4 周为 1 个疗程，共治疗 2 个疗程。

四、穴位埋线治疗代谢综合征

穴位埋线是在传统针具和针法基础上建立和发展起来的，是在针灸经络理论的指导下，将医用羊肠线埋入相应穴位区域，经过多种因素持久、柔和地刺激穴位，达到疏通经络气血以治疗疾病的一种方法。该方法应用于代谢综合征的治疗取得了可靠疗效。

1. 穴位埋线取主穴：中脘、天枢、梁门、水道、大横、气海、上巨虚。

配穴：脾虚湿阻加阴陵泉、三阴交；

肝郁气滞加太冲、蠡沟；

胃肠实热加支沟、曲池、内庭；

阴虚内热加太溪；

脾肾阳虚加三阴交、复溜。

操作方法：采用注射器针头埋植法，套管选一次性 8 号不锈钢注射针头，针芯选 28 号不锈钢毫针，将羊肠线（4-0 号）剪成线段（1cm 左右），浸泡于 75% 酒精，保证严格无菌消毒，针芯推动肠线，垂直进针，快速入穴位，将线埋皮肤、肌肉间（深度 1.5~2.0cm），稍作提插，气至后出针，干棉球按压预防出血，每次取主穴 2 对，配穴 1~2 对，交替使用。埋线后指导患者按摩埋线穴位（2~10 分钟），1 次/10 天。

2. 主穴取胰俞、膈俞、肝俞、脾俞、肾俞、天枢、带脉、关元。

配穴：肝胃郁热加曲池、蠡沟；

热瘀互结加曲池、血海；

痰湿瘀滞加丰隆、足三里、阴陵泉；

气阴两虚加气海、太溪。

操作方法：医者双手及患者穴位常规消毒，取 9 号一次性针头，用持针钳取一段长约 1.0cm 已消毒的 2-0 号羊肠线，放置在 9 号针头前端，后接无头毫针（0.30mm × 50mm），左手拇指、示指绷紧进针部位皮肤，双侧胰俞、脾俞、肝俞向腰骶部斜刺 30°，膈俞向脊柱方向斜刺 15°，肾俞、天枢、带脉、关元及辨证取穴各穴予以直刺，以上诸穴针深 1.5 寸，有酸胀感后边推针芯边退针管，有拓空感后出针，用干棉球按压针孔片刻，贴上创可贴。24 小时内禁浴，15 天埋线 1 次，6 次为 1 个疗程。

适应证：代谢综合征。中医证型：①肝胃郁热：形体壮实，面色隐红，口干口渴，口苦口臭，多饮多食，急躁易怒，两胁胀满，小便黄赤，大便干结，舌质红，苔黄，脉弦有力。②热瘀互结：胸闷，头痛，胸痛，痛如针刺，心悸，口干口渴，便秘，舌质暗淡，有瘀斑瘀点，舌底脉络瘀滞，脉细涩结代。③痰湿瘀滞：胸闷脘痞，胀痛，头身困重，疲乏嗜睡或肌肤肿硬、麻木，舌淡紫或有斑点，苔滑腻，脉弦涩。④气阴两虚：神疲懒言，体倦乏力，心悸少寐，自汗或盗汗，五心烦热，舌质嫩红，有齿痕，苔少，脉细弱或细数。

3. 埋线方法：主穴选择：中脘穴、双侧天枢穴、双侧大横穴、气海、双侧上巨虚穴。操作方法：选择 8 号注射针头作为套管，选择 28 号毫针作为针芯，将每段 1cm 长的医用羊肠线泡于 75% 酒精中备用。操作时要严格执行无菌操作，将无菌肠线置于针头内，快速垂直进针埋入穴位，一般深度达到 1.5～2.0cm，埋于皮肤与肌肉之间，待得气后将针拔出，之后使用无菌棉球按压针孔以防止出血。埋线后，每日餐前餐后让患者对埋线的穴位进行 2～10 分钟的按摩。每 10 天进行 1 次埋线，1 个疗程为 1 个月。

适应证：代谢综合征。

4. 埋线方法：主穴取穴：中脘、天枢（双）、大横（双）、气海、上巨虚（双）；

埋线操作：采用一次性医用 8 号注射不锈钢针头作套管，用 28 号不锈钢毫针作针芯，用"000"号医用羊肠线剪成长 1cm 的线段若干，浸泡在 75% 酒精内备用。选定穴区及操作者手部严格无菌消毒后，将肠线放入针头内，以针芯推动肠线，垂直进针快速埋入穴位，将线埋在皮肤与肌肉之间为宜，一般深度为 1.5～2.0cm，稍做提插，待气至后出针，用消毒干棉球按压针孔片刻以防出血。埋线后要求患者每日餐前餐后对埋线穴位按摩 2～10 分钟。10 天左右治疗 1 次，于针刺后埋线，1 个月为 1 个疗程。

适应证：代谢综合征。

5. 埋线方法：取穴中脘、天枢（双）、大横（双）、气海、上巨虚（双）。

埋线操作：采用一次性医用 8 号注射不锈钢针头作套管，用 28 号不锈钢毫针作针芯，用"000"号医用羊肠线剪成长 1cm 的线段若干，浸泡在 75% 酒精内备用。选定穴区及操作者手部严格无菌消毒后，将肠线放入针头内，以针芯推动肠线，垂直进针快速埋入穴位，将线埋在皮肤与肌肉之间为宜，一般深度为 1.5～2.0cm，稍做提插，待气至后出针，用消毒干棉球按压针孔片刻以防出血。埋线后要求患者每日餐前餐后对埋线穴位进行按摩 2～10 分钟。10 天左右治疗 1 次，于针刺后埋线，1 个月为 1 个疗程。

适应证：代谢综合征，证属上述证型者。

五、推拿治疗代谢综合征

中医推拿疗法是中医学的重要组成部分，早在《黄帝内经》中，对推拿的起源、手法的临床应用、适应证、治疗机制等均有阐述。推拿疗法在中医理论的指导下，主要通过手法作用于人体体表，刺激穴位、经络，或者运动患者肢体关节，以疏通经气、调和气血、平衡阴阳，从而达到防治疾病、养生保健的目的。

1. 治疗时受术者采取仰卧位，施术者立于受术者身体右侧。以施术者右手全掌掌面在受术者的腹部分别行顺时针和逆时针的摩法操作各一分钟，先行顺时针摩法，再行逆时针摩法，摩动时频率均约为 20 周/分钟。

2. 摩腹操作结束后，取受术者神阙穴（脐中），掌心置于该穴上，施以掌震法操作，以受术者神阙穴及其周围微有热感为度。而后取受术者中脘穴、气海穴、关元穴、双侧天枢穴、大横穴，于以上 7 个穴位分别行拇指按揉法各 1 分钟，以穴位处有"得气"感为最佳。

3. 施术者以双手掌跟带动全掌，从受术者脐下腹中线做分推带脉的往返运动，操作时去则拇指用力，余四指放松，回则四指指腹用力，拇指放松，操作时间约为 5 分钟。

4. 以神阙穴（脐中）为中心点，以 5cm 为半径于患者腹部做一圆环。自受术者的右下腹部开始沿这一圆环做顺时针掌推法 5 分钟，而后再在逆时针方向上做腹部掌推法，时间亦为 5 分钟。

5. 令受术者取侧卧位，施术者用双手交替在受术者的腹部两侧带脉穴向神阙穴（脐中）方向进行拍打，用力适度至皮肤潮红。然后分别以单手全掌将受术者腰间赘肉向内侧直推，操作时间为 3 分钟。

6. 最后施术者标记双侧足三里穴、梁丘穴、阴陵泉穴，双侧肾俞穴、胰俞穴，然后用拇指点按各个穴位，每穴操作时间为 30 秒，以受术者自觉酸胀得气为度。

全法操作后以受术者自觉施术穴位微有酸胀或热感、腹部有紧束感最佳。

每天治疗 1 次，每次治疗操作时间为 20 分钟，10 天为 1 个治疗疗程。

适应证：代谢综合征。

六、热敏灸治疗代谢综合征

热敏灸是采用点燃的艾材产生的艾热悬灸热敏态穴位，激发透热、扩热、传热、局部不热远部热、表面不热深部热、非热觉等热敏灸感和经气传导，并施以个体化的饱和消敏灸量，从而提高艾灸疗效的新疗法。

1. **热敏化腧穴选取**：足三里、气海、关元穴。

腧穴热敏化艾灸操作：每次选取两个热敏化腧穴，分别依序进行回旋、雀啄、往返、温和灸四步法。每次的施灸时间以热敏化腧穴灸感穿（以热胀感为主）消失所需时间为度，平均约 30 分钟，每周 3 次。

2. 取中脘、天枢、气海、脾俞、胃俞、肾俞、命门、足三里、丰隆、百会。

治疗方法：在穴位区域点燃普通纯艾条 2 根，施以温和灸 5 分钟以进行热敏感穴探寻，如穴位出现热敏现象时即在该穴依次进行温和、回旋、雀啄灸，并在该穴局部进行往返施灸操作，即先行温和灸 5 分钟以温热局部气血，继以回旋灸及雀啄灸 5 分钟加强敏化，再局部循经往返灸，激发经气，启动感传并维持热敏现象，20～30 分钟后热敏感现象消失，即停灸。每次治疗以灸治 1 个热敏感穴为限，每星期治疗 3 次，24 次为 1 个疗程。

3. 热敏灸选用单侧穴位（曲池、百会、足三里）为主探寻热敏点进行艾灸。

热敏灸基本操作方法：辨证选取（曲池、百会、足三里）中的 1 个穴位，在该穴位上先进行 2 分钟回旋灸预热，再进行 2 分钟雀啄灸，探查热敏点，确定热敏点后进行温和灸，温和灸过程中维持艾条离穴位皮肤高 3～5cm 距离，时间长短由患者是否出现热敏化点决定。

若出现热敏化点则进行温和灸至患者热敏感觉消失，感觉可为：①透热：灸热从施灸点皮肤表面直接向深部组织穿透，甚至直达胸腹腔脏器。②扩热：灸热从施灸点为中心向周围片状扩散。③传热：灸热从施灸点开始循经脉路线向远部传导，甚至到达病所。④局部不热（或微热）远部热：施灸部位不热（或微热），而远离施灸的部位感觉甚热。⑤表面不热热（或微热）深部热：施灸部位的皮肤不热（或微热），而皮肤下深部组织甚至胸腹腔脏器感觉甚热。⑥其他非热感觉：施灸（悬灸）部位或远离施灸部位产生酸、胀、压、重、痛、麻、冷等非热感觉。

七、其他疗法

1. "易筋经"功法锻炼治疗代谢综合征

① 准备活动：运动开始时进行 10～20 分钟肌肉牵拉及放松活动。

② "易筋经"共 12 式，均以动作配合呼吸及意识活动，要求松静自然，心平气和，意守丹田。全套练习、逐步增加运动强度。每日晨间练功 1 次，下午又练功 1 次，每次 30 分钟。

2. 贴敷药物治疗代谢综合征

选取穴位：脾俞、肝俞、三焦俞、肾俞、足三里、丰隆、中脘等穴。

贴敷药物：党参 15g、泽泻 20g、丹皮 15g、大黄 9g、木香 6g、苦参 15g。

操作方法：

① 操作前询问患者有无恶心、呕吐等不适，评估患者皮肤有无破损；

② 使用 75% 乙醇对所选贴敷的穴位局部进行消毒待干；

③ 将调制好的贴敷药物装入型号规格为 8cm×8cm、内径为 3cm 的医用穴位贴敷中，贴敷药物厚度约 0.5cm，每帖药物剂量约 20g；

④ 严格按照取穴时辰进行双侧贴敷，贴敷时间为 3～5 小时；

⑤ 操作后记录局部皮肤有无瘙痒、红肿等不良反应。每日 1 次，10 次为 1 个疗程。

第六章 代谢综合征的营养治疗与生活调摄

一、中国居民平衡膳食宝塔

中国居民膳食指南 2016 版，新膳食指南的六大核心推荐：

推荐一：食物多样、谷类为主。

推荐二：吃动平衡，健康体重。

推荐三：多吃蔬果、奶类、大豆。

推荐四：适量吃鱼、禽、蛋、瘦肉。

推荐五：少盐少油，控糖限酒。

推荐六：杜绝浪费，兴新食尚。

为了方便理解平衡膳食的理念、实践膳食指南的核心推荐，专家设计了膳食宝塔（图 6-1）、膳食餐盘（图 6-2）、膳食算盘。

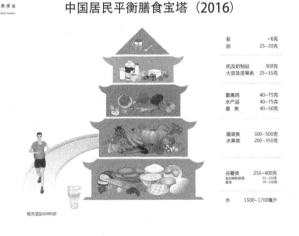

图 6-1 中国居民平衡膳食宝塔

膳食宝塔共分 5 层，膳食宝塔各层中具体食物种类为：第一层为谷薯类食物，第二层为蔬菜水果类，第三层为鱼、禽、肉、蛋等动物性食物，第四层为乳类、豆类和坚果，第五层为烹调油和盐。宝塔各层面积大小不同，体现了五类食物推荐量的多少；宝塔旁边的文字注释，提示了在能量（1600 ~ 2400kcal，1kcal = 4.184kJ）之间时，一段

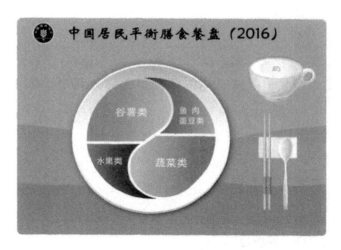

图6-2 中国居民平衡膳食餐盘

时间内健康成年人平均到每天的各类食物摄入量范围。若能量需要量水平增加或减少，食物的摄入量也会有相应变化，以满足身体对能量和营养素的需要。膳食宝塔还包括身体活动、饮水的图示，强调增加身体活动和足量饮水的重要性。

二、代谢综合征的健康饮食

1. 饮食原则

1）减轻体重

推荐将体重维持在健康范围内（BMI：18.5～23.9kg/m²，男性腰围＜90cm，女性＜85cm）。建议所有超重和肥胖患者减重。控制体重，包括控制能量摄入、增加体力活动和行为干预。提倡进行规律的中等强度的有氧运动、减少久坐时间。此外，行为疗法，如建立节食意识、制定用餐计划、记录摄入食物种类和重量、计算热量等，对减轻体重有一定帮助。对于综合生活方式干预减重效果不理想者，推荐使用药物治疗或手术治疗。对特殊人群，如哺乳期妇女和老年人，应视具体情况采用个体化减重措施。减重计划应长期坚持，速度因人而异，不可急于求成。建议将目标定为一年内体重减少初始体重的5%～10%。

2）严格限制总热量

在膳食平衡基础上减少每日总热量摄入，摄入能量以达到并维持正常体重为标准。应根据患者性别、年龄、身高、体重和体力活动等估计能量需求。在轻体力活动水平情况下（如坐姿工作），正常体重者每日给予25～30kcal/kg能量，体重过低者每日给予35kcal/kg能量，超重/肥胖者每日给予20～25kcal/kg能量；在中体力活动水平情况下（如电工安装），正常体重者每日给予30～35kcal/kg能量，体重过低者每日给予40kcal/kg能量，超重/肥胖者每日给予30kcal/kg能量；在重体力活动水平情况下（如搬运工），正常体重者每日给予40kcal/kg能量，体重过低者每日给予45～50kcal/kg能量，超重/肥胖者每日给予 35kcal/kg 能量。

3）合理搭配食物

控制高热量食物（高脂肪食物、含糖饮料和酒类等）的摄入，适当控制碳水化合物的摄入，限制高嘌呤动物性食物；碳水化合物提供的能量占总能量的 50%~60%。应限制添加糖摄入。宜选择低 GI 食物。鼓励全谷物食物占全日主食量的 30% 以上。全天膳食纤维摄入量达到 25~30g。蛋白质的膳食摄入量为 1g/（kg·d），提供的能量占总能量的 10%~20%。食物来源推荐奶制品和蛋类。脂肪提供的能量占全天总能量的 20%~30%。合并肥胖或代谢综合征者应严格限制每日脂肪摄入总量占全天总能量不超过 25%，且饱和脂肪酸占全天总能量不超过 10%。如合并血浆低密度脂蛋白胆固醇升高（≥2.59mmol/L）者，饱和脂肪酸摄入量应小于总能量的 7%。反式脂肪酸应小于全天总能量的 1%。亚油酸与 α-亚麻酸的每日摄入量应分别占全天总能量的 5%~8% 和 1%~2%。单不饱和脂肪酸每日摄入量应占总能量的 10%~15%。

4）重在坚持

饮食方式干预在任何时候对任何代谢综合征患者都是合理、有效的治疗，其目的是降低代谢综合征的危险因素和临床情况。饮食方式干预是一个长期的过程，需要长期坚持。

2. 代谢综合征的食疗方

1）降糖

① 鲜藕 1kg，洗净切成丝挤汁，冲入等量冷开水，分成 2 份，上、下午各服 1 份。连服 10 天，效果好。

② 麦麸 6 份，面粉 4 份，拌和鸡蛋，做成糕饼。最初每天用麦麸 500 克，随着病情好转逐渐减少其含量。

③ 猪胰 7 具，切碎，煮熟，加入蜂蜜 500g，熬成膏状。每日 3 次，每次内服 15g。

④ 生地 12g，黄芪 24g，山茱萸 18g，猪胰 1 具，水煎，日分 3~4 次服。

⑤ 鲜芹菜 50g，洗净捣烂挤汁，每日分 2 次内服。连服 3 个月以上才有效。

⑥ 玉米须 100g，加水 300mL，煮沸 5 分钟后加入绿茶 1g。每天饮服 3 次。

⑦ 兔肉 100g，羊肺 50g，水煎煮熟，喝汤吃肉，1 次吃下。

⑧ 活蚌 2~3 个（小的 2 个大的 1 个），将肉取出，捣烂取汁，煮沸，分 2 次早晚服下。

⑨ 木耳 12g，生姜 12g，蘑菇 60g。洗净，加盐 3~4g，用清水适量煎煮熟，喝汤食木耳、蘑菇，每日 3 次。

⑩ 大黑豆 60g，天花粉 21g。煎汤，频食服下。1 次食服完。

2）降压

① 绿豆 150g，海带 60g，红糖适量。将绿豆、海带均洗净，一同放入锅内，加适量水煮汤，然后加入红糖调味，1 日 1 剂。此方具有平肝清热、滋阴利水的功效，适用于治疗高血压。

② 取醋、冰糖各 250g，用微火融化即可饮用。1 日 3 次，1 次喝 2 羹匙，饭前饭后均可。此方酸甜可口，无不良反应。

③ 罗布麻茶15g，雪菊9g，放入煮容器中加入水500~600mL，煮10分钟左右，再加水300~400mL煮3~5分每天喝3杯茶，6周后血压可下降7个百分点，这是其中所含的植物化学成分起的作用，特别是常饮罗布麻茶，这样通过清除血液及血管壁上的杂质，改善心血管功能来实现降压的天然养生茶饮。

④ 取洋葱3个，剥皮，放入锅内，加适量水煎汁饮用，对治疗高血压有较好的疗效。

⑤ 白糖15g，菊花30g，一同放入杯内，倒入开水冲泡，当茶饮。此方具有平肝清热、祛风解毒的功效，适用于治疗肝阳上亢型高血压，症见头痛头晕、烦躁易怒、面红目赤等。

⑥ 常吃香蕉可防止高血压，因为香蕉可提供较多的能降低血压的钾离子，有抵制钠离子升压及损坏血管的作用。

⑦ 取西瓜皮适量，削去外皮，洗净，放入锅内蒸10分钟，蘸白醋吃，常吃有降血压的作用；也可与玉米须、香蕉各适量，一起煎水温服，降压效果更好。

3）降酸

① 大白菜加植物油翻炒，浇入牛奶直至炒熟后食用。

② 茄子洗净后蒸熟，切成条，稍加酱油、盐、麻油、味精拌匀后食用。两日一服。

③ 竹笋切丝加植物油炒熟，切记少放盐。

④ 萝卜切丝加植物油煸熟后，加入盐和味精，加水和大米煮到粥熟。

⑤ 芹菜洗净后切碎和大米一同下锅煮熟。

⑥ 鲜葡萄、大米、水，一同下锅熬粥，煮至粥熟后服用。

⑦ 陈皮熬水，熬好后加入西瓜皮汁，加蜂蜜饮服。

⑧ 每日服用一些东北雌性红萝卜冻干粉。

以上饮食疗法无不良反应，更不会产生依赖，长期坚持服用，可以起到消肿、降尿酸、降低体内湿毒、促进排泄，预防和减少痛风发作的可能性。

4）减肥

① 荷叶粥

用鲜荷叶1张（约200g）、粳米100g、白糖适量为原料。将米洗净，加水煮粥。临熟时将鲜茶叶洗净覆盖粥上，焖约15分钟，揭去荷叶，粥成淡绿色，再煮沸片刻即可。服时酌加白糖，随时可服。能清暑，生津，止渴，降脂减肥。

② 茯苓豆腐

将切好的豆腐块，撒上茯苓粉和盐摆平，抹上鸡蛋清，摆上切好的香菇、胡萝卜、松仁。入蒸锅内用旺火蒸10分钟，取出将勾芡好的白汁芡，浇在豆腐上即成。此道菜具有健脾化湿、防肥减肥、降血糖等功效，适用于中度肥胖者。但阳虚肥胖者不宜食用。

③ 冬瓜粥

用新鲜连皮冬瓜80~100g（或冬瓜仁，干的10~15g、新鲜的30g），粳米100g为原料。将冬瓜用刀刮后洗净，切成小块，再同粳米一起置于砂锅内，一并煮成粥即可

（粥内不要放盐）。或先用冬瓜仁煎水去渣，再净粳米放粥煮，每天早晚两次时，常食有效。能利尿消肿，减肥降脂。

三、代谢综合征的生活调摄

目前防治代谢综合征的主要目标是预防临床心脑血管疾病以及 2 型糖尿病的发生，对已有的心脑血管疾病患者，则要预防心脑血管事件再发。原则上应先启动生活方式治疗，然后是针对代谢综合征所含各种危险因素的药物治疗。

1. 代谢综合征的生活调摄（非药物疗法）

在社会发展和转型的过程中，不健康的生活方式会导致能量摄入超过能量消耗，产生一系列代谢紊乱及衍生的病理性变化，故要大力提倡改善不良生活方式。以保持理想体重，适当运动，改变饮食结构以减少热量摄入，不吸烟和适度减少饮酒等，这种治疗性强化生活方式干预应属于首位。生活方式干预不仅能减轻胰岛素抵抗和高胰岛素血症，也能改善糖耐量和其他心脑血管疾病危险因素。

成人每天保持 6000 步的运动量（6 km/h，能量消耗增加 2 倍）。并以千步为尺度量每天的活动量，中等速度走 1000 步，大约需要 10 分钟的活动量为基本单位，各种活动都可以换算为 1000 步的活动量或能量消耗，不同活动完成相当 1000 步活动量的时间不同，分别相当于骑自行车 7 分钟、拖地 8 分钟、太极拳 8 分钟。有氧耐力运动主要包括步行、慢跑、骑自行车、游泳等，可以增进心肺功能、降低血压、增加胰岛素敏感性、改善糖脂代谢（降低血糖、血脂水平）和调节内分泌系统，提高骨密度，减少体内脂肪蓄积，控制不健康的体重增加。这些作用的长期影响，可使人们发生冠心病、卒中、T_2DM 的危险降低 2～3 成，并可使衰老推迟 10～12 年，延长寿命。肌肉力量及关节柔韧性练习可通过哑铃和健身器械等训练完成，可改善骨关节功能，使骨骼、关节和肌肉更加健壮，有助于预防骨折。总之，保持健康生活方式，是预防缺血性心血管疾病、T_2DM 和其他慢性病的最有效、最经济的方法，但它是一项长期任务，需要持之以恒。

2. 代谢综合征的防治

当强化生活方式不足以控制各项指标时，就需要采取药物治疗。代谢综合征是多种代谢因素的聚集，目前尚没有一种有效的药物能对多个组分同时起效，所以，只能在生活方式干预下综合控制各个组分及个体化治疗。

（1）降脂治疗

代谢综合征典型的血脂异常是甘油三酯升高和高密度脂蛋白胆固醇降低，低密度脂蛋白胆固醇增加。国内外众多心血管疾病防治指南均将降低低密度脂蛋白胆固醇作为代谢综合征降脂治疗的首要目标。对于代谢综合征的高危患者应将低密度脂蛋白胆固醇降至 2.6mmol/L 以下，而对合并有冠心病的代谢综合征极高危患者则建议将低密度脂蛋白胆固醇降至 1.82mmol/L 以下。他汀类药物是降低低密度脂蛋白胆固醇的首选药物，强效他汀使用最大剂量可使低密度脂蛋白胆固醇降低大于 50%，同时还可以不同程度增加高密度脂蛋白胆固醇和降低甘油三酯。而降脂治疗的次要目标正是升高高密度脂蛋白胆固醇和降低甘油三酯。烟酸和贝特类药物均有降低甘油三酯和升高高密度脂蛋白胆固醇的作用，根据中华医学会糖尿病学分会建议甘油三酯和高密度脂蛋白胆固醇的治疗目标为甘油三酯 < 1.7mmol/L、高密度脂蛋白胆固醇 > 1.04mmol/L（男）或 > 1.3mmol/L（女）。对于混合型血脂异常患者常需要药物联合治疗，联合他汀和贝特类药物在升高高密度脂蛋白胆固醇和降低甘油三酯方面较单用他汀类药物效果要更加显著。而他汀类药物联合新型降脂药依折麦布比单用他汀类药除能更好地控制血脂，还能更明显地降低低密度脂蛋白胆固醇。

（2）降压治疗

有代谢综合征的高血压患者治疗策略为：①推荐所有合并代谢综合征的患者进行生活方式的改变，特别是要减重和身体锻炼。这些干预方式不仅能改善血压的控制情况，并且有助于缓解代谢综合征的症状，延缓糖尿病的出现。②如果代谢综合征已处于"前糖尿病"的状态，抗高血压药物可能可以改善胰岛素的敏感性，至少不会降低胰岛素的敏感性，推荐药物有 RAS 阻滞剂和钙拮抗剂。β 受体阻滞剂（扩张血管 β 受体阻滞剂不在此例）和利尿剂推荐作为附加用药使用，考虑联合保钾剂的使用。③若有代谢紊乱的患者血压 ≥ 140/90mmHg 推荐在改善生活方式一段时间后进行抗高血压的药物治疗，将血压控制在 140/90mmHg 以下。④不推荐对血压正常但偏高的合并代谢综合征的患者进行抗高血压的药物治疗。

（3）降糖治疗

胰岛素抵抗在代谢综合征发病中占重要地位，在治疗糖尿病的众多临床用药中噻唑烷二酮类药物可以增加靶组织对胰岛素的敏感性而降低血糖，在一定程度上可以缓解胰岛素抵抗。而二甲双胍作为 2 型糖尿病患者控制高血糖的一线用药，可以通过抑制肝葡萄糖输出，改善外周组织对胰岛素的敏感性，增加对葡萄糖的摄取和利用而降低血糖。大量临床研究已证实，在预防 2 型糖尿病和相关心血管事件的发生方面二甲双胍效果肯定，可以作为代谢综合征患者降糖治疗的首选药物。

（4）手术治疗

对代谢综合征的治疗，传统治疗方法虽然取得了一定的成就，但是也存在一定的弊病，比如控制体重及药物治疗难以长期坚持，依从性差，药物的不良反应也会给患者带来一定影响等，因此有学者开始探究代谢综合征治疗的新思路——外科手术治疗，而减体重手术即所谓的代谢手术应运而生。代谢手术是主要针对胃肠的手术，其中以腹腔镜下胃肠转流术颇受青睐，具体机制尚未阐明，有人认为可能与多种因素有关，比如术后对患者食欲的影响，导致体重下降，糖代谢也会受到胃肠道相应内分泌激素的影响，而炎性因子和脂肪细胞因子的改变很可能也是其影响因素之一。对代谢综合征患者尤其伴有腹型肥胖和 2 型糖尿病进行外科手术治疗也存在一定的风险，若术中出现深静脉血栓和肺栓塞则死亡的风险极高，而术后的诸多并发症也是外科手术治疗应用受限的重要原因。所以其长期有效性和安全性尚有待评估。

第七章 代谢综合征名医经验

随着社会的快速发展，人们的生活节奏加快、工作压力变大，生活方式也随之改变，肥胖、高血压、高血脂、高血糖等一系列代谢性紊乱的疾病也逐年增加。这种以人体的蛋白质、脂肪、碳水化合物等物质发生代谢紊乱，在临床上出现一系列综合征的疾病，就是代谢综合征。中医中药在治疗代谢综合征方面具有一定的优势。

中医用药讲究个体化、辨证论治，人的体质禀赋不同，用药的配伍和组成就会有不同。总体来说，辨识体质特征，从中医体质类型进行早期的调养，可以阻断或延缓代谢综合征的发生，避免进展为不可逆的损害。现将诸位名医治疗代谢综合征的经验介绍如下。

第一节 仝小林教授治疗代谢综合征的经验

仝小林教授通过多年的临床实践观察到，随着生活方式的改变，现代代谢综合征患者中脾胃功能受损，土壅木郁，肝失疏泄，机体气机升降障碍，代谢紊乱，病为代谢综合征。

仝小林教授认为中医应该从横向和纵向两方面去认识代谢综合征。所谓横向认识即是指抓住代谢综合征的核心病机，横向展开，整体看待，他认为代谢综合征发病的两大主因过食和少动。纵向认识即是抓住代谢综合征的病变规律，分阶段辨治，把代谢综合征看成一个动态的演变过程。故治疗上分为 3 个阶段：①郁证阶段；②热证阶段；⑤虚损阶段。

1. 代谢综合征病因病机

代谢综合征的病因病机变化复杂，中医对其认识大多是局限于理论探讨层面，总体有以下几点：

（1）先天不足

先天不足与肾关系密切，肾藏精，主生殖，可以储存、封藏精气，包括先天之精和后天之精，先天之精得于父母，为生殖之精，类似于遗传因素。后天之精得于饮食之中的精微物质，二者相互依存影响，先天之精需要后天之精的充养和培育，得以不断充盈，后天之精需先天之精的支撑，才能得以摄入和化生，元气由肾精化生，是维持人体生命活动的原动力，可促进生长、发育及生殖并调节各脏腑经络器官的功能。如果先天禀赋不足，元气亏损，则易患病。

（2）后天失养

脾胃为后天之本，气血生化之源。《素问·经脉别论》云："饮入于胃，游溢精气，上输于脾，脾气散精，上归于肺，通调水道，下输膀胱，水精四布，五经并行。"这阐述了脾胃转变能量过程中的功能：运化水谷，脾气散精。《素问·太阴阳明别论》曰："四肢皆禀气于胃，而不得至经，必因于脾，乃得禀也。"这说明脾助胃吸收精微物质，脾主四肢肌肉，四肢运动的减少，肌肉的松懈使脾的运化及散精功能发生异常，水谷精微不能正常化生，导致体内代谢紊乱。《素问·经脉别论》曰："食气入胃，散精于肝，淫气于筋。"饮食结构紊乱，酒食、积滞之浊气不行，气血运行障碍，食物运化失常，脏腑功能受损，导致体内代谢紊乱。现代大多数代谢综合征患者都有暴饮暴食，过食油腻的不良饮食习惯。

（3）情志所伤

情志致病首推为肝。肝主疏泄，体阴而用阳，肝主藏血，主筋，为罢极之本。肝主疏泄可以保持全身气机的舒畅调达，情志的舒畅。若情志过极，肝的疏泄功能失常，从而脏腑气机紊乱，水谷运化失司，导致眩晕、肥胖、胁痛等病证。

（4）痰瘀交阻

《景岳全书·痰饮》云："无处不到而化为痰者，凡五脏之伤，皆能致之"，故谓"百病多由痰作祟""痰为百病之母"。《丹溪心法·头眩》曰："无痰则不做眩"。《诸病源候论·诸痰候》曰："诸痰者，此由血脉壅塞，饮水积聚，而不消散，故成疾痰"，痰瘀交阻，停滞于脏腑，可影响脏腑功能，如停滞于心，可出现心悸，胸闷等症状；停滞于肺，可出现咳痰，咳血等症状；停滞于经络则气机运行受损，出现肢体疼痛麻木发凉，甚至引起半身不遂。所以《冯氏锦囊秘录》曰："痰之为物，随气升降，无处不到，或在脏腑，或在经络，所以为病之多也。"所以说痰瘀交阻与肥胖、糖尿病、高血压病、冠心病等代谢紊乱疾病关系紧密。众所周知"瘦人多火，胖人多痰"，但肥胖与血瘀亦有一定关系，《儒门事亲》曰："夫肥气者，不独气有余也，其中亦有血矣，盖巧藏血故也。"

（5）年老久病

随着年龄增长，肾气逐步衰弱，久病入肾，《素问·上古天真论》曰："男子五八，肾气衰，发坠齿槁"。肾主水，肾的气化功能影响尿液的生成和排泄，年老久病，肾气亏虚，膀胱气化不利，水液的代谢失常。肾气不固，精微从尿液排出，可以引起消渴，另外，肾阴肾阳为元阴元阳，为一切之根本，全身脏腑皆靠元阴元阳的推动。若年老久病肾元亏虚，他脏也受到干预，若肾阳虚损，火无以温润脾土，可导致脾阳虚，运化失司，从而引起水谷代谢紊乱。代谢综合征多见于中老年患者，是因为随着年龄的增长，肾水亏虚，水不生木，肝失疏泄，"气有余而血不足"即"阳常有余，阴常不足"从而可引起一系列代谢异常。

2. 仝小林教授从肝论治代谢综合征理论探讨及其学术思想总结

仝老师治疗代谢综合征，常从肝启动。因为肝脏既是糖脂代谢的重要器官，也是胰岛素抵抗的主要成因。既是代谢综合征的反应器官，也是代谢综合征的治疗器官。从肝论治代谢综合征，过食肥甘、肝胃郁热之糖尿病、脂肪性肝炎或者合并血脂异常者常使用茵陈蒿汤加减治疗。

代谢综合征患者的病机：病理情况下，土壅木郁，肝胃不和。仝小林教授认为由于古代解剖学知识的局限，基于脏腑部位与功能的划分，对三焦功能的概括也过于简单，应将包含大脑、延髓等重要脏器的颅腔独立划分为顶焦，在三焦基础上将人体划分为四焦，即顶焦、上焦、中焦、下焦，突出强调神经及精神系统的重要性。他认为中焦即腹腔，涵盖了肝、胆、脾、胃、肠等脏腑组织，概之以肝系和胃系统，主导水谷精微的运输消化及排泄，肝系为横向走向系统，包括肝、胆、脾、胰腺等，承载着饮食的运输功能。胃系为纵向走向，包括食管、胃、肠，主导着饮食的消化，二系相辅相成，饮食由食管入胃，经胃消化磨传送于肝系，将其分解为可利用的小分子，再转送胃系，通过脾的运化功能，产生精微物质，并在肝系疏泄作用下将精微奉养周身，而饮食糟粕经大肠排出体外。正如《灵枢营卫生会》："中焦亦并胃中，出上焦之后，此所受气者，泌糟粕，蒸津液，化其精微，上于肺脉"。中焦主饮食物的受纳及水谷精微物质的运化，心情愉悦、饮食有节，肝胃系功能正常，则中焦正常；若情志所伤、饮食无节，则中焦得病，饮食水谷壅滞中焦，郁而生热，肝失疏泄，胃失受纳，脾失健运，肠腑传导失职，可见纳呆、呃逆、呕吐、恶心、便秘、腹泻等；若饮食蓄积，化生膏浊，日久生热，热与膏、浊、淡、脂等胶结，入血进脏，则可产生血糖升高、血脂异常等消化系统疾病。如慢性肝炎、胃炎、胆囊炎、肝硬化腹水等均属中焦之病，代谢性疾病如糖尿病、高血脂、代谢性高血压、脂肪肝、高尿酸血症等的形成主要亦与饮食相关，故也多从肝胃立论，脾胃为土，肝为木，土壅木郁，气机升降失常，从而发病。因此可以升降辨证为主辨治中焦疾患，从肝论治治疗代谢性疾病。

仝小林教授临床善用经方治疗现代疾病，关键在于抓准核心病机，以证候为基础，确定治疗的方向。临床常将茵陈蒿汤作为治疗代谢综合征、脂肪肝的基础方。代谢综合征患者的病因主要以嗜食肥甘厚味为主，内蕴于中焦脾胃，阻滞气机形成中满；中满久则生热，累于肝，形成肝胃郁热，影响肝之疏泄。从脂肪肝的形成机制考虑，膏脂、酒浊内蕴为其根本病因，而表现为气机郁滞、血脉凝结，积聚形成。治疗当行气开郁、消膏转浊。从《伤寒论》条文叙述来看，茵陈蒿汤证是因阳明里热炽盛，与湿相搏，壅滞中焦，肝失疏泄，邪无出路所致。故治宜清热、利湿、退黄。正所谓"诸病黄家，但利其小便"，"热湿在里者，法当下"，方中茵陈苦辛微寒，为"治黄通剂"，其味辛，芳香透达，故先煎去其轻扬外散之性，使其功专苦降，直入于里，清热利湿，为君药。栀子苦寒，"通小便，解五种黄病""泻三焦火，屈曲而下行""祛湿中之热""解热郁"，用为臣药。茵陈与栀子相伍，使湿热从小便而出。故佐以苦寒沉降之大黄，"荡涤肠胃，推陈致新"通利二便，使"阳明胃与太阴脾调和"。少量大黄配大量茵陈、栀子，在于利小便，不利大便。全方寒以清热，苦以燥湿，使湿热去，则小便利、黄自退。

仝小林教授在诊治此类疾病过程中，注重掌握主动权，时刻注意病情的发展方向，防治病邪深入传变。因代谢综合征患者肥胖占有大多数，故应针对该病的具体表现，进行减肥消脂是基础，早期可添加泽泻、山楂、何首乌、荷叶、决明子等；合并肝功能异常者，及早应用保肝降酶及退黄药物，如夏枯草、垂盆草、茵陈、五味子等；早期应用活血通络药物尤其是通肝络之药，如丝瓜络、柴胡、地龙、赤芍、郁金、青皮等，可积极预防肝纤维化及肝硬化的发生；合并肝纤维化者，应同时进行抗纤维化治疗，以益气养血、活血化瘀、化痰散结为主，可选用冬虫夏草、红参、黄芪、白术、当归、熟地、丹参、鳖甲、穿山甲、桃仁、红花、水蛭、莪术、牡蛎等药物。

3. 从肝论治代谢综合征验案分析

（1）茵陈蒿汤加减巧治代谢综合征一

患者，男，40 岁，初诊日期：2014 年 4 月 15 日，患者身高 169cm，体重 94kg，腹部胖大，血糖升高 1 年，空腹最高达 13mmol/L，现症见：全身乏为、嗜睡易疲倦、心烦、晨起腰痛明显，偶有口干渴、口苦、纳眠可，小便不利、大便调，舌红苔微黄，舌下络脉瘀滞，脉沉弦滑数。既往有高血压、高脂血症及重度脂肪肝病史。2014 年 4 月 12 日检查指标：HbA1 7.9%，ALT 74U/L，LDL 3.74mmol/L，TG 2.15mmol/L，BMI 32.9kg/m^2，BP 160/100mmHg。服用药物：护肝片 4 片 tid；非洛地平 12.5mg qd；阿替洛尔 12.5mg qd。

西医诊断：代谢综合征，中医诊断：膏浊病，中医辨证：肝胆湿热证。处方：茵陈蒿汤加减：茵陈 60g（先煎），生大黄 6g，栀子 30g，赤芍 30g，陈皮 15g，苍术 15g，泽泻 30g，黄连 15g，知母 30g，红曲 6g，天麻 15g，钩藤 30g（后下），怀牛膝 30g。加减服用 8 个月，诸症消失，HbA1 4.8%，ALT 22U/L，TG 1.01mmol/L，BMI 29.06kg/m^2，BP 120/80mmHg。服用药物：护肝片 4 片 tid；非洛地平 12.5mg qd；阿替洛尔 12.5mg qd。重度脂肪肝转为轻度，西药全部停用。

病例分析：按其脉症，辨为肝胆湿热、肝阳上亢、肾虚不足。

故治疗上采用茵陈蒿汤为主方加减。茵陈蒿汤出自《伤寒论》，病机为阳明里热炽盛，与湿相搏，壅滞中焦，肝失疏泄，使邪无出路，即土壅木郁、肝失疏泄。功能清热利湿退黄，组方包括：茵陈蒿、栀子、大黄三种。"热湿在里者，法当下"，故治宜清热、利湿、退黄。方中茵陈苦辛微寒、通利湿热，并有疏肝利胆之效，其味辛芳香，故应先煎避免其轻扬外散，而使其功专苦降，清热利湿，直入于里，大剂量用为君药。栀子苦寒，泻三焦火，解热郁，用为臣药。茵陈合栀子则湿热由小便出。大黄苦寒沉降，"荡涤肠胃，推陈致新"。少量大黄配大量茵陈、栀子，不利大便，但利小便。三药相配，苦以除湿，寒以清热，从而湿热去，小便自利。方中苍术、陈皮、泽泻燥湿健脾、加大利湿力量，赤芍、黄连、知母清热滋阴，红曲活血消食健脾，配茵陈加大消脂力量，天麻、钩藤、怀牛膝平肝潜阳补肝肾，诸药合用、诸脏同调，糖、脂、肥、压共降，收到不错效果。

（2）茵陈蒿汤加减治疗代谢综合征二

患者，女，26 岁，2014 年 2 月 20 日初诊，主诉：中度脂肪肝 3 年。现病史：3 年前体检发现中度脂肪肝，未予重视，近日体检发现中度脂肪肝有加重趋势，故来就诊。现症见：形体偏胖，身高165cm，体重80kg，BMI29.38kg/m²，面色红赤，口干苦，身体微微发热，心烦，急躁易怒，小腹胀痛，月经失调，小便微黄，大便可，眠差，舌红苔黄腻，脉弦滑数偏硬。检查指标：LDL1.0mmol/L，HDL1.2mmol/L，TG3.01mmol/L，FBG6.6mmol/L，BP120/80mmHg。

西医诊断：代谢综合征；中医诊断：膏浊病；中医辨证：肝胆湿热。处方；茵陈蒿汤加减：茵陈60g（先煎2小时），栀子30g，淡豆豉30g，大黄6g，柴胡15g，黄芩30g，赤芍15g，黄连15g，红曲6g，炒枣仁30g，生姜3片，大枣3枚。水煎服，日一次，服用3个月后，中度脂肪肝转为轻度，口干苦消失，月经恢复正常，睡眠好转，二便调。复测指标：LDL 1.0mmol/L，HDL 1.3mmol/L，TG 1.7mmol/L，FBG 4.6mmol/L，BP 120/80mmHg。

按语：患者年轻女性，平素不忌口，爱吃"垃圾"食品，且久坐不动，酿生湿热，女子以肝为先天，由于肥胖产生不良情绪，肝气郁结，与湿热相合，湿不得下泄，热不得外越，故产生口苦热、发热；困扰心神则心烦、失眠；湿热内蕴，下行不畅，故小腹胀痛、月经失调、小便微黄；舌红苔黄腻、脉弦滑数俱为肝胆湿热之象。本方重用茵陈为君，清利湿热，芳香舒脾透表畅气，栀子、豆豉清热除烦，且栀子通利三焦、引湿热下行，大黄降瘀泄热，以开湿热下行之道，柴胡、黄芩和解少阳，疏利肝胆气机，解表清热，红曲配茵陈消膏除脂，枣仁养血安神。

（3）茵陈蒿汤加减治疗代谢综合征三

患者，男，68岁，2012年6月2日初诊，主诉：血糖升高8年余。现病史：患者8年前单位体检时发现血糖升高，空腹血糖8.9mmol/L，餐后2小时血糖12mmol/L。诊断为2型糖尿病。间断服用二甲双胍、拜糖平、诺和龙等药，空腹血糖控制在7～8mmol/L，餐后2小时血糖控制在8～9mmol/L。现症见：面色发黄，全身乏力，头晕，晨起明显，自觉双目干涩，易流泪，偶耳鸣，纳差，腹部胀满，下肢微有水肿，口干苦，眠差，大便干，小便少，舌红苔黄腻，舌底瘀滞，脉弦硬数。既往史：高血压病10余年，血压控制不理想；白内障2年；中度脂肪肝1年。患者身高172cm，体重85kg，BMI 28.7kg/m²，BP 150/100mmHg。检查指标：LDL 2.3mmol/L，TG 3.3mmol/L，FBG 7.2mmol/L，HDL 1.2mmol/L。

西医诊断：代谢综合征；中医诊断：膏浊病。病理：土壅木郁，肝失疏泄。处方：茵陈蒿汤加减：茵陈30g，酒大黄6g，红曲6g，水蛭粉3g，黄连30g，知母30g，天麻15g，钩藤15g，怀牛膝30g，淫羊藿30g，炙甘草15g，生姜3大片，大枣3枚。水煎服，每日1剂。加减服用6月余，诸症均减轻，血糖、血压、血脂水平控制可，中度脂肪肝已转为轻度，体重降为75kg，为巩固病情，改服水丸半年。

按语；患者老年男性，病情复杂，肥胖及胰岛素抵抗为代谢综合征的中心环节，且患者出现血压升高、血脂紊乱，符合代谢综合征的诊断。属于中医膏浊病范畴，故中医诊断为膏浊病。肝胆湿热、肝阳上亢，故而出现双目干涩、口苦、头晕、血压升高；热伤胃之阴津，故出现口干；肝失疏泄，脾胃运化水湿功能受损，水液代谢障碍，故而水肿；湿热阻滞大小肠，故而大便干、小便不利。

方中茵陈疏肝利胆，大黄入阳明，泻热通腑祛胃肠之热；生姜、大枣兼顾和胃顾护后天之本以防败胃之虞。另加靶药：黄连、知母降糖；茵陈、红曲降脂；天麻、钩藤、怀牛膝降压；另加入水蛭粉，与大黄合用，达抵当汤之意；老年人肾气亏虚，故加淫羊藿，与西医之维生素 D 相媲美。全老师认为在糖尿病及代谢综合征的初期治疗中应当"糖络并治"并在治疗的过程中"全程通络"，以预防和治疗其并发症，其中酒军、三七、水蛭粉、丹参等都是很好的常用通络药物。

（4）茵陈蒿汤加减治疗代谢综合征四

患者，女，35 岁，2014 年 11 月 4 日初诊。主诉：发现血脂升高 1 年余。现病史：1 年前体检发现甘油三酯升高，期间饮食、运动控制不理想，曾服辛伐他汀分散片胃部不适，故来中医求诊。现症见：形体肥胖，身高 160cm，体重 80kg，BMI 31.25kg/m²，偶有头晕，腹部胀满，大便稍干，每日一次，小便不利，舌红苔黄白相间，脉弦滑数。既往高血压病史 1 年，服药控制理想。近日检查指标：LDL 1.1mmol/L，HDL 1.3mmol/L，TG 3.5mmol/L，BP 120/80mmHg。

西医诊断：代谢综合征；中医诊断：膏浊病；辨证：肝胆湿热证。

处方：茵陈蒿汤加减：茵陈 30g，酒大黄 9g，赤芍 15g，草决明 30g，红曲 6g，生山楂 30g，绞股蓝 30g，天麻 15g，生姜 3 片，大枣 3 枚。水煎服，每日 1 剂，服药 3 个月后，体重降至 65kg，BMI25.3kg/m²，复查指标：LDL1.1mmol/L，HDL1.4mmol/L，TG1.7mmol/L，BP120/80mmHg。停服降压药，二便正常，余无不适。

按语：患者形体肥胖、大便稍干，脉象滑数，伴血脂升高，辨为气机郁滞，膏浊内蕴，故治疗应行气开郁，消膏转浊。患者年龄较轻，体质壮实，病程较短，气机郁滞不甚，少量病理产物以痰、湿、浊为主，脏腑功能尚未受到累及，故无明显临床症状。但患者平素多嗜食肥甘，酿湿生痰化为膏浊，内蕴中焦脾胃，肝失疏泄，气机运行不畅。故治疗当疏肝解郁，清热通腑，泻浊除满。茵陈疏利肝胆气机，同时大黄、枳壳通腑除满，红曲、山楂、绞股蓝、草决明降脂消肥，天麻平肝降压。诸药合用，诸症得解。

4. 应用茵陈蒿汤体会

本方清疏、清利，与清泄药合用，全方疏利气机，通泄塞滞，使湿热从二便而出。

湿为黏腻之邪，多缠绵难愈，用此方对重症患者应日服 3~4 次，且持续用药，不可中途停服，否则病情容易反复。茵陈可大剂量使用（30~100g），还可加柴胡、板蓝根、陈皮等清热、解毒、疏肝、行气和胃之品。

临证加减：兼食滞恶心呕吐、食少纳呆者，加半夏、神曲和胃消食；兼少阳枢机不利寒热往来者，加柴胡、黄芩和解少阳；湿重于热，尿少便溏者，加茯苓、泽泻淡渗利湿；热重于湿者，加龙胆草、蒲公英清泄肝胆。

第二节 邓铁涛治疗中老年消渴病的经验

邓铁涛老中医治疗消渴,既崇经典三理,又有发微之阐,辨证用药,独具一格,特别是对于中老年消渴患者,应用六味地黄丸加味治疗,每获良效。

1. 理论基础

肾为先天之本,主藏精而寓元阴元阳,肾阴亏虚,则虚火内生,上燔心肺则多饮;中灼脾胃则消谷;阴虚阳亢固摄失司,故小便量多。《石室秘录·消渴篇》曾明确指出:"消渴之证,虽分上、中、下,而肾虚以致渴则无不同也。故治消之法,以治肾为主,不必问其上、中、下之消也。"可见,消渴病以肾气阴两虚为本。《素问·阴阳应象大论》指出:"年四十而阴气自半也。"阴气即肾气,含肾阴、肾阳。中老年消渴患者,肾虚真水不足是三消之本,水亏命门火衰乃下消之因。脾为后天之本,主运化,为胃行其津液,脾阴不足,胃热亢盛,则多食多饮,脾气虚,不能摄水谷精微,则小便味甘,水谷精微不能濡养肌肉,故形体消瘦,说明脾气阴亏虚与消渴病发病密切相关。因此,邓老认为滋阴益肾,健脾益气乃治疗本病的关键所在,而六味地黄丸其立法以肾、肝、脾三阴并补,在此基础上加强益气之功,则能符合临床治疗之要求。

2. 治疗方法

基本方:熟地 12g,生地 12g,淮山药 60~90g,黄芪 30~60g,山萸肉 15g,泽泻 10g,云苓 15g,丹皮 10g,玉米须 30g,仙鹤草 30g。

加减:消谷善饥明显加生石膏、玉竹;口渴多饮明显加沙参、天花粉;气短自汗加太子参;小便清长加桑螵蛸、巴戟天、肉桂;尿混浊如脂膏,盗汗加知母、黄柏;头晕头胀加钩藤、白芍、牛膝;胸闷心悸加丹参、石菖蒲、郁金;形体肥胖加佩兰、荷叶;视物模糊加谷精草、青葙子;瘀血重者加桃仁、红花、水蛭。

3. 体会

本方熟地、生地滋肾阴,益精髓;山萸肉酸温滋肾益肝;山药、黄芪健脾益气,用量要大,有气复津还之意,共成三阴并补以补肾治本之功,亦即王冰所谓:"壮水之主以制阳光"之义;茯苓、泽泻健脾利水,丹皮消虚热,虽然补泻并用,但以补为主。现代药理研究证实,生地配熟地,山药配黄芪有明显降血糖作用,且山药能抑制胃排空运动及肠管推进运动,能增强小肠吸收功能,抑制血清淀粉酶的分泌,而仙鹤草、玉米须降血糖作用亦早被人们所公认。总之,邓老认为肾宜闭藏而不宜耗散。肾精不可泄,肾火不可伐,犹如木之根,水之源。木根不可断,水源不可竭。灌其根则枝叶茂,澄其源则流自清。同时,对于消渴病的治疗,除服用药物外,还应配合饮食疗法,以提高疗效。可嘱患者用猪胰两条,淮山药 30g,清水适量煎后饮汤食渣,或者用南瓜、洋葱头、慈菇、黄豆、苡仁等适量作菜,多食代饭,对消除糖尿病症状,降低血糖有一定帮助。在治疗期间或治愈之后,都必须保持心情舒畅,节制房事,注意饮食,这对提高与巩固疗效也是很重要的。

4. 典型病例

陈某，男，44 岁，于 2000 年 10 月入院，多饮、多食易饥、多尿半年，空腹血糖高达 17.0mmol/L，常服达美康、美迪康等药物，多饮多尿症状稍好转，但多食易饥未能改善，空腹血糖降至 11.0mmol/L。后未能进一步改善，遂要求服用中药治疗。入院时精神倦怠，形体消瘦，腰膝酸软，大便溏薄，苔薄白，舌边有齿痕，脉细缓。中医诊断为消渴，证属脾胃气阴两伤，西医诊断为 2 型糖尿病。邓老查房后，嘱患者坚持糖尿病饮食外，予以基本方，其中淮山药用至 90g，黄芪用至 60g，日两剂，饭前 1 小时服用，1 周后，患者自觉脘饱胀，纳食减少，无易饥感，且体力渐增，大便成形。2 周后，症状基本消失，空腹血糖降至 7.05mmol/L，再服药 2 周（改为日 1 剂），血糖稳定在 5.6mmol/L 左右出院，后在门诊以原方出入继服巩固之，追踪 3 个月，血糖在正常范围。

第三节　邓铁涛治疗高血压病的经验

中医无高血压病之病名。根据本病的主要症状及其发展过程，属于中医之"眩晕""头痛""肝风""中风"等病证的范围。

1. 病因病机

从高血压病的证候表现来看，其受病之脏主要属于肝的病变。肝脏的特性，前人的描述："肝为风木之脏，因有相火内寄，体阴用阳。其性刚，主动主升，全赖肾水以涵之，血液以濡之，肺金清肃下降之令以平之，中宫敦阜之土气以培之。则刚劲之质，得柔和之体，遂其条达畅茂之性，何病之有？"（见《临证指南医案·肝风》）足见肝脏之阴阳能相对的平衡则无病，而肝脏的阴阳得以平衡，又与其他各脏有密切的关系。试就高血压病的病因病机陈述如下：阴伤肾，又进而出现阴阳两虚的症候。肝与肾的关系最为密切，前人用母（肾）与子（肝）来形容两者的关系。先天不足或生活失节而致肾阴虚，肾阴不足不能涵木引致肝阳偏亢，出现阴虚阳亢之高血压。其发展亦可引起阴阳俱虚的高血压或中风等证。忧思劳倦伤脾或劳心过度伤心，心脾受损，一方面可因痰浊上扰，土塞木郁，肝失条达而成高血压，一方面脾阴不足，血失濡养，肺失肃降，肝气横逆而成高血压。这一类高血压，往往兼见心脾之证。

2. 辨证分型

基于上述病机，辨证分型确诊为高血压病之后，可分为以下 4 型：

（1）肝阳上亢：头痛、头晕易怒，夜睡不宁，口苦或干，舌边尖红（或如常）、苔白或黄，脉弦有力。

（2）肝肾阴虚：眩晕，精神不振，记忆力减退，耳鸣，失眠，心悸，腰膝无力或盗汗，舌质红嫩、苔少，脉弦细或细数。

（3）阴阳两虚：头晕，眼花，耳鸣，腰痠、腰痛，阳痿、遗精，夜尿，或自汗盗汗，舌淡嫩或嫩红、苔白厚或薄白，脉虚弦或紧、或沉细尺弱。

（4）气虚痰浊：眩晕、头脑欠清醒，胸闷，食少，怠倦乏力，或恶心、吐痰、舌胖嫩、舌边齿印，苔白厚或浊腻，脉弦滑，或虚大而滑。

3. 治疗与体会

本病与肝的关系至为密切，调肝为治疗高血压病的重要一环，但治肝不一定限于肝经之药。清代王旭高《西溪书屋夜话录》对于肝气、肝火、肝风的治疗共30法，用药颇广，值得参考。王氏治肝，以肝气、肝风、肝火辨治。王氏说："内风多从火出，气有余便是火，余故曰肝气、肝风、肝火，三者同症异名，但为病不同，治法亦异耳。"所以王氏治肝之法虽多，而偏重于清滋。肝气、肝风、肝火之症，不等于只属于高血压，但其中一些治法，已为后世所采用。如："如肝风初起，头目昏眩、用熄风和阳法，羚羊、丹皮、甘菊、钩藤、决明、白蒺藜，即凉肝是也。……如熄风和阳不效，当以熄风潜阳，如牡蛎、生地、女贞子、玄参、白芍、菊花、阿胶，即滋肝法是也。……如水亏而肝火盛，清之不应，当益肾水，乃虚则补母之法，如六味丸、大补阴丸之类。亦乙癸同源之义也"。清代医家叶天士早已对肝风一类病有较丰富的经验。如华帕云为叶天士医案立"肝风"一证，总结叶氏治肝风之法，华云："先生治法，所谓缓肝之急以熄风，滋肾之液以驱热。……是介以潜之，酸以收之，厚味以填之，或用清上实下之法。若由思虑烦劳身心过动，风阳内扰则用酸枣仁汤之类，若由动怒郁勃，痰火交炽则用二陈龙荟之属。风木过动必犯中宫，则呕吐不食，法用泄肝安胃，或填补阳明。其他如辛甘化风、甘酸化阴、清金平木，种种治法未能备叙。"这些论述，对于高血压的治疗，都值得重视和参考。总之治疗高血压，治肝是重要的一环，但疾病变化多端，不能执一，应辨证论治。根据上述辨证，笔者常用之治法如下：

（1）肝阳上亢，宜平肝潜阳

用石决牡蛎汤（自订方）：石决明（先煎）30g、生牡蛎（先煎）30g、白芍15g、牛膝15g、钩藤15g、莲子心6g、莲须10g。

此方用介类之石决、牡蛎以平肝潜阳为主药，钩藤、白芍平肝熄风为辅药，莲子心清心平肝、莲须益肾固精为佐，牛膝下行为使药。如苔黄、脉数有力加黄连等，若兼阳明实热便秘者，可加大黄之类泻其实热，苔厚腻去莲须加茯苓、泽泻；头痛甚属热者加菊花或龙胆草，头晕甚加明天麻，失眠加夜交藤或酸枣仁。

（2）肝肾阴虚，宜滋肾养肝。

用莲根汤（自订方）：莲须12g，桑葚子12g，女贞子12g，旱莲草12g，山药15g，龟板（先煎）30g，牛膝15g。此方以莲须、桑葚、女贞、旱莲草滋养肝肾为主药，山药、龟板、生牡蛎为辅药，牛膝为使药。气虚加太子参；舌光无苔加麦冬、生地，失眠心悸加酸枣仁、柏子仁。

（3）阴阳两虚，宜补肝肾潜阳。

方用肝肾双补汤（自订方）：桑寄生30g，首乌24g，川芎9g，淫羊藿9g，玉米须30g，杜仲9g，磁石（先煎）30g，生龙骨（先煎）30g。

若兼气虚加黄芪30g。若以肾阳虚为主者，用附桂十味汤（肉桂3g，熟附10g，黄精20g，桑葚10g，丹皮9g，云苓10g，泽泻10g，莲须12g，玉米须30g，牛膝9g）。若肾阳虚甚兼浮肿者，用真武汤加黄芪30g，杜仲12g。

（4）气虚痰浊，宜健脾益气。

用赭决七味汤［黄芪30g，党参15g，陈皮6g，法半夏12g，云苓15g，代赭石（先煎）30g，草决明24g，白术9g，甘草2g］。重用黄芪合六君子汤补气以除痰浊，配以赭石、决明子以降逆平肝。若兼肝肾阴虚者加首乌、桑葚、女贞之属，若兼肾阳虚者加肉桂心、仙茅、淫羊藿之属，若兼血瘀者加川芎、丹参之属。

4. 预防调摄

以上对辨证论治的一些体会，很不成熟。若从预防与比较系统而彻底的治疗来说，应针对病因、病机采取综合措施。

（1）本病与精神因素：工作紧张关系较大，对患者的精神环境与工作安排十分重要。当然患者的内因是决定性的因素，因此做好患者的思想工作与注意劳逸结合，是一个重要的措施。饮食上与生活上的调节都很重要。

（2）体育疗法：如气功、太极拳，已证明是行之有效的方法。不论预防与治疗，都有可靠的作用。

（3）中西结合：也是需要的，西药疗效快，中药疗效慢但比较巩固。可以因势结合使用。如见高血压危象，先用西法或针灸控制，然后中西并用。对顽固之高血压亦宜中西并用，至一定时期然后才纯用中药。

第四节　任继学治疗消渴病的经验

消渴病是以多饮、消谷善饥、乏力、消瘦，尿多且有甜味为特征的全身性疾病。常易合并痈疽、感冒，甚至出现心、脑、肝、肾、眼等改变，后果十分严重，是威胁人类康寿的常见病、多发病。笔者随师侍诊，每见任老诊治消渴，别出心裁，诊有特色，治具枢机。兹就任老辨治消渴病的经验介绍如下。

1. 病位散膏，病因主燥，病机为津枯

古今医家论治消渴，多认为病位在肺、脾、胃、肾、三焦，病机为阴虚火旺。任老独以为不然，力主散膏为本，肺、脾胃、肝、肾、三焦为主之标，病机以燥为核心。何以言之？盖散膏者，王慎轩、张山雷氏则解释为今之胰腺，有"主裹血、温五脏、主藏意"之功，升降、枢转之职，散发五脏六腑津液之能，位居中焦，属土，通上达下，而为人体气化之枢纽。然消渴之成，亦不外内外二因。所谓外者，即秦景明"外感三消"是也，为燥火、风毒气内侵散膏，旁及脏腑而成；所谓内者，一是醇酒厚味，伤肺损胃；二是五志过极，化火耗液；三是恣情纵欲，泄精累肾；四是先天禀赋不足，上述四者均能导致散膏津枯液燥而生病。盖燥性干涩，凝滞不通，化毒成邪，通过肌腠、经络的传导、气血的运载，而内侵散膏，则散膏升降之功，转输之能，裹血之职不利，使津血循环受阻，上不能润肺，中不能养胃，下不能柔肝，造成三焦气化失职，肾元失

用，肾体受伤，以致命火式微，相火难生，阳气难以通达，阴津不能敷布，在病理上必然形成津枯液燥，内不养脏，外难濡形，而成消渴。然燥邪伤人必随人身之气而化，故有寒热之分：起于热燥者，散膏之阴津必乏，一则肺体失润而燥，必求助于水以自救，积阴养肺，故见烦渴，饮水无度，二来胃阴亦损，虚火内炽，则腐熟水谷之机亢盛，必消谷善饥以转生精微；胃津不足，脾无以转输精微，长养肌肉，故见乏力、消瘦；三则肝肾受损，使气化无基，则肾失封藏，肝疏过用，开合过度，精微外泄，而见尿多，且有甜味。

生于寒燥者，散膏之津液凝敛，阴浊内聚，无阳以化，上使金沉气冷，下不得升，上不制下，故见口渴喜热饮而量不多，小便反增；中使脾胃阳伤，阴浊内聚，则液结脏燥，而生饥不欲食，食后又饥；下扰肾元，使肾阳受损，命火式微，则肝风受抑，相火不能内发而蒸津化气，故见口渴不欲饮，尿多而频，饮一溲二。病久不愈者，阴液枯涸，血脉失荣，则络脉多刚而不柔、脆而不坚，络血不畅，上不能奉心养脑，则神机失灵，而易生厥心痛、中风、眩晕之疾；外使营卫不知，津血不利，则营气不能内守，卫气难以护外，邪气易侵，犯于肺卫而生感冒，损于肌膜则成痈疖，津血不能内养肝目，每有内障疾患；日久不愈、肾之体用俱损，又多生肾衰，水毒危候。

2. 诊视入微，辨证析候

古人论治消渴，多分上、中、下三消，即上消主肺热，中消为胃火，下消多肾虚。任老根据其临床病象和多年的细心体验，参合现代医学的理化检查认为：消渴病三消难以区分，症候复杂，阴阳错综，不可偏废而执一端。主张：极其候证，辨识阴阳。临床常以肺胃阴虚，肺胃阳虚，肝胃阴虚，肝胃阳虚，肝肾阴虚，肝肾阳虚六个症候作为辨证准绳。

肺胃阴虚：烦渴多饮，善食易饥，口燥咽干，小便频数，大便多干，唇红如坯，舌赤如血有裂，无苔或薄黄苔，脉洪数有力或沉数。

肺胃阳虚：烦渴喜热饮，食而不饱，但量少，饮一溲二，畏寒乏力，神萎便溏，尿频色白，舌淡苔白润，脉沉弦无力。

肝肾阴虚：尿频量多，色浊不清，味甘而气不燥，烦渴易怒，腰膝酸软，或阳萎早泄，形瘦神疲，舌赤或绛，脉虚数或沉涩。

肝肾阳虚：口渴喜热饮，小便频数色清白味燥，胸肋胀满，饥不欲食，善怒易恐，口淡无味，腰酸乏力，四肢欠温，时畏寒，健忘眩晕，舌淡苔白润，脉沉虚而弦。

3. 动静结合，综合治疗

经谓："谨察阴阳所在而调之，以平为期"，所以治疗本病必须针对机体阴阳的偏盛偏衰，进行补偏救弊，使"阴平阳秘"。故任老认为：治疗消渴病补阴养津不能成为正法，必须先辨明其阴虚、阳虚，然后再阳虚补阳，以动配静，于"阴中求之"，则阳动阴生，阴津自足，阴虚补阴，以静配动，于"阳中求之"，则阴静阳复，阴液乃化，动静结合，终使"阳化气，阴成形，"阴阳协调，津血自复，燥邪当除而病乃愈。故肺胃阴虚者，宜滋阴润燥，生津止渴，方选白虎加人参汤，肺胃阴虚者，当补阳生阴，化液润燥，方用双补丸（鹿角胶、人参、茯苓、薏苡仁、熟地、寸云、当归身、石斛、黄芪、木瓜、五味子、菟丝子、覆盆子、沉香、泽泻、麝香），肝胃阴虚者，法取养阴平肝，益胃生津，方选柳氏方（生地、沙参、知母、天花粉、生石膏、生甘草、麦门冬、五味子、牡蛎、茯苓、川黄连）；肝胃阳虚者，用补阳暖肝，温胃生津法，方选滋脺饮（生黄芪、生地、生山药、净山萸肉、生猪胰子）加肉桂、附子、炒川椒；肝肾阴虚者，法用滋肾养肝、生津润燥，方选乌龙汤（龟板、生地、天冬、沙参、蛤粉、女贞子、料稽豆、山药、茯苓、泽泻、车前子、藕）；肝肾阳虚者，法当温肾暖肝，化液生津，方用金匮肾气丸加鹿茸粉。除上述辨治而外，尚有症候难辨，或仅见理化检查异常者。任老常用自拟消渴方，屡用屡验。药用知母 3g，黄精、天花粉各 15g，生山药、生地、天冬各 25g，大队养阴清热、生津润燥之品为君，辅以附子 2g，肉桂 3g，温阳化气而生津化液，即取"阳生阴长"之义，加少许红花以畅经络之疵，佐山萸肉 10g，石斛 10g，以助肾统五液之能，上药合用，共奏津生燥除之功效。消渴是以散膏病变为核心的全身性疾病，徒以药疗，恐难胜病。故任老在上述药疗辨治之外，常嘱患者配合食养、按摩、针灸、气功、理神等法。强调节情志、绝烟酒、忌房事、少食盐及甘味食物，多食豆类、蔬菜、牛奶、羊肉等品。因消渴病是一大证，必须综合治疗，方可加速病愈。

4. 病案举例

申某，男，51 岁，朝鲜族，入院日期，1983 年 6 月 17 日。该患者素嗜醇酒厚味，2 年前始发口渴引饮，多食善饥，省医院诊为糖尿病，治疗好转。近日症状又现血糖162mg/100mL，经多方诊治无效，遂来我院求治，门诊以"消渴病"收入院。入院时，患者口渴喜冷饮，量多，消谷善饥，乏力头晕，喜睡自汗，口甜尿黄。查体：体胖神萎，舌红苔薄黄，脉沉虚略数，化验：尿糖（＋），血糖：132mg/100mL。诊为：消渴（肺胃阴虚），经用滋阴生津之品罔效。请任老会诊，认定为肺胃阴阳俱虚之消渴，法宜滋阴温阳，化液生津，拟方如下：生地 20g、知母 20g、花粉 16g、葛根 15g、生山药50g、黄精 15g、石斛 20g、天冬 15g、砂仁 5g、仙茅 15g、肉桂 3g、巴戟天 10g、红花3g、王不留行 20g，水煎服。服上方 7 剂，症状锐减，遂改方如下：生黄芪 15g、仙茅10g、韭子 15g、巴戟天 15g、附子 5g、知母 30g、生地 30g、王不留行 15g、红花 3g、酒萸肉 15g、黄精 15g、花粉 15g、天冬 15g，水煎服。以本方加减变化 14 剂后，症状顿除，化验尿糖阴性，血糖 120mg/100mL，痊愈出院，随访至今，未再复发，已去香港工作。按：酒为米曲之精华，五谷之精英，其性热质寒有大毒，复因久嗜厚味肥甘，填塞腠理，使阳积化热，两热相结，必致津亏热燥，盖燥性干涩，凝滞不通，则散膏之阳气不发，无以蒸津化液，滋养肺胃，而成阴阳俱虚之消渴，故以生地、知母、花粉、石解、葛根、天冬、黄精大队静药，生津养液以灭燎原之火，进而除燥邪，取附子、肉桂、韭子、白茅、巴戟等药以温阳化气，进启散膏之少火；以红花、王不留行畅达经络气血之疵，进而开通阳化气蒸津生液之路，诸药合用，则"阳化气、阴成形"，阴复阳生，津回渴止，故收症消体复之佳效。

第五节　任继学教授治疗高血压病的经验

高血压病是临床常见病，中医称之为眩晕、风头眩，头痛等。《黄帝内经》称为"眩仆""掉眩""眩冒"。病发之始则见后头部疼痛，活动后可消失。久则头痛、头晕、头胀，项部较强，继而呈现耳鸣、目眩、心烦少寐、胸闷、心悸、口苦、肢麻、尿赤、颜面红赤、舌红多有瘀斑，脉多沉弦有力之象。病程长，甚者终生为患，不易治愈。病位以肾、肝、心、脑为发病之本。气血逆乱，水精代谢失常为成病之源。

1. 病因病机、先天后天

任老认为眩晕病的形成，多由先天与后天生理功能失调所致。先天之因始于父母，后天之因来自外邪、内伤而发。

（1）原于先天禀赋所致

其原委是：一者男之天壬内胎此病之根，二者女之天癸内孕此病之基，两者居一即为先天成病之源。所以然者男女之合，二情交畅，天壬天癸交融，为育形成体之本，内蕴生化之机，若此时生成之形体，遗有父母先天之病毒，则此病毒将植于肾、肝、心、脑之内，而肾、肝、心、脑为性命生化之枢轴，故此病之病源即由先天之胎气而生。

（2）肝气亢逆所致

其发生之由有二：一是先天肾水有亏，水精少不能生髓养肝，木少滋营，导致肝气逆变，阳郁为风，风动血涌，上冲而犯心浸脑则病成，或因情志失调而发，但以喜怒为多。喜是心志，喜则气缓，血脉软缓则引发君火不宁于心，相火不安于肝，相火之毒为火毒，火毒入血，由于上炎之力，其血必上冲脑为病。亦有暴怒不平，或盛怒不息，致使肝气内逆，逆则气不顺为郁、为热、为风。风有上升之性，热具蒸腾之能，血因风升热腾而上冲于脑髓。

（3）久食肥甘之味，或久饮酒类浆液之品

此等食物，入胃则易燥，入脾则助湿，胃燥不降，脾湿不升，中轴升降之枢机呆滞，致使肥甘之物化脂液而成瘀浊之毒，经由脾胃之络，内淫脏腑，外浸经络，其脂液瘀浊之毒沉积于脉络内，造成气血隧道瘀窄，气不宣通，血逆于上，不得下行，滞瘀脑髓，清气受阻，脑乏清阳而病生。或长期咸食，咸伤肾，肾不化气行水，且《素问·宣明五气篇》有"咸走血"之说，过咸使血脉凝滞，气血运行不畅，使痰瘀互结，清阳不升而致眩晕。

（4）先天命火不足，或后天受内外二因伤损命火

命火有亏，脾胃乏此火之温煦，升降有碍致使清气不升，浊气不降肝乏此火之温煦，肝阳不足，疏泄无力，调血功能阻滞心乏此火之温煦，心火不足，心阳不振，血行阻滞脑乏此火温化之能，脑之血脉血络循行受阻，清气必亏，浊气蓄而不降，脑髓不安，动而少静为病。总之肾命之真阴真阳有亏，水火有偏，生化功能不全，是生病的根本。肝、脾、心三维功能失调，气血循行不畅，是生病之源。脑髓元神、神机、神经，

三维失统，气滞血瘀逆冲于脑，痰饮蓄积于髓海是病成之基础。

2. 望闻问切，知其虚实

任老指出诊治此病，须先察其因，问其病源，握其病机，定其病位。明其症候，观其色脉，知其虚实，是治此病之要。

（1）问诊

首先了解有无家族病史，如慢性肾脏疾患及其他疾病。并应详问有无突然头晕目眩、头胀头痛、心烦善怒、口苦、口干、汗出乏力、颈项不舒的强硬感、目视不清、失眠多梦、梦中多怒或不悦之事，甚则肢麻、心悸、尿赤便秘等症。

（2）望诊

颜面多外红内黄，额部赤，两目肉轮色青黯，耳轮色红，两目气轮脉络色红，口唇黯红而干，舌红多有齿痕或瘀斑，苔多白黄相兼。

（3）闻诊

呼吸气短，善太息，语声前高后低，喜重语。

（4）切诊

扣腹部，查肝、脾、胆之正常与否，脉多沉弦、弦滑、弦数、弦迟、结、代、促之象。综合四诊分析，结合动态血压监测，符合眩晕、血压高于正常值者，即可确诊。

3. 辨证论治，各显其效

（1）阴虚阳亢证

主症：头晕目眩，心烦善怒，口干，咽干，胸中烦热，胸闷，失眠多梦，腰酸软，心中不快，汗出，恶心，舌红少津，苔薄黄，脉多虚弦而数。治法：育阴潜阳，镇逆平冲。方剂：育阴平逆汤（任老方）。药用生地、麦冬、黄精、沉香、羚羊角、玳瑁、草决明、莱菔子、车前子、玄参、白芍，水煎服。

（2）风阳上冒证

主症：头晕头胀，目胀，头围如带束紧感，肢麻，手震颤，睡卧口流涎，颜面苍红，步履踏地如在地毯上行，时有烘热状，舌赤，苔白，脉多见虚弦或沉弦无力。治法：滋阴敛阳，熄风降逆。方剂：熄风敛阳汤（任老方）。药用熟地、砂仁、白蒺藜、羚羊角、天麻、钩藤、怀牛膝、龟甲、麦冬、白芍、女贞子，水煎服。

（3）痰瘀阻络证

主症：头痛头晕，两目肉轮青黯，胸闷恶心，颈部强，肩背不适，肢体沉重，语言前清后涩，善忘，性情易激动，心区时刺痛，尿有频意，舌赤有瘀斑，苔白，脉多弦涩之象。治法：活络化瘀，理气豁痰。方剂：理气通瘀汤（任老方）。药用太子参、乌药、香附、片姜黄、红花、桃仁、赤芍、清半夏、川芎、草决明、羚羊角、刺蒺藜，水煎服。

（4）命火衰弱证

主症：头晕，耳鸣，乏力，畏寒背冷，喜呵欠伸腰，易卧喜睡，四肢欠温，尿频，夜尿多，纳呆，恶心，痰多，颜面白黄不光泽，喜暖，舌体肥胖有齿痕，苔薄白，脉多沉弦无力。治法：益火之源，温阳消阴。方剂：右归丸。药用熟地、山药、酒萸肉、杜仲、枸杞子、菟丝子、肉桂、附子、鹿角胶、当归，可用丸剂，亦可作煎剂。任老曰：鹿角胶补督脉之血，鹿角霜补督脉之气，鹿角补督脉之阳。

4. 中医外治必不可少

（1）针灸疗法

① 耳针：主穴取耳尖、降压沟、心、额、交感、皮质下、肝、肝阳。

② 体针：主穴取风池、太冲、肝俞、侠溪、头维、上星、足三里、三阴交穴，用泻法。

③ 刺血法：百会、十宣、大椎、肝俞、印堂、太冲等穴，用三棱针刺出血。

（2）浸泡足方

炮附子、吴茱萸、透骨草、怀牛膝、急性子、青葙子、罗布麻，水煎成 2500mL，晨泡 20 分钟，晚 30 分钟，1 剂用 3 天。阴虚阳亢证，加生地、玄参、生龟甲、生石决明、女贞。风阳上冒证加熟地、钩藤、生牡蛎、刺蒺藜、灵磁石、天麻、赤芍。痰瘀阻络证加地龙、酒大黄、红花、炙南星、丝瓜络、蒲黄（生）、川芎、苏木。命火衰弱证加淫羊藿、仙茅、清半夏、韭子、荷叶、胡芦巴。以上是任老临床常用方。

（3）药枕方

野菊花、木贼、怀牛膝、杜仲、茵陈蒿、川芎、赤芍、天麻、莱菔子、落花生藤、藁本、青木香、桑寄生、罗布麻、草决明、桑叶，共为粗末，装枕芯内。

（4）洗头方

灯心草、怀牛膝、白芷、车前子、草决明、丹参、寒水石、茺蔚子、云母石、桑枝、罗布麻，水煎成 3000mL，洗发、头、面，20 分钟 1 次，1 剂药用 2 天。

第六节　朱良春治疗高尿酸血症的经验

高尿酸血症是痛风的病前状态，又是痛风肾病及心血管疾患的主要原因和危险因素之一，因此高尿酸血症与上述内科疾病是密不可分的，是后者的早期阶段。单纯的高尿酸血症可归为中医学"血浊"范畴；痛风急性发作期，类似中医古籍中记载的"白虎历节""热痹""历节病"；痛风反复发作，关节肿胀变形，局部痛风石形成，可划分入"顽痹""骨痹"范畴；高尿酸血症导致了肾脏损害，临床以肾脏病变、肾功能不全为主要表现时，可归入"水肿""关格""虚劳"。国医大师朱良春教授认为高尿酸血症属于"浊瘀痹"，对该病的理论有着独特的认识并积累了丰富的临床经验。

1. 验案分析

例 1. 施某某，男，70 岁。2010 年 10 月 11 日初诊。患者有痛风病史 20 余年，足第一跖趾关节疼痛反复发作，发则服用消炎痛、布洛芬、秋水仙碱、激素等，症情缓解。近半年发作较著，2010 年 10 月 6 日在南通市第一人民医院查血尿酸 519.2μmol/L。现用别嘌醇 0.2g，1 日 3 次，口服。因惧怕长期口服西药不良反应加重，求助中医。刻下形体偏胖，口干口苦，大便稠，尿黄，苔黄腻，脉弦滑。辨属浊瘀内阻，经脉不利；治宜泄浊化瘀，疏利经脉。处方：土茯苓40g，威灵仙30g，萆薢20g，生苡仁40g，僵蚕12g，晚蚕沙（包）15g，赤白芍（各）20g，生甘草6g。14剂。1日1剂，水煎服。2010年10月15日二诊：症情有减，口干口苦减轻，纳谷欠振，大便偏干，舌质红，苔黄腻，脉沉弦。浊瘀渐去，湿热未净，治以清利湿热、泄浊化瘀，佐以通腑。处方：土茯苓40g，萆薢15g，汉防己10g，泽兰泻（各）30g，威灵仙15g，川百合10g，决明子（包）10g，鬼箭羽15g，丹参15g。14剂，1日1剂，水煎服。2010年10月29日三诊：自觉症情好转，无特殊不适，纳谷佳，二便调，舌质偏红，苔薄黄腻，脉细弦。拟调益脾肾，活血化瘀，利湿泄浊。原方加生白术15g，14剂。药后自觉无明显不适，纳便均调，舌淡红，苔薄白，脉细弦。复查血尿酸436μmol/L，继续以上方调治1月，症情平稳。

按：痛风的发生大多与饮食不节有关，此类患者平素多喜食甘肥辛辣或酒类，日久致脾失健运，湿浊内生，痹阻络脉，关节疼痛乃作。治疗时朱老强调要紧紧抓住泄浊化瘀，通利经络。用土茯苓泄浊解毒、通利关节，萆薢分清泄浊，祛风湿，善治风湿顽痹，此二味为主药，可使血尿酸降低，关节肿痛缓解；威灵仙通络止痛，溶解尿酸；赤白芍活血化瘀，推陈致新；僵蚕化痰散结软坚；薏苡仁、晚蚕沙健脾利湿，加速排泄尿酸。故二诊症减，然大便偏干，舌质红，苔黄腻，此湿热偏重，腑气不畅，加决明子通腑泄热。痛风急性发作期有时也可以用生大黄，急予泻下通腑。鬼箭羽、丹参活血化瘀；百合有类似秋水仙碱样作用，同用效果更佳。坚持服用，患者血尿酸缓慢下降，趋于正常。

例2. 周某，男，38岁。2009年10月12日初诊。患者2月前双膝关节红肿疼痛，行走不利，查血尿酸达900μmol/L，双膝X线片示：左膝半月板损伤，右膝痛风结石形成。经秋水仙碱、激素及抗炎治疗后，红肿消退，血尿酸降至687μmol/L，目前双膝仍感疼痛，行走不利，易疲劳、出汗，舌质偏红，苔薄白，脉细弦。中医诊断：浊瘀痹。西医诊断：痛风。辨属脾肾两虚，浊瘀内生，痹阻络脉，气血不畅。拟泄浊化瘀，活血通络为主。处方：土茯苓50g，萆薢20g，威灵仙12g，生苡仁40g，山慈菇20g，赤白芍（各）20g，桃红（各）10g，生地黄20g，生甘草6g。14剂，1日1剂，水煎服。2009年10月26日二诊：症情减，膝关节疼痛好转，行走较前为利，仍感觉乏力，汗多，舌偏红，苔薄白，脉细弦。浊瘀清，络脉通，脾肾虚，治疗佐以益气健脾。上方加生黄芪20g、煅牡蛎（先）30g、生白术15g。14剂。膝关节疼痛已平，乏力亦好转，汗出减少，二便调，舌淡红，苔薄白，脉细弦。治拟泄浊化瘀，健脾化湿。处方：土茯苓40g，萆薢15g，威灵仙12g，生苡仁40g，晚蚕沙（包）15g，生黄芪15g，六月雪10g，菝葜15g，茯苓15g，秦皮15g，桃红（各）10g，甘草6g。14剂，1日1剂，水煎服。药后症情平稳，无明显不适，复查血尿酸已经正常，纳谷佳，二便调，舌淡红，苔薄白，脉细弦。治拟前法进退，以上方加减调治月余，加以严格饮食控制，症情平稳。

按：患者症情较严重，血尿酸水平非常高，用激素类、非甾类消炎止痛药能够很快控制症状，减轻痛苦，但也会带来不良反应。此例朱老仍然以痛风方为主治疗，大剂土茯苓泄浊通利；萆薢、威灵仙、生苡仁分清泄浊，健脾利湿，通利关节，降低尿酸；山慈菇有消肿、散结、化痰、解毒之功，又有秋水仙碱样作用，抑制白细胞趋化，从而减轻痛风性关节炎的炎症，但宜短期使用；赤白芍、桃红活血化瘀；生地黄益肾滋阴。二诊膝关节疼痛减轻，乏力，汗多，气虚明显，加生黄芪、生白术益气健脾，煅牡蛎收敛止汗。三诊以后仍然以泄浊化瘀、通利经络为主，六月雪、秦皮、茯苓均能利湿清热；桃红活血通利。此例治疗抓住"清""通""利""健"，一直以土茯苓、萆薢、威灵仙、生苡仁为主，又灵活加减，血尿酸明显下降，症情明显好转。

例3. 陈某某，男，68岁。2009年10月5日初诊。患者有痛风史8年，近2年发作较频繁，近1月足背红肿疼痛，伴肩、膝疼痛，服美洛昔康、秋水仙碱后症情稍减，刻下唯右手臂疼痛，后伸、上举受限，大便偏干，苔薄黄，脉弦小数。查空腹血糖5.65mmol/L；尿素氮8.9mmol/L，肌酐83.4μmol/L，血尿酸540μmol/L。有急性肾功能不全史，平素喜饮酒及甘肥之品，致湿热浊瘀内生，痹阻络脉，复感风寒，诸邪交阻，气血不畅，肢臂疼痛乃作。治拟祛风湿，清湿热，泄浊瘀，通络脉。处方：穿山龙50g，赤白芍（各）15g，鹿衔草20g，土茯苓30g，萆薢20g，威灵仙30g，片姜黄12g，川百合30g，车前子（包）15g，生甘草6g。14剂，1日1剂，水煎服。2009年10月26日二诊：右手臂及肩部疼痛，偶尔手指拘挛，大便时有干结，苔薄，边有齿印，脉弦。前法治之。上方加全瓜蒌30g、豨莶草30g，14剂。2009年11月9日三诊：右手臂及肩部疼痛有减，手指拘挛未见，大便通畅，舌淡红，苔薄白，边有齿印，脉弦。复查血尿酸410μmol/L。守前法巩固治疗，上方14剂。

按：此例病情复杂，有急性肾功能不全史，饮食不节，近1月痛风发作加重，足背红肿疼痛，又肩膝关节疼痛，经治疗症情有减，然血尿酸高，右上臂疼痛，活动受限，乃浊瘀痹、漏肩风是也。为脾肾失调，浊瘀内生，又年事已高，阳虚卫外不固，感受风寒，络脉不利，治宜兼顾。穿山龙、鹿衔草、片姜黄祛风湿、通经络、益肝肾；土茯苓、萆薢、威灵仙、川百合、车前子泄利湿浊；赤白芍活血化瘀。二诊、三诊足背疼痛未现，大便干结，治以通腑，并加大通利之力，症情好转而控制。

2. 辨治特色

（1）病变脏腑，重在脾肾

高尿酸血症可有症状，可无症状，有些患者发作期见明显关节红肿热痛，发作则为痛风。痛风是一种以发作性的关节红肿疼痛为特征的疾患，现代医学认为根源在于嘌呤代谢紊乱。古代亦有痛风之病名，金元时期著名医家朱丹溪就明确提出痛风之病名，其多部著作中均有痛风的论述，影响深远。《丹溪心法·痛风》中说"痛风而痛有常处，其痛处赤肿灼热，或浑身壮热""骨节疼痛，昼静夜剧，如虎啮之状"，是指包括痛风在内的广义的以剧烈疼痛为主的痹证。朱老对高尿酸血症、痛风的研究颇为深入，对中医经典及诸学百家于痛风的论述，详加探讨分析，并在长期的临床实践中，依据患者生活方式，特别是现代饮食结构，探索思考而提出了"浊瘀痹"的病名。朱老认为，高尿酸血症虽然无痛风发作之关节红肿疼痛之象，但是仍然可以列属"浊瘀痹"范畴论治，此与朱老倡导的辨病辨证论治相吻合。朱老认为高尿酸血症、痛风多见于中老年人，为形体丰腴，或有长期饮酒史，喜进膏粱肥甘辛辣之人，症见关节疼痛，以突发、红肿、夜半甚为特征，可有结节，或溃破溢流脂液。《杂病会心录》曰："脾元健运，则散精于肺，而肌腠坚固，外湿无由而入；肾气充实，则阴阳调和有度，内湿何由而生。"高尿酸血症患者，饮食不节，过食辛辣、肥腻，脏腑功能失调是高尿酸血症产生的根本原因，一些患者，有嗜酒、喜啖之好，虽然无明显胃脘疼痛、不适之症，但是因时间长久及一些患者先天因素，可致脾胃受损，失于健运，久则导致脏腑，特别是脾肾功能失调。因脾主运化，肾主开阖，精微化生，浊瘀毒邪之排泄均与两脏功能正常与否有关。脾肾升清降浊无权，痰湿浊滞阻于血脉之中，难以泄化，与血相结而为浊瘀，闭留于经脉，则见骨节肿痛，结节畸形，甚则溃破，渗溢脂膏。或郁闭化热，聚而成毒，损及脾肾，初则腰痛、尿血，久则壅塞三焦，见恶心呕吐、头昏、心悸、尿少、肤痒、衄血等症，甚至"关格"危候，即"痛风性肾病"而致肾功能衰竭之症。凡此种种，皆因浊瘀内阻使然，主要病变脏腑在于脾肾，关键在于功能失调。

（2）病理因素，湿浊、瘀滞

高尿酸血症或痛风发作，湿浊瘀滞内阻是其主要病机，且此湿浊之物，不受之于外，而生之于内。朱老的"浊瘀痹"理论，形成于 20 世纪 80 年代，此与我国改革开放，人民生活水平不断提高，饮食结构逐渐改变有关，痛风发病率亦有所增加。此理论和病名的提出，是对痛风学说的创新，是在继承中的发展，为本病的临床研究提供了宝贵的依据，指导着临床高尿酸血症、痛风的治疗。《黄帝内经》曰："饮食入胃，游溢精气，上输于脾，脾气散精，上归于肺，通调水道，下输膀胱，水精四布，五经并行，合于四时，五脏阴阳揆度以为常也。"又曰："清阳出上窍，浊阴出下窍。"而《巢氏病源》云："肾气通于阴，津液下流之道也。若饮食不节，喜怒不常，虚实不调则脏腑不和……"说明了饮食消化、吸收、排泄的过程，同时也强调饮食不节，导致脏腑功能失调、浊瘀等病理因素的产生，且郁久邪可化热。高尿酸血症或痛风缓解期，虽无特殊不适，但是作为湿浊瘀滞病理因素是客观存在的。发作期，主要见关节红肿疼痛，以足趾、足背、踝、手指、膝关节为主，有时可见发热、恶寒、口干、尿黄、便秘、舌红、苔黄腻等症，均为湿热之象，故湿热也为高尿酸血症发作的病理因素之一。

（3）治疗大法，泄浊化瘀

高尿酸血症无论有无症状，治疗着重泄浊化瘀。泄浊化瘀可荡涤污垢，推陈致新，不但可以解除痹痛，而且能够改善人体内环境，促进血液循环，排泄和降低尿酸。调益脾肾，正本清源，可以恢复和激发机体整体的功能，以杜绝和防止湿浊痰瘀的产生，从而抑制和减少尿酸的生成。朱老常喜用痛风方，方中以土茯苓益肾敛精，健脾除湿，清热解毒，通利关节，为主药，剂量可大些，常用量 30～120g；萆薢祛风除痹，分清泄浊；晚蚕沙祛风除湿，和胃化浊，活血通经；威灵仙祛风湿，通经络，消痰涎，散癖积，止痛；车前子清热利尿，渗湿通淋；用鬼箭羽、泽兰、赤芍活血化瘀，重在泄浊活血，使络脉气血通畅，湿浊、湿热诸邪从下而出。浊瘀、湿热又互相影响，平素治疗也要重视健脾益肾，脾健湿运，肾之开阖功能正常，湿浊从下而出。健脾可用茯苓、陈皮、苍术、生薏仁；益肾可用首乌、地黄、怀山药；利湿利水可用六月雪、益母草、泽泻等。

（4）临诊注意，兼挟佐使

朱老依此"浊瘀痹"理论，创立高尿酸血症、痛风的治则，那就是"泄化浊瘀"，又审证加减，以使浊瘀逐渐泄化，血尿酸亦随之下降，从而使人体内分清泌浊之功能恢复，水谷精微化生及湿浊排泄趋于正常。所用"痛风方"可促进湿浊泄化，溶解瘀结，明显改善症状，降低血尿酸浓度。但是，临床高尿酸血症、痛风患者并不是单存的，往往与高血压、糖尿病、高脂血症、高黏血症等同时存在，治疗时应注意：如兼高血压，可加夏枯草、菊花、决明子；血糖升高，加葛根、生地、首乌、玄参；高脂血症可加决明子、生山楂，因虎杖、泽兰、泽泻也有一定的降脂作用，可不必再加多少其他降脂药，长期服用，有降尿酸、降血脂作用。临诊时朱老也常与虫类药同用，能够快速改善症状，增强疗效。关节灼热、红肿痛者，可配羚羊角或水牛角、地龙清热通络；关节剧痛，痛不可近，伍以全蝎、蜈蚣搜风定痛；关节肿大、僵硬畸形，伍穿山甲、蜣螂虫开瘀破结；伴有结节、痛风石者，伍僵蚕、牡蛎化痰软坚；腰背酸楚、骨节冷痛者，加鹿角霜、蜂房温经散寒。在高尿酸血症、痛风湿浊毒瘀胶结，气血凝滞不宣，经络闭塞阶段，配伍虫蚁搜剔钻透、化痰开瘀之品，往往出奇制胜，收到常规药物难以达到的疗效。

第七节 朱良春治疗高血压病的经验

高血压病是临床心血管系统多发病、常见病，发病率逐年升高，严重危害人民生命健康。国医大师朱良春教授对高血压病辨治积累了丰富的经验。

1. 辨治特色

（1）病机以阴虚阳亢为主

朱老认为高血压病的病机特点主要是阴虚阳亢，本虚标实。本虚以肝肾阴虚为主，有时亦可兼有心、脾（胃）阴虚。阴虚则阳亢，故标实表现为肝阳（火）上亢，扰于头目，见头晕、头胀、头痛，甚则晕仆，目胀不适或目赤、目糊，或兼失眠、心烦易怒、面色红赤、口干、便秘，舌质红或偏红，脉弦或弦滑。测量血压高于正常。临床观察发现，多数高血压病患者可因情志失调而发病，高血压的发生和变化又不同程度受情志因素的影响。因肝主疏泄，调气机，畅情志，肝之疏泄功能正常，则气血畅行无阻，血压即可保持正常。而高血压患者多肝（阳）火旺盛，易急躁发怒，致疾病发生发展。先天因素、情志失调是高血压病的主要病因，情志失调有情志抑郁和情志急躁，都易致肝气郁结，肝阳偏亢，血脉瘀滞。若情志失调，肝失疏泄，气机郁滞，一则瘀血内生，二因木郁则土壅，运化失健，痰浊内生。故临床高血压有时亦见气滞血瘀，或气虚夹痰瘀，以老年人、长期高血压病患者多见。从临床观察来看，中年高血压病以肝阳偏亢为主，老年人以肝肾阴虚、肝阳上亢为多，也可见气虚或肝阳夹痰湿瘀之象。临床所见高血压多发生在男女更年期前后，有病程较长、反复发作、迁延难愈的特点，这又和年老久病、多虚、多痰、多瘀的规律相吻合。朱老强调高血压病病机为肝肾阴虚，肝阳上亢，或肝风内动，气血逆乱并走于上，上实下虚。

（2）治疗原则滋养肝肾、平肝潜阳并施。朱老认为，治疗高血压病重要的不是降压，而是改善症状，整体调整，这是中医临床治疗的长处。中医治疗强调治本，滋阴为滋补肝肾之阴，常用枸杞子、女贞子、山萸肉、桑寄生。平肝潜阳亦包括镇肝潜阳之意，力度有轻重之别，视症情轻重而定。用药如菊花、钩藤、夏枯草多为平肝，石决明、生牡蛎、龙骨、灵磁石等为镇肝。治疗高血压病，重镇贝壳类为常用之药，但是，一些矿物药、贝壳类药，长期服用可能碍胃，影响脾胃运化，注意使用一些护胃之品，如徐长卿、玉蝴蝶、神曲类。

（3）兼有病证宜辨病辨证论治。临床上，许多高血压患者常常并存其他疾病和兼证，最多见的如高脂血症、高黏血症、高尿酸血症、2型糖尿病及失眠、心烦、便秘，或并发中风、心力衰竭、心律失常等，治疗常需兼而顾之，并非仅滋阴潜阳一治了之。对高脂血症常常加泽泻、生山楂、虎杖；糖尿病血糖高，加生地黄、玄参、葛根、麦冬、地骨皮等；高尿酸血症加土茯苓、萆薢、威灵仙、虎杖等；高黏血症常加丹参、红花、鬼箭羽、川芎、三七，也常用"双降散"治疗，此方由水蛭0.5～5g（粉碎装胶囊吞服），生黄芪、丹参、生山楂、豨莶草各30g，广地龙、当归、赤芍、川芎各10g，泽泻18g，甘草6g组成，治疗气虚、血瘀、痰浊兼夹之证，因高血压患者往往伴高黏血症、高脂血症。盖气虚则血运无力，血流不畅久而成瘀；气虚则运化无能，膏粱厚味变生痰浊，乃至气虚痰瘀互为因果。兼失眠，宜镇心安神，常加生龙牡、酸枣仁、合欢皮、夜交藤、茯神；心烦加生山栀、豆豉、川连；便秘加全瓜蒌、决明子、麻子仁、何首乌，何首乌能够通便、降脂，但应注意何首乌含蒽醌类物质，不宜长期使用。

"降压洗脚方"简便廉验，为朱老临床治疗高血压病喜用之方。此外，高血压病的治疗，有时必须配合西药控制血压，中西医配合方能相得益彰，取长补短，改善症情，延缓病情进展。在诊疗过程中，朱老常嘱患者保持情志舒畅，避免情绪大幅波动、急躁易怒，多食新鲜蔬菜、水果，保持大便通畅，少食过咸、高脂、高糖油腻、煎炸之品，适当锻炼，控制体重，如此等等，都是非常重要的。

2. 验案分析

例1. 曹某某，女，46岁，工人。2010年1月11日初诊。主诉眼胀头昏1月余。近1月来经常头昏、眼胀、腰痛、口干、失眠，舌红，苔薄，脉细。有多囊肾病史。血压130/90mmHg。拟从肝肾阴虚调治。处方：杞菊（各）10g，谷精珠12g，密蒙花12g，川石斛15g，炒枣仁30g，夜交藤30g，生牡蛎（先）30g，桑寄生30g，怀牛膝15g，炙甘草6g。14剂，水煎服，1日1剂。2010年2月8日二诊：仍感眼胀、头昏，有时头部胀痛，失眠，口干，舌红，苔薄，脉细。B 超示：肝脏多发性囊肿，双肾囊肿。血压 120/86mmHg。肝阳未潜，上亢扰于头目，前法继治。上方石斛改为 20g，加钩藤（后下）20g、女贞子 20g、石决明（先煎）30g、泽兰泻（各）30g。14 剂。2010年 2 月 26 日三诊：眼胀、头昏胀痛明显减轻，失眠亦好转，口微干，舌质偏红，苔薄，脉细弦。肝阳得潜，清窍渐利，拟从本论治。处方：杞菊（各）10g，女贞子 10g，旱莲草 10g，生白芍 10g，石决明（先煎）30g，生牡蛎（先煎）30g，川石斛 15g，炒枣仁 30g，夜交藤 30g，桑寄生 30g，怀牛膝 15g，炙甘草 6g。14 剂，1 日 1 剂。药后病情趋稳。

按：高血压病以头昏、头痛为主，也可见目赤、目胀，此例血压并不太高，然症状明显，属中医学"眩晕""头痛"等范畴，辨属肝肾阴虚，肝阳上亢，扰于头目，则见头昏、眼胀；腰为肾之府，肝肾亏虚，络脉失养，气血不畅故见腰痛；阴津不足，无以上承则口干；阴虚火旺，心神被扰故失眠。本例患者虚实夹杂，目前以实为主，治宜标本兼顾，重在平肝潜阳。药用枸杞子、川石斛滋养肝肾之阴；菊花清肝明目；谷精珠辛甘、凉，与密蒙花配伍以明目；炒枣仁、夜交藤养心安神；生牡蛎味咸质重，重镇安神，潜阳补阴；桑寄生补肝肾，强腰膝，治腰痛，有报道用桑寄生煎汤代茶，对治疗高血压具有明显的辅助疗效；怀牛膝长于补益肝肾，强腰膝，又有活血、引血下行的作用。首诊效果不显，见血压有降，症情仍然，肝阳仍偏亢，故治疗加大滋阴潜阳药力，石斛增量，再加女贞子，滋阴益肾；钩藤味甘性凉平肝、清热熄风，治肝旺之标。《本草新编》云："钩藤，去风甚速，有风症者必宜用之。但风火之生，多因于肾水不足，以致木燥火炎，于补阴药中，少用钩藤，则风火易散，倘全不补阴，纯用钩藤以祛风散火，则风不能息，而火且愈炽矣。"钩藤与滋养肝肾之阴药合用，标本兼顾，共奏柔肝养阴、平肝息风之功效，用于治疗肝阴不足、虚阳上亢之头痛眩晕效果颇佳。石决明性咸寒，功效与生牡蛎相似，平肝潜阳，清肝明目。《医学衷中参西录》指出："石决明味微咸，性微凉，为凉肝镇肝之要药。"泽兰活血化瘀，泽泻利水渗湿，有助痰湿、水湿下趋外出，血压下降。二诊见效明显，症情好转。三诊仍然以滋养肝肾调治其本，枸杞子、女贞子、旱莲草、生白芍养阴柔肝；石决明、生牡蛎重镇潜阳，标本兼治，病情改善。

例 2. 徐某某，男，48 岁。2010 年 11 月 29 日初诊。主诉头目作胀 1 月余。近 1 月多来经常头目作胀，有高血压、高脂血症、高尿酸血症病史，夜寐可，大便偏干，舌红有紫气，苔薄腻，脉沉弦。服卡托普利 25mg，1 日 3 次，测血压 156/96mmHg。拟从肝阳上亢、浊瘀阻络调治。处方：杞菊（各）15g，夏枯草 15g，石决明（先煎）30g，地龙 15g，全瓜蒌 15g，土茯苓 30g，萆薢 20g，威灵仙 30g，生苡仁 30g，泽泻 30g，怀牛膝 15g，生山楂 20g，炙甘草 6g。14 剂，1 日 1 剂，水煎服。2010 年 12 月 15 日二诊：头目作胀明显减轻，头稍胀，舌红稍淡，仍然有紫气，苔薄腻，脉沉弦。肝阳得潜，瘀邪难得速去，治以滋补肝肾，活血通络。处方：杞菊（各）15g，夏枯草 15g，石决明（先煎）30g，地龙 15g，全瓜蒌 15g，土茯苓 30g，赤芍 10g，威灵仙 30g，桃红各 10g，鬼箭羽 20g，泽泻 30g，怀牛膝 15g，生山楂 20g，炙甘草 6g。14 剂，1 日 1 剂，水煎服。另用桑叶、桑枝、茺蔚子（各）30g，水煎洗脚，1 日 1 次。经治病情好转而稳定。

按：此例仍然以高血压的主要症状头目作胀为主，中年高血压往往以肝阳上亢为主，枸杞子、菊花为主药，一滋养，一清平，动静相伍，清凉性润；石决明、夏枯草、地龙重镇平肝，清热潜阳；全瓜蒌润肠通便，对高血压患者来说，通便非常重要，一旦大便干结，用力努责，易致中风；舌红见紫气，乃肝阳兼瘀之象，宜加活血化瘀，以赤芍、桃红、鬼箭羽、怀牛膝活血通络；生山楂既能消食化油腻之积，又能活血化瘀；土茯苓、萆薢针对高尿酸血症，能泄浊利湿，降低血尿酸。诸药配伍，清潜、滋养、活血、泄浊兼顾。二诊症情明显好转，肝阳得潜，然脉络未畅，舌见瘀象，治疗抓住滋阴潜阳为主，继守活血通络。再以高血压之"降压洗脚方"洗脚，价廉便验，配合效佳。

例 3. 王某某，女，78 岁。2008 年 10 月 6 日初诊。有高血压、多发性腔隙性梗死等病史。1 周前出现头晕、站立不稳，甚则欲仆等症状，左手指发麻，口干欲饮，舌质红，苔薄白，脉细弦。长期服尼群地平 10mg，卡托普利 12.5mg，1 日 3 次，测血压 160/95mmHg。从肝肾阴虚，阳亢风动，络脉瘀阻调治。处方：杞菊（各）12g，明天麻 10g，石决明（先）30g，豨莶草 30g，川石斛 20g，女贞子 20g，生龙牡（各）先 30g，怀牛膝 15g，桑寄生 30g，生地 20g，甘草 6g。14 剂，水煎服，1 日 1 剂。2008 年 10 月 20 日二诊：症情好转，头晕显减，能够缓慢行走，已无欲仆之感，左手指仍然发麻，舌质红，苔薄白，脉细弦。血压 150/92mmHg。肝阳渐潜，肝风得熄，然肝肾阴虚难复，继续滋养肝肾，佐以平肝。以上方加炙龟甲 15g、葛根 30g。10 剂，1 日 1 剂，水煎服。2008 年 11 月 2 日三诊：已无头晕，稍感手指发麻，舌偏红，苔薄白，脉细弦。仍以养阴柔肝平肝论治。处方：杞菊（各）12g，女贞子 20g，炙龟甲 15g，生白芍 10g，明天麻 10g，石决明（先）30g，豨莶草 30g，生龙牡（各）（先）30g，怀牛膝 15g，桑寄生 30g，甘草 6g。14 剂，1 日 1 剂，水煎服。药后测血压 145/86mmHg。巩固调治，症情稳定。按：此例患者年事已高，有中风病史，近期出现头晕、站立不稳、甚则欲仆等症状，此乃中风之先兆也，当重视。中医辨为肝肾阴虚，阳亢风动，络脉瘀阻，急宜潜阳熄风为主。以石决明、生龙牡重镇平肝潜阳熄风；明天麻是肝经定风的要药，擅治头目眩晕、眼花、肢体麻木等症，凡属肝风内动所致的眩晕、惊厥、抽搐、惊风等症，皆可用天麻治疗，张元素认为其能"治风虚眩晕头痛"，此例用之为加强熄风平肝之力；枸杞子、川石斛、女贞子、桑寄生滋养肝肾之阴；豨莶草通经络，调气血，降血压。二诊症情明显好转，治疗抓住滋养肝肾阴虚，加龟甲滋阴潜阳；考虑患者可能有颈椎病致手指发麻，用葛根能够舒筋通络。三诊病情继续好转，以养阴平肝法巩固调理。此例辨证准确，调治缓急得当，治疗用药条理清晰，效果良好。

第八节　张学文治疗眩晕的经验

眩晕是临床常见症状，医家多从痰、从虚、从肝风论治，故有"无痰不作眩"和

"无虚不作眩""诸风掉眩，皆属于肝"等各家学说。国医大师张学文教授从医五十余载，医术精湛，他认为眩晕的发作常常是多种病机兼夹出现，并以夹瘀居多，因瘀血不去，新血难生，且瘀阻脉道，致清窍失养而引起眩晕。张学文教授认为见其有瘀则当"从瘀论治"，瘀血消除，气血畅通，清窍得养，眩晕自解，故他常说："治晕先治血，血行晕自灭"，临床用之每每获效。

1. 活血六法治疗眩晕的理论基础

（1）瘀血与肝（风、火）

肝属风木之脏，体阴用阳，其性刚强，喜条达而恶抑郁。故情志伤肝，则肝气郁结，肝阳上亢，肝风内动，风阳上扰，致发眩晕。肝藏血，气为血帅，血为气母，血随气行。故肝气郁结同时每夹血瘀。况肝气久郁可以化火，动风，肝火煎熬血液亦可成瘀，所以大凡眩晕由肝病而成者，每有血瘀因素存在。而且常因气滞与血瘀的相互影响而逐步趋向顽固。

（2）瘀血与痰、水、湿

在生理上津液与血都由水谷精微化生而来，不仅同源，而且相互滋生，互相作用，一损俱损，一荣俱荣。因而作为它们的病理产物——痰、瘀血、水、湿，也存在着密切的联系，常常彼此影响，合而为病。除了瘀血与痰关系密切以外，病理状态下水、湿与瘀也常同时存在，互为因果，相互影响，水湿停则血瘀，血瘀则水湿停。仲景在其《金匮要略·水气病脉证并治》中云："血不利则为水"，清·唐容川在《血证论》中指出："病血者未尝不病水，病水者亦未尝不病血也"，又说："血积既久，亦能化为痰水"，均说明瘀能生水、水可酿瘀。水滞日久，必致血瘀；瘀血内阻，久必生水。这和今人"痰瘀同源"的观点都是在上述理论基础上提出来的。由此可知，痰、水、湿致眩晕亦多夹瘀。

（3）瘀血与虚

虚，就眩晕而言，张教授一般以气虚、肾虚和气血亏虚立论。《黄帝内经》云："上虚则眩"，人体气血亏虚，气虚不运，血虚不濡，皆可导致血行不畅而出现瘀血，血不上达于头部，脑失其养，故生眩晕。肾虚之眩晕，有因肾水素亏、水不涵木、肝阳上亢所致，有由肾精亏耗不能生髓，髓海（脑）不足而来。天麻钩藤饮，即为此类眩晕而设。此方除有滋肾养肝、潜阳熄风药物外，还有牛膝、益母草、夜交藤等活血化瘀，行血通络之品。若肾阴下亏，风火上亢，耗血动血而眩晕，甚至昏倒者此时亦多夹瘀。

2. 活血六法的具体运用

（1）清肝热（火）凉血熄风活血法

用于肝热（火）肝风夹瘀证。临床可见以眩晕、头目胀痛、面红、遇烦劳郁怒加重或急躁易怒为主症，兼有口苦、失眠多梦、肢麻震颤、舌红苔黄、脉弦或弦数，为肝热（火）肝风上扰清窍所致。张学文教授临证对眼诊、舌脉的观察细致入微，他认为，肝开窍于目，肝脏病变可以反映目的病变上。他在临证上善于对双目的望诊和触诊来收集辨证证据，如肝阴不足则两目干涩；肝血不足，则视物模糊和夜盲；肝火上炎，则目赤肿痛，畏光流泪或目赤生翳；肝阳上亢，则头昏目眩；肝风内动，则目斜视上吊；如眼球触诊膨胀感明显，可见于肝阳上亢或肝火上炎。他还认为舌为心之苗，心主血脉，肝主藏血，而舌质紫暗、暗红或有瘀点、瘀斑，舌下络脉瘀曲、怒张、瘀丝，是为瘀血证；舌质红或舌尖红均为心经、肝经有热。脉象弦滑或弦硬或弦涩均为肝经病脉，弦涩属血脉不利，弦硬则属血管硬化，此皆为肝经郁热。治宜清肝化瘀通络，常以天麻钩藤饮和清脑通络汤加减。基本药物：天麻、钩藤、白芍、决明子、赤芍、山楂、丹参、磁石（先煎）、杭菊花、葛根、地龙、茜草、豨莶草、夏枯草、郁金、川牛膝、水蛭，大便干结可加大黄。并按具体情况随证加减。

（2）涤痰活血化瘀开窍法

用于痰浊夹瘀阻窍证。症见反复眩晕、头重昏蒙如裹，头昏沉不爽为主证，伴有视物旋转，胸闷脘痞呕恶，纳呆多寐，舌暗、舌苔白腻，脉濡滑。药用半夏、陈皮、白术、薏苡仁、茯苓、天麻、泽泻、远志、石菖蒲、川芎、郁金、丹参。若眩晕甚，呕吐频，视物旋转者，加旋复花、代赭石以镇逆止呕；若脘痞纳呆甚者，加砂仁、白豆蔻芳香和胃；若痰郁化火，头胀且痛，心烦口苦不寐者，加黄连、竹茹、枳实。

（3）通窍活血化瘀利水祛湿法

用于水湿瘀阻清窍证。张教授认为该证是指瘀血与水湿痰浊互阻于脑窍为主要病机，大多具有病程长，病情复杂，症状表现多端且一般疗法难奏效之特点。在该证治中，纯化瘀则水湿不去，单利水祛湿则瘀不散，唯有化瘀利水祛湿同施，才是正治。张学文教授据此认识，拟出通窍活血利水方，基本方如下：丹参 15～30g，川芎 10～12g，赤芍 10～12g，桃仁 10～15g，红花 10～15g，益母草 15～30g，川牛膝 10～15g，茯苓 15～24g，麝香（冲服）0.1～0.2g，薏苡仁 30g，缺麝香时可用白芷 10～12g，冰片（冲服）0.1～0.15g 代替之。此方在通窍活血汤基础上加入一味丹参以增强活血化瘀之功。加茯苓、益母草以利水化浊，加川牛膝以补益肝肾、活血利水，且引水引血下行，诸药借麝香辛香走窜之力，共奏通窍、活血利水祛湿、升清降浊之功。

（4）益气活血化瘀通窍法

用于气虚血瘀阻窍证。以眩晕、头痛固定不移，神疲肢倦乏力，面唇紫暗，健忘，失眠，耳鸣耳聋，舌暗有瘀斑，脉涩为特征，乃因气虚血滞，瘀阻清窍，脑失所养。治法宜益气活血，化瘀通窍。张教授在治疗上非常推崇王清任之补阳还五汤，认为本方补阳者，实大补宗气也，使气盛血行，气血通畅。他根据自己的临床经验，在补阳还五汤的基础上，创通脉舒络汤，药由黄芪、桃仁、赤芍、红花、川芎、地龙、川牛膝、丹参、桂枝、山楂等组成。若气虚明显，见神疲乏力，少气懒言者，加紫灵芝；若头痛甚者，可加麝香；若畏寒肢冷有阳气虚者，加附子、桂枝。

（5）补肾益精活血化瘀法

用于肾虚血瘀证。症见以眩晕日久不愈，反复发作，精神萎靡，腰酸膝软，耳鸣，健忘，失眠等为特征，偏于阴虚者见两目干涩，视力模糊，颧红咽干，五心烦热，舌红少苔，脉细数；偏于肾阳不足者见面色㿠白，形寒肢冷，遗精滑泄，舌淡暗苔白，脉沉。系因肾精不足，血亏液乏，血脉不利为瘀，液亏不能上承清窍所致。常用地黄饮子去肉桂、附子，加丹参、鹿衔草、桑寄生、川牛膝、肉苁蓉、桃仁、红花等。

（6）益气养血活血化瘀法

用于气血亏虚夹瘀证。症见以眩晕、头痛固定不移，神疲肢倦乏力，面唇紫黯，健忘，失眠，耳鸣耳聋，舌暗有瘀斑，脉涩为特征，乃因气血亏虚血滞，瘀阻清窍，脑失所养。治法宜益气养血活血，化瘀通窍。药用黄芪、鸡血藤、桃仁、红花、川芎、当归、赤芍、地龙、丹参。在具体用药方面张教授特别喜欢用黄芪，他应用黄芪几十年，体会到此药的补气作用和升阳作用非常显著，如辨证准确，配伍得当，往往可以收到理想效果。张教授认为"黄芪益气为栋梁"。是补气的上品，扶正的良剂，性甘温、质柔和，许多疑难病中凡气虚、气陷、气虚血瘀、气虚水肿、痈疡久溃不收等证，黄芪皆为首选。但用量差异很大，轻者 10～15g 即可，若配桂枝、甘草等可益气升阳升压；中等 15～30g，可补中益气，降压摄血；大量 30～60g，可补气化瘀。益气，固表宜炙用，托毒利水宜生用。黄芪性总属甘温，用大量又欲避其温性时，可稍配知母等，制其偏温燥之弊，以免化热助热。

3. 小结

（1）活血化瘀法、痰瘀同治法是开启疑难病之门的一把钥匙

张教授认为眩晕病因方面多由情志、饮食所伤，以及失血、外伤、劳倦过度所致；病位在清窍；脏腑辨证方面：多与肝、脾、肾三脏功能失常关系密切。虚实辨证方面：临床上实证多见于眩晕发作期，虚证多见于缓解期，常虚实夹杂，且多夹瘀；标本辨证方面：眩晕以肝肾阴虚、气血不足为本，风、火、痰、瘀、水、湿为标；眩晕的治疗原则主要是补虚而泻实，调整阴阳。泻实方面张教授特别重视活血化瘀法和痰瘀同治法。其认为"久病多瘀"，凡疑难病证久治不愈者，应考虑应用活血化瘀之法。他还特别强调"痰瘀同治"是治疗疑难病证的一个重要方法，临证中还应保持患者的大便通畅，以使其体内的痰瘀之邪有所出路，其常用决明子、大黄、桃仁等药物。

（2）重视辨病与辨证、宏观辨证与微观辨证相结合

张教授还认为许多中老年患者常罹患眩晕多年，久治反复不愈，均兼有血瘀的表现。符合中医学久病入络的理论。临证发现他们大多患有脑动脉硬化症、脑血栓形成、脑栓塞、脑梗死，这些病变多为血管内皮功能受损，血小板聚集、黏附，血流缓慢，血液黏滞度增高，脂肪沉积于血管壁，小血栓形成，致使管腔狭窄，脑组织缺血，这些均属于血瘀的病变机理。在临床上治疗各种证型时均加用一些活血化瘀药，收到了较为理想的效果。即使一些患者临床上并无瘀血征象，考虑在微观上已存在以上所述变化，故也使用一些活血化瘀药，也可使疗效提高。

（3）精研药性，善用丹参

活血化瘀药较多，张教授认为临床应用时应根据药力强弱峻缓择优选择。一般依作用强弱可大致分为 3 类：第一类为性质平和的养血化瘀药，如丹参、山楂、当归、川

牛膝、牡丹皮、赤芍、益母草、泽兰等；第二类为活血祛瘀之力较强者，如桃仁、红花、三棱、莪术、乳香、没药等；第三类为药力峻猛的破血消癥药，如水蛭、虻虫等。张教授善用中药丹参，有"张丹参"美誉。他认为丹参味苦、性微温，主要功用为活血祛瘀、养血安神，是一味常用而重要的活血化瘀药物。前人有"丹参一味，功同四物"之说，尽管对其功用有所夸大，但活血化瘀功不可没。但是，张教授认为脾虚便溏者、妊娠者慎用丹参。另外，丹参之用量，古今差别很大，要先从较小剂量开始，逐渐加量。

第九节 李玉奇治疗消渴病的经验

贪婪膏粱厚味，好逸恶劳易患消渴，《素问·奇病论》早有肥人多患消渴的记载。此外，酗酒无度，精神内伤，过度疲劳，久而耗伤气血，肾精不固，亦可引发消渴。消渴乃阴火内盛，灼伤阴津，燥热内生，伤肺、伤脾、伤肾、伤肠胃，脏腑并病的疑难重症，治疗颇为棘手。根据病位主症之不同，临床将本病分为上消、中消、下消。

上消受病，多饮水而少食，小便如常或清利，知其燥在上焦，属肺，又谓之脂消渴；中消受病，渴而饮水多，小便黄，经谓"热能消谷"，知其热在中焦，属胃，又谓之消中；下消受病，病发小便淋下，浊而有脂，面色黧黑而形瘦，知其病在下焦，属肾，又谓之肾消。三消病症不同，临床表现各异，虽变化多端，但总不离燥邪作祟，其病机可归纳为：阴火独盛、肺金受刑、胃肠煎熬、肾水干涸。

1. 消渴病常症的辨证治疗

针对消渴病的"燥热"之邪，师翁提出本病治疗重点在于"润燥生津"。泻心火阳热之势，滋肾中真水之亏；除胃肠燥热之邪，济少阴津液之涸。这样津生而后阴救，使"道路散而不结，津液生而不枯，气血利而不涩"。具体治法归纳为：清燥救肺、润燥救脾胃、除燥生肾水。消渴病以三多一少为主症，师翁按消渴病临床主症不同，辨证施治，分而论之。

（1）口渴多溲

本症因肾水不能上涵君火，而君火刑于肺金，燥伤肺津所致。临床表现为大渴引饮，饮一溲一。这提示饮入于胃，游溢精气上归于脾，脾散精于肺，但因肺金受刑，无力通调水道，下输膀胱。与此同时，膀胱州督之官失其化气的生理功能，故饮入之水直下排出体外，更谈不上水精四布、五经并行了。师翁形象地将这种病态比喻为竖直的水管，上口倒水，下口出水，毫无吸收，当然饮一溲一。甚者有饮一溲二，形体渐趋消瘦，精微殆尽者，还谈什么水化血、血化气、气化精？饮水不能化津生血，阴液匮乏，自然大渴引饮。此时治疗首当清燥救肺生津。

方药：苦参10g，槐花25g，胡黄连15g，葛根15g，冬瓜仁20g，藕节25g，泽兰15g，枇杷叶20g，天花粉15g，茯苓20g，白茅根20g，桃仁15g，浮萍15g，乌梅10g，青蒿20g，青黛5g。方中苦参、槐花清燥热之邪；葛根、天花粉、乌梅之属润燥生津。

燥伤肺络，煎熬阴血，瘀热内停，以藕节、白茅根清营凉血，青蒿、胡黄连除血中伏热，更以冬瓜仁、桃仁、泽兰等化瘀通络。枇杷叶，轻清上浮，载药上升，使诸药共达上焦。方中妙处在于应用浮萍，启太阳膀胱之气，助州督之官行化气之职，借茯苓健脾敦水，恢复水液代谢，口渴多溲自然随之而愈。

（2）饥饿无度

经谓"二阳结谓之消"，二阳当指大肠与胃。大肠龙雷火热，移热于胃，阳明燥热。脾阴无力救胃，胃气衰微，欲得食而自救。临床可见病患饥饿难忍，食后旋即复饿，伴随大便秘结等症。此时，急宜润燥生津以救脾胃。方药：苦参 15g，黄连 15g，槐花 25g，当归 10g，桑白皮 20g，五灵脂 10g，浮萍 15g，鹿角霜 20g，阿胶 15g，黄柏 10g，茯苓 20g，乌梅 10g，山药 25g，山萸肉 20g，石斛 20g，天冬 20g，知母 20g。本方以黄连除阳明燥热，黄柏泻龙雷之火，鹿角霜除热毒，山药、阿胶、山萸肉补肾水，石斛、天冬、知母养胃阴等。此外，临床除消渴外，很多疾患常伴饥饿无度症，多因胃中伏火，肾水亏乏引发，师翁将其病机归纳为"水少火多"。并立救胃汤，仅设山药、黄连两味药，黄连泻肠胃燥热除其所因，山药滋脾肾之阴补其不足，可谓投之即应。

（3）身形消瘦

脾阴被燥火所伤，脾气大衰，胃不得助，无力化谷，筋脉失养而致骨削肉脱；肺金受刑，饮一溲一，甚则饮一溲二，精微遗失殆尽，精血内竭，可见形如枯槁。此外，燥火亢盛，水火不济，肾水干涸，燥伤肾阴，还可出现小便如膏、如脂等症。治疗宜救肾水将涸之急。方药：山药 25g，鸡内金 20g，石莲子（捣）20g，菟丝子 15g，五味子 10g，茯苓 20g，泽泻 20g，黄连 15g，萆薢 15g，覆盆子 15g，当归 20g，山萸肉 20g，鹿角霜 20g，黄柏 15g，熟地黄 15g，阿胶 15g，桃仁 15g。小便如膏如脂，为热毒煎熬肾精，肾精外泄所致，方中萆薢利湿去浊；菟丝子、五味子、覆盆子、鸡内金等补肾涩精；石莲子因饱含秋霜之气，既清泻热毒，又固精补肾；标本同治。其余诸药功效不再赘述。在消渴病的治疗中，师翁明确提出临床禁忌，须铭记在心：因消渴本因在燥伤阴竭，因而不宜大下通利，徒伤津液，反助燥邪；不宜过于活血，损伤气血加重内燥；不宜妄投辛温，伤津耗液；不宜过用苦寒，助邪败胃。

2. 消渴病验方

师翁介绍治疗消渴病的临床验方如下：山药兔骨粥：山药一两，兔骨二两；山药羊肺粥：山药一两，羊肺二两；山药鸡肠粥：山药一两，公鸡鸡肠一段（流水冲洗），以上均水煮喝汤。

第十节　周仲瑛"瘀热致消"学术思想探究

周仲瑛教授，家世业医，幼承庭训，医术精湛。其"瘀热论"思想对临床各科急难病症的辨治皆具指导意义。现就周老"瘀热致消"思想浅析如下。

1. 形成机理

中医学认为，消渴多由外邪乘袭、饮食不节、过食甘肥、情志刺激、劳欲过度、脏气不足等所致。而禀赋不足，是为发病的重要内因，基本病机为阴虚燥热，阴虚为本，燥热为标。故古有"消瘅"一名，"瘅"者，但热不寒是也。《儒门事亲三消之说当从火断》曰："消之证不同，归之火则一也"。阴虚燥热两者又互为因果，久病可致阴伤气耗，阴损及阳，重症可以出现阴虚阳浮，进而发生阴竭阳亡的危象。在病程中且可导致一系列并发症。病变脏器涉及肺、胃（脾）、肾，肺燥、胃热、肾虚互为影响相关，而源本于肾。周仲瑛教授认为，消渴虽以"热"为主，但究其本源，尚有"燥热""湿热""瘀热"之别。"燥热""湿热"从古至今多有论及。如《济生方消渴论治》曰："……肾水枯竭，心火燔炽，三焦猛烈，五脏干燥，由是消渴生焉"。《兰室秘藏消渴论》曰："结者，津液不足，结而不润，皆燥热为病也。此因数食甘美而多肥，故其气上溢转为消渴"等。故消渴之初始，其常有肺胃燥热或脾胃湿热之因由。燥热为病，不外耗气伤津、耗津伤血二途，其燥久羁，暗耗乙癸，元脏虚损，发为消渴。湿热化燥，邪从火化，更易劫津伤血，加之其湿内生，津液不归正化，则营阴亏虚，后继乏源，而终生消渴。消渴病中"瘀血"是其重要的病理因素。或从气滞血行受阻，或从气虚阳衰，血行迟慢，或痰浊阻于脉络，或寒邪入血，血寒而凝，或邪热入血，煎灼血津，皆可引致。周老认为，消渴病中"瘀"与"热"并非孤立存在。尤其在消渴病发展到一定阶段，即合并并发症时期，大多患者同时表现血热和血瘀并见，清热凉血与活血化瘀并用，效果甚佳，故提出"瘀热致消"学说。瘀热是指瘀和热两种病理因素相互搏结、胶结合和所形成的具有新的特质的病理因素。既有瘀和热的致病特点，尚有自身特性。消渴病中，瘀与热一旦形成，既可因瘀致热，亦能因热致瘀，但常见瘀热并存，终致瘀热相搏，胶结为患。瘀热形成有外感与内伤两类。然消渴瘀热多为内伤，其产生途径有：一为阴虚燥热，热耗营阴，津血亏虚，可致血行不畅，滞而为瘀，瘀热相搏，胶结难化；二为长期情志不遂，忧愁思虑，肝失疏泄，木失条达，气滞血瘀，或气郁化火，热郁与血瘀相结，终成瘀热相搏；三为气虚痰盛，或嗜食油腻肥甘，痰湿留滞体内，酿生脾胃湿热，阻滞气机，壅塞血脉，湿热瘀相结，形成瘀热相搏；四为消渴病久，耗损气血阴津，气虚则行血无力，津伤则无以载血运行，血虚则滞涩难行，皆见络脉瘀滞，积久化热，瘀热乃生。瘀热一旦形成，又可耗伤津血，使邪热愈炽，浊瘀愈固，"热附血而愈觉缠绵，血得热而愈形胶固"，热伤肺胃肝肾真阴，终致多饮、多食、多尿、消瘦等消渴诸症渐作或加重。消渴既发，津液输布愈难，营血亏耗愈甚，则瘀热笃重，络热血瘀，伏热则灼伤血络，瘀血则阻塞脉道，而致或闭塞心窍，或蓄留三焦，或阻于肾络，脉络受损，变生他病。

2. 证候特征

"瘀热致消"的"瘀"与"热"多贯穿消渴始终。消渴久病，热瘀阻络病多标实与本虚并见，或迁延难愈，累及多脏腑、多经脉，表现多症杂陈。临证当辨其时长短，其势轻重之殊。瘀热病程日久者，多见时有心悸，肢麻，胸中刺痛，或头痛，眩晕，耳鸣，或腰背刺痛，五心烦热，或行动受限，甚则半身不遂，或欲食而不纳，大便干结，小便热涩。舌质紫暗，或有瘀点、瘀斑，舌下脉络粗大、迂曲，苔略黄腻，脉涩或结代略数。

3. 治法方药：瘀热相搏，治当凉血与散瘀有机配伍，联合使用

周老多采用"清热通络，凉血化瘀"的治疗大法，使热可解，瘀可化，血行津布，则诸症自除。临床常选用增液汤合桃核承气汤、血府逐瘀汤、复元活血汤加减，以达养阴、清热、通络、化瘀之效。习用生地黄、玄参、麦冬、天花粉等清热生津，赤芍、牡丹皮、丹参清热凉血，桃仁润燥活血，泽兰祛瘀升清，鬼箭羽通瘀破血，血行津布则燥热可解，瘀化气畅则阴液自生。然若久治不效者瘀复内阻也。其津亏不能化气，气虚不能运血，此时当参以益气化瘀，用生黄芪、太子参等益气之品配合蒲黄、水蛭等以助化瘀之力。然临床亦常见燥热、湿热、瘀热兼夹，故周老提出，在消渴的治疗上应"三热"兼顾。其湿热者，每可化燥伤阴，而阴虚则燥热更甚；津亏液少，势必不能载血循经畅行，血行滞缓，留而为瘀；燥热内灼，煎熬营血，又可导致血瘀；瘀热在里，复能化热伤阴，终致血瘀、火热、内燥、水湿数邪并见。故此，治疗上可以凉血化瘀为主，兼以滋阴生津，酌配淡渗利湿。药物多用鬼箭羽、桃仁、泽兰、丹参等活血化瘀，生地黄、玄参、麦冬、天花粉等清热生津，茯苓、泽泻等健脾利湿。凉血化瘀习用丹参、赤芍、牡丹皮、大黄等药，以达瘀去津生，邪去正复之作用。养血活血习用当归、桃仁、红花、鸡血藤等药。活血通络理气习用泽兰、地龙、川芎、枳壳等药。破血逐瘀习用鬼箭羽、炙水蛭等药。

4. 验案举例

薛某，男，67岁。1996年6月22日初诊。主诉1996年3月时因两肩酸痛，检查发现血糖升高，口服降糖药血糖控制不佳，"多饮、多食、多尿"症状不显。刻下诊得：双下肢麻木，时有拘急，大便干结，3日一行，彻夜不眠，手足心热，舌苔黄薄腻、边尖红隐紫，脉细弦涩。查：空腹血糖（FBG）8.6mmol/L，餐后血糖（PBG）13.8mmol/L，血液流变学指标提示：血黏度轻度增高。证属瘀热互结，治拟清热通腑，凉血化瘀。处方：生地黄12g，玄参12g，麦冬12g，天花粉15g，制大黄5g，鬼箭羽15g，桃仁10g，丹参15g，芒硝（冲）5g，知母10g，炙僵蚕10g，炙水蛭3g，地龙10g，木瓜10g。7剂，水煎服，每日1剂，分2次服。1996年6月29日二诊：服药7剂后肩痛腿麻减轻，拘急抽筋好转，血糖基本降至正常，乏力，夜卧略口干，夜寐仍不佳，初服中药大便时偏溏薄，舌质暗红、苔黄薄腻，脉细涩。查：FBG6.6mmol/L，PBG7.8mmol/L。仍守原意，稍作加减继进。原方去鬼箭羽、木瓜、桃仁，加夜交藤20g，14剂。1996年7月6日三诊。自觉诸症均已好转，肩痛腿麻趋除，拘急抽筋未作，血糖正常，精神显振，夜寐已佳，口干不著，大便成形，日行1次，舌质偏暗、苔薄黄，脉细涩。查：FBG5.6mmol/L，PBG6.7mmol/L。原方去大黄、芒硝化瘀泻热之品，守以养阴止渴之法，并加泽兰10g，鸡血藤10g，继服14剂，以巩固其效。守上方加减进退3个月，临床症状皆除，复查血液流变学指标皆在正常范围，多次复查血糖正常。

第十一节　周仲瑛治疗高血压高脂血症的经验

周仲英教授从事内科临床四十余年，学验俱丰。专题研究高血压高脂血症多年，临证用药善于配伍，收效卓著，颇有独到之处。

1. 肾亏肝旺，首乌蒺藜益肾平肝

高血压高脂血症常以头痛昏蒙、面赤升火为主症，属中医眩晕、头痛等范畴。其病机责之肾之精气不足、肝经气火上逆。诚如华岫云所说"精血亏耗，水不涵木，木少滋荣，故肝阳偏亢，内风时起。周师认为：肾精亏虚，可致肝风内动，血压升高而肾气不足，蒸化无力，脾气失于输运，精化为浊，痰浊入血，又可导致血脂升高，临证以首乌配蒺藜，标本同治，效果较好。首乌补肝肾，益精血，除风眩，《本草正义》谓其"专入肝肾，补养真阴……与下焦封藏之理符合"，以其性味淳厚温和，功擅填益阴气，平秘阴阳，故能和翕内风，益智眩。现代药理研究证明本品有一定的降压消脂作用。周师临证对肾亏甚者配黄精、萸肉、桑葚子。黄精"平补气血而润"（《本草从新》），其性偏走，与首乌合用，能使精中生气，对精气俱亏者较宜；山萸肉"收敛元气，振作精神，固涩滑脱"（《医学衷中参西录》），其性偏守，配何首乌则宜于虚火内风逆走清空者；而桑葚补肝益肾，熄风滋液，甘寒除热，凉血益阴，其性偏清，宜于肾中精亏，龙雷妄动，虚热内生者。白蒺藜性平，《本草再新》谓其"镇肝风，泻肝火，益气化痰，散湿破血"。周师认为本品轻清疏利，搜风通络，对肝气郁滞、肝风内动、上犯清空、旁走肢节均有作用。动物实验表明，有明显的降压利尿作用。配何首乌则一走一守，一消一补，降压消脂，益肾平肝，熄风止陈，疗效殊佳。临床上对肝阳上亢、头痛目赤者，配天麻、菊花以疏风凉肝；内风上扰、清窍不利者，配决明子、蔓荆子以清降利窍；肝风内动、呕逆震掉者，配赭石、珍珠母以镇肝熄风。

2. 浊瘀闭络，僵蚕山楂降浊行瘀

血脂过高多由饮食偏嗜、过食肥甘，或痰湿之体，运化失调，水谷精微不归正化，内聚而成，也可由于阴亏之体，火热灼津为痰所致。常见络阻窍闭，变生胸痹、眩晕、肢麻诸疾。周师认为，浊邪闭络，久必成瘀，浊瘀胶着，病结难解，治当化浊行瘀并投。常用僵蚕配以山楂。僵蚕咸平，祛风解痉，化痰散结，《本草思辨录》谓其"劫痰湿而散肝风"。周师认为蚕喜食桑，察其清冽芬芳之气，性偏清凉，凉而清热，芳可泄蚀，故能入血搜浊，消痰通络。清凉祛风则能平息肝脏躁动之性，而内外风俱宜，散结化痰则能防其浊痰瘀滞内生，而湿浊痰皆治，对肝风暗动，浊邪壅盛者殊佳。山楂酸甘，"化食积，行结气，健胃宽膈，消血痞气块"（《日用本草》），较之僵蚕，其化浊之力虽稍逊，而活血通脉犹过之。本品活血和络，消痰化浊，擅治浊癖闭络，以其性味酸甘，善化阴气，故活血而不伤阴，诚为血分良药。实验研究也证实其有降压消脂等多方面药理作用。配僵蚕则又能健胃消食，理气化痰，源清流洁，浊瘀并治，各有所司。周师临证，对浊痰显者常以陈胆星配僵蚕，胆星清火化痰，"借胆以清胆气，星以豁结

气"（《药品化义》），其豁痰消脂峻猛无恃。对瘀滞甚者则常配以川芎、茺蔚子，茺蔚子活血行气，"主明目、益精、除水气"（《本经》），配川芎、山楂则上通脑府，下行血海，中理心胃气滞血瘀。

3. 肝火冲激，金雀根罗布麻清肝降压

高血压高脂血症肾亏肝旺，常因情绪波动引起肝火冲激，出现眩晕耳鸣、面赤升火、性情急躁。周师认为临证当明辨其虚火实火，实火在肝胆，宜清宜泻，虚火在心肾，宜滋宜潜。无论虚火实火均可用金雀根和罗布麻叶配合使用。金雀根苦辛性平，清肺益脾，活血通脉，《天宝本草》载其"治头晕、咳嗽、哮喘、五痨七伤、衄血，"以其性至平缓，而具较强的降压作用，故较宜于虚证。周师尝云：金雀根擅治气火逆上，不以苦寒直折，亦非寒凉冰伏，其清肺益脾。即清降肺经逆气，顺其中土敦厚阜平之性，故逆者顺，升者伏。罗布麻叶甘苦而凉，"清凉泻火，强心利尿，降血压"（《陕西中草药》），前人甚少使用，现代研究证明其有稳定可靠的降压作用。周师认为本品两清心肝，较宜于实火，配金雀根则药性平稳而加强降压力量，无论虚实均可使用。临床经验表明，此二味对某些顽固性血压升高效果较好。

4. 络阻水停，褚实子天仙藤疏导利水

高血压高脂血症的基本病机均有阴虚阳亢，浊瘀互结。痰浊瘀血滞于脉络，水津不归正化，泛于肌肤，乃为水肿。周师治此在益肾平肝、化浊行瘀的同时，常使用褚实子配天仙藤疏导行水。褚实子甘寒，滋肾清肝，疏利水气，《药性通考》谓其"水肿可退，助腰膝，益气力，补虚劳，悦颜色，壮筋骨，明目"。现代研究证明本品有调整内分泌的作用，对某些高血压、高脂血症均有治疗作用。周师认为，褚实子益阴气，平肝阳，疏水湿，符合老年人之生理特性和病理特点，故较宜于更年期血压和血脂升高者。天仙藤"凉血活血，祛风利湿，走经络"（《本草再新》），并能"宣通经隧，导达郁滞，疏肝行气"（《本草正义》），治疗子肿的名方天仙藤散正是取其疏肝行水之功。褚实子配天仙藤滋肾养肝，理气活血，化气行水，药中病机，常获捷效。惟天仙藤降气祛湿，长于旁走肢节，对肢浮胫肿者较宜，而褚实子上走头目，中及胸腹，对面目浮肿、胸腹积水者更佳。临床上，水肿甚者配较大剂量泽泻以加强利水，见阴伤者加生地、白薇，伴火逆甚者加大小蓟。

5. 虚风内动，牡蛎珍珠母介类潜镇

高血压高脂血症患者常因劳倦过度脾清志怫郁引动内火，导致虚风内动。周师认为，高血压病风邪内生应细辨为上冒和旁走，上冒则昏眩呕恶，旁走则震掉麻术。对虚风内动上扰清空者应分轻重区别对待。轻者目眩耳鸣，夜寐不安，面如蚁行；重者头昏眩晕，恶心呕吐，治宜镇肝熄风。牡蛎咸涩，性凉，功擅敛阴潜阳，镇摄浮火虚风，《别录》谓其主治"虚热去来不定，烦满，止汗，心痛气结"，以其咸敛下降，故对面赤升火、烦躁盗汗、惊悸震掉者较宜。珍珠母咸凉，功能熄风定惊，"安神魂，定惊痛"（《饮片新参》），对肝阳上亢，肝风内动之眩晕、耳鸣、惊悸失眠有较好疗效。珍珠母两清心肝，且强胆气，故对心肝火旺兼见精神症状者尤宜。临证应用对呕逆者加代

赭石，失眠者加磁石，兼吐衄者配青黛，夹阴伤者加淡菜。

6. 内风窜络，豨莶草鹿衔草疏利搜风

众所周知，风邪有外受和内生两条途径。高血压高脂血症患者，肝肾不足，肝阳妄动，易于变生内风，内风既生，可夹痰浊水湿流往经络肢节，导致肢体游走疼痛。周师尝云：治风之法，种种不同，内风夹痰滞于肢节，宜疏利搜邪，风痰并治。豨莶草配鹿衔草可谓的对之品。豨莶草祛风除湿，利筋骨。《本草图经》载其"治肝肾风气，四肢麻痹，骨间疼，腰膝无力者"。周师认为：豨莶草凉燥，搜风通络，燥湿行血，内外风俱宜，且能入于肝肾，兼养阴血，平降冲逆，并具降压作用。鹿衔草甘苦而温，补虚益肾，祛风除湿，活血通经，药理研究也证实本品有强心降压作用。二味相伍，益肝助肾，搜剔经脉，利水除温，温凉相使，寒温皆宜。对湿热痰浊盛者加虎杖，阳虚寒痰滞络者加石楠藤。按石楠藤逐诸风，除湿痰，"润肾补肝，壮命门火"（《医林纂要》），临证用之，对高血压高脂血症肢体肿重者疗效亦佳。

第十二节　裘沛然教授治疗高血压的经验

国医大师裘沛然教授，中医理论功底深厚，岐黄之术炉火纯青，临证洞察入微，立法缜密严谨，组方配伍有度，用药出神入化。在用中医药治疗各种内伤疑难重症方面验实俱丰，疗效显著，尤其是在治疗高血压方面造诣颇深，卓有建树。

1. 病机阐微

裘沛然教授认为本病多为肾阳衰微，阳不化气，水气凌心之症。

2. 治则探幽

裘老认为，对因少阴病阳虚水停而致者，治宜滋补肾阳，化气利水。

3. 方药撷萃

裘老常用真武汤加减治疗。

4. 验案欣赏

王某，男，58岁。1981年12月11日初诊。患者素有高血压病，血压常在（24.0～25.3）/（13.3～14.7）kPa，屡服凉血、平肝、潜阳之剂，迄无效验。自述头脑眩晕已历3年，两目视物昏糊，时有耳鸣，有时夜寐不宁，心中常有悸动，苔白腻，舌质淡而胖，脉沉细。此少阴病水气上凌为患。拟真武汤加味：熟附子块12g，生白术15g，生白芍药15g，茯苓15g，煅磁石30g，牡蛎30g，桂枝9g（包煎），生姜6g。3剂，每日1剂，水煎服。二诊（12月14日）：药后眩晕已减，心悸未痊，夜寐不宁。原方桂枝改15g，如酸枣仁12g，清半夏12g，2剂。三诊血压降至21.3/10.7kPa，诸症均好转，仍以前方续服5剂而愈。

5. 大师心法

（1）温补肾阳，化气利水

中医认为，盖水之所制在脾，水之所主在肾。少阴肾寒，一则不能化气行水，二则

寒水反而侮脾，导致脾肾阳衰，寒水内停。观裘老调制此证，乃属少阴病阳虚水停，主要病机为肾阳虚寒水内停而导致水气上凌，心神被扰，清窍被蒙，肝风内动。治宜针对肾阳衰微，阳不化气，水气上凌而以温补肾阳，化气利水为大法，故裘老在方中首先配用了熟附子、桂枝这二味药物。附子味辛甘大热归经心、脾、肾，本品大辛大热，气味俱厚，一可回阳退阴，彻内彻外，内温脏腑骨髓，外暖筋肉肌肤，上益心脾阳气，下补命门真火，既能追复散失之亡阳，又能峻补不足之元阳，有卓绝的回阳救逆，扶危救脱之功；二可补阳温中，其性善走，补命门益先天真火以暖脾土，壮元阳助五脏阳气以散寒凝，故能化气行水，通阳散结，扶阳祛寒。《本草正义》："附子，本事辛温大热，其性善走，故为通行十二经纯阳之要药，外则达皮毛而降表寒，里则达下元而温痼冷，彻内彻外，凡三焦经络，诸脏诸腑，果有真寒，元不可治。"桂枝味辛甘性温归经肺、脾、心、膀胱，一可解肌发汗，温通经脉，透达营卫，祛风散寒；二可通心阳、暖脾胃、行气血、通经络；三可温运阳气，通达三焦，化气行水。二者相伍，温补肾阳，通达表里，化气行水。真阳得煦，寒水得化，其症自除。

（2）补中健脾，运化水湿

由于脾主运化水湿，故曰水制在脾。肾阳虚脾阳必虚，使脾气不运水湿。因此裘老在方中又配用了白术、茯苓这两种药物。白术味甘苦性温归经脾胃，一则甘缓苦燥，质润气香，能暖胃消谷、健脾胃、运精微、升清阳、补气血、养心神、长肌肉；二则气香芳烈，温运脾胃，化湿醒脾、益气利窍，健脾除湿、消痰逐水。《本草求真》："白术缘何专补脾气？盖以脾苦湿，急食苦以燥之，脾欲缓，急食甘以缓之；白术味苦而甘，既能燥湿实脾，复能缓脾生津。且其性最温，服则能以健食消谷，为脾脏补气第一要药也。书言无汗能发，有汗能收，通溺止泄，消痰治肿……凡水湿诸邪，靡不因其健脾而自除，吐泻其胎不安，亦靡不因其脾健而悉平矣。"茯苓味甘淡性平归经心、脾、肺、肾，本品甘淡，其性平和，善益脾气、促气化、泄膀胱，洁源利导以开泄州都，为补养渗湿之要药。且可调气机、益中州，为补中益气之上品。《本经疏证》："茯苓者，纯以气为用，故其治，咸以水为事。"《用药心法》："茯苓，淡能利窍，甘以助阳，除湿之圣药也。味甘平补阳，益脾逐水，生津导气。"二者相伍，补脾气、培中土，渗水湿，脾健湿去，则诸症自解。

（3）益阴柔肝，平肝利水

由于不仅水主在肾，制在脾，而且水湿的运化与肝的疏泄条达、气机畅利密切相关，且水湿内停，常可致土壅木郁，肝风内动。故裘老在方中又配用了生白芍这味药物。本品味苦酸性微寒归入肝，一则能化阴补血，和营敛阴，补肝血而养经脉，敛阴精以和营卫，为肝家要药；二则能补能泄，补肝血、敛肝阳、疏脾土、调肝血以缓挛急，柔肝止痛；三则补肝血、养肝阴、泄肝热、潜肝阳，为平肝阳之上品；四则可利小便以祛湿。《本经》："主邪气腹痛，除血痹，破坚积……止痛，利小便，益气。"《别录》："通顺血脉，缓中，散恶血，逐贼血，去水气，利膀胱。"如此相伍，则补肝阴而益肝体，利水气而祛湿邪，平肝阳而息内风。肝体得养，水邪既去，肝阳得潜，诸症自消。

（4）平肝益阴，镇潜浮阳

肾阳虚衰，阳虚水停，水气上凌，不仅上犯清窍，引动肝风，而且可上凌于心，使心神被扰，致夜寐不宁，心中常有悸动，治宜平肝益阴，镇潜浮阳。故裘老在方中又配用了牡蛎、磁石这二味药物。牡蛎味咸性寒归经肝、肾，本品气寒纯阴，质重沉降，能平肝而制亢，养肝而潜阳，可滋阴潜阳，镇肝熄风；磁石味咸寒归经肝、肾，本品咸寒质重、能镇能纳，能上能下，镇浮阳而益肾阴，镇肝阳而抑木亢，功专镇潜浮阳，降逆纳气。《本草纲目》："磁石法水，色黑入肾，固治肾家诸病而通耳明目……明目聪耳。"《本草经疏》："磁石能入肾，养肾脏。肾主骨，故能强骨。肾藏精，故能益精。肾开窍于耳，故能令人有子……诸药石皆有毒，且不宜久服，独磁石性禀中和，无猛悍之气，更有补肾益精之功。"二者相伍，可平肝阳而抑木亢，滋肾水而济肾阴，镇水气而潜浮阳。肝阳得平，浮阳得潜，则风息神安，诸症自除。

（5）利水祛湿，逐邪外出

阳虚水停，水气上凌，犯上作乱，非逐邪外出不能愈其疾。故水邪内盛于里，贵在逐邪外出。故裘老在方中又配用了车前子、生姜这两味药物。车前子味甘性寒归经肾与膀胱，本品气薄滑利，甘寒润下，能清能降，善走气分，入肝走肾，一则可泄膀胱、调气机、消壅滞，为利水通淋之要药；二则可强阴益精，行肝疏肾，畅郁和阳，为强阴明目除翳之上品。《本草汇言》："车前子，行肝疏肾，畅郁和阳，同补肾药用，令强阴有子；同和肝药用，治目赤目昏……能利湿行气，健运足膝，有速应之验也。"《本经逢原》："车前子专通气化，行水道，疏利膀胱湿热。"生姜味辛性温归经肺、脾、胃，本品辛温宣散，通营助卫，走而不守，一可解肌发表，以利邪外出；二可温中化饮，以助气化，使水邪外出。二者相伍，走表渗下，相辅相成，小便利则水气去，腠理开则湿气除，诸症自消。综上所述，可以看出裘老调治此证，辨证精心，立法严谨，配伍缜密，用药肯綮，温阳与清化同用，发散与渗利并施，宣通与镇潜共进。全方温和畅利，镇潜有度，宣散适宜，方证相符，故效如桴鼓。药剂3剂，既见显效；续进2剂，几近痊愈；再进5剂，已收全功。裘老之妙手回春之术，令人钦佩之至。

第十三节　路志正治疗高血压的经验

国医大师路志正教授，饱读中医经典，精研岐黄之术，勤求古训，博采众方，擅长中医内、妇、儿、针灸等科，誉满京城，名冠华夏。路老在用中医药治疗各种疑难顽症方面验识俱丰，造诣颇深，尤其是在治疗高血压病方面独具匠心，疗效卓著。

1. 病机阐微

路老认为，临床上因于痰热内结阳明，腑气不通，浊热上扰而致者，也颇为常见。

2. 治则探幽

路老认为，对本病因浊热上扰、引动肝风、腑气不通所致者，治宜通腑泄热化浊，佐以平肝熄风。

3. 方药撷萃

路老在临床上治疗痰热引动肝风之眩晕，常用小承气汤合小陷胸汤加味。

4. 验案欣赏

沈某，男性，66岁，退休干部。2004年5月13日初诊。眩晕、头痛月余。已患眩晕（高血压病）20余年，常服复方降压片等维持血压在（150~170）/（90~100）mmHg。4月6日过生日时，心情愉悦并饮酒助兴。下午5时在送别亲友时，突感头痛加剧，伴眩晕、呕吐，随即意识不清，牙关紧闭，四肢抽搐，当时血压240/120mmHg。立即注射硫酸镁等药，抽搐控制，急住某医院，诊为"高血压脑病"，静滴甘露醇、速尿、硝普钠、清开灵等药，6小时后意识转清，头痛好转，但仍眩晕，时有恶心呕吐，用甘露醇、速尿可缓解，停用则病复如初。经用天麻钩藤饮、镇肝熄风汤、泽泻汤等中药，效果不著。特请路老会诊，症见眩晕，目不敢睁，天旋地转，时有恶心、呕吐，心胸烦闷，脘腹胀满，口出浊气熏人，大便10余日未行，小便短赤，面红目赤，舌红苔黄厚腻，脉沉弦有力，血压180/110mmHg。辨证分析属痰热内结阳明，腑气不通，浊热上扰之候。治宜小承气汤合小陷胸汤加味以通腑泄热化浊，佐以平肝熄风：大黄（后下）10g，厚朴15g，枳实12g，黄连6g，全瓜蒌20g，法半夏15g，天麻10g，钩藤（后下）15g，蔓荆子12g。3剂，每日1剂，水煎服，嘱频频服用。1剂后患者腹中矢气频转；2剂后恶心呕吐止，眩晕减，矢气仍频，味极臭；3剂后下大便10余枚，腹胀顿减。建议停用静脉输液，上方大黄减为6g，再进3剂诸症皆除，察舌微红，苔薄微腻，脉弦细滑，血压150/95mmHg。热势见去，腑气已通，易以健脾化痰、平肝熄风之半夏白术天麻汤善其后。半年后随访，患者饮食起居及血压如常。

5. 大师心法

观其脉症，患者胸腹胀满，呼吸急促，面目俱赤，口中浊气熏人，大便十余日未行，舌苔黄厚腻，脉沉弦有力，显为阳明痰热内结，腑气不通之候；眩晕、头痛、呕恶，乃浊热上蒸，清窍被蒙，引动肝风之征。由此可见，其病位在肝、脾胃、大肠。病因为热、痰、风三因夹杂，病机为痰热壅滞，腑气不通，浊热上逆，清窍被蒙，肝风内动。治宜泄热涤痰，畅利腑气，平肝熄风，因此路老针对热、痰、风三因夹杂采取了以下治法。

（1）泄热通便，荡涤肠胃

热邪壅滞于里，肠胃腑气不通，非泄热通便，荡涤肠胃不能疗，故路老在方中首先选用了医圣仲景《伤寒论》治此证之名方小承气汤，本方由大黄、枳实、厚朴三味药物组成，方中大黄味苦性寒归经脾、胃、大肠、肝，本品大苦大寒、气味重浊、直降下行、走而不守、能泻火、通胃腑、荡积垢、攻热结，既为泻热通便之要药，又为引火下行之圣品。《本草正义》："大黄，迅速善走，直达下焦，深入血分，无坚不破，荡涤积垢，有梨庭扫穴之功。"《药品化义》："大黄气味重浊，直降下行，走而不守，有斩关夺门之力，故号为将军。专攻心腹痞满，肠胃蓄热，积聚痰湿，便结瘀血，女人经闭。盖热淫内结，用此开导阳邪，宣通涩滞，奏功独胜。"枳实味苦辛性微寒归经脾胃，本品气香味厚，性勇慓悍，走而不守，善泻胃实以开坚结，行瘀滞以调气机，能破坚结、消胀满、开痰瘀、逐痰水、荡腑道、通便秘。《药品化义》："枳实去泄胃实，开导坚结，故中脘以活血分，疗脐腹间实满，消痰瘀祛停水，逐宿食、破结胸、通便闭，非此不能也。"厚朴味苦辛性温归经脾、胃、肺、大肠，本品芬芳馥郁，辛开苦降，可行脾胃气分之滞，泄中焦痰热之壅，具行气消胀，散结降痞，醒脾开胃之功。《本草经读》："厚朴，气味厚而主降，降则温而专于散，苦而专于泄，故所主皆为实证。"李东垣："厚朴，苦能下气，故泻实满；温能益气，故能散湿满。"由此可见，三药相伍，可泄热通便，荡涤肠胃，腑气通，热邪祛，其症自愈。

（2）清热化痰，宽胸散结

由于本脉症不仅是阳明腑实，热结肠胃，尚有痰热积滞中脘，胸脘气机痞塞，治宜清热化痰，宽胸散结，故路老在方中又配伍了医圣仲景《伤寒论》治痰热积滞胸中名方之小陷胸汤，本方由瓜蒌实、半夏、黄连三味药物组成，方中瓜蒌味甘苦性寒归经肺、胃、大肠，本品体滑而润，能清热宣肺，润燥通便，降浊祛痰，又能宣通胸阳，开胸除痹，散结除痞。《本草纲目》："润肺燥，降火，治咳嗽，涤痰结，利咽喉，止消渴，利大肠，消痈肿疮毒。"《重庆堂随笔》："瓜蒌实，润燥开结，荡热涤痰，夫人知之，而不知其疏肝郁，润肝燥，平肝逆，缓肝急之功有独擅也。"《本草正义》："盖蒌实能通胸膈之痹塞，而子善涤痰垢粘腻，一举两得。"半夏味辛性温归经脾、胃、肺，本品辛散温燥，开泄滑利，可涤痰除垢，散结除痞，降逆止呕。《本草纲目》："脾无留湿不生痰，故脾为生痰之源，肺为贮痰之器。半夏能主痰饮及腹胀者，为其体滑而味辛性温也，涎滑能润，辛温能散亦能润，故行湿而通大便，利窍而泄小便，所谓辛走气能化痰，辛以润之是也。"黄连味苦性寒归经心、肝、胆、胃、大肠经，本品体阴质燥，至苦极寒，为清热燥湿要药。能泻实火，降湿热，消壅滞，厚肠胃，除郁蒸，清肺热。《本草正义》："黄连大苦大寒，苦燥湿，寒胜热，能泄降一切有余之湿火，而心、脾、肝、肾之热，胆、胃、大小肠之火，无不治之。上以清风火之目病，中以平肝胃之呕吐，下以通腹痛之滞下，皆燥湿清热之效也。"三味相伍，珠联璧合，相得益彰，共奏清热化痰，宽胸散结之功。痰热祛，痞结除，胸脘舒，诸症自愈。

（3）平肝清热，熄风止眩

从脉症可知，此风因于热，生于肝，乃热极生风。治宜平肝清热，熄风止眩。故路老在方中又配伍了蔓荆子、天麻、钩藤这三味药物。蔓荆子味苦辛性微寒归经肝、胃，本品体轻而浮，上行而散，能宣肺气，疏风热，清头目，止头痛，可疏风凉肝，清热明目。《本草汇言》："蔓荆子，主头面诸风疾之药也。"《药品化义》："蔓荆子，能疏风、凉血、利窍，凡太阳头痛，及偏头风、脑鸣、目泪、目昏，皆血热风淫所致，以此凉之取其气薄主升……为肝经圣药。"天麻味甘，性平归经入肝，本品厚重坚实，明净光润，走肝经气分，既能养肝血、育肝阴、抑胆气、熄内风，为养阴滋液熄风之要药，又能抑肝阳、平风木，为治肝阳上扰眩晕之上品。《本草纲目》："天麻，乃肝经气分之药。《素问》云，诸风掉眩，皆属于肝，故天麻入厥阴之经而治诸病。按罗天益云：眼黑头旋，风虚内作，非天麻不能治。天麻乃定风草，故为治风之神药。"钩藤味甘性微寒归经入肝，本品轻清气利，其性快捷，一可善泄火而定风、消痰以安神，能平肝风，泄心火，祛风痰，定惊痫；二可抑亢盛之火以平肝阳，清肝经之热以除烦躁，有清而不伤正，寒凉不伤胃的特点。《本草纲目》："惊痫眩晕，皆肝风相火之病，钩藤通心包于肝木，风静火自熄，则诸证自除。"《本草新编》："钩藤，去风甚速，有风症者必宜用之。"三药合用，泻肝火，平肝阳，抑肝木。热去火灭，肝平风熄，其症自愈。

综上所述，可以看出，路老调治此证辨证精心，定位准确，洞察病因，立法严谨，针对"热、痰、风"三因，各个击破，分进合击，用药巧妙，匠心独运，充分展示了善用经方，急流挽舟的大家风范，故其效也彰。一剂知，二剂著，三剂诸症顿减，续进三剂，竟霍然而瘥，其回春之术，令人拍案称奇。

第十四节　路志正调理脾胃治疗高脂血症的经验

中医疾病相对应，中医典籍中亦无"血脂"及"高脂血症"之名称，但根据其生理病理及常见并发症，可参考湿阻、痰饮、瘀血、胸痹、眩晕、肥胖等辨治。

1. 病在血液，其源在脾路

志正先生（以下尊称"路老"）认为，高脂血症多见于过食肥甘，形体肥胖，又缺乏运动的"吃动失衡"之人，这与中医的"脾失健运"有关。血脂犹如营血津液，为人体水谷所化生的精微物质，布输全身，贯注血脉，温煦肌肤，濡养脏腑百骸，水精四痰涩，肢体麻木，大便黏腻不爽，舌暗苔腻为常症状，这也正是脾气不足，湿浊内蕴，痰瘀互结的表现。故路老认为高脂血症"病在血液，其源在脾"，脾失健运，湿、浊、痰、瘀相互搏结是高脂血症发生发展的主要病机。

2. 湿、浊、痰、瘀是高脂血症发生发展的重要病理因素

（1）"湿"与高脂血症

①"湿"邪与血脂均属阴

湿邪，是指具有重浊、黏滞、趋下特性的病邪，为阴邪，《素问·太阴阳明论》说："伤于湿者，下先受之"。血脂也属阴，具有性质黏腻、重浊易沉降于血脉之中形成动脉粥样硬化的特点，与湿邪较为相似。

②"湿"性与高脂血症的临床表现一致

高脂血症的常见症状：肥胖、身重、乏力、口黏、肢麻、大便黏腻不爽等正是中医的"湿阻气机""湿性重浊"的表现。另外，高脂血症是慢性病，常缠绵不愈，持续数年数月，这与"湿性黏滞，不易速去"的病理特性一致。

③"湿"病与高脂血症均由脾失健运而起

叶天士《临证指南医案》中指出："湿为重浊有质之邪，若从外而受者，皆由地中之气升腾；从内而生者，皆由脾阳之不足"。脾失健运不能正常运化水谷精微，至水湿内停而成湿病，日久湿聚为浊，浊聚生痰，痰聚生瘀，痰瘀互结，而成高脂血症。

（2）"浊"与高脂血症

①"浊"的含义

"浊"与"清"相反，为浑浊不清，不洁净之意。古代医家将"浊"分为生理之浊与病理之浊。生理之浊，是指水谷精微中质地较为稠厚而有营养的部分，如"食气入胃，浊气归心，淫精于脉"（《素问·经脉别论》）；病理之浊称为"浊邪"，是指水谷代谢过程中的代谢废物或病理产物，如"浊唾涎沫""浊唾腥臭"（《金匮要略·肺痿肺痈咳嗽上气病》）、"吐浊涕"（《金匮要略·五脏风寒积聚》）等。

② 浊分内外

外浊多指存在于大自然中的秽浊之气，如雾霾、瘴气；内浊多为脏腑功能失调所导致的代谢废物或病理产物，如《金匮要略·黄疸病脉证并治》说："谷气不消，胃中苦浊，浊气下流，小便不通"。由于浊之意义，后世对于涉及不洁不清之邪，多加浊字，如"湿浊""痰浊""血浊""浊脂""浊毒"等。高脂血症多与脾虚不能分清泌浊，水谷不化精微，反化为浊的"内浊"相关。

③"浊"阻气机，与湿、痰、瘀相兼为患

《黄帝内经》指出："清者其气滑，浊者其气涩"，浊邪为害，常阻碍气机，气机不利，滞气涩血，气滞则血瘀，血瘀则水停，水停则为湿，湿聚则为痰，浊与湿、痰、瘀相兼为患，滞留血管，致血脂升高，久而不愈。

（3）"痰"与高脂血症

①"痰"与高血脂都是水谷不归而化的病理产物

"痰"是人体水液代谢障碍形成的病理产物，其形成与肺、脾、肾、肝及三焦的功能失调密切相关，其中与脾关系最为密切。脾气虚弱，健运无权，斡旋乏力，水精不能四布，浊阴弥漫，则痰浊生焉。脾虚升降失常，气机逆乱，清浊混淆，津结为浊而浊脂内生。

②"痰"与高脂血症有相似的致病特点

痰邪致病，有阻滞气血运行，易于蒙蔽心神，致病广泛、变化多端的特点；血脂增高，附着于血脉之上，日久不去，也可出现阻滞气血运行（如高黏血症、动脉硬化），蒙蔽心神（急性心肌梗死、脑卒中）、致病广泛（多系统损害）、病情缠绵（慢性病）等。

（4）"瘀"与高脂血症

①"瘀"与高血脂均是病理产物，也是致病因素

瘀血既是疾病过程中所形成的病理产物，又是某些疾病的致病因素。血脂异常也是水谷精微代谢不及的产物，又是某些疾病，如动脉粥样硬化、冠心病、脑卒中等的主要致病因素。

②"瘀"与高脂血症有相似的病理演变

瘀血与高血脂均属有形之邪，瘀血积久，血流不畅，可出现疼痛、肿块、出血，或见肌肤唇甲青紫，舌紫暗或有瘀点、瘀斑，或舌下静脉曲张。高脂血症日久形成动脉粥

样硬化，血管狭窄，也可出现疼痛（如冠心病心绞痛）、肿块（黄色瘤、粥样硬化斑块）、出血（脑出血、眼底出血）、血瘀舌脉体征等，二者有相似的病理演变。

③高脂血症属慢性病，久病必"瘀"

高脂血症属慢性病，病程绵长，脂混血中，血液黏稠度增加，留滞于血脉之中，导致脉络壅塞不畅，出现血瘀证，这也正是"久病必瘀"的具体体现。

3. 健脾祛湿，化痰降浊佐以活血是高脂血症治疗大法

基于对高脂血症"病在血液，其源在脾"的病机认识，路老认为健脾祛湿、化痰降浊佐以活血乃治疗高脂血症的大法，由此拟定的"化浊祛湿通心方"（组成：茯苓、藿香、厚朴、枳实、杏仁、郁金、茵陈等）是路老调理脾胃治疗高脂血症、冠心病的代表方，是其几十年临床经验的总结，具有健脾、祛湿、化痰、降浊、活血之功。方中茯苓健脾祛湿，化痰利水，《世补斋医术》谓："茯苓一味，为治痰主药，痰之本，水也，茯苓可以行水。痰之动，湿也，茯苓又可行湿"，可谓一药多功，一味药而体现了全方的主旨大意。湿、浊、痰、瘀最易阻遏气机，影响气血流畅，因此，恢复全身气机的正常流动至关重要。方中用杏仁宣通上焦肺气，肺为水之上源，吴鞠通谓："盖肺主一身之气，气化则湿亦化也"；因气滞则湿聚浊停，气顺则湿去浊散，故用厚朴使湿随气下，降浊消积，《药性论》谓厚朴主疗"宿食不消，除痰饮，去结水……消化水谷"；枳实下气导滞，消积通便，对于高脂血症正气尚足之人，适当通便可使浊邪从大便而解，起到降脂轻身之功效。另外，湿、浊为患，治当芳化，方以藿香芳化湿浊，醒脾快胃，振动清阳，《本草正义》谓其："芳香而不嫌其猛烈，温煦而不偏于燥烈，能祛除阴霾湿邪，助脾胃正气，为湿困脾阳，倦怠无力，饮食不甘，舌苔浊垢者最捷之药"，与厚朴同用，芳化湿浊之力更增。还有，高脂血症属慢性病，久病必瘀，故佐以郁金活血祛瘀、理气止痛。郁金不仅能活血行气解郁，且有舒肝利胆之力，肝胆疏泄正常，有利于脂类物质的代谢排除。又因现代人生活节奏加快，竞争激烈，膏粱厚味摄入过多，感受湿、浊、痰、瘀之邪，多从热化，故佐以茵陈以清热利湿，《本草正义》言其："味淡利水，乃治脾胃二家湿热之专药"，现代药理研究亦证实其有降脂之功。

4. 验案举隅

患者，男，50岁，厨师。2011年7月25日初诊。素有高脂血症病史5年，以甘油三酯升高为主，最高达17mmol/L（正常值0.56～1.7mmol/L），长期服用非诺贝特，效不理想，甘油三酯最低到8mmol/L，曾先后4次因高脂血症并发急性胰腺炎住院，给予禁食、消炎、补液等治疗后好转出院；1年前开始出现血糖升高，空腹最高到9.6mmol/L，餐后最高到11.8mmol/L，未用降糖药。为避免胰腺炎的再次发作，转诊于中医。就诊时症见：偶有腹胀口苦，身重乏力，大便黏腻不爽。舌红苔薄黄略腻，脉濡滑。生化示：血糖9.6mmol/L、总胆固醇6.18mmol/L、甘油三酯9.89mmol/L、低密度脂蛋白3.31mmol/L、高密度脂蛋白1.08mmol/L、极低密度脂蛋白4.50mmol/L。西医诊断：高脂血症，2型糖尿病；中医诊断：湿阻，辨证为脾虚，湿、浊、痰、热内蕴。患者身为厨师，喜食膏粱厚味及冷饮，《素问·痹论》云："饮食自倍，肠胃乃

伤",脾胃受伤,运化失职,清浊不分,血中浊气壅遏,加之厨房烟火熏烤,浊与热结,湿热内蕴,血脂自然升高。治疗当以健脾祛湿、清热化痰泻浊为法,方以路老经验方"化浊祛湿通心方"加味化裁,药用:茯苓15g,藿香12g,厚朴12g,郁金10g,枳实12g,杏仁9g,茵陈15g,泽泻15g,焦山楂15g,水煎服,14剂,并嘱患者节饮食,增加运动,控制体质量。二诊(2011年8月9日):患者腹胀未作,偶有口苦,身重乏力均减轻,大便得畅,舌红苔薄腻,脉濡。效不更方,上方加黄芩15g、荷叶10g,继进7剂。三诊(2011年8月27日):仍以上方为主加减调治,服药2个月时患者已无明显症状,复查生化示:血糖7.9mmol/L、总胆固醇5.4mmol/L、甘油三酯5.27mmol/L、低密度脂蛋白2.9mmol/L、高密度脂蛋白1.36mmol/L、极低密度脂蛋白1.05mmol/L。此后患者间断服用中药汤剂以调整血脂、预防胰腺炎,至今已间断服药5年余,空腹血糖多在5.6~7mmol/L,餐后2小时血糖多在7~8.6mmol/L,甘油三酯在2~3mmol/L,从开始加用中药后,患者胰腺炎也再未发作。

按:《素问·至真要大论》云:"湿淫所胜,平以苦热,佐以酸辛,以苦燥之,以淡泄之"。唐代王冰注曰:"湿气在上,以苦吐之,湿气在下,以苦泄之,以淡渗之,则皆燥也。泄,谓渗泄,以利水道下小便为法……治湿之病,不下小便,非其治也"。小便是人体排泄过量水液的主要途径,湿邪重浊趋下,因此,利小便是祛除湿浊之邪最便捷有效的途径。本案在"化浊祛湿通心方"基础上加泽泻渗泻水湿,《本草正义》言其"能滑痰化饮",用之可泻出浊阴留痰。另外,路老主张,高脂血症的治疗,无论有无症状,均可在辨证论治的基础上适当选加现代药理研究证实的具有降脂作用的中药,如泽泻、决明子、荷叶、何首乌、山楂、茵陈、虎杖、郁金、丹参、三七等,以增加降脂效果;本案加用焦山楂、荷叶,即是这种学术思想的体现。还有,路老强调,高脂血症的治疗,不能单纯依靠药物治疗,生活方式的改善也至关重要,如低脂饮食,控制饮食量,少喝含糖饮料,坚持运动,控制体质量等。可适量饮茶,也能起到一定降脂减肥效果。

第十五节 颜正华治疗眩晕的经验

颜正华教授是全国著名中医药学家,首届国医大师、北京市国医名师,行医70余年,品术俱端,学验皆丰。

1. 对眩晕的病因病机认识

《黄帝内经》云:"诸风掉眩,皆属于肝"。颜师认为,眩晕的病因病机可以概括为以下几点。其一,精神因素。长期精神紧张,或恼怒忧思,致肝气内郁,郁久化火,肝火上升,则为眩晕,头痛、面红目赤、烦躁善怒等症;或肝火内扰,耗损肝肾之阴,以致肝肾阴虚,肝阳偏亢,亢阳上扰头目,而为眩晕、头痛、心烦、失眠等症。其二,饮食不节。过食肥甘或饮酒过度,损伤脾胃,运化失常,致痰湿内生,痰浊中阻,土壅木郁,肝失条达,清阳不升,而为眩晕、头重、胸脘痞闷。如湿痰化热生风,则为眩晕头重或胀痛，心烦、惊悸、失眠。其三，内伤虚损。劳伤过度，或老年肾亏，肾阴不足，肝失所养，易动内风，症见眩晕头痛，时作时止，五心烦热。如阴损及阳，肾阳亏损，夜尿增多。亦有阴阳两虚者，症见肝阳上扰，同时又见肾阴、肾阳两虚之症。其四，冲任失调。冲为血海，任脉主一身之阴，冲任二脉与肝肾有密切关系，冲任失调可致肝肾阴亏、肝阳上亢，甚则肾阳亦衰为阴阳两虚，兼有虚阳之症（多见于妇女更年期高血压）。颜师指出，上述诸多因素都能引起眩晕。究其根本，主因肝肾阴阳失调，肾阴亏损，肝阳偏亢，上扰清窍，形成下虚上实、本虚标实之证。

2. 对眩晕的辨证经验

颜师长于辨证，谙熟药性，遣方用药不拘经方、时方，以切合病情、取效最佳为准则。其临证将眩晕分为 5 型，常以 10 种方剂依证而用，每获良效。

（1）肝火亢盛

主证为眩晕耳鸣，头部两侧胀痛如裂，颞部青筋暴露，面红、目赤、口臭、口苦，烦躁善怒，便难或秘，尿赤，舌红苔黄，脉弦劲或弦数。方用龙胆泻肝汤（龙胆草、黄芩、栀子、泽泻、木通、车前子、柴胡、当归、生地、甘草）。依患者症候，颜师常去当归、柴胡、泽泻、车前子，加菊花、钩藤、槐花、夏枯草，以平肝清火，白芍、磁石，以平肝潜阳。如大便秘结，加大黄泻火通便；头痛眩晕甚者，加羚羊角（锉粉冲服）、生石决明、珍珠母以清肝火、平肝阳；口舌干燥者，加石斛、玄参以养阴泄热。对肝经火盛致眩晕兼便秘者，颜师每予当归芦荟丸（当归、黄柏、龙胆草、栀子、黄连、大黄、青黛、芦荟、麝香、木香。蜜丸，温开水送服。孕妇忌服）治之。应用时，减去辛香之麝香、难溶于水之青黛、气味苦浊之芦荟，加夏枯草清肝泻火、决明子潜阳通便，以汤剂服用，每每取效。

（2）肝阳上亢

主证为眩晕耳鸣，头痛且胀，面时潮红，烦躁易怒，惊悸失眠多梦，舌红苔薄，脉弦。颜师常以天麻钩藤饮（天麻、钩藤、生石决明、栀子、黄芩、牛膝、杜仲、桑寄生、茯苓、夜交藤、益母草）治之。可酌加白芍、珍珠母以增强平肝潜阳之力；阴虚者加生地、女贞子以滋阴。颜师指出，用平肝潜阳法治疗肝阳上亢型高血压病，待血压下降后，当滋养柔肝，可用杞菊地黄丸、左归丸、首乌延寿丹之类以巩固疗效。对因肝阳上亢、肝风内动致肢体活动不利，或口眼渐形歪斜，甚则眩仆、不省人事、移时始醒，或醒后不能复原，脉弦长有力者。颜师多用镇肝熄风汤（怀牛膝、代赭石、生龙骨、生牡蛎、生龟甲、生白芍、玄参、天冬、青蒿、川前子、生麦芽、甘草）治之。对痰多者，加竹沥、胆星、川贝母；尺脉弱者加熟地、山茱萸；若头痛剧烈、眼胀痛者，加菊花、钩藤、夏枯草、苦丁茶清泄肝热。

（3）痰湿中阻

主证为眩晕头重，胸脘胀闷，神倦多寐，泛恶欲吐，食欲不振，苔白腻，脉濡滑。如湿痰化热，可见眩晕头重或胀痛，心烦惊悸失眠，舌苔黄腻，脉滑数。颜师惯用半夏白术天麻汤（天麻、白术、半夏、橘红、茯苓、甘草）治之。对头痛甚者，加白蒺藜、蔓荆子疏风止痛。若湿痰化热、痰热上扰致眩晕头重，惊悸失眠，口苦，溲赤，舌苔黄腻，脉象滑数等热象著者，颜师则以温胆汤（半夏、橘红、茯苓、炙甘草、枳实、竹茹）加黄芩、栀子治之。

（4）肝肾阴虚

主证为头晕眼花、耳鸣耳聋、盗汗遗精、腰酸腿软、舌红少苔、脉弦细数。颜师认为以杞菊地黄丸（熟地、山药、山茱萸、牡丹皮、茯苓、泽泻、枸杞子、菊花）治疗最佳。眩晕重者，加白蒺藜、钩藤、天麻、石决明平潜肝阳；心悸失眠者，加珍珠母、生龙牡宁心安神；便干者，加黑芝麻润肠通便；虚风内动、四肢麻木者，加桑枝、桑寄生、豨莶草、红花、鸡血藤祛风活血通络。对偏于肾阴不足或肝肾阴虚症状较重者，颜师多用左归饮（熟地、山药、山茱萸、枸杞子、菟丝子、川牛膝、鹿角胶，龟甲胶）。他认为本方补而不泻，滋补之力大于地黄丸。对因肝肾阴虚、虚阳上亢致头晕痛、心悸失眠、面红目赤、寸脉摇摇之高血压病，投以颜师潜心揣摩创制之潜降汤（何首乌、枸杞子、白芍、磁石、珍珠母、酸枣仁、茯苓、远志、夜交藤、益母草、怀牛膝、木香）治疗多获良效。颜师强调，治疗这类患者，用药不可疏略安神。"心为五脏六腑之大主"，神安则脏安，脏安则诸病自已。本方名"潜降"者，不独潜降虚阳，亦指安定神志。而安神定志，并用酸枣仁、远志与茯苓三味，常常跃然于颜师临证处方中。

（5）阴阳两虚

主证为上热下寒，头晕足冷，失眠多梦，口干心烦，腰腿酸软，夜尿增多，舌淡或嫩红，苔白，脉弦细或弦劲。此证型多见于妇女更年期高血压。颜师常用二仙汤（仙茅、仙灵脾、巴戟天、当归、知母、黄柏）治之。颜师认为，临床常见之眩晕，以肾阴不足、肝阳上亢和痰湿中阻3型多见，且可同时出现，临床应注意详细辨证。

3. 病案举例

例1. 患者，男，43岁，商人。2006年2月11日初诊。头晕10年，因商海奔波，曲运心机，极力房事，致头晕无休，时有心悸虚烦，眠差耳鸣，精神不振，膝胫酸软，性事不强，胃脘时做堵胀，大便溏、日一行，纳食尚可，舌淡苔微黄，脉弦细。西医诊为神经衰弱。中医辨证，病属心、脾、肾三脏俱虚。治宜并调心脾肾三脏。处方：枸杞子10g，制首乌15g，党参15g，磁石30g（先下），炒白术12g，茯苓30g，炒枣仁15g，炙远志6g，夜交藤30g，苏梗6g，香附10g，陈皮10g。7剂，每日1剂，水煎，分早晚服。7日后复诊，头晕耳鸣、心悸失眠、胫膝酸软等诸症俱减。虑其受病已深，治承原法。予枸杞子10g，制首乌15g，党参12g，磁石30g（先下），炒白术12g，茯苓30g，炒枣仁18g，炙远志6g，夜交藤30g，木香3g，陈皮10g，砂仁5g（后下）。每日1剂，水煎服。半年后随访，眩晕未再复发。

例2. 患者，女，59岁。2003年6月17日初诊。平素性情急躁易怒，近3个月自觉头晕，头痛，失眠，常感肩脊烘热、膝下酸沉无力，时有鼻衄，咽干，大便三四日一行，尿频，舌暗红苔薄黄，脉弦细微数。血压25.29/121.97kPa（190/90mmHg）。西医诊断：高血压病。中医诊断：眩晕，证属肾阴不足、肝阳上亢。治以补肾平肝，育阴潜阳。处方：生地黄 15g，赤芍、白芍各 12g，白菊花 10g，牡丹皮 10g，珍珠母 30g（先下），生牡蛎 30g（先下），决明子 30g（打），桑寄生 30g，夜交藤 30g，怀牛膝 15g，白茅根 30g，枸杞子 10g。7 剂，每日 1 剂，水煎服。6 月 25 日复诊，药后头痛、头晕减轻，睡眠好转、但易醒，醒后不易入睡，近日来未再鼻衄，肩背烘热感消失，膝下酸沉感减轻，大便 1～2 日一行，舌红苔微黄，脉弦细。前方加五味子 6g，7 剂。7 月 12 日三诊，头已不晕、不痛，膝下酸沉感消除，睡眠可，二便调，舌微红苔白，脉沉细微弦。血压 19.95/10.64kPa（150/80mmHg）。效不更方，续服前方 7 剂以善后。另嘱其调养情志，忌发怒和食辛辣油腻之物。

第十六节　颜德馨治疗糖尿病的经验

颜德馨教授（以下简称颜老）为我国首批国医大师，国家级名老中医，当代著名中医临床学家和中医药教育家，从事中医临床 70 余年，熟谙经典，精于岐黄，验识俱丰，在临床上擅长治疗多种疑难杂症。

1. 病机阐微

糖尿病属中医消渴病范畴，颜老认为分上中下三消论治，虽从症状阐发，与临床颇为相合，但从病之轻重缓急截断，则更为明确，病之初之渐常在太阳阳明，之末常在厥阴少阴，肝肾阴亏是其本，肺胃燥热乃其标。中焦脾胃是津液输布的枢纽，因而亦是消渴起病的关键，认为"脾脆，则善病消瘅"（《灵枢·本脏篇》），"脾病者，身重善饥"（《素问·脏气法时篇》），脾之运化输布功能失职，津液不能通达周身，因而变生消渴证。此外，颜老认为瘀血贯穿于糖尿病的始末，其是糖尿病的病理产物。糖尿病产生瘀血的机理主要是阴虚津亏、燥热内亢，由于津血同源，津亏而致血少，燥热使血黏稠，煎熬成瘀。其次，阴津亏耗伤及元气，气为血帅，气虚无力鼓动血行，或多食肥甘，气机郁滞而成痰瘀，或久病入络，均可形成血瘀。血瘀又是新的致病因素，如瘀血阻于脑络可致中风；阻于心脉可致冠心病；阻于眼目可致视网膜病变；阻于肢体则可致神经炎；阻于下肢脚趾则可致脉管炎；阻于肾络则可致糖尿病肾病。从临床上看，糖尿病患者的瘀血体征有面有瘀斑、面色黧黑，舌黯有瘀点，舌下静脉青紫或怒张，妇人月经血块多，以及合并症所表现的上下肢痛、心前区痛、肢体麻木、半身不遂等。甲皱微循环检查可见微循环的管襻数、襻型、襻输出支和襻顶宽窄及流态等方面均有明显改变，且中晚期的改变大于早期，有合并症者更明显。血液流变学检查可见糖尿病患者的血小板聚集率升高，血浆比黏度、全血比黏度、红细胞压积、血浆纤维蛋白原等指标与正常相比，均有明显升高。因此，主张糖尿病可从瘀论治。

2. 治则探幽

颜老认为"脾为生化之源"，人的所有饮食营养的吸收与排泄都要归到脾脏的功能，"脾"应该是包括现代医学中的"胰"。故在消渴的证治中，打破视糖尿病为"虚症"，以补肾为主的治疗路线，而强调"脾统四脏"之说，抓住健脾和活血化瘀来解决最棘手的"胰岛素依赖"和并发症问题。

（1）运脾行津，治脾治胰

消渴病的病因多系恣食肥甘，以致脾运失畅，湿热内盛，肝肾阴亏，故《素问·奇病论》谓："此肥美之所发也，此人必数食甘美而多肥也。肥者，令人内热，甘者令人中满，故其气上溢，转为消渴。"可见，消渴的病机与脾失健运有关，其症状也多系脾失健运的结果。如脾气不足，则津液不升，故口渴欲饮；脾气不升，反而下陷，使水谷精微随小便排出体外，而出现多尿且味甘，脾虚不能为胃行其津液，而致胃火炽盛可见消谷善饥。脾主四肢肌肉，脾虚则肌肉消削，乏力倦怠等。中医学无"胰"之脏，颜老认为从胰的生理功能来看，当隶属中医学"脾"的范畴，胰腺的病理改变大多归属于脾的病理变化之中，为此提出"脾胰同源"之说，应用运脾法治疗胰的病变，临床习用苍术健中运脾治疗消渴病，使脾气健运，不治渴而渴自止。

（2）活血化瘀，调畅气血

消渴病缠绵难愈，日久势必影响气血功能，导致气血阴阳失调，血气运行不畅，瘀血内生。如脾气虚弱，运行乏力，血流受阻，可致血瘀；或阴血不足，血脉失于濡润，使血干涩成瘀。临床上常见消渴病的口渴、头晕、胸痛、舌紫均为瘀血表现，故治以活血化瘀，调畅气血。如见咽干口渴，消谷善饥，形体日瘦，大便秘结，小便频数，舌红或暗红，有瘀斑瘀点，苔黄或黄腻，脉滑数等瘀热蕴结表现，投以清热解毒，活血祛瘀之温清饮加减；见烦渴多饮，尿频而多，色浑浊如脂膏，面色晦黯，胸闷胸痛，盗汗失眠，舌暗红而有紫气，苔黄而少津，脉弦滑或弦数等阴虚血瘀表现，投以滋阴生津，活血养血之人参白虎汤合桃红四物汤加减；见气短乏力，易于饥饿，渴饮不多，小便清长，面色憔悴，胸闷憋气，腰膝酸软，舌淡红，有瘀斑瘀点，苔薄白，脉细弱等气虚血瘀表现，投以益气健脾，活血化瘀之补阳还五汤加减。对于糖尿病并发症治疗亦重视活血化瘀，如糖尿病酮症以燥热、血瘀、浊邪互结为病机，方用温清饮合四妙丸；糖尿病肾病以气阴两虚夹瘀证为多，方用防己黄芪汤、六味地黄丸、四物汤化裁；周围神经障碍病机多为气虚血瘀，方用黄芪桂枝五物汤；视网膜病变多属肝肾阴虚挟瘀证，方用杞菊地黄丸合芍药甘草汤，眼底出血不止加止血药；脉管炎、疮疽证为燥热挟瘀，方用五味消毒饮加丹皮、赤芍，久不收口加黄芪。

3. 方药撷萃

颜老自拟"消渴清"，药用蒲黄、苍术、黄连、知母等活血化瘀，运脾化湿治疗消渴病效果明显。本方源自元·朱震亨《丹溪心法》。药用川黄连2.4g，天花粉9g，生地汁30mL，藕汁50mL，牛乳80mL。前两药研细末，与后三汁调匀炖温服，主治消渴热盛者。颜老取其意，方中苍术健脾运脾，激发胰岛功能，以之为君；知母养阴清热，生津润燥，以之为臣，并可缓解苍术之燥性，刚柔相济，促使药性平和，汇固本清源为一体，能解决糖尿病阴虚内热常见症状；蒲黄，专入血分，以清香之气，兼行气分，故能导瘀结，降血脂，有效预防糖尿病合并症，地锦草清热凉血，化瘀通络，有降糖的作用，二药合用为佐；黄连清热燥湿，泻火解毒，用其为使。诸药合用，苦甘化阴，共奏养阴生津、健脾活血之功。对于胃热炽盛，瘀热内结之消渴证尤为合拍。验方充分体现了颜老"脾胰同源"学术思想，打破了一般中医视糖尿病为"虚证"，以补肾为主的治疗路线，在调节血糖过程中减少并发症，让患者享受生命质量。

颜老治疗消渴，临床亦喜选用各类降血糖之药。如地锦草、鸟不宿、木瓜、知母、淮山药、山萸肉等。地锦草、鸟不宿原为凉血清热、化瘀通络之草药。《嘉祐本草》云地锦草"主流通血脉，亦可用治气"，《纲目拾遗》谓鸟不宿"追风定痛，有遗骨之妙"。经药理实验研究，提示两药均有降血糖作用。颜老移作治消渴之用，临床用量常达 30 ~ 60g，亦可将新鲜地锦草泡茶长期饮用。木瓜性温，味酸，可和胃化湿、理脾敛肝、化食止渴，用于消渴之治，亦有独特的功效。惟山药为健脾敛阴之品，熬粥长期食用，乃消渴病食疗之良方。此外，用升麻升清降浊，提壶揭盖，治下消亦是颜老擅用之法。

4. 验案举隅

患者，男，50 岁，2005 年 11 月 24 日初诊。病史：患者近两年自觉神疲乏力，工作效率低，记忆力下降，1 年前体检时发现糖尿病，平时服用二甲双胍控制血糖，平时空腹血糖 6.8mmol/L，餐后 2 小时血糖 9.2 ~ 9.5mmol/L，体重减轻，近来脱发明显，口干口苦时作，有丙型肝炎病史 3 年，肝功能尚正常。初诊：始而丙型肝炎，继之发现糖尿病，近年来消瘦，易出汗，口干引饮，体重减轻，脉沉细无力，舌淡苔薄，脾肾同病，脾失健运，治当补肾清热，益气补脾。方药：苍白术各 15g，升麻 9g，生蒲黄 9g，知母 30g，地锦草 30g，黄芪 30g，柴胡 9g，川连 3g，丹参 15g，怀牛膝 9g，山药 9g，熟军 9g，14 剂。服药后自汗、口干减轻。又服上方 14 剂后复查空腹血糖 6.1mmol/L，餐后 2 小时血糖 8.9mmol/L。

按：消渴病的辨治，一般分上、中、下三消，以清热生津，益气养阴为基本治则。颜老在临证中体会到，本病的发生、发展及预后与脾胰关系最为密切，因而提出"脾胰同源"之论，倡导从脾论治。他认为古人已意识到在解剖结构上，胰腺是中医"脾"的重要形态学基础。如《难经·四十二难》曰："脾重二斤三两，扁广三寸，长五寸，有散膏半斤，主裹血，温五脏，主藏意"。此处所云之"散膏"，从其描述上看，应相当于现代医学之"胰腺"。再从患者临床表现看，常见气短神疲，不耐劳累，饮水连连却不解其渴，所饮之水直趋下焦而见小便频频，消谷多食而不为肌肤，饮食精微外泄而日见消瘦，且发病多与体质肥胖，即痰湿之体有关。究其原因，实是因为脾是津液输布的枢纽，也是消渴起病的关键。本案患者即其治例。方用苍术、白术健脾，黄芪、升麻升元气而止渴，知母清热，熟军、黄连解二阳之结，蒲黄、丹参化瘀，地锦草为治疗消渴之经验用药。药后诸症减轻，实验室指标亦获明显改善。

第十七节 颜德馨治疗高脂血症的经验

合理调控患者血脂水平，及时治疗上游疾病高脂血症，可以有效抑制冠脉介入术后新生内膜增生，此是"先期治疗未病"的措施。对防治冠脉介入术后新生内膜增生有积极的借鉴与参考意义。

1. 力主辨证以气血为纲，推崇脾胃学说

《素问·调经论》曰："人之所有者，血与气耳。"指出了气血是人体生命活动的根本。气血运行顺畅是生命形成的基本要素，故《灵枢·天年》提出："血气已和，营卫已通，五脏已成，神气舍心，魂魄毕具，乃成为人"。《灵枢·本藏》进一步指出："人之血气精神者，所以奉生而周于性命者也。经脉者，所以行气血而营阴阳，濡筋骨利关节者也。"南宋医家杨士瀛秉承《黄帝内经》的精神，进一步阐发机体气血的重要性，他在《仁斋直指方论》指出："所以得全其性命者，气与血也……血气者，其人身之根本乎！"机体活动内而脏腑，外而形体官窍，皆是气血功能的表现。气血不仅是机体脏腑功能活动的物质基础，而且机体个体体质的差异性亦是由气血的盛衰决定，正如《灵枢·通天》所曰："盖有太阴之人、少阴之人、太阳之人、少阳之人、阴阳平和之人，凡五人者，形态不同，其筋骨气血各不等"。"天人合一"，因为气血周流全身而循行有度，使机体适应自然，维持机体内外环境的统一。故《素问·八正神明论》云："是故天温日明，则人血淖液而卫气浮，故血易泻，气易行；天寒日阴，则人血凝泣而卫气沉。月始生，则血气始精，卫气始行……是以因天时而调血气也"。气血调和，不仅是机体正气强弱的内因，而且是抗御外邪的根本因素。因此，《素问·生气通天论》一针见血指出："是以圣人陈阴阳，筋脉和同，骨髓坚固，气血皆从。如是则内外调和，邪不能害，耳目聪明，气力如故"。据此，颜老认为，气血失调是各种疾病发生的根本内因，"血气不和，百病乃变化而生。"（《素问·调经论》）"气血冲和，百病不生"，若气血失和，百病随之而起。故诊治疑难病症，务须重视气血问题，高脂血症亦不例外。《素问·举痛论》曰："百病皆生于气。"据此观点，颜老提出"气为百病之长"的学术观点，重视机体气机升降，"气机升降，无器不有"。气机升降失常常是痰浊、瘀血等病理产物内生的根本原因。气血是疾病变化发展的两个阶段。邪气伤体，初伤气，继伤血，或因邪盛，或缘于正虚，或失治误治，邪气久恋，伏于血分。故颜老强调痼疾沉疴、陈年累月之内伤杂病、疑难病症等慢性病从血论治，并重视气对血的统摄调节作用。

颜老师承孟河医派，在其"衡"法气血理论中推崇脾胃学说。金元医家李杲《脾胃论》指出："人以脾胃中元气为本。"故颜老强调，脾胃是气血失调的关键脏腑，在强调调气活血法的特殊功效的同时，十分重视"脾胃健运则水谷气盛，五脏充盈；反之则正气虚弱，五脏受病"的论点，承扬"脾统四脏"学说。脾胃为后天之本，水谷之海，气血生化之源，机体脏腑功能活动均赖于脾胃充养。《灵枢·五味》指出："胃者，五脏六腑之海，水谷皆入于胃，五脏六腑皆禀气于胃。"沈金鳌则进一步提出："脾统四脏，脾有病，必波及之；四脏有病，亦必有待养脾，故脾气充，四脏皆赖煦育，脾气绝，四脏安能不病……凡治四脏者，安可不养脾哉？"揭示了脾与其他四脏的密切相关性，强调了调理后天脾胃的重要临床意义。故颜老在治病中擅长从脾论治，重视健脾益气扶正的具体运用，灵活化裁，而且有较多的实践，并有所发展。但气血失调还与心、肝、肺、肾密切相关，缘由机体阴血"生化于脾，总统于心，藏于肝，宣布于肺，施泄于肾，灌溉一身"。

基于上述观点，颜老辨治高脂血症，以气血为纲，认为高脂血症是人体衰老的具体表现。究其病机，务须抓住四个字："气血失调"，其"气血失调"所涉及的主要脏腑在于脾胃、肝、肾。脾胃为后天之本，亦为生痰之源，脾胃亏虚，痰浊内生，壅塞络脉。故对高脂血症的辨治还强调调理脾胃。"肝为百病之贼"，肝失疏泄，气机郁滞，血流不畅，瘀血内生。肾藏精，为先天之本；肝藏血，为罢极之本，肝肾不足，会出现形神衰退之象，如头晕目眩、健忘昏蒙、须发早白、肢麻手颤。脾肾亏虚，水谷精微不化生为气血，无力温煦蒸化水液，终致气血亏虚，痰浊瘀血阻滞。

2. 辨证调脂的基本用药特色

颜老治疗高脂血症，强调调理患者血气，令其条达，气血平和。同时重视调补脾胃，补脾重在"健"字，故无论汤剂降脂，还是膏滋药调脂，均抓住"衡"法与"健"字。

（1）活血祛痰

颜老认为，高脂血症的病机在于机体气血失调，其气血失调的标实病机落实到"痰瘀交阻"四字，故取活血药与祛痰药同用，痰瘀同治。此为颜氏"衡"的具体治法之一。在临证中，颜老常常以水蛭、桃仁、蒲黄、姜黄、地龙等为基本活血化瘀药，配伍法半夏、海藻、苦杏仁、莱菔子、白芥子、胆南星、陈皮等为基本祛痰药。其中水蛭是颜老调脂的特色活血药。水蛭者，张锡纯先生谓之"破瘀血而不伤新血，专入血分而不伤气分"。颜老选用水蛭降脂，炙用，初用量小，待有动静，则逐渐增加；研末口服，每天1~6g。

（2）气血双治

气血双治是颜氏"衡"法的重要治法，分为理气活血法与益气活血法两种。颜老认为，高脂血症由于存在痰瘀交阻的气血失调"标实"证，必然存在气滞血瘀的病理机制，所以在活血化痰的基础上，还佐以理气活血法。颜老常用的基本理气活血药对主要有：降香配川芎（行瘀定痛）、丹参配水蛭（化瘀通络）、郁金配青皮（理气活血化痰）、蒲黄配炙水蛭（化瘀浊）等，其中颜老较推崇使用蒲黄降血脂，常配苍术、白术、姜黄、荷叶等。另外，高脂血症患者还存在气血失调"本虚"证的一面，"虚"则主要表现为气虚、阳虚、血虚、阴虚四个基本症候，但临证时此四者往往两者以上错杂一起，如气虚及阳、气血两虚、气阴两虚、阴阳两虚、阴血皆虚、阳虚血亏、气血阴阳亏虚等。故临证务须依据主要病机，有针对性地选药，如气虚者可以选用黄芪、党参、太子参、苍术、白术、茯苓等；阳虚者可以选用制附子、淫羊藿、仙茅、巴戟天、蛇床子、续断、杜仲、紫河车等；血虚者可以选用当归、鸡血藤、何首乌、丹参（小剂量）等；阴虚者选用旱莲草、女贞子、山茱萸、麦冬、黄精、炙鳖甲、枸杞子、石斛等。对于相兼虚证，颜老临证喜欢使用的药对有：黄芪配鸡血藤，益气养血活血；制附子配当归，温阳养血；黄芪配黄精，益气养阴；续断配炙鳖甲，阴阳并补活血；党参配当归、丹参，益气养血活血；黄芪配太子参、紫河车、枸杞子、旱莲草、女贞子、何首乌、淫羊藿，补益气血阴阳等。对于虚实夹杂的气虚血瘀证，颜老喜用药对有：黄芪配炙水蛭、蒲黄；党参配续断、地龙、太子参等。

（3）调脾重"健"字

颜老对脾胃学说的研究颇有造诣，承扬脾胃后天学说，认为脾胃为诸病之源，脾胃健运则水谷气盛，五脏充盈，邪难伤人。反之则百骸顿失所养，诸疾由此而生。故久病不愈，出现阴阳失调，气血亏损时，注重治脾至为重要。而善治脾者，必以健运为先。所以，颜老运用"衡"法治疗高脂血症的同时，重视从脾调治，灵活化裁。脾健贵在运，不在补。故使用活血化痰、气血双治的调脂汤剂时，务须灵活运用"健"字，"健"字诀窍在于"运"。若兼有脾虚证，则合用香砂六君子汤、四君子汤等；若有气陷现象，则合用补中益气汤；伴有中焦阳气不足或亏虚，则合用附子理中汤；兼有气血不足，合用归脾汤；伴有肢冷、腰酸、怕冷、夜尿次数较多，则合用四神丸；出现湿阻较重，则合用平胃散；痰浊显著者，合用二陈汤、四君子汤；伴肝郁化火者，则合用左金丸、丹栀逍遥散；有食滞之象，则合用保和丸。颜老调脾重"健"字，用药首推"二术"（苍术、白术）。颜氏重视苍术的运用，始于颜氏一代医家颜亦鲁先生。苍术性味辛苦温，有燥湿健脾之功，然颜亦鲁先生认为，苍术还有良好的发汗、运脾、解郁的功效，运脾则首推苍术；苍术虽香燥，然合于黄芪、党参、熟地黄、阿胶等补益药中，能助脾运，畅达气机，消除补益药黏腻之性；另外，"走而不守……泄水开郁，苍术独长"（《玉楸药解》），"又能总解诸郁"（《本经逢源》）。颜老在此基础上进一步发挥，认为苍术不仅入脾胃经，而且还归入肝经，既燥湿运脾，也能行气解郁，还可制约纠偏、化阴解凝、治肝取脾，有一药多效之真谛。白术性味甘、苦、温，归脾胃两经，有健脾益气、燥湿利尿、止汗安胎之功，为常用补气药。古人云："白术味重金浆，芳渝玉液，百邪外御，五脏内充。"颜老推崇白术的理论依据源于"脾统四脏"学说，认为白术还有止血、通大便、消肿、止泻、预防哮喘、止眩、保健的作用。由于高脂血症的病机在于气血失调，痰瘀交阻，颜老把苍术、白术作为降脂基本药，依据不同患者气血失调的具体情况组方，配伍解决主要矛盾的药物，如气虚血瘀甚者配黄芪、党参；痰浊者配橘皮、法半夏、茯苓、降香、白芥子、紫苏子、葶苈子、莱菔子、山楂、桃仁、红花、薏苡仁等；肝肾阴虚者配女贞子、旱莲草、何首乌、黄精、桑葚、合欢皮、丹参；脾虚湿盛者配党参、茯苓、炙甘草、法半夏、陈皮、木香、砂仁、山楂；肝郁化火者配醋柴胡、蒺藜、赤芍、白芍、牡丹皮、丹参、黑栀子、夏枯草、决明子、桑叶、黄连、生麦芽；气滞血瘀者配降香、桃仁、红花、炙水蛭、葛根。腑气不调者配熟大黄、决明子、桃仁、苦杏仁、瓜蒌仁、枳实。

3. 病案举例

叶某，男，43 岁，2003 年 11 月 13 日初诊。病史：患高脂血症近十年，高血压病 2 年余，以西药代文、络活喜等控制血压。近 3 年来，经常头晕，疲劳乏力，口干、口渴、多饮，纳谷一般，夜寐尚安，近2天咳嗽，痰多色白，舌苔黄腻，脉弦数。实验室检查：甘油三酯3.11mmol/L，胆固醇6.40mmol/L。血压140/90mmHg。患者素体禀赋不足，后天烦忧多劳，五脏失养，致气虚血瘀阳亢。证属久病体虚，痰浊血瘀兼有虚体感冒。治当调其血气，令其条达，以柔肝活血通络立法。处方：黄芪、益母草、山楂、决明子各30g，蒲黄（包煎）18g，苍术、白术、虎杖各15g，苦杏仁、桃仁、葶苈子（包煎）、泽兰、地龙、泽泻各9g，水蛭粉（冲服）1g，降香3g。14剂，每天1剂，加水2000mL，浸泡2小时，先大火煎煮至沸，然后小火煎煮45~60分钟。倒出药汁后，加水复煎20分钟。将煎煮好的2次药汁混匀、共煎至沸，倒入保温瓶保温，分早、中、晚3次饭后服。仍服西药代文、络活喜控制血压。

11月27日二诊：药后尚安，复查血象无明显变化，舌苔黄腻，脉弦数。仍当柔肝活血通络。处方：黄芪、益母草、山楂、决明子各30g，黄连3g，蒲黄（包煎）18g，虎杖、丹参各15g，海藻、苦杏仁、桃仁、葶苈子（包煎）、泽兰、地龙、川牛膝、苍术、白术各9g，降香3g。30剂，煎服法同前诊。

12月27日三诊：服药后疲劳乏力明显好转，头晕、口干、咳嗽、痰多等消失，血压平稳，控制在140/90mmHg。面色仍欠华，舌苔薄黄，脉弦细。治当调其血气，健脾化浊。处方：黄芪、生麦芽、益母草各30g，苍术、白术、虎杖、丹参各15g，山楂、神曲、赤芍、桃仁、红花、川牛膝、怀牛膝、泽兰、泽泻、蒲黄（包煎）各9g，檀香1.5g，当归6g，水蛭粉（冲服）2g。14剂，煎服法同前诊。

2004年1月10日四诊：服药后寐酣、纳佳，诸症消失，精神振作，血压135/85mmHg。复查血脂：甘油三酯1.61mmol/L，胆固醇5.89mmol/L。疗效稳定，冬日拟订膏方调治。处方：黄芪、生麦芽、益母草各300g，苍术、白术、虎杖、丹参、怀牛膝、丹参、决明子、白芍各150g，山楂、神曲、赤芍、桃仁、川牛膝、泽兰、泽泻、蒲黄（包煎）、灵芝、沙苑子、蒺藜各90g，红参、藏红花（均另煎汁，收膏时兑入）各45g，檀香15g，当归60g，炙水蛭粉（收膏时兑入）20g，女贞子、旱莲草各100g，降香30g，炒薏苡仁300g，炙甘草50g。上药煎取浓汁，文火熬浓汁，加入龟甲胶、鹿角胶各90g，冰糖500g，烊化收膏。每晨含服一匙。

按：《素问·上古天真论》曰："女子七岁，肾气盛……五七，阳明脉衰……丈夫八岁，肾气实……五八，肾气衰……天癸尽矣。"人类生命始终、持续处于这种运动之中，升与降、藏与散也持续不断地进行着。其消耗的气血补充来源于外界食物所转化的水谷精微。《素问·经脉别论》曰："饮入于胃，游溢精气，上输于脾。脾气散精，上归于肺，通调水道，下输膀胱。水精四布，五经并行，合于四时五脏阴阳，揆度以为常也。"脾胃为后天之本，水谷精微的正常运行布散依靠五脏六腑之升、散、降、藏的平衡。五脏的任何一个环节异常，均会影响其阴阳气血运行改变，使三焦运行失畅，发生气滞、血瘀、水停、痰饮、痰浊、热毒、寒凝、阳亢、内风、湿阻、燥结、癌毒等病理因素，这些病理因素又影响脏腑气血运行与对水谷精微的吸收，终致阴阳失衡，诸病丛生。颜老对本病的辨治，无论久病及肾，或久病及脾，或肝病及脾，或先天禀赋不足等，还是痰瘀相关，或气滞血瘀，或气虚血瘀，或痰浊瘀血阻滞等，最终落脚于"阴阳气血失调"六字，依据"脾统四脏"的理论，细审机体升降之理，法以燮理升降，平衡阴阳，本例患者治疗过程中始终以黄芪、苍术、白术为基本药，综合运用斡旋脏腑、疏其郁塞、消导、燮理阴阳等治法，以期阴阳平衡。此外，《脾胃论·脾胃盛衰论》曰："其治肝心肺肾有余不足，或补或泻，惟益脾胃之药为切。"故采用运脾健脾之法以达柔肝滋肾之旨，亦为颜老擅用健脾运脾的一个亮点。从用药配伍技巧来看，本例注重：寒温并用，如苍术、白术配虎杖、丹参、降香配水蛭；侧重辛甘化阳，如蒲黄配苍术、蒲黄配降香；稍佐酸甘化阴，如檀香配山楂，阳生则痰浊渐消；辛开苦降通气郁，如降香配黄连、苍术配黄连，苦降则达燥湿化浊与平衡阴阳；甘苦合化利小便，如蒲黄配葶苈子，痰浊随湿去而消。然气血以"通"为运，五脏以"通"为用，六腑以"通"为顺，经络以"通"为畅，故颜老结合具体时令、当地冬季喜进补习俗及患者个体化病机等情况，着眼于"通"，制订冬日膏方，采用膏滋药善后，综合调理机体，燮理气血阴阳，以达"五脏元真通畅"。

第十八节 颜德馨治疗眩晕的经验

颜德馨教授擅治疑难杂病，对眩晕论治亦颇具特色。尝谓：头为天象，诸阳会焉，若六气外袭，精血内虚，瘀阻清窍，清阳不运，眩晕乃作，故治疗应详察病因，并根据病程之久暂，病证之虚实而灵活施治。

1. 审证求因，随证治之

（1）平肝潜阳法

适用于素体肝阳亢，头目眩晕，头胀而痛，易怒失眠，面红口苦，脉弦，舌红、苔黄等症。经曰："诸风掉眩，皆属于肝。"《临证指南·眩晕门》曰："头为六阳之首，耳目口鼻皆系清空之窍，所患眩晕者，非外来之邪，乃肝胆之风阳上冒耳。"盖肝乃风木之脏，体阴用阳，其性刚，主动主升，若烦劳过度或情志郁勃，久则化火生风，皆使肝阳偏亢，内风上旋，且风火相煽，必挟内壅之痰热上扰巅顶，而致眩晕。正如《类证治裁》所云："风依于木，木郁则化风，如眩如晕。"颜师谓：凡肝阳有余之证，必以介类以潜之，或佐咸降，以清泄阳热，而平其上升之肝风，常用羚羊饮子加紫贝齿、磁石、石决明、钩藤、天麻等。若肝阳挟痰浊上扰则配半夏白术天麻汤，既化痰浊，又平肝阳。

（2）育阴潜阳法

适用于老年阴亏或素体肝肾不足，阴亏于下，而致虚阳上扰，眩晕欲仆，头重脚轻，耳鸣失眠，腰膝痠软，脉细弦，舌红、苔薄等症。盖肝藏血而属木，肾藏精而主水，肝肾同源，精血互生，肾水不足，肝阴亦亏，木失涵养而阳浮于上，龙雷之火上升。《医学正传》云："真水亏欠，或劳役过度，相火上炎，亦有时时眩运。"《柳州医话》云："龙雷之起，总因阳亢，宜滋补真阴。"颜师常用龟甲、鳖甲以填补真阴，龙骨、牡蛎以平潜肝阳，或用知柏地黄汤加减以滋阴降火。

（3）养血柔肝法

适用于血虚肝失所养，眩晕时作，面色萎黄，口唇爪甲少华，肢体颤抖，脉细，舌淡等症。因肝藏血，赖肾水以济之，血液以濡之，故肝之用全赖于血，若失血过多，血不养肝，则头目眩晕，肢体颤抖。《证治汇补》云："眩晕生于血虚也。"因血虚则阳不潜而致内风上扰，脑失所养。颜师谓：血虚则生风，非真风也，类似风动，故名内虚暗风，此绝非单纯潜镇所能奏效，肝为刚脏，非柔不克，必以补之、柔之。药用生地、当归身、白芍、首乌、枸杞子、杭菊、黑芝麻等。

（4）益气升阳法

适用于中气不足，中州失于斡旋，谷气不得升浮，症见眩晕绵绵，遇劳更甚，少气懒言，脉细，舌淡苔薄。脾胃同居中州，为一身气机之枢纽，物布精微于全身，脾升则健，胃降则和，若脾胃功能失常，水谷精微无以化纳，气血生化乏源，升降之机紊乱，清阳之气不能上荣则为眩晕。颜师谓：眩病由于气虚者，多由清阳不能上升，当升阳补气，《证治准绳》益气聪明汤最为合拍，药用黄芪、党参、升麻、葛根、蔓荆子、细辛等，或用补中益气汤加减。

（5）化痰和中法

适用于痰浊阻壅中焦，清阳不展，眩晕如坐舟车，胸脘满闷，恶心呕吐，脉滑，苔腻等症。《证因脉治》云："饮食不节，水谷过多，胃强能纳，脾弱不能运化，停滞中焦，有火则灼炼成痰，无火者凝结为饮。中州积聚，清明之气窒塞不通，而为恶心眩晕矣。"颜师认为：究其病机当责之痰热中阻或水饮痰浊上泛，前者宜用辛开苦降，药用黄连温胆汤或清震汤加减，后者可用泽泻汤加味以利水化饮，其功在潜移默化之中。

（6）通窍活血法

适用于瘀血阻滞，脉络不通，眩晕持续不已，巩膜瘀丝磊磊；脉细涩，舌紫或见瘀斑等症。头为诸阳之会，若因清窍空虚，外邪得以入踞脑户，阳气被遏，气血运行受阻，瘀血交滞不解，则眩晕缠绵难愈，或因外伤跌仆，瘀血停留，阻滞经脉，清窍失养，亦致眩晕。《医学正传·眩运》云："外有因坠损而眩晕者……是行血清经，以散其瘀结。"颜师则喜以通窍活血，辛香温化，常用通窍活血汤重用川芎，加入通天草、水蛭等以加强破血之力。

2. 病案举例

例1. 张某，男，75岁，退休工人。有慢性肾炎及高血压病史，反复发作，多次住院治疗。近来因面目浮肿，尿检异常，诊为"慢性肾炎"而收入病房。经用利水退肿之剂，浮肿已退，但时有眩晕跌仆，血压偏高。经检查心电图有房性早搏，脑电图中度异常，提示脑动脉硬化，于1988年12月21日请颜师会诊。刻诊：头目眩晕，甚则跌仆，不良于行，言语含糊，面红。脉弦滑，舌红、苔薄黄腻。素体肝阳偏亢，痰浊内停，复有肝阳化风挟痰浊上扰，清阳受蒙。治宜平肝潜阳，宣化痰浊：天麻3g，钩藤9g，夏枯草30g，半夏9g，陈皮6g，茯苓9g，甘草3g，枳实、竹茹、川芎各9g。4剂。

药后未再跌仆，仍有眩晕，步履不稳，脉弦，舌红苔薄。上方续进五剂，眩晕逐渐消失，症情稳定，带药出院，巩固疗效。

按：患者原有高血压及肾炎病史，素体肝阳偏亢，瘀浊内停，《奇效良方》云："木动生风，令人头目眩运。"故颜师辨证，抓住"风""痰"两字，从平肝化痰着手，使肝风得平，痰浊得化，眩晕自止。

例2. 张某，女，47岁。1988年12月28日门诊。患者近月来头目眩晕阵作，胸腹饱胀，四肢关节酸楚作痛。脉细弦小数，舌红、苔薄。肝胃不和，湿浊中阻。治宜升清降浊，清震汤加味：炒升麻9g，苍白术各9g，荷叶1角，桑枝15g，枳壳6g，桔梗4.5g，陈皮6g，油松节、白蒺藜、料豆衣各9g。7剂。药后头目眩晕即瘥，唯关节痠痛如前。脉细弦，舌红、苔薄。转以祛风通络之剂，以治痹证。

按：清震汤由苍术、升麻、荷叶组成，原为治雷头风而设。颜师认为，本方升麻、苍术同用，能举轻泄浊，凡湿阻中焦、清阳不升之证均可应用，荷叶色青气香，取其清轻之气以舒散郁热，亦合"木郁达之"之意。

第十九节　祝谌予诊疗糖尿病学术思想与临证经验

祝谌予（1914—1999），主任医师，教授，中医临床家、教育家、社会活动家，中西医结合卫生事业倡导者、实践者，国家中医药管理局第一批老中医药专家学术经验继承工作指导老师。历任北京中医学院教务长、北京协和医院中医科主任。现将祝谌予教授诊疗糖尿病学术思想与临证经验简述如下。

1. 倡导较高层次的中西医结合

祝谌予教授早年曾跟随名医施今墨先生学习中医，后东渡日本在金泽医科大学系统学习西医4年，受其求学经历影响，祝谌予教授力倡中西医结合，认为中、西医各有所长，也各有所短，只有相互佐证和补充，扬长避短，才能发挥中西医结合的优势，提高疗效。对于自己的学术思想，祝谌予教授曾经撰文阐述："我的学术思想主要是继承了老师施今墨先生的思想，概括起来有两点：一是力倡中西医结合，二是力倡辨证论治。"其指出："过去中医治病由于客观条件所限，没有或者不懂得用西医化验指标来参照，对疾病的疗效判定只能依据主观症状的改善或消除，实际上是不够完善的。"在临床中祝谌予教授始终贯彻中医辨证与西医辨病相结合的思路。祝谌予教授认为首先要认真学好中医和西医的基本理论，在此基础上，通过临床实践逐步加深对其理论体系的认识。在中西医结合的过程中，大致分为三个层次：要经历低层次和较高层次的中西医结合实践，进而探索理论上的结合。如中药西药混用、中药西用、按中医辨证定方后依现代药理选择药物加减等为低层次中西医结合的实践。较高层次中西医结合的实践就是要将西医诊断和化验指标纳入中医辨证，将西药定性纳入"西药中用"——用中医理论指导运用中西药物。在临床中祝谌予教授对一些没有症状的疾病，如临床症状不典型的糖尿病，平时并无任何症状，只有在体检时才发现血糖升高。传统中医对此就无证可辨，也无方可出。祝谌予教授研究糖尿病是在中医理论指导下，把西医的病因病理、诊断方法、化验指标及药理研究有机地结合到中医治疗中。对于"空腹血糖高"考虑是胰岛素分泌不足，其原因可能是周围炎症浸润，造成胰岛细胞受损，不能正常产生胰岛素；也可能机体自身的免疫识别出现问题，抗体攻击胰岛细胞所致。因此从清热和活血方面去治疗，其治疗瘀血型糖尿病的降糖活血方选用广木香、当归、益母草、赤芍、川芎为主，该方本为对防治 ABO 新生儿溶血病有效，药理研究证实其具有抑制免疫性血型抗体的作用，故又称之为"抗免疫方"，祝谌予教授选用该方治疗瘀血型糖尿病是取其既能活血化瘀又可抑制免疫反应的功能，中西医理论均能解释。"餐后血糖高"可能是胰岛素受体数量减少或者胰岛素受体灵敏度降低，以致胰岛素不能充分发挥作用。于是选择从健脾燥湿去治疗，就可以将血糖降下来。虽然随着现代医学发展，科研成果日新月异，但在当时的历史条件下这一思路确实提高了临床疗效，值得总结思考。又如对已在服用降糖西药的糖尿病患者，祝谌予教授通常嘱其在服用中药治疗期间不要骤停西药，而是要监测血糖下降情况逐渐减量，渐至停服，体现其客观的科学态度。高层次中西医结合的实践应该是理论上结合的探索。如当时中国医学科学院修瑞娟教授从事的血液微循环研究揭示了红细胞在毛细血管中的运动形态（变形、集聚）和血液流变的规律。祝谌予先生通过观察糖尿病患者的微循环，发现一部分糖尿病患者有微循环障碍，血流有异常改变，据症辨证为血瘀证；用活血化瘀法治疗，不但微循环障碍解除，血糖也降下来了，因而走出了一条以活血化瘀法治疗糖尿病的新路。李振中根据祝老提出的活血化瘀治疗糖尿病的理论以及筛选的药物，发展了糖尿病视网膜病变的理论与治疗。

2. 强调辨病辨证分型论治

祝谌予教授在临床中观察到糖尿病患者以典型的"三多一少"症状为主诉的并不多，久病失治和体检、术前检查发现血糖升高者很多，当然也有部分就诊者采用胰岛素或口服降糖药物治疗后，虽然在血、尿糖方面控制比较理想，但主观症状未除。祝谌予教授认为如果再按照中医传统的滋阴清热法治疗是不符合临床实际的，必须另辟蹊径，中西合参，在继承施今墨先生学术思想与临床经验的基础上，强调辨证与辨病相结合，并在全国率先建立了糖尿病专科。1979 年在全国首次糖尿病研究经验交流会上，祝谌予领导的糖尿病专科通过对数千例糖尿病患者的治疗观察，拟出 7 个辨证分型：阴虚型、阴虚火旺型、气阴两虚型、气阴两虚火旺型、阴阳两虚型、阴阳两虚火旺型及血瘀型。这种用阴阳、脏腑、气血辨证合参的分型论治方式，使中医对于糖尿病的辨证分型首次有了较为统一的标准和规范，是辨病辨证论治的垂范。经过长期的临床实践，又逐渐将其归纳为气阴两虚、燥热入血、阴虚火旺、阴阳两虚和瘀血阻络 5 型，其中气阴两虚型以多饮、多食、多尿、乏力神疲、不耐劳累、抵抗力弱、易患感冒、自汗、腰膝酸软、肢体麻木、舌淡暗、脉细弱为主症，治宜益气养阴兼以活血为法，方用降糖对药方；阴虚火旺型以三多一少症状、口咽干燥、五心烦热、烘热汗出、心慌失眠、耳鸣遗精、大便干燥、舌红少苔、脉细数为主症，治宜滋阴生津、清热降火，方用一贯煎加味；燥热入血型以三多症状、口干不多饮、燥热殊甚、牙龈肿痛、面赤唇红、皮肤痈疮疗肿、久不收口，或皮肤瘙痒难忍、大便干燥、舌质红绛、脉数有力为主症，治宜清热凉血、滋阴解毒、兼以益气养阴，方用温清饮合降糖对药方；瘀血阻络型以三多症状、口干、但欲漱水不欲咽、面有瘀斑、肢体刺痛、痛处不移、心前区痛，或肢体麻木，或半身不遂，或妇女月经量少、经期延后或经多伴黑血块，舌质紫黯、舌有瘀斑瘀点、舌下络脉青紫怒张、脉涩为主症，治宜活血化瘀，益气养阴，方用降糖活血方；阴阳俱虚型多见于糖尿病晚期，以口干、畏寒肢冷、腰酸腿软、男子阳痿、乏力便溏、浮肿尿少、肢体麻木，或多见于糖尿病眼底病变视力下降、甚至失明，舌淡胖、脉沉弱，治宜温阳育阴、益气生津，方用桂附地黄汤加味。该分型方法沿用至今，影响甚广。此外，西医流行病学认为糖尿病患者中高血压、冠心病、高血脂的发生率显著高于普通人群，患者除血糖异常之外常出现心慌、胸闷、憋气、心绞痛、头痛头晕或脉律不整的症状。对于治疗这类患者，祝氏在1993年初拟出降糖生脉方（又名降糖2号方），凡是心绞痛者加菖蒲、郁金、羌活、菊花；血压高者加牛膝、夏枯草、黄芩、钩藤；血脂高者加制首乌、丹参、草决明等，此项治疗方法是中西医结合辨病辨证论治的进一步延伸。

3. 突出气血辨证，开创活血化瘀法治疗糖尿病先河

祝谌予教授在施今墨先生十纲辨证的基础上，将气血辨证的方法广泛用于内伤杂病和妇科疾病的诊治中，指出："八纲辨证不包括气血辨证的内容，是其不足之处。阴阳两纲不若气血两纲更为具体。叶天士首创卫气营血辨证，虽为外感热病所设，然究其实质，还是要辨清邪热伤人气血的浅深层次。内伤杂病亦可辨出气分病、血分病或气血同病，药物归属也就有入气分或入血分的区别。因此用气血辨证指导临证更其实践意义。"。祝谌予教授在气血辨证中尤其注重虚实寒热审证施治，并提出"气病宜辨虚实，血病须究寒热"的观点，在糖尿病5类证型中气阴两虚、燥热入血、瘀血阻络3型均体现了祝谌予教授气血辨证的思想。其气血辨证思想还十分注重气机的升降浮沉与脏腑相结合，认为气机升降直接关系到脏腑的功能，尤其在临证中注重肝、肺、脾、胃气机的调适，如著名的调气对药方（亦称上下左右，由桔梗、枳壳、薤白、杏仁4味药物组成）常用于糖尿病合并胸膈满闷、脘腹胀满、大便不通等气机阻滞之证。再如补中益气汤、升陷汤、半夏泻心汤、旋复代赭汤、逍遥散等均是祝老调理肝、肺、脾、胃气机常用方剂。另外，其在治疗气血同病时认为调气在理血之先，补气在养血之上，临证之时常常是行气活血、降气止血、益气行血、益气摄血、益气生血等相兼并用，如其为治疗糖尿病血瘀证所设之降糖活血方，即是当归、川芎、赤芍、益母草等活血药与理气药广木香和益气药黄芪同用，至于气分药与血分药之用药比例，则根据病情轻重而定，灵活多变，体现出"气在血之上，治血先调气"的学术观点。祝谌予教授临床发现，糖尿病发展到一定程度，尤其是合并有慢性血管、神经病变（如冠心病、脑血管意外后遗症、脉管炎等）或者长期使用胰岛素治疗者常伴有瘀血表现，诸如肢体疼痛、麻木、皮肤颜色青紫，心前区疼痛，痛处固定不移，面部晦黯，半身不遂，妇女闭经或者经量稀少，黑紫血块，舌质淡黯，舌边有瘀斑或瘀血点，舌下络脉青、怒张等；又结合中医经典著作《灵枢·五变》"血气逆流，腘皮充肌，血脉不行……转为消瘅"，《医学入

门》"三消……熏蒸日久,气血凝滞",《血证论》"血渴"等论述,参考当时西医学病理解剖发现的部分糖尿病患者胰腺血管闭塞,以及约 70% 的糖尿病患者伴有动脉粥样斑块形成,血管弹性减弱,血小板聚集,血液流变异常,血黏度增高,血栓形成,毛细血管基底膜增厚,微循环障碍等病理生理学基础,进而提出以活血化瘀法治疗血瘀证糖尿病患者,开创了活血化瘀法治疗糖尿病的新思路。祝谌予教授认为糖尿病瘀血证主要由气阴两虚所导致:气为血帅,血为气母,气虚推动无力,血液运行不畅,缓慢涩滞,而成瘀血,即所谓"气虚浊留";阴虚火旺,煎熬津液,津血同源,津亏液少则血液黏稠不畅亦可成瘀,即所谓"阴虚血滞"。瘀血形成之后又可阻滞气机,使津液失于敷布,加重糖尿病病情而出现多种晚期合并症或并发症:瘀血阻于心脉可致胸痹心痛;瘀血于脑络则成中风偏枯;瘀血阻于肢体则麻木、刺痛,甚至脱疽;瘀血阻于目络可致视瞻昏渺;瘀血阻于肾络则尿闭水肿。其所阐释的糖尿病合并症、并发症"血瘀"病机,更为后世医家广泛采纳、发挥。在治疗上除了创立著名的活血化瘀、生津止渴的葛根、丹参药对外,还拟立了调气活血方(广木香、当归、益母草,赤芍、川芎),或用五香散(五灵脂、香附、黑白丑),在此基础上有气阴两虚者可合用降糖对药方,若合并脑血管疾病则用补阳还五汤益气活血通络,若合并高血压等病证则用血府逐瘀汤活血化瘀,若合并肝硬化、肝脾肿大则用膈下逐瘀汤活血化瘀软坚,若合并冠心病、肺心病则用当归、川芎、丹参,若合并糖尿病肾病则用益母草、鸡血藤、丹参,进而形成了一整套包括益气活血、逐瘀活血、温经活血、清热活血、软坚活血等治法在内的糖尿病及其并发症活血化瘀治法。祝谌予教授认为活血化瘀治法不仅能消除或改善临床症状,降低血糖、尿糖,而且可以纠正异常的血液流变性指标,预防和减少糖尿病慢性并发症的发生。同时针对有些学者认为治疗糖尿病当以活血化瘀法贯穿始终的观点,祝谌予教授强调,使用活血化瘀法必须辨证,气血相关,不可分离,气虚血瘀宜益气活血,气滞血瘀则宜行气活血,阴虚血瘀宜养阴活血,阳虚血瘀则宜温阳活血,不脱离中医辨证论治的原则。

4. 强调病本在肾,重视积热伤阴

中医认为消渴病病因除体质因素外,有过食膏腴体肥而致病者,如《素问·奇病论篇》云:"此人必数食甘美而多肥也,肥者令人内热,甘者中满,故其气上溢,转为消渴";有嗜酒而致病者,如《千金方》云:"凡积久饮酒,未有不成消渴";有情志不舒而致病者。如《河间六书》云:"消渴者……耗乱精神,过违其度之所成也",此乃五志过极,皆从火化,热盛阴伤,致令消渴;也有房室不节,精虚肾燥,而致病者,如《诸病源候论》云:"房室过度,致令肾气虚耗,下焦生热,热则肾燥,燥则渴,肾虚又不得传制水液,故随饮小便"。祝谌予教授根据临床观察认为该病发病因素多是综合的,尤其是嗜酒,喜食膏腴和精神过度紧张三者综合发病者较多。不论七情、房劳、厚味、饮酒等因素,其致成消渴病的机制为积热伤阴,阴虚火焱,耗损肺、脾(胃)、肾诸脏,热伤肺阴,则津液干沽,不能敷布,故多饮而烦渴不止,热伤胃阴,则胃火炽盛而善饥多食,肌肉消瘦,热伤肾阴,则肾阴不足,精气亏虚,固摄无权,精微不藏,多

尿而频，或尿如脂膏或发甜。临床上表现为多饮、多食、多尿、消瘦等症状。祝谌予教授认为糖尿病中有三消症状者，才相当于消渴病，消渴病虽有热在肺、胃、肾之分，其病本证则之本在肾，正如《灵枢·五变篇》云："五脏皆柔弱者，善病消瘅"，因为肾藏精、主水，为水之本，故临床上糖尿病以"肾虚""气阴两虚"为本，"燥热""血瘀"为标。

5. 滋养培本，脾肾为重，创立降糖基本方

祝谌予教授曾说："自后汉张仲景以来，历代名家之名方都是经过临床反复验证、极为有效之方剂，组方严谨，用当通神。我们应当向古人学习，细心体会和揣摩其组方之理。运用《伤寒论》《金匮要略》诸方时要结合现代病证，使古方有新意，即所谓'古方今用'。如果我们有古人现成的验方即可'拿来'就用，又何必每见一病即毫无章法、凑药成方呢？有些医生不善用方和组方，处方都是见一症用一药，杂乱堆砌、毫无法度可依，甚至为了卖药，每张处方竟开三四十味药，且贵药极多，实不可取。我们也可组方，都是从临床实践中而来，如降糖对药方、葛红汤、四藤一仙汤之类，但绝不是'大撒网'式的处方，所以我们作为良医，应善用方、善组方。"祝谌予教授治疗糖尿病之有消渴症者，以增液汤、生脉散合玉锁丹，再加苍术配玄参，黄芪配山药两个对药为基本方（苍术、玄参、黄芪、山药、生熟地、党参、麦冬、五味子、茯苓、生牡蛎、生龙骨），从肺、脾、肾三脏入手，尤以脾肾为重点，着重先后天两方面滋养培本论治，共奏益气养阴、培补脾肾、清热除燥、生津止渴之功。该方是祝谌予教授最初拟定的针对气阴两虚型糖尿病患者的降糖基本方。其中玉锁丹为民间古方，其中的五倍子可能出现恶心、呕吐、腹痛等不良反应，而且有一定的肝毒性，所以后来被从基本方中筛除。苍术配玄参，降血糖，黄芪配山药，降尿糖，系施今墨先生的经验，祝谌予教授在其糖尿病讲稿中引用大量实验研究证明用于动物实验均有降糖作用。祝谌予先生认为苍术虽燥但伍玄参之润，可制其短而用其长。黄芪的补中益气升阳及紧腠理的作用与山药益气阴、固肾精的作用，二药相配互相协同，益气生津，健脾补肾，涩精止遗，防止饮食精微的漏滞，使尿糖转为阴性。并提到如用单味黄芪一两煎汤代茶饮，对某些糖尿病消除症状，及降血糖，尿糖，均有殊效。基本方中之所以选用增液汤，生脉散及玉锁丹，是因为三方均从肺、脾、肾三脏滋养培本，清热益阴。增液汤以麦冬之甘寒，生津清热，润肺养胃，偏于中上焦，以生地之甘苦寒，滋阴清热，补益肝肾，偏于下焦，玄参之苦咸寒，增液清热入肺胃肾，作用于三焦，三药配用，养肺胃肾三脏之阴液，清上、中、下三焦之燥热；生脉散以党参益肺脾之气，麦冬养肺胃之津，五味子敛肺肾之阴，着重于肺脾肾三脏，益气生津敛阴；玉锁丹以五倍子之酸敛涩精降火，入肺肾，龙骨之甘涩固精潜阳安神，入心肝肾，茯苓之淡渗健脾安神，入心脾肾，三药合用，敛气固精，降火安神，作用予肺脾肾三脏。因此，由上述三个成方再加两个对药组成的基本方有滋阴清热，益气生津，敛气固精的作用，方中以苍术、茯苓健脾祛湿，补中有消，滋补而不腻，使燥热清、气阴复，恢复肺脾胃肾诸脏的功能，使水谷运化正常，三消之证自愈。正如《素问·经脉别论》所云："饮入于胃，游溢精气，上输于脾，脾气散

精，上归于肺，通调水道，下输膀胱。水精四布，五经并行。合于四时五脏阴阳，揆度以为常也。"虽然祝谌予教授常常借鉴药理，但同时强调方药的作用是通过对人体全身功能的协调作用的结果，必须在辨证的基础上，运用上述基本方或对药，才能达到治疗糖尿病的目的。经过一段时间的临床实践，祝谌予教授认为降糖基本方药味较多，不易加减，而且价钱较贵，又考虑方中的山药含淀粉成分较多，不利于血糖控制，所以把降糖基本方简化成为"降糖对药方"，全方由生黄芪、生地黄、苍术、玄参、葛根、丹参3组对药组成。生地黄甘寒清热、滋阴凉血，与山药相比更适合于阴虚燥热的糖尿病病情，而且药理研究也有明显降糖作用。遇有部分患者服用对药方后出现腹泻，祝谌予教授参考杂志关于生地黄含有类似大黄样致泻物质的报道，生地黄、熟地黄同用或直接用熟地，遇有寒湿者加苏梗、藿梗、白芷、薏苡仁燥湿止泻，遇有湿热者加黄芩、黄连清热燥湿，以解决泻下之药弊。降糖对药方保留了施今墨先生用黄芪配生地黄降尿糖、苍术配玄参降血糖的治疗特点而又有发展和变化，尤其是新增加的葛根配丹参这组生津止渴、祛瘀生新、降低血糖对药，是祝谌予教授用药配伍经验所得，是为糖尿多夹瘀血的病机而设。葛根甘辛平，生津止渴，滋润筋脉，可以扩张心、脑血管，改善血液循环，降低血糖，因此也具有活血功能；丹参苦微寒，祛瘀生新，凉血安神，降低血糖，功同四物。两药配伍，相互促进而活血降糖力量增强。所以降糖对药方比降糖基本方组方更为合理，力专效宏。祝谌予教授在治疗糖尿病中，虽然重视滋养培本，并创立了降糖基本方、降糖对药方等辨病论治方剂，但是其强调坚持辨证与辨病相结合的原则，不拘泥于基本方一法。若证属阴血燥热，气阴两伤者，予养血清热，益气滋阴，方用温清饮（黄芩、黄连、栀子、黄柏、当归、地黄、川芎、芍药）合降糖对药；若证属血瘀气滞，气阴两伤，予活血化瘀，益气养阴，方用降糖活血方（广木香、当归、益母草、赤芍、川芎、丹参、葛根、苍术、玄参、生地黄、生黄芪）。若证属肝郁化热，气阴两伤，如原有慢性肝炎兼有糖尿病者，则又当疏肝清热，益气滋阴，合降糖对药施治；若证属心脉失养，气阴两虚，如合并冠心病、心律失常者，则又当益气养心，滋阴生津，方用降糖生脉方（亦名降糖2号方，生黄芪、生地黄、熟地黄、沙参、麦冬、五味子、生山楂、天花粉）。

6. 精于配伍，新增药对，参考药理

祝谌予教授组方用药时非常重视药物之间的配伍，尝谓："临证如临阵，用药如用兵。良将行兵布阵，必对手下兵士素质优劣了如指掌，方能战而胜之；良医组方，亦应熟谙药性，精通配伍，灵活化裁，则药之必果。"其认为组方的关键是配伍，药物之间的配伍并非是杂乱的拼凑，而是根据病情需要的有机组合，只有合理配伍之后，才能发挥出多种治疗功效。祝谌予教授在继承施今墨先生药对用药经验的基础上，又结合临床实际新增了许多药对，尤其是在糖尿病及其并发症的治疗方面，其间对期刊杂志等药物药理学研究结论亦十分重视，临床中参考借鉴的例子不少。葛根、丹参药对是祝谌予先生所创非常知名的药对，与施今墨先生流传下来的两个药对共同组成降糖药对方，前文已经介绍过。其他如针对尿糖不降、津伤口渴祝谌予教授常用天花粉、生地黄为伍，清热生津止渴，或仿玉泉丸之意加乌梅、五味子酸甘化阴。针对血糖不降常用人参白虎汤，其中生石膏、知母为伍，治疗口渴引饮之上消尤为适宜，且药理证实人参白虎汤有显著的降糖作用。针对消谷善饥常用玉竹、熟地黄为伍，柔润滋腻碍胃，可消除饥饿感。针对烘热阵作或燥热多汗常用黄芩、黄连为伍，善除上焦实火，在大队益气养阴药中应用更无苦寒伤阴败胃之虞。针对上热下寒常用黄连、桂枝为伍，寒热并用、清上温下。针对尿酮体阳性常用黄芩、黄连、茯苓为伍，清热解毒渗利。夜尿频数常用枸杞子、续断，补肾益精、固肾缩尿。夜尿频多常用续断、寄生、益智仁为伍，益肾缩尿。小便失控常用生白果、枳壳为伍，一敛一散，止遗尿增加肌张力。大便干燥常用当归、白芍或制首乌、女贞子为伍，质润多油润肠通便。大便溏薄常用莲子肉、芡实为伍，健脾止泻力强。皮肤瘙痒常用白蒺藜、地肤子或苦参、地肤子为伍，散风清热、除湿止痒。妇女外阴瘙痒常用知母、黄柏为伍，滋阴清热、燥湿止痒而直达下焦。下肢水肿常用茯苓或萆薢、石韦为伍，功善渗利下行、利湿消肿。心悸常用菖蒲、远志或生龙骨、生牡蛎为伍，开窍强心或潜镇安神。失眠常用女贞子、首乌藤，或白蒺藜、首乌藤，或酸枣仁、女贞子，夏枯草、半夏为伍，调心养肝、补血安神，遇有多梦者常再伍用白薇以清肝热。腰痛（祝谌予教授认为糖尿病腰痛多责之肾虚）常用川续断、桑寄生为伍，补肝肾、强筋骨、益肾虚。自觉燥热殊甚而有腰痛者，则用引火归元法，主方加肉桂一钱。两膝酸软常用千年健、金狗脊为伍，强筋壮骨、增强体力，遇有膝盖疼痛，起坐发出声响者常用鸡血藤、路路通为伍，养血通络止痛。肢体麻木常用豨莶草、鸡血藤为伍，祛风除湿养血通络，善治肢体顽麻。视物模糊不清常用川芎、白芷、菊花为伍，调补肝肾，善祛肝经风热。阳痿、腰冷、形寒肢冷等为阴阳俱虚者常用仙茅、淫羊藿或巴戟天、补骨脂为伍，温肾壮阳效佳。此外，祝谌予教授诊治糖尿病还十分注重饮食禁忌，特别重视对糖尿病患者的饮食宜忌的健康教育。强调饮食定量、定质、定时，忌饮酒和甜食。结合现代医学认为含糖量较多的水果和部分蔬菜也应少吃，最好不吃，如桔子、梨、葡萄、西瓜、罗汉果、菠萝、荔枝、苹果、柿、大枣、白薯、鲜玉米等。在临床实践中还观察到韭菜、茴香、香椿等食物对血糖影响较大，认为其于中医多属辛温之品，故不适宜以阴虚为主的糖尿病患者。

第二十节　祝谌予治疗高血压病的经验

高血压是中老年人的常见病，祝谌予教授认为：高血压的致病因素复杂，反复性大，尤其是精神因素如忧思恼怒、工作紧张等对病情有显著影响。但外因是通过内因起作用的，人体脏腑的气血逆乱、阴阳失调是本病发生发展的内在原因。因此治疗时非常重视调整人体脏腑气血与阴阳平衡，取得了满意疗效。

1. 病因病机

基本病机是本虚标实，在本以肝阴不足，肝阳上亢或者肾阴亏损，水不涵木为主；在标以气火上逆，火盛风动或肝阳化风为主。如《灵枢·海论》所云："髓海不足，则脑转耳鸣，胫竣眩冒……"以及《素问·至真要大论》曰："诸风掉眩，皆属于肝"均是指此而言。初期病在肝肾，阴虚阳亢，日久则气病延血，阴损及阳，发展为气血瘀阻、阴阳两虚、多脏器受损之晚期高血压。高血压发展过程中常有挟痰、挟瘀之变。痰浊的生成与肝火亢盛，津液受煎熬或脾虚湿盛，健运失常有关；瘀血为气滞不畅或气虚无力推动所致。临床常见有言语不利，喉中痰多，心区闷痛，肢麻指痛，活动不遂，舌暗苔腻等心脑血管疾病表现。

2. 诊断经验

西医诊断高血压病，以临床上收缩压或（和）舒张压增高为标准。祝氏经多年临床观察和体会，发现高血压患者有时会出现某些特异性的舌象、脉象和症状，如果结合血压测量，更有利于中医辨证分型治疗。

（1）舌象：实性高血压舌质多红暗，舌苔黄或厚腻；虚性高血压舌质多为淡暗、淡胖、苔少或薄白。如果伴发心脑血管病变，属瘀血型高血压者，除舌质紫暗，有瘀点、瘀斑之外，常见舌下络脉青紫怒张。

（2）脉象：现代研究高血压以弦脉最为多见。祝氏体会如弦脉出现"脉上鱼际"者更有诊断价值。寸口脉一般是指从鱼际下至桡旁共长一寸九分的桡动脉部位，祝氏认为若两手脉长"上盈于寸，下盈于尺"，且弦劲有力，并上鱼际者，称作"脉上鱼际"，是部分高血压特有的脉象，尤多见于收缩压增高、脉压差大的患者，病机属心肝火旺，气火窜扰血脉或阴不敛阳，阴虚阳亢。验之血压测量，大多能得到验证。若以舒张压增高为主，即脉压差相对偏小者，多为细弦或细涩脉，病机为肝肾阴虚，气火浮游于血脉之中或气虚血瘀，血行不畅所致，此时不能单凭脉诊，必须结合血压测量确诊。

（3）症状：若患者主诉耳内经常发痒当注意其是否患有高血压，这是祝氏独特的诊断经验。临证时，若见头晕头痛的中老年人，可询问其是否耳内经常发痒或耳鸣，若有耳痒，测其血压多数增高。推究其理，肾主藏精，开窍于耳，肝司藏血，主风主动。高血压以肾阴不足为本，肝经火盛为标，肾阴不足，风火上扰于耳则耳内作痒也。还有老年人出现颈项强硬，半身麻木，步履无力，如踩棉絮者，大多是瘀血型高血压之表现，亦是问诊的重点。

3. 辨证分型治疗

施今墨先生治疗高血压常分虚实两类，凡积热生火，热迫血逆，腑实便结者属实性高血压，治宜用龙胆泻肝汤、三黄石膏汤等苦寒直折，清泻肝火。如肝肾阴虚，下虚上盛，阴不敛阳者属虚性高血压，治宜用左归饮、杞菊地黄汤、四石汤（灵磁石、紫石英、代赭石、石蟹）等上病下治，滋阴潜阳。祝氏在此基础上，于实性高血压治疗中又增加了肝风挟痰和瘀血阻络两种类型，并根据本病虚中夹实、实中兼虚的特点，强调虚实兼顾、标本同治。

（1）实性高血压

① 火盛阳亢

常见于高血压病之初期，因肝火上炎、肝阳上亢而证见头痛眩晕，面红目赤，口苦耳鸣，烦躁易怒，便结溺黄，两太阳穴静脉怒张，舌红苔黄，脉弦劲有力或脉上鱼际。特点是血压多以收缩压增高为主，脉压差大，耳鸣如雷，脉弦而上鱼际。

治则：清肝泻火，平肝潜阳。

用祝氏自拟降压验方：夏枯草15g，苦丁茶10g，杭菊花10g，黄芩10g，槐花10g，钩藤10g，茺蔚子10g，桑寄生20g，怀牛膝15g，石决明（先下）30g。

方中用夏枯草、苦丁茶、杭菊花、黄芩清泻肝胆实火；槐花、茺蔚子凉血活血通络；钩藤、石决明平肝潜阳；桑寄生、怀牛膝滋补肝肾，引血下行而降低血压。头痛剧烈者可加羚羊角粉、白蒺藜；大便干燥者加生大黄、草决明。

② 肝风挟痰

恣食肥甘，痰湿中阻，蕴而化热，引动肝风，证见形体肥胖，眩晕头重，口苦粘腻，恶痰涎，失眠多梦，胆小易惊，舌苔厚腻，脉象弦滑。

治则：化痰清热，平肝熄风。

方用十味温胆汤（半夏、茯苓、陈皮、甘草、竹茹、枳实、菖蒲、远志、枣仁、五味子）加钩藤10g，夏枯草10g，黄芩10g，石决明（先下）30g，珍珠母（先下）30g。

③ 瘀血阻络

元气不足，运血无力，久则成瘀。亦可由精神紧张，肝郁气滞，血行不畅而成。证见头昏神倦，乏力，下肢如踩棉絮，四肢麻木不温或活动不利，颈项僵硬不适，舌淡暗，舌边有瘀斑、瘀点，或舌下静脉怒张。实验室检查血黏度增高，常伴颈椎病、冠心病或腔隙性脑梗死等。

治则：补气逐瘀，平肝通络。

方用补阳还五汤加丹参30g，葛根15g，茺草15g，桑寄生20g，鸡血藤30g，钩藤15g，牛膝15g。若属气滞血瘀可用血府逐瘀汤加以上药物治疗。

高血压日久出现肢体麻木、酸沉无力者，常有中风之虞。用补阳还五汤加减治疗不仅可益气逐瘀，降压通络，还能预防中风之发生。

（2）虚性高血压

① 肝肾阴虚

临床最为多见，素体阴虚或阳亢日久，下及肾阴而致。证见头痛头晕，耳鸣耳痒，两目干涩或视物模糊，口干心烦，手足心热，腰酸膝软。舌淡暗，脉细弦或弦大无力。特点是血压多以舒张压增高为主，脉压差偏小，耳痒或耳鸣如蝉，脉细弱无力。

治则：滋补肾阴，平肝降压。

方用杞菊地黄汤加钩藤10~15g，夏枯草15g，黄芩10g，桑寄生20g，怀牛膝15g，杜仲10g。

张景岳云："无虚不能作眩，当以治虚为主，而酌兼其标。"中老年人高血压多为肾精亏损，阴不敛阳，虚阳上亢。故以杞菊地黄汤滋补肝肾之阴而潜上亢之阳；钩藤、夏枯草、黄芩可平肝熄风，清热降压；桑寄生、怀牛膝、杜仲补益肝肾，引血下行。如失眠多梦加枣仁、五味子；肢体麻木加豨莶草、鸡血藤；头晕明显加石决明、生牡蛎；耳鸣耳聋严重加珍珠母、灵磁石等。

② 阴阳两虚

因年老体衰，脏腑虚损，病久阴损及阳致虚阳上浮，或妇女年届更年期，冲任失调而致。证见眩晕耳鸣，腰膝酸软，肢冷畏寒，夜尿频数，口干自汗，便溏水肿，舌淡胖，脉沉细。特点是可见头面烘热，腰膝以下发凉，舌淡胖等上热下寒等阴阳失调之象。

治则：温补肾阳，兼滋肾阴。

方用桂附地黄汤加川断 15g，杜仲 10g，桑寄生 20g，怀牛膝 10g，仙灵脾 10g 等。妇女更年期高血压常用二仙汤（仙茅、仙灵脾，巴戟天，知母，黄柏，当归）加二至丸（女贞子，旱莲草）等药。

祝氏指出，有的医生治疗阴阳两虚型高血压不敢用附子、肉桂等温热药，认为温热药可升高血压，而中医特点是"有是证即用是药"，高血压阴虚火旺者固然不宜用温热药，但如属阴阳两虚，虚阳上浮者则非附、桂不能取效。

4. 遣药特点

祝氏治疗高血压病，最喜在辨证的基础上加用夏枯草、黄芩、牛膝、桑寄生、钩藤、菊花几味中药，经现代药理研究证实均有不同程度的降压作用。如果根据传统中药治疗作用，参照现代药理研究，在不违背中医辨证原则下，可将祝氏常用降压中药归纳为如下几类。

清热泻火降压药：龙胆草、黄芩、黄连、黄柏、山栀、夏枯草、苦丁茶、槐花、白薇、木贼草、决明子。

平肝熄风降压药：钩藤、天麻、地龙、菊花、白蒺藜、全蝎。

重镇潜阳降压药：珍珠母、灵磁石、代赭石、生龙骨、紫石英、紫贝齿。

活血化瘀降压药：茺蔚子、红花、川芎、生山楂、葛根、豨莶草。

引血下行降压药：怀牛膝、桑寄生、益母草、当归、鸡血藤。

此外，还有部分中药具有双向调节作用，如生黄芪、人参、刺五加、灵芝、北五味子，既可使偏低的血压增高，又可使病态高血压降低。

5. 治验举例

马某，女，42 岁。主诉高血压 30 年，双手发麻、发凉 2 年。患者之母患高血压病，本人自 12 岁始即血压增高。近 10 年需服降压西药以控制血压，2 年来血压波动在 140～160/100～105mmHg，并出现双手发麻、发凉，后背疼痛，下肢沉重无力，月经量少，有血块。现口服硝苯地平 10mg，每日 3 次，血压 160/110mmHg。舌紫暗，舌下静脉怒张，脉沉细。证属气虚血瘀，络脉不通。治以补阳还五汤加丹参 30g，葛根 15g，莶草 15g，鸡血藤 30g，桂枝 10g，桑寄生 20g，牛膝 10g。服药半月，双手麻凉及后背疼痛、下肢无力均明显减轻，血压降至 150/85mmHg，自停硝苯地平等西药。守方去牛膝、桂枝加羌活，菊花等再服 14 剂，诸证均愈，血压稳定在 140/80mmHg。患者继以上方加减治疗 3 月余，1 年后随诊，病情未再反复。

第二十一节　印会河治疗糖尿病的经验

消渴病相当于西医学的糖尿病。《黄帝内经》中将"消渴""消瘅"的病因归于五脏"脏脆"，后世医家从七情、饮食、劳倦等方面认识本病的病因，也有一些学者把阴虚燥热归纳为消渴病的根本病机。历代医家对消渴病的认识及治疗虽有不同，但唐宋以后，临床上多以上、中、下三消来论治消渴病，这在一定程度上限制了消渴病理论认识及临床辨治方面的发展。印会河教授尊古而不拘泥，在该病的病机及治疗上提出新的见解，介绍如下。

1. 提出热盛是本虚之因，脉络瘀阻贯穿消渴病全过程

印教授从数十年的临床观察中得出结论，糖尿病患者早期有阳热亢盛，气化太过的表现。比如：患者饮食入胃后，腐熟、消化的过程较迅速，故消谷易饥；水液蒸腾较过，故汗多；膀胱气化太过，故溲数；水液耗散，故口干口渴多饮，这种功能亢进的状态循环往复。根据目前临床调查，多数糖尿病患者发病的早期往往有：饮食不节生胃热；不节嗜欲、不慎喜怒生心火、肝热；大便秘结生肠热等导致阳热亢盛的病因，这些均符合消渴多因"阳气悍而燥热郁甚之所成"的观点。此期虽可耗气伤阴，有气阴不足的表现，但气阴不足绝非矛盾的主要方面，所以治疗上应本着气由热损，津由热耗的思想，以清热为法，少佐养阴生津之品。只有热邪清除，气阴才得以恢复。

如果前面提到的阳热亢盛、气化太过这一阶段未能得到积极恰当的治疗，燥热不除，则多汗、多尿现象得不到纠正，会耗散阳气，耗伤阴血。众所周知，汗和尿都是阳气作用于阴液而得，壮火散气，耗气伤阴，日久则会导致气阴两伤，进而阴损及阳，阴阳两虚。正如刘完素在《三消论》云："此乃五志过极，皆从火化，热盛伤阴，致令消渴。"正气虚损后患者多表现为：消瘦、气短、乏力、形神疲惫、口渴、咽干、五心烦热、身燥少寐，舌红少苔，脉细数等，此时在清除燥热的基础上，必须要顾护气阴，扶正培本。

印教授认为，燥热内灼可以致瘀，津亏血黏可以致瘀，气虚气滞可以致瘀，阴血虚衰可以致瘀，阳虚寒凝也可致瘀。因此，脉络瘀阻贯穿消渴病全过程。瘀血内阻，使脏腑器官功能失调，如瘀血留着心脉，心脉痹阻，则出现胸痹，心痛，心悸，怔忡等心系并发症；瘀血留着脑窍，则可见中风偏瘫，眩晕口僻，甚至昏迷等脑系并发症；肾络瘀阻，肾气受损，开阖不利，则出现腰痛，水肿，尿浊等肾系并发症；瘀血留着目窍，目络瘀阻，精血不能上承，则有视物模糊，两目干涩，内障目盲等眼部并发症；痹阻四肢脉络，则出现肢体麻木疼痛或肢端坏疽；留着肌肤，营卫不行，气血壅滞，热腐成脓，则出现皮肤疖肿，痈疽疔疮；皮肤脉络瘀阻，失于气血濡养，或复感风湿毒邪，则出现皮肤瘙痒，紫癜，皮癣等。印教授常在消除各种致瘀因素的基础上（或益气养血，或滋阴温阳，或清热除寒等），加用活血化瘀之品及虫类活血通络药物，使气行血畅。

2. 治疗上主张早期泄热降火，中期扶正培本，全程疏通经络

印教授对于糖尿病早期，以阳热亢盛，气化太过为病机，以热象为表现，有口渴思冷饮，消谷善饥，多汗，多尿，便秘等症的患者，常酌情选用黄芩、黄连、黄柏、生石膏、知母、黛蛤散等清脏腑热，取其清热坚阴，生津护阴，具清热而不燥的特点。他指出：不要过于选用苦燥之品，否则会使病愈燥，热愈深，消愈重。另外，可选用牡丹皮、赤芍、紫草等药，取其清血分之热，凉血而不凝血之功。对于一部分伴有便秘的患者以大黄合增液汤泻下通腑、清热保津，或酌情以炒决明子、火麻仁、郁李仁、桃仁、天冬、生何首乌等药清热生津，润肠通便。便秘是血糖难控原因之一。肝胆与胃肠郁热，气阴亏虚，气机阻滞，都会引起便秘，便秘不但使阳热亢盛的症状加重，而且会使血糖波动，同时，严重便秘的患者，往往思想负担很重，影响情绪与睡眠，使胰岛素拮抗激素分泌增多，造成血糖更加难以控制。临床上一些患者在便秘改善后血糖能够得到良好控制的现象也验证了这一点。另外，印教授认为绿豆能清热生津，减少气化，常嘱患者以绿豆120g煎汤代水，煎取诸药。总之，清脏腑热、清血分热、通腑泄热、保津护气，这些是临床常用的方法。

对糖尿病中期，气阴两虚，以消瘦、气短、乏力、形神疲惫、口渴、咽干、五心烦热、身燥少寐，舌红少苔，脉细数等为主者，印教授主张扶正培本，常以黄芪汤调治，主要药物有：黄芪、生地黄、玄参、麦冬、山药、天冬、天花粉、沙参、葛根、玉竹等。方中黄芪补气生津；生地黄、玄参、麦冬、山药、天冬、天花粉、沙参、葛根、玉竹皆为养阴之品。津乃气阴所化生，益气与养阴药相配则津液得以生成并敷布周身，濡养四肢百骸。另外，黄芪、山药皆为健中调脾之品，抓住"中焦"，上可以兼顾肺，下可以照顾肾，使肺、脾、肾阴充足，对消渴病的治疗大有益处。对于气阴两虚者，益气但避免选用温燥之药，养阴生津但不过用滋腻之品，这是临床用药应该注意的基本原则。至于糖尿病后期出现阳虚诸症者，属于病久阴损及阳，是常中之变，虽有补肾助阳等法，但非为消渴病治疗之常法，此处不赘述。

因为脉络瘀阻是贯穿糖尿病全过程的主要病因病机，因此，印教授在辨证论治拟定的主方中常酌情加用桃仁、红花、丹参、赤芍、川芎、鸡血藤等活血化瘀药；对于糖尿病患者有"瘀象"如肢麻，足痛，唇舌色暗，或舌有瘀点、瘀斑等，或患者兼有脑血管疾病、冠心病、下肢动脉硬化或狭窄、糖尿病肾病、糖尿病末梢神经疾患、糖尿病视网膜病变等，再加虫、地龙、水蛭、僵蚕、全蝎、蜈蚣、穿山甲等活血药，力争使瘀血得化，经络疏通，气血和畅。虫蚁之类，无血者走气，有血者走血，从而根松透邪，追拔沉混气血之邪。故吴鞠通有言"以食血之虫，飞者走络中气分，走者走络中血分，可谓无微不入，无坚不破"。脉络瘀阻之初，尚可用草木类药物加以调理，而病久则血伤入络，阳动之气无以旋动，败瘀凝痰，混处络脉，以致痼结难解，因而必须用虫类搜邪剔络。虫类药物为血肉之质，而又有动跃攻冲之性，体阴用阳，能深入隧络，攻剔痼结之瘀痰，旋转阳动之气，故在络病中常用。正如《临证指南医案·积聚》记载："其通络方法，每取虫蚁迅速飞走之诸灵，俾飞者升、走者降，血无凝著，气可宣通，与攻积除坚，徒入脏腑者有间"。

综上所述，印教授将阳热亢盛，气化太过，气阴两伤及脉络瘀阻视为糖尿病的主要病机，治疗上的重要原则是：选清热泄火方，但不过用苦燥伤阴之品；选益气养阴方，但不过用温燥或滋腻之品；酌情加用活血化瘀、疏通经络之药。

值得注意的是，糖尿病患者临床表现的轻重、症候的多寡各不相同，且各期表现往往不是截然分开的。因此，临证之时，既要有章法，又要灵活变通，方可取得良效。

第二十二节　李文瑞治疗糖尿病的经验

李文瑞系全国首批中医药专家学术经验继承工作指导老师，创建了卫生部"瑞东糖尿病中西医结合研治中心"，建立了现代化的实验室和中医科病房，积极开展中西医结合糖尿病的临床及基础研究工作。临证治疗糖尿病及并发症强调"中西医学合参""辨症-辨病-辨证""宏观微观结合"的"双重诊断，一重治疗"的诊疗理念。认为应根据中西医各自优势，发挥长处，如西药降糖效果好、起效快，中药改善症状好，降糖作用持久。注重中医辨证与西医客观指标结合，以微观的形式参与宏观之中，使辨病与辨证结合，指导施治，提高疗效，缩短疗程。就诊早期，燥热较盛，血糖较高，首先应选用中西医的各种方法包括饮食控制、运动、中药、口服降糖药或胰岛素尽快控制血糖；待血糖控制满意后，将治疗重点转为预防和最大限度地延缓各种并发症。总结中医辨证分型为气虚型、阴虚燥热型和气阴两虚三型，痰浊兼见各型之中，瘀血贯穿病程终始；探索分型与胰岛细胞功能之间存在密切联系。注重"宏观微观结合"的理念，认为西医理化检查应为中医辨证分析服务。开展多项科研研究探索理化检查与中医症候之间的相关性，使临床更好地认识和运用西医诊疗手段。

1. 中西医学合参

李老认为临床治疗糖尿病应该中西医学合参，相互取长补短，依据各自优势，充分发挥各自长处。西药降糖效果好，起效快，在控制血糖及防治糖尿病急性并发症方面具有不可替代的作用，临床疗效毋庸置疑。随着糖尿病治疗理念的提高，西药降糖药物本身的局限性逐渐显露：作用靶点单一，多以降糖为唯一目的，继发失效率高，低血糖、体重增加、急性并发症、水钠潴留、骨折风险、胃肠道不适等不良反应，均成为限制其发展的瓶颈。临床研究证实中医药治疗糖尿病具有整体、全面、综合的特点，作用温和持久，毒副作用小，安全性高。改善患者临床症状，改善生活质量方面疗效显著。调节血糖及改善胰岛素抵抗，抗氧化，改善微循环障碍及防治糖尿病慢性并发症方面疗效确切。但中医药同样存在不足之处，降糖幅度小，重复性差，缺少大样本循证医学证据支持等。李老在临证治疗糖尿病患者时，对于轻中度血糖升高的患者起始治疗往往是在饮食、运动基础上，加用中药汤剂，以期血糖达标，待血糖控制平稳后，改汤剂为丸散剂，长期服用，主要着重于控制临床症状，调节血糖及控制并发症。重度血糖升高的患者，多建议在严格控制饮食，积极加强运动的基础上使用胰岛素，尽快尽早地解除葡萄糖毒性，以达到血糖平稳下降，平稳达标，同时辨证施治，加用中药汤剂，主要改善症候及临床症状；此后根据患者具体胰岛素的用量，再考虑是否有可能加用调节血糖中药汤剂，以减少胰岛素用量，使血糖控制更加平稳，待血糖控制平稳后，调整剂型为丸散，以整体调理，调节血糖，防治并发症为主。对已接受口服降糖西药或者胰岛素治疗的患者，对于血糖控制稳定达标的患者，中药治疗的主要目的为改善临床症状、调节血糖，以期减少口服药或者胰岛素的用量；血糖控制不达标的患者，中药多着重考虑在整体辨证论治的基础上，改善胰岛素敏感性，促进尿糖排泄类方药，以期更快、平稳地使血糖达标，血糖达标基础上，考虑减少口服降糖药或者胰岛素用量，改善临床症状，防治并发症等。

2. 中医辨证论治

李老临证治疗糖尿病时，非常强调辨证论治，他认为辨证论治是中医的灵魂，只有谨遵辨证论治这个准则，才能最大化地发挥中医药作用。李老深谙辨证之道，对阴阳五行、气血津液、经络脏腑辨证、八纲辨证推崇备至，尤尊崇《伤寒论》六经辨证学说。认为糖尿病的辨证施治应该遵从八纲辨证、脏腑辨证、气血津液辨证的法则，参考六经辨证。将中医证候大致分为气虚型、阴虚燥热型及气阴两虚型，同时认为在老年患者或者糖尿病中晚期患者亦可见阴阳两虚型，痰浊、瘀血证候兼见于上述各型之中，瘀血症候几乎贯穿于病程的始终。

（1）气虚型中医症候

面色不华，神疲乏力，纳差口干，大便溏薄，小便清长，腰膝酸软，思睡喜卧，舌淡，苔薄白，脉细无力。胰岛分泌功能：胰岛素、C-肽水平正常或显著升高。理法方药：肺脾肾三脏元气不足，上则津液不能承运，中则水谷精华无以纳化敷布，下则肾关失固，症见乏力口渴、便溏纳差及尿频量多，甚则腰膝酸软，饮一溲一，四肢欠温，面色黧黑，耳轮干枯等。拟益气为法，方以保元汤、四君子汤、补中益气汤或金匮肾气丸等化裁治疗，药物以生黄芪、人参、党参、葛根、白术等甘温益气之平治之。

（2）阴虚燥热型中医症候

五心烦热，多食善饥，口渴喜饮，小便频数，色黄味重，大便黏滞不爽或者秘结，失眠多梦，夜卧不宁，舌红，苔黄燥少津，脉细滑数。理法方药：肺脾肾三脏津阴亏虚，肺阴亏虚则阴液失于疏布，故口渴引饮；脾阴不足，中焦燥热则消食善饥，大便秘结；肾阴亏虚则五心烦热，失眠多梦，兼见头晕耳鸣，腰膝酸软，遗精失眠盗汗，皮肤干燥等症。拟滋阴为法，方以百合固金丸、七味白术散及六味地黄丸等化裁治疗。以黄连、天花粉、玄参、知母、麦冬、生地、五倍子、五味子等苦寒清热，酸甘化阴之品治之。

（3）气阴两虚型

中医症候神疲乏力，形体正常或消瘦，纳常或增多，口渴欲饮，大便无力或秘结，小便增多，或有失眠多梦，虚劳虚烦，舌淡红，苔薄白或少苔少津液，脉沉细弱。胰岛细胞功能：胰岛素、C-肽分泌水平多呈下降趋势，水平介于上述两型之间。理法方药：

肺脾肾三脏气阴共损，症见三脏阴虚燥热及脏气不足之象，上则身疲乏力、气短懒言、口干口渴欲饮；中则见努厕无力，大便溏薄或大便干燥，形体消瘦或正常；下则见五心烦热，失眠多梦，甚则腰膝酸软，肢体麻木等。拟益气养阴为法，气虚较重者方以生脉散加减，阴虚较重者以六味地黄丸加减治疗，以生黄芪、太子参、西洋参等甘温之平益气，知母、乌梅、生地、天花粉、黄连等苦寒酸甘之品滋阴清热。

（4）糖尿病中晚期

在糖尿病的中晚期，往往并发症严重，同时合并症多，病情较重，病机复杂，病势凶险，临床多表现为乏力气短、胸痹心痛、雀目失明、头晕目眩、少尿浮肿、肢体麻木及脱疽等。临床多为阴阳两虚型。理法方药：脏腑气虚，阴虚燥热以及气阴两虚，气损及阴，阴损及气，阴损及阳，气病及阳，共成阴阳两虚之证。脏腑阴阳俱虚，气血运行无力，水液代谢失常，内生痰浊、瘀血，痹阻经络，变生诸症。方以左归丸、右归丸或地黄饮子加减化裁治疗，药物以干地黄、附子、肉桂、肉苁蓉、仙茅、仙灵脾、菟丝子、枸杞子、怀牛膝、桑寄生、山萸肉等治之。瘀血贯穿糖尿病病程终始，故在各个阶段治疗中均可辅用活血化瘀法，以丹参、葛根、木香、莪术、水蛭、桃仁及酒大黄等治之。痰浊内盛，中阻经络，是糖尿病相关并发症的重要因素。治疗并发症时，以辨证论治为基础，除需加用活血化瘀之品，同时应给予清利痰浊，芳香辟秽，祛湿通络。常见药物有苍术、石菖蒲、厚朴、黄连、猪苓、大黄等。

3. 宏观微观结合

即宏观辨证与微观指标结合。李老认为中医多从整体出发，宏观辨证，着眼于整体调理，而疏于临床微观指标的认识。西医多看重微观指标，往往忽视人身为一整体的因素，专注临床指标，如血糖、血脂等。如果能将二者结合起来，则能加深对疾病的认识，同时也能提高临床疗效，使中医临床诊疗提高到一个新的更高的水平。宏观辨证论治，即以中医理论为指导，结合望、闻、问、切四诊之所得，做出病因、病位、病情的临床辨证，主要内容包括患者的诉说和自觉症状，医生对患者观察到的证候以及舌象、脉象等作为辨证的依据，就是根据患者的外在表现对疾病做出综合的、整体的分析判断，这种宏观辨证就是中医的长处，但也有不足之处，就是带有明显的意向性、随意性和不确定性。所谓微观辨证，也就是西医的辨病，它是用各种现代科学手段，对各种类型的中医证型的患者进行内在的生理、生化、病理、免疫、微生物等各方面客观征象的检测分析，旨在深入了解症候内在的机理，探明其发生发展的物质基础，作为辅助诊治的客观、定量化的指标。将两者充分结合起来，相互补充，相辅相成，使西医的相关实验室检查，如血糖、血脂、胰岛细胞功能等为传统的中医宏观辨证服务，丰富了辨证的内容，扩大辨证内涵，使得中医辨证更直观，更有据可循。同时中医宏观辨证也为西医临床治疗糖尿病提供了另外一种思路，帮助其拓展了只注重血糖本身，而忽略整体的局限性，为西医综合治疗糖尿病提供了参考思路。宏观微观的结合也是"中西医学合参"的具体表现，"辨症-辨病-辨证"模式的直观体现。例如在治疗糖尿病时，中医整体辨证为主，具体用药参照胰岛素、C-肽分泌水平进行，这就是宏观微观结合，可以显著提高临床效果。具体言之，对于胰岛素、C-肽分泌正常或升高者，表现出胰岛素抵抗所引起的高胰岛素血症，可在中医辨证论治的基础上加用补气之品，有研究证实补气方药可通过提高胰岛素的生物效应，起到改善胰岛素敏感性，而起到降低血糖作用的同时，降低血浆胰岛素水平。对于胰岛细胞分泌水平明显降低者，在辨证论治基础上加用养阴方药，其可通过刺激胰岛素分泌，改善胰岛细胞分泌功能，降低血糖。同时参考胰岛细胞功能，为辨证论治提供更多思路，如血糖水平较高者，临床多表现为津伤燥热或阴虚燥热，血糖水平轻度偏高者，多表现为气虚或者气阴两虚；又如胰岛素、C-肽分泌正常或升高者，辨证属气虚者为多，胰岛素、C-肽分泌显著减低者，辨证属阴虚者为多，为中医辨证提供了更直接的参考依据。此外血液黏稠度、血脂水平、血管内皮功能等亦可谓中医辨证论治提供直观的参考依据，如糖尿病血液黏稠度高，血脂水平高者，中医辨证多表现为痰湿壅盛，痹阻经络；又如血管内皮功能差，血管内斑块较多者，多表现为夹痰夹瘀，痰瘀互结，经脉痹阻不通。

李老认为糖尿病发病机制复杂，临床影响因素多，可并发多种并发症，至中晚期时合并症多。中西医结合综合防治糖尿病，可以为临床更好地认识和治疗糖尿病提供思路和方法，显著提高临床疗效，改善临床症状，延缓并发症的进程，减少合并症的出现，从而达到改善生活质量，延长寿命的作用。他推崇中西合参，中医为主，西为中用，认为中西医结合的的核心是"辨症-辨病-辨证"三者密切结合，中医辨证论治为主导，具体用药可参照糖尿病相关实验室即辅助检查，使得西医的检查等指标为中医服务，提供参考依据。宏观微观结合是"中西合参"临床应用的具体体现。

综上所述，李老临证治疗糖尿病强调中西结合、辨证为主、西为中用的临证理念，倡导辨证与辨病相结合、宏观与微观相结合的临证思路。辨证论治以滋阴润燥、养阴清热为其大法，益气为根本，养阴为主导，活血化瘀贯穿始终，清利痰浊为辅助，四者合用，相辅相成，标本同治，攻补兼施。

第二十三节　周次清治疗高血压病的经验

周次清教授临证 40 余年，对高血压病的治疗积累了丰富的临床经验。他强调根据患者年龄、体质及病期的不同，综合分析，分清虚实及受累脏腑，提出初期治肝，后期治肾，中期肝肾兼顾的治疗方法。

1. 初期多实重在治肝

高血压病初期，多数为精神刺激、情志抑郁而诱发。因精神抑郁不舒，肝失疏泄，便可导致肝气郁结、肝火上炎、肝阳上亢，甚至肝风内动。整个病理变化过程，以实为主，病位在肝，均以头痛、眩晕为主证。临证宜分别采用疏肝、清肝、凉肝之法。

（1）疏肝法

适用于初期不稳定型高血压患者。仅表现为头痛头晕，胸闷胁痛，精神不振，血压变化与情绪波动密切相关，舌苔薄白，脉沉弦。治宜疏肝理气，佐以活血解郁。方选柴胡疏肝散。方中柴胡、薄荷疏肝解郁，枳壳、香附理气解郁，当归、芍药活血解郁，甘草缓肝调中。关于柴胡的应用，老师认为，小量升清，大量清解，中量疏肝，故用治高血压，以中量为宜。

（2）清肝法

肝郁日久化火或肝阳疏泄太过导致木火内生，均可出现头痛头胀，眩晕，心烦口苦，胸胁胀满，多梦易惊，小便黄赤，大便秘结，舌红苔薄黄，脉弦数。治宜清肝泻火，方选清肝降压汤（老师自拟方：柴胡、菊花、钩藤、黄芩、丹皮、栀子、香附、青木香、佛手）。方中柴胡、香附疏肝解郁，丹皮、栀子、黄芩清肝泻火，菊花、钩藤平肝清热，青木香有降压之功，佛手理气和胃，共奏清肝降压之功。多梦易惊者加炒枣仁、夜交藤；手足发胀者加泽泻；便秘者加大黄；面红目赤，急躁易怒者加龙胆草、黄连。验之临床疗效甚佳。

（3）凉肝法

因肝阳过亢，往往可导致化火生风，主要表现为剧烈头痛，眩晕肢麻，颈项强硬，烦躁不安，手足抽搐，舌红苔黄，脉弦数等肝经风火上动的症状，甚则出现突然昏倒，肢体偏瘫，痰涎壅盛的中风证。治宜凉肝息风，首选羚角钩藤汤。方中羚羊角、钩藤、菊花、桑叶凉肝息风，生地、白芍、甘草益阴凉血，贝母、竹茹、茯神豁痰通络，宁心安神。若兼见视物模糊，筋惕肉瞤等肝肾阴虚症状，则改用镇肝息风汤。

2. 中期多虚实并见治宜肝肾兼顾

高血压病发展至中期，常可出现本虚标实，阴虚阳亢的病理变化。有的始于肝阳有余，进而损及肝肾之阴，也有的先由肝肾阴亏发展至阴虚不能敛阳，阳动风生，最终导致虚实并见，阴亏阳浮的病理结局。在辨治中，老师根据其病因、病理的不同及肝肾受病的侧重，灵活运用滋阴潜阳与育阴摄纳、敛阳息风两法，多能获得良效。

（1）滋阴潜阳法

在病变过程中，肝阳上亢与肝肾阴虚的程度不同，其临床表现亦各不相同。一般来讲，偏于阳亢者，多由肝郁化火而来，症状以头胀头痛，面红目赤，烦躁易怒，舌苔黄燥，脉弦数为主，其病变重心在肝；偏于阴虚者多由肾虚发展而来，症状以腰膝酸软，头晕耳鸣，心烦少寐，舌红少苔，脉细数为主，其病变重心在肾。临证中，老师特别注意根据阴虚与阳亢的轻重主次，灵活应用。

阳亢重，阴虚轻者，多见于中青年患者。宜潜阳为主，滋阴为辅，方选天麻钩藤饮。方中天麻、钩藤、石决明平肝潜阳，黄芩、栀子、益母草泻肝火，桑寄生、杜仲、牛膝益肝肾，夜交藤、茯神宁心安神。肝火偏盛者加夏枯草、胆草；耳聋加磁石、珍珠母；心烦易惊加生龙骨、生牡蛎、龙齿。

阴虚重，阳亢轻者，多见于老年患者。治宜滋阴为主，潜阳为辅，用三甲复脉汤。方中地黄、阿胶、麻仁、麦冬、芍药、甘草滋肾养肝，牡蛎、龟板、鳖甲育阴潜阳。诸药合用，共奏育阴增液，摄纳浮阳之功。

阴虚与阳亢均较重者，首选建瓴汤。方中代赭石、龙骨、牡蛎潜镇浮阳，牛膝、地黄、山药、芍药滋阴，柏子仁养心安神。亦可选用秦伯未的镇静气浮法（龙齿、牡蛎、代赭石、旋覆花、朱茯神、益智仁、枣仁、柏子仁）或枸菊地黄丸、桑麻丸等，均能获得良效。

对于顽固性高血压，老师善于结合现代医学理论，在上述治法的基础上加泽泻、车前子等利尿降压药，可获卓效。根据他的经验，此法对于血液黏稠度高者不宜应用，以防其血液黏稠度更高而诱发中风。

（2）育阴摄纳、敛阳息风法

由于肝肾阴液过于亏耗，肝阳升动无制，必然导致阴虚不能制阳，形成虚风内动的病理变化。主要表现为头痛眩晕，唇舌发麻，视物模糊，头摇肢颤，半身麻木，筋惕肉瞤，舌红少苔，脉弦细数等。此多为中风先兆，临床须倍加警惕。治宜首选大定风珠。方中三甲复脉汤育阴潜阳，五味子、鸡子黄敛阳息风。伴抽搐震颤、口眼歪斜者，可加搜风止痉之品，如全蝎、蜈蚣、僵蚕等。

3. 后期多虚重在治肾

高血压病发展至后期，往往因年老体弱，肾气虚衰，加之久病由肝及肾、由实转虚，而出现"髓海不足，脑转耳鸣""上气不足，脑为之不满"的肾虚为主之症。在辨治中，根据肾阴虚、肾阳虚与阴阳两虚的不同，分别采用相应的治疗方法。

（1）补阴益阳法

适用于单纯肾气虚衰所导致的高血压病。肾虚，可因于先天禀赋不足，又可因于后天劳损过度。大量临床资料证明，老年人高血压及更年期高血压多为肾气虚衰所致。主要症状为头晕头痛，耳鸣耳聋，记忆力减退，倦怠嗜睡，既不耐冷，又不耐热，发白发脱，牙齿浮动早脱，腰膝酸软，头重脚轻，尿频，夜尿多，月经量少或闭经、绝经，舌淡，脉虚弱。治宜补阴益阳，调理阴阳。方选益肾降压汤（老师自拟方：桑寄生、炒杜仲、仙灵脾、黄芪、黄精、女贞子、牛膝、泽泻）。方中桑寄生、炒杜仲、仙灵脾补肾温阳，女贞子、牛膝益肾育阴，黄芪、黄精益气补中、以补后天，泽泻利尿降压。兼见口干心烦、面部烘热者，加知母、黄柏；失眠多梦者，加炒枣仁、夜交藤；血压持续不降者，加青木香、钩藤；血液黏稠度增高者，加决明子、生山楂。本方用于治疗老年性高血压病伴高脂血症及更年期高血压病，疗效甚佳。

（2）育阴涵阳法

用于阴虚阳浮、水亏火旺所致的高血压病。由于肾阴亏虚不能制阳，虚阳浮越，主要表现为头晕头痛，面部潮红，心烦口干，失眠健忘，腰酸耳鸣，视物昏花，双目干涩，大便秘结。治宜首选左归丸加减。方中熟地、山药、山萸肉、鹿角胶、龟板、枸杞、菟丝子、牛膝、皆为阴中涵阳之品，意取"阳中求阴""补中有化"之意。若出现五心烦热，舌红少苔，脉细数等阴虚火旺的征象，可以暂用知柏地黄汤，以滋阴降火，泻其有余，补其不足。

（3）扶阳配阴法

适用于肾阳偏衰的高血压病。肾阳虚衰的形成，可由肾气虚衰发展而来，也可由阴损及阳而致。主要表现为头晕头痛，耳鸣耳聋，腰膝酸软，疲乏无力，记忆力减退，畏寒肢冷，面色㿠白，小便清长，大便稀塘，舌淡苔白，脉沉迟无力等症。另外，肾阳虚衰，亦可累及心阳不振，脾阳式微，出现水气凌心，水湿泛滥而兼见心悸不宁、喘促、水肿等症。治宜首选右归丸加减。方中熟地、山萸肉、山药、鹿角胶、枸杞、菟丝子等药阴中有阳；附子、肉桂温肾壮阳，意在"阴中求阳""化中寓补"。若见阳虚阴盛，水湿不化而兼见心悸、喘促、水肿者、可暂用真武汤以达益火制阴之目的。方中附子温肾化水，白术、茯苓等健脾宁心利水，芍药养阴柔肝。此外，对于老年人高血压病，治疗应以调理阴阳的偏盛偏衰为主，尤应注意降压不可太过，慎用重镇之品，以防全身重要脏器供血不足而导致变证生。

第二十四节　郭振球治疗高血压病的经验

郭振球教授是湖南中医药大学教授，从事临床、科研、教学工作 61 年，积累了丰富的临床经验，在学术上治学严谨，学验俱丰。1986 年入选我国首批中医学博士研究生导师，1990 年被评为我国首批全国继承老中医学术经验指导老师，开创了微观证治学，系世界传统医学诊断学学科奠基人。郭老对高血压病的治疗有其独特的经验，认为治疗高血压病应从调肝、补肾、理脾入手，在微观辨证学的指导下辨证施治，自创"天母潜熄宁""天龙定风珠"等方药，收效甚佳。高血压病属于中医学"头痛""眩晕""风眩"范畴。人体脏腑经脉阴阳失调，肝阳上亢，内风时起，气血逆乱，而使机体正常功能遭到破坏，其病位主要在肝，其次为肾、脾与心脑；而肝风内动、肝阳上亢是最主要的病理改变。据其肝风为病的病机，郭老按"肝风证治"，兼以补肾、理脾之法。早期以实证或本虚标实为主；晚期以虚证为多。

1. 调肝

中医认为，肝为风木之脏，主疏泄，主动主升，相火内寄，体阴而用阳，阴常不足，阳常有余。其生理特点与其他四脏的相互资生关系，往往是其本身阴阳失调、虚实转化的病理基础。所以郭老认为高血压病的病位主要在肝。《素问·至真要大论》"诸风掉眩，皆属于肝"，及《素问·六元正纪大论》云"木郁之发，太虚埃昏，云物以扰，大风乃至，屋发折木，木有变。故民病胃脘当心而痛，上支两胁，膈咽不通，食饮不下，甚则耳鸣眩转，目不识人，善暴僵仆"。均指出各种风病震颤眩晕的病证都属于肝脏之病，认为肝郁太过，可致肝阳上扰，肝风内动，而发为眩晕耳鸣之病。忧郁恼怒，可致肝疏泄失常，肝气不调，气郁化火，肝阳上亢，肝风内动，发为高血压病；内风上扰清窍，发为眩晕。因此郭老治疗高血压病多从调肝入手，认为肝风为病，肝阳化风，风旋动，肝苦急，治当调肝以熄风降压，以缓肝、清肝、养肝、平肝为其基本治法，方用天母潜熄宁、羚角钩藤汤等加减。常用药有天麻、珍珠母、紫桑葚、菊花、钩藤、羚羊角、白芍等，肝火甚者加丹皮、栀子、黄芩，气郁及血者加丹参、当归、川芎等。肝阳亢盛，火热偏旺，烦渴，阴囊肿痛，小便赤涩，治宜清泻肝胆湿热，用龙胆泻肝汤加减。

2. 补肾

肾为先天之本，阴阳之根，藏精生髓主水，肾精衰退、肾阴阳失调，肝木失于濡养，出现肝阴不足，虚风内动引起高血压病。淫欲房劳过度，或有遗精滑泄之疾，或年老体衰，或久病伤肾，皆可致肾阴亏虚，脑髓不足，且水不涵木，致虚风内动。所以郭老认为高血压病发病与肾脏关系也密切。"肝肾同源"理论源于《黄帝内经》。《素问·五运行大论》云："北方生寒，寒生水，水生咸，咸生肾，肾生骨髓，髓生肝"，揭示了肝肾两脏之间相互联系、相互影响的密切关系；李中梓在其《医宗必读》中提出"乙癸同源，肾肝同治"的理论观点，在治法上指出"东方之木，无虚不可补，补肾即所以补肝；北方之水，无实不可泻，泻肝即所以泻肾。……故曰：肾肝同治。……然木既无虚，又言补肝者，肝气不可犯，肝血当自养也。血不足者濡之，水之属也。壮水之源，木赖以荣。水既无实，又言泻肾者，肾阴不可亏，而肾气不可亢也。气有余者伐之，木之属也。代木之干，水赖以安。夫一补一泻，气血攸分；即泻即补，水木同府"因此肝肾同治也是郭老治疗高血压常用治则，法以补益肝肾，滋阴潜阳，方用天龙定风珠、天麻钩藤饮、六味地黄汤等加减。药用天麻、地龙、钩藤、女贞子、延胡索、杜仲、牛膝、炒龟甲等。若肝肾阴虚，风阳上冒，用六味地黄汤加桑葚，送服二至丸（女贞子、旱莲）以滋阴熄风，和阳清上；若阴虚生内热，表现为五心烦热等，加知母、黄柏、丹皮等清内热；若水亏不能上济于心火致心肾同病，表现为失眠、多梦、健忘等，加酸枣仁汤；肝火甚者加丹皮、栀子、黄芩。若阴阳并损，无阴则阳无以化，治宜温柔、濡润、通补之剂。如中风舌瘖不能言，足废不能行，治用河间地黄饮子，方取熟地以滋根本之阴，巴戟天、苁蓉、肉桂、附子以返真元之火；石斛安脾秘气；山茱萸温肝固精；石菖蒲、远志、茯苓补心而通肾脏；麦冬、五味子保肺以滋水源，使水火相交，精气渐旺，而风宁火熄。

3. 理脾

脾胃为后天之本，主运化水谷，气血生化之源，同时又是气机升降之枢纽。忧思劳倦、饮食失节皆可使脾胃功能受损，运化失常，在此基础上导致高血压病有两种情况：一为脾胃虚弱，不能健运水谷以生化气血，五脏气血化生无源，脏腑功能减退，致气虚血瘀，一则清阳不升，一则血阻气滞而发高血压。是为"无虚不作眩"。二为脾胃失和，水液不运，痰饮内停，阻滞气机，气血阴阳紊乱而使血压升高；同时痰湿郁久化热，可出现湿热夹杂上蒙清窍而致眩晕。是为"无痰不作眩"。治此，《金匮要略·痰饮咳嗽病脉证并治》有云："心下有痰饮，胸胁支满，目眩，苓桂术甘汤主之"，"心下有支饮，其人苦冒眩，泽泻汤主之"。提出辨治眩晕从痰、从饮立论，为后世"无痰不作眩"的论述提供了理论依据，开辟了"因痰致眩"的先河。郭老以为此治痰实是健脾。所以无论是"脾虚"还是"痰壅"，皆为脾虚失健，治当理脾，法以归脾汤、半夏白术天麻汤等，药以炒白术、茯苓、淮山、砂仁等，痰浊甚者以半夏白术天麻汤加味健脾燥湿化痰；气血虚甚，以归脾汤加减健脾益气补血；痰热结者，以黄连温胆汤化裁；

呕吐者，加旋复花、半夏、赭石调和肝胃，镇逆止呕；心绞痛、腹痛者，加金铃子散清气顺气以止痛。

4. 注重微观辨证，创立灵验效方

（1）天母潜熄宁

郭老认为高血压病肝阳上亢证的发生与交感神经系统（SNS）的激活有关，长期交感神经系统兴奋性增高与心血管危险性密切相关。左心室肥厚、血管壁肥厚、胰岛素阈值增高、血小板异常及心律失常均为受到去甲肾上腺素水平长期升高的影响。肝为刚脏，体刚而性柔和、条达；肝气逆则风阳上冒而使血压升高。《临证指南医案》指出：治肝风之法"缓肝之急以熄风，滋肾之液以驱热"，"下虚者，必从肝治，补虚滋肝，育阴滋肝，育阴潜阳，镇摄之治是也？……至于天麻、钩藤、菊花之属，皆系熄风之品，可随症加入。"丁青等临床运用天母潜熄宁治疗阴虚阳亢型高血压病，降压总有效率76.67%，症状总有效率为86.67%，收缩压、舒张压下降幅度为（20.83±13.71）mmHg。天母潜熄宁由天麻、珍珠母、紫桑葚、菊花、钩藤等组成，方中以天麻理肝经虚风而通血脉为君；钩藤平肝熄风，珍珠母育阴潜阳为臣；桑葚子缓肝而养肝肾之阴为佐；更入菊花清肝熄风，兼清金水二脏，利血脉而和阴为使。合清肝、平肝、缓肝、养肝于一方，共收平稳降压之效。药效学研究表明，天母潜熄宁具有改善交感神经功能亢进，降低血浆肾素、血栓素 B2 比值，升高 6-酮-前列腺素 F1α 和降钙素基因相关肽，降低心电图 HR、SV 之效。

（2）天龙定风珠

郭老了解到高血压病是多基因疾病，高血压病阴虚阳亢证患者阴阳平衡失调与降钙素基因相关肽（CGRP）水平有关。CGRP 是由 37 个氨基酸组成的生物活性肽，分布于整个心血管系统，具有强大的舒张血管，降低血压和加强心输出量的作用，对维持血压动态平衡非常重要。郭老临证治疗用自制天龙定风珠可升高 CGRP。天龙定风珠由天麻、地龙、钩藤、女贞子、延胡索、菊花、僵蚕等组成。"风虚内作，非天麻不能治"，方以天麻为君；合地龙，治搜风通络，性寒能清诸热，利水道，它的提取物蚓激酶具有抗凝、抗血栓形成；延胡索活血行气、止痛、利小便；能行血中气滞，气中血滞；女贞子滋肝肾而不腻；僵蚕清化轻浮，能上走头面，祛风化痰；钩藤、菊花等滋阴清肝熄风之品，可随证加入。药效学研究表明，天龙定风珠具有保护心、脑、肝等器官的作用；保护血管内皮细胞恢复（内皮素 I/E 氧化氮）ET/NO 平衡；改善血液流变性，降低血黏度，调节自由基代谢，降低 LPO，提高 SOD 活性，调整酰类物质代谢，调节 ANP，升高 CGRP；抑制 N 的释放，调整自主神经系统功能，改善脂类代谢等作用。提示本方能对高血压病从多层次、多环节方面起到调控作用而取得良效。

5. 验案

案1：肝风内动案。印某某，男，47 岁，2008 年 7 月 26 日诊。主诉：间发头晕月余。病史：患者诉无特殊诱因始发头晕，后反复发作，遇情志刺激加重，伴目瞀，寐差，多梦，口不干、口不苦，无耳鸣，无腰膝酸软。舌淡，苔红薄黄，脉弦细。测血压

145/95mmHg。既往胆囊结石、前列腺肥大病史。郭老诊为肝风（肝风内动）。治法：调肝熄风，兼以补肾。方拟：天母潜熄宁加味。天麻 15g，钩藤 15g，白菊 10g，桑葚 15g，珍珠母 15g，芜蔚子 15g，牛膝 12g，桑叶 12g，决明子 12g，酸枣仁 12g（水煎服，日 1 剂，共 10 剂）。10 天后复诊，诸症减轻，原方再进 10 剂，复测血压：130/90mmHg，予原方继服。

案 2：肝肾阴虚，肝风内动案。李某，男，60 岁，2007 年 2 月 7 日诊。主诉：眩晕耳鸣年余，加重 2 天。病史：1 年前患者觉眩晕耳鸣，头胀略痛，前往某职工医院查血压 150/100mmHg，予服卡托普利（12.5mg，tid），血压控制在 140/90mmHg 左右，眩晕耳鸣症减仍时作。近两天来因劳累症状加重，头晕头胀，耳鸣如蝉，兼见少寐多梦，腰膝酸软，口苦咽干，舌红，苔黄，脉弦数。郭老诊为肝风（肝肾阴虚，肝风内动）。治则：滋养肝肾，平肝潜阳。方拟：天龙定风珠加味。天麻 10g，地龙 10g，钩藤 10g，女贞子 10g，延胡索 10g，菊花 10g，僵蚕 10g，怀牛膝 15g，杜仲 10g，续断 12g，甘草 6g（水煎服，日 1 剂，共 10 剂）。10 天后复诊，眩晕耳鸣、腰膝酸软显减，查血压 140/95mmHg，仍寐不安多梦，加夜交藤 10g，炒酸枣仁 15g，交通心肾。10 剂后查血压 140/85mmHg，复以天龙定风珠为丸善后，追踪 1 年，血压平稳。

案 3：痰浊中阻案。简某，女，64 岁，2008 年 6 月 4 日诊。主诉：头晕，头胀痛 30 余年，头胀痛加重 1 周。患者素有头晕，头胀痛，畏光。1 周前无诱因出现头胀痛加重，其胀痛处不固定，甚则牵至背部，伴有蚂蚁爬行感，自觉头重，视力下降，视物不清，伴畏光流泪，四肢酸胀，常感口干，口渴，而不欲饮。纳差，小便可，大便溏。舌暗，苔黄腻，脉弦滑数。测血压：150/90mmHg。郭老诊断为眩晕（痰浊中阻）。治则：燥湿健脾，化痰通络。方拟：半夏白术天麻汤加味。天麻 10g，法夏 8g，白术 10g，茯苓 12g，橘络 10g，钩藤 18g，桑葚 15g，珍珠母 15g，防风 10g，川芎 6g，僵蚕 10g，神曲 10g，甘草 2g（水煎服，日 1 剂，7 剂）。7 天后复诊，头重头胀显减，蚁行感消失，查血压 140/90mmHg，仍畏光流泪，加密蒙花 10g，蝉蜕 10g。14 剂后诸症悉减，查血压 130/85mmHg。

按：上述三案，郭老从肝、肾、脾三脏论治，采用调肝、补肾、理脾之法治之而获效。案一属肝风内动，故取合清肝、平肝、缓肝、养肝于一方的天母潜熄宁加味；案二属肝肾阴虚，肝风内动，用天龙定风珠加味补益肝肾，熄风通络；案三属脾失健运，痰浊中阻，拟半夏白术天麻汤加味燥湿健脾，化痰通络。郭老还认为高血压病治疗不可求之过急，因该病多为陈年累积之疾，病程漫长，病势缠绵，祛病如抽丝，需要连续观察，甚至长期服药。

第三篇

展望篇

第八章　代谢综合征现代医学研究进展

随着社会经济的发展和生活方式的转变，高血压、糖尿病、肥胖以及血脂紊乱的发病率在逐渐升高。这些慢性病常常相互影响，并在一个个体聚集存在，这一临床现象被称之为代谢综合征。近年来，代谢综合征的发病率逐年增加，代谢综合征在 2 型糖尿病患者中也呈逐年上升趋势。代谢综合征这一综合症候群越来越引起人们的重视。

第一节　现代医学对代谢综合征的认识

一、代谢综合征概念的形成和发展

1923 年，Kylin 首次将高血压、肥胖和痛风这一组疾病定义为 X-综合征。这是医学界首次将几个独立疾病统一起来并以综合征的概念加以命名。其实最原始的划分依据是医者发现高血压、肥胖和痛风几种疾病常常在某些个体集中存在，但限于条件制约，当时尚无法对其之间的相互关系进行探讨。1966 年，Camus 等观察了心血管与胰岛素抵抗的关系，并提出了"代谢性三重综合征"的概念，其内容包括"痛风、糖尿病和高脂血症"。首次认识到肥胖与 MS 有密切关系是在 1972 年，当时由 Herberg 提出，并讨论了饮食在 MS 的发生、发展和治疗过程中的作用。在这一阶段，MS 与心血管疾病之间的关系得到了进一步的研究。1988 年 Reaven 最早提出"X-综合征"的概念。其最重要的原因之一是唤起大众对工业发展带来的静坐式工作方式和体重增加可能带来的危险的警觉和防治意识。X-综合征包括高血压、糖耐量异常、脂代谢异常（包括极低密度脂蛋白和甘油三酯增高，高密度脂蛋白胆固醇降低）、胰岛素抵抗或高胰岛素血症等，因其常集中发生于一个个体身上，并把这种现象称为 X-综合征。该概念的提出被认为具有里程碑式意义：深化了以往对糖尿病及其心血管并发症机制的认识，突破了单一糖尿病的认识范畴，将胰岛素抵抗的研究拓展到其他领域，促进了内分泌代谢性疾病、心血管疾病、高血压病等多学科的交叉与渗透。继 Reaven 之后，1989 年 Kaplan 进一步提出了腹型肥胖、IGT、高 TG 血症和高血压并存的现象，并将其称之为"死亡四重奏"。

随着对代谢综合征研究的不断深入，发现组成 MS 的变量越来越多。1998 年 WHO 提出 MS 的工作定义后，其概念的发展逐步趋于统一，但仍存在不同的表述。2001 年美国国家胆固醇教育计划成人治疗组第三次报告提出的 MS 的诊断标准中，并未将胰岛素抵抗和糖尿病列入必要条件。随后在 2004 年，美国糖尿病协会、美国心肺血液研究所曾共同探讨了 MS 的工作定义和临床处理，进一步明确了 MS 的成分组成，比较了各个 MS 标准之间的差别。同年，中华医学会糖尿病分会提出了适合中国人的初步工作定义。尽管如此，代谢综合征的内涵和外延常常因研究方式、人种等的差异而有不同表述。

二、代谢综合征的全球统一定义

2005 年，国际糖尿病联盟（IDF）颁布了全球统一的 MS 定义。此次代谢综合征的定义是在美国国家胆固醇教育计划成人治疗指南 Ⅲ（NECP ATP Ⅲ）和世界卫生组织（WHO）有关代谢综合征定义的基础上，综合来自世界六大洲糖尿病学、心血管病学、血脂学、公共卫生学、流行病学、遗传学、营养和代谢学专家的意见，由国际糖尿病研究所 Paul Zimmet 教授和 Jonathan Shaw 博士、IDF 前主席英国 Georrge Alberti 教授组成编纂委员会，美国 NECP ATP Ⅲ 专家委员会主席 Scott Grundy 博士担任顾问，全球 21 位专家组成的学术共识委员会共同完成。其内容是：即确认一个个体是否为代谢综合征，必须具备：（1）中心性肥胖：其中中国人男性≥90cm，女性≥80cm；（2）另加下列 4 因素中任意两项：①甘油三酯（TG）水平升高：>150mg/dl（1.7mmol/L），或已接受针对此脂质异常的特殊治疗；②高密度脂蛋白胆固醇（HDL-C）水平降低：男性<40mg/dl（1.03mmol/L），女性<50mg/dl（1.29mmol/L）或已接受针对此脂质异常的特殊治疗；③血压升高：收缩压≥130mmHg 或舒张压≥85mmHg，或此前已被诊断为高血压而接受治疗；④空腹血糖升高：空腹血糖≥100mg/dl（5.6mmol/L），或已被诊断为 2 型糖尿病。

至此，代谢综合征的内容得到了进一步的充实、规范和完善。其意义在于：第一次在世界范围内将 MS 给予统一、规范的定义，这是医学学术发展史上的重要里程碑。更为重要的是，统一的 MS 定义将有助于在世界范围内开展此方面的学术交流与合作。

第二节　代谢综合征的流行病学

自代谢综合征的定义被提出以来，国内外学者对其展开了大量的流行病学调查研究，取得了宝贵的第一手资料。资料显示：MS 的人群发病率正以惊人的速度上升。由于现代经济的快速发展和某些不良生活方式的影响，与 MS 相关的肥胖和超重在各年龄和各种族人群中所占比例逐渐增加，预测 MS 的流行趋势将会继续上升。同时，MS 又以多种心血管危险因素聚集为特征，其将成为继高血压、糖尿病、肥胖和血脂异常后的又一慢性流行性疾病。

一、MS 在世界范围内的流行情况

当前，有关代谢综合征的流行病学调查研究很多，由于受地域差异、经济状况和人种特征异同的影响，很多研究结果具有一定的局限性。芬兰的一项研究显示，非糖尿病男性和女性 MS 的患病率分别为 17% 和 8%。该国由 Kuopio Ischaemic 心脏病研究中心对 2682 例无 MS、癌症、糖尿病的男性追踪随访 13 年，研究结束时 MS 的平均患病率为 8.8%~14.3%，平均 11.4 年中有 109 例死亡，其中因心血管病和冠心病死亡分别为 46 例和 27 例；MS 患者是非 MS 患者因心血管死亡风险的 2.6~3.0 倍，总死亡风险的 1.9~2.1 倍。MS 不仅在西方国家流行，而且在亚洲的流行趋势也迅速上升。在印度，有研究提示，烹饪方法不当、营养失衡、缺乏锻炼可能是导致 MS 发生的主要环境因素。而遗传与环境相互作用，MS 患者早期全身组织，尤其是肌肉已经存在胰岛素抵抗。日本在 1559 例正常成人（1169 例男性，390 例女性），年龄在 35~60 岁人群的横向研究结果显示：日本人在肥胖前期，人群 MS 的各症状就明显异常，在 BMI 达到 30kg/m^2 时这些异常指标已达到一个高峰。也就是说，按 WHO 的标准，日本人肥胖前期心血管疾病的危险性已经明显升高，BMI > 25kg/m^2 可作为日本人群评价肥胖症患病率和心血管病高峰险人群的切点，这提示了 MS 个体的种族差异性。在美国进行的一项为期 7 年的调查研究比较了菲律宾裔美国人和高加索人糖尿病患病率和 MS 的特征，分析发现，两人群年龄、BMI、WHR 相当，与高加索妇女比较，菲律宾裔美国妇女肥胖发生率低（BMI≥30kg/m^2，8.8% vs. 14%），且较少吸烟、饮酒和绝经后应用雌二醇。然而菲律宾裔美国妇女有更高的糖尿病患病率（36% vs. 9%）和 MS 的患病率（34% vs. 13%）。在糖尿病患者中，菲律宾裔美国妇女有 10% 的肥胖，而高加索妇女有 33.3% 的肥胖。这进一步提示在对不同种族 MS 各组分进行分析时，应当采用不同的标准。

二、MS 在中国的流行情况

国内对代谢综合征流行病学调查研究始于 1991 年。上海市第六人民医院内分泌科、上海市糖尿病研究所从 1998 年开始对上海华阳和曹阳社区的居民进行了代谢综合征的流行病学及相关研究，发现我国（上海）人群的平均腹围远低于美国人，但是低 HDL 胆固醇血症、高血压和高血糖的发生率与美国人群相当，而高甘油三酯血症的发生率明显高于美国人。在他们研究的成年人群中，1/5 有糖耐量异常（其中 1/10 是糖尿病），1/3 有超重或肥胖，2/5 有高血压，1/2 出现血脂异常，1/11 的人群为代谢综合征。向红丁等对北京东城区 25~65 岁 1570 例空腹血糖（≥5.6mmol/L）及餐后 2h 血糖（≥6.7mmol/L）（糖尿病除外）的居民调查显示，用 WHO 标准 MS 总患病率为 22%，且存在增龄效应，受试者 MS 各组分患病率分别为超重 37%，肥胖 8.8%，中心性肥胖 48.1%，糖尿病 7.9%，IFG/IGT15.6%，血脂异常（高 TG）28.6%。其总患病率较高的原因可能与该人群血糖偏高有关。另一项对青岛湛山社区 20~74 岁人群调查显示，其 MS 的标准化患病率为 11.6%，进一步分析显示：该人群 2/3 存在不同程度的代谢异常，合并 2 种或 2 种以上代谢异常者常占 1/3，合并 3 种代谢异常者占 1/5，仍以中老人群为主。此外，2005 年顾东风等对 35~74 岁的 15 540 例国人进行调查，结果显示，我国 MS 的患病率男性为 9.8%，女性为 17.8%。MS 超重的患病率北方高于南方，城市高于农村。在研究 20 世纪 80 年代初至 90 年代末我国心血管病主要危险因素的流行现状和动态变化趋势发现，在 15 组 35 ~ 59 岁中年人群呈现以下特点：①各种危险因素均存在极大的人群差异；②高血压总体趋势呈现北方高于南方、城市高于农村，男性高于女性的流行趋势，高发区患病率已超过 40% ；③血脂患病率主要表现为经济发达地区高于经济相对不发达地区，高发区患病率超过 30% ；④超重率北方明显高于南方，经济发达地区高于经济相对不发达地区，部分人群超重率已超过 50% ，有的甚至超过 60% ；⑤吸烟率和饮酒率成为男性的主导行为。这项研究结果强烈提示 MS 和超重在中国已成为主要公共卫生问题。其高发病率提示制定面向全国的预防、检测和治疗 MS 的卫生策略，已成迫切需要。

第三节　代谢综合征的危险因素

对代谢综合征（MS）认识和预防策略的进步在很大程度取决于对危险因素认识的深入。"危险因素"这个名词由 Framingham 于 1961 年在其研究结果中首次使用。就医学而言，目前危险因素可能有以下几种含义：①某种因素或暴露因子的升高与某种疾病发病概率的增高相关联，但这种因素不一定是发病因素，只是一种危险的标志；②某种因素或暴露因子可增加某种疾病发病的概率，即是决定因素；③一种决定因素，可以通过干预来加以改变，从而降低某种疾病发病的概率，这种因素常称为"可以改变的危险因素"。

MS 以多重心血管病（CVD）危险因素聚集为特征，NECP-ATPⅢ明确了与 CVD 有关的 6 种 MS 的组成成分，包括腹型肥胖、致动脉粥样硬化性脂质紊乱、血压升高、胰岛素抵抗、糖耐量减低、前炎症状态、血栓前状态。此外，导致 MS 发生的危险因素还很多，诸如与生活方式相关的危险因素、社会因素、遗传因素等。这些危险因素以不同的组合方式聚集在某一个体，常常成为疾病发生发展的影响因子。

一、基本（重要）危险因素

腹型肥胖（以腰围增加为特征）在 NECP-ATPⅢ被列为首要标准。IDF 公布的最新的 MS 的标准中，亦将中心性肥胖（腰围）列为首要的，同时又是必须的标准。许多研究表明，BMI、腰围是肥胖和腹型肥胖的主要预测因子。肥胖和腹型肥胖不仅构成了 MS 的主要成分，而且是该综合征中其他疾病的危险因子。在 2 型糖尿病患者，肥胖参与了胰岛素抵抗机制，或是独立原因，或与高血糖协同加重 2 型糖尿病的胰岛素抵抗（IR）。脂肪的异常分布是引起胰岛素抵抗的重要原因。

血脂异常亦是 MS 的重要因素之一。MS 患者中普遍存在血脂代谢异常，包括血清总胆固醇、甘油三酯（TG）、低密度脂蛋白胆固醇（LDL-C）、游离脂肪酸（FFA）升高，高密度脂蛋白胆固醇（HDL-C）降低。其中高 TG 血症、低 HDL-C 血症是 MS 的诊断条件之一。除此以外，残余脂蛋白增多，载脂蛋白 B（Apo B）升高，小而密的 LDL

颗粒升高，所有这些异常均有独立的致动脉硬化的特性。大量研究已经证明，血脂紊乱在胰岛素抵抗和高胰岛素血症的发病过程中起重要作用，导致 MS 的发生，同时增加了发生心血管疾病的危险。

高血压既是 MS 的主要特征之一，同时也是 MS 最重要的危险因素。研究业已证实，高血压与糖耐量降低高度相关，且其相关性独立于年龄、性别、肥胖、降压药等其他因素的影响。目前研究还显示，单纯血压升高的高血压患者相对较少，而同时合并一种或多种代谢异常的高血压患者逐渐增多，提示高血压与 MS 有密切相关性。现在认为 IR 是原发性高血压发病的一个重要环节和机制。IR 甚至可以出现在患者血压升高之前以及原发性高血压的子女中。大多数继发性高血压不存在 IR。

WHO 将胰岛素抵抗、糖调节受损和糖尿病作为诊断 MS 的前提，说明糖代谢异常是导致 MS 发生发展的重要危险因素，同时组成 MS 的其他危险因素亦是导致糖耐量异常的重要原因。

二、与生活方式相关的危险因素

体力活动不足是 MS 的重要危险因素之一。少动、静坐的生活方式，导致能量消耗减少，最终体重增加，甚至肥胖而产生胰岛素抵抗。研究业已证明，适量、适度的运动可以减轻体重，增加肌肉、肝脏、骨骼的胰岛素敏感性，最终改善胰岛素抵抗（IR）。此外，运动可降低与年龄相关的血压增高，运动还可降低白昼的收缩压、舒张压以及 24 小时平均动脉压，减轻心室肥厚和外周血管阻力。

膳食因素。不同的膳食成分对胰岛素敏感性的影响不同，流行病学研究证实，饮食中不同的脂肪酸种类与胰岛素敏感性相关。饱和脂肪酸增加胰岛素抵抗，升高血压，而不饱和脂肪酸提高胰岛素的敏感性。传统观点认为，高糖类低脂饮食会降低冠心病的危险性，但最近的研究显示，此类饮食对 MS 患者是不合适的。高糖类低脂饮食的摄入会导致 TG 和 LDL-C 升高，HDL-C 降低，这可能与脂蛋白脂酶活性降低及 VLDL-C 分泌增加有关。同时，高糖低脂类饮食的摄入会升高患者的餐后血糖和胰岛素浓度，导致胰岛素活性和糖耐量的进一步下降。

饮酒对胰岛素敏感性具有双向调节作用，这与饮酒量的多少密切相关。总结近年来的国内外文献资料，部分证据显示了饮酒可改善葡萄糖代谢，降低 2 型糖尿病发生的危险性，提高胰岛素的敏感性。适量饮酒获得的益处可能与酒精（红葡萄酒）含有的抗氧化剂，啤酒含有的叶酸、维生素 B_6 有关。目前已取得的共识是适度的饮酒可以降低中老年人各种原因导致的病死率，尤其是心血管疾病的病死率。

相反，吸烟已被公认为是心血管疾病的独立危险因素。吸烟可导致 LDL-C 和 TG 水平的急剧升高。近年来还发现吸烟与胰岛素抵抗呈正相关，促使糖尿病的提前发生，并继续成为加重糖尿病大血管和微血管病变发生与发展危险因素。

此外，社会的城市化，经济的工业化和生活方式的现代化可能成为或正在成为心血管疾病发生率增高的危险因素。社会经济的发展，生活方式的改变为疾病的孕育和发生提供了物质条件。尽管充裕的物质条件与 MS 的发生并无直接的相关关系，但其为诸如心血管事件的发生提供了可能。而反映心血管疾病的标志性符号——血糖、血压、血脂等敏感因子的反向变化将是疾病发生发展的极危险因素。

三、遗传因素

研究显示，包括高血压、血脂紊乱在内的 MS 各组分存在家族聚集特性。MS 各组分的遗传度显示，中心性肥胖为 25%~40%，甘油三酯为 25%~40%，总胆固醇为 50%~60%，HDL-C 为 30%~55%，高血压为 50%。祝之明等的研究显示，MS 患者、单纯糖尿病患者中有高血压家族史患者分别为 34% 和 23.7%，而单纯的高血压患者为 58.1%。另外，MS 患者、单纯糖尿病患者中有糖尿病家族史患者分别为 21.3% 和 26.3%，但单纯高血压患者仅为 8.5%，这可能提示有糖尿病遗传背景者较有高血压遗传背景者更易患 MS。MS 特征的聚集和遗传的显著性提示 MS 是可以家族性自然遗传的。

MS 具有明显的种族差异。不同的种族，其 MS 的发病率、病死率及 MS 的危险因素也有明显差异。美国第三次国家健康及营养调查对美国黑人、白人和墨西哥裔美国人的分析显示，MS 患病率在 13.9%~27.2%，经年龄调整后，墨西哥裔美国人的 MS 患病率最高，美国黑人最低。通过对 MS 组分分析后发现，在同等肥胖程度条件下与白人比较，尽管美国黑人 MS 患病率较低，但其胰岛素抵抗程度、心血管疾病死亡率及 2 型糖尿病的发生率都较前者高。IDF 在 2005 年制定的 MS 的最新工作定义中，将腰围的标准根据人种不同而给予不同的定义值，其依据就是考虑到了不同种族间的差异。

四、疾病因素

经济、社会的发展使人们的生活水平得到极大的提高，随之而来的是人均寿命的不断延长，人口老龄化日益严重。不争的事实是，2 型糖尿病的发病与人口老龄化关系密切，呈正相关关系。许多疾病多与 MS 的发生发展有关。

近年来的研究显示，睡眠呼吸暂停综合征、脂肪肝、多囊卵巢综合征等参与了脂代谢紊乱、胰岛素抵抗等的发生。有学者还研究了出生时低体重与成人后 MS 发生率的关系，初步研究结果显示出生时的低体重儿易发生糖耐量降低，且与 MS 或一项 MS 的成分显著相关。

第四节　代谢综合征的发病机制

代谢综合征（MS）病因及病理生理机制十分复杂，目前的很多研究还处于探索阶段，相对于 MS 的治疗来讲，其发病机制的研究还很不够。造成如此现象的原因主要有：①MS 属多学科交叉问题，目前对 MS 这一临床现象的界定尚未形成普遍共识；②诸如环境、遗传等因素的交互影响，增加了对 MS 的病因研究的难度。目前的有关研究从不同的角度在一定程度上解释了 MS 的发病机制,但要真正全面系统的阐释其机制,还需更深入的研究。

一、脂质损伤学说与代谢综合征

近年来,脂质在 IR 和 MS 中的作用日益受到关注。2001 年,Mc Garry 提出了糖尿病的脂毒性假说。该假说认为,生理条件下脂肪分解产生的游离脂肪酸(FAA)由脂肪细胞释放进入血液循环,当 FFA 水平增高超过脂肪组织的存储能力和各组织对 FFA 的氧化能力时,FAA 则以 TG 的形式在非脂肪组织沉积,造成该组织的损伤;在胰岛素作用的靶组织如肝脏、肌肉中过度沉积,导致胰岛素抵抗。异位沉积于胰岛 β 细胞造成胰岛功能损伤,胰岛素分泌障碍,最终导致糖尿病的发生。

脂质堆积和溢出假说是 Unger 于 2002 年提出的,该假说认为,肥胖是由于瘦素抵抗引起机体脂质分布异常,进而胰岛素刺激的脂肪酶活性增高、脂肪合成增加及脂质异位堆积和溢出,产生葡萄糖代谢的胰岛素抵抗。该假说与脂毒性假说的不同在于:①Leptin 抵抗是 MS 发生的始动因素;②胰岛素作用的敏感与胰岛素抵抗共存,前者是胰岛素刺激的脂肪合成敏感,后者指胰岛素介导的葡萄糖代谢抵抗;③脂质损伤导致的最终结果是 MS,而不仅仅是糖尿病。

以上两种假说分别从不同的角度部分解释了 MS 及糖尿病发生的机制。但二者均侧重于胰岛素敏感组织的变化,未涉及心血管等胰岛素非敏感组织,对于机体何种因素调节和控制 FAA 分解,脂质代谢和异位分布也不是很清楚。然而,体内脂质的分布、代谢和调节受很多因素的影响。最近,Evans 提出了过氧化物酶体增殖物激活受体(PPARs)通过调节饮食、生理节律和锻炼等启动了代谢开关。其机制主要是指 PPARs 的两种亚型 PPARγ 和 PPARδ 通过激活不同的目的基因引起一系列代谢反应,如 PPARγ 和 PPARδ 虽然在同一种细胞表达,但 PPARγ 促进脂肪合成,而 PPARδ 促进脂肪酸氧化,二者通过结构类似的受体调控不同的、相反的脂质代谢通路,即分别调控能量储存和能量消耗,在 MS 的发病中起重要作用。

二、胰岛素抵抗及其在 MS 的地位和作用

IR 是一种生理和病理生理状态,其定义是指正常或高于正常浓度的胰岛素只能发挥低于正常的胰岛素效应,或者需要超常量的胰岛素才能发挥正常量胰岛素作用的一种状态。血清学检查常常提示有高胰岛素血症或高胰岛素原血症。并且对外源性胰岛素也有部分抵抗。IR 产生的原因可分为先天性和后天性,后者主要包括原发性 IR(主要由某些遗传基因异常或增龄所致)和继发性 IR(主要由某些环境因素或疾病所致)。目前有关原发性 IR 的病因学有以下几种观点。

1. 节俭基因假说

"节俭基因假说"于 1962 年由 Neel 提出。是指人类在环境恶劣、食品匮乏的情况下,"节俭基因"可以把食物中的脂肪存储起来:一旦物质摄入充裕以后,该基因继续

将机体多余能量以脂肪形式存储，或"节俭基因"过度表达使脂肪大量集聚，导致了肥胖尤其是腹型肥胖，从而引起 IR 和 MS 等代谢异常。后续报道和研究也支持该理论假说。20 世纪 90 年代初期，Hales 等用该假说解释了胎儿或婴儿生长迟缓与成人糖耐量减低（IGT）、IR、糖尿病的关系。实验研究显示，节俭基因是以脂肪形式存储能量而不是糖原形式。目前研究资料证实，节俭基因包括 Leptin（LEP）、Leptin 受体、黑皮质激素受体（MC4R）、阿片黑皮质素前体（POMC）、脂蛋白脂酶、解耦联蛋白（UCPs）、PPARγ、糖原合成酶（GYS1）等。

2. 共同土壤学说

1955 年 Stern 提出了的共同土壤学说（Common soil Hypothesis），认为 IR 是糖尿病、高血压及冠心病等疾病滋生的"共同土壤"，即共同的危险因素，上述疾病相互从属，具有部分共同的遗传基础，IR 是这些代谢紊乱的重要表现。流行病学研究表明，肥胖症、高血压、高胰岛素血症、2 型糖尿病、脂质代谢异常、动脉粥样硬化等疾病既可单独发生，更多的是在同一个体上聚集出现，这些疾病的共同特征是：有相似的危险因素，均存在不同胰岛素抵抗。因此，这些疾病的发生均有共同的土壤，那就是胰岛素抵抗。

3. 遗传基因变异及脂肪营养不良

有研究显示，诸如胰岛素受体基因变异导致的黑棘皮病、矮妖精综合征，19 号染色体异常导致的营养不良性肌强直等疾病，患者早期即出现严重的胰岛素抵抗，伴有高胰岛素血症和葡萄糖代谢异常。脂肪营养不良是指脂肪萎缩和脂肪组织的异常增生。

4. 胰岛素抵抗在 MS 中的地位

（1）IR 与 MS 成分的关系

Haffner 等报道 2 型糖尿病患者有 IR 患者占 92%。陈蕾等报道，MS 各组分伴发 IR 的概率不同，MS 及 DM 患者分别为 71.65% 和 61.11%，在中心性肥胖为 38.39%，IGR 患者为 38.27%，高血压为 35.76%，血脂异常为 38.40%，微量白蛋白尿 37.98% 伴有 IR。Festa 等报道，在 IR 动脉粥样硬化研究（IRAS）中，非洲裔、西班牙裔及欧洲裔美国人中，非 DM、DM、IGT 人群中血清胰岛素原与低密度脂蛋白（LDL）颗粒大小呈负相关，小而密 LDL 具有更强的致动脉粥样硬化的作用，此 LDL 亚类的增高为 IR 的重要特征。IR 与脂代谢互为因果，肥胖导致脂代谢异常，脂质异位沉积可导致 IR 的发生，而 IR 亦可导致脂肪组织对胰岛素作用敏感性降低，引起脂肪细胞脂质代谢异常。研究显示，腰围越大，胰岛素敏感性越低，MS 的发生率越高；体重干预可减轻或延缓胰岛素抵抗。尽管如此，尚不能用肥胖解释一切胰岛素抵抗发生的所有机制。

（2）IR 生理、病理状态间的转化

尽管胰岛素抵抗与肥胖密切相关，且具有较高的发生率，但在正常人群中，也有 20% 的人会发生胰岛素抵抗。有资料报道，无异常代谢人群 10.78% 有 IR，这些人群包括老年、妊娠及其他正常人群，随生理状态的改变，其 IG 状态也相应发生改变，如母体生产后其 IR 可能将不再存在。而这些存在 IR 的正常人是否发生 MS 或发生率是否高于胰岛素敏感者，尚无前瞻性研究证实，因此还不能确定 IR 和 MS 的因果关系。

第五节 代谢综合征的防治措施

MS 防治的主要目标是防止靶器官的损害和心脑血管事件的发生。鉴于 MS 具有临床表现的异质性、患病率的差异性、病理生理机制的复杂性、危险因子的可控性及临床后果的严重性等特征，其防治策略目前强调综合性干预、个体化防治。回顾既往的研究，国内外尚缺乏对 MS 患者个体化或综合性干预的研究。对靶器官损害如心血管事件的前瞻性、横断面或回顾性的多中心临床试验更少见。结合 MS 的特点，综合干预和个体化防治将是时下适宜的、有效的，同时也是有待进一步深入探讨的防治措施。

综合干预的角度应该是多层次、多靶点、多环节、多方法的联合干预，主要包括：①多重危险因素的干预。强调早期对体重、血压、血脂、血糖等的强化控制，使之尽量控制在目标值范围；②多种方法联合干预。治疗性生活方式改变应该得到不断的普及与推广，并贯穿于 MS 治疗的全过程，必要时可结合药物以及手术、介入等治疗手段；③多层面干预。对 MS 的干预应该囊括不同人群，包括普通人群，危险人群以及已经是 MS 的人群，对特别的 MS 患者应首要进行靶器官的保护或并发症相应的科学治疗；④多靶点干预。多靶点干预主要是根据机体损伤的层次（诸如细胞、分子、基因），结合药物作用的不同靶点，选择适宜的、高效的干预手段进行干预。如对 PPARs、血管紧张素 II 受体、K^+ 通道、Ca^{2+} 通道等。⑤多病因干预。针对糖毒性、脂毒性及内分泌性代谢轴（HPA 轴）等分别选用降糖、调脂等方式进行干预。

个体化防治是根据 MS 的特征性表现，结合 MS 患者不同的病因、不同病程、靶器官损害的多少及轻重进行权衡，综合临床诊查所得资料，在认真分析和评估的基础上得出的适宜于个体的或个体某一阶段的治疗措施。个体化治疗的意义在于：充分考虑了 MS 患者主观、客观实际的各种表征、数据、图像及动态特征，使治疗更具针对性，真正做到因人而易，因时而易，因病而易。中华医学会针对国人特征提出了防治 MS 的主要目标：预防临床心血管病以及 T_2DM 发病，对已有心血管病者则是预防心血管事件再发、病残及死亡率。策略上应针对两种人群：①针对有发生 MS 危险因素者。对 MS 高危人群应进行生活方式重塑、针对已有的 MS 组成成分及 MS 伴发病，如多囊卵巢综合征、痛风等进行治疗，并要定期监测 MS 诊断指标变化。②针对 MS 者。因 MS 具有异质性特征，所以治疗必须个体化。应针对每个个体的 MS 组成成分进行多环节联合治疗。MS 各组成成分理想的治疗目标是：体重降低5%以上，血压 <125/75mmHg；HDL-C < 2.6mmol/L（100mg/dl）；TG < 1.7mmol/L（150mg/dl）；HDL-C > 1.04mmol/L（40mg/dl）（男）或 >1.3mmol/L（50mg/dl）（女）；空腹血糖 <6.1mmol/L（110mg/dl）、负荷后 2 小时血糖 <7.8mmol/L（140mg/dl）及 HbA1c <6.5%。

第九章　代谢综合征中医研究进展

第一节　代谢综合征的中医病因病机概貌

中医无代谢综合征相应病名，临床可根据其临床表现，诸如肥胖、口干多饮、多食、头晕目眩、胸闷、胸痛、心情抑郁等症状，可纳入中医学"肥气""痰饮""郁证""消渴""眩晕""胸痹"等病症范畴认识。通过对近 10 年的文献回顾研究和分析，结合代谢综合征的临床特点，目前对 MS 的病因病机有以下认识。

一、脾虚气弱是 MS 发病的内在因素

脾虚则气血生化无源，气血津液生成不足而致气虚，中医学自古就有气虚之本在于脾之说。脾失健运，不能变水谷为精微，水湿运化失司，升清降浊失常，导致浊邪内存，痰湿内蕴。湿蕴痰阻，日久生热，致湿热困脾，又进一步加重脾虚。脾气虚弱亦可导致瘀血的产生。气虚不能生血，血亏津少，血脉涩滞，而致气虚血瘀；气虚运化不利，津液生成不足而致津液亏虚，阴津不足，津亏脉涩而致血瘀。痰浊阻塞脉络则进一步加重血瘀，痰浊瘀血集聚日久，郁而化热，可与湿热之邪胶结，从而成为"肥胖""消渴病""眩晕""胸痹"等病症的致病因素。相当于现代医学所指的代谢紊乱。

二、肝失疏泄是 MS 发生发展的重要环节

肝主疏泄，调畅气机，调节控制整个机体新陈代谢。正常情况下，肝气条达、舒展、宣散、流通、三焦通利，则各脏腑功能协调。若抑郁、焦虑、恼怒、悲愤，则肝郁气滞，气机不畅，三焦气化失常，气血津液运行不畅。此外，肝旺克脾，脾失健运，不能运化水谷精微及水湿之邪，聚饮成痰，致痰浊内生。《济生方》有"若三焦气塞，脉道壅闭，则水饮停聚，不能宣通，聚而成痰饮，为病多端"。《素问·举痛论》云："百病生于气也。"徐远认为，临床上很多代谢综合征个体都有不同程度的肝郁气滞。肝气郁结，可以化热，主要有肝热、胃热、肠热等不同表现。如果不注意疏肝、解郁、清热，则脏腑功能进一步失调，最终导致代谢紊乱。

三、痰、瘀、湿、热既是病理产物，又是致病因素

脾气虚损，肝失疏泄，如未能及时干预，久之则痰湿愈重，患者形体渐胖，耗气过

多，久致气虚，气虚生痰，聚血成瘀，痰与瘀相兼为病，继而出现以中心性肥胖为核心的代谢综合征症候群。诸如糖尿病、冠心病、高血压、高脂血症、动脉硬化等疾病，类属于中医的"痰浊"（无形之痰）"湿阻""血瘀"的范畴。痰乃津液之变，瘀乃血液凝滞，由于津血同源，所以痰瘀不仅互相渗透，而且可以互相转化，因痰致瘀，或因瘀成痰。痰湿既是肝郁脾虚的产物，又可加重血瘀，使痰、湿、瘀互结，日久则发"肥胖""消渴病""眩晕""胸痹"等病症。

四、虚损致极，变证百出是 MS 的不良后果

机体虚极，故而脉络、脏腑受损。瘀和虚成为 MS 病机的主要方面。瘀血内阻，使脏腑器官功能失调，正气亏虚，体内各种代谢失衡，从而变证百出。脉络受损类属于微血管病变、神经病变、大血管病变。以此为基础导致脏腑靶器官的损伤。如瘀血留滞心脉，心脉痹阻，则见胸痹、心悸、怔忡等心系证候；留滞脑窍，则见中风偏瘫、眩晕口僻，甚则昏迷等脑系症候；肾络瘀阻，肾气受损，开阖不利，则见腰痛、水肿、尿浊等肾系证候等。

影响或导致 MS 发生发展的因素同时也是糖尿病发生发展的因素。相对于单纯的糖尿病个体来讲，同时患有 MS 的个体其致病因素更复杂，其发生心、脑、肾血管并发症的可能性更高，因而更危险。从证候研究的角度看，对伴 2 性糖尿病合并代谢综合征的证候分析和认识，必须从认识 MS 的病因病机为切入点和突破口。

第二节　代谢综合征的中医治疗

一、治疗性生活方式改变

治疗性生活方式改变应贯穿于 MS 治疗的全过程，是防治代谢综合征的基础。饮食和运动等非药物干预措施是防治 MS 的基本手段。合理的饮食控制是从源头防治代谢综合征的有效措施，是减少后天因素的关键环节。高脂饮食，进食过多的糖类都会导致胰岛素抵抗。相反，富含可溶性纤维的复合淀粉类可增加胰岛素敏感性，因为这一类淀粉可改善与胰岛素相关的血糖、血脂以及纤溶酶原等因素。中国人传统的主食是以米面为主的碳水化合物，副食中有大量蔬菜，特别是含有纤维素的绿叶菜，这对预防代谢综合征非常有益。目前快餐和含糖量很高的各类饮料十分流行，可导致胰岛素抵抗，近年来在儿童群体中超体重者比例逐年增加，这是一个危险的信号，应该引起我们的高度警惕。

二、腰围控制

目前以腰围为标志性特征的中心性肥胖已被认为是心血管疾病、糖尿病的独立危险因素，与代谢综合征有非常密切的关系。当前用于治疗肥胖的西药主要有盐酸西布曲明

和赛尼可，价格比较昂贵，也有一些不良反应，限制了其推广和应用。中医认为，肥胖发生的原因与"湿、痰、虚"有关，肥人多痰、多湿、多虚，肥胖病多是本虚标实之症。本虚以气虚为主，可兼有阳虚或阴虚，病位在脾、肾、肝、胆，临床以脾肾气虚为主，亦可见肝胆疏泄失调：标实以膏脂、痰浊为主，常兼有水湿、气滞、血瘀。中医药减肥治法有辨证施治、单验方、针灸、药浴、敷贴、气功、按摩、药膳等，这些方法对肥胖有良好效果，且不良反应相对较小，能长期使用，所以患者的依从性好。目前在临床应用的针灸减肥就是中医药干预的较好例证。研究发现，通过针刺治疗能抑制患者的食欲，减少进食，且患者没有不适感觉和（或）不良反应。

三、从脾论治代谢综合征

脾虚湿盛是胰岛素抵抗的病理基础，肥胖是 MS 的突出表现，也是胰岛素抵抗的临床特征之一。肥胖乃属脾虚湿盛，脂膏聚积体内之痰湿为患。高思华撰文指出，脾虚是患糖尿病的先决条件。孙丰雷等认为脾气亏虚是糖尿病慢性并发症的重要病机。

脾为后天之本，气血生化之源。脾虚致病的论点越来越受到重视。脾虚则运化失职，津液不能上承，则引水以自救，故出现口渴多饮。脾虚则其气不升反而下陷，使水谷精微随小便而排出体外。这些精微物质包括糖、脂肪、蛋白质等营养物质，当脾脏功能失常，精微营养物质不能循常道充身泽毛、营养五脏六腑及四肢百骸，而是成湿、成痰、化毒、化燥伤阴，久之则伤及脉络、脏腑，导致变证百出。

四、从痰、湿论治代谢综合征

代谢综合征（MS）的发生多为素体肥胖，或饮食不节，嗜食肥甘厚味，损伤脾胃，酿生痰湿，阻滞气机，化瘀阻络。痰、瘀、热为标证；脾肾亏虚，肝阳偏亢为虚实夹杂之证。另一方面，久病过度或思虑伤脾，肝脾不调，脾虚肝旺，久之损及肾阴肾阳，发为消渴、胸痹、头痛等，乃致变证百出，后患无穷。痰湿形成之后，既是病理产物，又是新的致病因素。湿性重浊黏腻，最易阻滞气机，使血行不畅，瘀血内生。气为血阻，不得上升，水津因之不能上布而成"瘀血发渴"。痰湿化热，伤耗津液或湿从寒化，水湿困脾，水津不布，均可导致消渴。治疗上当健脾化痰，除湿通络为先，佐以化癥，清热，继而调补病脏，培补元气，调和阴阳，以求治本。杨丽华运用健脾疏肝，化痰祛湿为法治疗代谢综合征（同时合并高血糖、高血脂、高血糖），收到较好疗效。杨辰华认为，化湿法绝不能孤立对待，应与活血、健脾、养阴、清热、温阳诸法结合，其中尤应重视健脾，"诸湿肿满，皆属于脾"，痰湿之因多端，大都与脾关系密切。故张志聪曰："有脾不能为胃行其津液，肺不能通调水道而为消渴者……以燥脾之药治之，水液上升即不渴也。"脾健则运化有常，饮食精微归于正化，散精于肺，水津四布，机体代谢正常。临床上但凡超重或肥胖者，对胰岛素不敏感，生化检查示：空腹及餐后血糖均升高，空腹胰岛素超过正常，可伴有高血压、冠心病、甘油三酯增高等，即为胰岛素抵抗。中医辨证为痰湿证，症见头重如裹，渴不欲饮，胸闷脘痞，呕吐痰涎，眩晕嗜睡，苔腻，脉弦滑。针对糖尿病 IR 以痰湿为本的病理机制，结合临床经验，可以大黄、黄连、苍术、佩兰、葛根组成基本方进行干预。现代药理研究表明，上方及单味药均有较好的降血糖作用，其中大黄、黄连、葛根有改善胰岛素抵抗作用。

五、从瘀论治代谢综合征

《金匮要略》说"热之所过，血为之凝滞……"。《素问·生气通天论》论述："营气不从，逆于肉理，乃生痈肿"。瘀血致虚，络脉阻滞，渐至经脉欠通，官窍肢体失养，发为乏力、懈堕；痰瘀凝结，经络阻滞，发为麻木不仁、甚则疼痛。可见瘀血既是 MS 的病理产物，又可作为致病因素。瘀血的形成是一个渐进的过程，原因也是多方面的，诸如气郁、气滞、燥热、津亏、阴虚、气虚、阳虚、寒凝等。痰浊阻络亦可致血行不畅，形成瘀血。痰浊瘀血既可相互凝结，也可互相转化，互为因果。代谢综合征各组分是心脑血管病的独立危险因子，肥胖是胰岛素抵抗的重要致病因素，而胖人多痰湿，痰瘀多同病。现代医学研究表明，脂质代谢紊乱可影响血小板的黏附和聚集，使血小板聚集功能增强，使血液处于高凝状态，此属中医"瘀血"范畴。姜兆顺等的研究显示，2 型糖尿病血瘀证患者的血小板活化水平升高，说明对 2 型糖尿病患者进行血瘀辨证及活血化瘀治疗的重要性，同时发现 2 型糖尿病血瘀证患者的血小板活化与高血脂有关，证明了"痰瘀相关理论"的正确性。其后有人又提出胖人多痰，肥胖与血瘀相关的认识。朱立群等通过检测与"瘀血"有关的指标来观察活血化瘀中药的药理作用，发现 2 型糖尿病患者治疗前即存在瘀血现象，应用益气活血中药治疗能改善患者胰岛素抵抗状态。综上所述，胰岛素抵抗与瘀血的关系密不可分，胰岛素抵抗个体兼夹有瘀血因素，活血化瘀中药能改善胰岛素抵抗。现代研究从血液流变学、微循环分析认为：血液浓、稠、黏、凝，血管瘤形成，而致血流缓慢、瘀阻、渗出，血管壁脆性增加，血脂、血糖增高，引起灌注和血氧供应障碍，致使组织和器官缺血缺氧、代谢紊乱和功能障碍。这一病理特点在病程中有普遍性，也为活血化瘀疗法提供佐证。活血化瘀不仅能使临床症状改善，而且全血比黏度、血浆比黏度、纤维蛋白原、血糖、血脂及血压均有不同程度下降，能直接或间接起到纠正糖、脂肪、蛋白质代谢紊乱的作用。根据此理论，临床常选用当归、川芎、丹参、三七参、葛根、赤芍、桃仁、红花、泽兰等药物加减化裁。这些药物大多具有改善微循环、增加血流量、软化纤维组织、改善动脉粥样硬化、纠正血流变学异常以及增强胰岛素敏感性等作用。此外，在运用活血化瘀药的同时加用补气药，如黄芪、党参、太子参等以率血行，可增强疗效。

六、根据对代谢综合征病机认识选药

有学者认为代谢综合征还应包括以 C 反应蛋白（CRP）为标志物的炎症损伤、血管内皮功能障碍、尿微量白蛋白等。研究还提示，糖毒性、脂毒性是糖尿病血管并发症发生或加重的重要原因。中医认为，血脂异常、高血糖、血高黏状态既是病理产物，又是新的致病因素，是导致胰岛素抵抗、β 细胞功能衰竭以及慢性并发症发生的重要原因。以上病理产物的集聚，为痰为饮、为湿为浊、为滞为瘀，阻碍脾胃的运化，气血的运行，津液的输布。因此，中医运用化痰祛浊解毒、行气活血逐瘀法指导临床选药组方，促进体内有毒物质的代谢和排泄，不失为一种新的思路和方法。临床可在常规治疗中加入连翘、丹皮、紫草、赤勺、生地、元参、黄连、地锦草、泽兰、大黄、泽泻、茵陈、车前子、大腹皮、鱼腥草等药。

七、根据临床合并症选药

1. 根据血糖情况用药

通过动物实验和临床观察，目前已筛选了一批对血糖具一定临床效果的药物如：枸杞子、五味子、五倍子、女贞子、桑皮、蚕蛹、僵蚕、黄芩、黄连、丹皮、生地、玄参、麦冬、天冬、山药、花粉、山萸肉、黄精、芍药、黄芪、茯苓、三七等药物。以上药物的选择，须在辨证论治的基础上，结合药物功能、主治，患者体质情况，灵活配方。

2. 根据尿糖、尿蛋白用药

中医理论认为，糖、蛋白为人体精微物质。脾运化、升清功能失调，肾失于温煦固摄而致精微物质外溢。因此，尿糖、尿蛋白增多与脾肾关系密切，临床上可予山药、山萸肉、金樱子、桑螵蛸、芡实等补肾摄精药以提高肾的封藏固摄功能。选用白术、鸡内金、黄芪等补气健脾升清药不仅降血糖，还可减少尿糖排泄。近代名医施金墨总结了药对配伍降糖的方法，即苍术配玄参降血糖，以清"血中伏火"；山药配黄芪降血糖以"益气升清"。为临床根据血、尿糖水平治疗糖尿病提供了一条思路。

3. 根据其他检查用药

糖尿病患者多数伴有血脂异常，并成为导致或加重胰岛素抵抗的重要原因，临床在辨证论治的基础上可适时加减降脂药物，如鸡内金、泽泻、槐米、大黄、绞股兰、银杏、茵陈、虎杖、山楂、葛根、草决明等。若血黏度高或微循环障碍，可予当归、红花、桃仁、川芎、赤勺、水蛭、土鳖、益母草、泽兰、三七、血竭等化裁，可降低血黏度，改善微循环。如合并有高血压，可予天麻、钩藤、石决明、杜仲等药物加减。

代谢综合征因其临床表现的异质性、患病率的差异性、病理生理机制的复杂性、危险因子的可控性以及临床后果的严重性等特征，目前已将个体化防控作为其综合防治措施。然而，任何防控措施都是建立在对 MS 的病理、生理，各因素相互关系了解的基础之上。不可回避的是，MS 进展为 2 型糖尿病是一个令人担忧的结局，已经变成一个世界范围内的卫生问题。2005 年 4 月 16 日，国际糖尿病联盟（IDF）公布了 MS 的新定义，并建议今后应在以下更多的领域关注 MS：①代谢综合征的病因学研究；②对代谢综合征及其各组分的最佳和最具预测能力的定义和研究；③血压与 MS 及其他组分之间的关系；④不同危险因素聚集与心血管终点之间的关系；⑤代谢综合征各组分的简便和（或）复杂检测指标与临床事件之间的关系；⑥代谢综合征所有组分对心血管事件的确切影响；⑦如何在不同人群中更好地确定代谢综合征的高危人群等。

　　结合既往对 MS 的研究共识和 IDF 对其将来的研究展望，可以推测，今后 MS 的研究将是以病因、病理研究为基础，个体化防控为核心，重点在致病方式、致病机制、干预节点等关键领域，并力争取得突破。总结基于不同个体、各类人群的个体化干预方式，这需要多学科、不同领域的通力协作。中医药干预 MS 将有很大的潜力和空间。

第十章　代谢综合征中医辨证治疗研究进展

代谢综合征是一组以肥胖、高血糖（糖尿病或糖调节受损）、血脂异常［高甘油三酯血症和（或）低高密度脂蛋白胆固醇血症］以及高血压等聚集发病、严重影响机体健康的临床症候群，是一组在代谢上相互关联的危险因素的组合，这些因素直接促进了动脉粥样硬化性心血管疾病的发生，也增加了发生 2 型糖尿病的风险。根据流行病学对代谢综合征的调查，其患病率为 20% 左右，并随年龄而增长，代谢综合征患者患冠心病的风险是无该病患者的 2 倍。目前中医认为它可见于"痰饮""肥胖""消渴""眩晕"等病证中，"消渴"又分为"上消""中消""下消"三消，病位主要在肝、脾、肾，病理基础是气滞、痰湿、瘀血、浊毒等，病性为虚实夹杂，气阴两虚最为多见，而血脂与代谢综合征的中医症候最具相关性。

第一节　脏腑辨证

中医对代谢综合征的认识，从脏腑辨证角度，多考虑为肝、脾、肾三脏功能失调所致。治疗当以疏肝、健脾、补肾为主，疏肝则气血平复；健脾则痰去，水谷精微得以输布；补肾则痰不生，从而诸脏得以濡养，诸症则消。

一、从肝论治

现代人生活环境压力大，肝气郁结，再加上饮食习惯不健康，肥甘厚味损伤脾胃，脾虚而生痰湿，痰湿之邪阻滞脉道，血行不畅而成瘀，故以肝郁脾虚为基本病机，治以疏肝健脾、化痰利水、活血化瘀（柴胡、枳壳、三七、炙甘草各 6g，党参、茯苓、白术、山楂各 15g，赤芍 12g 等），临床上可明显改善患者的临床症状和血糖、总胆固醇、甘油三酯等生化指标。

《血证论·脏腑病机论》中曰："木之性主于疏泄，食气入胃，全赖肝木之气以疏泄之，而水谷乃化。"肝气性喜条达而恶抑郁，肝失疏泄，气滞而血瘀，肝病乘脾，脾失健运，聚湿生痰，气滞而不能化饮为津，津不上乘而出现"上消"。

二、从脾论治

饮食不节，损伤脾胃，脾胃运化失职，不能受纳、腐熟、运化水谷精微。李艳秋等认为脾胃运化失常是代谢综合征的主要病机，脾胃虚弱，水液代谢失常而成痰湿，湿浊内盛是其主要病理基础，故认为其治疗当从健脾运脾、渗湿祛浊着手，早期脾虚湿困者常用参苓白术散、六君子汤等加减，湿浊内停者常用苍术二陈汤、胃苓汤等加减。

《素问·经脉别论》有云："饮入于胃，游溢精气，上输于脾，脾气散精，上归于肺，通调水道，下输膀胱，水精四布，五经并行。"中焦脾胃主升清降浊、运化水谷，"脾为生痰之源"，脾失运化，痰浊内生，不能化为津液，故而不能濡养中焦，而见"中消"，且脾主肉，而见"肥胖"。

三、从肾论治

患者久病，或针对老年人群体，肾气不足，从而出现多脏腑的气血阴阳之亏虚，高文澜认为其主要病机为肾虚血瘀，肾气不足，多脏亏虚，使行血、化津、祛浊之力下降，从而产生血瘀、痰浊阻滞脉道，故自拟益肾活血方（由制首乌、郁金、当归、丹参、玉竹、生山楂等8味药物组成）补益肾精、行气活血化瘀，使治疗组的患者空腹血糖、低密度脂蛋白胆固醇、总胆固醇皆明显下降；张君波等则根据其发病与肝、脾、肾功能失调及过食肥甘有关、精微物质不能输布而自拟九味茶（丹参、银杏叶、生山楂、金银花、白菊花、枸杞子、黄芪、灵芝、大枣），益气活血、健脾养肝，患者在治疗后体重指数、收缩压、舒张压、总胆固醇、甘油三酯均较治疗前降低，症状也较前有明显好转。

肾为先天之本，《素问·上古天真论》中"肾者主水，受五脏六腑之精而藏之。"肾阳是一身阳气的根本，温煦气化，蒸化肾水以滋养五脏之阴，使之阴平阳秘而无消渴之虑。"肾为生痰之本"，若肾气虚弱，则不能蒸津化气上润肺胃，亦生痰饮，不能化液生津而出现"下消"。

四、小结

综上所述，脾肾功能的失调是代谢综合征产生的内在因素，而肝失疏泄则可以加重代谢综合征，并使其产生更多的病症，故治疗当以疏肝、健脾、益肾为总法，兼以祛湿、化痰、活血等祛除其病理产物。

第二节 气血津液辨证

气、血、津、液是人体维持生命活动所必需的营养物质和动力，它们的不足、输布的失常是人体患病的基本病机的重要组成部分。从气血津液辨证角度，各医家对代谢综合征多从气滞、痰湿、瘀血、浊毒等方面进行论治。

一、从气论治

"百病生于气"，纪少秀等从气病理论论述代谢综合征的发病与治疗，认为其发病可分为气盛、气郁、气耗三种病理状态，总以"调气"为基本原则，分别以清泻平肝、行气疏肝、补气为主要治疗原则，兼以活血化瘀、燥湿化痰、消积导滞、清热散火等方法，并强调这三者病理状态常相兼存在。

《素问·六微旨大论篇》曰："出入废则神机化灭，升降息则气立孤危。"气滞、气虚、气逆皆不能气化水液而成湿、成痰；气之运行失常亦使血运行失常而成血瘀，同时痰、湿黏滞于脉管，阻碍血之运行，故而成瘀；痰、湿、瘀邪日久，浊邪内生。

二、从痰瘀论治

三焦气机失常，或寒湿浸渍，或饮食不洁，或劳欲所伤，或素体阳虚，肥胖湿胜，致肺、脾、肾气化功能失调，水液在体内的运化输布失常，停积而为痰饮；气机升降失常，气滞而为血瘀，或气虚无力推动血之运行，血不行而成瘀，阻于脉络。

宋桂叶等认为，针对代谢综合征应从痰湿、热毒、气滞的角度论治，故应清热燥湿、理气化痰，以黄连温胆汤加减进行治疗，均能有效改善代谢综合征的超重、糖代谢紊乱、血脂紊乱、血压异常和临床症状。刘荣东等认为，代谢综合征初期多因饮食不洁、劳逸失调而致脾气虚弱，脾虚生痰，故病理因素以痰浊为主，故临床上针对痰湿壅盛型代谢综合征，以加味半夏白术天麻汤（半夏9g，天麻6g，白术、首乌、山楂、草决明、茯苓各15g，葛根20g，陈皮10g，泽泻、黄芪各30g，丹参25g）化痰熄风，健脾祛湿，不仅可以降低血压、降糖、减肥、调节脂代谢、改善胰岛素抵抗，同时改善患者的临床症状。

葛登奎等对72例60~75岁老年人进行对照研究，认为其代谢综合征的形成与先天禀赋、过食肥甘、疏于劳作，使痰饮水湿内聚，痰瘀、浊热互结，加之老年人正气亏损，故对治疗组给予口服益气活血降浊方（人参10g，川芎、僵蚕、淫羊藿各15g，酒大黄12g，葛根30g），益气养阴，活血化瘀，祛痰降浊，在降低空腹血糖、改善血脂、降低血压方面均有明显疗效。

《景岳全书·杂证谟·痰饮》中云："无处不到而化为痰者，凡五脏之伤，皆能致之。"任何脏腑功能失调，皆可导致痰邪之生，是机体水液代谢失常而形成的一种病理产物。瘀血，是血液运行障碍，凝聚而成的病理产物。血和津液同源于水谷精微，而且在运行输布过程中相辅相成，"津血同源"，而痰是由津液输布失调而成，故痰和瘀可互相转化，互相渗透，故《血证论》有云："须知痰水之壅，由瘀血使自有消溶之地。"

三、从浊毒论治

浊毒既是一种致病因素，又是一种病理产物，其病性兼"浊""毒"两者之长，胶固难解，致病更加广泛、凶险，易耗气伤血，易阻碍气机，易积成形。

蔡玲结合西医学思想认为代谢综合征的主要病理机制是痰湿、瘀血在体内不归正化，浊毒与糖毒及脂毒相互交错互为因果，而其中的浊毒是导致发生病变的基本病理因素，在对40例代谢综合征患者以化湿解毒类中药（紫苏梗、藿香、苍术、山楂、草决明、水红花子各15g，白花蛇舌草30g，丹参24g，黄芪20g，玄参、葛根、生地各12g，泽泻 18g）化湿解毒、去瘀生新，并配以健康教育进行治疗中发现，其有效率（92.5%）明显高于对照组。李振爽等认为代谢综合征整个病程与毒、瘀有密切关系，治疗应以解（排）毒化瘀贯穿于疾病治疗的始终。其中毒有内毒与外毒之分，内毒包括火热毒、糖毒、脂毒、痰浊毒、瘀血毒等；外毒则认为是广泛存在于自然界中，包括噪声干扰、空气污染、水质污染、化学肥料、电磁波等"环境毒"。而毒、瘀的产生，与运动减少、外毒侵袭、脾胃损伤、五志过极有密切关系，正因如此，使得蕴毒泛滥、气血瘀滞、热毒炽盛、火毒内盛，从而发为"消渴"。

四、小结

从气血津液辨证角度，代谢综合征与痰、瘀之邪的共同作用有关，使精微物质不能正常输布，导致痰、湿、浊、脂堆积体内。宋新安等以脂肥论治代谢综合征，认为本病本虚标实，虚、湿、痰、瘀是其主要的致病因素，故皆以消法、补法为基本治则：湿邪初蕴证用消法、补法，平胃散合香砂六君子汤加减；痰蕴脾胃证在此基础上加以活血，平胃散合六君子汤、二陈汤加减；痰瘀互结证则加破瘀法，久病入络者则需加以理血、调整阴阳，诸法合参，随证辨治。

诸多病理因素及病理产物阻滞上、中、下三焦，而见"上消""中消""下消"及"肥胖"，阻滞于头部而见"眩晕"，阻滞于脉管而见脉管压力增高。基于气血津液辨证，代谢综合征的治疗多以理气、活血、化瘀、祛湿、涤痰、化浊等为主。

第三节　三焦辨证

三焦主通行元气，主通调水道，是气机升降的枢纽，从中医宏观角度看，部分医家认为，代谢综合征的发病核心为三焦功能障碍。

三焦的气机失常，则水谷精微不能输布于全身，气血津液之升降出入亦发生失调，宋新安等从"浊淫三焦"的角度认为其可异化为食浊、湿浊、痰浊、血浊、瘀浊、浊毒等浊邪淫于三焦，诸浊之邪在体内郁而化火，久而入络，终致诸症。张剑对于代谢综合征的认识，三焦功能失调是"内毒"产生、堆积的根本原因，是其发病的基础，三焦功能失调，气、血、水、食代谢紊乱，清浊不分，正常精微物质不能归于正化而为机体所用，反堆集成"毒"，变生出痰浊毒、瘀血毒、火毒、糖毒、脂毒等毒害机体。陈晶等也从三焦功能失调的角度对代谢综合征的病机进行解释，三焦气化失常、水道不利，则水液代谢失常，停而生湿、生痰、生瘀，故自拟调理三焦方（北杏仁 10g，苍术15g，薏苡仁 20g，兼有气虚者加黄芪 30g，血瘀者加桃仁 15g，痰湿者加法半夏 15g）调理三焦气机。

三焦是人体气、血、津、液运行的通路，正如《中藏经·论三焦虚实寒热生死逆顺脉症之法》所言："三焦者……总领五脏六腑、营卫经络、内外左右上下之气也；三焦通，则内外左右上下皆通也，其于周灌体，和内调外，荣左养右，导上宣下，莫大于此者也。"三焦的功能也是相应部位脏腑功能的概括，即"上焦如雾"，主宣发卫气，敷布水谷精微和津液；"中焦如沤"，主消化、吸收水谷精微和津液，化生气血；"下焦如渎"，主泌别清浊，排泄糟粕。它参与了饮食物消化、吸收、输布的全过程，是体内气血津液输布、运行的通道。所以三焦功能失调，可致代谢综合征的发生。

第四节　结语

中医辨证论治，每一种辨证方法并不是相对孤立的，而是相辅相成的，各医家虽以不同辨证方法来治疗代谢综合征，但大都认为，本病属本虚标实、正衰邪盛之证："本虚"者，或见脾虚，或见肾虚，或见肝阴虚；"标实"者，或是气滞，或是痰湿，或是瘀血，或是浊毒等病理产物。所以，中药治疗代谢综合征也并不是固定从某一种辨证方法、思路中获取疗效，而是多种辨证方法的结合使用，分清标本缓急，攻补结合，疏肝、健脾、益肾、理气、活血、祛湿、化痰、降浊、通利三焦，才能更好地达到对疾病的正确、及时地治疗，收到明显的疗效。

随着中国经济的发展，人民生活水平的提高和生活方式的改变，代谢综合征的患病率不断上升，而代谢综合征所能引起冠心病等各种严重的并发症的问题越来越受到关注，如何向群众普及这方面的知识并进行健康教育，同时积极地预防、治疗是亟待解决的问题。另外，中医药在此方面的优势不断显现出来，也需要中医学工作者们不断去继承并发扬中医的优势，提高患者的生存质量。

第十一章　2 型糖尿病合并代谢综合征中医证候研究进展

　　代谢综合征在经济发达国家已变得日益普遍，有证据表明 MS 在发展中国家正逐渐增多。现实情况是，很多新发现的 2 型糖尿病患者常常同时合并有"代谢综合征"所包含的一种或多种特征（或组分）。代谢综合征已被认为是糖尿病尤其是心血管疾病的极危险因素。国内最新的一项前瞻性研究显示，中国成年人 MS 的发病率男性为 9.8%，女性为 17.8%；超重的发病率男性为 26.9%，女性为 31.1%。

　　现代流行病学研究表明，MS 是遗传因素和环境因素（包括饮食结构、起居环境、生活方式、社会经济状况等）的综合产物，其发生、发展、变化错综复杂。临床研究提示，饮食失调、运动过少是 MS 发病的两大主因。中医认为，先天禀赋（即体质特点）、嗜食肥甘、喜静少动、忧思抑郁都是 MS 发生发展的危险因素。加之后天饮食不当，嗜食肥甘，烟酒无节，抑郁或焦虑，缺少运动等，造成气滞、痰积、湿积、血瘀等病理产物。此类病理产物又成为新的致病因素，相互交错，恶性循环。痰湿困脾，脾失健运，脾不能为胃行其津液，脾不散精，物不归化则为痰、为湿、为浊、为脂，进而变证百生。水湿不化，伤及脾阳、肾阳，脾肾阳虚，水湿蒸化无权，内聚而为水肿。痰湿内蕴，化热化火，伤及肝阴，肝肾阴虚，肝阳上亢；或素体情志抑郁，忧思易怒，肝失条达，肝阳偏亢，火气上逆发为眩晕；气、血、痰互结，气机郁滞，痰瘀阻络，流窜脏腑，或成痰阻，或成积聚，促使并发症的发生发展或恶化。

　　目前，中医对 MS 的研究已取得一定进展。尤其在病因学研究、病机分析与探讨方面取得一些共识，但在症候规律研究方面仍然是百家争鸣，分析其原因主要是在方法学的选择上尚不成熟。笔者认为，结合伴 2 型糖尿病 MS 的特点，在分析病因、总结病机的基础上，从横向和纵向两方面探讨其证候演变规律，可能是认识其症候规律的有效途径。

一、症状、证候规范是基础

　　对于伴 2 型糖尿病 MS 的证候规律研究，尚无完整、统一的共识，这其中原因之一就是症状、证候缺乏规范的、可量化的标准或尺度。任何证候的归纳都必须建立在规范的症状、证候描述和定义的基础之上。基于症状、证候所归纳总结出的证候必须真实地反映疾病某一阶段的特征；对于同一疾病阶段，其所反映的证候应少。涉及与证候有关的研究，在对症状、证候的规范问题上都欠严格，其归纳和总结的证候与疾病本质的相关度、可信度较低，很难称得上是对疾病或疾病某一阶段的本质概括。有鉴于此，在认识伴 2 型糖尿病 MS 的证候规律之前，对各种症状、证候进行规范，不仅是认识疾病的前提和基础，更是决定能否真正认识疾病本质、提高遣方用药质量的关键。

二、以病统证，以点求面，横向铺开

前面提到，2 型糖尿病个体常常同时合并有代谢综合征所包含的一个或多个组分。现代医学对导致某一或多个组分产生的原因尚未穷尽。目前的共识是 MS 所包括的如中心性肥胖、高血糖、高血压、高 TG、低 HDL-C 等组分是糖尿病及心血管疾病的极危险因素。就某个 MS 个体而言，其组分的多少有异，单个组分值的高低不同，其临床表现或特征迥异。故现代医学对 MS 的防治主要从针对组成 MS 的一个或多个组分同时进行干预而实现的。中医认为"有诸内必形诸外"，换言之即是内不同而外有异。因此，对伴 2 型糖尿病 MS 的证候研究应该以认识疾病特征为前提，具体来说，就是将 MS 按新定义标准进行拆分和组合。将具备某几项组分的个体聚类，组成一个"点"——集合体，形成包含某几个组分的多个集合体，横向铺开，这样的集合体之间具有异质性特征。鉴于研究群体是 2 型糖尿病，同时 MS 新定义中又强调了中心性肥胖是判定一个个体是否是 MS 的核心成分，结合亚洲人种的体质特征，按中华医学会的建议"腰围"作为中心性肥胖的替代名词，应当是首选指标。

因此"高血糖""中心性肥胖"将是拆分后各集合体的共同元素。目前，腰围和体重指数（BMI）能否相互替代尚无循证学依据。一般地，满足于某一个集合体特征的样本量越大，其所聚集的症状、证候就越多，作为疾病本质特征性概括的证候越容易暴露，经去伪和除噪声处理后，剩余的症状、证候更能反映该疾病集合体的本质。再按已定标准对其进行筛查和判别，同时对症状出现的多寡进行频数统计、关联分析、因子分析、主成分分析或决策树分析。频数越高，权重越大，说明其相关度、效度越高，对证候归纳的价值及可信度也就越大。然后根据统计、筛查和判别后的结果，归纳出相应的证候。

三、以证候演变为轴心，病证结合，纵向延伸

疾病的病理基础决定了它有自身一定的传变规律和发展趋势，相应地，证候具有疾病本身所决定的特异性、阶段性、动态演变性等基本特征。证候与疾病的不同阶段显著相关，选择研究对象时所处的病程阶段不同可能得出不同的证候。把握其发生和发展规律，截断其恶化趋势，是中医学治未病的预防治疗思想的体现。所以，研究疾病的发展规律实际上就是研究证候的动态演变规律。

对于伴 2 型糖尿病的 MS，对其证候规律的横向认识是静态的、相对的，因而是不全面的。要完整地认识其规律，除前面述及的横向认识以外，还需纵向研究。要研究其证候自然演变规律，只能选择动物作为研究对象，并且要有可靠的复制动物模型的方法。目前，此方面的研究尚未见专门文献报道，主要原因之一是动物模型复制困难，可

能是今后研究 MS 新的切入点。作为社会个体的人，要对其进行 MS 中医证候自然演变规律的研究有悖于医学伦理学要求。作为干预状态下的证候探讨，我们可以选择以疾病集合体的治疗进程为主线，进行纵向延伸。具体就是以治疗时间窗为主线，以证候演变为轴心，以疾病最初阶段的证候作为"始研究点"，并给予条件干预，干预措施可以是中医、西医或中西医结合。将其发展过程中的某几个阶段的证候作为"跟踪点"，每个阶段的证候归纳均严格按照横向研究对证候的总结思路进行。将"始研究点"和"跟踪点"的证候特征做相关分析和判断，然后总结疾病的证候演变规律。

　　证候规律的纵向研究是干预条件下对疾病的阶段的、动态的认识，是认识疾病的有效方式。其意义在于：①对疾病证候演变的动态把握，符合疾病发展演变趋势；②通过对疾病某一发展阶段证候特征的认识，有利于判断病势，估计预后，调整干预措施；③纵向认识疾病证候演变规律，是对横向认识的必要补充。横纵结合，是对疾病整体的、全面的、立体的认识。同时应该注意到，纵向研究需要解决三个问题，其一是"始研究点"的样本选择。一般有两种情况，一是新诊断未经治疗干预的伴 2 型糖尿病的 MS 患者，其优点是样本基线一致性好，纯度高；另外则是曾经或正在进行治疗干预的患者。此类样本在纳入研究时，必须进行基线校正。第二是疾病某一阶段的时间选择问题。目前，中医对伴 2 型糖尿病的 MS 的证候研究阶段选择的方法和依据，文献报道较少。这是证候演变研究存在的困难，也是关键。尽管证候与理化指标之间存在非线性关系，目前也尚未找到具有相对排他的某一或某些理化指标可以作为某一证候的判断标准。但作为病程阶段的判别，仍然可以依据一般微观指标（包括血糖、血脂、HbA1c等）以及反映并发症状况的指标（如眼底血管造影、尿微量白蛋白等）的改善情况作为划分的依据。此方法比较客观，可比性较好。还可以时间为坐标，根据研究或治疗时间的长短人为地划分为前、中、后 3 个阶段。最后需要解决的问题是干预时间的长短界定（即时间窗）。时间窗的选择是认识疾病演变规律和药物疗效评价的基础。目前，国内外凡涉及药效评价和生存质量评价等的前瞻性研究都十分重视时间窗的设计，许多研究少则 3 年，多则 5 年以上，甚至更长。时间窗设计无固定模式，研究对象、研究目的及研究层次的不同，都会影响时间窗的选择。对于伴 2 型糖尿病的 MS 的中医证候研究，时间窗的选择可尝试按干预措施的时效要求和疾病本身的自然演变趋势来制定和设计。

　　综上，伴 2 型糖尿病的 MS 其病因病机复杂，其证候特征是机体偏离有序稳态后某一具体时间、空间范围内功能状态的反应，生命活动的复杂性决定了其失序以后各种状态的复杂性。在症状、证候规范的前提下，结合现代医学科学、信息学、运用数学等的研究成果，对其进行横向归类和纵向延伸，同时有效选择信息提取、评价、判别和归纳的方法，可能是使证候规律研究取得突破的有效途径和思路。

第十二章　2型糖尿病合并代谢综合征
患者并发症特征分析

新近研究显示，超过65岁的成年人近50%患有3种或3种以上的慢性疾病。合并代谢综合征（MS）的2型糖尿病人群呈逐年增加趋势，在糖尿病人群中，MS的检出率更高。因此，本章拟就多种危险因子集聚的2型糖尿病合并MS人群并发症的特征进行探讨。

一、资料与方法

1. 研究对象

265例2型糖尿病合并MS病例来自北京地区7家医院（中国中医科学院广安门医院、北京中医药大学东直门医院、中国中医科学院西苑医院、卫生部北京医院、北京大学第一医院、首都医科大学朝阳医院、北京中医药大学东方医院），按MS入选标准筛选，其中男性123例，女性142例。另随机选择265例（男性131例，女性134例）非合并MS患者做对照分析，总病例数530例。年龄22~88岁。265例2型糖尿合并MS患者腰围最大值140cm，最小值80cm，平均年龄（59.12±14.65）岁。糖尿病病程0.5~35年，平均病程（17.16±7.18）年。

2. 诊断标准

按照1997年美国糖尿病协会（ADA）推荐的糖尿病诊断标准，参照国际糖尿病联盟（IDF）于2005年颁布的MS新定义和中华医学会糖尿病学分会（CDS）建议的MS诊断标准制定如下标准：

（1）中心型肥胖（中国人）：男性腰围≥90cm，女性腰围≥80cm。

（2）另具备以下3项中的任意2项或全部者：①空腹血糖（FBG）≥6.1mmol/L（110mg/dl）及（或）餐后2小时血糖（2hPG）≥7.8mmol/L，及（或）已确诊为2型糖尿病并接受治疗者；②收缩压（SBP）/舒张压（DBP）≥140/90mmHg，及（或）已确诊为高血压（既往史）并接受治疗者；③血脂紊乱：空腹血甘油三酯（TG）≥1.7mmol/L（150mg/dl），及（或）空腹血高密度脂蛋白胆固醇（HDL-C）<0.9mmol/L（35mg/dl）（男）或<1.0mmol/L（39mg/dl）（女）。

3. 排除标准

糖耐量异常（IGT）或空腹血糖异常（IFG）患者；1型糖尿病患者；继发性糖尿病患者；妊娠糖尿病患者。

4. 方法

依托结构化住院电子病历信息采集系统，动态采集住院患者的住院病历诊疗信息并建立数据库，通过数据在线分析和处理系统（OLAP）对所有病例疾病诊断的名称及分类进行规范：①名称规范：如将"高血压"的诊断规范为"高血压病"等；②分类规范：如将"糖尿病视网膜病Ⅰ期""2型糖尿病视网膜病变"统一为"糖尿病视网膜病"等。对经规范后的并发症进行频数统计和分析，并发症构成比的比较采用卡方检验，用SPSS10.0统计软件完成。

二、结果

1. 不同病程的2型糖尿病合并MS患者并发症分析

由于病程<5年组病例数较多，故在不同病程组间比较时未纳入比较分析。表12-1示，与病程5~10年组比较，病程>10年组其高血压的构成比较前者低，差异具有显著性意义（$P < 0.05$）；而血脂紊乱和冠心病两组差异无显著性意义（$P > 0.05$）。病程>10年组，脑梗死、糖尿病视网膜病、糖尿病肾病、颈动脉硬化的构成比均较病程5~10年组高（$P < 0.05$ 或 $P < 0.01$），糖尿病周围神经病和下肢动脉硬化的构成比组间比较差异无显著性意义（$P > 0.05$）。

表12-1　2型糖尿病合并MS不同病程并发症比较

并发症	病程>10年（61例）	5~10年（74例）	病程<5年（130例）
高血压病	42（68.85%）*	57（77.03%）	56（43.08%）
血脂紊乱	21（34.43%）	31（41.89%）	54（41.54%）
冠心病	20（32.79%）	20（27.03%）	31（23.85%）
脑梗死	17（27.87%）*	11（14.86%）	17（13.08%）
糖尿病周围神经病	31（50.82%）	23（31.08%）	53（40.77%）
糖尿病视网膜病	22（36.07%）**	17（22.97%）	16（12.31%）
糖尿病肾病	27（44.26%）**	19（25.68%）	16（12.31%）
颈动脉硬化	21（34.43%）**	10（13.51%）	11（8.46%）
下肢动脉硬化	2（3.28%）	3（4.05%）	2（1.54%）

注：与5~10年组比较，*$P < 0.05$，**$P < 0.01$。

2. 不同病程2型糖尿病非合并MS并发症分析

表12-2示，与病程在5~10年组比较，病程>10年组其高血压、血脂紊乱、冠心病、脑梗死、糖尿病周围神经病变、糖尿病视网膜病的构成比与前者比较，差异均无显著性意义（$P > 0.05$）；糖尿病肾病及颈动脉硬化的构成比比较，差异有显著性意义（$P < 0.05$）。

表 12-2　2 型糖尿病非合并 MS 患者不同病程并发症比较

并发症	病程>10 年（79 例）	5~10 年（75 例）	病程<5 年（111 例）
高血压病	43（54.43%）	43（57.33%）	43（38.74%）
血脂紊乱	12（15.19%）	13（17.33%）	20（18.02%）
冠心病	24（30.38%）	25（33.33%）	17（15.32%）
脑梗死	19（24.05%）	16（21.33%）	14（12.61%）
糖尿病周围神经病	21（26.58%）	21（28.00%）	15（13.51%）
糖尿病视网膜病	20（25.32%）	16（21.33%）	14（12.61%）
糖尿病肾病	27（34.18%）*	18（24.00%）	17（15.32%）
颈动脉硬化	8（10.13%）*	5（6.67%）	7（6.31%）
下肢动脉硬化	6（7.59%）	1（1.33%）	3（2.70%）

注：与 5~10 年组比较，*$P<0.05$。

表 12-3　病程>10 年的 2 型糖尿病合并 MS 与非合并 MS 患者并发症比较

并发症	2 型糖尿病合并 MS（61 例）	2 型糖尿病非合并 MS（79 例）
高血压病	42（68.85%）*	43（54.43%）
血脂紊乱	21（34.43%）**	12（15.19%）
冠心病	20（32.79%）	24（30.38%）
脑梗死	17（27.87%）	19（20.05%）
糖尿病周围神经病	31（50.82%）**	21（26.58%）
糖尿病视网膜病	22（36.07%）*	20（25.32%）
糖尿病肾病	27（44.26%）*	27（34.18%）
颈动脉硬化	21（34.43%）**	8（10.13%）
下肢动脉硬化	2（3.28%）	6（7.59%）

注：与 2 型糖尿病非合并 MS 组比较，*$P<0.05$，**$P<0.01$。

　　病程 5~10 年的 2 型糖尿病合并 MS 与非合并 MS 患者的并发症分析见表 12-4，高血压、血脂紊乱、糖尿病肾病的发生率中合并 MS 组较非合并 MS 组高，差异有显著性（$P<0.05$ 或 $P<0.01$）；冠心病、脑梗死、颈动脉硬化、下肢动脉硬化、糖尿病周围神经病、糖尿病视网膜病的发生率组间比较差异无显著性（$P>0.05$）。

　　病程<5 年的 2 型糖尿病合并 MS 与非合并 MS 患者的并发症分析见表 12-5，血脂紊乱、糖尿病周围神经病发生率的组间比较，MS 组较非合并 MS 组高，差异有显著性（$P<0.01$）；其余并发症的发生率组间比较差异无显著性（$P>0.05$）。

表12-4 病程在5~10年2型糖尿病合并 MS 与非合并 MS 患者并发症比较

并发症	2型糖尿病合并 MS（74例）	2型糖尿病非合并 MS（75例）
高血压病	57（77.03%）*	43（57.33%）
血脂紊乱	31（41.89%）**	13（17.33%）
冠心病	20（27.03%）	25（33.33%）
脑梗死	11（14.86%）	16（21.33%）
糖尿病周围神经病	23（31.08%）	21（28.00%）
糖尿病视网膜病	17（22.94%）	20（26.67%）
糖尿病肾病	19（25.68%）*	27（36.00%）
颈动脉硬化	10（13.51%）	8（10.67%）
下肢动脉硬化	3（4.05%）	6（8.00%）

注：与2型糖尿病非合并 MS 组比较，$*P<0.05$，$**P<0.01$。

表12-5 病程<5年2型糖尿病合并 MS 与非合并 MS 患者并发症比较

并发症	2型糖尿病合并 MS（130例）	2型糖尿病非合并 MS（111例）
高血压病	56（43.08%）	43（57.33%）
血脂紊乱	54（41.54%）*	13（17.33%）
冠心病	31（23.85%）	25（33.33%）
脑梗死	17（13.08%）	16（21.33%）
糖尿病周围神经病	53（40.77%）*	21（28.00%）
糖尿病视网膜病	16（12.31%）	20（26.67%）
糖尿病肾病	16（12.31%）	27（36.00%）
颈动脉硬化	11（8.46%）	8（10.67%）
下肢动脉硬化	2（1.54%）	6（8.00%）

注：与2型糖尿病非合并 MS 组比较，$*P<0.01$。

三、讨论

MS 是多种代谢成分异常聚集的病理状态。1988 年 Reaven 最早提出"X 综合征"的概念，包括高血压、脂代谢异常、胰岛素抵抗等。其中腰围已被认为是预测和诊断 MS 的首要标准。其发生与2型糖尿病、冠心病及其他动脉硬化性血管病密切相关。Gu 等的研究表明，我国 MS 的患病率男性为9.8%，女性为17.8%。严重的并发症是患者致残致死的主要原因。中医无代谢综合征相应病名，常根据其临床表现（如肥胖、口干多饮、多食、头晕目眩、胸闷等症状）归入中医学"肥气""痰饮""郁证""消渴""眩晕""胸痹"等病症范畴进行辨治。目前较为一致的认识是，环境和遗传因素是代谢综合征发生的基础；少动与饮食不节是主要诱因；脾虚气弱是 MS 发病的内在因素，肝失疏泄是其发生发展的重要环节；痰、湿、瘀既是致病因子，亦是病理产物，并成为多种并发症形成的主要原因；虚损致极，变证百出是 MS 的不良后果。陆灏的调查研究显示，糖尿病高危人群中合并 MS 者本虚标实是其主要病机特点，本虚以气虚、阴虚为主，多累及心、肝、肾；标实以血瘀、燥热为主。提示益气养阴、活血祛瘀是 2 型糖尿病合并 MS 的主要治则。本研究中，糖尿病神经病变的发生率，合并 MS 个体显著高于非合并 MS 个体。这提示合并 MS 个体早期更容易发生神经病变，可能与 MS 个体因高血脂、高血糖引起的严重糖脂毒性关系密切。随病程增加，合并 MS 的 2 型糖尿病并发症的发生率呈逐渐增高趋势。以腰围为核心分割点的 MS 和非 MS 分类，其实际意义在于，合并 MS 者并发症的发生率高、发生时间提前，而非合并 MS 者不具备此特点。高血压、血脂紊乱都是影响并发症的主要因素。此外，还与腰围、病程等密切相关。颈动脉硬化的发生先于下肢动脉硬化，提示其可能与心血管疾病的发生关系密切。

第十三章　2型糖尿病代谢综合征
方-药-证关系

中医是用自然的系统概念考察人体的变化，一向重于证效关系来判别辨证的正确性，也就是"以药测证"。目前有关"以药测证"的思路尚未取得共识，但在临床实践中，"有是症，用是药"或"有是证，用是药"的应用比较普遍，并能收到良好效果的辨证模式，即方证识别或药证识别。有是证用是方，有是证用是药，即所谓"方证相应"或"药证相应"。本研究根据"药-证""药-症"关系理论对2型糖尿病合并代谢综合征（MS）的中医症候特征及分类进行探讨。

一、临床资料及方法

1. 研究对象

265例2型糖尿病合并MS病例来自2003年3月至2006年3月北京地区医院（中国中医科学院广安门医院、中国中医科学院西苑医院、北京中医药大学东方医院、卫生部北京医院、北京大学第一医院等）糖尿病住院患者，依托于结构化电子病例适时采集积累而成。按MS入选标准筛选，共265例。其中男性患者123例，女性患者142例；糖尿病病程最长者35年，最短者0.5年；平均病程（17.16±7.18）年。

2. 诊断标准

按照1999年WHO推荐的糖尿病诊断标准，参照国际糖尿病联盟（IDF）于2005年颁布的MS新定义，中华医学会糖尿病学分会（CDS）建议的MS诊断标准制定。中医诊断标准符合《中医内科学》5版教材（上海科学技术出版社）消渴病诊断定义。

3. 纳入标准及剔除标准

符合诊断标准且不符合剔除标准者均纳入本研究。凡属于：①糖耐量受损（IGT）、空腹血糖异常（IFG）患者；②已诊断为1型糖尿病的患者；③继发性糖尿病患者；④妊娠糖尿病患者；均不纳入本研究。

4. 方法

一般资料采用频数统计分析，药证关系采用无尺度网络分析，以每一味中药作为网络结点，基于患者入院第一天医师开具的第一次处方中的使用频次建立的无尺度网络图，通过计算机分析和处理，将反复出现的药对关系连成网络结构。

二、结 果

1. 2型糖尿病合并MS中药无尺度网络图分析（图13-1）

图13-1中炙黄芪、太子参处于网络结构的中心，其功用分别是补气升阳、补气生津。其外围与其关联的药物是生地黄：清热凉血、养阴生津；五味子：敛肺滋肾、生津敛汗；川芎：行气活血、祛风止痛；当归：补血、活血；赤芍：清热凉血，祛瘀止痛；麦冬：润肺养阴，益胃生津；知母：清热泻火、滋阴润燥。结合药物分布和功效特征，可以认为，糖尿病合并MS的基本症候是气虚、阴虚同现。故其核心用药以补气的炙黄芪配合养阴生津的太子参为主药。同时运用活血、清热、生津的药物，如川芎、当归、赤芍、生地黄、五味子、麦冬、知母等药物，以达到标本兼治的目的。

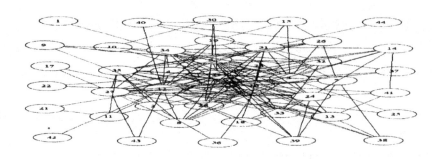

图13-1 265例2型糖尿病合并MS的无尺度网络结点关系分布

注：频数在9以上的药物（金樱子=10，枳实=32，山药=44，茯苓=31，葛根=8，五味子=23，当归=6，菊花=11，陈皮=2，地黄=7，大黄=39，瓜蒌=33，土茯苓=22，木瓜=13，熟大黄=18，芡实=30，狗脊=41，赤芍=3，牡丹皮=40，山茱萸=15，半夏=36，白芍=34，泽泻=26，丹参=5，川芎=4，黄连=43，炙甘草=28，炒白术=1，玄参=24，生石膏=17，熟地黄=19，生地黄=16，太子参=20，麦冬=12，天麻=21，知母=27，炙黄芪=29，厚朴=42，川牛膝=38，柴胡=37，白术=35，牛膝=14，野菊花=25，怀牛膝=9）。

为了更深入地探析2型糖尿病合并MS的药-证关系，拟分别对其不同病程阶段的症候特征进行探讨。

2. 不同病程的2型糖尿病合并MS中药无尺度网络图分析（病程>10年，图13-2）

图13-2中炙黄芪、当归、赤芍处于网络结构的中心，其功用分别是：炙黄芪：补气升阳；当归：补血、活血；赤芍：清热凉血、祛瘀止痛。其外围与其密切关联的药物是茯苓：利水渗湿、健脾；白术：补气健脾、燥湿利水；山茱萸：补益肝肾；丹参：活血祛瘀、凉血；川芎：行气活血、祛风。结合药物分布和功效特征可以看出，病程大于10年的2型糖尿病合并MS的基本症候是气虚、血瘀为主。

3. 不同病程的2型糖尿病合并MS中药无尺度网络图分析（5年<病程≤10年，图13-3）

图13-3中麦冬、丹参、知母、玄参、炙黄芪处于网络结构的中心，其功用分别

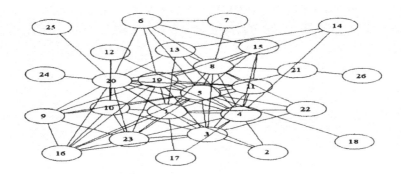

图13-2 2型糖尿病合并MS的无尺度网络结点关系分布（病程>10年）

注：频数在4以上的药物（枳实=21，茯苓=20，五味子=14，当归=5，地黄=6，车前子=24，赤芍=1，山茱萸=10，牡丹皮=25，泽泻=16，白芍=22，丹参=4，川芎=3，炙甘草=18，玄参=15，熟地黄=12，生地黄=11，太子参=13，麦冬=8，知母=17，炙黄芪=19，厚朴=26，川牛膝=2，白术=23，牛膝=9，怀牛膝=7）。

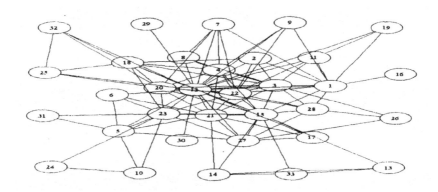

图13-3 2型糖尿病合并MS的无尺度网络结点关系分布（5年<病程≤10年）

注：频数在4以上的药物（金樱子=10，枳实=26，茯苓=25，葛根=7，五味子=20，当归=5，生黄芪=16，菊花=11，陈皮=2，地黄=6，大黄=31，瓜蒌=27，木瓜=13，熟大黄=17，芡实=24，狗脊=33，赤芍=3，牡丹皮=32，半夏=29，白芍=28，川芎=30，丹参=4，黄连=9，玄参=21，生地黄=15，太子参=18，麦冬=12，天麻=19，知母=22，炙黄芪=23，白术=1，川牛膝=14，怀牛膝=8）。

是：麦冬：润肺养阴、益胃生津；丹参：活血祛瘀、凉血；知母：清热泻火、滋阴润燥；玄参：清热、解毒、利咽；炙黄芪：补气升阳。其外围与其密切关联的药物是生地黄：清热凉血、养阴生津；五味子：敛肺滋肾、生津敛汗；赤芍：清热凉血、祛瘀止痛；丹参：活血祛瘀、凉血。综合药物结点分布和功效特征可以看出，病程在5~10年的2型糖尿病合并MS的基本症候是以气虚、阴虚、热盛、津伤、血瘀为主。

4. 不同病程的2型糖尿病合并MS中药无尺度网络图分析（病程≤5年，图13-4）

图13-4中生地黄、麦冬、当归、赤芍处于网络结构的中心，其功用分别是生地

黄：清热凉血、养阴生津；麦冬：润肺养阴、益胃生津；赤芍：清热凉血、祛瘀止痛；当归：补血、活血。其外围与其密切关联的药物是：炙黄芪：补气升阳；玄参：清热、解毒、利咽；太子参：养阴生津；茯苓：利水渗湿；川芎：行气活血、祛风。综合药物结点分布和功效特征可以看出，病程 <5 年的 2 型糖尿病合并 MS 的基本症候仍以阴虚、热盛、津伤、血瘀为主。

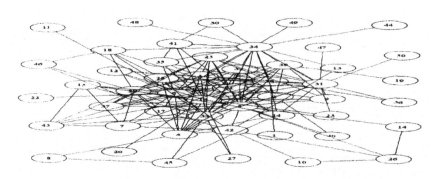

图 13-4　2 型糖尿病合并 MS 的无尺度网络结点关系分布（病程≤5 年）

注：频数在 4 以上的药物（枳实 = 35，茯苓 = 34，葛根 = 9，当归 = 6，地黄 = 7，当归尾 = 45，赤芍 = 3，黄芩 = 13，泽泻 = 30，丹参 = 5，黄柏 = 47，玄参 = 29，熟地黄 = 24，太子参 = 25，麦冬 = 16，炙黄芪 = 33，川牛膝 = 42，白术 = 39，柴胡 = 41，钩藤 = 10，山药 = 48，五味子 = 28，生黄芪 = 22，菊花 = 14，陈皮 = 2，石斛 = 50，大黄 = 43，清半夏 = 19，土茯苓 = 27，瓜蒌 = 37，木瓜 = 17，莲子心 = 15，狗脊 = 46，牡丹皮 = 44，山茱萸 = 49，半夏 = 40，白芍 = 38，川芎 = 4，炙甘草 = 32，炒白术 = 1，栀子 = 36，生石膏 = 23，生地黄 = 21，人参 = 20，天麻 = 26，知母 = 31，地龙 = 8，厚朴 = 11，牛膝 = 18，怀牛膝 = 12）。

5. 不同病程 2 型糖尿病合并 MS 基于药物功效的中药种类

为了深入地探讨 2 型糖尿病合并 MS 的各阶段的症候特征及分布，本研究拟将中药频数排列居于前 50 味的药效及药物使用种类进行比较。

不同年龄组补气药均为 6 种，补血、化痰、芳香化湿药 3 组比例基本相当。病程大于 10 年组补阴药种类少于另两组。

活血祛瘀药、利水渗湿药种类以 10 年以上组最多，达 5 种；清热药主要集中在 5～10 年病程组和病程小于 5 年组；平肝熄风药主要见于病程大于 5 年以上者。补阳药以病程在 10 年以上者多见。基于以上数字分析，各组症候分布具备以下特征：病程小于 5 年组及 5～10 年病程组以气虚、阴虚、热盛为主要症候表现。病程大于 10 年组以气虚、血瘀为主要特征。随病程延长，血瘀证逐渐增加，热盛所占比重逐渐减少。阳虚证出现的时间较晚，主要体现在病程为 10 年以上者。

6. 不同病程 2 型糖尿病合并 MS 基于药物功效中药频数构成比

补虚药（补气、补阴、补血、补阳）的构成比在 3 组中均占较大比重，分别占 41.23%、38.64% 和 41.49%。10 年以上组活血祛瘀药的频数构成比较另两组高；清热药的使用特征是：病程 5 年组 >（5～10）年组 >10 年以上组。

三、讨论

方证相应是中医辨证论治原则性的体现。张氏等提出了方证对应关系理论，认为方证对应是方剂与主证相对应。证有主证、兼证、变证、夹杂证之分，主证是指决定全局而占主导地位的症候。主证得以解决，对附属于主证的兼证、变证仍可相应得到解决。在处方药中，存在君、臣、佐、使等的主次及搭配关系，同样也存在君药对主证（症）、臣药、佐使药对兼证（症）的关系。辨证论治、理法方药一致是中医治疗的根本，临床用方（药）离不开证。基于此，国内有学者认为方证之间必然存在一种特殊的对应关系。可以设想，在确切疗效的前提下，通过对处方药物功效、性味、归经的分析，可以反向推论疾病某一阶段的症候特征。

包含关联规则信息的无尺度网络（Scale-Free Networks）是一种描述组成复杂系统各元素间时间和空间关系的表现方式。其基本原理是：组成某种复杂系统的各元素，如果它们的关系是非随机的，且满足幂律分布，则此系统的网络表现是无尺度的。对于组成复杂系统的多个元素，其内在可以因某一种潜在关系而相互连接，并形成结点。大部分结点间只有少数几个连接，而某些结点却拥有与其他结点的大量连接。这些具有大量连接的结点称为"集散结点"。具有大量连接的集散结点所组成的功能团，可以反映其整体的、共性的部分或全部特征。对于糖尿病合并 MS 中药处方而言，我们通过数学运算发现处方中药之间符合幂律特征，可以认为其分布是非随机的，具有无尺度规律。可以运用无尺度网络将其潜在关系或规律进行发掘，使内在规律得以展现和揭示。

本研究结论提示，炙黄芪、太子参是 2 型糖尿病合并 MS 最常用核心药物。与其关联的药物是生地黄、五味子、川芎、当归、赤芍、麦冬、知母等。基于"以药测证"理论分析，2 型糖尿病合并 MS 中药使用呈现如下特点：在益气养阴药物的基础上，药物功效随病程长短呈现由养阴清热到益气养阴清热，再到益气活血、温阳、化湿利水等的变化趋势。提示在 2 型糖尿病合并 MS 早期，阴虚热盛是其基本症候。多味清热药的运用提示此阶段热盛更加明显。中期以气阴两虚为主，同时与热盛、痰湿（浊）、瘀血共存。晚期，气虚血瘀是主要症候，阳虚、痰湿、水饮是其主要的兼夹症候，这与林氏的糖尿病"三型辨证"理论基本一致。活血祛瘀药贯穿于糖尿病治疗过程的始终。

第十四章　老年糖尿病胰岛素抵抗的病机探析

老年糖尿病主要为 2 型糖尿病，胰岛素抵抗和多种慢性并发症是老年糖尿病患者的主要特点。现代医学对糖尿病胰岛素抵抗的病因尚未完全明了，治疗上局限于以降低患者血糖为目的，副作用大，对胰岛素抵抗疗效不明显，特别是对肝肾功能有损害的老年糖尿病患者多不适宜。

我们在临床研究中发现，老年糖尿病患者"三多一少"症状多不典型，而倦怠乏力、少气懒言、腰膝酸软、口中黏腻、舌质暗淡有瘀斑等脾肾两虚，痰瘀阻络的表现多见，同时又兼有烦躁易怒等肝气不舒的症状，故认为脾肾两虚是老年糖尿病胰岛素抵抗的病理基础，并与肝郁密切相关，具有多虚多瘀，本虚标实的特点，易形成痰瘀阻络。因此，脾肾两虚、肝失调达、痰瘀阻络是老年糖尿病胰岛素抵抗的基本病机特点。

一、脾肾两虚是老年糖尿病胰岛素抵抗的病理基础

老年糖尿病胰岛素抵抗属中医"消渴病"的范畴。关于"脾"实质的探讨表明：中医认识的脾包括现代医学解剖学上的脾和胰，"脾"的运化功能和现代医学胰的分泌功能有密切关系，其中包括糖代谢在内。现代医学认为，糖尿病患者出现的疲乏无力是由于肌肉糖酵解作用减弱，肌肉糖利用障碍所致，而脾主肌肉，故肌肉的糖酵解及糖的利用与脾气的健旺与否关系很大。另外，从现代医学胰腺的生理功能来看，胰腺可归属到祖国医学"脾"的范畴，食物中的糖、脂肪、蛋白质，必须经过由胰腺外分泌腺分泌的酶的消化，才能被吸收利用，各营养物质吸收后又会引起胰岛素的分泌，使营养物质或储存或利用。如果胰腺功能异常，导致消化吸收障碍，利用障碍，营养不足，就会出现气血生化不足的脾虚表现，进而产生胰岛素抵抗，发展成为糖尿病。

肾为先天之本，与人体的生长、发育、衰老等生命运动密切相关。肾寓元阴元阳，二者皆以肾精为物质基础，肾中精气是机体生命活动之本，对机体各方面的生理活动均起着极其重要的作用。元阴受五脏六腑之精而藏之，元阳推动、激发脏腑、组织、器官的功能活动。人至老年脏腑精气逐渐衰减，尤其是肾气渐亏，同时老年糖尿病人患病日久，亦逃不脱"久病及肾"的规律。故清·陈士铎在《石室秘录·消渴证治》中指出："消渴之证，虽分上、中、下，而肾虚以致渴，则无不同。"《济生方》载："消渴之疾，皆起于肾。"有研究发现，老年人肾虚功能衰退与神经、内分泌、免疫系统关系密切，在 2 型糖尿病患者当中，雄激素促进靶器官糖原分解酶（己糖激酶、磷酸果糖激酶）的大量合成，有明显的抵抗胰岛素的生物作用，降低胰岛素的敏感性。

二、肝失调达是糖尿病发展的重要病理机转枢纽

早在《黄帝内经》时代，就认识到肝与糖尿病的发病有关。《灵枢·本脏篇》有"肝脉微小为消瘅""肝脆则善病消瘅易伤"的记载。叶天士在《临证指南医案》中指出："心境积郁，内火自燃，乃消症大病。"临床中发现，诸多糖尿病患者，发病前有精神紧张、思虑过度以及精神刺激史。发病后多有精神抑郁、烦躁易怒等因郁致病和因病致郁的因素，致使病情加重，形成恶性循环。日本学者近年来研究亦认为心理因素对糖尿病形成、预后有着十分重要的作用。

三、痰瘀阻络是老年糖尿病胰岛素抵抗的重要病理环节

临床发现，许多病程较长的老年糖尿病患者，三多症状多较轻微，但血糖较高，并发症多，应用降糖药及传统三消辨证治疗，血糖不易下降，临床症状改善不明显。而从活血化痰论治，不仅可明显改善患者的临床症状，而且还使久治不愈的高血糖有了明显的下降，因而我们认为痰浊瘀血与老年糖尿病胰岛素抵抗有密切的关系，关系到糖尿病及并发症的发生与发展。

老年糖尿病胰岛素抵抗患者多伴脂肪代谢紊乱，体型肥胖，临床检查常发现血清TG、TC、HbA1C含量增多，肥胖及高脂血症正是导致胰岛素抵抗的重要原因，TG、TC的升高属于中医"痰浊"的范畴已成为共识。有学者认为纤溶活性失调与胰岛素抵抗和高胰岛素血症有关，高血脂的存在更加重了血液的高黏高聚状态，这与中医的瘀血症相吻合。

中医学自古就非常重视瘀血在糖尿病中的重要作用，早在《金匮要略》就简述了瘀血作渴的症状，唐容川则在《血证论》中进一步描述了瘀血致渴的机理，"瘀血在里则口渴，所以然者，不能载津上行，是以为渴，名曰血渴。"

综上所述，脾肾两虚是其产生胰岛素抵抗的基础，肝失条达是胰岛素抵抗病机发展的中间环节，痰瘀阻络则是老年糖尿病胰岛素抵抗病机发展的产物并贯穿病程始终，为本虚标实，多虚多瘀之证。

第十五章　中西医对糖尿病合并痛风的病因病机研究

随着人们生活条件的改善，糖尿病合并痛风的发病率亦有增长的趋势，严重危害着人们的生命与生活质量。仅从中医或者西医方面认识本病，存有弊端，难以从根本上了解该病的发生机制，从而不能提供完善的治疗方案，所以全面认识糖尿病合并痛风的发病机制已刻不容缓，笔者主要从中医、西医两方面论述对本病发生的病因病机的认识，论述如下。

一、中医对糖尿病合并痛风的病因病机研究

糖尿病合并痛风是现代医学病名，中医学无此称谓。本类疾病当属"消渴"兼"痹症""关格"等范畴。目前中医对糖尿病或痛风病的研究较多，但是对糖尿病性痛风的研究相对较少。可散见在《消渴》《痹症》《关格》等篇中。中医各家学者对此病的病因病机的认识不尽相同，但是总体可以从以下几方面概括。

1. 情志不遂，肝气郁结

情志活动是人对客观事物的反应，正常的情志活动使人体气机通畅，气血调和；异常情志波动则致使气机失调，郁而化热，伤及津液，也可导致消渴病的发生。《灵枢·五变》指出："夫柔弱者，必有刚强，刚强多怒，柔者易伤也……此人薄皮肤，而目坚固以深者，长冲直扬，其心刚，刚则多怒，怒则气上逆，胸中蓄积，血气逆留，髓皮充肌，血脉不行，转而为热，热则消肌肤，故为消瘅。"情志不遂，忧思气结，气滞血瘀，或郁怒伤肝，肝气横逆犯脾，脾失健运，痰湿瘀内聚，也发为痛风。临床上常见因过度精神紧张、劳累、遇寒、饮食不节诱发痛风发作。

2. 素体肥胖，饮食不节

素体肥胖，或过食膏粱厚味，致痰内生，或嗜酒伤脾，脾失健运，致使湿热内生，积热内蕴，消谷耗液，损伤阴液，易发生消渴。《素问·奇病论》云："脾瘅……此人必数食甘美而多肥也，肥者令人内热，甘者令人中满，故其气上溢，转为消渴。"湿热蕴积于中焦，脾胃功能失调，聚湿生痰，日久成瘀。湿热聚于肌肉关节，关节红肿热痛，痰瘀流注，形成结节痰核，流注于关节、肌肤、下焦则发为痛风。马武开等认为痛风多由于素体肥胖，过食膏粱厚味或醇酒肥甘，致痰内生，流窜肢节所致。

3. 阴虚津亏，浊毒内生

患者平素饮食不节如饮酒过度、膏粱厚味，损伤脾胃，湿浊内滞，聚于肾络，日久

化热，耗伤气血，内及肝肾，导使肝肾不足，精血乏源，久而燥热内生而致消渴，加之肝气失于调达，气机不畅，肾失蒸腾气化，精血化生之浊毒失于疏泄聚而致病，也是代谢紊乱所致尿酸产生过多或排泄减少而使过多的尿酸停于体内形成有害之物，与"浊"相似。因此，糖尿病合并痛风可归于中医消渴日久，阴虚津亏致浊毒内生之病机。田财军通过临床观察，证实了从内毒论治糖尿病并发痛风的疗效，认为痛风以脾肾失调、浊毒内伏为病理机要。

4. 禀赋不足，脾肾亏虚

先天不足，阴精不布，劳伤过度而伤肾，张介宾云："五脏之阴气不能滋，五脏之阳气不能发"，伤于阴则水津不布，伤于阳则气化无力，肾失固涩，精微下注尿糖，发为消渴。《严氏济生方》云："消渴之疾，皆起于肾。"此外，脾虚则生化无源，水津不布，心失所养，肝失所藏，肾精失充，土不生金，肺气失肃，因此《灵枢·五变篇》云："五脏皆柔弱者，善病消瘅"。脾之健运，须借肾阳之温煦，而肾中精气亦赖于脾所运化的水谷精微的充养。因此，痛风虽属筋骨关节病变，但其本在脾肾，西医所言痛风患者体内过多的尿酸即与中医所言的痰浊、湿浊内聚相似，而这一切皆因脾肾功能的失调，脾失健运则湿浊内生，肾失气化则排泄不及，致使水湿痰浊内生。临床上，痛风患者多见于中、老年人，多有家族遗传史，说明痛风与素体禀赋不足或年老体衰、脾肾亏虚有关。

5. 瘀血内阻，脉络不通

关于瘀血与消渴的关系，古代医家多有论述，如汉代张仲景《金匮要略》云："病者如热状，烦满，口干燥而渴，其脉反无热，此为阴伏，是瘀血也"。阴伏指热在血分。瘀血化火，灼伤津液，津液亏少则口干舌燥而发渴。后世医家多认为消渴日久，燥热伤津灼液而致瘀血，瘀血是因消渴病变而产生，是消渴病变的结果。瘀血内阻日久，导致脉络不通。气血运行受阻而致关节发病，夜半居多，说明其病在血，除湿热之外，当有瘀血，关节疼痛日久，常致关节漫肿畸形，此乃痰瘀胶固而致，即我们现在所说的痛风病的发生，《医林改错》亦提出"痹证有瘀血"之说。

故本病的主要病因是湿热，兼挟之邪，一是外邪，如起居不慎，外感风寒，膏粱厚味，内聚湿热，湿热蕴积于中焦，脾胃功能失调，聚湿生痰，日久成瘀。湿热聚于肌肉关节，关节红肿热痛，痰瘀流注，形成结节痰核，流注于关节、肌肤、下焦则均可诱发本病的发生；二是痰浊血，湿热聚而生痰，而致气滞血瘀，气机不畅，肾失蒸腾气化，精血化生之浊毒失于疏泄聚而致病。脾肾亏虚是痛风的主要病机，脾肾是人体的先后天之本，可以说一切慢性疾病都与脾肾有关，所以对糖尿病合并痛风的治疗久治不愈的要着重在论治脾肾上着手。

二、西医对糖尿合并痛风的病因病机的研究

糖尿病合并痛风的发病机制极为复杂，至今尚未完全阐述，可能是多种因素综合作用的结果。不同类型糖尿病和痛风的病因不尽相同，即使在同一类型中也存在着异质

性。近年来对糖尿病合并痛风的发病机制进行了广泛、深入的研究，取得了一些进展，现将糖尿病合并痛风有关资料综述如下。

1. 嘌呤代谢异常

嘌呤是存在人体内的一种物质，主要以嘌呤核苷酸的形式存在，嘌呤核苷酸分解代谢反应基本过程是核苷酸在核苷酶的作用下水解成核苷，进而在酶作用下分解成自由的碱基及1-磷酸核糖。嘌呤碱最终分解成尿酸，随尿排出体外。嘌呤核苷酸分解代谢主要在肝脏、小肠及肾脏中进行。嘌呤代谢异常：在嘌呤的合成与分解过程中，有多种酶的参与，由于酶的先天性异常或某些尚未明确的因素，代谢发生紊乱，使尿酸的合成增加或排出减少，结果均可引起高尿酸血症。糖尿病患者多伴有肝损伤或者糖尿病肾病或者糖尿病胃肠病变，进而导致嘌呤的代谢紊乱。如糖尿病肾病发生率随糖尿病类型不同而不同，1型糖尿病发生率为40%~50%，2型糖尿病发生率约20%。目前，糖尿病肾病在终末期肾功能衰竭中占首位，约占36.39%。

2. 胰岛素抵抗（IR）与TRB3

所谓胰岛素抵抗是指对胰岛素促进葡萄糖摄取的作用发生抵抗，而继发的代偿性胰岛素分泌增多，对机体可产生一系列不良影响和多种病理生理改变，成为一些疾病的共同发病基础。TRB3是最近发现的与胰岛素抵抗相关的一种假性激酶，TRB3对胰岛素信号通路进行负性调控。研究表明，TRB3参与了啮齿类动物及人的肝脏、骨骼肌及胰岛细胞的胰岛素抵抗。Du等通过酵母双杂交实验首次发现TRB3与Akt1突变体GAL-4Akt结合，这一现象在293T细胞双杂交分析中得到证实。胰岛素抵抗的机制比较复杂，发生机制包括：敏感性降低、反应性降低、抵抗增加，糖尿病合并痛风往往存在明显的胰岛素抵抗。国内外均有研究显示尿酸与胰岛素抵抗呈正相关，而且调整胰岛素敏感性指数后，尿酸浓度与糖尿病发病已呈正相关，提示胰岛素抵抗可能介导了尿酸与糖代谢紊乱之间的关系。本研究也证实，由于痛风患者体内存在明显的胰岛素抵抗，胰岛β细胞分泌功能代偿性增高，表现为FINS水平升高，精氨酸兴奋及葡萄糖刺激后第一和第二时相胰岛素分泌AUC均增加，胰岛素分泌峰值均升高。

3. GLP-1

胰高血糖素样肽-1（Glucagon-Like Peptide-1，GLP-1）是McIntyre和Elrick等发现的一种由人胰高血糖素基因编码，并由肠道L细胞分泌的一种肽类激素，具有以下生理作用：以葡萄糖依赖方式作用于胰岛β细胞，促进胰岛素基因转录，增加胰岛素的生物合成和分泌；刺激β细胞的增殖和分化，抑制β细胞凋亡，从而增加胰岛β细胞数量；抑制胰高血糖素的分泌，抑制食欲及摄食行为，延缓胃内容物排空等，这些功能都有利于降低餐后血糖并使血糖维持在恒定水平。血糖得到控制，糖尿病出现并发症的概率就比较小，从而并发痛风病的概率也就降低。

4. 氧化应激

人体在高血糖和高游离脂肪酸（FFA）的刺激下，自由基大量生成，进而启动氧化应激。氧化应激信号通路的激活会导致胰岛素抵抗（IR）、胰岛素分泌受损和糖尿病血管病变。由此可见，氧化应激不仅参与了 2 型糖尿病的发病过程，也构成糖尿病晚期并发症的发病机制。痛风病的发生也常为糖尿病晚期并发症之一，同理，氧化应激也与糖尿病并发痛风的发生相互促进，形成一个难以打破的怪圈。

5. NF-κB 与糖尿病的关系

核因子 κB（nuclearfactor kappa B，NF-κB）存在于真核生物细胞中，参与免疫调控介导炎症和多种生理病理过程的基因转录，在糖尿病领域，体外实验的研究主要集中在高血糖首先影响的组织：血管内皮细胞和血管平滑肌细胞。研究发现，把高血糖和血糖控制不好、糖化血红蛋白高的糖尿病患者的血清和脐静脉内皮细胞共同孵育，可以使白细胞黏附到血管内皮细胞，其机制正是与 NF-κB 的激活密切相关。

糖尿病患者中，NF-κB 的激活与血糖控制的情况相关，伴有肾病的糖尿病患者 NF-κB 活性明显高于无伴有肾病患者，并且其活性与蛋白尿有关，提示 NF-κB 活性与糖尿病肾病及其进展程度密切相关。NF-κB 受刺激活化调控某些基因表达可能参与了包括糖尿病肾病在内的多种肾脏病的进展，因而糖尿病合并痛风病的发生也与 NF-κB 的表达有着密切的关系。

总之，胰岛素抵抗是引起高尿酸血症因素之一，减轻体质量、低脂饮食、减少乙醇的摄入是预防高尿酸血症及痛风发作的重要措施。糖尿病合并痛风是一种严重危害糖尿病患者的慢性疾病，不管中医还是西医对糖尿病合并痛风病因病机的认识都体现出了此病病程的漫长性、发病特点的缓慢性。近年来，随着糖尿病发病率的急剧增高，糖尿病并发痛风的发病率也有显著增高的趋势，但是其发病机制并未完全清楚，已成为严重威胁人们健康的疾病。因此，对糖尿病合并痛风的病因病机的研究仍有重要意义，有待进一步深入研究。

参 考 文 献

［1］ Reaven GM. Role of insulin resistancein human disease. Diabetes, 1988, 37 (12): 1595.

［2］ Liese AD, Mayer-Davis EJ, Haffner SM Development of the multiple metabolic syndrome: an epide-
miologic perspective. Epidemiologic Reviews, 1998, 20 (2): 157-167.

［3］ Alberti KG. Zimmet PZ for the WHO consultation Definition, diagnosis and class acation of diabetes
mellitus and its complications-part1: diagnosis and classification of diabetes mellitus provisional report of a who-
consultation. Diabetic Medicine, 1998, 539-553.

［4］ Reaven GM. Role of insulin resistance in human disease. Diabetes, 1988, 37 (12): 1595-1607.

［5］ Bonora E, Kiechl S, Willeit J, et al. Prevalence of insulin resistance in metabolic diseases from a
population-based study. Diabetes, 1997, 46 (Suppl 1): 136A-D525.

［6］ Greenlund KJ, Valdez R, Casper ML, et al. Prevalence and correlates of the insulin resistance syn-
drome among Native Americans-The Inter-Tribal Heart Project. Diabetes Care, 1999, 22 (3): 441-447.

［7］ Aravind SR, Kumar KM, Mala D. Syndrome X more common in men or women. Diaketologia, 1997,
40 (Suppl): A444-1747.

［8］ Bruneck E, Kiechl S, Willeit J, et al. Prevalence of insulin resistance in metabolic disorders: The
Bruneck Study. Diabetes, 1998, 47: 1643-1649.

［9］ Reim H, Hoieggen A, Foossum E et al. Assessment of insulin sensitivity by 90min isoglycaemic hy-
perinsulinaemic glucose clamp in healthy young men. Blood Pressure, 2000, 9: 121-125.

［10］ Zimmet PZ. Hyperinsulinemia-How innocent a bystander? Diabetes Care, 1993, 16: 56-70.

［11］ 贾伟平, 项坤三, 陆俊茜, 等. 局部脂肪及内分泌脂肪调节激素对瘦素水平的影响. 中华内
分泌代谢杂志, 2000, 16: 70-73.

［12］ Olsen M, Andersen U, Wachtell K, et al. A possible link between endothelial dysfunction and in-
sulin resistance in hypertension: A life substudy. Blood Pressure, 2000, 9: 132-139.

［13］ Pietil, ainen KH, RISSANENA, et al, Acquired obesity is Associated with incresed liver fat, intra-
abdominal fat, and insulin resistance in young adult monozygotic twins. AJP: Endocrinol Metabol, 2005, 288
(4): 768 -774.

［14］ LEES, GUNGORN, BACHAF, et al. Insulin Resistance: Link to the components of the metabolic
syndrome and biomarkers of endothelial dysfunction in youth. Diabetes Care, 2007, 30 (8): 2091-2097.

［15］ Savage DB, Petersen KF, Shulman GI. Disordered Lipid Metebolism and the Pathogenesis of Insulin
Resistance. Physiol Rev, 2007, 87 (2): 507-520.

［16］ BODENG. Free fatty acids (FFA), a link between obesi-ty and insulin resistance. Front Biosci,
1998, 3 (1): 169-175.

［17］ BODENG, AHULMAN GI. Free fatty acids in obesity and type 2diabetes: defining their role in the development of insulin resistance and β-cell dysfunction. Eur J Clin Invest, 2015, 32 (s3): 14-23.

[18] BODENG, LEBEDB, SCHATZM, et al. Effects of A-cute Changes of Plasma Free Fatty Acids on Intramyocellular Fat Content and Insulin Resistance in Healthy Subjects. Diabetes, 2001, 50 (7): 1612-1617.

[19] PEREIRAS, PARKE, MORIY, et al. FFA-induced he-patic insulin resistance in vivo is mediated by PKC&, NADPH oxidase, and oxidative stress. Am J Physiol Endocrinol Metabol, 2014, 307 (1): 34-46.

[20] HAN F, HUI Z, ZHANG S, et al. Induction of Haeme oxygenase-1 Improves FFA-Induced Endo-thelial Dysfunction in Rat Aorta. Cell Physiol Biochem, 2015, 35 (3): 1230-1240.

[21] Wang B, Yu Y, Han L, Adiponectin improves endo-thelial dysfunction caused by elevated FFAs levels, par-tially through cAMP-dependent pathway. Diabetes Research and Clinical Practice, 2012, 97 (1): 119-124.

[22] Taniguchi CM, Emanuell IB, Kahn CR. Critical nodes in signaling pathways: insights into insulin action. Nat Rev Mol Cell Biol, 2006, 7 (2): 85-96.

[23] Kanety H, Feinstein R, Papa MZ, et al. Tumor Necrosis Factor-a induced Phosphorylation of Insu-lin Receptor Substrate-1 (IRS-1). J Biol Chen, 1995, 270 (40): 23780-23784.

[24] Paz K, Hemi R, Leroith D, et al. A molecular basis for insulin resistance. Elevated serine/threo-nine phosphorylation of IRS-l and IRS-2 inhibits their binding to the juxtamembrane region of the insulin receptor and impairs their ability to undergo insulin induced tyrosine phosphorylation. J Biol Chen, 1997, 272 (47): 29911-29918.

[25] Stephens JM, Lee J, Pilchpf TF. Tumor necrosis factor-alpha-induced insulin resistance in 3T3-L1 adi pocytes is accompanied by a loss of insulin receptor substrate-1 and GLUT4 expression without a loss of in-sulin receptor-mediated signal transduction. J Biol Chen, 1997, 272 (2): 971-976.

[26] Aguirre V. The cjun Nh2 terminal Kinase Promotes Insulin Resistance during Association with Insu-lin Receptor Substrate-1 and Phosphorylation of Ser307. J Biol Chen, 2000, 275 (12): 9047-9054.

[27] Uan M, Konstantopoulous N, Lee J, et al. Reversal of obesity-and diet-induced insulin resistance with salicylates or targeted disruptiom of Ikkbeta. Science, 2001, 293 (5535): 1673-1677.

[28] Bckhed F, Ding H, Wang T, et al. The gut microbiota as an environmental factor that regulate-sasanenvironmental factor that regulates fat storage. Proc Natl Acad Sci USA, 2004, 101 (44): 15718-15723.

[29] John AW, Xuequn C, Maria ES. Small G proteins as key regulations of pancreatic digestive enzyme secretion. Am J Physiol Endocrinol Metab, 2009, 296: 405-414.

[30] 李劲松, 陈道达. 胰腺外分泌的迷走神经调节. 国外医学·外科学分册, 1999, 26 (2): 88-90.

[31] Ulrich CD 2nd, Holtmann M, Miller L J. Secretin and vasoactive intestinal peptide receptors: mem-bers of a unique family of G protein-coupled receptors. Gastroenterology, 1998, 114 (2): 382-397.

[32] 潘雪, 李兆申, 许国铭, 等. 胰腺外分泌功能及其检查方法的临床评价. 胃肠病学, 2002, 7 (1): 42-43.

[33] Fiedler F, Riepl RL, Teufel J, et al. The effect of intraduodenal bile and Na-taurodexycholate on

plasma concentrations of somatastatin and VIP in man. Eur J Clinic Invest, 1991, 21 (2): 14.

［34］舒鼎铭, 覃健萍, 曹永长, 等. 缩胆囊素（CCK）生物学功能研究进展. 饲料工业, 2004, 25（11）: 12-16.

［35］邓志波. 拮抗剂对缩胆囊素刺激下的小鼠胰腺腺泡淀粉酶分泌的影响. 中国实用内科杂志, 2005, 25（1）: 53-54.

［36］郭大东, 邓学箴, 潘显玲, 等. 胰岛素非注射途径给药的研究进展. 山东医药工业, 2003, 22（2）: 26-27.

［37］Lee KY, Zhou L, Ren XS, et al. An important role of endogenous insulin on exocrine pancreatic secretion in rat. Am J Physiol, 1990, 258: 286.

［38］Espamer V, Roseg hini M, Endean R, et al. Biogenic amines and active polypeptide in the skin of Australian Amphibians. Nature（London）, 1996, 212: 204.

［39］李全生, 陈晓理, 周总光, 等. 雨蛙素腹腔注射法建立小鼠急性坏死性胰腺炎模型的实验研究. 中国普外基础与临床杂志, 2004, 11（4）: 335-337.

［40］周晓阳, 赵书芬. 蛙皮素降体温作用的研究进展. 解剖科学进展, 2002, 8（3）: 246-249.

［41］Wettergren A, Wojdemann M, Holst JJ. Glucagon-like peptide-1 inhibits gastropancreatic function by inhibiting central parasympathetic outflow. Am J Physiology, 1998, 275: 984-992.

［42］李霞. 生长抑素的免疫调节作用. 国外医学·免疫学分册. 2004, 27（3）: 154-158.

［43］Riepl RL, Lehnert P. The role of bile in the regulation of exocrine pancreatic secretion. Scand J Gastroenterology, 1992, 27（8）: 625-631.

［44］Riepl RL, Lehnert P, Scharl A, et al. Effect of intraduodenal bile and Na-taurodexcholate on exocrine pancreatic secretion and on plasma levels of secretin, pancreatic polypeptide, and gastrin in man. Scand J Gastroenterology, 1990, 25（1）: 45-53.

［45］朱禧星. 现代糖尿学. 上海: 上海医科大学出版社, 2000: 268-281.

［46］项坤三, 钱荣立. NIDDM 分子遗传学研究进展. 中国糖尿病杂志, 1996, 4（1）: 41.

［47］Steppan CM, Bailey ST, Bhat S, et al. The hormone resistin links obesity to diabetes. Nature, 2001, 409: 307-312.

［48］Kazuyuki H, Jun W, Jun E, et al. Visceral adipose tissue-derived serine protease inhibitor: A unique insulin-sensitizing adipocytokine in obesity. PNAS, 2005, 102: 10610-10615.

［49］Arner P. The adipocyte in insulin resistance: key molecules and the impact of the thiazolidinediones. Trends in Endocrinology and Metabolism, 2003, 14: 137-145.

［50］Jiandi Z, Jiafu O, Yuriy B, et al. Goldstein Insulin inhibitstranscription of IRS-2 gene in rat liver through an insulin response element（IRE）that resembles IREs of other insulin-repressed genes PNAS 2001, 98: 3756-3761.

［51］James P, Roneker CA, Mu WP, et al. Development of insulin resistance and obesity in mice. over-expressing cellular glutathione peroxidase PNAS 2004, 101: 8852-8857.

［52］Le Roith D, Zick Y. Recent advances in our understanding of insulin action and insulin resistance. Diabetes Care, 2001, 24: 588-597.

［53］Kadowaki T. Insight into insulin resistance and type 2 diabetes from knockout mouse models. J Clin-Invest, 2000, 106: 459-465.

[54] Shen Q, Cline GW, Shulman GI, et al. Effects of rexinoids on glucose transport and insulin-mediated signalling in skeletal muscles of diabetic (db/db) mice. J Biol Chem, 2004, 279, 19721-19731.

[55] Carvalho E, Kotani K, Peroni O, et al. Adipose-specific overexpression of GLUT4 reverses insulin resistance and diabetes in mice lacking GLUT4 selectively in muscle. Am J Physiol. Endocrinol. Metab. 2005, 289 (4): E551-E561.

[56] Kido Y, Burks DJ, Withers DJ, et al. Tissue-specific insulin resistance in mice with mutations in the insulin receptor, IRS-1 and IRS-2. J Clin Invest, 2000, 105 (2): 199-205.

[57] Suzuki M, Ikebuchi M, Shinozaki K, et al. Mechanism and clinical implication of insulin resistance syn drome. Diabetes, 1996, 45 (Suppl 3): S52-S54.

[58] Yudkin JS. Abnormalities of coagulation and fibrinolysis in insulin resistance-evidence for a common antecedent? Diabetes Care, 1999, 22 (Suppl 3): C25-C30.

[59] Stern MP. Diabetes and cardiovascular disease: the "common soil" hypothesis. Diabetes, 1995, 44 (4): 369-374.

[60] Df P, Hales CN, Fall CHD, et al Type 2 diabetes mellitus, hypertension, and hyperlipidemia relation to reduced fetal growth. Diabetologia, 1993, 36: 62-67.

[61] Valdez R, Athens MA. The diastolic blood pressure in systolic hypertension. Ann Intern Med, 2000, 132: 233-237.

[62] The Expert Committee on the Diagnosis and Classification of Diabetes Mellitus. Report of the Expert Committee on the Diagnosis and Classification of Diabetes Mellitus. Diabetes Care, 2000, 23 (Suppl 1): S17-S19.

[63] Coutiho M, Hertzei C, Wang Y, et al. The relationship between glucose and incident cardiovascular events. Diabetes Care, 1999, 22: 233-240.

[64] Haffner SM. Coronary heart disease in type2 diabetes: the role of prediabetic state. Program and Abstract, The Endocrine Society's 82nd Annual Meeting. 157, 2000.

[65] Scandinavian Simvastatin Survival Study Group. Randomized trial of cholesterol lowering in 4444 patients with coronary heart disease: the Scandinavian simvastatin survival study (4s). Lancet, 1994, 344: 1383-1389.

[66] Phillips D. Birth weight and the future development of diabetes: a review of the evidence. Diabetes are, 1998, 21 (Suppl12): B150-155.

[67] Hjroshj Kato, Mayumi Ohue, Kaori Kato, et al. Mechanism of amelioration of insulin resistance bya3 -adrenoceptor agonist AJ-9677 in the KK-Ay/Ta diabetic obese mouse model. Diabetes, 2001, 50: 113-122.

[68] Mjzuno K, Kanda Y, Kuroki Y, et al. Stimulation of β_3-adrenoceptors causes phosphorylation of p38 mitogen-activated protein kinase via a stimulatory G protein-dependent pathway in 3T3-L1 adipocytes. Br J Pharmacol, 2002, 135: 951-960.

[69] Baier LJ, Sacchettini JC, Knowler WC. An amino acid substitution in the human intestinal fatty acid binding protein is associated with increased fatty acid binding, increased fat oxidation, and insulin resistance. J Clin Invest, 1995, 95 (3): 1281-1287.

[70] Chiu KC, Chuang LM, Chu A, et al. Fattyacid binding protein2 and insulin resistance, Eur J Clin

Invest, 2001, 31 (6): 521-527.

[71] Ito K, Nakatani K, Fujii M. on 54 polymorphism of the fatty acid binding protein gene and insulin resistance in the Japanese population. Diabete Med, 1999, 16 (2): 119-124.

[72] Sjpjlainen R, Uusitupa M, Heikkinen S. Variants in the human intestinal fatty acid binding protein 2 gene in obese subjects. J Clin Endocrinol Metab, 1997, (8): 2629-2632.

[73] Agren JJ, Vidgren HM, Valve RS, et al. Postprandial responses of individual fatty acids in subjects homozygous for the threonine-or alanine-encoding allele in codon 54 of the intestinal fatty acid binding protein 2 gene. J Clin Nutr, 2001, 73 (1): 31-35.

[74] Xiang K, Zheng T, Jia W, et al. The impact of codon 54 variation in intestinal fatty acid binding protein gene on the pathogenesis of diabetes mellitus in Chinese. Chin Med J (Engl), 1999, 112 (2): 99-102.

[75] Vjdgren HM, Spilainen RH, Heikkinen S, et al. Threonine allele in codon 54 of the fatty acid binding protein 2 gene does not modify the fatty acid composition of serum lipids in obese subjects. Eur J Clin Invest, 1997, 27 (5): 405-408.

[76] Mitchell BD, Kammerer CM, O' Connell P. Evidence for linkage of postchallenge insulin levels with intestinal fatty acid-binding protein (FABP2) in Mexican-Americans. Diabetes, 1995, 44 (9): 1046-1053.

[77] Pizzuti A, Frittitta L, Argiolas A, et al. A polymorphism (K121Q) of the human glycoprotein PC-1 gene coding region is strongly associated with insunlin resistance. Diabetes, 1999, 48: 1881-1884.

[78] HaraK, Okada T, Tobe K, et al. The Pro12Ala polymorphism in PPARγ2 may confer resistance to type 2 diabetes. Biochem Biophys Res Commun, 2000, 271: 212-216.

[79] Altshuler D, Hirschhom JN, Klannemark M, et al. The common PPARγ Pro12Ala polymorphism is associated with decreased risk of type 2 diabetes. Nat Genet, 2000, 26: 76-80.

[80] Meirhaeghe A, Fajas L, Helbecque N, et al. Impact of the peroxisome proliferator-activated receptor γ2 Pro12Ala polymorphism on adiposity, lipids and non-insulin-dependent diabetes mellitus, Int J Obesity, 2000, 24: 195-199.

[81] Masugi J, Tamori Y, Mori H, et al. Inhibitory effect of a proline-to-alanine substitution at codon12 of peroxisome proliferator-activated receptor-α2 on thiazolidinedione-induced adipogenesis. Biochem Biophys Res Commun, 2000, 268: 178-182.

[82] Barroso I, Gurnell M, Crowley VE, et al. Dominant negative mutations in human PPARγ associated with severe insulin resistance, diabetes mellitus and hypertension. Nature, 1999, 402: 880-883.

[83] Deeb SS, Fajas L, Nemoto M, et al. A Pro12Ala substitution in PPARγ associated with decreased receptoractivity, lowerbody mass index and improved insulin sensitivity. Nat Genet, 1998, 20: 284-287.

[84] 张惠芬, 迟家敏, 王瑞萍. 糖尿病学. 2版. 北京: 人民卫生出版社, 2001: 51.

[85] 邓尚平. 临床糖尿病学. 成都: 四川科学技术出版社, 2000: 30.

[86] NCHS, CDC. Prevalence of overweight and obesity among adults: United States, 1999 NCHS.

[87] World Health Organization. Obesity: Preventing and managing the global epidemic. Report of a WHO Consultation. Geneva, World Health Organization, 2000 (Technical Report Series, No. 894).

[88] 王陇德. 中国居民营养与健康现状调查报告之一. 北京: 人民卫生出版社, 2005: 48-64.

[89] Kannel WB. Risk stratification in hypertension. Am J Hypertens, 2000, 13: 3S-10S.

［90］中国肥胖问题工作组数据汇总分析协作组：我国成人体重指数和腰围对相关疾病危险因素异常的预测价值：适宜体重指数和腰围切点的研究. 中华流行病学杂志，2002；23（1）：5-10.

［91］国际生命科学学会中国办事处中国肥胖问题工作组. 中国成人体质指数分类的推荐意见简介. 中华预防医学杂志，2001，35（5）：349-350.

［92］前田和久. 肥胖的诊断标准指南. 日本医学介绍，2004，25（3）：99-101.

［93］World Health Organization. Physical status：the use and interpretation of anthropometry：Report of a WHO Expert Committee. World Health Organ Tech Rep Ser，1995，854：1-452.

［94］Flegal KM，Carroll MD，Ogden CL，et al. Prevalence and trends in obesity among US adults，1999-2000. JAMA，2002，288：1723-1727.

［95］中国高血压防治指南修订委员会. 中国高血压防治指南（2005 年修订版）. 高血压杂志，2005，13（增刊）：6-8.

［96］陈春明，等. 1998 年国家食物与营养监测项目报告文集：附录. 卫生研究，2000，29（5）：32.

［97］武阳丰，周北凡，陶寿淇，等. 我国中年人群超重率和肥胖率的现状及发展趋势. 中华流行病学杂志，2002，23：11-15.

［98］Xu F，Yin XM，Zhang M，et al. Family average income and body mass index above the healthy weight range among urban and rural residents in regional Mainland China. Public Health Nutr，2005，8：47-51.

［99］Satoh H，Nqoyen MT，Miles PD，et al. Adenovirus-mediated chronic "hyper-resistinemia" leads to in vivo insulin resistance in normal rats. J Clin Invest，2004，114：224-231.

［100］Bray GA. Contemporary diagnosis and management of obesity，Handbook in Health Care Co，USA. 1998：41-44.

［101］廖二元，莫朝辉. 内分泌学. 2 版. 北京：人民卫生出版社，2007：1958.

［102］Zhang Y，Proence R，Maffei M，et al. Positional cloning of the mouse obese gene and its human homologue. Nature，1994，372（6505）：425-432.

［103］Clement K，Vaisse C，Lahlou N，et al. A mutation in the human leptin receptor gene causes obesity and pituitary dysfunction. Nature，1998，392：398-401.

［104］贾伟平，项坤三，陆俊茜，等. 局部体脂及内分泌脂肪调节激素对瘦素水平的影响. 中华内分泌代谢杂志，2000，16：70.

［105］Wong SL，De Paoi AM，Lee JH. et al. Leptin hormonal kinetics in the fed state：effects of adiposity，age and gender on endogenous leptin production and clearance rates. J Clin Endocrinol Metab，2004，89：2672-2677.

［106］李栋，毕会民，刘振华，等. 2 型糖尿病患者血清瘦素水平与相关因素的关系. 医学临床研究，2007，24（8）：1288-1290.

［107］Ni Zhong，Xiang Ping WU. Relationship of serum leptin with age，body weight，body mass index，and bone mineral density in healthy mainland Chinese women. Clinica Chincica Acta，2005，351：161-168.

［108］Ruhl CE，Evenhart JE. Leptin concentrations in the United States：relations with demographic and anthropometric measures. Am J Clin Nutr，2001，74：295-301.

［109］Byrnes MC，Mc Daniel MD，Moore MB，et al. The effect of obesity on outcomes among injured patients. J Trauma, 2005, 58: 232-237.

［110］Sanchez-Castillo CP, Velasquez-Monroy O, Lara-Esqueda A, et al. Diabetes and hypertension increases in a society with abdominal obesity: results of the Mexican National Health Survey 2000. Public Health Nutr, 2005, 8: 53-60.

［111］Ferreira I, Twisk JW, van Mechelen W, et al. Development of fatness, fitness, and lifestyle from adolescence to the age of 36 years: determinants of the metabolic syndrome in young adults: the Amsterdam growth and health longitudinal study. Arch Intern Med, 2005, 165: 42-48.

［112］赵连成, 武阳丰, 周北凡, 等. 体质指数与冠心病、脑卒中发病的前瞻性研究. 中华心血管病杂志, 2002, 30 (7): 430-433.

［113］宾建平, 高方, 朱智明. 肥胖是心血管疾病的重要危险因素. 新医学, 2003, 34 (1): 11-12.

［114］National Institutes of Health, National Heart Lung, and Blood Institute in cooperation with the National Institute of Diabetes and Digestive and Kidney Diseases: Clinical guidelines on the identification, evaluation, and treatment of overweight and obesity in adults. The evidence report. NIH Publication, 1998: 98-4083.

［115］Pi Sunyer FX Obesity. Modern Nutrition in Health and Diseases (9th edition): Shils ME, Olson JA, Shike M, Ross AC. 1999: 1395-1418.

［116］World Health Organization. Definition, diagnosis and classification of diabetes mellitus and its complications: Part 1: Diagnosis and classification of diabetes mellitus. Geneva, Switzerland: World Health Organization, 1999.

［117］Grundy SM, Cleema JI, Daniels SR, et al. Diagnosis and management of the metabolic syndrome: an American Heart Association/National Heart, Lung, and Blood Institute Scientific Statement Circulation, 2005, 112 (17): 2735-2752.

［118］Alberti KG, Zimmet P, Shaw J. The metabolic syndrome—a new worldwide definition. Lancet, 2005, 366 (9491): 1059-1062.

［119］中华医学会糖尿病学分会代谢综合征研究协作组. 中华医学会糖尿病学分会关于代谢综合征的建议. 中华糖尿病杂志, 2004, 12 (3): 156-160.

［120］Zhu S, Heymsfield SB, Toyoshima H, et al. Race-ethnicity-specific waist circumference cutoffs for identifying cardiovascular disease risk factors. Am J Clin Nutr, 2005, 81 (2): 409-415.

［121］《中国成人血脂异常防治指南》制订联合委员会. 中国成人血脂异常防治指南. 北京: 人民卫生出版社, 2007: 16-17.

［122］Galassi A, Reynolds K, He J. Metabolic syndrome and risk of cardiovascular disease: a meta-analysis. Am J Med, 2006, 1 19 (10): 812-819.

［123］Goodfriend TL, Calhoun DA. Resistant hypertension, obesity, sleep apnea, and aldosterone: theory and therapy. Hypertension, 2004, 43: 518-524.

［124］Calhoun DA, Nishizaka MK, Zaman MA. Aldosterone excretion among subjects with resistant hypertension and symptoms of sleep apnea. Chest, 2004, 125 (1): 112-117.

［125］Khin Mal Hia, Young T, Bidwelt T, et al. Sleep apnea and hypertension. Ann Tntern Mel, 1994, 120: 382-388.

［126］Kendrick ML, Dakin GF. Surgical approaches to obesity. Mayo Clin Proc, 2006, 81 (10 Suppl):

S18-S24.

[127] American Diabetes Association. Nutrition recommendations and interventions for diabetes. Diabetes Care, 2007, 30: S48-S65.

[128] Gannon MC, NuttallF Q. Effect of a high-protein, low-carbohydrate diet on blood glucose control in people with type 2 Diabetes. Diabetes, 2004, 53: 2375-2382.

[129] Church TS, Kampert JB, Gibbons LW, et al. Usefulness of cardiorespiratory fitness as a predictor of all-cause and cardiovascular disease mortality in men systemic hypertension. Am J Cardiol, 2001; 88 (6): 651-656.

[130] Paul DT, Mollah FH, Alam MK, et al. Glycemic status in hyperthyroid subjects. Mymensingh Med J, 2004, 13 (1): 71-75.

[131] Casla A, Arriela F, Grnal C, et al. Effect of short-and long-term experimental hyperthyroidism on plasma glucose level and insulin secretion during an intravenous glucose load and on insulin binding, insulin receptor kinase activity, and inslin action in adipose tissue. Metabolism, 1993, 42 (3): 814-821.

[132] 中华医学会糖尿病学分会. 中国 2 型糖尿病防治指南. 北京: 北京大学医学出版社, 2017.

[133] Chuang LM, Wu HP, Chang CC, et al. HLA RB1/DQA1/DQB1 haplotype detemines thyroid autoimmunity in patients with insulin-depedent diabetes mellitus. Clin Endocrinol. 1996, 45: 631-636.

[134] 陈秀梅, 李凤英. 糖尿病合并高血压的胰岛素抵抗治疗进展. 医学综述, 2010, 16: 2348-2349.

[135] 李晶. 胰岛素抵抗与原发性高血压相关性研究.

[136] Pan XR, Yang WY, Li GW, et al. Prevalence of diabetes and its risk factors in China, 1994. National Diabetes Prevention and Control Cooperative Group. Diabetes Care, 1997, 20 (11): 1664-1669.

[137] 李立明, 饶克勤, 孔灵芝, 等. 中国居民 2002 年营养与健康状况调查. 中华流行病学杂志, 2005, 26 (7): 478-484.

[138] Yang W, Lu J, Weng J, et al. Prevalence of diabetes among men and women in China. N Engl J Med, 2010, 362 (12): 1090-1101.

[139] Cho YS, Chen CH, Hu C, et al. Meta-analysis of genome-wide association studies identifies eight new loci for type 2 diabetes in east Asians. Nat Genet, 2011, 44 (1): 67-72.

[140] 周键, 李红, 杨文英, 等. 糖化血清白蛋白正常参考值的多中心临床研究, 中华内科杂志, 2009, 89 (6): 469-472.

[141] 周翔海, 纪立农, 张秀英, 等. 我国正常糖耐量人群糖化白蛋白的参考范围. 中国糖尿病杂志, 2009, 17 (8): 572-575.

[142] 唐兰, 史国珍, 梁乙安, 等. 甲亢患者葡糖耐量试验和胰岛素释放试验的临床观察. 空军总医院学报, 1994. 10 (3): 177-178.

[143] 刘娟, 李延兵. 动态血糖监测系统在糖尿病患者胰岛素强化治疗中的作用. 中华糖尿病杂志, 2011, 3 (3): 201-204.

[144] 国家统计局. 中华人民共和国 2016 年国民经济和社会发展统计公报 (2017-02-28) [2017-05-20].

[145] He X, Ying L. Ma X, et al. An additional measurement of glycated albumin can help prevent missed diagnosis of diabetes in chinese population. Clin Chim Acta, 2017, 475: 188-192.

［146］Grayson PC, Kim SY, La Valley M, et al. Hyperuricemia and incident hypertension: a systematic review and meta-analysis. Arthritis Care & Research, 2011; 63（1）: 102-110.

［147］Krishnan E, Pandya BJ, Chung L, et al. Hyperuricemia in young adults and risk of insulin resistance, prediabetes, and diabetes: a 15-year follow-up study. Am J Epidemiol, 2012; 176（2）: 108-116.

［148］Stack AG, Hanley A, Casserly LF, et al. Independent and conjoint associations of gout and hyperuricaemia with total and cardiovascular mortality. QJM, 2013; 106: 647-658

［149］Borghi C, Rosei EA, Bardin T, et al. Serum uric acid and the risk of cardiovascular and renal disease. J Hypertens, 2015; 33（9）: 1729-1741.

［150］Loeffler LF, Navas-Acien A, Brady TM, et al. Uric acid level and elevated blood pressure in US adolescents: National Health and Nutrition Examination Survey, 1999-2006. Hypertension, 2012, 59（4）: 811-817.

［151］方圻. 中国正常人血尿酸调查及其与血脂的关系. 中华内科杂志, 1983, 22（7）: 434.

［152］Liu H, Zhang XM, Wang YL. Prevalence of hyperuricemia among Chinese adults: a national cross-sectional survey using multistage, stratified sampling. J Nephrol, 2014; 27（6）: 653-658.

［153］Yang J, Liu Z, Zhang C, et al. The prevalence of hyperuricemia and its correlates in an inland Chinese adult population, urban and rural of Jinan. Rheumatol Int, 2013; 33: 1511-1517.

［154］王丹晨, 尹逸丛, 禹松林, 等. 北京协和医院 2012-2017 年体检人群高尿酸血症患病率变化及与血糖、血脂相关性的调查. 临床检验杂志, 2018（6）: 462-466.

［155］薛耀明, 李晨钟. 痛风的诊断与治疗. 北京: 人民军医出版社, 2004: 34.

［156］蒋升, 李素华. 老年高尿酸血症与糖尿病前期及胰岛素抵抗的关系. 中国全科医学, 2009, 12（1）: 20.

［157］Onat A, Uyarel H, Hergenc G, et al. Serum uric is a determination of metabolic syndrome in a population-based study. Am J Hypertens, 2006, 19（10）: 1055-1062.

［158］Ludwig J, Viggiano TR, Mc Gill DB, et al. Nonalcoholic steatohepatitis: Mayo Clinic experiences with a hitherto unnamed disease. Mayo Clin Proc, 1980, 55（7）: 434-438.

［159］Mc Clain CJ, Barve S, Deaciuc I. Good fat/bad fat. Hepatology, 2007, 45（6）: 1343-1346.

［160］Dokras A. Cardiovascular disease risk factors in polycystic ovary syn-drome. Semin Reprod Med, 2008, 26（1）: 39-44.

［161］Cheung LP, Ma RC, Lam PM, et al. Cardiovascular risks and metabolic syndrome in Hong Kong Chinese women with polycystic ovary syndrome. Hum Reprod, 2008, 23: 1431-1438.

［162］Chang W, Goodarzi MO, Williams H, et al. Adipocytes from women with polycystic ovary syndrome demonstrate altered phosphorylation and activity of glycogen synthase Kinase 3. Fertil Steril, 2008, 90（6）: 2291-2297.

［163］Dunaif A, Segal KR, Shelley DR, et al. Evidence for distinctive and intrinsic defects in insulin action in polycystic ovary syndrome. Diabetes, 1992, 41（10）: 1257-1266.

［164］Dunaif A, Wu X, Lee A, et al. Defects in insulin receptor signaling in vivo in the polycystic ovary syndrome（PCOS）. Physiol Endocrinol Metab, 2001, 281（2）: E392-E399.

［165］Langlais P, Yi Z, Finlayson J, et al. Global IRS-1 phosphorylation analysis in insulin resistance. Diabetologia, 2011, 54（11）: 2878-2889.

[166] Tahtinen TM, Vanhala MJ. Effect of smoking on the prevalence of insulin resistance-associated cardiovascular risk factors among finnish men in military service. J of Cardiovascular Risk, 1998, 5 (5-6): 319-323.

[167] Akbulut G, Koksal E, Bilici S, et al. Metabolic syndrome (MS) in elderly: a cross sectional survey. Arch Gerontol Geriatr, 2011, 53 (3): e263-e266.

[168] Paali D, Dodig S, Corovi N, et al. High prevalence of metabolic syndrome in an elderly Croatian population-a multicentre study. Public Health Nutr, 2011, 14 (9): 1650-1657.

[169] Sidorenkov O, Nilssen O, Brenn T, et al. Prevalence of the metabolic syndrome and its components in Northwest Russia: the Arkhangelsk stud. BMC Public Health, 2010, 10: 23.

[170] 李瑞莉, 吕敏, 肖峰, 等. 中国5城市社区老年人代谢综合征患病率调查. 现代预防医学, 2013, 40 (3): 460-462.

[171] 董晟, 张宇, 王红, 等. 哈尔滨市曲线社区老年人群代谢综合征患病率及影响因素研究. 中国预防医学杂志, 2017, 18 (08): 579-582.

[172] 孙凤, 陶秋山, 詹思延. 台湾地区某体检机构65岁及以上老年人代谢综合征患病率调查. 中华老年医学杂志, 2010, 29 (1): 77-79.

[173] Yoon YS, Oh SW, Baik HW, et al. Alcohol consumption and the metabolic syndrome in Korean adults: the 1998 Korean National Health and Nutrition Examination Survey. Am J Clin Nutr, 2004, 80 (1): 217-228.

[174] Reynolds K, Gu D, Montnel P, et al. Body mass index and risk of ESRD in China. Am J Kidney Dis, 2007, 50: 754-764.

[175] 董葆, 陈文, 程虹, 等. 肥胖相关性局灶节段性肾小球硬化症临床与病理表现. 中华肾脏病杂志, 2001, 18: 389-392.

[176] Louis M, Punjabi N M. Effects of acute intermittent hypoxia on glucose metabolism in awake healthy volunteers. J Appl Physiol (1985), 2009, 106 (5): 1538-1544.

[177] Thomas A, Belaidi E, Moulin S, et al. Chronic Intermittent Hypoxia Impairs Insulin Sensitivity but Improves Whole-Body Glucose Tolerance by Activating Skeletal Muscle AMPK. Diabetes, 2017, 66 (12): 2942-2951.

[178] 王得春. 睡眠障碍与糖尿病的研究. 医学综述, 2012, 18 (5): 738-741.

[179] Kimoff RJ. Sleep fragmentation in obstructive sleep apnea. Sleep, 1996, 19 (9 Suppl): S61-S66.

[180] 朱亚男, 吴洪敏, 娄培安, 等. 睡眠与其他因素对空腹血糖受损的影响. 中国校医, 2013, 27 (8): 581-583.

[181] 唐倩, 邓华聪. 睡眠时间与胰岛素抵抗的关系及其可能机制研究进展. 实用医院临床杂志, 2015 (3): 192-194, 195.

[182] 杨宇峰, 滕飞. 代谢综合征中西医结合治疗学. 沈阳: 辽宁科学技术出版社, 2015: 8-9.

[183] Scuteri A, Laurent S, Cucca F, et al. Metabolic syndrome across Europe: different clusters of risk factors. European Journal of Preventive Cardiology, 2015, 22 (4): 486-491.

[184] Liu L, Miura K, Fujiyoshi A, et al. Impact of metabolic syndrome on the risk of cardio vascular disease mortality in the United States and in Japan. The American Journal of Cardiology, 2014, 113 (1): 84-

89.

[185] Xin W, Fang Y, Michienl L B, et al. Prevalence of the metabolic syndrome among employees in northeast China. Chin Med J (Engl), 2015, 128 (15): 1989-1993.

[186] 蔡瑞雪, 巢健茜. 南京市老年人代谢综合征患病现状及影响因素调查, 中国预防医学杂志, 2018, 12: 8-12.

[187] 陈美珍, 陈简兴, 张民乐. 五邑地区中老年代谢综合征流行病学调查. 泸州医学院学报, 2015, 38 (5): 479-481.

[188] 黄良玉, 孙晓玲, 李海燕. 深圳市社区居民代谢综合征流行病学调查及干预措施的疗效评价. 中华全科医学, 2016, 14 (8): 1353-1355.

[189] 赵翙, 胡继宏. 甘南藏族人群代谢综合征的流行病学调查. 疾病预防控制通报, 2016, 31 (6): 13-15.

[190] 张军, 单金英. 社区人群糖尿病及代谢综合征的流行病学分析探讨. 临床医药文献杂志, 2018, 5 (27): 68-69.

[191] 刘玲, 袁丽, 朱哲毅. 新疆乌鲁木齐地区人群代谢综合征流行病学特点分析. 贵州医药, 2017, 41 (3): 306-307.

[192] 刘永, 刘峰, 贾红. 四川省西南地区汉族和彝族及苗族居民代谢综合征流行状况调查. 中国全科医学, 2017, 20 (33): 4199-4203.

[193] 陈恒伟, 林贲. 代谢综合征患者的流行病学相关调查分析. 中医临床研究, 2016, 8 (24): 136-138.

[194] 郭宏丽. 社区农民群体代谢综合征流行病学初步调查分析. 中国社区医师, 2017, 33 (3): 101-104.

[195] 应焱燕, 林鸿波. 宁波市新农合体检人群代谢综合征检出率分析. 中国预防医学杂志, 2017, 18 (7): 501-505.

[196] 许燕君, 许晓君. 广东省就业流动人口代谢综合征患病率及影响因素研究. 华南预防医学, 2016, 42 (6): 501-509.

[197] 孔春妍, 王春香. 济南市市中区初中学生代谢综合征状况调查. 中国医学创新, 2015, 12 (26): 78-80.

[198] 张虹, 杨晓飞. 某地区城市与农村两个社区代谢综合征患病率及影响因素的比较研究. 中国医药指南, 2018, 16 (26): 139-140.

[199] Alberti KG, Zimmet PZ. Definition, diagnosis and classification of diabetes mellitus and its complications. Part 1: diagnosis and classification of diabetes mellitus: provisional report of a WHO consultation. Diabet Med, 1998, 15: 539-553.

[200] Balkau B, Charles MA. Comment on the provisional report from the WHO consultation: European Group for the Study of Insulin Resistanc (EGIR). Diabetic Medicine, 1999, 16: 442-443.

[201] Expert Panel on Detection, Evaluation, and Treatment of High Blood Cholesterol in Adults. Executive summary of the Third Report of the National Cholesterol Education Program (NCEP) Expert Panel on Detection, Evaluation, and Treatment ofHigh Blood Cholesterol in Adults (Adult T reatment Panel Ⅲ). JAM A, 2001, 285: 2486-2497.

[202] Einhorn D, Reaven GM, Cobin RH, et al. American College of Endocrinology position statement

on the insulin resistance syndrome. Endocr Pract, 2003, 9: 267-252.

[203] 中华医学会糖尿病学分会代谢综合征研究协作组. 中华医学会糖尿病学分会关于代谢综合征的建议. 中华糖尿病杂志, 2004, (3): 5-10.

[204] Alberti KG, Zimmet P, Shaw J, et al. The metabolic syndrome: a new worldwide definition. Lancet, 2005, 366: 1059-1062.

[205] Grundy SM, Cleeman JI, Daniels SR, et al. Diagnosis and management of the metabolic syndrome: an American Heart Association/National Heart, Lung, and Blood Institute scientific statement. Circulation, 2005, 112: 2735-2752.

[206] Alberti KG, Eckel RH, Grundy SM, et al. Harmonizing the metabolic syndrome: a joint interim statement of the International Diabetes Federation Task Force on Epidemiology and Prevention; National Heart, Lung, and Blood Institute; American Heart Association; World Heart Federation; International Atherosclerosis Society; and International Association for the Study of Obesity. Circulation, 2009, 120 (16): 1640-1645.

[207] Alberti KG, Zimmet PZ. Definition, diagnosis and classification of diabetes mellitus and its complications. Part 1: diagnosis and classification of diabetes mellitus: provisional report of a WHO consultation. Diabet Med, 1998, 15: 539-553.

[208] Balkau B. Charles MA. Comment on the provisional report from the WHO consultation: European Group for the Study of Insulin Resistance (EGIR). Diabet Med. 1999, 16: 442.

[209] Alexander CM, Landsman PB, Teutsch SM, et al. NCEP-defined metabolic syndrome. diabetes, and prevalence of coronary heart disease among NHANES Ⅲ participants age 50 years and older. Diabetes, 2003, 9: 237-252.

[210] Scott M, James I, Stephen R, et al. 代谢综合征的诊断和治疗——美国心脏协会/国立心肺血液研究所指南概要. 世界核心医学期刊文摘 (心脏病学), 2006, 2 (4): 8-11.

[211] 宋秀霞. 国际糖尿病联盟代谢综合征全球共识定义. 中华糖尿病杂志, 2005, (3): 178-180.

[212] Alberti KG, Eckel RH, Grundy SM, et al. Harmonizing the metabolic syndrome: a joint interim statement of the International Diabetes Federation Task Force on Epidemiology and Prevention; National Heart, Lung, and Blood Institute; American Heart Association; World Heart Federation; International Atherosclerosis Society; and International Association for the Study of Obesity. Circulation, 2009, 120 (16): 1640-1645.

[213] 中华医学会糖尿病学分会. 中国2型糖尿病防治指南 (2013年版). 中华糖尿病杂志, 2014, 6 (7): 447-498.

[214] 中华医学会儿科学分会内分泌遗传代谢学组, 中华医学会儿科学分会心血管学组, 中华医学会儿科学分会儿童保健学组, 等. 中国儿童青少年代谢综合征定义和防治建议. 中华儿科杂志, 2012, 50 (6): 420-422.

[215] National Institutes of Health, National Heart Lung, and Blood Institute in cooperation with the National Institute of Diabetes and Digestive and Kidney Diseases: Clinical guidelines on the identification, evaluation, and treatment of overweight and obesity in adults. The evidence report. NIH Publication, no. 98-4083, September 1998.

[216] Chrostowska M, Szyndler A, Paczwa P, et al. Impact of abdominal obesity on the frequency of hypertension and cardiovascular disease in Poland-results from the IDEA study (international day for the evaluation

of abdominal obesity). Blood Press, 2011, 20 (3)：145-152.

［217］Hirani V, Zaninotto P, Primatesta P. Generalised and abdominal obesity and risk of diabetes, hypertension and hypertension-diabetes co-morbidity in England. Public Health Nutr, 2008, 11 (5)：521-527.

［218］吕晓珍, 黄育北, 詹思延. 腰围身高比值预测成人高血压的 Meta 分析. 中国慢性病预防与控制, 2009, 17 (3)：254-257.

［219］Haynes WG. Role of leptin in obesity-related hypertension. Exp Physiol, 2005, 90 (5)：683-688.

［220］徐爱华, 王文晏, 江亦民, 等. 肥胖症患者甲皱微循环的变化及其临床意义. 中华内分泌代谢杂志, 1988, (1)：18-20, 62.

［221］Levy BI, Schiffrin EL, Mourad JJ, et al. Impaired tissue perfusion：apathology common to hypertension, obesity, and diabetes mellitus. Circulation, 2008, 118 (9)：968-976.

［222］谢涛涛. 高脂饮食对不同年龄小鼠胰岛素抵抗和胰岛 β 细胞功能的影响. 天津医科大学, 2017.

［223］周玲丽, 杨浩瑾, 沈雯, 等. 青少年肥胖与糖代谢异常发生的关系. 中国卫生检验杂志, 2018, 28 (5)：626-628.

［224］张山佳. 2 型糖尿病发病机制研究：肿瘤坏死因子 α 与胰岛素抵抗的关系.

［225］苏颖亚. 海宁市 2013 年农村成人肥胖与血脂异常流行病学调查. 中国乡村医药, 2017, 24 (5)：71-72.

［226］陈建峰. 上海市某社区老年人超重／肥胖与慢性病关系的调查. 中国乡村医生, 2011, 13 (24)：72-73.

［227］徐勤毅, 徐瑜, 徐佰慧, 等. 上海某社区中老年人群超重与肥胖的现况调查. 内科理论与实践, 2012, 7 (4)：284-288.

［228］赵露. 健康体检人群超重肥胖分布与健康状况. 公共卫生与预防医学, 2016, 27 (6)：123-125.

［229］陈晓燕, 刘翠平, 郑晓敏, 等. 高血压患者动态血压变化与糖代谢异常 55 例分析. 临床荟萃, 2006, (16)：1153-1155.

［230］高璐, 信中, 袁明霞, 等. 不同性别老年人群高尿酸血症与代谢综合征的相关性分析. 中华老年心脑血管病杂志, 2017, 19 (5)：461-465.

［231］Friedman SL, Neuschwander-Tetri BA, Rinella M, et al. Mechanisms of NAFLD development and therapeutic strategies. Nat Med, 2018, 24：908-922.

［232］Bellentani S, Saccoccio G, Masutti F, et al. Prevalence of and risk factors for hepatic steatosis in Northern Italy. Ann Intern Med, 2000, 132：112-117.

［233］Yamaguchi K, Yang L, Mc Call S, et al. Inhibiting triglyceride synthesis improves hepatic steatosis but exacerbates liver damage and fibrosis in obese mice with nonalcoholic steatohepatitis. Hepatology, 2007, 45：1366-1374.

［234］Raman M, Ahmed I, Gillevet PM, et al. Fecal microbiome and volatile organic compound metabolome in obese humans with nonalcoholic fatty liver disease. Clin Gastroenterol Hepato, 2013, 11：868-875.

［235］Mouzaki M. Comelli EM. Arendt BM. et al. Intestinal microbiota in patients with nonalcoholic fatty liver disease. Hepatology, 2013, 58：120-127.

［236］Zhu L, Baker SS, Gill C, et al. Characterization of gut microbiomes in nonalcoholic steatohepatitis（NASH）patients. a connection between endogenous alcohol and NASH. Hepatology, 2013, 57：601-609.

［237］刘瑜, 王星, 代萌, 等. 2 型糖尿病合并非酒精性脂肪肝的危险因素研究. 医学信, 2018, 31（23）：108-110.

［238］范译丹, 陈玉, 饶春梅, 等. T_2DM 患者合并非酒精性脂肪肝与胰岛 β 细胞功能和胰岛素抵抗的关系. 昆明医科大学学报, 2018, 39（11）：62-66.

［239］李赓煦. 2 型糖尿病患者血尿酸与非酒精性脂肪肝的相关性研究. 世界最新医学信息文, 2018, 18（88）：1-4.

［240］王培, 李奇观, 陈晓彤. 广州地区老年居民脂肪肝患病趋势及相关因素. 中国老年学杂志, 2017, 37（5）：1240-1242.

［241］沈莉英, 熊彩萍. 老年高血压病患者血压与血脂、血糖及脂肪肝的关系. 中国医药导刊, 2017, 19（6）：625-626.

［242］Connolly BS, Barnett C, Vogt KN, et al. A meta-analysis of published literature on waist-to-hip ratio and risk of breast cancer. Nutrition and Cancer, 2002, 44（2）：127-138.

［243］Millikan RC, Newman B, Tse CK, et al. Epidemiology of basal-like breast cancer. Breast Cancer Res Treat, 2008, 109（1）：123-139.

［244］Rose DP, Haffner SM, Baillargeon J. Adiposity, the metabolic syndrome and breast cancer in African-American and white american women. Endocrine Reviews, 2007, 28（7）：763-777.

［245］Key T, Appleby P, Barnes I, et al. Endogenous sex hormones and breast cancer in postmenopausal women：reanalysis of nine prospective studies. J Natl Cancer Inst, 2002, 94（8）：606-616.

［246］Furberg AS, Veierd MB, Wilsgaard T, et al. Serum high-desity lipoprotein cholesterol, metabolic profile, and breast cancer risk. J Natl Cancer Inst, 2004, 96（15）：1152-1160.

［247］Han C, Zhang HT, Du L, et al. Serum levels of leptin, insulin, and lipids in relation to breast cancer in China. Endocrine, 2005, 26（1）：19-24.

［248］Lipscombe LL, Goodwin PJ, Zinman B, et al. Diabetes mellitus and breast cancer：a retrospective population-based cohort study. Breast Cancer Res Treat, 2006, 98（3）：349-356.

［249］Kroenke CH, Chen WY, Rosner B, et al. Weight, weight gain, and survival after breast cancer diagnosis. J Clin Oncol, 2005, 23（7）：1370-1378.

［250］Suissa S, Azoulay L, Dell'Aniello S, et al. Long-term effects of insulin glargine on the risk of breast cancer. Diabetologia, 2011, 54（9）：2254-2262.

［251］Patterson RE, Flatt SW, Saquib N, et al. Medical comorbidities predict mortality in women with a history of early stage breast cancer. Breast Cancer Res Treat, 2010, 122（3）：859-865.

［252］Tseng CH, Chong CK, Tai TY. Secular trend for mortality from breast cancer and the association between diabetes and breast cancer in Taiwan between 1995 and 2006. Diabetologia, 2009, 52（2）：240-246.

［253］王玉欣, 路国涛, 肖炜明, 等. 血脂水平与结直肠肿瘤关系的研究. 胃肠病学, 2014, 19（4）：229-232.

［254］高庆, 张继民, 刘剑. 结直肠癌合并原发性高血压病理学相关性分析. 实用医学杂志, 2013, 29（8）：1268-1270.

［255］陈涛. 代谢综合征与胰腺癌的发生、恶性程度及预后的关系研究. 大连医科大学, 2018.

［256］石益海，侯丽英，裘炯良. 糖尿病与食管癌病例对照研究的 Meta 分析. 中国全科医学，2013，16（1C）：289-291.

［257］刘全海，李晶，屈卫星，等. 代谢综合征及组分与膀胱癌病理特征的相关性研究. 现代肿瘤医学，2017，25（15）：2449-2451.

［258］吕建敏，李霖，刘溪，等. 代谢综合征与肾癌恶性程度相关性研究. 临床泌尿外科杂志，2016，31（12）：1088-1091.

［259］Kamei K，Konta T，Hirayama A，et al. A slight increase within the normal range of serum uric acid and the decline in renal function：associations in a community-based population. Nephrol Dial Transplant，2014，29（12）：2286-2292.

［260］张东铭，张静，司金超，等. 血尿酸水平与 2 型糖尿病周围神经病变的相关性研究. 中国实用神经疾病杂志，2018，21（16）：1752-1758.

［261］肖晓，刘长山，刘磊. 高尿酸血症与糖尿病视网膜病变的相关性研究. 潍坊医学院学报，2017，39（1）：27-29.

［262］Khosla UM，Zharikov S，Finch JL，et al. Hyperuricemia induce endothelial dysfunction. Kidney Int，2005，67（5）：1739-1742.

［263］黄英俊，谢日升，王亚军，等. 2 型糖尿病患者下肢血管病变与血尿酸的关系. 中国当代医药，2016，23（17）：35-37.

［264］宋冰冰，王佩，祖赛，等. 血尿酸水平与 2 型糖尿病患者颈动脉粥样硬化的相关性. 检验医学与临床，2018，15（17）：2564-2566.

［265］刘燕. 高尿酸血症与 2 型糖尿病合并心血管并发症的相关性. 吉林医学，2014，35（18）：3941-3942.

［266］葛茜. 原发性高血压住院患者慢性肾脏疾病的发病及相关危险因素，中华医学会心血管病学分会. 中华医学会第 11 次心血管病学术会议论文摘要集. 中华医学会心血管病学分会：中华医学会，2009：1.

［267］王静，苑杰. 脉压与老年高血压患者肾损害的关系探讨. 山东医药，2006，46（04）：50-51.

［268］张路霞，左力，徐国宾，等. 北京市石景山地区中老年人群中慢性肾脏病的流行病学研究. 中华肾脏病杂志，2006，22：61-71.

［269］Moorhead JF，Chan MK，El-Nahas M，et al. Lipid nephro-toxicity in chronic progressive glomerular and tubulo-interstitial disease. Lancet，1982，2：1309-1311.

［270］Toda A，Ishizaka Y，Tani M，et al. Hyperuricemia is a significant risk factor for the onset of chronic kidney disease. Nephron Clin Pract，2014，126（1）：33-38.

［271］Toprak O，Cirit M，Esi F，et al. Hyperuricemia as a risk factor for contrast-induced nephropathy in patients with chronickidney disease. Catheterization&CardiovascularIn-terventions，2006，67（2）：227-235.

［272］Isomaa B，Almgren P，Tuomi T，et al. Cardiovascular morbidity and mortality associated with the metabolic syndrome. Diabetes Care，2001，24：683-689.

［273］Mc Neill AM，Rosamond WD，Girman CJ，et al. The metabolic syndrome and 11-year risk of incident cardiovascular disease in the atherosclerosis risk in communities study. Diabetes Care，2005，28：385-390.

［274］Daubresse JC. The importance of syndrome X in daily practice. Rev Med Brux，2000，21：

473-477.

［275］Mc Neill AM, Rosamond WD, Girman CJ, et al. Prevalence of coronary heart disease and carotid-arterial thickening in patient swith the metabolic syndrome（The ARIC study）. Am J Cardiol, 2004, 94（10）: 1249-1254.

［276］Fried SK, Ricci MR, Russell CD, et al. Regulation of leptin production in humans. J Nutr, 2000, 130: 3127-3131.

［277］Trujillo ME, Scherer PE. Adiponectin-journey from an adipocyte secretory protein to biomarker of the metabolic syndrome. JIntern Med, 2005, 257: 167-175.

［278］田伟伟, 郑广娟. 代谢综合征与心血管疾病的关系. 中西医结合心脑血管病杂志, 2009, 7（1）: 82-84.

［279］赵宏宇, 郑强, 张锦. 球状脂联素上调脂联素受体1抑制晚期糖基化终产物诱导人脐静脉内皮细胞凋亡的初步研究. 中国病理生理杂志, 2010, 26（4）: 690-694.

［280］Denzel MS, Scimia MC, Zumstein PM, et al. T-cadherin is critical for adiponectin-mediated cardioprotection in mice. J Clin Invest, 2010, 120（12）: 4342-4352.

［281］孙亚丽, 边云飞, 孙旭, 等. T-cadherin在脂联素抑制缺氧/复氧导致的乳鼠心肌细胞凋亡中的作用. 中国病理生理杂志, 2013, 29（5）: 790-795.

［282］OkadaI M, Yamauchi T, Iwabu M, et al. A small-molecule AdipoR agonist for type 2 diabetes and short life in obesity. Nature, 2013, 503（7477）: 493-499.

［283］Hiuge SA, Maeda N, Hirata A, et al. Dynamic changes of adiponectin and S100A8 levels by the selective peroxisome proliferator-activated receptor-gamma agonist rivoglitazone. Arterioscler Thromb Vasc Biol, 2011, 31（4）: 792-799.

［284］Tao L, Wang YJ, Gao E, et al. Adiponectin: an indispensable molecule in rosiglitazone cardio protection following myocardial infarction. Circ Res, 2010, 106（2）: 409-417.

［285］Baratta R, Amato S, Degano C, et al. Adiponect in relationship with lipid metabolism is independent of body fatmass: evidence from both cross-sectional and intervention studies. J Clin Endocrinol Metab, 2004, 89（6）: 2665-2671.

［286］崔晓兵, 韩意, 李丽, 等. 脂联素受体表达调控的研究进展. 生理科学进展, 2011, 42（3）: 169-174.

［287］Otabe S, Yuan X, Fukutani T, et al. Overexpression of human adiponectin in transgenic mice results in suppression of fat accumulation and prevention of premature death by high-calorie diet. Am J Physiol Endocrinol Metab, 2007, 293（1）: E210-E218.

［288］Shibata R, Sato K, Pimentel DR, et al. Adiponectin protects against myocardial ischemia-reperfusion injury through AMPK-and COX-2-dependent mechanisms. Nat Med, 2005, 11（10）: 1096-1103.

［289］Tao L, Gao E, Jiao XY, et al. Adiponectin cardio protection after myocardial ischemia/reperfusion involves the reduction of oxidative/nitrative stress. Circulation, 2007, 115（11）: 1408-1416.

［290］Shibata R, Sato K, Pimentel DR, et al. Adiponectin protects against myocardial ischemia-reperfusion injury through AMPK-and COX-2-dependent mechanisms. Nat Med, 2005, 11（10）: 1096-1103.

［291］Pan HZ, Zhang L, Guo MY, et al. The oxidative stress status in diabetes mellitus and diabetic nephropathy. Acta Diabetol, 2010, 47（Suppl1）: 71-76.

［292］Potier L, Waecke LL, Vincent MP, et al. Selective kinin receptor agonists as cardioprotective a-gents in myocardial ischemia and diabetes. J Pharmacol Exp Ther, 2013, 346（1）：23-30.

［293］Li B, Liu SJ, Miao L, et al. Prevention of diabetic complications by activation of Nrf2: diabetic cardiomyopathy and nephropathy. Exp Diabetes Res, 2012, 2012：216512.

［294］郭佳, 肖传实, 白瑞, 等. 脂联素对大鼠缺血/再灌注心肌细胞凋亡及相关蛋白表达的影响. 中国药理学通报, 2012, 28（7）：930-933.

［295］陈君, 边云飞, 郝晓燕, 等. 不同浓度脂联素通过减轻氧化应激损伤保护缺血再灌注心肌. 中国动脉硬化杂志, 2010, 18（11）：857-860.

［296］Lee S, Park Y, Dellsperger KC, et al. Exercise training improves endothelial function via adiponec-tin-dependent and independent pathways in type 2 diabetic mice. Am J Physiol Heart Circ Physiol, 2011, 301（2）：H306-H314.

［297］Lee S, Zhang HR, Chen JP, et al. Adiponectin abates diabetes-induced endothelial dysfunction by suppressing oxidative stress, adhesion molecules, and inflammation in type 2 diabetic mice. Am J Physiol Heart Circ Physiol, 2012, 303（1）：H106-H115.

［298］达娃次仁, 赵锋, 齐永芬, 等. 脂联素及其受体在吡格列酮抑制 ApoE 基因敲除小鼠主动脉粥样硬化中的作用. 北京大学学报（医学版）, 2009, 41（2）：173-178.

［299］Cao Y, Tao L, Yuan YX, et al. Endothelial dysfunction in adiponectin deficiency and its mecha-nisms involved. J Mol Cell Cardiol, 2009, 46（3）：413-419.

［300］王丽霞, 黄连生, 罗萍, 等. 普罗布考对小鼠体内巨噬细胞胆固醇逆转运的影响及其作用机制. 中华老年心脑血管病杂志, 2013, 15（1）：74-76.

［301］张安晶, 褚瑜光, 胡元会, 等. 高血压病患者血清瘦素及脂联素水平相关性研究. 中西医结合心脑血管病杂志, 2013, 11（3）：281-282.

［302］曹婧, 李兴. 脂联素对 2 型糖尿病心肌病变的保护作用. 中国现代药物应用, 2014（5）：235-236.

［303］Yan CJ, Li SM, Xiao Q, et al. Influence of serum adiponectin level and SNP +45 polymorphism of adiponectin gene on myocardial fibrosis. J Zhejiang Univ Sci B, 2013, 14（8）：721-728.

［304］张伟, 崔彦, 于琼兰. 脂联素在糖尿病心肌病心肌间质纤维化中的作用机制研究. 实用预防医学, 2010, 17（12）：2356-2358.

［305］郭莹莹, 边云飞, 肖传实. 脂联素在代谢综合征及心血管疾病中的研究进展. 中国动脉硬化杂志, 2015, 23（05）：527-531.

［306］Mehran L, Amouzegar A, Rahimabad PK, et al. Thyroid function and metabolic syndrome: a pop-ulation-based thyroid study. Horm Metab Res, 2017, 49（3）：192-2002.

［307］于红艳, 刘红, 周晓映, 等. 格雷夫斯病患者血清胰岛素原、真胰岛素水平变化的研究. 临床荟萃, 2007, 22（16）：1205-1206.

［308］Selim FO, Ahmed AM. The association between serum paraoxonase-1 activity, thyroid hormones and lipids profile in patients with primary hyperthyroidism. Int J Adv Res, 2014, 2（11）：172-181.

［309］Maratou E, Hadjidakis DJ, Peppa M, et al. Studies of insulin resistance in patients with clinical and subclinical hyperthyroidism. Eur J Endocrinol, 2010, 163（4）：625-630.

［310］Vyakaranam S, Vanaparthy S, Nori S, et al. Study of insulin resistance in subclinical hypothyroidism. Int J Sci Res, 2014, 4 (9): 147-153.

[311] Iwen A, Schrder E, Brabant G. Thyroid hormones and the metabolic syndrome. Eur Thyroid J, 2013, 2 (2): 83-92.

[312] Selim FO, Ahmed AM. The association between serum paraoxonase-1 activity, thyroid hormones and lipids profile in patients with primary hyperthyroidism. Int J Adv Res, 2014, 2 (11): 172-181.

[313] Iwen A, Schrder E, Brabant G. Thyroid hormones and the metabolic syndrome. Eur Thyroid J, 2013, 2 (2): 83-92.

[314] Waring AC, Rodondi N, Harrison S, et al. Thyroid function and prevalent and incident metabolic syndrome in older adults: the health, ageing and body composition study. Clin Endocrinol (Oxf), 2012, 76 (6): 911-918.

[315] Al-Geffari M, Ahmad NA, Al-Sharqawi AH, et al. Risk factors for thyroid dysfunction among type 2 diabetic patients in a highly diabetes mellitus prevalent society. Int J Endocrinol, 2013, 2013: 417920.

[316] Piantanida E, Gallo D, Veronesil G. Masked hypertension in newly diagnosed hypothyroidism: a pilot study. J Endocrinol Invest, 2016, 39 (10): 1131-1138.

[317] Wang CY, Chang TC, Chen MF. Associations between subclinical thyroid disease and metabolic syndrome. Endocr J, 2012, 59 (10): 911-917.

[318] Ding XY, Xu Y, Wang YF, et al. Gender disparity in the relationship between prevalence of thyroid nodules and metabolic syndrome components: the SHDC-CDPC community-based study. Mediators Inflam, 2017, 2017: 1-11.

[319] Zou Y, Ding G, Lou X, et al. Factors influencing thyroid volume in Chinese children. Eur J Clin Nutr, 2013, 67 (11): 1138-1141.

[320] Turcios S, Lence-Anta JJ, Santana JL, et al. Thyroid volume and its relation to anthropometric measures in a healthy Cuban population. Eur Thyroid J, 2015, 4 (1): 55-61.

[321] Lee MH, Lee JU, Joung KH, et al. Thyroid dysfunction associated with follicular cell steatosis in obese male mice and humans. Endocrinology, 2015, 156 (3): 1181-1193.

[322] Seifi S, Tabandeh MR, Nazifi S, et al. Regulation of adiponectin gene expression in adipose tissue by thyroid hormones. J Physiol Biochem, 2012, 68 (2): 193-203.

[323] 王光亚, 郭宁宁, 赵乃蕊, 等. 脂联素水平在 2 型糖尿病和甲状腺疾病中的变化及意义. 山东大学学报 (医学版), 2014, 52 (z1): 96-97.

[324] Van Tienhoven-Wind LJ, Dullaart RP. Increased leptin/adiponectin ratio relates to low-normal thyroid function in metabolic syndrome. Lipids Health Disease, 2017, 16: 1-6.

[325] Iwen A, Schrder E, Brabant G. Thyroid hormones and the metabolic syndrome. Eur Thyroid J, 2013, 2 (2): 83-92.

[326] Bétrya C, Challan-Belvala MA, Bernarda A. Increased TSH in obesity: Evidence for a BMI-independent association with leptin. Elsevier Masson, 2015, (41): 248-251.

[327] Iwen A, Schrder E, Brabant G. Thyroid hormones and the metabolic syndrome. Eur Thyroid J, 2013, 2 (2): 83-92.

[328] Appelh BC, Fliers E, Wekking EM, et al. Combined therapy with levothyroxine and liothyronine in two ratios, compared with levothyroxine mono therapy in primary hypothyroidism: a double-blind, random-

ized, controlled clinical trial. J Clin Endocrinol Metab, 2005, 90 (5): 2666-2674.

[329] Piantanida E, Gallo D, Veronesi1 G. Masked hypertension in newly diagnosed hypothyroidism: a pilot study. J Endocrinol Invest, 2016, 39 (10): 1131-1138.

[330] Wang CY, Chang TC, Chen MF. Associations between subclinical thyroid disease and metabolic syndrome. Endocr J, 2012, 59 (10): 911-917.

[331] Ding XY, Xu Y, Wang YF, et al. Gender disparity in the relationship between prevalence of thyroid nodules and metabolic syndrome components: the SHDC-CDPC community-based study. Mediators Inflam, 2017, 2017: 1-11.

[332] 王博, 刘珺, 张玄娥, 等. 糖代谢异常与甲状腺结节相关性研究. 中国全科医学, 2015, 18 (30): 3648-3652.

[333] Zou Y, Ding G, Lou X, et al. Factors influencing thyroid volume in Chinese children. Eur J Clin Nutr, 2013, 67 (11): 1138-1141.

[334] Turcios S, Lence-Anta JJ, Santana JL, et al. Thyroid volume and its relation to anthropometric measures in a healthy Cuban population. Eur Thyroid J, 2015, 4 (1): 55-61.

[335] Lee MH, Lee JU, Joung KH, et al. Thyroid dysfunction associated with follicular cell steatosis in obese male mice and humans. Endocrinology, 2015, 156 (3): 1181-1193.

[336] 张真真, 李艳波. 甲状腺疾病与代谢综合征关系的研究进展. 医学研究杂志, 2018, 47 (9): 180-182.

[337] Azziz R, Sanchez L, Knochenhauer E, et al. Androgen excess in women: experience with over 1000 consecutive patients. The Journal of Clinical Endocrinology & Metabolism, 2004, 89 (2): 453-462.

[338] 张碧云, 范保维, 毛玲芝. 多囊卵巢综合征危险因素的 Logistic 回归分析. 海峡预防医学杂志, 2006, 12 (4): 71-72.

[339] Moran LJ, Hutchison SK, Norman RJ, et al. Lifestyle changes in women with polycystic ovary syndrome. The Cochrane Library, 2011.

[340] Clark A, Ledger W, Galletly C, et al. Weight loss results in significant improvement in pregnancy and ovulation rates in anovulatory obese women. Human Reproduction, 1995, 10 (10): 2705-2712.

[341] Louwers YV, Rayner NW, Herrera BM, et al. BMI-associated alleles do not constitute risk alleles for polycystic ovary syndrome independently of BMI: a case-control study. Plo S one, 2014, 9 (1): e87335.

[342] 罗莉, 胡红琳, 王长江, 等. 219 例多囊卵巢综合征临床分析. 安徽医科大学学报, 2015, (4): 537-540.

[343] De Ugarte CM, Bartolucci AA, Azziz R. Prevalence of insulin resistance in the polycystic ovary syndrome using the homeostasis model assessment. Fertility and Sterility, 2005, 83 (5): 1454-1460.

[344] Ovalle F, Azziz R. Insulin resistance, polycystic ovary syndrome, and type 2 diabetes mellitus. Fertility and Sterility, 2002, 77 (6): 1095-1105.

[345] 张翠莲, 张少娣, 李杭生, 等. 多囊卵巢综合征患者胰岛素抵抗与肥胖的研究和分析. 中华实用诊断与治疗杂志, 2008, 22 (11): 807-809.

[346] 胡卫红, 乔杰, 王黎娜, 等. 多囊卵巢综合征患者代谢综合征的发生及临床特征的相关性. 北京大学学报 (医学版), 2010, 02): 159-163.

[347] Moran LJ, Misso ML, Wild RA, et al. Impaired glucose tolerance, type 2 diabetes and metabolic

syndrome in polycystic ovary syndrome: a systematic review and meta-analysis. Human Reproduction Update, 2010, 16 (4): 347-363.

[348] Farrell K, Antoni MH. Insulin resistance, obesity, inflammation, and depression in polycystic ovary syndrome: biobehavioral mechanisms and interventions. Fertility and Sterility, 2010, 94 (5): 1565-1574.

[349] Celik C, Abali R, Bastu E, et al. Assessment of impaired glucose tolerance prevalence with hemoglobin A (1) c and oral glucose tolerance test in 252 Turkish women with polycystic ovary syndrome: a prospective, controlled study. Hum Reprod, 2013, 28 (4): 1062-1068.

[350] 杨冬梓, 陈晓莉. 如何掌握青春期多囊卵巢综合征的诊断. 国际生殖健康/计划生育杂志, 2011, 30 (5): 352-354.

[351] Talbott E, Guzick D, Clerici A, et al. Coronary heart disease risk factors in women with polycystic ovary syndrome. Arteriosclerosis, Thrombosis, and Vascular Biology, 1995, 15 (7): 821-826.

[352] Bhattacharya SM. Prevalence of metabolic syndrome in women with polycystic ovary syndrome, using two proposed definitions. Gynecological Endocrinology, 2010, 26 (7): 516-520.

[353] Roa BM, Arata-Bellabarba G, Valeri L, et al. Relationship between the triglyceride/high-density lipoprotein-cholesterol ratio, insulin resistance index and cardiometabolic risk factors in women with polycystic ovary syndrome. Endocrinologia y nutricion: organo de la Sociedad Espanola de Endocrinologia y Nutricion, 2009, 56 (2): 59-65.

[354] Lankarani M, Valizadeh N, Heshmat R, et al. Evaluation of insulin resistance and metabolic syndrome in patients with polycystic ovary syndrome. Gynecological Endocrinology, 2009, 25 (8): 504-507.

[355] 王秋毅, 黄薇. 复方口服避孕药对多囊卵巢综合征患者糖代谢的影响. 国际妇产科学杂志, 2012, 39 (4): 391-394.

[356] Legro RS, Driscoll D, Strauss JF, et al. Evidence for a genetic basis for hyperandrogenemia in polycystic ovary syndrome. Proceedings of the National Academy of Sciences, 1998, 95 (25): 14956-14960.

[357] Glueck C, Papanna R, Wang P, et al. Incidence and treatment of metabolic syndrome in newly referred women with confirmed polycystic ovarian syndrome. Metabolism, 2003, 52 (7): 908-915.

[358] Talbott E, Clerici A, Berga SL, et al. Adverse lipid and coronary heart disease risk profiles in young women with polycystic ovary syndrome: results of a case-control study. Journal of Clinical Epidemiology, 1998, 51 (5): 415-422.

[359] Vrbikova J, Cifkova R, Jirkovska A, et al. Cardiovascular risk factors in young Czech females with polycystic ovary syndrome. Human Reproduction, 2003, 18 (5): 980-984.

[360] Dejager S, Pichard C, Giral P, et al. Smaller LDL particle size in women with polycystic ovary syndrome compared to controls. Clinical Endocrinology, 2001, 54 (4): 455-462.

[361] Pirwany I, Fleming R, Greer I, et al. Lipids and lipoprotein subfractions in women with PCOS: relationship to metabolic and endocrine parameters. Clinical Endocrinology, 2001, 54 (4): 447-453.

[362] Legro RS, Kunselman AR, Dunaif A. Prevalence and predictors of dyslipidemia in women with polycystic ovary syndrome. The American Journal of Medicine, 2001, 111 (8): 607-613.

[363] Westerveld H, Hoogendoorn M, de Jong A, et al. Cardiometabolic abnormalities in the polycystic ovary syndrome: pharmacotherapeutic insights. Pharmacology & Therapeutics, 2008, 119 (3): 223-241.

[364] Yilmaz M, Bi ˙ ri ˙ A, Bukan N, et al. Levels of lipoprotein and homocysteine in non-obese and

obese patients with polycystic ovary syndrome. Gynecological Endocrinology, 2005, 20 (5): 258-263.

［365］凌晟荣, 刘义. 多囊卵巢综合征患者脂代谢异常的研究进展. 医学综述, 2013, 9):.

［366］El-Mazny A, Abou-Salem N, El-Sherbiny W, et al. Insulin resistance, dyslipidemia, and meta-bolic syndrome in women with polycystic ovary syndrome. Int J Gynaecol Obstet, 2010, 109 (3): 239-241.

［367］戴加乐, 徐惠娟, 詹小兰. 多囊卵巢综合征患者的血脂代谢异常与胰岛素抵抗的关系. 中国妇幼保健, 2016, 31 (13): 2604-2605.

［368］Fruzzetti F, Perini D, Lazzarini V, et al. Adolescent girls with polycystic ovary syndrome showing different phenotypes have a different metabolic profile associated with increasing androgen levels. Fertility and sterility, 2009, 92 (2): 626-634.

［369］Valkenburg O, Steegers-Theunissen RP, Smedts HP, et al. A more atherogenic serum lipoprotein profile is present in women with polycystic ovary syndrome: a case-control study. J Clin Endocrinol Metab, 2008, 93 (2): 470-476.

［370］Birdsall MA, Farquhar CM, White HD. Association between polycystic ovaries and extent of coro-nary artery disease in women having cardiac catheterization. Annals of Internal Medicine, 1997, 126 (1): 32-35.

［371］Solomon C G, Hu F B, Dunaif A, et al. Menstrual cycle irregularity and risk for future cardiovas-cular disease. The Journal of Clinical Endocrinology & Metabolism, 2002, 87 (5): 2013-2017.

［372］Meyer C, Mc Grath B, Teede H. Overweight women with polycystic ovary syndrome have evidence of subclinical cardiovascular disease. The Journal of Clinical Endocrinology & Metabolism, 2005, 90 (10): 5711-5716.

［373］Bengtsson C, Björkelund C, Lapidus L, et al. Associations of serum lipid concentrations and obe-sity with mortality in women: 20 year follow up of participants in prospective population study in Gothenburg, Sweden. Bmj, 1993, 307 (6916): 1385-1388.

［374］Berneis K, Rizzo M, Hersberger M, et al. Atherogenic forms of dyslipidaemia in women with poly-cystic ovary syndrome. International Journal of Clinical Practice, 2009, 63 (1): 56-62.

［375］Maturana MA, Breda V, Lhullier F, et al. Relationship between endogenous testosterone and car-diovascular risk in early postmenopausal women. Metabolism, 2008, 57 (7): 961-965.

［376］Toulis KA, Goulis DG, Mintziori G, et al. Meta-analysis of cardiovascular disease risk markers in women with polycystic ovary syndrome. Human Reproduction Update, 2011, dmr025.

［377］Cornier MA, Dabelea D, Hernandez TL, et al. The metabolic syndrome. Endocrine Reviews, 2008, 29 (7): 777-822.

［378］胡卫红, 乔杰, 王黎娜, 等. 多囊卵巢综合征患者代谢综合征的发生及临床特征的相关性. 北京大学学报 (医学版), 2010, (2): 159-163.

［379］田小英, 侯丽辉, 葛军, 等, 多囊卵巢综合征和代谢综合征的关系及其预防与治疗进展. 中华妇幼临床医学杂志 (电子版), 2015, (2): 114-116.

［380］Asagami T. Differential effects of insulin sensitivity on androgens in obese women with polycystic o-vary syndrome or normal ovulation. Metabolism, 2008, 57 (10): 1355-1360.

［381］Mc Nicholas WT, Bonsigore MR. Sleep apnoea as an independent risk factor for cardiovascular dis-ease: current evidence, basic mechanisms and research priorities. The European Respiratory Journal, 2007,

29: 156-178.

［382］ American Academy of Sleep Medicine (AASM). International Classification of Sleep Disorders. Westchester, AASM, 2005.

［383］ 李珉. 阻塞型睡眠呼吸暂停低通气综合症的诊断及治疗进展. 中国临床研究, 2011, 24 (2): 162-163.

［384］ Schwab RJ, Pasirstein M, Pierson R, et al. Identification of upper airway anatomic risk factors for obstructive sleep apnea with volumetric magnetic resonance imaging. American Journal of Respiratory and Critical Care Medicine, 2003, 168: 522-530.

［385］ Coughlin SR, Mawdsley L, Mugarza JA, et al. Obstructive sleep apnoea is independently associated with an increased prevalence of metabolic syndrome. European Heart Journal, 2004, 25: 735-741.

［386］ Jullian-Desayes I, Joyeux-Faure M, Tamisier R, et al. Impact of obstructive sleep apnea treatment by continuous positive airway pressure on cardiometabolic biomarkers: a systematic review from sham CPAP randomized controlled trials. Sleep Med Rev, 2015, 21: 23-38.

［387］ Briancon-Marjollet A, Weiszenstein M, Henri M, et al. The impact of sleep disorders on glucose metabolism: endocrine and molecular mechanisms. Diabetology & Metabolic Syndrome, 2015, 7: 25.

［388］ American Academy of Sleep Medicine (AASM). International Classification of Sleep Disorders. Westchester, AASM, 2005.

［389］ Paul E, Terry Y, Mari P, et al. Longitudinal Study of Moderate Weight Change and Sleep-Disordered Breathing. JAMA, 2000, 284: 3015-3021.

［390］ Newman AB, Foster G, Givelber R, et al. Progression and regression of sleep-disordered breathing with changes in weight: the Sleep Heart Health Study. Archives of Internal Medicine, 2005, 165: 2408-2413.

［391］ Vgontzas AN. Does obesity play a major role in the pathogenesis of sleep apnoea and its associated manifestations via inflammation, visceral adiposity, and insulin resistance? Archives of physiology and biochemistry, 2008, 114: 211-223.

［392］ Zhang Y, Proenca R, Maffei M, et al. Positional cloning of the mouse obese gene and its human homologue. Nature, 1994, 372: 425-432.

［393］ Trayhurn P, Wood IS. Adipokines: inflammation and the pleiotropic role of white adipose tissue. British Journal of Nutrition, 2007, 92: 347.

［394］ Bullo M, Garcia-Lorda P, Megias I, et al. Systemic inflammation, adipose tissue tumor necrosis factor, and leptin expression. Obesity Research, 2003, 11: 525-531.

［395］ Garvey JF, Taylor CT, Mc Nicholas WT. Cardiovascular disease in obstructive sleep apnoea syndrome: the role of intermittent hypoxia and inflammation. European Respiratory Journal, 2009, 33: 1195-1205.

［396］ Drager LF, Togeiro SM, Polotsky VY, et al. Obstructive sleep apnea: a cardiometabolic risk in obesity and the metabolic syndrome. J Am Coll Cardiol, 2013, 62: 569-576.

［397］ Reichmuth KJ, Austin D, Skatrud JB, et al. Association of sleep apnea and type II diabetes: a population-based study. American Journal of Respiratory and Critical Care Medicine, 2005, 172: 1590-1595.

［398］ Kendzerska T, Gershon AS, Hawker G, et al. Obstructive sleep apnea and incident diabetes: A historical cohort study. American Journal of Respiratory and Critical Care Medicine, 2014, 190: 218-225.

［399］Zhang P, Zhang R, Zhao F, et al. The prevalence and characteristics of obstructive sleep apnea in hospitalized patients with type 2 diabetes in China. Journal of Sleep Research, 2015, 172: 1590-1595.

［400］Kent BD, Grote L, Ryan S, et al. Diabetes Mellitus Prevalence and Control in Sleep-Disordered Breathing. Chest, 2014, 146: 982-990.

［401］Iiyori N, Alonso LC, Li J, et al. Intermittent hypoxia causes insulin resistance in lean mice independent of autonomic activity. American Journal of Respiratory and Critical Care Medicine, 2007, 175: 851-857.

［402］Oltmanns KM, Gehring H, Rudolf S, et al. Hypoxia causes glucose intolerance in humans. American Journal of Respiratory and Critical Care Medicine, 2004, 169: 1231-1237.

［403］Ryan S, Taylor CT, Mc Nicholas WT. Predictors of elevated nuclear factor-kappa B-dependent genes in obstructive sleep apnea syndrome. American Journal of Respiratory and Critical Care Medicine, 2006, 174: 824-830.

［404］Punjabi NM, Beamer BA. Alterations in Glucose Disposal in Sleep-disorderedBreathing. American Journal of Respiratory and Critical Care Medicine, 2009, 179: 235-240.

［405］Ip MS, Lam B, Ng MM, et al. Obstructive sleep apnea is independently associated with insulin resistance. American Journal of Respiratory and Critical Care Medicine, 2002, 165: 670-676.

［406］Punjabi NM, Sorkin JD, Katzel LI, et al. Sleep-disordered breathing and insulin resistance in middle-aged and overweight men. American Journal of Respiratory and Critical Care Medicine, 2002, 165: 677-682.

［407］Delarue J, Magnan C. Free fatty acids and insulin resistance. Current Opinion in Clinical Nutrition and Metabolic Care, 2007, 10: 142-148.

［408］Kent BD, Mc Nicholas WT, Ryan S. Insulin resistance, glucose intolerance and diabetes mellitus in obstructive sleep apnoea. Journal of Thoracic Disease, 2015, 7: 1343-1357.

［409］Poulain L, Thomas A, Rieusset J, et al. Visceral white fat remodelling contributes to intermittent hypoxia-induced atherogenesis. European Respiratory Journal, 2014, 43: 513-522.

［410］Magalang UJ, Cruff JP, Rajappan R, et al. Intermittent hypoxia suppresses adiponectin secretion by adipocytes. Experimental and clinical endocrinology & diabetes: official journal, German Society of Endocrinology and German Diabetes Association, 2009, 117: 129-134.

［411］Borst SE, Conover CF, Bagby GJ. Association of resistin with visceral fat and muscle insulin resistance. Cytokine, 2005, 32: 39-44.

［412］Savransky V, Nanayakkara A, Vivero A, et al. Chronic intermittent hypoxia predisposes to liver injury. Hepatology, 2007, 45: 1007-1013.

［413］Vladimir Savransky SB, Ashika Nanayakkara. Chronic intermittent hypoxia causes hepatitis in a mouse model of diet-induced fatty liver. Am J Physiol Gastrointest Liver Physiol, 2007, 32: 39-44.

［414］Polak J, Shimoda LA, Drager LF, et al. Intermittent hypoxia impairs glucose homeostasis in C57BL6/J mice: partial improvement with cessation of the exposure. Sleep, 2013, 36: 1483-1490.

［415］Yokoe T, Alonso LC, Romano LC, et al. Intermittent hypoxia reverses the diurnal glucose rhythm and causes pancreatic β-cell replication in mice. The Journal of Physiology, 2008, 586: 899-911.

［416］Xu J, Long YS, Gozal D, et al. β-cell death and proliferation after intermittent hypoxia: Role of oxidative stress. Free Radical Biology and Medicine, 2009, 46: 783-790.

[417] Ota H, Tamaki S, Itaya-Hironaka A, et al. Attenuation of glucose-induced insulin secretion by intermittent hypoxia via down-regulation of CD38. Life Sciences, 2012, 90: 206-211.

[418] Van Cauter E, Polonsky KS, Scheen AJ. Roles of circadian rhythmicity and sleep in human glucose regulation. Endocrine Reviews, 1997, 18: 716-738.

[419] Tasali E, Leproult R, Ehrmann DA, et al. Slow-wave sleep and the risk of type 2 diabetes in humans. Proceedings of the National Academy of Sciences, 2008, 105: 1044-1049.

[420] Herzog N, Jauch-Chara K, Hyzy F, et al. Selective slow wave sleep but not rapid eye movement sleep suppression impairs morning glucose tolerance in healthy men. Psychoneuroendocrinology, 2013, 38: 2075-2082.

[421] Stamatakis KA, Punjabi NM. Effects of Sleep Fragmentation on Glucose Metabolism in Normal Subjects. Chest, 2010, 137: 95-101.

[422] Ekstedt M, Akerstedt T, Soderstrom M. Microarousals during sleep are associated with increased levels of lipids, cortisol, and blood pressure. Psychosomatic Medicine, 2004, 66: 925-931.

[423] Leproult R, Van Cauter E. Role of sleep and sleep loss in hormonal release and metabolism. Endocrine Development, 2010, 17: 11-21.

[424] Zhang SX, Khalyfa A, Wang Y, et al. Sleep fragmentation promotes NADPH oxidase 2-mediated adipose tissue inflammation leading to insulin resistance in mice. International Journal of Obesity, 2014, 38: 619-624.

[425] Hayes AL, Xu F, Babineau D, et al. Sleep duration and circulating adipokine levels. Sleep, 2011, 34: 147-152.

[426] Chou YT, Chuang LP, Li HY, et al. Hyperlipidaemia in patients with sleep-related breathing disorders: prevalence & risk factors. The Indian Journal of Medical Research, 2010, 131: 121-125.

[427] Trzepizur W, Le Vaillant M, Meslier N, et al. Independent association between nocturnal intermittent hypoxemia and metabolic dyslipidemia. Chest, 2013, 143: 1584-1589.

[428] Punjabi NM, Sorkin JD, Katzel LI, et al. Sleep-disordered breathing and insulin resistance in middle-aged and overweight men. American Journal of Respiratory and Critical Care Medicine, 2002, 165: 677-682.

[429] Drager LF, Jun J, Polotsky VY. Obstructive sleep apnea and dyslipidemia: implications for atherosclerosis. Current Opinion in Endocrinology, Diabetes, and Obesity, 2010, 17: 161-165.

[430] Day CP, James OF. Steatohepatitis: a tale of two "hits"? Gastroenterology, 1998, 114: 842-845.

[431] Farrell GC, Larter CZ. Nonalcoholic fatty liver disease: from steatosis to cirrhosis. Hepatology, 2006, 43: S99-s112.

[432] Neuschwander-Tetri BA. Hepatic lipotoxicity and the pathogenesis of nonalcoholic steatohepatitis: the central role of nontriglyceride fatty acid metabolites. Hepatology, 2010, 52: 774-788.

[433] Savransky V, Nanayakkara A, Vivero A, et al. Chronic intermittent hypoxia predisposes to liver injury. Hepatology, 2007, 45: 1007-1013.

[434] Tanne F, Gagnadoux F, Chazouilleres O, et al. Chronic liver injury during obstructive sleep apnea. Hepatology, 2005, 41: 1290-1296.

［435］Aron-Wisnewsky J, Minville C, Tordjman J, et al. Chronic intermittent hypoxia is a major trigger for non-alcoholic fatty liver disease in morbid obese. Journal of Hepatology, 2012, 56: 225-233.

［436］Lemoine M, Serfaty L. Chronic intermittent hypoxia: a breath of fresh air in the understanding of NAFLD pathogenesis. Journal of Hepatology, 2012, 56: 20-22.

［437］Lavie P, Herer P, Hoffstein V. Obstructive sleep apnoea syndrome as a risk factor for hypertension: population study. BMJ (Clinical researched), 2000, 320: 479-482.

［438］Phillips CL, O Driscoll DM. Hypertension and obstructive sleep apnea. Nature and Science of Sleep, 2013, 5: 43-52.

［439］Levy P, Ryan S, Oldenburg O, et al. Sleep apnoea and the heart. European Respiratory Review: an Official Journal of the European Respiratory Society, 2013, 22: 333-352.

［440］Esposito K, et al. High proportions of erectile dysfunction in men with the metabolic syndrome. Diabetes Care, 2005, 28: 1201-1203.

［441］Weinberg AE, Eisenberg M, Patel CJ, et al. Diabetes severity, metabolic syndrome, and the risk of erectile dysfunction. J Sex Med, 2013, 10 (12): 3102-3109.

［442］Lahoz-García C, Arrabal-Polo M, Lopez-Carmona Pintado F, et al. Erectile Dysfunction and Metabolic Syndrome: Two Entities Related to Each Other. Urology, 2011, 78: S80-S81.

［443］Bal K, Oder M, Sahin AS, et al. Prevalence of metabolic syndrome and its association with erectie dysfunction among urologic patients: metabolic backgrounds of erectile dysfunction. Urology, 2007, 69 (2): 356-360.

［444］Skeldon SC, Detsky AS, Goldenberg SL, et al. Erectile Dysfunction and Undiagnosed Diabetes, Hypertension, and Hypercholesterolemia. Annals of Family Medicine, 2015, 13 (4): 331-335.

［445］Kim IG, Piao S, Lee JY, et al. Effect of an Adipose-Derived Stem Cell and Nerve Growth Factor-Incorporated Hydrogel on Recovery of Erectile Function in a Rat Model of Cavernous Nerve Injury. Tissue engineering Part A, 2013, 19 (1-2): 14-23.

［446］张留弟, 李群益, 施孝金. 血管内皮功能障碍与 2 型糖尿病研究进展. 上海医药, 2014, (23): 45-48.

［447］Castela A, Costa C. Molecular mechanisms associated with diabetic endothelial-erectile dysfunction. Nature Reviews Urology, 2016, 13 (5): 266-274.

［448］Matsui H, Sopko NA, Hannan JL, et al. Pathophysiology of Erectile Dysfunction. Current Drug Targets, 2015, 16 (5): 411-419.

［449］Li H, Qi T, Huang Z, et al. Mechanism research of improvement of diabetic ED rats' erectile function by vacuum erection device through anti-oxidative stress. Int J Clin Exp Med, 2017, 10 (3): 4629-4638.

［450］Jiang XP, Li FP, Xuan XJ, et al. Etiologic factors of erectile dysfunction in men with type 2 diabetes mellitus. National Journal of Andrology, 2012, 18 (10): 904-908.

［451］Zhang LY, He W, Wan JX, et al. Hypogonadism and the quality of life in male patients with type-2 diabetes mellitus. National Journal of Andrology, 2016, 22 (12): 1088-1094.

［452］Kostis JB, Dobrzynski JM. The Effect of Statins on Erectile Dysfunction: A Meta-Analysis of Randomized Trials. J Sex Med, 2014, 11 (7): 1626-1635.

［453］ Yao F, Huang Y, Zhang Y, et al. Subclinical endothelial dysfunction and low-grade inflammation play roles in the development of erectile dysfunction in young men with low risk of coronary heart disease. Int J Androl, 2012, 35 （5）: 653-659.

［454］ Fraga-Silva RA, Costa-Fraga FP, Faye Y, et al. An Increased Arginase Activity Is Associated with Corpus Cavernosum Impairment Induced by Hypercholesterolemia. J Sex Med, 2014, 11 （5）: 1173-1181.

［455］ Li R, Cui K, Wang T, et al. Hyperlipidemia impairs erectile function in rats by causing cavernosal fibrosis. Andrologia, 2017, 49 （7）: e12693.

［456］ Maiorino MI, Bellastella G, Esposito K. Diabetes and sexual dysfunction: current perspectives. Diabetes, Metabolic Syndrome and Obesity: Targets and Therapy, 2014, 7: 95-105.

［457］ Huang YC, Ning H, Shindel AW, et al. The Effect of Intracavernous Injection of Adipose Tissue-Derived Stem Cells on HyperlipidemiaAssociated Erectile Dysfunction in a Rat Model. J Sex Med, 2010, 7 （4）: 1391-1400.

［458］ Ning L, Yang L. Hypertension might be a risk factor for erectile dysfunction: a meta-analysis. Andrologia, 2017, 49 （4）: e12644.

［459］ Cordero A, Bertomeu-Martinez V, Mazon P, et al. Erectile Dysfunction in High Risk Hypertensive Patients Treated with Beta-Blockade Agents. Cardiovascular Therapeutics, 2010, 28 （1）: 15-22.

［460］ Nunes KP, Labazi H, Webb RC. New insights into hypertensionassociated erectile dysfunction. Curr Opin Nephrol Hy, 2012, 21 （2）: 163-170.

［461］ Hoffman BM, Sherwood A, Smith PJ, et al. Cardiovascular disease risk, vascular health and erectile dysfunction among middle-aged, clinically depressed men. Int J Impot Res, 2010, 22 （1）: 30-35.

［462］ Ashcheulova TV, Gerasimchuk NN. Peculiarities of the influence of antihypertensive therapy on endothelial function, oxidative stress and immune activation in obese patients. Regulatory Mechanisms in Biosystems, 2017, 8 （2）: 152-156.

［463］ Nunes KP, Labazi H, Webb RC. New insights into hypertensionassociated erectile dysfunction. Curr Opin Nephrol Hy, 2012, 21 （2）: 163-170.

［464］ Wang B, Jiang J, Fan Z, et al. Expression of Sphingosine 1-Phosphate 1-3 on Penile Cavernous Tissue in Hypertensive and Normotensive Rats. Urology, 2014, 84 （2）: 490.

［465］ Gur S, Kadowitz PJ, Gurkan L, et al. Chronic inhibition of nitric-oxide synthase induces hypertension and erectile dysfunction in the rat that is not reversed by sildenafil. Bju Int, 2010, 106 （1）: 78-83.

［466］ Ogbera OA, Sonny C, Olufemi F, et al. Hypogonadism and subnormal total testosterone levels in men with type 2 diabetes mellitus. J Coll Physicians Surg Pak, 2011, 21 （9）: 517-521.

［467］ Guay A, Jacobson J. The relationship between testosterone levels, the metabolic syndrome （by two criteria）, and insulinres istance in a population of men with organic erectile dysfunction. J Sex Med, 2007, 4 （4Pt1）: 1046-1055.

［468］ Corona G, Mannucci E, Ricca V, et al. The age-related decline of testosterone is associated with different specific symptoms and signs in patients with sexual dysfunction. Int J Androl, 2009, 32 （6）: 720-728.

［469］ Traish AM, Guay A, Feeley R, et al. The dark side of testosterone deficiency: I. Metabolic syndrome and erectile dysfunction. J Androl, 2009, 30 （1）: 10-22.

［470］Kalyani RR, Dobs AS. Androgen deficiency, diabetes, and the metabolic syndrome in men. Curr Opin Endocrinol Diabetes Obes, 2007, 14（3）：226-234.

［471］Thang VV, Hue DH, Nhan PTN. Prevalence and Associated Factors of Erectile Dysfunction among Married Men in Vietnam. Frontiers in Public Health, 2017, 5：UNSP 94.

［472］Shi MD, Chao JK, Ma MC, et al. Factors Associated with Sex Hormones and Erectile Dysfunction in Male Taiwanese Participants with Obesity. J Sex Med, 2014, 11（1）：230-239.

［473］Corona G, Rastrelli G, Filippi S, et al. Erectile dysfunction and central obesity：an Italian perspective. AJA, 2014, 16（4）：581-591.

［474］Andersen JM, Herning H, Aschim EL, et al. Body mass index is associated with impaired semen characteristics and reduced levels of anti-Müllerian hormone across a wide weight range. PLoS One, 2015, 10（6）：e0130210.

［475］Podlasek CA, Mulhall J, Davies K, et al. Translational Perspective on the Role of Testosterone in Sexual Function and Dysfunction. J Sex Med, 2016, 13（8）：1183-1198.

［476］Vanhoutte PM, Shimokawa H, Feletou M, et al. Endothelial dysfunction and vascular disease-a 30 th anniversary update. Acta Physiologica, 2017. 219（1）：22-96.

［477］Musicki B, Burnett AL. Role of Oxidative Stress in ED：Unraveling the Molecular Mechanism. Humana Press, 2012：617-643.

［478］Esposito K, Giugliano F, Di Palo C, et al. Effect of lifestyle changes on erectile dysfunction in obese men：a randomized controlled trial. JAMA, 2004, 291（24）：2978-2987.

［479］Schneider T, Gleissner J, Merfort F, et al. Efficacy and safety of vardenafil for the treatment of erectile dysfunction in men with metabolic syndrome：results of a randomized, placebo-controlled trial, 2011, 8（10）：2904-2911.

［480］Garcia JA, Sanchez PE, Fraile C, et al. Testosterone undecanoate improves erectile dysfunction in hypogonadal men with the metabolic syndrome refractory to treatment with phosphodiesterase type 5 inhibitors alone. Andrologia, 2011, 43（5）：293-296.

［481］姜德友, 林静. 消渴病源流考. 辽宁中医杂志, 2007,（10）：1373-1375.

［482］杨宇峰, 陈红瑾, 石岩. 代谢综合征中医病因病机理论框架结构研究. 中华中医药杂志, 2016, 31（1）：259-261.

［483］李艳秋, 张志玲, 李惠林, 等. 健脾化浊法治疗代谢综合征探讨. 新中医, 2012, 44（7）：146-147.

［484］高文澜. 益肾活血方治疗老年代谢综合征的临床观察. 辽宁中医杂志, 2013, 40（4）：730-731.

［485］张君波, 唐苾芯, 陆文洁. 自拟九味茶治疗代谢综合征临床观察. 上海中医药杂志, 2011, 45（10）：39-41.

［486］纪少秀, 张恒耀, 刘永家. 从气病论治代谢综合征探讨. 山西中医, 2014, 30（3）：1-3.

［487］宋桂叶, 王利民. 加味黄连温胆汤治疗代谢综合征疗效观察. 陕西中医, 2011, 32（8）：972-973.

［488］练建红, 张玉辉, 张飞燕. 加味温胆汤对代谢综合征痰湿内阻证胰岛素抵抗的影响. 新中医, 2011, 43（8）：52-54.

[489] 马伯艳, 张吉芳, 张福利. 化瘀温胆汤治疗代谢综合征 48 例疗效观察. 中华中医药学刊, 2012, 30 (1): 72-74.

[490] 刘荣东, 黄如萍, 张玉辉, 等. 加味半夏白术天麻汤对痰湿壅盛型代谢综合征的影响. 中华中医药学刊, 2008, 26 (10): 2242-2245.

[491] 葛登奎, 赵敏. 益气活血降浊方治疗老年代谢综合征临床观察. 中医临床研究, 2013, 5 (6): 9-10.

[492] 蔡玲. 化湿解毒法治疗代谢综合征 40 例. 陕西中医, 2012, 33 (8): 990-991.

[493] 李振爽, 陈霞. 论毒、瘀与代谢综合征. 光明中医, 2010, 25 (4): 565-566.

[494] 宋新安, 张兆航, 郭太山. 从脂肥论治代谢综合征. 光明中医, 2011, 26 (4): 801-803.

[495] 张剑. 从三焦与"毒"探讨代谢综合征. 中医杂志, 2007, 48 (6): 487-489.

[496] 陈晶, 张文青, 李艳萍. 调理三焦法治疗代谢综合征的临床研究. 中国疗养医学, 2014, 23 (5): 436-438.

[497] 李云楚, 倪青. 代谢综合征的中医辨证治疗研究概述. 环球中医药, 2015, 8 (4): 496-499.

[498] 张月颖, 李云楚, 倪青. 代谢综合征的诊断与中西医治疗. 中国临床医生杂志, 2018, 46 (11): 1271-1274.

[499] 王晓丹. 滋阴清心汤治疗代谢综合征的临床分析. 中国煤炭工业医学杂志, 2011, 14 (8): 1209-1210.

[500] 秦光, 项美香, 叶子. 滋阴清心汤对代谢综合征患者纤维蛋白原、纤维蛋白溶酶原激活物抑制物-1 的影响. 浙江中医杂志, 2011, 46 (1): 41-43.

[501] 叶子, 程正文, 胡余敏. 滋阴清心汤和社区干预模式对代谢综合征患者脂肪细胞因子的影响. 中华中医药学刊, 2009, 27 (4): 752-755.

[502] 叶子. 滋阴清心汤对代谢综合征患者脂联素、瘦素、肿瘤坏死因子-α 的影响. 中医杂志, 2009, 50 (3): 227-230.

[503] 江焱, 叶子. 滋阴清心汤治疗冠心病高脂血症胰岛素抵抗 98 例观察. 浙江中医杂志, 2006, 41 (12): 702.

[504] 卢立广, 叶子. 滋阴清心汤治疗代谢综合征 63 例观察. 浙江中医杂志, 2005, 25 (9): 200.

[505] 张立平, 刘晶, 等. 健脾疏肝法防治代谢综合征时机的探讨. 北京中医药大学学报, 2011, 34 (9): 617-622.

[506] 孙书焰. 柴芪汤治疗代谢综合征 78 例疗效观察. 河北中医, 2014, 36 (12): 1788-1789.

[507] 刘晶, 张立平, 等. 柴芪汤干预代谢综合征的机理研究. 北京中医药大学学报. 2012, 35 (10): 673-678.

[508] 王颖, 刘晶, 等. 柴芪汤对代谢综合征大鼠糖脂代谢及胰岛素抵抗的影响. 北京中医药大学学报, 2015, 38 (9): 597-600.

[509] 陈丽如, 刘源, 等. 柴芪汤对代谢综合征模型大鼠血清 TNF-α 及 IL-6 水平的影响. 西部中医药, 2016, 29 (4): 151-155.

[510] 王红梅, 葛秉宜, 等. 柴芪汤对代谢综合征模型大鼠血清 ICAM-1 和 VCAM-1 的影响. 中国现代中药, 2018, 20 (10): 1235-1241.

[511] 张嘉琰, 刘洋, 等. 柴芪汤对代谢综合征大鼠肠道损伤的干预作用研究. 天津中医药,

2017, 34 (12): 830-835.

[512] 张嘉琰, 张立平, 等. 柴芪汤对代谢综合征性肾损害大鼠的干预作用研究. 环球中医药, 2017, 10 (11): 1302-1306.

[513] 郭子宁, 张立平, 等. 柴芪汤对非酒精性脂肪肝大鼠模型血清 TNF-α 和 IL-6 表达的影响. 临床与病理杂志, 2017, 37 (7): 1341-1347.

[514] 陈丽如, 张立平, 等. 柴芪汤对非酒精性脂肪肝大鼠固醇调节元件结合蛋白-1c 表达的影响. 西部中医药, 2016, 29 (12): 13-17.

[515] 陈丽如, 张立平. 柴芪汤对非酒精性脂肪性肝病大鼠肝组织 LXRα 蛋白表达的影响. 中华中医药杂志, 2017, 32 (8): 3443-3446.

[516] 高继宁, 贺娟, 等. 参芪地黄汤加味治疗早期糖尿病肾病 24 例. 光明中医, 2010, 25 (12): 2215-2216.

[517] 林跃辉, 嵇美霞, 等. 加味参芪地黄汤辅助治疗糖尿病肾病临床观察. 浙江中西医结合杂志, 2010, 20 (11): 679-680.

[518] 李天虹, 寇正杰, 等. 加味参芪地黄汤治疗气阴两虚型 2 型糖尿病 66 例. 陕西中医, 2013, 1 (8): 1019-1021.

[519] 王兴山. 参芪地黄汤加味联合西药治疗早期糖尿病肾病对照观察. 实用中医内科杂志, 2012, 26 (8): 56-57.

[520] 刘孝琴, 王云枫, 等. 参芪地黄汤加味配合门冬胰岛素对早期 2 型糖尿病肾病负氮平衡的影响. 环球中医药, 2013, 6 (5): 366-368.

[521] 刘旭东, 付坚, 封木忠, 等. 金匮肾气丸联合硝苯地平控释片治疗老年脾肾阳虚型高血压的效果观察. 中国中药杂志, 2015, 40 (24): 4908-4913.

[522] 门靖涫, 祁芳珍. 高血压从肾论治 50 例. 四川中医, 2005, 23 (11): 43-44.

[523] 李秉涛, 张居运, 张晓萌. 金匮肾气丸治疗高血压病 68 例. 中医杂志, 2003, (10): 757.

[524] 秦瑞君, 李国臣. 金匮肾气丸对正常高值血压的干预作用. 光明中医, 2014, 29 (9): 1848-1850.

[525] 刘远林. 金匮肾气丸与依那普利联用对高血压患者尿微量白蛋白影响的研究. 新中医, 2008, 40 (8): 37-38.

[526] 许翠萍, 孙静, 朱庆均, 等. 金匮肾气丸对"劳倦过度、房室不节"肾阳虚模型小鼠下丘脑-垂体-肾上腺轴功能的影响. 山东中医药大学学报, 2009, (3): 248-249.

[527] 付正丰, 龚明, 苗家伟, 等. 金匮肾气丸温补肾阳药理作用的实验研究. 中成药, 2015, 37 (5): 1111-1114.

[528] 金蓉家, 杨元宵, 邢桂英, 等. 肾气丸对肾阳虚大鼠下丘脑-垂体-甲状腺轴的调节作用初探. 浙江中医杂志, 2013, 48 (5): 370-371.

[529] 王泽军. 金匮肾气丸对 2 型糖尿病的疗效分析. 中医临床研究, 2013, 5 (7): 66-68.

[530] 吴红专. 金匮肾气丸治疗 2 型糖尿病的临床观察. 中药药理与临床, 2013, 29 (3): 191-193.

[531] 李银忠. 甘舒霖联合金匮肾气丸治疗新诊断 2 型糖尿病 39 例疗效观察. 实用糖尿病杂志, 2013, 9 (6): 36-37.

[532] 李美红. 肾气丸"少火生气"配伍对 2 型糖尿病阳虚证大鼠骨骼肌线粒体功能的影响. 湖

南中医药大学，2017.

[533] 方立曙. 金匮肾气丸为主治疗早期糖尿病肾病. 浙江中医杂志，1998，33（8）：362.

[534] 何少霞. 金匮肾气丸为主治疗糖尿病肾病 46 例临床观察. 湖北中医杂志，2004，26（5）：40.

[535] 刘如玉，张捷平，余文珍，等. 金匮肾气丸对糖尿病模型大鼠糖脂代谢及 CRP 的影响. 福建中医药大学学报，2013，23（04）：32-34.

[536] 姚晓渝，周恩平，孙经纬，等. 金匮肾气丸对"阳虚"模型动物血液和脑组织中超氧化物歧化酶活力的影响. 中国药学杂志，1989，（5）：283-285，315-316.

[537] 吴凌. 糖尿病大鼠胰腺损害及补中益气丸、金匮肾气丸作用的糖尿病病理学机制初步研究. 广州中医药大学，2009.

[538] 薛耀明，罗仁朱，朱波，等. 六味地黄丸对 OLETF 鼠胰腺形态学改变的影响. 实用医学杂志，2006，22（2）：125-127.

[539] 薛耀明，罗仁，朱波，等. 六味地黄丸对 OLETF 大鼠胰腺凋亡相关基因 bcl-2 和 Bax 表达的影响. 中西医结合学报，2005，3（6）：455-458.

[540] 王宜健，彭秀芳，熊伟，等. 金匮肾气丸合血脂康胶囊治疗老年高脂血症脾肾阳虚型临床研究. 实用中医药杂志，2014，30（8）：694-695.

[541] 郑晓梅，代宏勋，黄宗文，等. 西药联合金匮肾气丸治疗代谢综合征肾损害临床观察. 实用中医药杂志，2011，27（3）：174-175.

[542] 任广来，王济梅，杨洪峰，等. 参芪降糖颗粒治疗 2 型糖尿病 81 例报告. 山东医药，1999，（17）：63.

[543] 杨桂云，刘文庆，张博. 参芪降糖颗粒治疗 Ⅱ 型糖尿病 152 例. 中医研究，2002，（4）：35.

[544] 顾浩初. 参芪降糖颗粒治疗 2 型糖尿病 235 例临床观察. 山东医药，2008，48（38）：116.

[545] 饶线明，陈炳焜. 参芪降糖颗粒治疗 2 型糖尿病 32 例临床观察. 吉林中医药，2004，（1）：23-24.

[546] 杨欣. 参芪降糖颗粒用于 2 型糖尿病胰岛素抵抗的临床效果. 内蒙古中医药，2017，36（6）：8.

[547] 于德强. 参芪降糖颗粒治疗 2 型糖尿病肾病效果观察. 社区医学杂志，2013，11（22）：42-43.

[548] 台培春，邵秀平，张言镇，等. 参芪降糖颗粒治疗 2 型糖尿病患者阴茎勃起功能障碍的研究. 潍坊医学院学报，2005，（2）：115-116.

[549] 武俊华，晏英. 参芪降糖颗粒对老年 2 型糖尿病患者心率变异性的影响. 现代中西医结合杂志，2012，21（22）：2428-2429.

[550] 吴迪，李敏，张伟，等. 参芪降糖颗粒对糖尿病患者脑功能减退的影响. 中医药导报，2015，21（16）：25-28.

[551] 李红君，陈光华，李文东，等. 参芪降糖颗粒联合吡格列酮治疗 2 型糖尿病的临床研究. 现代药物与临床，2018，33（12）：3242-3245.

[552] 刘慧萍，程丽霞，郭承军. 二甲双胍、参芪降糖颗粒联用治疗新诊断 2 型糖尿病的疗效评估. 中国现代医生，2017，55（32）：33-35，39.

[553] 张伟. 参芪降糖颗粒联合格列美脲治疗糖尿病的临床效果观察. 大医生，2017，2（Z2）：

148-151.

［554］吕歌. 参芪降糖颗粒联合胰岛素治疗 2 型糖尿病的临床效果观察. 糖尿病新世界, 2017, 20 (21)：61-62.

［555］宋长虹. 利拉鲁肽联合参芪降糖颗粒对 2 型糖尿病肥胖患者血清糖化血红蛋白、急性时相血清淀粉样蛋白 A 水平变化及体重指数的影响. 中国药物经济学, 2018, 13 (4)：86-88.

［556］程灿, 陈传绮, 鄢燕琼, 等. 参芪降糖颗粒联合磷酸西格列汀片治疗 2 型糖尿病伴代谢综合征 77 例疗效观察. 中国药业, 2018, 27 (23)：44-46.

［557］高慧, 于露. 参芪降糖颗粒对 2 型糖尿病模型大鼠血糖血脂的改善作用及其量效关系研究. 中国药房, 2016, 27 (13)：1801-1803.

［558］康学, 许保海. 参芪降糖颗粒对高糖环境下施万细胞氧化应激的调节作用. 环球中医药, 2017, 10 (11)：1294-1297.

［559］胡正远. 参芪降糖颗粒对早期糖尿病肾病气阴两虚证大鼠肾组织 ERK 通路的作用机制研究. 安徽中医药大学, 2016.

［560］狄灵, 杨成志, 刘润侠, 等. 参芪降糖颗粒对实验性糖尿病大鼠胰岛 β 细胞的保护作用. 实用中医内科杂志, 2004, (6)：505-506.

［561］刘毅, 江腾春, 傅强, 等. 黄芪对糖尿病患者血清胰岛素样生长因子-1、颈动脉内膜中层厚度的影响. 实用医学杂志, 2015, 31 (17)：2907-2909.

［562］韩亚楠, 陈曦, 符德玉, 等. 柏艾胶囊改善高血压伴代谢综合征病人胰岛素抵抗及糖脂代谢的临床研究. 中西医结合心脑血管病杂志, 2018, 16 (1)：25-27.

［563］赵荣华, 崔晓兰. 柏艾胶囊对麻醉犬血流动力学的影响. 世界中医药, 2016, 11 (4)：679-681.

［564］Sahebkar A. Curcuminoids for the management of hypertriglyceridaemia. Nat Rev Cardiol, 2014, 11 (2)：123.

［565］Sahebkar A. A systematic review and meta-analysis of randomized controlled trials investigating the effects of curcumin on blood lipid levels. Clin Nutr, 2014, 33 (3)：406-414.

［566］Maithilik SN, Sridhar MG, Swaminathanthan RP, et al. Efficacy of turmeric as adjuvant therapy in type 2 diabetic patients. Indian J Clin Biochem, 2015, 30 (2)：180-186.

［567］Rahimi HR, Mohammadpour AH, Dastani M, et al. The effect of nano-curcumin on Hb A1c, fasting blood glucose, and lipid profile in diabetic subjects：a randomized clinical trial. Avicenna J Phytomed, 2016, 6 (5)：567-577.

［568］Babu PS, Srinivasan K. Influence of dietary curcumin and cholesterol on the progression of experimentally induced diabetes in albino rats. Mol Cel Biochem, 1995, 152 (1)：13-21.

［569］Best L, Elliott AC, Brown PD. Curcumin induces electrical activity in rat pancreatic b-cells by activating the volume-regulated anion channel. Biochemical Pharmacology, 2007, 73 (11)：1768-1775.

［570］Arun PL, Kenichi W, Rajarajan AT, et al. Curcumin attenuates hyperglycaemia-mediated AMPK activation and oxidative stress in cerebrum of streptozotocin-induced diabetic rat. Free Radical Research, 2011, 45：788-795.

［571］Kumar T, Peeyush G, Gireesh Mathew J, et al. Neuroprotective role of curcumin in the cerebellum of streptozotocin-induced diabetic rats. Life Sciences, 2009, 85：704-710.

[572] Kumar T, Antony S, Gireesh G, et al. Curcumin modulates dopaminergic receptor, CREB and phospholipase C gene expression in the cerebral cortex and cerebellum of streptozotocin induced diabetic rats. Journal of Biomedical Science, 2010, 17: 43.

[573] Khajehdehi P, Pakfetrat M, Javidnia K, et al. Oral supplementation of turmeric attenuates proteinuria, transforming growth factor-beta and interleukin-8 levels in patients with overt type 2 diabetic nephropathy: a randomized, doubleblind and placebo-controlled study. Scand J Urol Nephrol, 2011, 45 (5): 365-370.

[574] Parviz K, Maryam P, Katayoun J, et al. Oral supplementation of turmeric attenuates proteinuria, transforming growth factor-β and interleukin-8 levels in patients with overt type 2 diabetic nephropathy: a randomized, double-blind and placebo-controlled study. Scandinavian Journal of Urology and Nephrology, 2011, 45: 365-370.

[575] Suresh KG, Binit K, Tapas CN, et al. Curcumin prevents experimental diabetic retinopathy in rats through its hypoglycemic, antioxidant, and anti-inflammatory mechanisms. Journal of Ocular Pharmacology and Therapeutics, 2011, 27 (2): 123-130.

[576] Pandya U, Saini MK, Jin GF, et al. Dietary curcumin prevents ocular toxicity of naphthalene in rats. Toxicol. Lett, 2000, 115: 195-204.

[577] Sun Y, Peng ML. Recent advances in curcumin and its derivatives for treatment of liver diseases. Yao Xue Xue Bao, 2014, 49 (11): 1483-1490.

[578] 徐品初, 国琴, 沈琴伟. 黄芪对老年大鼠主动脉和肺内胶元含量的影响. 中国中药杂志, 1991, 16 (1): 49-50.

[579] 邓刚, 余叶蓉. 中药黄芪对肥胖大鼠内皮血管舒张功能的影响. 四川大学学报 (医学版), 2009, 40 (4): 608-611.

[580] 窦连军, 冯林美, 徐秀云. 黄芪对早期糖尿病肾病患者内皮素的影响. 中国中西医结合杂志, 2000, 20 (3): 215-216.

[581] 王琼英, 梁伟, 李宁荫, 等. 黄芪对代谢综合征大鼠心脏血管紧张素 1~7 受体 Mas 表达的影响. 中华高血压杂志, 2015, 23 (2): 168-173.

[582] 周吉燕. 黄芪不同提取成份对在体大鼠心肌缺血再灌损伤心功能影响. 中国中药杂志, 2000, 25 (5): 301-303.

[583] 王杰超, 吕晓红, 任九思. 黄芪注射液治疗心脑血管疾病时对失眠症状的改善. 中国新药与临床, 1999, 18 (6): 377-378.

[584] 宋代军, 顾德官, 赵专友. 黄芪对高血压大鼠血压和羟脯氨酸的影响. 上海第二医科大学学报, 1989, 9 (2): 183-184.

[585] 王琼英, 梁伟, 姜程, 等. 黄芪通过 ACE2/Mas 途径改善代谢综合征大鼠早期肾功能损害. 中国中药杂志, 2015, 40 (21): 4245-4250.

[586] 李秀丽, 李宁荫, 张小卫, 等. 黄芪浸膏对高血压合并代谢综合征患者微量白蛋白尿影响的随机对照研究. 兰州大学学报 (医学版), 2018, 44 (2): 65-70.

[587] 茅彩萍. 顾振纶. 葛根素对糖尿病大鼠主动脉糖基化终产物的形成及其受体表达的影响. 中国药理学通报, 2004, 20: 393-397.

[588] 曹莉, 顾振纶, 茅彩萍, 等. 葛根素对糖尿病小鼠胰岛素抵抗的影响. 中草药, 2006, 37: 901-904.

［589］张洪梅. 观察葛根素对 2 型糖尿病患者胰岛素抵抗的影响. 世界最新医学信息文摘，2018，18（21）：111.

［590］张启明，王辉. 葛根素对大鼠糖尿病视网膜病变的抑制作用. 眼科新进展.［2019-01-10］. https：//doi. org/10. 13389/j. cnki. rao. 2019. 0005.

［591］刘靖芳，张瑶，汤旭磊，等. 葛根素对糖尿病大鼠的视网膜中糖基化修饰蛋白的影响. 中国临床药理学杂志，2018，34（18）：2195-2198.

［592］张卫广. 葛根素治疗糖尿病视网膜病变的临床效果分析. 内蒙古医学杂志，2018，50（9）：1085-1086.

［593］房伟. 葛根药理作用研究进展. 中国药物经济学，2017，11：159-160.

［594］谭云霞. 葛根素对高糖诱导的 RSC96 细胞损伤的保护作用及其机制研究. 湖北：湖北民族学院，2017.

［595］孙尧，潘彩飞，高静媛，等. 葛根素对糖尿病大鼠肾脏的保护作用. 热带医学杂志，2018，18（2）：167-170，276.

［596］汤岚，汪望红. 葛根素注射液治疗糖尿病肾病疗效评价及其对血清 IL-6 和 TNF-α 水平的影响. 湖北科技学院学报（医学版），2015，29（5）：386-387.

［597］吴文华，张继业，王宇，等. 葛根素影响自发性高血压大鼠血压的机制. 中医药学报，2010，38（4）：26-29.

［598］黄帧桧，柏松，陈莉，等. 葛根素联用非洛地平对肾性高血压大鼠肾脏 APelin 和 APJmRNA 及蛋白表达的影响. 中国中医药杂志，2013，38（3）：381-385.

［599］张年宝，程慧珍，崔卫东，等. 葛根素对肾性高血压大鼠的降压作用及对肾组织 ANG Ⅱ 的影响. 中药药理与临床，2010，26（2）：27-29.

［600］方新华，卢晓，吴国清. 葛根素对妊娠期糖尿病大鼠调节血脂和抗氧化作用的实验研究. 中华中医药学刊，2016，34（6）：1504-1507.

［601］向方. 葛根素注射液治疗代谢综合征 64 例临床观察. 中医药导报，2010，16（11）：48-49.

［602］Leeh J，Seo M. Salvianolic Acid B Inhibits Atherogenesis of Vascular Cells through Induction of Nrf2-dependent Heme Oxygenase-1. Carr Med Chem，2014，21（26）：3095-3106.

［603］赵先，王婧雯，陆杨，等. 丹酚酸 B 药理作用的研究进展. 西北药学杂志，2015，30（1）：107-110.

［604］张妮，曹慧敏，宋囡，等. 丹参酮ⅡA 通过调节自噬小体对 ox-LDL 诱导内皮细胞氧化应激损伤的保护作用. 中国动脉硬化杂志，2017，25（3）：244-249.

［605］万强，陈洪涛，万蝉俊，等. 丹参酮ⅡA 对动脉粥样硬化小鼠脂质运载蛋白-2 表达的干预研究. 中华中医药学刊，2017，35（5）：1158-1160，1350.

［606］毕晓菊，王丽娜，辛红娟，等. 丹参酮ⅡA 磺酸钠联合厄贝沙坦治疗高血压合并肾损伤的疗效及对血清 PCX 和 PICP 水平的影响. 西北药学杂志，2016，31（4）：403-405.

［607］傅晓东，牛惠志，何燕铭，等. 雷氏丹参片治疗代谢综合征的临床疗效观察. 中成药，2005，（10）：1173-1176.

［608］杨红，池黠，张蕾. 雷氏丹参片对糖尿病患者血脂及高凝状态相关指标的作用. 中成药，2005，27（12）：1007-1008.

［609］李雅丽，邢英，杨新玲. 丹参多酚酸盐对代谢综合征患者血液流变学的影响. 新疆医科大学

学报，2012，35（8）：1062-1064.

[610] 席伟，王建生，张明洁. 丹参川芎嗪注射液治疗妊娠期高血压疾病对患者 Hcy 和 vWF 水平的影响. 微循环学杂志，2013，23（3）：35-36.

[611] 陈小明，曾道亮，陈奇坚，等. 丹参粉针剂对高血压患者凝血功能的影响. 中西医结合心脑血管病杂志，2012，10（11）：1306-1308.

[612] 何庆璋. 葛根素与复方丹参注射液联用对急性高血压脑出血患者神经功能的改善作用. 中国临床药理学与治疗学，2012，17（9）：1057-1061.

[613] 秦秀娟，李青，罗亚萍. 针刺对代谢综合征脂代谢影响的研究. 河北医药，2012，34（14）：2211.

[614] 翟耀. 针刺治疗糖尿病及心血管并发症的临床研究. 中国针灸，1996，16（8）：11-13.

[615] 李静苗，王晓燕，王巍. 针刺减肥210例. 陕西中医，2003，24（1）：67-68.

[616] 刘志诚，孙凤岷，朱苗花，等. 针灸对非胰岛素依赖性糖尿病胰岛素抵抗的影响. 上海针灸杂志，2002，19（1）：5.

[617] 谌剑飞，魏稼. 针刺治疗糖尿病的血浆胰岛素含量变化研究. 中医杂志，1986，（6）：42-46.

[618] 梁凤霞，王华，陈泽斌. -双固一通-针法对糖尿病大鼠血清 IL-6 的影响. 中国中医药信息杂志，2007，14（1）：28-29.

[619] 周逸平，王月兰，汪克明，等. 针刺心经经脉对自发性高血压大鼠血压及生化指标的影响. 中国中医药科技，1996，3（6）：6-8.

[620] 杨春壮，徐永良，刘春玲，等. 针刺对肥胖大鼠血脂及肿瘤坏死因子-α 的影响. 中华中医药学刊，2010，28（7）：1439-1440.

[621] 肖伟，李飞. 针药并用对高脂血症患者血脂及 C 反应蛋白的影响. 中医药临床杂志，2009，21（1）：14-15.

[622] 祁燕，张泳南，谢自敬. 针刺对Ⅱ型糖尿病大鼠胰岛素抵抗的作用. 中国临床康复，2006，10（43）：166-170.

[623] 蔡辉，袁爱红，魏群利，等. 针刺对2型糖尿病大鼠脂肪组织 InsR 基因表达的影响. 安徽中医学院学报，2010，29（2）：36-38.

[624] 黄振，阮继源. 电针对实验性2型糖尿病大鼠胰岛素抵抗和瘦素的影响. 中华中医药学刊，2012，30（10）：2332-2335.

[625] 严志康，杨智杰，陈锋. 电针对高脂血症大鼠血脂、超敏 C 反应蛋白、脂联素的调节作用. 针刺研究，2013，38（5）：365-368，385.

[626] 陈蓉，王智彪. 针刺高血脂大鼠涌泉穴对血脂水平的影响. 时珍国医国药，2011，22（4）：984-985.

[627] 冯军，任蓉，曹刚，等. 针刺治疗术中高血压的动物实验研究. 针灸临床杂志，2011，27（5）：54-56.

[628] 黄丹，张立德. 电针刺激"曲池""足三里"穴对自发性高血压大鼠血压及胰岛素抵抗的影响. 辽宁中医药大学学报，2010，12（4）：224-225.

[629] 胡智海，王毅，张静静. 针刺治疗代谢综合征近期及远期疗效分析. 上海针灸杂志，2016，35（4）：399-401.

［630］李岩，赵桂君，陈英华，等. 针刺治疗代谢综合征 50 例临床观察. 中国中医药科技，2010，17（4）：359-360.

［631］向杰，于广，张林鸣，等. 针刺配合常规疗法治疗代谢综合征疗效观察. 山西中医，2016，32（1）：30-32.

［632］王洪兵. 针刺治疗代谢综合征患者 40 例临床观察. 世界最新医学信息文摘，2013，13（3）：404.

［633］陈月娥. 针药结合干预痰湿质代谢综合征血脂异常患者的临床研究. 广州中医药大学，2017.

［634］王少锦. 针刺背俞穴干预代谢综合征脂代谢功能的临床观察. 中国针灸学会实验针灸分会、《上海针灸杂志》编辑部、Journal of Acupuncture and Tuina Science 编辑部. 第十七届针灸对机体功能的调节机制及针灸临床独特经验研讨会会议论文集. 中国针灸学会实验针灸分会、《上海针灸杂志》编辑部、Journal of Acupuncture and Tuina Science 编辑部，中国针灸学会，2014：3.

［635］欧阳钢，苏琳，徐小梅. 针刺干预对代谢综合征脂肪含量及生化代谢的影响. 上海针灸杂志，2009，28（1）：21-22.

［636］陈杰，邢海娇，李青，等. 针刺对代谢综合征糖脂代谢紊乱的调节作用研究. 中国针灸，2017，37（4）：361-365.

［637］房晶. 针刺结合穴位埋线治疗代谢综合征的临床疗效. 中外医疗，2012，35：88-89.

［638］陈满盛，何建红，周满元. 针刺配合穴位贴敷治疗代谢综合征的临床研究. 大家健康，2017，11（30）：26-27.

［639］陈芹梅，宋俊，张滨农，等. 化痰祛瘀方配合针灸治疗代谢综合征高血糖 60 例. 河南中医，2012，32（10）：1328-1329.

［640］李新明，温鸿源，蔡典. 参苓白术散结合针刺疗法治疗代谢综合征 30 例. 光明中医，2009，24（3）：496-497.

［641］周有才，郭月平，文艳，等. 针刺治疗对抗精神病药物所致代谢综合征的效果. 四川精神卫生，2018，31（4）：361-364.

［642］文艳，熊令辉. 针刺治疗抗精神病药物所致代谢综合征患者的临床疗效. 中国药物经济学，2016，11（10）：76-79.

［643］欧阳钢，葛伟，奚旸. 针药结合对代谢综合征患者脂肪含量及体质量指数的影响. 南京中医药大学学报，2013，29（1）：89-91.

［644］赵建国，张培，牛博真. 针刺干预代谢综合征短期疗效的临床研究. 中西医结合心脑血管病杂志，2010，8（10）：1168-1170.

［645］张睿，张文龙. 针刺配合中药干预 2 型糖尿病胰岛素抵抗及炎症通路的临床研究. 中国药物经济学，2013，（5）：305-306.

［646］陈雪佳，胡智海，王毅，等. 针刺配合药物治疗代谢综合征临床观察. 上海针灸杂志，2014，33（2）：124-125.

［647］李源渊，刘莉，钟勇. 电针联合疏肝健脾活血方治疗代谢综合征的疗效探讨. 中华中医药学刊，2018，36（01）：251-253.

［648］李青，李莲，王少锦，等. 电针对代谢综合征患者脂代谢的影响. 中国针灸，2010，30（9）：713-716.

［649］徐天舒，钱雷，万茜，等. 针刺治疗代谢综合征 21 例临床观察. 江苏中医药，2007，39（11）：55-56.

［650］姚美美. 针刺干预对代谢综合征脾虚痰湿型糖代谢功能紊乱的影响. 河北医科大学，2016.

［651］尹海潮. 温补清泻针法对代谢综合征脂代谢调节作用的临床观察. 河北医科大学，2014.

［652］骆悠，黄桂宝，李宝，等. 针刺结合穴位埋线治疗代谢综合征的疗效. 中国老年学杂志，2012，32（3）：453-454.

［653］曾士林，金丽珍，杨宁，等. 热敏灸治疗代谢综合征临床观察. 上海针灸杂志，2014，33（1）：40-43.

［654］张雪锋. 温针治疗代谢综合征的临床观察. 中华中医药学会. 中华中医药学会全科医学分会成立大会暨 2016 年学术年会论文集. 中华中医药学会，中华中医药学会全科医学分会，2016：4.

［655］郝燕. 温针灸任脉穴治疗代谢综合征的临床观察. 广州中医药大学，2008.

［656］于国强，隋艳波，崔健昆，等. "孙氏腹针"治疗代谢综合征合神经源性膀胱疗效观察. 针灸临床杂志，2016，32（11）：8-10.

［657］李承光. 薄氏腹针治疗代谢综合征的临床研究. 广州中医药大学，2012.

［658］李敏，陈浩雄，张新普，等. 傅杰英教授针灸治疗代谢综合征临床经验. 四川中医，2017，35（6）：6-7.

［659］吴晓亮，孙建华，艾炳蔚，等. 吴旭教授"通督温阳法"在代谢综合征个体化针刺治疗中的应用. 中华中医药杂志，2014，29（6）：1887-1889.

［660］王富春，刘明军，朴春丽，等. -通经调脏法-治疗代谢综合征临床研究. 长春中医药大学学报，2012，28（4）：598-600.

［661］焦生林，马宝录，蒋亚宝，等. 越鞠十味丸联合耳穴压贴治疗代谢综合征172 例. 中医研究，2013，26（10）：68-69.

［662］单鸣，赵书刚，谢书和，等. 降脂排浊汤配合耳穴治疗代谢综合征及对体重指数腰臀比和血压的影响. 陕西中医，2012，33（4）：425-427.

［663］朱国香，魏素兰. 耳穴贴压对代谢综合征合并焦虑患者身心状况的影响. 解放军护理杂志，2013，30（9）：32-34.

［664］韩艳秋，王磊，孟令夫. 调脂降压饮联合耳穴压豆治疗肝胃郁热型代谢综合征临床观察. 辽宁中医药大学学报，2019，21（1）：15-17.

［665］周映君，谭志伟，欧雄书，等. 穴位埋线治疗代谢综合征 30 例疗效观察. 中国民族民间医药，2016，25（14）：68-70.

［666］周蕾，傅晓骏，张永姣，等. 穴位埋线加西药治疗代谢综合征疗效对照研究. 上海针灸杂志，2016，35（8）：916-919.

［667］张中成，骆悠. 广东省针灸学会第十一次学术研讨会论文汇编：46-48.

［668］仲崇文，曾培，陈邵涛，等. 推拿手法对代谢综合征患者糖代谢的影响. 吉林中医药，2017，37（1）：89-91.

［669］赵帅，林聪，陈胜烨，等. 热敏灸治疗代谢综合征患者 19 例疗效分析. 世界中医药学会联合会急症专业委员会成立大会及第一届学术会议，2014 年 11 月，论文汇编：120-125.

［670］赵帅，苏懿，万鸣，等. 热敏灸治疗原发性高血压病患者 34 例疗效观察. 新中医，2011，43（8）：131-133.

［671］陈满盛,何建红,周满元.针刺配合穴位贴敷治疗代谢综合征的临床研究.大家健康,2017,11（30）：26-27.

［672］谢扬,饶邦复.代谢综合征的防治.现代医药卫生,2009,25（2）：161-163.

［673］郭利可,韩凌.代谢综合征诊疗进展.临床和实验医学杂志,2014,13（5）：414-418.

［674］刘代代.仝小林教授从肝论治代谢综合征的理论探讨和经验总结.中国中医科学院,2015.

［675］温子龙.邓铁涛老中医治疗中老年消渴病的经验.中医研究,2001,（6）：42-43.

［676］邓铁涛.高血压病辨证论治的体会.新中医,1980,（2）：10-12.

［677］盖国忠,任玺杰.任继学教授消渴病辨治经验.吉林中医药,1988,（4）：5-6.

［678］郑大为,孙晓天.任继学教授治疗高血压病的经验.中国医药指南,2013,11（33）：203-204.

［679］吴坚,蒋熙,姜丹,等.国医大师朱良春高尿酸血症辨治实录及经验撷菁.江苏中医药,2014,46（12）：1-4.

［680］吴坚,高想,蒋熙,等.国医大师朱良春高血压病辨治实录及经验撷菁.江苏中医药,2014,46（7）：1-3.

［681］郑杰超,罗小慧,覃小兰.张学文教授应用活血六法论治眩晕经验介绍.新中医,2014,46（8）：18-19.

［682］张会永.国医大师李玉奇先生治疗消渴病临床经验.中华中医药杂志,2011,26（12）：2882-2884.

［683］王旭,朱垚,陆明.周仲瑛-瘀热致消-学术思想探究.中医杂志,2009,50（3）：206-207.

［684］施建勇.周仲瑛治疗高血压高脂血症经验介绍.中医杂志,1989,（6）：13-14.

［685］高尚社.国医大师裘沛然教授治疗高血压验案赏析.中国中医药现代远程教育,2013,11（9）：7-9.

［686］高尚社.国医大师路志正教授治疗高血压验案赏析.中国中医药现代远程教育,2012,10（17）：5-7.

［687］刘宗莲,杨凤珍,王秋风.国医大师路志正调理脾胃治疗高脂血症经验.中华中医药杂志,2017,32（9）：4012-4014.

［688］高承琪.颜正华辨治眩晕经验.北京中医药,2009,28（9）：669-670.

［689］韩天雄,颜琼枝.国医大师颜德馨教授辨治糖尿病经验.浙江中医药大学学报,2012,36（10）：1067-1069.

［690］刘敏雯,严夏.颜德馨教授治疗高脂血症经验简介.新中医,2010,42（12）：138-140.

［691］吕立言.颜德馨教授治眩晕心法撷萃.江苏中医,1989,（10）：1-3.

［692］庞博,赵进喜,王世东,等.祝谌予诊疗糖尿病学术思想与临证经验.世界中医药,2013,8（2）：174-178.

［693］董振华,范爱平.祝谌予教授治疗高血压病的经验介绍.中国医刊,1999,（8）：43-45.

［694］徐远.印会河治疗糖尿病经验.世界中医药,2007,（1）：27-28.

［695］黄飞,闫小光,李秋贵,等.李文瑞教授治疗糖尿病学术思想及临床经验.陕西中医,2015,36（2）：208-210.

［696］路广晁,周次清.周次清辨治高血压病的经验.中国医药学报,1994,（3）：40-42.

［697］谢雪姣,王立凤,黄政德,等.郭振球教授高血压病辨治特色.湖南中医药大学学报,2009,

29（2）：46-48.

［698］Kylin E. Studies of the hypertension-hyperglycemia-hyperuricemia syndrome（studien uber dashy-pertonie-hyperurikamie. syndrom）. Zentralbl Innere Med, 1923, 44：105.

［699］Camus JP. Goutte, diabete, hyperlipemie：untrisyndrome metabolique. Rev Rheumat, 1966, 33：10.

［700］Herberg L, Bergmann M, Hennigs U, et al. Influence of diet on the metablic syndrome of obesity. Diabetes, 1991, 37（12）：595-607.

［701］Reaven GM. Role of insulin resistance in human disease. Diabetes, 1988, 37（12）：1595-1607.

［702］Kaplan NM. The deadly quartet：upper-body obesity, glucose intolerance, hypertriglyceridaemia, and hypertension. Arch Int Med, 1989, 149：1541.

［703］中华医学会糖尿病学分会 MS 研究协作组. 中华医学会糖尿病分会关于 MS 的建议. 中华糖尿病杂志, 2004, 12（3）：156.

［704］中华医学会糖尿病学分会代谢综合征研究协作组. 中华医学会糖尿病分会关于代谢综合征的建议. 中华糖尿病杂志, 2004, 12（3）：157.

［705］Meigs JB. Epidemiology of the metabolic syndrome. Am J Care, 2002, 8（11 Suppl）：quiz S293.

［706］Ford ES, Giles WH, Dietz WH. Prevalence of the metabolic syndrome among us adults：finding from the national health and nutrition examination survey. JAMA, 2002, 287（3）：356.

［707］Tsuguhito O, Toshinari T, Nobuyuki H, et al. Preobesity in world Health Organization classification involves the metabolic syndrome in Japanese. Diabetes Care, 2002, 25（7）：1252.

［708］项坤三. 代谢综合征的流行病学和病因学. 国外医学·内分泌学分册, 2002, 5（22）：280.

［709］向红丁, 陈伟, 张晓林, 等. 北京市东城区居民 MS 状况的调查. 中华糖尿病杂志, 2004, 12（3）：169.

［710］青岛市糖尿病流行病学调查组. 青岛市湛山社区 20～74 岁人群代谢综合征的流行病学调查. 中华糖尿病杂志, 2004, 12（3）：177.

［711］Dongfeng GU, Krist Reynolds, Xigui Wu et al. Prevalence of the metabolic syndrome and over-weight among adults in China. The Lancet Chinese Edition, 2005, 3（2）：288.

［712］Brunner EJ, Wunsch H, Marmot MG. What is an optional diet? Relationshjp of marcronutirent in-take to obesity, glucose tolerance, lipoprotein cholesterol level and the metabolic syndrome in the Whitehall Ⅱ study. Int J Obes Relat Metab Discord, 2001, 25：45.

［713］祝之明. 代谢综合征病因探索与临床实践. 北京：人民军医出版社, 2005：36.

［714］Ford ES, Giles WH, Dietz WH. Prevalence of the metabolic syndrome among US adult. Finding from the Third National Health and Nutrition Examination Survey. JAMA, 2002, 287：356.

［715］McGarry JD. Dysregulation of fatty acid metabolism in the etiology of type 2 diabetes. Diabetes, 2002, 51：7.

［716］Unger RH. Minireview：weapons of lean body mass destruction：the role of ectopic lipids in the metabolic syndrome. Endocrinology, 2003, 144（12）：5159.

［717］Evans RM, Barish GD, Wang YX. PPARs and the complex journey to obesity. Nat Med, 2004, 10（4）：1.

[718] Neel JV. Diabetes mellitus：a thrifty genotype rendered detrimental by "progress"？. Am J Hum Genet, 1962, 14：353.

[719] Hales CN, Barker DJP, Clark PMS, et al. Fetal and impaired glucose tolerance at age 64. BMJ, 1991, 303：1019.

[720] Groop LC, et al. J Inter Med, 2001, 250：105.

[721] Stem MP. Diabetes and cardiovascular disease. The "common soil" hypothesis. Diabetes, 1995, 44 (4)：396.

[722] Haffner SM, D'Agostcino R, Mykkanen L, et al. Insulin sensitivity in subjects with type 2 daibetes. Relationshjp to cardiovascular risk factors：the illsulin Resistence Atherosclerosis Study. Diabetes Care, 1999, 22：562.

[723] 陈蕾, 贾卫平, 陆俊茜, 等. 上海市成人代谢综合征流行调查. 中华心血管杂志, 2003, 31 (12)：909.

[724] Festa A, D'Agostino RJr, Mykkanen L. Insulin sensitivity in subjects with type 2 diabetes. Diabetes Care, 1999, 22：562.

[725] 纪立农. 国际糖尿病联盟代谢综合征全球共识定义解读. 中华糖尿病杂志, 2005, (13) 3：176.

[726] 徐远. 中医治疗代谢综合征的思路与方法. 中医志, 2003, 44 (4)：301-302.

[727] 刘承琴, 赵健群. 2型糖尿病胰岛素抵抗重视从脾论治的思路. 新中医, 2003, 35 (9)：28-29.

[728] 高思华. 以中西医结合理论为指导, 立足肝脾肾辨治糖尿病. 中国中西医结合杂志, 1994, 14 (10)：622.

[729] 孙丰雷, 程益春. 脾气虚证与糖尿病及慢性并发症的关系和临床干预. 辽宁中医杂志, 2002, 29 (5)：259.

[730] 杨丽华. 从痰湿论治代谢综合征. 实用中医内科杂志, 2005, 19 (30)：223.

[731] 杨辰华. 从痰湿论治糖尿病胰岛素抵抗的体会. 四川中医, 2005, 23 (1)：11.

[732] 姜兆顺, 张胜兰, 寇天芹, 等. 2型糖尿病血瘀证患者血小板CD62p、CD63测定意义探讨. 中国中西医结合杂志, 1999, 19 (9)：527.

[733] 陈贵海. 肥胖与血瘀证形成的相关性研究. 山东中医药大学学报, 2001, 26 (2)：129.

[734] 朱立群, 刘英华, 王维兆. 糖尿病患者中西医结合治疗前后HbA1C、TXB2及6-Keto-PGFla的变化观察. 新中医, 1998, 30 (3)：40.

[735] 胥改珍. 从瘀论治代谢综合征. 中国医药学报, 2003, 8：118-119.

[736] Garr ME. Diabetes mellitus. A hypercoagulable state. Diabetes Complication, 2001, 15：44-54.

[737] 梁真. 脂毒性与2型糖尿病. 国外医学·内科学分册, 2004, 31 (2)：50-51.

[738] 林兰. 中西医结合糖尿病学. 北京：中国医药科技出版社, 1999：101-108.

[739] Norman C W, 肖海鹏. 中国人代谢综合征的研究展望. 中山大学学报 (医学科学版), 2005, 26 (1)：1-3.

[740] 中华医学会糖尿病学分会. 中国2型糖尿病防治指南 (2013年版). 中华糖尿病杂志, 2014, 6 (7)：476.

[741] Grundy SM. Metabolic syndrome：Connecting and reconciling cardiovascular and diabetes world. J

Am Coll Cardiol, 2006, 47：（6）：1093-1100.

[742] 梁润英, 熊玉鑫, 阎国立. 代谢综合征的中医证候分布规律. 中医研究, 2012, 25（11）：16-19.

[743] 周英. 疏肝健脾法治疗代谢综合征32例. 中国医药导刊, 2013, 15（5）：810-811.

[744] 王昌儒, 向楠. 肝脾肾功能失调与代谢综合征的关系探讨. 世界中医药, 2013, 8（12）：1412-1413, 1444.

[745] 李艳秋, 张志玲, 李惠林, 等. 健脾化浊法治疗代谢综合征探讨. 新中医, 2012, 44（7）：146-147.

[746] 冀天威, 石岩, 杨宇峰. 从脾论治代谢综合征. 辽宁中医杂志, 2012, 39（7）：1280-1281.

[747] 高文澜. 益肾活血方治疗老年代谢综合征的临床观察. 辽宁中医杂志, 2013, 40（4）：730-731.

[748] 张君波, 唐苾芯, 陆文洁. 自拟九味茶治疗代谢综合征临床观察. 上海中医药杂志, 2011, 45（10）：39-41.

[749] 吕千千, 徐云生. 从肝脾肾论治代谢综合征. 山东中医杂志, 2013, 32（9）：613-614.

[750] 刘容秀. 脾肾与代谢综合征的关系探析. 中国医药科学, 2013, 3（15）：91-92.

[751] 纪少秀, 张恒耀, 刘永家. 从气病论治代谢综合征探讨. 山西中医, 2014, 30（3）：1-3.

[752] 宋桂叶, 王利民. 加味黄连温胆汤治疗代谢综合征疗效观察. 陕西中医, 2011, 32（8）：972-973.

[753] 练建红, 张玉辉, 张飞燕. 加味温胆汤对代谢综合征痰湿内阻证胰岛素抵抗的影响. 新中医, 2011, 43（8）：52-54.

[754] 马伯艳, 张吉芳, 张福利. 化瘀温胆汤治疗代谢综合征48例疗效观察. 中华中医药学刊, 2012, 30（1）：72-74.

[755] 刘荣东, 黄如萍, 张玉辉, 等. 加味半夏白术天麻汤对痰湿壅盛型代谢综合征的影响. 中华中医药学刊, 2008, 26（10）：2242-2245.

[756] 葛登奎, 赵敏. 益气活血降浊方治疗老年代谢综合征临床观察. 中医临床研究, 2013, 5（6）：9-10.

[757] 毛宇湘. 浊毒论. 环球中医药, 2012, 5（7）：520.

[758] 蔡玲. 化湿解毒法治疗代谢综合征40例. 陕西中医, 2012, 33（8）：990-991.

[759] 李振爽, 陈霞. 论毒、瘀与代谢综合征. 光明中医, 2010, 25（4）：565-566.

[760] 宰军华, 孙利军, 李桓. 从痰凝血瘀探析代谢综合征的发病机制. 中医学报, 2011, 26（153）：174-175.

[761] 宋新安, 张兆航, 郭太山. 试述"浊淫三焦"与代谢综合征. 光明中医, 2011, 26（5）：878-880.

[762] 陈晶, 张文青, 李艳萍. 调理三焦法治疗代谢综合征的临床研究. 中国疗养医学, 2014, 23（5）：436-438.

[763] Dongfeng Gu, Krist Reynolds, Xigui Wu, et al. Prevalence of the metabolic syndrome and overweight among adults in China. The Lancet Chinese Edition, 2005, 3（2）：288.

[764] 中华医学会糖尿病学分会代谢综合征研究协作组. 中华医学会糖尿病学分会关于代谢综合征的建议. 中华糖尿病杂志, 2004, 3（12）：158.

［765］郭蕾，王永炎. 论中医证候中的复杂现象及相应的研究思路. 中国中医基础医学杂志，2004，2（10）：3-5.

［766］Durso SC. Using clinical guidelines designed for older adults with diabetes mellitus and complex health status. JAM A, 2006, 295 (16): 1935-1940.

［767］American Diabetes Association. Report of the expert committee on the diagnosis and classification of diabetes mellitus. Diabetes Care, 1997, 20 (7): 1183-1197.

［768］Reaven GM. Role of insulin resistance in human disease. Diabetes, 1988, 37 (12): 1595-1607.

［769］Gu D, Reynolds K, Wu X, et al. Prevalence of the metabolic syndrome and over weight among adults in China. Lancet, 2005, 365 (9468): 1398-1405.

［770］杨丽华. 从痰湿论治代谢综合征. 实用中医内科杂志，2005，19（3）：223.

［771］杨辰华. 从痰湿论治糖尿病胰岛素抵抗的体会. 四川中医，2005，23（1）：11.

［772］陆灏，陶枫，栾洁，等. 糖尿病高危人群中代谢综合征患病率及中医证候学特点. 上海中医药杂志，2006，40（9）：3-5.

［773］沈自尹. 以药测证对肾虚证基因网络和信号转导的研究. 中国中西医结合杂志，2005，25（12）：1125-1128.

［774］黄煌. 当前中医研究思路的几个转变. 北京中医药大学学报，1997，20（4）：9.

［775］张兰凤，王阶，王永炎. 方证对应研究. 中华中医药杂志，2005，20（1）：9.

［776］王阶，王永炎. 复杂系统理论与中医方证研究. 中国中医药信息杂志，2001，8（9）：27.

［777］林兰. 中西医结合糖尿病学. 北京：中国医药科技出版社，1999：101.

［778］钱秋海. 实用糖尿病治疗保健学. 济南：山东大学出版社，1993：26.

［779］马武开，蔺想成. 痛风的中医治疗概况与展望. 山西中医，1998，14（5）：511.

［780］田财军. 痛风从内毒论治的临床研究. 山东中医药大学学报，2002，26（5）：369-371.